国家卫生健康委员会"十四五"规划教材

全国高等学校器官-系统整合教材

Organ-system-based Curriculum

供临床医学及相关专业用

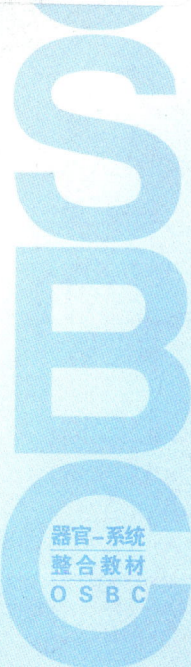

临床医学导论

Introduction to Clinical Medicine

第 2 版

主　审　董家鸿

主　编　和水祥　黄　钢　万学红

副主编　董　健　丁维光　郭莉萍　徐　骁

编　者　(以姓氏笔画为序)

丁维光(锦州医科大学)

万学红(四川大学)

王邦茂(天津医科大学总医院)

王红红(中南大学)

王春梅(天津医科大学)

方向明(浙江大学医学院附属第一医院)

左长京(海军军医大学第一附属医院)

付　卫(北京大学第三医院)

朱永胜(南方医科大学深圳医院)

任牡丹(西安交通大学第一附属医院)

刘　苓(四川大学华西医院)

刘劲松(华中科技大学同济医学院附属协和医院)

刘忠良(吉林大学第二医院)

李　华(中山大学附属第三医院)

李　汛(兰州大学第一医院)

李　康(中国科学院大学重庆医院)

李亚明(中国医科大学附属第一医院)

李咏梅(重庆医科大学附属第一医院)

张　萍(清华大学附属北京清华长庚医院)

张标新(安徽医科大学第一附属医院)

陈向东(深圳大学总医院)

和水祥(西安交通大学第一附属医院)

柯希权(蚌埠医学院第一附属医院)

侯和磊(青岛大学附属医院)

费宇彤(北京中医药大学)

袁志强(陆军军医大学第一附属医院)

徐　骁(浙江大学)

郭莉萍(北京大学)

黄　钢(上海健康医学院)

麻少辉(西安交通大学第一附属医院)

董　健(复旦大学附属中山医院)

蒋　昆(空军军医大学第一附属医院)

薛亚军(清华大学附属北京清华长庚医院)

秘　书　李雅睿(西安交通大学第一附属医院)

人民卫生出版社

·北京·

OSBC

图书在版编目（CIP）数据

临床医学导论 / 和水祥，黄钢，万学红主编 . —2
版 . —北京：人民卫生出版社，2021.5
全国高等学校临床医学专业第二轮器官 – 系统整合规
划教材
ISBN 978-7-117-31531-9

Ⅰ.①临…　Ⅱ.①和…②黄…③万…　Ⅲ.①临床医
学 —高等学校 —教材　Ⅳ.①R4

中国版本图书馆 CIP 数据核字（2021）第 085476 号

人卫智网　www.ipmph.com　医学教育、学术、考试、健康，
　　　　　　　　　　　　　　购书智慧智能综合服务平台
人卫官网　www.pmph.com　人卫官方资讯发布平台

临床医学导论
Linchuang Yixue Daolun
第 2 版

主　　编：和水祥　黄　钢　万学红
出版发行：人民卫生出版社（中继线 010-59780011）
地　　址：北京市朝阳区潘家园南里 19 号
邮　　编：100021
E - mail：pmph @ pmph.com
购书热线：010-59787592　010-59787584　010-65264830
印　　刷：三河市潮河印业有限公司
经　　销：新华书店
开　　本：850 × 1168　1/16　印张：39　插页：16
字　　数：1154 千字
版　　次：2016 年 1 月第 1 版　　2021 年 5 月第 2 版
印　　次：2021 年 9 月第 1 次印刷
标准书号：ISBN 978-7-117-31531-9
定　　价：120.00 元
打击盗版举报电话：010-59787491　E-mail：WQ @ pmph.com
质量问题联系电话：010-59787234　E-mail：zhiliang @ pmph.com

20 世纪 50 年代,美国凯斯西储大学(Case Western Reserve University)率先开展以器官 - 系统为基础的多学科综合性课程(organ-system-based curriculum,OSBC)改革,继而遍及世界许多国家和地区,如加拿大、澳大利亚和日本等国的医学院校。1969 年,加拿大麦克马斯特大学(McMaster University)首次将以问题为导向的教学方法(problem-based learning,PBL)应用于医学课程教学实践,且取得了巨大的成功。随后的医学教育改革不断将 OSBC 与 PBL 紧密结合,出现了不同形式的整合课程与 PBL 结合的典范,如 1985 年哈佛大学建立的"New Pathway Curriculum"课程计划,2003 年约翰斯·霍普金斯大学医学院开始的"Gene to Society Curriculum"新课程体系等。

20 世纪 50 年代起,西安医学院(现西安交通大学医学部)等部分医药院校即开始 OSBC 教学实践。20 世纪 80 年代,西安医科大学(现西安交通大学医学部)和上海第二医科大学(现上海交通大学医学院)开始 PBL 教学。20 世纪 90 年代,我国整合课程教学与 PBL 教学模式得到了快速的发展,北京医科大学(现北京大学医学部)、上海医科大学(现复旦大学上海医学院)、浙江医科大学(现浙江大学医学院)、华西医科大学(现四川大学华西医学中心)、中国医科大学、哈尔滨医科大学、汕头大学医学院以及锦州医学院(现锦州医科大学)等一大批医药院校开始尝试不同模式的 OSBC 和 PBL 教学。

2015 年 10 月,全国高等学校临床医学及相关专业首轮器官 - 系统整合规划教材出版。全国 62 所院校参与编写。教材旨在适应现代医学教育改革模式,加强学生自主学习能力,服务医疗卫生改革,培养创新卓越医生。教材编写仍然遵循"三基""五性""三特定"的教材编写特点,同时坚持"淡化学科,注重整合"的原则,不仅注重学科间知识内容的整合,同时也注重了基础医学与临床医学的整合,以及临床医学与人文社会科学、预防医学的整合。首轮教材分为三类共 28 种,分别是导论与技能类 5 种,基础医学与临床医学整合教材类 21 种,PBL 案例教材类 2 种。主要适应基础与临床"双循环"器官 - 系统整合教学,同时兼顾基础与临床打通的"单循环"器官 - 系统整合教学。

2015 年 10 月,西安交通大学、人民卫生出版社、国家医学考试中心以及全国 62 所高等院校共同成立了"中国医学整合课程联盟"(下称联盟)。联盟对全国整合医学教学及首轮教材的使用情况进行了多次调研。调研结果显示,首轮教材的出版为我国器官 - 系统整合教学奠定了基础;器官 - 系统整合教学已成为我国医学教育改革的重要方向;以器官 - 系统为中心的整合教材与传统的以学科为中心的"干细胞"教材共同构建了我国临床医学专业教材体系。

经过 4 年的院校使用及多次调研论证,人民卫生出版社于 2019 年 4 月正式启动国家卫生健康委员会"十四五"规划临床医学专业第二轮器官 - 系统整合教材修订工作。第二轮教材指导思想是,贯彻《关于深化医教协同进一步推进医学教育改革与发展的意见》(国办发〔2017〕63 号)文件精神,进一步落实教育部、国家卫生健康委员会、国家中医药管理局《关于加强医教协同实施卓越医生教育培养计划 2.0 的意见》,适应以岗位胜任力为导向的医学整合课程教学改革发展需要,深入推进以学生自主学习为导向的教学方式方法改革,开展基于器官 - 系统的整合教学和基于问题导向的小组讨论式教学。

第二轮教材的主要特点是：

1. 以立德树人为根本任务，落实"以本为本"和"四个回归"，即回归常识、回归本分、回归初心和回归梦想，以"新医科"建设为抓手，以学生为中心，打造我国精品 OSBC 教材，以高质量教材建设促进医学教育高质量发展。

2. 坚持"纵向到底，横向到边"的整合思想。基础、临床全面彻底整合打通，学科间全面彻底融合衔接。加强基础医学与临床医学的整合，做到前后期全面打通，整而不乱、合而不重、融而创新；弥合临床医学与公共卫生的裂痕，加强疾病治疗与预防的全程整合；加强医学人文和临床医学的整合，将人文思政教育贯穿医学教育的全过程；强调医科和其他学科门类的结合，促进"医学＋X"的快速发展。

3. 遵循"四个符合""四个参照""五个不断"教材编写原则。"四个符合"即符合对疾病的认识规律、符合医学教育规律、符合医学人才成长规律、符合对医学人才培养岗位胜任力的要求；"四个参照"即参照中国本科医学教育标准（临床医学专业）、执业医师资格考试大纲、全国高等学校五年制本科临床医学专业规划教材内容的深度广度以及首轮器官-系统整合规划教材；"五个不断"即课程思政不断、医学人文不断、临床贯穿不断、临床实践和技能不断、临床案例不断。

4. 纸数融合，加强数字化，精炼纸质教材内容，拓展数字平台内容，增强现实（AR）技术在本轮教材中首次大范围、全面铺开，成为新型立体化医学教材的精品。

5. 规范 PBL 案例教学，建设与整合课程配套的在线医学教育 PBL 案例库，为各院校实践 PBL 案例教学提供充足的教学资源，并逐年更新补充。

6. 适应国内器官-系统整合教育"单循环"教学导向，同时兼顾"双循环"教学实际需要。

7. 教材适用对象为临床医学及相关专业五年制、"5+3"一体化本科阶段，兼顾临床医学八年制。

第二轮教材根据以上编写指导思想与原则规划为"20+1"模式，即 20 种器官-系统整合教材，1 种在线数字化 PBL 案例库。20 种教材采用"单循环"器官-系统整合模式，实现基础与临床的一轮打通。导论和概论部分重新整合为《医学导论》（第 2 版）、《人体分子与细胞》（第 2 版）、《人体形态学》（第 2 版）和《人体功能学》（第 2 版）等 7 种。将第一轮教材各系统基础与临床两种教材整合为一种，包括《心血管系统与疾病》（第 2 版）等教材 13 种，其中新增《皮肤与感官系统疾病》。1 种 PBL 综合在线案例库，即中国医学教育 PBL 案例库，案例范围全面覆盖教材相应内容。

第二轮教材有全国 94 所院校参与编写。编写过程中正值新冠肺炎疫情肆虐之际，参编专家多为临床一线工作者，更有很多专家身处援鄂抗疫一线奋战。主编、副主编、编委一手抓抗疫，一手抓教材编写，并通过线上召开审稿会和定稿会，确保了教材的质量与出版进度。百年未遇之大疫情必然推动百年未有之大变局，新冠肺炎疫情给我们带来了对医学教育深层次的反思，带来了对医学教材建设、人才队伍培养的深刻反思。这些反思和器官-系统整合教材的培养目标不谋而合，也印证了我们教材建设的前瞻性。

第二轮教材包括 20 种纸数融合教材和在线数字化中国医学教育 PBL 案例库，均为**国家卫生健康委员会"十四五"规划教材**。全套教材于 2021 年出版发行，数字内容也将同步上线。希望广大院校在使用过程中能够多提宝贵意见，反馈使用信息，以逐步修改和完善教材内容，提高教材质量，为第三轮教材的修订工作建言献策。

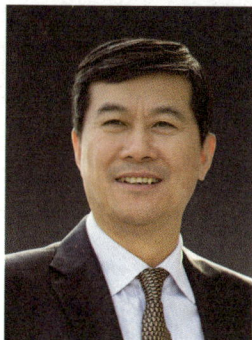

董家鸿

医学博士,中国工程院院士,现任清华大学教授、清华大学临床医学院院长、清华大学附属北京清华长庚医院院长、清华大学精准医学研究院院长、中国医师协会常务副会长、中国医师培训学院院长。董家鸿教授在国际上首次提出"精准外科"理念,创立了"精准肝脏外科"范式和技术体系,确立了病灶清除、脏器保护、损伤控制三要素并重的系统化干预策略,构建了以可视化、可量化和可控化为特征的关键外科技术系列,破解了肝胆外科手术中定位、定量、定构和精控的难题,提高了肝脏肿瘤、胆道肿瘤、肝胆管结石症、肝内胆管扩张症、终末期肝胆病等复杂肝胆病的外科治疗效果。这一理念被纳入 8 部国家级行业指南,编入国家统编外科学教材和美国出版教科书 Heptobiliary Cancer,广泛应用于胰腺外科、神经外科、脊柱外科、整形外科、介入治疗科等诸多临床专科领域,促进了当代外科理念和范式的革新。

董家鸿教授共培养博士生 110 名、博士后 26 名、专科进修生 1 000 余名。主持国家科技支撑计划等项目 20 项,以第一完成人获国家科技进步二等奖 1 项和省部级一等奖 3 项,以合作完成人获国家科技进步一等奖 1 项。鉴于其对当代外科发展的引领性贡献,法国国家外科科学院、美国外科学会和欧洲外科学会同时授予他外籍院士或荣誉会士。

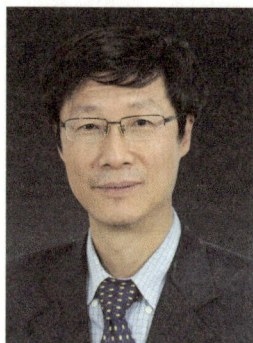

和水祥

　　医学博士,主任医师/教授,博士生导师,陕西省教学名师。现任西安交通大学第一附属医院肝胆病院副院长、消化内科主任,中华医学会消化内镜分会委员,中国医师协会消化医师分会委员,国际消化内镜隧道技术联盟常委,中国抗癌协会肿瘤内镜专委会常委,中国中西医结合学会循证医学专业委员会常委,中华医学会消化内镜分会胶囊内镜协作组副组长,中华医学会消化病学分会HP与溃疡学组、老年消化疾病协作组委员,《中华消化内镜杂志》《西安交通大学学报(医学版)》等杂志编委等。

　　从事临床医疗、教学、科研工作30多年,致力于各种慢性肝病和肝癌发病机制与防治、消化道早癌与胃肠动力障碍等疾病内镜下超级微创诊治技术以及医工结合技术的创新与临床应用研究,完成世界首创直肠癌术后吻合口闭锁磁压榨再通术等。曾赴澳大利亚悉尼科技大学(UTS)访问学者交流1年。主持国家自然科学基金、重点研发计划等5项,陕西省重点研发、科技攻关、国际交流等课题10余项,主持获得省级科研成果奖3项,培养研究生100余名,发表科研论文200余篇,其中SCI收录论文50余篇。长期从事临床教学管理工作,积极组织、参与国家"临床技能实验中心"建设、长年制教学改革、"器官-系统"整合课程改革设计与实践、PBL教学探索等,主编、参编国家级规划教材10部,获得多项教学成果奖。荣获"王宽诚育才奖""卓越教学奖"以及"陕西省教学名师"称号。

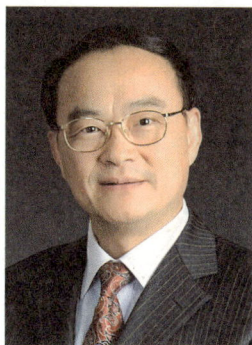

黄　钢

　　医学博士,上海健康医学院原院长;上海市分子影像重点实验室主任,上海交通大学博士生导师,二级教授,兼任亚洲大洋洲核医学与生物学联盟主席,中国教育部医学技术类教学指导委员会副主任,教育部临床医学专业认证委员会副主任,中国模拟医学教育联盟理事长,第五届中国医用电子仪器标准化技术委员会(SAC/TC10/SC5)主任,《中华核医学与分子影像学杂志》第九届主编,中华医学会核医学分会第九届主任委员,上海医师协会副会长,上海高等教育学会副会长,上海生物医学工程学会副理事长等。

　　先后在 *Chemical Review*、*Science* 等发表SCI论文及评述二百余篇,入选 *Elsevier* 中国高被引学者;主编 *Nuclear Medicine in Oncology* 及 *Personalized Pathway-Activated Systems Imaging in Oncology* 等 Springer 出版的英文专著3部,《PBL导论》《核医学》及《影像核医学与分子影像》等教材与专著30余部,获授权发明专利20余项;作为首席科学家及项目负责人承担科技部重大研发计划、"973"项目、国家自然科学基金重点项目及国家新药创制项目等科研课题30余项,先后获国家科学技术进步奖二等奖、华夏医学科技奖一等奖、国家级教学成果奖特等奖及二等奖、上海医学科技奖一等奖等十余项奖励。

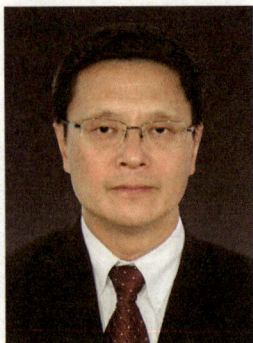

万学红

　　内科学教授,四川大学研究生院常务副院长。1984 年毕业于华西医科大学(现四川大学),在美国华盛顿大学做访问学者 2 年。兼任中华医学会医学教育分会常委、教育部临床医学专业认证工作委员会委员、全国医学专业学位研究生教学指导委委员、教育部临床医学专业临床实践教学指导分委员会副主任委员。任《中华医学教育杂志》《中国毕业后医学教育》等杂志编委。

　　承担的医学教育研究课题总经费超过 100 万美元。国家级精品课程诊断学负责人。发表论文 50 余篇。主编全国规划教材《诊断学》、全国英文版规划教材 *Clinical Diagnostics* 以及《现代医学模拟教学》《医学教学方法》《中英对照内科查房》《临床医学导论》等；主译《医师职业素养测评》《乡村医学》等。2005 年获高等教育国家级教学成果奖一等奖,2009 年获美国中华医学基金会杰出教授奖,2014 年获高等教育国家级教学成果奖二等奖,2017 年获宝钢优秀教师奖。

OSBC 副主编简介

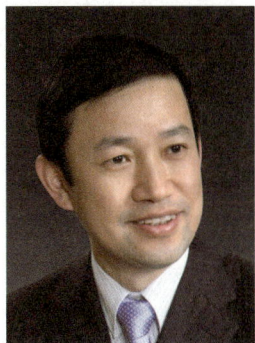

董 健

　　教授,博士生导师。复旦大学附属中山医院骨科主任,复旦大学医学科普研究所所长,担任中华医学会科学普及分会副主任委员、中国中西医结合骨伤科学会副主任委员等职务。在骨科尤其是脊柱相关疾病积累了丰富经验。获原国家卫生计生委突出贡献中青年专家、上海市科技精英、上海领军人才等荣誉称号和上海百年医学发展杰出贡献奖。

　　从事教学工作30余年,培养博士生等60余名。承担国家863项目及国家自然科学基金等34项。以第一作者或通讯作者发表SCI论文102篇。以第一完成人获得国家科技进步奖二等奖和上海市科技进步奖一等奖。

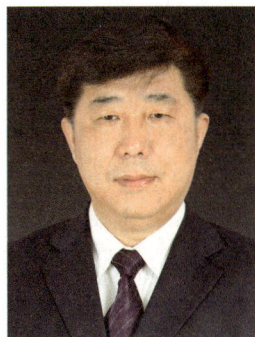

丁维光

　　教授,主任医师,硕士研究生导师。现任锦州医科大学党委副书记、校长,全国高等院校医学教育研究联盟副理事长,辽宁省医学伦理学会副主任委员。

　　从事高等医学教育教学与管理工作34年。长期致力于医学伦理学和医院管理学研究。主持完成《医学院校育人体系构建的研究与实践》等多项省部级课题。在国家和省级学术期刊发表论文20余篇。主编《医学伦理学》《新时代高等医学教育管理的研究与探索》《21世纪高校结构模式与运行机制》等多部教材和著作。担任副主编的《简明伦理学》被评为辽宁省社会科学省级优秀学术成果著作一等奖。

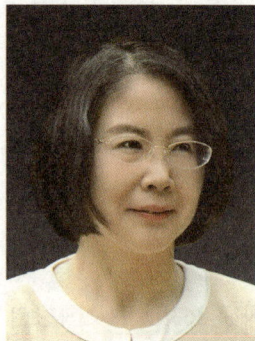

郭莉萍

教授、硕士研究生导师。北京大学医学人文学院副院长、医学语言文化系主任。《叙事医学》杂志副主编,国家卫生健康委员会住院医师规范化培训规划教材《叙事医学》主编,中国医师协会人文医学专业委员会医学与文学工作委员会副主任委员。

从事教学工作 27 年,深耕叙事医学、医学人文教育、文学与医学等教学研究领域,系统地把叙事医学引入我国,主译了叙事医学领域的奠基之作《叙事医学:尊重疾病的故事》。2014 年被评为北京大学优秀教师,2018 年获北京大学十佳教师称号。

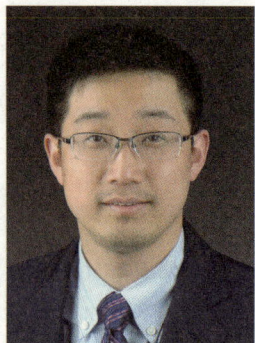

徐　骁

浙江大学医学院教授、主任医师、博士生导师。教育部长江学者奖励计划特聘教授,国家杰出青年科学基金获得者,国家万人计划科技创新领军人才。现任浙江大学医学院副院长、本科生院副院长,中华医学会器官移植学分会副主任委员兼肝移植学组组长,中国医师协会器官移植医师分会副会长兼总干事。

从事肝胆胰外科和肝移植的临床、科研、教学工作 20 余年,致力于移植肿瘤学及肝移植术后并发症分子机制和防治新策略研究。作为项目负责人承担 863 计划课题、科技部重大专项、国家杰出青年科学基金、国家自然科学基金重点项目等多项国家级课题。以第一作者或通讯作者在 *Gut*,*J Hepatol* 等学术期刊发表 SCI 论文 60 余篇。参编《外科学》《器官移植学》《移植肿瘤学》等多部国家级规划教材和专著,作为主要完成人之一荣获国家科技进步奖创新团队奖、一等奖及二等奖。

OSBC 前言

2014年，为了适应我国"以问题为基础的学习"（PBL）教学为代表的新一轮教学创新与改革实践的迫切需求，在教育部和全国高等医药教材建设研究会的领导和支持下，由人民卫生出版社和教育部临床医学专业综合改革西安交通大学项目组，共同组织全国26所已经开展PBL及"器官-系统"整合教学改革的医学院校的著名专家与骨干教师，编写了第一套"器官-系统"整合规划教材。作为这套"器官-系统"整合规划教材之一，在第一届编委会各位专家的精心努力下，《临床医学导论》第1版顺利出版，并得到全国同行的广泛应用与认可，开创了我国医学教育"器官-系统"整合教材系列中基础与临床有机衔接教学改革实践的新时代。本版教材继续秉承第1版"以学生为中心，适应未来医学与社会发展方向，培养学生自主学习与终身学习能力"的目标，体现生物-心理-社会医学模式对医生素质的要求，让学生拓宽知识面，加强基本职业素质教育，培养学生的社会责任感和强烈的职业自豪感，掌握本专业的基础知识与基本技能，了解现代医学与医院管理的新进展，促进医学生知识、能力、素质的全面提高；为学生由基础阶段至临床阶段的知识学习进行衔接，为各个"器官-系统"整合课程推进奠定基础，为培养学生全面系统的临床多学科辩证综合分析与诊治能力提供保障。

本教材广泛吸取了第1版发行使用以来全国同行们的建设性意见，以及学生问卷调查的反馈信息，特别是主审董家鸿院士的指导意见，对部分结构、内容进行了适当调整或增减，字数压缩约20%。同时取消了上版的配套教材《临床医学导论学习指导及习题集》，以本教材内相关部分链接的数字化部分代之，以期形象生动地补充相关内容，拓宽学生视野，提高学习兴趣。本版教材共有8篇25章，包括临床医学发展史、全科医学、叙事医学、医患关系学、诊断学基础、外科学概论、医学影像学、核医学、放射治疗学、康复医学、护理学、循证医学、医学伦理学与法学、医学信息学等14个学科的相关内容。具体内容从临床医学发展历史、医患角色及其演变、医生职业素养、医学人文、医疗法律与伦理、护理，到问诊、体格检查、实验室检查和器械辅助检查等医师必备知识与技能，以及现代医院信息管理学与应用等，整合出一本有机联系的教材，并与本套教材中的《临床技能培训与实践》（第2版）设置思路仍保持一致，内容互为补充。前者着重理论，后者用于技能培训，形成了临床医学的基本知识与基本技能教材体系。

本教材具有以下特点：

1. 作为"器官-系统"整合课程体系中最关键的基础性配套教材，着重体现最新的现代医学教育理念，首先强调了医学人文精神的培养，整合了社会、人文、伦理等内容，增加了叙事医学、现代医学诊疗模式等内容，强化综合临床基本职业素养的教育。

2. 本教材整合了传统课程体系中分属于诊断学、内科学、外科学等，而难以归属于某个"器官-系统"整合课程的重要基础性内容，如疾病诊断基础知识与基本技能，手术相关基本技能。使医学基础知识与临床实践需求融会贯通，使临床相关基本知识与技能有机整合，并为相关的"器官-系统"整合课程奠定基础。

3. 作为本次课程改革体系的重要思路之一，本教材新增加了许多临床上技术进展迅速、代表学科发展方向，而又未能单独成章强调讲授的内容，如内镜与微创技术、放射介入治疗技术、器官移植技术、大数据与人工智能等，使得本教材更加贴近临床医疗工作实际状况，具有时代气息。

本教材适用于五年制、长学制临床医学专业，还适用于目前大力推广的住院医师规范化培训教学，也可作为广大青年教师、青年医师临床工作和职业继续教育的参考用书。

本届编委会特别邀请董家鸿院士作为主审,并充实了主编、副主编、编委队伍,更具有权威性、代表性和科学性。西安交通大学医学部第一附属医院李雅睿作为本教材的学术秘书,尽职尽责地对全书稿件的收集、整理、各位编委的工作协调等做了卓有成效的大量具体工作,在此一并表示诚挚的感谢。"器官 - 系统"整合课程的改革与实践任重道远,希望《临床医学导论》(第 2 版)教材的出版能推动这一课程改革,为医学教育改革创新作出应有贡献。但由于我们的认识水平有限,缺点或不足难免,敬请读者批评指正。

和水祥　黄　钢　万学红
2021 年 3 月

OSBC 目 录

第二篇　疾病诊断基本技能

第三篇　手术相关基本技能

第五篇　介入治疗学

第六篇　康复医学

第七篇　临床护理学

第八篇　医学信息学概述

OSBC

器官-系统
整合教材
OSBC

第一篇
临床医师的基本职业素养

第一章
临床医学进展概述

临床医学是目前世界范围内占据主导地位的医学体系,其发展受到多因素驱动和影响,特别是近些年现代科学技术的爆发式发展及其在临床医学实践中迅速转化和应用,使得临床医学呈现加速发展趋势。

第一节　临床医学分科与发展

临床医学属于西方医学范畴,是与中国传统医学并列的我国两大主流医学体系。随着近代中国与西方交流的增加,近代西方医学体系逐渐引入中国,并伴随现代西方医学的发展而发展。

一、临床医学分科

临床医学(clinical medicine)是从事疾病的病因、诊断、治疗及预后,促进人体健康的科学。医疗机构中,临床学科一般分为内科学、外科学、妇产科学、儿科学、眼科学、耳鼻咽喉科学、口腔科学、皮肤性病学、神经病学、急诊医学、肿瘤学、精神病与精神卫生学、老年医学、麻醉学、全科医学、影像医学与核医学、临床检验学、临床病理学等一级学科。其中内科学还细分为心血管病、血液病、呼吸系疾病、消化系疾病、内分泌与代谢病、肾病、风湿病、传染病等二级学科;外科学细分为普外科、骨外科、泌尿外科、胸心外科、神经外科、整形外科、烧伤外科、野战外科等二级学科;妇产科学细分为妇科学、产科学、计划生育等二级学科;儿科学细分为小儿内科和小儿外科等二级学科。在一些大型医疗机构中,根据临床差异化发展需要,有些二级学科下面还细分为若干亚专科(三级学科),以突出临床特色,如普外科又细分为胃肠外科、肝胆外科、甲乳外科、血管外科、肛肠外科等。还有一些医疗机构以器官、系统疾病为治疗目标,整合相关二级学科,以中心化的形式设置,如心脏病中心,整合了心脏外科和心血管内科的学科资源。

二、影响医学发展的主要因素

自原始社会开始,人类已经经历了数百万年的历史,人类生存繁衍就需要不断与疾病和创伤作斗争,医学发展史就是人类与疾病和创伤作斗争的历史。不同历史发展时期,医学发展的主要影响因素不同。宗教文化和文学(如印度吠陀)是促进古代医学发展的主要因素。实验医学是近代医学发展的基础因素,不同医学学派的争鸣是近代医学发展的促进因素,自然科学进步是近代医学发展的动力因素,医学交流是近代医学发展的桥梁因素。随着生物 - 心理 - 社会的现代医学模式的建立,医学发展也渗入了越来越多的元素,共同影响现代医学的发展。

(一) 科学技术因素

自近代开始,科学技术进步逐渐成为医学发展的主要动力,例如没有显微镜的发明创造,人们对医学的研究就不能深入到微观世界。进入现代社会,科学技术进步日新月异,不断有新的科学发明创造应用于医学,不断有新的诊疗技术应用于临床,疾病的诊疗水平得到不断提高,因此,科学技术进步过去是、现在是、将来仍是医学发展的主要动力。

(二) 社会因素

社会因素直接对医学发展产生影响。原始社会发展水平低、发展速度缓慢,疾病主要为意外伤害、传染病等,医学水平原始低下。中华人民共和国成立以来,我国在防控血吸虫病、丝虫病、脊髓灰质炎等方面取得了重要成就,人民健康水平快速提高,充分证明社会发展是医学进步的因素之一。一个社会动荡不定的国家,其医学发展必然会受到影响。

(三) 政治因素

远古时代,还没有明确的政治概念,但宗教意识对早期的医学发展产生过重大影响。欧洲中世纪时期的政教合一封建王朝统治,使自然科学发展受到极大禁锢,医学发展在这一千年的时间内也进步迟缓。在现代社会中,政治因素更是影响到社会的各个领域和层面,必然会对医学发展产生较大程度影响。健康中国,是 2017 年 10 月党的十九大报告提出的发展战略,人民健康是民族昌盛和国家富强的重要标志,要完善国民健康政策,为人民群众提供全方位全周期健康服务,这一理念必将为我国未来的医学发展带来深远而积极的影响。2020 年开年,不期而至的新型冠状病毒肺炎(corona virus disease 2019,COVID-19)席卷全球,是继 1918 年的西班牙大流感以来最严重的传染病世界大流行,给各国政府带来严峻挑战。此次疫情,党和国家高度重视,科学防控,举全国之力,狙击疫情蔓延,在短短不到两个月的时间就控制了武汉疫情发展,彰显了中国社会主义制度的优越性。

(四) 经济因素

医学创新进步离不开经费的支撑,医疗设备与基本设施的更新离不开资金的支持,医疗行业高素质的人力资源更离不开足够的经济投入。有资料表明,全球人类健康指标的改善与经济增长之间关系十分密切,经济优势成为医疗投入增长的主要因素,但医疗费用增长过快又反过来对社会经济的稳定带来一定影响。

(五) 文化因素

文化因素在古代对医学发展产生过重要影响(如印度医学),目前,文化因素仍是影响现代医学发展的因素之一。如医学交流作为中西文化交流的内容,产生了中西医结合医学学科,促进了我国医学的整体发展。面对 2020 年的新型冠状病毒肺炎,不同文化差异直接影响到了疫情防控效果,中国等东方国家提倡疫期全民戴口罩,而在西方只是允许确诊病人戴口罩,不鼓励正常人戴口罩,其结果是东方国家疫情防控效果显著,而西方国家疫情防控效果差强人意,这是文化因素影响医学发展的现实例证。

三、临床医学进展与展望

随着人类对生存世界认识的不断深入,随着自然科学技术的快速进步,随着医学新理论、新理念、新概念、新技术的不断涌现,随着人类对疾病本质的不断解码,在 21 世纪,临床医学可望有较大的进展。

(一) 医学模式将进一步完善

1977 年美国医学家恩格尔首次提出的生物 - 心理 - 社会医学模式取代了旧的生物医学模式,改变了传统医学单纯从生物学角度治疗疾病的缺陷,把人的身心因素、社会因素纳入疾病思考范畴。临床医学在新的医学模式指导下取得了长足进步,人类健康保障体系不断健全,但是,临床实践证明,该医学模式仍有局限性,需要在继承的基础上进一步完善。

生物-心理-社会医学模式仍是以人类为中心的模式,没有顾及人类以外的环境生态组分对疾病的预防与发生的作用。以传染病为例,研究表明,70%以上的传染性疾病是人兽或人禽共患病,如疯牛病、禽流感、艾滋病、尼帕病毒脑炎等,20世纪70年代以来新发现的40余种新传染病中,有30余种来自动物。例如,2020年暴发的新型冠状病毒肺炎的冠状病毒SARS-CoV-2,据初步研究与野生动物有关。某一种病毒可能在它一定的局限范围内长期在某一种动物和禽类中间流行,而不会在人类中间流行,但是,由于人类的不良行为,如进食非正常人类食物链的野生动物,会使变异的野生动物病毒以暴发的形式在人类传播。森林砍伐、湿地荒地开发和大气环境的改变,迫使动物迁移,形成利于疾病暴发流行的传染源,使得某些传染病进入未曾感染过的地区,而当地人群普遍缺乏对这些传染病的免疫力,因此,传染性疾病造成的危害往往比较严重。

在人类健康保障体系构建时需要考虑到人类自身以外的因素,如人类如何与野生动物种群友好相处,人类如何与植物种群和谐相处,甚至人类世界如何与微生物世界平安相处,以及人类社会发展如何避免破坏自然环境,等等。医学模式不是僵化的,是需要与时俱进的,批判性思维是医学生必须掌握的基本思维能力。

(二) 精准医学成为重要临床手段

精准医学(precision medicine)是将个体基因、环境与生活习惯差异考虑在内的疾病预防与处置的新兴临床医学手段。精准医学是以个体化医疗为基础,依靠基因组测序技术的快速进步及生物信息与大数据科学的交叉应用而发展起来的新型医学概念与医疗模式。

精准医学一词最初由哈佛大学商学院商业战略家Clayton Christensen在2008年提出,用于表述分子诊断使医生不必依赖直觉和经验即可明确诊断,但是,当时未引起医疗界的足够重视。直到2011年,美国国立卫生研究院(National Institutes of Health,NIH)下属的"发展新疾病分类法框架委员会"发表了《迈向精准医学:建立一个生物医学知识网络和一个新疾病分类框架》蓝图,"精准医学"才成为"个体化医学"的新表述。自此,"精准医学"才被医学界所关注。

精准医学主要关注的临床问题:疾病发生发展机制的阐释,疾病发生本质问题探究;生物标志物的发现和早期诊断方法的建立,探索疾病治疗的有效时机;靶向治疗的药物研发,特异性地治疗疾病;疾病分子诊断(分子分型、分子分期),为个体化治疗和预后判断提供科学依据;临床多学科交叉区间的发展及疾病综合性防控措施的探索。

精准医学的核心理念是通过基因组学、蛋白质组学等医学前沿技术,对于大样本人群与特定疾病类型进行生物标志物的分析与鉴定、验证与应用,从而精准找到疾病的原因和治疗靶点,并对一种疾病的不同状态和发展过程进行精确分类,最终实现对于疾病和特定病人进行个体化精准治疗的目的,提高疾病诊治与预防的效益。

通过精准医学研究和应用,将能够回答:为什么得病?怎么早期发现?怎么治疗有效?能否根治?怎么预防?精准医学理念给人类健康带来革命性的变化,是医学发展的前沿方向之一。

(三) 整合医学崭露头角

整合医学也称整体整合医学(holistic integrative medicine,HIM),是将医学各领域最先进的理论知识和各专科最有效的临床实践成果加以有机整合,以人体整体状况为根本,并根据社会、环境、心理的现实进行整合,使之成为更加符合人体健康和疾病诊疗的新医学体系。

现代医学发展和临床实践遇到的最大困局是专业过度细化(over specialization)、专科过度细分(over division)和医学知识碎片化(fragmented knowledge),而病人是作为一个整体出现在医生面前的,其所患疾病诊疗往往涉及多个专业、多个专科及其相关医学知识,因此,目前的医学方式给疾病的快速精准诊疗带来困扰。整合医学的提出,使得临床实践得以从微观到宏观、从局部到整体发生转变,成为近年来医学发展的重要特征,逐渐成为临床医学的发展方向之一。比如,多学科协作诊疗(multi-disciplinary team,MDT)是国内外普遍采用的临床医学整合模式的具体体现,是由多学科资深医疗小组以共同讨论的方式,为病人制定个性化诊疗方案的过程,体现了临床诊疗过程中的整合模式。在欧洲许多国家,MDT 医疗体系模式由国家强制实行,中国很多大型医院也已开设了 MDT 门诊或病房,打破了学科间的壁垒,实现临床医学的多学科合作。同时,也有学者正在探索临床医学与预防医学的整合,人文医学与生物医学的整合,临床医学与基础医学的整合,传统医学与现代西方医学的整合,器官医学与整体医学的整合,社会保障与临床实际的整合等。

(四)人工智能与临床深度融合

人工智能(artificial intelligence,AI)是在计算机科学、控制论、信息论、神经心理学、哲学、语言学等多种学科基础之上发展起来的一门综合性交叉学科,医学人工智能是人工智能的一个分支。智能医学是以现代医学为基础,融合临床大数据、云计算、深度学习等人工智能先进技术,通过信息化、自动化及人机协同等智能化手段,探索人体生命和疾病现象的本质及规律,促进临床诊疗和疾病防控的精准高效。

1. **人工智能在医学影像识别方面的应用** 2016 年美国加州大学的 Gulshan 团队首次报道了人工智能从 10 万余幅视网膜眼底照片中诊断糖尿病视网膜病变,与 54 位美国眼科医师及高年资住院医师相比较,其敏感性及特异性均高于人工判断。2017 年 Golden 报告人工智能通过深度学习,可以迅速地阅读病理照片,从而诊断乳腺癌是否有淋巴结转移,尽管还不能完全代替病理学家,但大大提高了诊断速度,减轻了病理学家的负担,提高了诊断效果。2017 年 11 月 24 日,一场人类和人工智能之间的对战在中国成都举行,代表人类出战的是 463 名超声医生,代表人工智能出战的是名为"安克侦"的甲状腺肿瘤超声辅助侦测软件。双方比赛谁能更准确地读出甲状腺超声图像。最终,这个名为"安克侦"的人工智能与医生们打成了平手,但其实在效率上,人工智能已经超过了医生。目前,人工智能已经在肺结节、乳腺癌、冠状动脉斑块、皮肤癌、眼底病、病理等领域取得了诸多成果。

2. **人工智能在临床医疗智能决策方面的应用** 诊断决策支持系统(clinical decision support system)是设计用来辅助医生在诊断时进行决策的支持系统,这种主动的知识系统通过对病患至少两种以上的数据进行分析,为医生给出诊断建议,医生再结合自己的专业进行判断,从而使诊断更快捷、更精准。

ContaCT 是美国第一个针对卒中的人工智能诊断决策支持系统。ContaCT 通过对卒中病人的脑部 CT 图像进行学习,总结出与卒中关系最紧密的 CT 图像模式。一旦发现新的脑部 CT 图像符合先前的模式,病人则有大血管闭塞的可能性,它便会自动向医生发送提示报告。

美国纪念斯隆·凯特琳肿瘤中心(MSKCC)和人工智能领域顶尖的 IBM 相结合,诞生了沃森肿瘤解决方案。这个由 IBM 研发的人工智能,经过纪念斯隆·凯特琳肿瘤中心的专家历时 4 年半训练而成,它汲取了 3 469 本医学专著、248 000 篇论文、69 种治疗方案、61 540 次实验数据和 106 000 份临床报告,同时还吸收了美国国立综合癌症网络发布的临床指南,可以为包括胃癌、肺癌、直肠癌、结肠癌、乳腺癌、宫颈癌等提供决策支持。

3. **人工智能在医疗智能语音方面的应用** 2015 年美国 Bohannon 首次报告使用人机对话进行心理疾病的咨询和治疗取得成功,他通过人工智能的深度学习代替心理医师对心理障碍病人进行疏导和治疗,由于许多病人顾虑自己的隐私而不愿意对医师敞开心扉,因而更愿意和机器对话,因此具有更大的应用价值。

现在人工智能尚处于弱人工智能时代,只是应用于类似医学图像识别、辅助诊断分析这样的不需要与病人进行深入沟通的领域,未来随着技术发展,人工智能将在医疗领域发挥更多的作用。

(五)互联网 + 医疗应用愈加广泛

互联网 + 医疗,是互联网技术在临床医学领域的新应用,包括基于互联网平台与技术开展的病人健康教育、病人医疗信息查询、病人电子健康档案建立、疾病风险评估、在线疾病咨询、电子处方、远程会诊、远程查房、远程治疗、远程康复指导等。目前很多医院在探索以实体医院为支撑,建立互联网医院的临床业务新模式,拓宽了临床实践范围。"互联网 + 医疗"旨在打通医生、病人、医疗机构、医疗设备之间的关联,建立全民健康信息平台,同时利用人工智能技术,达到临床信息的共享和充分利用。

第二节　全科医学现状

一、概述

(一) 全科医学的定义

全科医学(general practice)又称家庭医学(family medicine),是一个面向个人、社区与家庭,整合临床医学、预防医学、康复医学以及人文社会学科相关内容于一体的综合性临床一级专业学科。其范围涵盖了各种年龄、性别、各个器官系统以及各类健康问题/疾病。其宗旨是强调以人为中心、以家庭为单位、以整体健康的维护与促进为方向的长期负责式照顾,并将个体与群体健康照顾融为一体。该学科起源于20世纪60年代,80年代后期引入中国大陆地区。随着新的医疗制度改革的深入,全科医学发展已经得到国家层面的重视。

全科医生(general practitioner, GP)也称家庭医师(family physician)或家庭医生(family doctor),是全科医疗的具体承担者,为个人、家庭和社区提供优质、方便、有效、一体化的初级卫生保健服务,进行生命、健康与疾病的全方位、全过程负责式管理。因此,全科医生是临床疾病的诊疗者,是健康维护的管理者,是医学咨询的提供者,是健康教育的实施者,是卫生服务的协调者。

(二) 全科医学的学科特点

全科医学有自己的知识、技能、态度和职业价值观,服务内容广泛;从其服务的病人与病种上比较,与其他临床学科有一定的交叉。有如下三个特点:

1. **学科知识面宽**　全科医学涉及临床医学、预防医学、康复医学和社会人文方面的知识,知识跨度宽于其他临床专门学科,但深度相对较浅。发展方向以横向拓宽为主,并根据服务对象的健康需要,将上述有关知识、技能有机整合为一体,为病人提供全面的医学综合服务。

2. **服务内容丰富**　全科医学的服务领域主要为初级或基层卫生保健。全科医学强调要对病人及其家庭、社区居民的健康长期负责,对疾病预防、治疗及康复、医疗满意度、卫生资源的利用及医疗伦理等问题关注。服务内容不仅涉及临床内科、外科、妇产科、儿科等专科内容,还涉及心理学、行为医学、预防医学等学科的服务内容。

3. **注重整体思维**　全科医学是将有关的学科知识内容按照整体的临床思维原则整合在一起,并基于现代医学研究成果用于病人的临床处理,并特别注意将循证医学的研究结果应用于临床实践,同时在临床诊疗中建立良好的医患关系。

二、全科医学的临床实践

临床实践中,全科医学的理念弥补了医学技术专科化的不足,全科医生也成了维护居民健康的重要力量。

(一) 以个体为中心的全科医学

2001年,美国医学研究所(Institute of Medicine, IOM)将以病人个体为中心的理念定义为:"执业医生、病人及家属之间(在适当的时候)形成一种合作伙伴关系,以确保临床决策尊重病人的愿望、需要和喜好;当需要病人作出决定或参与其自身照顾的时候,保证病人能够得到相应的教育和支持。"

主要服务内容如下：

1. 临床问题处理 处理临床问题是全科医疗的中心任务，不但要作出病人生物学诊断，还需知道病人心理需求，要在全面了解病人就医背景和需求的基础上，制订周密的处理计划。

2. 慢性病管理 通过健康评价和建立健康档案的手段，对一些慢性病病人进行长期、全面地管理和监控，如高血压、糖尿病等慢性病病人的健康管理。

3. 预防性照顾 全科医生对就诊人员要提供预防性照顾，并根据他们的具体情况制订个体化的、有效的预防计划。

4. 指导病人就医行为 全科医生要对病人的就医行为进行指导，如就医过多、过于频繁而与病情程度不符，表明病人心理过于敏感和紧张，不利于病人身心健康；如就医过少则反映人群健康观念和价值观方面有消极因素存在。全科医生要指导病人主动与医生配合，使医疗服务效果达到最佳。

(二) 以家庭为单位的全科医学

随着社会发展，家庭观念正在发生变化，家庭类型从以大家庭为主转向以核心家庭为主，同时家庭面临的健康问题也日益突出，如压力增大、家庭危机等，对家庭成员生活质量和身心健康产生了重要影响。全科医学充分认识到健康和疾病与个人、家庭结构的特征功能状况的重要联系，开展以家庭为单位的医学照顾服务。主要服务内容如下：

1. 顺延式家庭服务 家庭成员在就诊时，全科医生若发现其健康与家庭因素明显相关，就要提供家庭相关的医学服务，以利于病人问题的解决，包括了解家庭的结构、功能和问题，了解家庭状况对病人的影响；与家庭成员一起讨论病人问题，以利于家庭的理解；与家庭成员一起讨论并制订治疗计划；帮助家庭应对由患病成员引发的家庭危机。

2. 规划性家庭服务 根据全科医学"只有维护家庭的健康，才能维护个人的健康"的服务理念，把家庭看成一个整体、一个"病人"，通过家庭健康咨询和家庭治疗，维护家庭的整体健康，包括评价家庭结构、功能和家庭生活周期，预防家庭问题的产生，提供家庭卫生保健服务、家庭医学援助、家庭健康咨询和治疗。

(三) 以社区为基础的全科医学

1978 年，世界卫生组织召开的国际初级卫生保健大会《阿拉木图宣言》对社区的定义是："社区是以某种经济的、文化的、种族的或某种社会凝聚力，使人们生活在一起的一种社会组织或团体。"社区是影响个人及其家庭健康和疾病的重要背景因素，因此，全科医生在处理个体、家庭健康问题时，还应重视健康与疾病问题的社会背景，明确疾病发生发展的社区影响因素，并动用社区资源来协调解决。另外，通过实施以社区为导向的初级保健(community oriented primary care, COPC)，了解社区群体常见健康问题及特点，了解社区居民对卫生服务的需求和利用情况，为病人、高危人群、健康人群、就医者及未就医者提供服务；通过计划性的社区卫生干预，控制社区的疾病流行。社区卫生涉及的主要内容是：

1. 社区健康状况 主要包括社区人口学资料，社区人口死亡率、发病率，门诊及住院的需求，社区居民的健康信念等信息和指标。

2. 社区环境状况 包括社区自然环境和社区人文环境状况。自然环境包括安全饮水情况、环境污染、家庭居住环境、工作学习环境等。人文环境包括社会经济水平、教育水平、家庭结构和功能及社区内各计划的执行情况。

3. 社区资源与健康问题解决能力

(1)经济资源指社区的整体经济状况、产业性质、公共设施、交通情况等。

(2)服务组织机构资源包括医疗卫生保健机构、社会慈善机构、社会福利机构、社区团体、文化教育机构等。

(3)人力资源包括医务人员、卫生相关人员、居民委员会成员、教师等。

(4)社区动员潜力包括居民的社会意识、社区权利机构及运用、社区组织活动、社区居民对卫生事业的关注度以及社区人口素质与经济能力等。

(四) 以预防为导向的全科医学

随着预防医学的重点从以传染病的群体预防为主逐步转向以慢性病的群体与个体预防相结合，以全科医生为主体、针对病人个体和社区人群进行预防、保健、治疗、康复及健康教育为一体，在临床中执行预防服务的临床预防医学得以诞生。全科医生在临床预防中具有知识技能优势、角色优势(与人群密切接触)、地理位置优势和目标一致优势(与预防医学目标一致)。全科医学中的临床预防内容主要包括：

1. 健康教育与咨询　健康教育(health education)指通过一系列有组织、有计划的健康知识辅导，帮助个体和群体掌握必要的卫生保健知识，自觉养成有利于健康的行为和生活方式，控制健康危险因素，达到预防疾病、促进健康、提高生活质量的目标。健康咨询(health counseling)是通过咨询了解求医者的健康危险因素，制订改变不良健康行为的计划并督促求医者执行计划。

2. 免疫接种　免疫接种(immunization)也称预防接种，是全科医生的重要工作内容，是最经济有效的疾病特异性预防措施。

3. 筛检　筛检(screening)是采用快速、简便、低廉的措施对某些疾病或缺陷作出推断性鉴定，从人群中查出可能患有某种疾病或有高度患病危险者。筛查不是诊断措施，只是一种早期预防干预措施。

4. 化学预防　化学预防(chemoprophylaxis)是对无症状的人群使用药物、营养素(含矿物质)生物制剂或其他天然物质作为一级、二级预防措施，提高人群抵抗某些疾病的能力。

5. 周期性健康检查　周期性健康检查(periodic health examination)是根据年龄、性别、地域、家族特异病史等采用事先设计好的格式化健康筛检表格进行的终生健康检查计划。

6. 危险因素分析与评估　危险因素是指机体内外存在的导致疾病发生和死亡风险增加的各种诱发因素。全科医生应对病人的危险因素进行分析并对危险度作出评估。

全科医生是工作在最基层的临床一线专业医务人员，随着我国"首诊在基层"的医疗模式的建立与普及，病人首诊将主要定位在社区卫生机构，未来传染病人就医也将由全科医生首面面对。2020年新型冠状病毒肺炎暴发初期的疫情失控，凸显传染病特别是新发传染病的临床一线前哨预警和流行病学监测机制体系性缺位，缺乏突发新型高传染性传染病的法定临机处置职能与权限，如何充分发挥全科医生在传染病防控体系中的"守门人"作用，需要认真研究，尽快建立相关机制。

(陈向东)

本章小结

一、临床医学进步受到多因素驱动和影响

医学发展无论在过去、现在还是在将来，都会受到多因素驱动和影响，其中科技创新是推动医学进步的关键因素。生物 - 心理 - 社会医学模式需要在继承的基础上进一步完善和发展。精准医学与整合医学是近些年临床医学的新理念。人工智能技术将会越来越深入融合进临床诸多专业领域。互联网＋医疗是互联网技术在临床医学领域的新应用。

二、全科医学是未来重要的发展学科

全科医学是临床医学一级学科，是初级卫生保健的重要支撑学科。全科医学是国家层面重点支

持发展的学科,全科医学以病人为中心、以家庭为单位、以社区为基础、以预防为导向,是国家医疗卫生保障体系的重要组成部分。全科医生需要承担起传染病防控体系"守门人"的职责。

思考题

1. 精准医学的核心理念是什么?
2. 全科医学有什么特点?

第二章

现代医学诊疗模式

第一节　多学科协作诊疗模式

一、历史与背景

在医学发展初期，人类靠低级的社会活动和落后的生产力探索自身生命和健康现象相关的未知领域，逐渐把分散、零星、个体的经验做法集聚起来，写成了书籍，并按照师徒传承的方式保存下来，成就了扁鹊、华佗、张仲景等数位名医大家。这些早期的实践，初步构建了医学的早期框架。这一阶段，医学的特点是以整合为主，将人视为整体进行辨证施治，但总体医疗水平低，人类平均寿命短。

从 17 世纪发明显微镜后，医学从宏观向微观迅猛发展。医学很快分为基础医学、临床医学、预防医学等学科。人体组织细分为了系统、器官、组织、细胞和分子结构。临床医学先后分成内科、外科、专科等二级学科；继之再细分成消化、血液、心脏、骨科、普外、泌外等三级学科；近 10~20 年，很多三级学科再次细分为"四级学科"，如骨科再分为脊柱、手外、创伤骨科、小儿骨科、骨肿瘤等。这种分科发展的方式促进了现代医学的巨大进步，人们对人体的认识更细致，对疾病的诊治更精深，很多早年的不治之症被攻克，人类平均寿命明显延长。然而，过细的专业分工也容易造成医生对疾病的认识广度不够，对患者诊疗缺乏整体思考，心理健康与躯体疾病分离，重治疗轻预防等问题。

从 19 世纪中叶开始，临床病理学的发展促进了病理医师同内科、外科医生的互动及讨论，极大地推动了多学科协作诊疗（multi-disciplinary team，MDT）的开始。MD 安德森癌症中心是最早开展 MDT 的医疗机构，每个 MDT 小组均有内科、外科、病理、影像、放射、遗传咨询、护理、临终关怀等专业人员参加，对患者进行全面的评估和个体化的治疗。美国国家综合癌症网 NCCN 发布的肿瘤诊治指南，即是 MDT 模式讨论后得出的诊疗规范。目前，MDT 模式还广泛应用于心血管疾病、神经系统疾病、慢性肾脏病等其他学科领域。

多学科协作诊疗模式的出现，将患者的诊治重新返回到整体治疗，在保证各专科疾病精深诊治的同时，注重患者的护理、康复及人文关怀，实现"以病人为中心"的诊疗思想。

二、概念

多学科协作诊疗是指来自两个或以上相关学科，一般由多个学科的专家形成相对固定的专家团队，针对某一系统或器官疾病，通过定期、定时、定址的会议，提出个性化诊疗方案的临床诊疗模式。目的是在多学科论证的基础上为患者提供一个最有效、不良反应最小、生活质量最好的个性化治疗方案。

三、组织形式

（一）制定工作制度

医院应成立由院长或分管医疗副院长负责的 MDT 管理架构，下设专家委员会、医疗行政部门和相关科室。建立科学、严谨的工作制度，包括 MDT 管理办法和工作方案等，明确 MDT 领导小组和工作小组构成，以及各级人员的工作职责。医务部组织开展 MDT 诊疗活动和质控，必要时可专门成立 MDT 管理办公室，负责 MDT 团队的申报组建、工作协调和督促落实。

（二）成立多学科协作团队

MDT 团队一般设中心主任 1 名，秘书 1 名，成员至少 5 名，由相关交叉学科人员自愿组合；团队诊疗专家应相对固定，多数要求至少高年资主治医师以上资历，能够胜任相应疾病的诊治工作；团队需要制定年度计划及工作目标。

（三）临床诊疗的实施

多学科协作诊疗模式包括门诊 MDT、住院 MDT 和远程 MDT 几种形式。门诊 MDT 模式应以主诊科室为中心进行召集，依托优势专科形成固定时间、固定地点、固定出诊医生的"三固定"方式。住院 MDT 模式包括由 MDT 门诊收治住院患者的延续诊疗和以主诊科室为中心的院内联合会诊模式。远程 MDT 模式为通过远程医疗平台，按照门诊 MDT 的组织模式为患者进行的远程诊疗服务。

MDT 模式应注重治疗措施的延续和调整，在第一次诊疗方案形成共识后，参与制定方案的多学科专家应在某一阶段自然形成一个治疗小组，对方案实施后的效果及时进行再讨论，调整诊疗方案，保证治疗效果。

（四）监督与考核

为推动 MDT 顺利开展，医院应建立明确的考核激励机制。设立 MDT 专项经费，根据 MDT 团队启动开展情况、工作流程建设情况、计划目标完成情况及配合相关职能部门开展工作等情况进行考核，并纳入绩效评价。考核优秀者给予一定奖励，考核不佳的团队以电话、面谈等多种形式进行反馈并督促改进。

四、医疗模式特点

（一）以病人为中心

现代医学专业多以人体器官系统来划分专科，过细的专业分工易造成医生对疾病的认识广度不够，对患者诊疗缺乏整体思考。随着社会经济的不断发展，人们的心理、工作压力增大，生活习惯改变，人口日趋老龄化，人们所患疾病种类也从简单的单病种逐渐发展到多病种。

多学科协作诊疗模式体现了"以病人为中心"的理念，针对一位患者所患多种疾病，由多个科室的专家进行集体协作诊疗。这种模式既能保证器官系统疾病诊治的精深程度，同时也能保证对疾病认识的广度，诊疗过程中还要持续与患者进行沟通，体现对患者的人文关怀，真正实现"以病人为中心"的诊疗思想。

（二）整体医疗理念

多学科协作诊疗模式的出现还体现了整体医疗的理念。在实际临床工作中，经常会遇到多器官或多系统问题并存的患者，这些患者常常需在医院的多个科室、不同专家之间往返就诊，这种学科划分过细的诊疗模式容易耽误患者疾病诊治的最佳时机。MDT 最大限度地避免了单名医生有限知识领域给患者诊治带来的不利影响，可以做到正确诊断、系统治疗、为患者提供最佳治疗方案，体现整体医疗的理念。

多学科协作诊疗，对综合医院而言是现代医学发展的需求；对临床医生而言则是整体专业水平的展现以及知识深度和广度的延伸；对患者而言避免了往返就诊于各个科室的麻烦，可享受一站式的医疗服务。

五、潜在问题

目前国内各医院开展 MDT 取得了一定的成效，但是距离最终的目标还有很大的差距，开展 MDT 仍存在一些问题和困难需要进一步深入研究和改进。主要表现在：①医院的制度不完善、制度落实不够，医务人员认识不足、科室间缺乏有效沟通。②专家资质参差不齐，少数 MDT 团队负责人资历浅，领导力不足；部分专家资质不足，知识更新速度滞后，难以担当多学科协作诊疗任务。③缺乏全程追溯与闭环管理，管理人员能力不够、监督不到位，医院信息化支撑力度不够，缺乏统一管理与质量控制。

六、未来发展方向

多学科协作诊疗模式无疑是现代医学领域一个非常有意义的变革，但是其组织形式、操作流程和随访制度都值得进一步探讨。MDT 秘书制度的常态化，可促进其组织形式制度化，有利于运行效率的提高；信息技术、互联网和移动医疗的发展可使未来的 MDT 没有医院界限和国家界限，加速医学专家资源的整合，使患者得到最大获益。

第二节　远程医学诊疗模式

一、历史与背景

20 世纪 50 年代末，美国学者 Wittson 首先将双向电视系统用于医疗，当时放射科专家采用电视摄像传送的办法，从一座楼上看另一座楼上出示的 X 线片。同年，Jutra 等人创立了远程放射医学，这算是远程医疗模式最早的雏形。

此后，美国相继不断利用通信和电子技术进行医学活动，1969 年开始使用远程心电监护，1986 年首创了第一套商业化远程医疗系统。1988 年，远程医疗系统作为一个开放式的、分布式的、系统式的医疗模式在美国被提出来。医疗系统需要以计算机和网络通信为基础，实现针对医学资料，包括文本、图片、声像资料、会诊视频与音频信息等多媒体数据的远距离传输、存储、查询、比较以及显示。

中国远程医疗的发展总体可以分为四个阶段：①准备阶段（1980—1993）：1988 年解放军总医院通过卫星与德国一家医院进行神经外科病例远程讨论，是我国首次现代意义上的远程医疗活动；②启动阶段（1993—1997）：1994 年华山医院与上海交大用电话进行会诊演示，同年国家卫生部主导并启动了金卫工程 2 号，建设全军医药卫生信息网络和远程医疗会诊系统；③展开阶段（1997—2000）：1997 年，中国金卫医疗网络即卫生部卫生卫星专网正式开通。同年，解放军总医院与济南军区医院成立远程医疗中心，采用电子邮件、可视电话等通信手段进行远程会诊；④发展阶段（2000 年以后）：互联网对社会的各个领域、全国的不同区域从易到难依次渗透。医疗行业互联网化时间相对滞后，先后出现众多互联网医疗企业，成为目前中国远程医疗的代表。

二、概念

远程医学诊疗（telemedicine）模式是采用远程通信技术、全新影像技术、新兴电子技术和计算机多媒体技术，发挥大型医学中心的医疗技术和设备优势，对医疗卫生条件较差及特殊环境的医疗机构提供远距离医学信息和诊疗服务的医学活动，包括远程诊断、远程会诊、远程护理、远程教育、远程医疗信息服务等。

三、组织形式

（一）"B-B"模式

"B-B"模式，即 Business-Business，医疗机构 - 医疗机构模式。主要是上级医疗机构专科医生直接对下级医院进行诊断、治疗的指导。目前胸痛中心、卒中中心、肺栓塞及静脉血栓救治中心等微信群开展的远程医疗服务为"B-B"模式，依据病情的需要及时提供转诊绿色通道。

（二）"B-C"模式

"B-C"模式，即 Business-Customer，医疗机构 - 患者模式。多数为医疗机构或互联网医院开发，由医疗机构或互联网签约专家为患者提供的网络诊疗服务属于"B-C"模式。

（三）"B-B-C"模式

"B-B-C"模式，即 Business-Business-Customer，医疗机构 - 远程医疗企业 / 医疗机构 - 患者模式。由邀请方向远程医疗企业 / 受邀医院提出远程会诊申请，受援邀方医院安排专家按双方约定的时间，依据邀请方医院提供的病历、检查资料、主管大夫的病史介绍等进行咨询、讨论，提出诊断、治疗指导。第三方平台保证会诊系统的维护及患者资料保存。

四、医疗模式特点

远程医疗诊疗模式的出现改变了传统的就医模式，在以下方面产生了有利影响：

（一）改变就医与诊治方式，优化就诊流程

传统医疗模式患者就诊需要本人到医院挂号、候诊、检查检验、取药等，耗时长；拥有较高医疗服务水平的医疗机构大多集中在经济发达地区，病人都涌向大医院，医疗资源得不到有效配置。

远程医疗模式中，患者可以不受地区限制享受中心医院的医疗服务，在线完成挂号，远程就诊，在线与专家沟通。除此之外，参与远程医疗还可以培养患者"基层首诊"的就医习惯，鼓励医生参与转诊，有利于推动"双向转诊"模式的形成，优化就诊流程。

（二）降低就医成本

互联网技术的运用极大地整合了优质医疗资源，通过线上的预约挂号、远程会诊等功能，给偏远地区的患者带来了便利的就医途径，节约了就医时间和交通成本。如果需要转诊治疗，可以通过本地远程医疗使转诊医院专家及时了解患者病情，通过预约转诊和网上结算等功能提高诊疗效率，降低时间成本。

此外，中心医院专家通过线上的远程会诊，远程会议等活动，可以对基层医疗工作人员进行专业指导和学术交流，推动基层医疗机构医疗水平的提高，实现优质医生资源的优化配置，间接降低患者就医成本。

（三）提高疾病预防意识

传统就医模式挂号难，就诊过程烦琐，有些人不愿意 / 没时间去医院接受检查，导致一些疾病错过了最佳治疗时机。远程医疗模式，在一定程度上可以转变人们传统的就医习惯。

通过线上预约挂号和在线咨询,可以改变人们接受治疗的态度,提高对疾病的预防意识,将重大疾病扼杀于"摇篮"之中。同时,在线医学知识讲座可以增加人们对疾病的认识,同样提高了对疾病的预防意识。

(四) 改善医患关系

远程医疗模式首先改变了人们的就医习惯,优化了就诊流程,避免了去医院排长队等现象,改善了患者的就医体验,从而能够减少患者因等候而产生的焦躁情绪。其次,远程医疗模式可以最大限度地实现医疗资源的合理配置,提高基层医疗机构的服务质量,从而消除了对医疗服务质量较低的不满情绪。最后,患者可以通过在线咨询和在线医学知识学习,了解基础的医疗知识,减少认知差异,促进与医生的沟通交流,这些均有助于改善医患关系。

五、潜在问题和风险

当然,目前我国的远程医疗体系尚未健全,仍然存在一些制约因素与潜在风险,需要不断改进和提高。

(一) 标准化体系尚未完善

现阶段我国远程医疗服务尚缺乏统一规划和执行标准,远程医疗服务平台繁多,彼此不能兼容,设备质量标准不统一,导致有些单位有数套远程医疗设备,与数家同级别医院建立远程医疗服务协作关系。一方面造成了资源浪费,另一方面导致下级医院缺乏统筹,随意申请。

此外,对于远程医疗服务我国尚未出台收费标准。根据欧美发达国家的经验,远程医疗服务能否快速、良好地发展,除了需要先进的网络信息系统、专业的医务人员外,统一的收费标准与医疗服务补偿机制是至关重要的要素。设立统一的收费标准和劳务补偿机制可以调动医务人员积极性,有利于远程医疗服务的可持续发展。

(二) 尚未纳入医保报销范围

远程医疗服务的主要受众为边远地区的患者,我国大部分省市尚未将远程医疗服务费用纳入医保、新农合报销范围,会诊费对其而言是一笔不小的开支,这也成为制约远程医疗服务开展的因素之一。目前贵州省、四川省、湖北省先后将远程医疗费用纳入基本医保,使远程医疗的服务项目定价、医保报销、收费标准化等难题逐步得到解决。

(三) 各方法律责任、权利、义务不清晰

无论是"B-B"模式(Business-Business,医疗机构 - 医疗机构)、"B-C"模式(Business-Customer,医疗机构 - 患者),还是"B-B-C"模式(Business-Business-Customer,医疗机构 - 远程医疗企业 / 医疗机构 - 患者)等远程医疗服务,均可能涉及患者及其家属、会诊端医疗机构及医生、申请会诊端医疗机构及医生、第三方平台等多个主体。目前我国法律对各方的关系没有明确的界定,尤其是"B-B-C"模式,法律关系较为复杂,各方法律责任、权利与义务的划分不清晰,发生医疗纠纷时处理较为棘手,部分专家因为担心远程 / 互联网医疗缺乏法律保护而不愿意参与,这也是限制远程医疗服务发展的重要制约因素。

(四) 网络安全引发患者隐私权侵害

远程医疗服务的过程中,患者的个人信息、病历资料、检查、检验结果等资料均需上传至网络平台。如果平台的网络信息安全防护不到位,容易导致患者隐私泄露,侵犯患者的隐私权。2016 年,有媒体报道了我国 30 个省区至少 275 位艾滋病感染者个人信息遭泄露的事件,引发了社会对于远程医疗服务中网络安全的担忧。

(五) 诊治方案准确性与患者知情权

远程医疗服务中,会诊端医生得到的信息是经过申请方医院和医生提供的病史、体格检查、化验结果和影像资料,通过远程医疗平台传输的。申请医生提供的体检结果的可靠程度和准确性,不同级别医院用于检测的仪器、试剂、标准的不同,以及信息传输的失真或技术局限性,均可导致会诊医生难

以对患者病情提出全面、准确的诊疗方案,发生误诊、漏诊的概率增加。

此外,传统的诊疗模式下,医生和患者可以面对面进行充分的沟通交流,患者可以最大限度行使自己的知情权。远程医疗服务由于时空的限制,患者及其家属很难对诊治方案进行充分的了解。远程会诊过程中,当双方医疗机构的医务人员讨论病情、治疗方案时,会诊医院专家对请求会诊医院的诊疗方案可能有指导、补充,甚至纠正。如果患者及其家属在场,会诊专家可能会有所顾忌;如果不在现场,关于病情及会诊意见由请求会诊方医生转告,可能会加入申请医生的理解和判断,使患者的知情权受到侵犯。

(六)引发新的医疗资源分布不均

远程医疗服务使边远地区的患者可以享受大医院的医疗服务,表面上体现了医疗服务的公平原则。但是,远程医疗服务需要一定的诊疗空间和仪器设备,前期的基础设施和外部设备投入比较昂贵。对于真正最迫切需要通过远程医疗达到缩短就医时间的广大农村和边远地区,虽然缺医少药,但常常经济落后,无力引进和发展这一技术,远程医疗服务的价值在这些地区患者身上得不到体现。其次,随着远程网络医疗服务的开展,互联网医院业务逐步扩大,医院门诊资源相对下降,对于不会或不习惯使用网络的老年患者产生了新的医疗不公平。

六、未来发展方向

(一)强化顶层设计与管理

各级卫生行政管理部门要以顶层设计、资源共享为建设原则,规范服务,强化监管。在一定区域内对远程医疗服务实行统一规划,采用统一规范的远程设备,实现不同级别医疗机构间的资源共享。统筹远程医疗资源,避免重复购置设备和随意签订协议,建立远程医疗服务的良好秩序,最大限度地节约卫生资源。

应规范制定远程医疗服务价格,以公益性为导向,积极将远程医疗服务纳入医保范围,使远程医疗服务价格合理化,真正兼顾患者与医院利益,为跨区域开展远程医疗服务提供支持与保证。

(二)健全远程医疗服务相关法律法规

远程医疗服务涉及的法律主体较多,应逐步建立健全系统、合理、公平、公正的远程医疗服务相关法律和法规体系,明确从业人员资质、不同远程医疗服务形式涉及的各方主体的权利和义务。参与远程医疗服务的合作方之间应该签订协议,保证患者、邀请方、受邀方医院和医生、第三方的共同利益,以免出现医疗纠纷时互相推诿。

(三)加强网络安全与患者隐私保护

加强网络安全防护,医院远程医疗网络中心及第三方平台应安装相应的杀毒软件与防火墙,通过对信息流的实时监控来确保远程会诊的顺利开展。设立专人管理远程医疗服务资料库,并进行分级授权管理。完善远程医疗信息安全立法,明确各方责任,最大限度地保护患者隐私和信息安全。

第三节　人工智能诊疗模式

一、历史与背景

人工智能医疗模式的发展始于 1976 年,美国斯坦福大学研制开发了 MYCIN 医学专家系统,能够鉴别细菌感染类型,对患者进行诊断,并开出抗生素处方。

此后,随着人工智能(artificial intelligence,AI)与大数据技术的发展,使得医疗领域的真实世界大数据能够应用于医学疾病的诊断、治疗以及疾病发生、发展的预测。

2008 年,谷歌开发的"谷歌流感趋势"(Google Flu Trends,GFT)软件,可根据网络用户及其家人出现的流感相关症状进行数据分析,提前 1~2 周准确预测美国流感样病例变化趋势,在学术界掀起了利用互联网数据进行医学相关活动的研究浪潮。2015 年,我国海信医疗发布了海信计算机辅助手术系统,结合医学影像信息,将术者拟用的手术方案以三维图像呈现,与手术团队和患者进一步沟通后形成精细的术前决策。2018 年以来,利用人工智能和大数据分析深度挖掘癌症基因图谱(The Cancer Genome Atlas,TCGA)数据库中的表观遗传数据,寻找到肿瘤的干细胞相关特征的系列研究已在 *Cell* 等顶级期刊发表,被誉为"人类癌症研究的谷歌地球"。

随着人工智能和大数据分析在医疗行业的应用逐渐增多,使得医生工作效率不断提升,医疗成本不断降低,丰富了医疗资源的供给。

二、概念

人工智能诊疗模式是一种以患者数据为中心的医疗服务模式,是具有物联网感知、信息移动、信息互联共享、决策高度智能化的医疗服务体系。利用大数据存储与处理平台,广泛采集和深度利用数据,挖掘相关疾病关键特征,对医疗历史数据进行建模与分析,为疾病的预测、诊治和预后分析提供智能化决策依据。

三、组织形式

(一) 人工智能检验分析与预警

传统医疗模式中,医生常常通过一些检验指标和影像学指标的异常进行疾病诊断,从而进行相应的治疗,这种模式通常只用了有限的检验指标数据对疾病进行诊断。

人工智能检验分析通过大数据分析、云计算,可实现检验数据与疾病症状的逻辑关系分析。有时候尽管很多临床检验数据并没有明显超过正常阈值,但可能在某个区间内存在上升或下降趋势,人工智能分析可以从这些容易忽视的数据中挖掘出与疾病相关的新标志物。此外,通过整合基因组学、蛋白质组学、代谢组学等多组学筛选的生物标志物,进行数据分析,将大大提升对疾病的预警,以达到疾病早期诊断及改善预后的目标。

(二) 人工智能影像诊断与心电诊断

医学影像在疾病诊断中起很大的辅助作用。目前,影像学诊断需要放射科医生和临床医生结合专业知识与工作经验给出诊断意见,读片缺乏量化标准,工作量大,易产生误判。基于医疗大数据、医学影像和人工智能相结合的智能阅片系统、图像分析系统能够将疾病的影像特点进行大数据分析和深度学习,建立诊断标准,提高效率。在 2020 年抗击新冠肺炎疫情过程中,新冠肺炎人工智能诊断系统的使用大大降低了一线医生的阅片工作量,为取得抗击疫情的胜利作出了重要贡献。

人工智能技术尤其是深度学习在心电图自动诊断中发挥重要的作用。用于心电自动诊断的深度学习方法包括卷积神经网络、循环神经网络以及多种方法进行联合应用。目前深度学习在心电图自动诊断中的研究集中于心电图节律的分类和心律失常的检测,同时已经有部分研究发现人工智能技术在预测高钾血症、肥厚型心肌病以及心力衰竭中具有重要的价值。

(三) 人工智能临床决策与治疗

传统医学模式对于疾病的诊断和治疗依赖于医务人员的专业知识,受个人经验的影响可能会出现误诊和漏诊,导致治疗决策出现偏差。

人工智能大数据分析的出现给临床决策提供了更准确的信息,开创了疾病诊断的新领域。医学大数据支撑下的临床决策支持系统可以减少医生个人局限性的影响导致的决策偏差,提高疾病诊断效率,节省医疗成本,在患者的疾病诊断、治疗决策、疗效评估、预后预测等方面提供指导。

四、医疗模式特点

(一) 医学服务模式的转变

大数据和人工智能技术对医学服务模式首当其冲的影响将是可以取代大量冗杂的、机械性、重复性的医学相关工作。需要大量阅片的影像科和病理科工作将极有可能被人工智能取代;大量的医学文献和临床证据将通过大数据分析找到最直接可靠的信息;问诊、书写病历、随访观察等工作可以通过语音识别、自然语言处理、人机交互等方式轻松实现。医务工作者则有更为充裕的时间和精力用于临床人文关怀和科学创造性研究。

(二) 医学思维模式的转变

医学大数据分析是一个复杂开放的系统,不同于传统医学研究中的临床队列和基础实验,它不仅包括精准医学模式和生物心理社会医学模式中的各类医学数据,还包括既往较少涉及的环境因素、精神因素、生活方式等方面的信息,通过大数据和人工智能的分析技术,获得最为可靠的医疗决策结果。

医学大数据推崇整体样本分析法,试图探究数据背后的相关性。因此,大数据时代对医疗数据的分析方式也应从传统的因果分析实现到相关性分析的转变。这种思维方式的转变有助于解除以往对数据分析的思维定式,但并非完全抛弃传统的因果性研究。只有把相关性与因果性进行结合,把大数据与小数据相结合,从大量的数理统计结果中找出相关性,然后再验证因果关系,才能无限还原真实世界的本来面目。

(三) 医学合作模式的转变

大数据和人工智能技术在医学领域的应用涉及医学、计算机、伦理学、法学等不同学科的交叉。因此,需要多学科共同合作以解决和论证不断涌出的实际问题。合理保护患者隐私,同时实现数据思维以计算为中心到以分析为中心的转变,挖掘数据的真实性、关联性和潜在价值性,最终实现全流程智能决策支持系统的愿景。

五、潜在问题和风险

人工智能医疗模式提高了效率,降低了医疗成本,给医患双方都带来了很多便利,然而,目前智慧医疗决策系统尚未完善,其中存在的风险值得重视。

(一) 诊治决策准确性与数据安全性

人工智能与大数据分析的结果对患者的诊断和治疗决策提供了重要的指导。然而,目前医疗大数据的分析方式仍然以相关性分析为主,外推为因果关系时可能会出现误差,导致诊断和治疗决策的误判。技术上需要加强对医疗大数据的深度挖掘,对资深医生的诊治决策逻辑进行深度学习和验证,不断提高诊治决策的准确性。

数据安全对患者隐私保护至关重要。人工智能医疗模式下,智慧医疗必须与数据管理和安全部门合作,加强数据安全技术的研发和更新,设置权限管理用户,使医疗大数据在合法范围内使用,防止数据资源滥用或隐私泄露,实现"医疗隐私层次化控制"。

(二) 人工智能医疗引发的人性异化

人工智能医疗模式给人们提供了巨大的便捷,但人们依附于科技的同时也可能会丧失了人类的主体性、主动性和目的性。人工智能医疗模式下医生的工作可能会变为仅仅是面对电脑按动键盘,逐渐失去了传统医学中的艺术与温情,人性异化现象越来越明显。

人文关怀是所有医务工作者必备的素养,有利于患者的治疗和康复,能使医患关系健康发展,这是人工智能技术和大数据所不能取代人类的地方。人工智能医疗模式发展过程中必须强调以人为本,使科学技术实现以人为中心的人性化科技,使人与科技的关系形成健康交互生态,医生的主体性不是面对计算机的僵硬状态,而是应回归到对患者心理、精神状况的重视和关怀上。

六、未来发展方向

随着"健康中国 2030"国家决策不断推进,健康医疗大数据逐渐被国家视为重要的基础性战略资源。基于大数据的智慧医疗已在医学检验、医学图像分析、临床诊断等领域发挥了巨大优势。伴随互联网技术的飞跃发展,多组学检测成本的下降,疾病的个性管理必将迎来爆发式增长的新浪潮,精准化个体健康服务将成为人工智能医疗未来的发展方向。

为实现大数据分析和人工智能医疗的价值,医疗行业需要提高数据的标准化和互用性,促进信息的共享,建立有效的数据管理方式,改进分析技术和方法,培养数据分析专业人才,提高人工智能诊断的准确性,逐步实现人工智能决策指导下的临床实践。

(张　萍)

本章小结

多学科协作诊疗模式是以病人为中心、体现整体医疗理念的诊疗模式,是现代医学领域非常有意义的变革。多学科协作诊疗模式一般由多个学科的专家形成相对固定的专家团队,针对某一系统或器官疾病,通过定期、定时、定址的会议,提出个性化诊疗方案的临床诊疗模式。目的是在多学科论证的基础上为患者提供一个最有效、不良反应最小、生活质量最好的个性化治疗方案。

远程医学诊疗模式是采用远程通信技术、全新影像技术、新兴电子技术和计算机多媒体技术,对医疗卫生条件较差的及特殊环境的医疗机构提供远距离医学信息和诊疗服务的医学活动,包括远程诊断、远程会诊、远程护理、远程教育、远程医疗信息服务等。远程医学诊疗模式可以改变传统就医与诊治方式、优化就诊流程,同时可以降低就医成本、提高疾病预防意识以及改善医患关系。

人工智能诊疗模式体现了医学服务模式、思维模式和合作模式的转变,是一种以患者数据为中心的医疗服务模式,是具有物联网感知、信息移动、信息互联共享、决策高度智能化的医疗服务体系。人工智能诊疗利用大数据存储与处理平台,广泛采集和深度利用数据,挖掘相关疾病关键特征,对医疗历史数据进行建模与分析,为疾病的预测、诊治和预后分析提供智能化决策依据。

思考题

1. 多学科协作诊疗模式可以应用在哪些疾病诊治领域?
2. 远程医学诊疗模式的组织形式有哪些?
3. 简述人工智能诊疗模式的潜在问题及风险。
4. 各种现代医学诊疗模式分别具备哪些优势?

第三章
叙事医学

"叙事医学"(narrative medicine)一词由美国哥伦比亚大学内科学教授丽塔·卡伦(Rita Charon)于2000年创造,她认为"叙事医学是由具有叙事能力的临床工作者所实践的医学;而叙事能力又是认识、吸收、解释、被疾病的故事触动并为之采取行动的能力。"叙事,简单说来就是故事,这里的故事不是童话、传说、神话等虚构的内容,而是我们理解、经历、沟通、甚至是创造我们自己这个人"存在"的方式,也是我们试图影响别人的方式。我们来对比下面两种问诊方式对待病人"故事"的态度。

常规问诊:

医生:怎么不好?

病人:我来看脸上长的痘痘。

医生:多长时间了?

病人:我上高中的时候就开始长了,但最近几个月突然又冒出来很多。

医生:用过什么药吗?

病人:在药店买过一些药,但都不管用。

医生:嗯,我来看看。

叙事医学问诊:

医生:怎么不好?

病人:我来看脸上长的痘痘。

医生:多长时间了?

病人:我上高中的时候就开始长了,但最近几个月突然又冒出来很多。

医生:为什么呢?

病人:我也不知道,也许是因为压力吧。

医生:为什么这么觉得呢?

病人:嗯,半年前工作丢了,然后两个月我男朋友跟我分手了……我最近一直感觉情绪很低落……(开始哽咽)

医生:哎呀,放松心情,好好治,工作和男朋友都是可以再找的,有些人是不值得你伤心的。嗯,我来看看……

对比常规问诊和叙事医学问诊,我们发现,常规问诊方式下,医生直接忽略病人给出的关于个人患病情形的信息,而实践叙事医学的医生则通过开放性的问题,鼓励病人讲出自己的故事,认识到病人的焦虑状态对她的症状产生了负面影响,为她采取了行动(语言安慰和医疗行为),两种问诊方式开出的药物可能一样,但对病人的效果也许就是不一样的。一般来讲,医生关注的是疾病的生物学评估和治疗方法,而病人在向医生描述症状的时候会同时表达担忧、焦虑、恐惧,以及其他"生活世界"的问题,这些讲述也往往对医生评估、理解病人的医学相关问题有益,但因为医生没有经过倾听病人叙述的训练,没有认识到这些描述的重要性,因此往往打断或者忽略病人叙事。叙事医学就是鼓励医生认识到患者和医生视角的不同,能够学会倾听,并从中得到有用信息,采用一定的行动,从而建立良好的医患互动,为病人带来更好的就医体验,为自己带来职业满足感。

第一节　叙事医学概论

(一) 叙事医学的来源

叙事医学的产生是多种因素相互作用的结果,病人的疾病叙事、文学理论、以病人为中心的医疗、医患共同决策、关系性医学,以及人文社科研究的叙事转向都是叙事医学的共同来源,它们为叙事医学的出现奠定了智识基础、社会基础和需求基础,显示出叙事医学的出现有其社会和历史必然性。

1. 疾病叙事　医学被称为是"关于个体的科学",无论关于疾病和治疗的一般性知识在总体人群中如何确定,运用到每个病人身上时总有不同,总有不确定性。医学生在漫长的培养过程中学习的是生物性的"疾病"(disease),而病人感受到的是给身体和生活带来痛苦的"病痛"(illness),医生用循证医学的证据告诉病人应该采用某种治疗,但这不一定能够说服病人,但如果能结合病人本人的经历、体质解释病情和治疗方案,反而更能得到病人的认可,因为病人认为自己的情况是独一无二的,并想把自己的故事讲给医生听,以便得到医生对自己解释的认可。但是,崇尚技术的医生认为病人的叙事没有价值,病人的叙述不靠谱,听病人讲他们的故事是"浪费时间",很多医生更倾向于相信各种检验得出的"客观"数据,医生们不愿意听,但病人有倾诉的欲望,这也解释了为什么在临床有不少病人的投诉是"医生不让病人说话",为什么病人疾病叙事大量涌现。在社交媒体极度发达的今天,病人通过疾病叙事描述患病经历、反思治疗过程、给其他病人提供借鉴和帮助,也为医务人员了解病人感受打开了窗口。

2. 文学理论　叙事医学起源于千禧年。当时哥伦比亚大学的一群学者和临床工作者在一起探索把文学和创意写作加到医疗卫生实践当中会产生什么效果。作为一个拥有文学博士学位的内科医生,卡伦把文学理论中读者反应论(reader-response theory)关注情感的做法,和新批评(new criticism)运动之下兴盛起来的细读法(close reading)与经典叙事学的概念如叙事时间、叙事者、叙事聚焦(叙事视角)等结合起来,通过仔细阅读分析文学作品,来培养医学生和医生关注细节的能力,如故事发生的情境、人物之间的关系、故事的叙事视角、叙事者是否可靠等等,并认为这些关注细节的细读习惯可以引进到医患交往中,变成"细听"病人讲述自己故事的习惯,并可以从中得到有用信息。

3. 以病人为中心的医疗　1996 年美国学者在分析了当时的临床医学决策过程、医患关系、卫生法案例判决结果、医学教育和临床研究的现状后,宣称美国已经进入了"以病人为中心的医疗"时代,其特点是"医生、病人及家属之间建立的伙伴关系,以确保临床决策是尊重病人的所想、所需和意愿,病人能得到为参与自己的照护或做决定所需的教育和支持"。以病人为中心的医疗要求医生不要仅仅从生理、病理、病因、治疗选择等纯粹生物医学的视角来解释病人的病痛,因为病人对疾病的解释是基于他对疾病的感受,所以医生还要关注病人的叙事。同时,研究显示,人类的交流 65% 是通过非语言行为实现的,关注病人的身体语言也很重要,因为"沉默也是叙事"。

4. 医患共同决策　医患共同决策的概念最早在 1982 年提出,其典型的定义为"在做临床决策时,医生和病人分享现有的最好证据,病人在理解各种治疗选择时能获得必要的支持,在理解的基础上与医生共同作出临床决策"。研究发现,医患共同决策提高了病人对各种现有治疗方式的理解,使病人对风险和益处有了切合实际的期待,激励病人参与决策,提高了病人的价值观和治疗选择之间的契合度,增加了病人对治疗方案的依从性,从而提高了病人的福祉和对治疗的满意度,减少了对疾病的担忧。

5. **关系性医学**　关系性医学（relational medicine）的概念最早出现在 1994 年,它认为医务人员与病人、病人所处社区和其他医务人员之间的关系非常重要;医生与病人的关系能使医生关注到每一个病人及其背后的复杂性,而非仅仅关注他的疾病或器官系统。之后的研究者又提出关系性医学应遵循的四个原则,要认识到:①医患互动的双方都是完全的人,具有各自的需求、观点和价值观;②医患互动的过程中必须要认识到情感因素;③医疗关系中的互动对所有参与方都有影响;④建立疗愈性的关系是一种道德责任。关系性医学对叙事医学关注的焦点,及其所关注的四种关系有很大的借鉴作用。

6. **人文社科研究的叙事转向**　在 20 世纪 80 年代以来,叙事作为一种研究范式得到了学术界的广泛青睐,从文学批评领域迅速扩展到人文社会科学研究的方方面面,如历史学、心理学、哲学、社会学、政治学、法学、教育学等。叙事研究的主要特点是:①把人的叙事作为研究对象;②用叙事分析来研究对象;③用叙事来呈现并解释研究的发现。作为一个热门词汇和研究方法,叙事为研究医患之间的互动带来了很大的启发。

(二) 叙事医学的三个焦点

叙事医学是一种实践医学的方式,是在技术中心主义、理性主义和实证主义的医学中关注人的一种医学实践,实践叙事医学的医生不仅关注生病的器官,更关注生了病的这个人;同时,叙事医学也关注作为个人的医生和作为个人的患者之间的互动。因此,人与人之间的关联性,一人对另一人的共情,以及医患都会经历的情感、特别是负面情感是叙事医学关注的三个焦点。

1. **关联性**　医患共同决策和关系性医学都强调医患之间的关联性、关注医患之间的互动对病人的作用。关系性医学认为医学的本质是医患的互动,叙事医学认为,如果医生可以倾听病人的故事,他就不但可以了解病情、病人对疾病的理解,还能了解病人的心理和社会方面的需求,就可以为病人创造具有疗愈效果的治疗关系;临床工作一方面是人与病的关系,但本质上是人与人的关系。病人不希望医生把他们当作要完成的"工作量",而是希望医生显示出对一个活生生的、处于痛苦中的人的关心。

医患关系是代表着健康人的医生与脆弱和艰难处境中的病人的关系,医患之间对病因、疾病、治疗和死亡的认知上存在着巨大的分歧,医生通过倾听病人故事,就能够更好地与病人建立关联,而病人眼中的好医生就是医生能"作为一个人与同样是一个人的病人交流,并愿意与病人建立关联"。

2. **共情**　共情的定义多种多样,至今尚未有被广泛接受的、唯一的定义。简言之,共情就是能够把自己投射到他人的境遇中,想象自己在他人的立场会如何看待问题。医学界和医学教育界普遍认为共情能力在医患关系中至关重要,众多的研究已经揭示了共情对医患关系有裨益、对临床效果有促进、对医生的职业满足感有帮助;不能与患者共情会带来相反的结果,如医患关系紧张、医疗诉讼增加、医生职业倦怠增加。共情和叙事能力互为因果,有共情意愿的医生会愿意倾听病人的故事,能够认识到这个故事对病人的意义,并因为这个故事而为病人采取合适的行动,这就是说医生的叙事能力好;而叙事能力好的医生也更能够站在病人的视角上看待问题,从而能更好地与病人共情。

3. **负面情感**　医院是一个充满了负面情感的地方,生病给人带来的是痛苦、恐惧、绝望、无助,医务工作者也会因工作压力而产生焦虑、压抑、抑郁等情绪,会因失误而感到困惑、愧疚、怀疑,会因病人或家属的不信任而产生沮丧、愤怒、悲伤,但除了精神科的医生,大部分的医生在从医学生成长为医生的过程中,没有学习过如何应对病人和自己的负面情绪,不能关注到患者负面情绪就无法真正理解患者、与患者建立关联,甚至引起医患矛盾;而医务人员自己负面情绪的累积会带来消极的后果,如职业倦怠、情感疏远,感觉不到工作带来的成就感。因此,叙事医学倡导关注病人和自己的负面情感,通过细读文学作品认识到负面情感,通过书写缓解负面情感。

第二节　叙事医学临床实践

现代医学教育是科学导向的,同学们在校期间学习解剖、生理、病理、药理等知识;进入医院后学习各种疾病的诊断和治疗,但最后看病的时候,要见到的是人,他们不但疾病表现有时根本不像教科书上那样清晰明了,疾病的治疗方案还会受到多种因素的影响,如心理状态、社会经济地位等;如果只见到疾病而不能见到整体的"人",就会事倍功半,不但无法及时准确进行诊断,病人的依从性可能也不好,医患关系也有可能受到影响。

(一) 叙事医学三要素

关注、再现、归属这三要素是叙事医学的核心概念,要实践叙事医学,必须要了解掌握这三个要素。

1. 关注　任何医疗卫生工作都始于对患者的关注(attention),倾听是关注的开始,但病人总是抱怨医生不听他们讲话、对他们讲的不感兴趣、打断他们说话,医生对他们抱有成见、不回应病人所关心的问题。而医生一般认为,病人讲两句就知道怎么回事了,不用多讲;或者病人讲不到点子上,不清楚的地方还不如做各种检查,没必要听病人讲那么多;或者病人那么多,哪里有时间听病人讲故事,等等。但实际上,病人的特质、情感、生活习惯、社会经济状况与其病情是紧密相连的,病人的想法、担忧和期望也是医生必须要了解的,如果医生能够理解这些,并给予必要的回应,病人就会感觉这次看病收获很大。下面是一个采用叙事医学方式的医患门诊交流:

医生:您怎么不好?

病人:前一阵体检时,心脏有点不舒服,坐着就咚咚咚地跳,医生建议过来看看。

医生:以前有过吗?

病人:以前也有过心率过快的时候,最快的时候有每分钟120下,但后来休息休息就好了,也没看。现在大部分时间是70多下,就是有的时候会突然一下跳得很难受。

医生:那最近是有什么事吗?

病人:我最近带了一个小团队,压力有点大。

医生:您是做什么工作的?

病人:我就是搞开发的,天天坐在电脑前面,也不怎么动……

(给医生看体检结果,医生给病人分析各种指标,以及病人最近做的 Holter 的结果)

医生:您看,这些结果也没有什么太大的事儿,主要还是压力大、缺乏运动。您一直都不运动吗?25 岁的年轻人,应该多动啊!

病人:我在本科时其实还是学校长跑队的,工作后越来越没时间,不过最近感觉不好,又开始跑步了,不过才跑了一个星期。

医生:唉,这已经是今天上午第二个"工伤"了,都是年轻人!就像我跟前面那个年轻人说的,如果因为身体放弃事业,现在可能还没到那个份儿上。但一定要运动啊! 目前没发现你有什么器质性的病变,放心吧!

(然后医生详细询问了病人这一周的运动,介绍了如何科学运动、规律运动,以及运动多长时间后能看出结果,跟病人讨论是否要戴运动手环,并征求病人意见是否要做运动试验,指出这项检验的目的不是诊断性的,而是为了指导他选择合适的运动,病人表示要做)

在这个问诊当中,医生采用开放式的问题,鼓励病人讲出自己的故事,对病人的处境在共情的基础上表示理解，化解了病人的担忧，回应了病人的期待。病人也感到自己被理解了，心理的负担放下了，表示要积极改变生活方式。做运动试验以评估心脏功能的决策也是病人在充分理解了自己目前状况的基础上与医生一起作出的。

此外，我们必须记住：病人的讲述有时候对诊断是至关重要的，病人不知道哪些信息对诊断重要，哪些不重要，因此，医生对病人的叙述要进一步追问，得到尽可能多的信息，以便最终建立起诊断的"闭环"。下面这位新冠肺炎疫情中援鄂医生的经历就说明了这一点：

看到病人胸部 CT 的片子后，罗红中（化名）下意识地往后挪了一下椅子。透过护目镜流下的水迹间隙，仍然能清晰地看到两肺外侧带有多发小斑片影，部分节段性的磨玻璃影——这正是典型的新冠肺炎 CT 表现。病人除了发热咳嗽，还有黄痰，白细胞绝对值也超出了正常上限，但淋巴细胞绝对值却没有减少。查了呼吸道病毒、巨细胞病毒、EB 病毒等等也是阴性的。按罗红中这段时间在发热门诊快速积累的经验，这个病人一定是新冠肺炎病例，但反复问过都没有流行病学病史，现在连疑似病例都算不上。

"大爷，前面您告诉我最近这个月外面都没有去过，是吧？"

"是。"

"村里最近有得那个肺病的吗？"

"没有，没听说过。"

"那你们家确实没有像您这样发热咳嗽的情况吧？"

"没有，嗯……家里人都挺好的。"病人有点喘，说话停顿了一下。

"您再想想，最近有没有接触过发热和咳嗽的人？"

"没有，肯定没有。"

罗红中按照标准又一条一条地与病人核对流行病学病史，但依旧是一条都对不上。

"大爷，您有发热咳嗽，再看您的 CT 我觉得要小心一点，但按标准，要给您确诊还有点问题。您能不能再仔细回忆一下最近还有什么特别的情况？"

罗红中不死心，换了个问法。眼前这个病人的临床表现符合新冠肺炎疑似病例诊断条件中的两点，但缺乏流行病学病史，还不能判定为疑似病例。可是 CT 表现太像了，罗红中暗想，真不行的话，就请专家组来讨论。

"大夫，你怀疑我得那个肺病是吧？孩子们年前就不让我出门了，说这个病厉害……"说着说着，病人停下来用手捂了一下胸口，深吸了一口气。"不好意思啊，大夫，我有点闷。孩子们说在家待着就是把病毒给闷死，所以我再憋得慌也得听他们的。"

"大夫，你说得了那个病的人是不是这里都会闷？"病人似乎想到了什么，捂着胸口问道。

"是啊，不只是发热咳嗽，有的人还会胸闷气急。"

"哦……"病人若有所思。"我这阵子基本上都不出门，孩子们把吃的喝的都备得足足的，就是不给我买烟。"

"几十年了，叫我不抽烟可憋不住啊，我就让老谢送货上门。他也是老烟枪，大过年的，总要递支烟聊会儿天。不过最近他老是抽两口就扔，说抽不动了，胸口闷得慌，我看他走路都有点磨磨蹭蹭的。"

罗红中来了精神，赶紧问道："那他有没有得病？"

"应该没有吧？不知道，我这几天发热不舒服，也没去打听。不过这个老家伙说过，他一个礼拜前从表兄弟家吃了顿饭回来不到半天，那个村子就封了。"

说到这里，情况明朗了，罗红中拿起电话拨通了医务科。

2. 再现　再现（representation）是实践叙事医学的第二步，再现就是创造性地理解你所听到、看到的和感知到的，为所听、所见和所感赋予形式、秩序，从而带来意义。有时，再现是必须要做的工作，有时遇到叙述不清的病人，医生需要对所听到的话语进行逻辑加工，并返还给病人进行求证，这种"微小再现"对诊断是非常重要的。没有再现,就不可能实现关注,当然,没有关注肯定无法再现。卡伦给出的再现方式是反思性写作,因此,有的医学生和医生认为,在工作之余再去写作,这是增加了额外负担,但书写过平行病例(下面将具体解释平行病例)的医生、医学生、护士认为,这样的写作有助于自己的反思,思考自己与患者的关系,思考自己工作的意义,体贴患者内心深处的想法,有一位医学生谈到,如果没有这样的再现,自己可能真的就是每日忙于手头的临床工作:开医嘱、检查、写病程,工作浮于表面,与自己一开始想当医生的初衷相悖了。来看下面这个故事:

"叮铃铃……"一阵急促的电话铃惊醒了我,看一眼时间:凌晨4:46分。

"金医生,产房打电话说有个急诊马上上来,说是没听到胎心!你赶快来!"护士小梅急促的语气透着一丝不知所措。作为一个产科医生,我见证了许许多多的欣喜;作为一个年轻母亲,我最不愿见到的就是那些可预见的悲剧。

进来的是一对40岁左右的夫妇,孕妇见到我,捂着肚子,急切地说"医生,我肚子有点胀,去卫生院看了,她们说没听到胎心,医生你快给我查查,我孩子怎么了?"

"知道了,快跟我来!"来不及详细询问病史,我拉着孕妇的手就往操作室去,我一遍遍地用胎心探头满肚子找胎心,手心已微微出了汗,耦合剂已经遍布孕妇的肚子,可依旧没有听到理想中的胎心音。

"感觉宝宝多久没动了?"我追问。

"昨天还动呢,白天还出去吃饭了,夜里睡着了就没动静了,后来觉得肚子有点胀痛,然后……"孕妇似乎还没有意识到事态的严重性,比较轻松地回忆着昨晚的事情。

等不及她说完,我打断她:"好的,听我说,目前胎心还是没有听到,可能孩子已经不好了,现在要马上去做个急诊B超看一下孩子的情况,要做好最坏的打算。"我分明感觉到她接过B超单子的手是颤抖的。

"黄女士,42岁,二胎,37周,自觉无胎动5h,腹胀2h,胎心无。"我心里反复思考着。

时间一分一秒地过去,当夫妻俩再次站到我面前时,手里多了一张"胎死宫内"的B超报告单。出乎意料的是,还没等我开口,黄女士便说:"已经没了,那就当我和这个孩子没有缘分吧。反正我已经有一个大的了,以后不生了!医生,你说接下来我们该怎么办呢?"

不同于以往见到的哭哭啼啼,失去理智般的哭天喊地,不停地追问缘由,黄女士的理性和镇静让我有些不自在,刚才想了许久的安慰话到了嘴边又咽回去了。

"既然已经不好了,那就要想办法引产,就是生出来。这个对你身体会有危害,必须要住院治疗,你孕期产检有什么异常吗,比如血压、血糖什么的?"

"没什么异常,都好的,就是肝功能有点不好。"

"怎么个不好法?把你产检本和产检报告单都拿出来,需要了解一下你的情况。"

一番病史追问下来,我似乎找到了原因:高龄,乙肝患者,肝功能异常,市里三甲医院建卡,孕14周起即有总胆汁酸升高,孕20周总胆汁酸高达44.3μmol/L,肝功能升高三倍,多次在外院保肝降胆汁酸治疗,效果不理想,自行出院后曾多次建议住院终止妊娠,均拒绝。薄薄的病历本上,至少三次写着"拒绝住院,黄某某",其后仍是医生不厌其烦的一串串风险告知,其中"胎死宫内"赫然在目。

黄女士手里的B超单越攥越紧,我分明看到了她坚定理智的眼神里有了一层薄薄的水汽,她丈夫则全程在旁默不作声。

"你这个疾病叫肝内胆汁淤积,孩子胎死宫内很大程度上是这个毛病引起的,想必之前的医生都跟你讲过这个疾病的风险了,我就不多说了。现在的关键是你需要住院,但因为你有乙肝,需要专科治疗,根据传染病防治法,你需要转到有传染科的医院去住院治疗。"

"不,医生,我不到其他医院,我不去,我就住你们这儿,我不去!不去!"黄女士突然站起身,一反刚才的冷静,喊了起来,继而又去拽丈夫的手臂,"你快去办住院手续,我要住这里,我不要去其他医院,你别让我去,我不去,我死也不去!听到没有!"说着,豆大的泪珠终于抑制不住哗哗地落下。

我被这一幕惊到了。

"我不要去，我不去！医生，你就让我住在这里吧！"黄女士抓着我的左臂苦苦哀求。

"可是传染病相关治疗是有规定的呀，我们医院没有传染科，不能收你。你到底怎么了？之前在有传染科的医院住院时与院方有过什么不开心吗？还是有其他的原因？"我问到。

这一问，她哭得越发伤心，全身都软下去，靠在椅子背上抽泣，自顾自重复着"我不去，我不去其他医院……"

我一时不知该如何是好，望了眼黄女士的丈夫，只见他攥紧了拳头，深吸一口气，像是下了很大的决心，转身对黄女士吼道："不去不去！我看你敢不去！我们待会儿就去有传染科的医院！人家医生都说不能在这里住院的！你给我起来，现在就去！"

"医生，对不起啊，前天有传染科的医院让我们去住院的，我们坚决没住，觉得没什么，没听医生的话，她是没脸去！"她丈夫向我解释道。

"不用担心，医护人员再见你时也不会对你有什么想法的，该怎么治还得怎么治，身体最重要，不是吗？如果不想去前面看过的那家医院，也可以去另一家有传染科的医院住院。"

窗外的天空不知什么时候开始泛白，微微照进一束光，清冷的办公室里两个身影默不作声，缓缓起身，相互搀扶着慢慢走出去，留给我的是两个背影。

他们走了，我的心情却久久不能平复，脑海里充满了那两个慢慢离去的背影。

金医生通过对这个悲剧事件的再现，展现了种种情绪，焦急、紧张、无奈、悔恨、悲伤、怜悯，这两个慢慢离去的背影也进入了医生的"故事库"，再以后碰到"自以为是"的病人时，这个故事的说服力一定比病历本上不厌其烦的风险告知更有效。

3. **归属** 关注和再现之后螺旋上升产生的医患间的伙伴关系就是归属（affiliation）。如果医患认为他们是面对疾病的同盟，需要互相协作、互相信任，那这样的关系就会为患者带来更好的医疗效果、更佳的就医体验，为医生带来更大的职业满足感。要实现这一目标，医生必须要对前来寻求帮助的这个个人感兴趣，理解他的想法、担心和企盼。换言之，要想与患者达成伙伴关系，就要有关注和再现这前两步。医生需要仔细去关注患者的表达，他的言语、沉默、动作、姿态、情绪等，关切地倾听、吸收患者给出的信息，然后再反馈给患者，再现所听到的内容，这一过程向患者显示的信息是：我认真地听了你讲的话，这是我听到的内容，我认为这是你想要告诉我的观点、担心和企盼。如果倾听者能够正面地反馈其所见证的谈话版本，以求证讲述者已经讲述的内容，双方都确认没有误读对方就会建立归属关系。

叙事医学最重要的目的就是建立关系，不仅限于医患关系——这当然是叙事医学最看重的关系，同时也包含医生与自己职业的关系、医生与同事的关系和医生与社会的关系。如果医生不能看到自己工作的意义、与病人的关系紧张，个人成就感就会降低，并产生职业倦怠，而职业倦怠又会导致一系列负面结果，包括共情意愿的降低、医疗错误的增加，自己对自己的职业都没有认同感、归属感。医生与同事的关系纵向有各层级之间的关系，横向有跟护士、医技人员、甚至全院的理解合作关系，医生与社会的关系反映着从医环境的好坏，建立在医务人员主动向社会发声的基础上。这四种关系都需要通过倾听、反思、回应来建立和改善。

（二）叙事医学的两个工具

叙事医学教育者认为细读文学作品和写作能够最好地培养医生和医学生的叙事能力，即认识、吸收、解释、并被疾病的故事触动而为病人采取行动的能力。

1. **细读** 卡伦将细读称为"叙事医学的特色工具"，她认为就像细读可以帮助人们"发现他们原本忽视的事情"，经过细读训练的临床工作者也能更好地发现到病人试图传递的信息；细读教会医学生和医生专注而熟练地阅读复杂的文学文本，也能教会他们带着细微而深刻的理解力来阅读或倾听疾病的叙事。研究表明，相比阅读非文学作品的对照组，阅读文学作品的受试组在解读他人想法和推测他人意图的心智解读（theory of mind）方面、社会感知能力和情商方面的表现更好。

我国医学界总体上还没有看到细读文学作品跟改善临床实践之间的直接联系,加上医院工作时间紧张、能从叙事医学角度指导临床工作者进行文学阅读的学者较少,细读作为叙事医学工具之一在我国体现的并不明显。医学院应该在培养方案中加入文学课,指导学生学会将细读与那些"随意的、技术性的或信息获得式的阅读区别开来";引导学生注意到体裁、措辞、时间结构、空间描述、隐喻、叙事者、叙事视角对理解故事中人物的关系、事件发展环境、事件的走向、人物的决定等方面的影响,以及在没有确定结果的情况下,人物之间如何妥协、如何与环境妥协、如何容忍由此产生的不确定性和多重解释,等等。这种阅读习惯一旦形成,就不会轻易丢失,细读养成的关注细节的习惯一定会对医生关注患者大有裨益。

2. 反思性写作　反思性写作即记录个人对自己所经历的事件、人物、场景和新信息的想法、感觉和理解,重在反思。反思性写作是现阶段我国实践叙事医学的主要工具,主要表现形式是书写平行病历(parallel chart),即"不同于标准医院病历的、以一般性语言(而非技术性语言)和第一人称书写的关于病人的记述",目的是使医者理解患者的经历和感受,达到与患者共情,反思自己的临床实践。医院病历采用标准化格式,记录病人的生物学信息,而平行病历则是医者用自己的语言,书写关于病人的心理社会信息,以及自己的思想,书写平行病历也体现了叙事医学的三要素:通过描写细节实现关注,通过描写情境实现复杂环境的再现,通过描写医疗决策过程实现医患之间的归属。下面是一位医生写的平行病历:

我是一个重症监护病房(ICU)医生。第一次看见杜婆婆,是眼科主任特意邀请我来为这位81岁的老太太做手术前的全身状态评估,她将在第二天做一个全麻下的白内障手术。

杜婆婆坐在床上,张开两只手乱摸,我把手递过去,她一把抓住,随即又放开,向其他方向摸去。干枯的手,瘦骨嶙峋,像极了动物的两个触角,不停地左右摸空。

眼科主任告诉我,她完全没有听力,视力也随着白内障的加重几乎全部丧失,她没有办法和外界交流,旁人根本搞不清楚她要干什么。眼科白内障手术本可以做局部麻醉,但杜婆婆不适合做局麻,因为她完全不能和外界交流,必须做全麻。

我听了一下杜婆婆的心脏和肺,她不知道我要干什么,伸手来够听诊器,随即抓住我的手,努力去感觉碰到了谁,嘴里咿咿呀呀地念着本地的土话,我一点也听不懂。聋人失去了自己的听力后,得不到周围声音的反馈,原本会讲的话也会变得发音奇特,控制不好音量。

"她在叫我。"杜婆婆的女儿走进来,抓住了她的手,不知道是什么样的感觉,杜婆婆的手不再抓空,停了下来。

"她可以感觉到我,但我给她吃东西,她搞不懂是什么,要摸很久。她可以在室内活动,太阳很亮的时候,可以写几个字,让她看见。"杜婆婆的女儿并无恻然的表情,但在场的每个医生,都沉默。

"我知道有手术风险,但是哪怕恢复一点点视力也好,她现在是终身监禁。"杜婆婆的女儿说。

可以想象,那是一个什么样的世界,没有声音,没有光,没有颜色,只有无边无涯的黑暗和沉寂,难怪她的手一直这样划拉,人的本能就是想用手把这世界的黑暗扒开一个口子。

我看了看她的相关检查,81岁的人,慢性疾病状态早已是常态,全麻还是有一定风险的,这也和她多年的抑郁症有关。当一个人的感官全部报废了,孤独地待在时间的荒漠里,不知道是白天还是黑夜,无边无涯,怎能不抑郁?

那种没有边界、连接到死亡的黑暗和沉寂太过可怕,手术无论冒怎样的风险都值得,我和眼科主任很快就达成共识:她需要手术。但我给出了时间的限制,一个81岁、极度枯瘦、抑郁症的老人能够耐受的全麻时间必须尽可能短,最好在1h内;而且,手术后,她必须在ICU监护,她的血管老化非常厉害,血压难以控制。

1周后,我在门诊走廊里碰到女儿推着轮椅带杜婆婆来检查,她苍老的身躯蜷在轮椅中,似乎有点异样。出于职业的敏感,我马上发现她的双手已经不再惶恐无效地摸空。忽然,她用一侧恢复了黑色的眼睛注视了我一会儿,笑了,枯瘦的脸上,密布的皱纹慢慢绽开。

她的女儿说:"她看见穿白大褂的人,都会这样。"

那是世界上最动人的表情。

如果从常规做法看来,上述医疗决策有点不合理:为什么做一个白内障手术还要冒着全身麻醉的风险?术后还要到 ICU 监护?但通过这位医生的描述,我们看到:虽然病人只说了一些听不懂的话、基本上跟医生没有交流,但两位医生看到、听到、感受到她的困境,愿意为改善她的生存状态而冒险,这就是叙事医学的实质。

(三) 临床工作中如何实践叙事医学

实践叙事医学被认为有如下益处:改善医患交流从而改善医患关系,增进互信和共情;提高获得信息的质量,使获得的病史更准确;理解如何以不同的方式解释证据,认识到医生自己的偏见和恐惧,达到自我反思的目的;有利于医患共同决策,共同建构达成伙伴关系;改善与同事的关系从而提高照护团队的效率;认识到医疗错误是如何出现的以及如何可以避免;增进工作满足感从而降低职业倦怠感。医学生在刚进入临床实习时,还不是真正的医生,除了帮老师做一些"打杂"的事情外,多跟病人接触、听他们诉说,有利于弥补医疗团队中高年资医生由于时间所限,不能花更多时间倾听病人的不足,倾听和倾诉对建立良好的人际关系至关重要,这也是医学生初入临床时可以为团队做的贡献,下面这些简单实用的策略可以帮助初学者实践叙事医学。

＊对病人这个"人"感兴趣,让他/她讲讲自己认为他/她是怎么得病的;不要让病人觉得自己讲得太多了,或者占用了你的时间。

＊在病人讲述时,专注地倾听;注意自己的身体语言,即使手头忙别的事情,也可以不时地用副语言如"嗯,啊,哦"等表示自己在听。

＊不要频繁打断病人讲话,特别是在开始的时候,让他/她按照自己的思路讲完。

＊提问的时候,采用开放式问题而不是封闭式问题,以便得到更多信息。开放式问题是需要病人讲述的,封闭式问题用"是"或"不是"就可以回答,譬如"晚上吃药了吗?"是封闭式问题,而"吃过这个药后,您有什么感觉?"就是开放式问题。

＊接受谈话中病人的沉默,等着他/她自己去打破沉默,你可能会得到更有价值的信息。

＊观察病人的身体语言,判断他/她的情绪或意图;注意病人话里的暗示,追问他/她具体意思是什么。

＊如果因为某种原因病人的叙事被中断了,找时间继续听他/她讲完。

＊不要带着自己的预设和刻板印象去听病人的叙事,不要对病人进行道德判断。

＊不要总是急着去解决什么问题或反驳病人的意见,有时候病人只是想找医生倾诉,而作为实习生,你是团队里最有时间的人;一旦你认真地听了病人想法、担忧和期盼,你就会是整个团队里他/她最信任的人。

＊从病人那里听来的故事,把触动你的那些记录下来,反思为何自己被触动,这就是你和病人共同建构的、你自己的成长经历;多年以后你会感谢自己当初的记录,也会因为记录、反思的习惯而成为真正的医生,而非仅仅是"医匠"。

(郭莉萍)

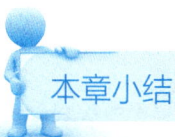

本章小结

叙事医学是一种实践医学的方式,它关注患病中的人,不但关注他/她的身体,也关注他/她的痛苦、心理感受和社会经济因素对所患疾病和治疗的影响,并会向患者表达这种关切。患者叙事不会被作为不相干因素剔除,相反,这些故事会被作为诊断疾病的线索、了解病人的疾病进程、患病体验、病人诉求的有力工具。实践叙事医学的医务工作者会试着从病人的角度看待整个疾病和治疗过程、邀请病人和家属参与医疗决策，并主动去理解病人的想法、担忧和企盼；他们会主动反思自己的医疗实践、主动把这些故事以写作或讲述的形式分享给同行或公众。叙事医学的初衷是提供充满关怀的医疗，并在此过程中与各方建立良好关系，实现医学人文真正落地。

　　致谢　本章的部分内容发表在《浙江大学学报（医学版）》2019,48(5):467-473.感谢杂志授权在此使用；感谢北京大学第三医院的赵威医生、浙江省肿瘤医院的朱利明医生提供门诊案例；感谢苏州市吴中人民医院金玉超医生和浙江新安国际医院殳徵医生授权使用她们发表的平行病例。

思考题

1. 医生为什么要倾听病人的讲述？关注病人对医疗实践有什么作用？
2. 叙事医学的关注、再现、归属，对医学生个人的成长有什么意义？

第四章
医患关系学

有医疗实践的地方,就存在医患关系。医患关系是医务人员与病人在诊疗过程中产生的特定关系。病人身心发生病理性改变时,会产生一系列心理变化,产生不同的需求和期望,熟知这些特点对医生开展医疗服务、提高服务质量有重要意义。医疗服务涉及人的生命安危和健康保障,是一种特殊性质的社会服务。医生在医疗服务中扮演着多种角色,拥有特殊的权利,并担负着与之相匹配的义务。在医疗活动中,病人具有依法行使的权利,承担着相应义务,当病人的权利和义务出现矛盾时,要注重对病人权利的尊重。医患关系学是研究医患间关系本质和规律的科学,是以参与医患关系的医务人员和病人及与病人有直接利害关系的人群为研究对象的,是从人际关系角度出发进行研究的人文性质学科,是一门研究构建和谐医患关系原则、方法和保障制度为主要内容的应用性学科。

第一节　医生的角色与社会职责

伴随着社会的发展、医学模式的转变,人民群众对医生的要求越来越高,特殊的职业内涵,要求医生扮演着特殊的角色,在医疗服务中掌握、运用知识技能,成为疾病防治的专业人员。特殊的角色使医生拥有特殊的权利,同时也担负着与之相匹配的特殊义务。医疗活动成功与否取决于科学技术的发展水平,还与医生的角色担当、医生的权利和义务的享有及履行有着密切的联系。

医生只有真正理解社会和病人对医生角色的期待,并主动按照角色规范从事临床工作,才能成为一名好医生。

一、医生的角色与权利

医生必须适应不同的角色,才能更好贯彻"以病人为中心"理念,适应医疗工作需求。

(一) 医生的角色

1. **角色的概念**　角色源于戏剧,指演员扮演的剧中人物,也比喻生活中某种类型的人物。社会角色是个人在特定的社会环境中相应的社会身份和社会地位,并按照一定的社会期望,运用一定权利来履行相应社会职责的行为。对于医生的角色,可以理解为三个层面的含义:一是医生的角色就是医生的行为;二是医生角色表示医生的地位和身份;三是医生角色意指对医生的期望。

2. **医生的角色**　医生是神圣的、令人尊敬的职业,对于一个国家的医疗卫生事业而言,医生永远都是这一事业的核心和中坚力量,在社会中扮演着至关重要的社会角色。医生的角色是指在医患关系中占据主导地位,并遵从着与诊断、治疗相关的职业规范,通过一定的行为模式对病人负责的群体。

在"生物 - 心理 - 社会"医学模式下,医疗活动早已不局限于看"病",而是强调如何看"人"。因

为在临床工作中,医生的角色被赋予了更多的内涵:

(1)医生的医疗者角色:在诊疗工作中,医生运用医学知识、临床技能,采集和分析各类信息,作出临床决策,开展诊疗工作,并不断依据病情变化,调整后续治疗。这一过程中,最为核心的是医生的医疗者角色。具体包括:医生岗位胜任能力,为病人提供优质医疗服务的能力;工作中建立并保持专业职业态度,具有丰富理论知识和精湛技能;能够为病人提供完善科学的临床评价,制定并运用有效的治疗方案与预防措施;保持终身学习的态度,具备终身学习的能力。

(2)医生的教师角色:在现代医疗卫生活动中,医生不仅与病人打交道,更要与普通人群沟通交流。任何人都渴望拥有健康的身心,因自身医学知识的缺乏,人们总是期望能通过与医生的沟通交流来获得健康知识,促进自身疾病的康复和健康的维护。在这个互动过程中,医生自然成为教育者。医生所提供的知识和帮助,都将有助于病人和普通人群对疾病与健康的认知更加清晰,消除无知和偏见。在医学院校的附属医院,临床医生也承担一定的教学任务,既是医生,又是教师。

(3)医生的科研者角色:合格的医生不仅具有良好的职业素养、扎实的理论知识和精湛的临床技能,更要将临床工作与科学研究联系在一起。临床工作中,医生需要细致入微的观察疾病发展过程和在治疗中病人的变化,而这样的临床思维与科学研究的逻辑方法是一致的,在解决临床工作问题同时,也发现问题、解决问题,促进医学科学研究的发展。科学研究工作也能够塑造临床医生敏锐的观察力、缜密严谨的思维和科学工作方法,有利于临床医生全面系统收集处理信息,只有掌握了相应的科学研究知识,才会知道哪些临床资料是有价值的,才能够保障医生顺利完成临床工作。所以,临床医生所从事的诊疗过程,就是临床研究过程,而科学研究工作的开展也为临床医生职业素养的提升提供了重要支持。

(4)医生的团队合作者角色:疾病的预防和诊疗,特别是临床科室和病种的进一步细化,需要医生与其他医务工作者的共同努力。医疗团队包括相同专业的一组人员,还包括不同领域、不同专业和技术的合作者,甚至是病人与病人家属。团队成员以实现病人身心健康为目标,为病人提供优质服务。在团队中,医生要树立"以病人为中心"的理念,与团队成员建立良好的互信合作关系,相互协作、各尽其责,正确运用自身知识技能,在团队中发挥优势,为实现团队目标作出努力。

(5)医生的健康咨询与促进者角色:伴随疾病出现的往往是情绪波动,最常见的是焦虑和抑郁。这些负面情绪都会对疾病的诊治和康复产生不良影响。医疗服务中,医生的关注点不仅局限于病人躯体问题,而是更多关注病人的情绪和社会功能恢复。医生的专业知识成就了交流中的权威性,医生利用其专长和影响力,辅以恰当的咨询技术与方法,就能为病人提供优质的指导帮助。随着社会的发展,人民群众对健康服务需求更加专业化和特色化,医生的健康咨询与促进者角色将越来越重要。为了胜任这一角色,医生在掌握扎实医学知识和技能基础上,还要掌握开展健康教育和健康促进的基本理论与方法,以及拥有健康教育规划设计、执行和评价能力。

(6)医生的管理者角色:医生的管理者角色包括两个方面:一是在负责临床工作时,采用系统、科学、询证的方法积极参与、组织、协调医疗服务管理工作,即是医疗服务工作中的一个环节,又控制医疗卫生质量、合理分配医疗资源;二是为了保障医疗卫生服务机构日常运行,部分医生还担负着行政管理工作。参与机构日常行政管理、组织开展学术会议、制定医疗卫生工作相关计划政策以及人力资源管理、卫生技术信息服务管理等。

3. 医生角色的特点

(1)医生角色行为关乎生命健康:角色行为即角色实现,是指在角色概念、角色期望基础上,实现自己所扮演的角色的行为。角色实现的过程,也就是主体对环境的适应过程。医生角色所掌握并运用的科学技术手段关系到人的生命安危,其行为关乎人的生命和健康。

(2)医生角色准备和扮演周期长:医生职业的特殊性要求医生必须医术精湛、医德高尚,集医术和医德于一身。但医学知识体系复杂,医生不仅需要掌握生物科学知识,还需要掌握众多的医学分科知识,这需要有相当长时间的技术训练和足够多的实习机会。因此,医学教育的时间比普通高等教育的时间长,即使在学制较短的中国,医学院校的学制也要达到五年甚至八年。医疗卫生行业也是一个需要终身学习与实践、不断接受教育的行业,临床医生要依据社会需求、医学技术发展不断学习,以准备并扮演好自己的角色。

(3)医生角色情感理智公正:医患关系中的主体都是人,人与人之间不可避免会产生一定的情感。医患角色之间的情感是不对称的,这种不对称性是由医生情感的理智性决定的:不论病人对医生是何种情感,都不能影响医生对病人的一视同仁和同情关怀。医生角色情感的理智性还表现在医生对特殊病人的超乎寻常的感情和对病人不正常表现的理智对待,否则就会影响治疗,影响正常的医患关系。

(4)医生角色规范明确严格:由于医生职业的特殊性,自古以来医生角色的规范和行为模式都很严格、全面、具体。进入现代社会以来,医生的行为规范更是越来越多地被上升至法律层面,如我国刑法中增加了"医疗责任事故罪",这些变化无疑使医生的角色规范更严格、明确。

(二)医生的权利

因为临床工作需要,医生除了享受公民基本权利之外,还拥有由于医生职业严肃性和医术的科学性决定的一些特殊权利,以及在特定情况下的特殊干涉权,这些权利都是需要在注册的执业范围内依法行使。

1. 医生的法定权利 根据《中华人民共和国执业医师法》(简称《执业医师法》)第二十一条规定,医师的法律权利包括以下方面:

(1)在注册的执业范围内,进行医学检查、疾病检查、医学处置、出具相应的医学证明文件,选择合理的医疗、预防、保健方案。

(2)按照国务院卫生行政部门规定的标准,获得与本人执业活动相当的医疗设备的基本条件。

(3)从事医学研究、学术交流、参加专业学术团体。

(4)参加专业培训,接受继续医学教育。

(5)在执业活动中,人格尊严、人身安全不受侵犯。

(6)获得工资报酬和津贴,享受国家规定的福利待遇。

(7)对所在机构的医疗、预防、保健工作和卫生行政部门的工作提出建议,依法参与所在机构的民主管理。

2. 医生权利的特点

(1)医生权利的法律性:工作中,由于病人情况各有不同,医生在行使权利时,会遇到不同的情况,如精神疾病病人、自杀者、不遵守医嘱者等。对此,医生要有特殊的权利。另外,在对一些疾病的处置时,医生也要有一些特殊的隐瞒权,保守某些有利于病人诊疗的秘密等。医生权利的行使必须在法律法规允许范围之内,以维护病人权益为前提。

(2)医生权利的权威性:权威性是由医生职业的严肃性和医术的知识性、技术性和科学性决定的。在不具备医学知识的病人和公众面前,医生的专业知识和技能使其获得相对"神圣的地位"和"不可侵犯性",这就是医生权利权威性的表现。

(3)医生权利的自主性:医生的诊疗工作完全出于其自身所拥有的专业知识、经验和技能,在诊疗过程中行使的诊断、治疗权利,不受他人或任何组织、宗教、党派、团体或个人的干涉和指使,是完全自主的。自主地行使权利是以专业知识、经验和技能为基础和前提的。

(4)医生的特殊干涉权:在特殊情况下限制病人的自主权利,以确保病人自身、他人和社会的权益。医生的特殊干涉权不是任意行使的,只有当病人的自主性与生命价值原则、有利原则、公正原则以及社会公益发生矛盾时,出于"维护病人利益"的原则,可以考虑行使特殊干涉权。例如:①病人拒绝治疗。有些情况下病人拒绝治疗会给病人带来严重后果或不可挽回的损失,医生可以否认病人的决定,有权进行干涉。例如,自杀未遂的病人会拒绝一切抢救措施。②人体试验性治疗。病人虽然已经做到知情同意,但医生面对一些高度危险,有可能致病人于死亡或伤害的情况,应该适时干预,必要时停止或中断试验,保护病人利益。③病人不宜了解实情。有些病人了解诊治情况及预后,可能影响到治疗过程或效果,为避免造成不良影响,医生可以在一段时间内对病人本人隐瞒真相,这样特殊干涉权的行使是正当的,符合道德行为的。④必要的行为控制。对一些传染病病人、发作期的精神疾病病人或自杀未遂仍有自杀意念的病人,由于他们对社会和人群有可能造成潜在威胁,或因这些病人缺乏自知力和自制力会带来自伤和伤人事故,为保护病人和社会利益,防止发生意外,医务工作者有权采取合理的、有效的、暂时的和适度的强制措施来控制病人行为。⑤病人的非正当要求。例如,病人要求提供不符合事实的病情介绍或证明,或是提出一些与真实病情诊治不符合的要求,医生有权拒绝病人的非正当要求。

二、医生的义务

医生的义务指医生对病人、社会所负有的道德职责。这种义务是医生必须履行且不以有无报偿为条件的。医生的义务源于社会对医学的需要,决定于人类的健康需求。因此,医生的义务也是社会分配的结果,是社会角色所致。无论何时,医生都应当把病人的健康需求摆在自己一切工作的首位;无论何时,抢救病人对每个医生来说都是至高无上的命令。医生要无条件的忠实于病人的利益,对病人健康负责,不伤害病人。治病救人、解除病痛、挽救生命,不是医生对病人的恩赐,也不是医生对病人发的慈悲之心,而是医生不可推卸的义务。

(一) 医生的法律义务

医生的一切活动行为,都要有利于病人利益,不能找各种借口或理由,推脱为病人诊断、治疗的责任。《执业医师法》第二十二条规定,医师有以下义务:

1. 遵守法律、法规,遵守技术操作规范。
2. 树立敬业精神,遵守职业道德,履行医师职责为病人服务。
3. 关心、爱护、尊重病人,保护病人隐私。
4. 努力钻研业务,更新知识,提高专业技术水平。
5. 宣传卫生保健知识,对病人进行健康教育。

《执业医师法》第二十四、二十六、二十七、二十八、二十九等条款中还规定了医师不得拒绝急救处置;对病人交代病情时注意避免对病人产生不利后果;不得利用职务之便获取不当利益;遇有灾情疫情等威胁人民生命健康的紧急情况时,应服从卫生行政部门的调遣和及时向有关部门上报等。

(二) 医生的职业义务

医生的义务是全方位的,具体来说,医生必须承担诊治的义务、解除痛苦的义务、解释说明的义务以及保密的义务等。此外,医生还必须从自己的职业角度出发对社会履行宣传和普及医学知识等义务。为病人治病只是医生履行责任义务的一个方面,但确是最重要的一方面。

1. **人道主义义务**   医生的医疗者角色决定了其在治疗疾病和抢救生命中,需要履行人道主义义务。在涉及生死攸关的紧急情况,需要争分夺秒,不计时间和报酬,有时甚至可能会危及医生自身身体健康,甚至生命。

2. **诊断治疗义务**   医生必须以其所掌握的全部医学知识和治疗手段,尽最大努力为病人治疗疾病,这是医生的职业特点所决定的。只要选择这一职业,就不能以任何政治的、社会的等非医疗理由来推托为病人治病的义务。

3. **解释告知的义务**   解释告知义务是指医生对病人的疾病状况、治疗方法及治疗所伴生的危险事项必须加以解释和告知的义务。医生向病人说明病情、诊疗、预后等情况,不仅是为了争取病人的合作,使其接受医生的治疗,更重要的是尊重病人的个人权利。

4. **保密的义务**   医生不仅有为病人保守秘密的义务,对病人的隐私守口如瓶,还有对病人保密的义务,如有些病人的病情让本人知道会造成恶性刺激,加重病情恶化,则应该予以保密。

5. **宣传教育义务**　医生在对病人尽义务的同时,还必须对社会尽义务,如宣传、普及医学科学知识,发展医学科学等。

(三) 医生的道德义务

道德义务是从人们所处的社会关系中产生的,不管个人是否意识到,客观上必然会对他人、对社会负有一定的使命和职责。医生的道德义务是指医生依靠其崇高的职业信念,基于爱心、耐心、细心和责任心而产生,无条件地忠实于病人的健康利益、对病人的生命负责的良好行为,它是对医生的最高要求,是医学崇高精神的体现。

医生道德义务涵盖了医疗行为和非医疗行为的方方面面,如在履行医生职责时,对病人可能产生的一切不良后果有充分注意的义务;以救死扶伤为天职,无论何时何地都要向需要帮助的病人伸出援手的义务;对病人不分种族、肤色、性别、老幼、生理缺陷、阶级出身、政治地位与经济地位,平等地为其提供医疗服务的义务;只要病人一息尚存,不放弃救治的义务;告知病情及风险时,有应该注意避免对其产生不良后果的义务;精益求精,不断更新知识,提高专业技术水平的义务;宣传卫生保健知识,对病人进行健康教育的义务等。

三、医生权利与义务的关系

医生权利的行使以及义务的履行,实质上是社会赋予医生角色同一职责内涵的两个方面。医生职责的两个方面既相互依存又相互制约,既相互对立又相互转化,既相互统一又相互对立。

1. **医生权利和义务的平等性**　医生所享有的权利与所承担的义务是相等的,只有相等才是公正的。医生权利和义务的平等性具体表现为以下方面:医生享有权利和履行尽义务的平等;在医疗卫生法律法规面前一律平等;一般状况下,不允许任何超越医疗卫生法律法规的特权。

2. **医生权利和义务的一致性**　医生的权利和义务是互相依存、互为前提、不可分离的辩证统一关系。医生在行使权利的同时就是在履行义务,具体表现为:医生享有权利和应尽义务是一致的;医生既没有无义务的权利,也没有无权利的义务;医生的某些权利和义务是彼此结合的;医生的权利和义务是互相促进、相辅相成的。

3. **医生行使权利与履行义务的统一性**　医生权利与义务统一性反映了医生职业内涵的实质。如果只强调医生的权利,而不讲义务,忽视病人的权利和医生的道德要求,病人的权利也难以得到保证。明确医生的义务,也是为了尊重病人的生命健康权,维护病人的利益。如果只讲医生的义务,单纯追求医德义务,而不讲权利,医生的积极性就会受到压制。尊重医生的权利,重视医生正当的物质利益,也是对医生辛勤工作的尊重与肯定。

第二节　病人的角色与心理需求

一、病人的角色

(一) 病人与病人角色

“病人”,最早源于英文单词“忍耐(patience)”,指忍受疾患痛苦的人。随着社会发展及医学模式的转变,这个概念被分为广义和狭义。从广义来讲,病人是指患有躯体与心理疾病或精神类疾病者,以及与医疗有关的并正在寻求医疗帮助的特殊群体;从狭义来讲,是指已经患有疾病并伴随求医行为,且正在接受医疗服务的社会群体。

病人角色是指一个人被认为是病人之后,这个人就取得了病人角色或病人身份,原有的社会角色就会部分地或全部地被病人角色所取代。

(二) 病人角色的基本特征

在病人角色被确定后,就会表现出一些基本特征,既包括原有社会角色的变化,也包括心理和行为方式上的变化。具体表现在:

1. **原有社会角色退位**　由于个体所患疾病的性质及严重程度不同,其原有的社会角色会退到次要和服从等不同层级的位置。病人原有的社会责任和家庭义务或被削弱、或被免除。当所患疾病十分严重时,有的个体甚至以病人角色作为主要的社会角色。

2. **自控能力减弱**　疾病发生发展过程中,病人在躯体上的症状、心理上的表达以及某些精神方面的异常,常导致病人出现机体内部稳态失衡、情绪复杂多变、意志力减弱及缺乏理性认知等状况,并因此极易对医护人员和亲友产生过度依赖感,其自我控制、调节、适应等能力不同程度下降。

3. **求助愿望与动机增强**　一般情况下,任何处于疾病状态的个体,大都有积极求医的愿望与动机。但由于疾病类型和其发生发展的不确定性,所以不同疾病会带给病人不同的求助特征。适当程度的求助动机有利于诊疗活动的顺利进行,但医务人员也要根据病人的特点(职业、性别、年龄等)和所患疾病的类型与严重程度给予病人合理疏导,以避免由于求助愿望与动机过于强烈而干预和影响了诊疗秩序。

4. **康复动机强烈**　疾病所带来的损伤和痛苦,是任何人都不愿长期面对的。因而,病人本身具有强烈的康复动机。康复是医护人员和病人共同期待的目标,也是建立合作关系的基础。

二、病人角色的行为

包括疾病行为、求医行为、遵医行为。

(一) 病人的疾病行为

疾病行为是指当一个人自觉不舒服,或身体出现一些器质性的不正常征象时,把这种主观的病感体验以一定的行为表现出来,包括理解、估计与行动。

疾病行为和其他人类行为一样,都存在一定的行为规律,在每次疾病开始到康复的过程中都会经历不同的阶段,每个阶段都有一定的特点。美国社会学家萨奇曼在1965年比较完整地研究了病人与医生接触后发生的一系列行为,把病人从体验到疾病症状再到痊愈康复的求医过程分成五个阶段,需要注意的是,这些过程只是理想模式,并非每个病例都必然经历这五个阶段。

1. **躯体症状体验阶段**　在这一阶段,病人需要判断自己的身体是不是存在某些异常。病人的决策需要自行分辨症状是提示器质性疾病的存在,还是心理方面的因素或疾病产生的躯体化表达。从而初步判断是否有必要看医生,或者采取一些自我治疗并伴随观察的方法。

2. **病人角色认同阶段**　在病人接受了症状体验后,认识到这种体验是患病的表现,这时病人需要作出的决策是"是否承认和接纳自己是一位病人",还是仅通过自我治疗和观察的方法来达到缓解、治愈疾病的目的。

3. **获取医疗服务阶段**　能否尽快地获取医疗服务,与病人对经验性疗法或自我治疗的依赖程度有较大关系,也与个人的认知水平、医疗资源的可及性、对疾病的感受程度等因素有关。

4. **病人角色依赖阶段**　在此阶段之前,病人仅有求医的动机,但并未成为真正意义上的"病人"。只有到了这个阶段,当求医动机转化为求医行为,就医者与医疗系统和医务人员建立医患关系后,才会按照医生的医嘱进行治疗,病人也会开始享受病人角色才具有的权利,如休工、休学等。随着病人角色的产生及病程迁延,有些病人会表现出留恋或依赖"病人角色",甚至强化这一角色的特点,这种心理问题的出现有诸多方面的因素,如患病后体力或工作能力的下降、医院环境较原来的工作生活环境更为舒适、患病后被原始的社会关系及家庭关系高度关注并获得前所未有的精神满足等。

5. 痊愈或康复阶段 病人通过积极的医学治疗,从而脱离病人角色,恢复正常的社会角色。但对于一些慢性病病人而言,可能不会出现第五阶段。

(二) 病人的求医行为

求医行为也称为患病行为,是指个体本着预防疾病或疾病早期及早发现并以治疗为目的而采取的寻求医疗帮助的行为,如主动求医、提供真实和详细的病史及症状、积极配合医疗护理、保持乐观向上的情绪等。正确的求医行为是减少患病、及早治疗的重要措施之一,也是关系到疾病传播和疾病控制的一个主要问题。

(三) 病人的遵医行为

遵医行为是指人们为了健康的目的,按照医护人员对其在医疗或健康方面的指导(医嘱)而发生的活动,作为医学专用术语,也指行为符合医嘱的程度。人们的遵医行为由其健康观念及种种主观条件决定。患病的人群遵医是必要的,健康、亚健康人群为保护或恢复健康,遵医行为也是十分重要的。

在早期生物医学模式指导下,遵医行为主要指病人按医嘱进行检查和治疗,评价遵医行为的标准也是看病人是否按医嘱进行各项检查、用药和治疗等。然而,在生物 - 心理 - 社会医学模式下,医嘱内容相应增加,遵医行为随之扩展到自然环境、社会环境、心理平衡等方面。除了疾病治疗的医嘱外,还应包括遵从医生对行为生活方式、心理调节、疾病预防和疾病康复等方面的建议和要求。这将有利于病人更好的认识疾病与健康的本质。

三、病人的心理与心理需要变化

人的身体(生理)功能同心理功能是相互联系并互为影响的。一方面,心理功能的改变可以导致或伴发生理功能的变化,包括"心身反应""心身障碍"和"心身疾病";另一方面,身体的损伤或疾病也可直接或间接影响个体心理上的变化,其中某些可被称作"身心反应"或"身心障碍"等。

(一) 病人的心理感受

躯体疾病所导致的机体功能发生限制或失调,甚至机能丧失等变化,均可能直接影响大脑功能而使病人产生不同程度的心理障碍。如甲状腺功能亢进者,因内分泌失调,会产生情绪易激惹、兴奋、急躁、失眠和抑郁等精神异常。对这类病人来说,躯体疾病是因,心理障碍是果。解除了躯体方面的病因,心理障碍也即消失。

身患不同疾病的病人往往具有与其疾病相关或相符合的特殊心理反应。如对癌症病人的研究发现,大多数病人被确诊后,常见的心理反应为:先是感到震惊、难以置信,接着可能拒绝接受事实,讳疾忌医,或是寻求其他医疗机构或医生的重新诊断,或者可以接受诊断结果,但要求医生提供特效灵药,此时甚至对巫医、迷信等接近接受。这些都是因恐惧、焦虑、无助等复杂的因素过度而产生的心理防御,病人如采取否认态度可以使心情暂获安宁;随着病情的发展进而必须接受和面对现实时则会产生愤怒、迁罪于人、挑剔任性,或认命、悲观绝望、不配合或放弃治疗等。

现代医学模式的发展不仅要重视病人的生理病理变化,还要关心病人的心理状态和社会适应程度。对于病人的心理反应,医生要善于从临床心理学的视角进行观察。一旦病人伴有心理反应或异常行为表现,应及时给予心理疏导,家属及亲友更要对病人充分的理解和同情、支持与关怀。病人本人亦要接受医疗卫生和心理健康宣教,正确对待疾病,既不讳疾忌医,又不庸人自扰。病人对自己的疾病可向医生多做请教,避免因无知和盲从认知而带来的敏感多疑,或求助于专业的心理医生,帮助自己缓解焦虑和恐惧、无助和抑郁等负性情绪。

长期被焦虑和抑郁情绪所困扰,会影响病人躯体疾病的治疗效果,还将影响病人日后的生活质量,甚至会迁延病程。相对于一些心理素质较为脆弱的人来说,此类症状可延续为以焦虑、抑郁、疑病为主要临床心理表现的神经症。因此,医务人员对疾病所引起的病后心理反应都应给予足够的重视和充分的认识。此外,家属或周围人对病人所患疾病与疾病治疗的认识态度和因治疗带来的经济和社会后果等因素,也会使病人产生各种心身问题,从而影响着疾病的转归进程。

(二) 病人的心理需要

病人角色确认后,由于原来社会角色的转变和对新环境的陌生都会令病人产生特殊的心理需求。能够有效解决病人心理需求,也是临床工作的主要内容。病人的心理需要归纳起来主要有下面几种:

1. **病人对生存的需要**　生存需求是人类的基本需求,对于病人来说,生存的需求会变得更为强烈。在经受了疾病的痛苦煎熬后,此时的病人会更渴望健康。求生的欲望会成为他们克服疾病的动力,能够驱使病人积极的求医行为。

2. **病人对安全感的需要**　病人接受住院治疗后进入了陌生环境,对在医疗活动中不同检查、治疗、用药的可选择性感到茫然。由于病人未受过相关医学知识教育,在医疗活动中可能出现的危害风险,相关费用的不确定性均会产生焦虑情绪。因此病人住院期间对于各种检查和治疗,既寄予希望又充满担忧。

3. **病人对归属感的需要**　病人住院后处于一个陌生环境,在由医护人员、病友共同组成的新群体里,渴望能与病友沟通,相互之间关系融洽。病人在住院期间想念家人与亲朋好友,如能得到家人和朋友的关爱、理解与照顾,则有利于病人产生积极情绪,从而配合治疗,缩短病程等。

4. **病人对尊重和自尊的需要**　病人往往因机体暂时或长期丧失部分能力,而处于被动地位。这样就更增强了对自尊的需要和被他人尊重的渴望。病人可能会因为信任而通过与医务人员亲切的情感交流而使自己受到重视,同时也希望得到关照。患病前具有一定社会职能的病人可能会无意识或者有意识地表现出自己的社会身份,希望能够继续得到认可。如果病人感到自己在医务人员心目中没有得到期待的重视或认同,往往会产生失落、自我怀疑或者自我否定等心理问题,从而降低对医务人员的信任和战胜疾病的勇气。

5. **病人对自我实现的需要**　病人患病后接受治疗,虽然有利于战胜疾病,但也会担心因此而耽误工作和学习。如果因病导致病人工作或学习受到影响,则病人的社会功能以及自我实现必然受到牵连。因此,疾病的治疗不仅要关注疾病本身,更需要把病人当作一个整体的人,从病人原有社会关系角度全面考虑其社会功能的恢复。

第三节　病人的求医行为、权利与义务

一、病人的求医行为

求医行为是病人享有的基本权利。病人的求医行为受主观和客观因素交叉影响,是相互独立又相互联系的过程。掌握病人求医行为的类型特点,有助于了解并满足病人求医的心理需求,更有助于医护人员采取及时、正确的诊治措施。

(一) 求医行为的分类

按照求医行为的主体不同,求医行为大致可分为以下三种类型:

1. **主动求医行为**　主动求医行为是指个体自觉身心不适,为了确认疾病和寻求减轻疾病痛苦、恢复健康状态,自主决定前往医院诊治的行为。

2. **被动求医行为**　被动求医行为指病人无法或无能力状态下,由他人代为作出的求医行为,如婴幼儿或意识不清的病人等,其求医行为可由家属或监护人做出。

3. **强制求医行为**　强制求医行为是一种特殊的被动求医行为,具有非意愿性。是指个体自知患有对自身生命构成威胁或可能给社会公众健康造成损害的严重性疾病,却无"病感"或求医动机,甚至讳疾忌医。社会卫生机构、病人家属或监护人,为了保护病人和其他社会人群的健康和安全而强制实施的就医行为。

(二) 求医行为的变化

1. **影响求医行为的因素**　求医行为直接关系着病人的求医质量、治疗效果及康复预后。全面而系统地探究病人求医行为的影响因素,对于科学引导和及时帮助病人正确认识医学与疾病,以及在身心健康方面出现问题时能够适时有效地求医有着积极重要的作用。影响病人求医行为的因素主要包括社会、家庭和个人三方面。从社会层面看,由于新媒体的迅速发展和互联网的广泛运用,病人大多在第一时间通过互联网对照自身症状来了解和获取相关疾病的鉴别、诊断、治疗和预后。从家庭层面看,由于家庭成员间的关爱和责任,可支配收入的富足,当身心健康出现问题时往往能够第一时间就医,但也仍存在因为经济原因导致求医行为拖延的情况。从个人层面看,身心健康出现问题的病人自身的社会地位、知识结构、生活习惯、是否享有医保等也都影响求医行为。

2. **对疾病的认识程度与评价**　不同的病人,对疾病的认识程度、判断和评价是有差异的。生理因素和心理因素不同的病人耐受程度也有所不同。病人对自身所患疾病可能作出准确的判断,但也可能会产生误解。通常情况下,病人对病情明确和预后良好的疾病,往往采取积极主动的就医行为。而对病情复杂、预后不良、不易康复、病程较长的疾病,往往采取消极被动的求医行为。临床中很多疑难杂症包括免疫性疾病、传染性疾病、恶性肿瘤等,目前的医疗技术水平无法完全治愈,但是病人或其家属由于缺乏专业医疗常识,对医疗效果的期望值过高,当诊治未达到预期时而不能正确理解,甚至发生医疗纠纷、暴力伤医等事件。

3. **医疗卫生条件和服务质量**　在医疗卫生条件方面,医疗机构的医疗设备和设施落后,医务工作者的医疗水平不高,门诊和病房管理运行不规范等因素都会对病人心理造成负面影响,被动选择"讳疾忌医"。有些医疗机构医疗设备和设施先进,医务工作者的医疗水平很高,但不必要的"高精尖"检查项目和高额的专家挂号、检查费用也会让病人有求医行为时"望而却步"。在服务质量方面,少数医务工作者把过多的精力用在了"医术"上,而对"医德"重视的程度不够,缺乏医学人文素养,对病人"治病有余",而心理上的疏导、呵护和关心不足,这些都会对病人的求医行为造成一定负面影响。

4. **社会经济因素与医疗政策**　经济承受能力、种族文化差异、接受教育的程度等社会经济因素对病人的求医行为都有着密切的关系和影响。医疗费用无法得到有效保障、在社会角色认同感较低、家庭负担较重、从事的劳动主要是体力劳动等,这些群体的病人往往选择被动求医、短期求医。而经济条件较好,受教育水平较高,主要从事脑力劳动,对医学知识了解较多的病人,往往会更加重视自己的身心健康,患病时也会选择主动求医。

现阶段,我国正在纵深推进医药卫生体制改革,改革的目的就是聚焦"看病难、看病贵"的问题而不断调整和完善医药卫生体制机制,让人民群众都享有公平的医疗卫生资源,随着医药卫生体制改革的不断推进和医保政策的不断完善,将真正做到有病就地就医,及时看病,看得起病,看得好病。

二、病人的权利

病人的权利,是指病人在接受医疗服务过程中依法行使的权利,是病人应该且必须得到的利益。

最早的病人权利运动开始于法国大革命时期,这与当时简陋的医疗服务有关。1793 年法国革命国民大会第一次提出了病人的权利,它明确规定:一张病床上只能睡一个病人,两张病床之间的距离也至少应有 90cm。从此,许多西方国家开始重视病人权利的研究和实践。18 世纪末与 19 世纪初,美国医生实行病人在接受手术治疗前,使其事先取得知情同意。20 世纪初,很多国家接受了不取得病人或当事人在自由意志下的知情同意,不允许进行任何人体医学试验的原则。1946 年通过的《纽伦堡法典》更加强调和确认病人的权利。近几十年来,一些国家对病人权利开展了越来越多的研究,并采取了一系列的步骤和措施来保证病人权利的实现。

在我国,有关病人权利的法律规定体现在《宪法》《民法通则》《民事诉讼法》《执业医师法》《医疗机构管理条例》及《医疗事故处理条例》等法律以及一系列单行的卫生行政法规之中,对社会起着重要的积极作用,是适应社会需求的,也是当前解决医患矛盾、医疗纠纷和医院暴力等的重要法律依据。随着社会的发展,病人权利的范围在不断扩大,病人至少应享有如下基本权利:

(一) 公正医疗权

人类生存的权利是平等的,因而医疗保健享有权也是平等的,任何病人都享有必要的、合理的、最基本的诊疗和护理来保障健康;任何病人都应该受到基本的医疗对待,不应因为民族、性别、年龄、职业、地位、财产状况等因素而有所差别;除特殊情况外,医疗机构不得拒绝病人的求医行为,要提供与医疗机构等级相适应的诊疗服务;当条件不具备时,医疗机构应依据病人病情的严重程度,对病人进行病情评估,采取紧急医疗措施及转院;病人享受医疗服务的价格,应该是符合国家、省、市、自治区统一标准的,合理的价格。

(二) 疾病认知权

除意识不清或昏迷状态外,病人对自己所患疾病的性质、严重程度、治疗情况及预后有知悉或了解的权利,医生在不损害病人利益和不影响治疗效果的前提下,应提供有关疾病信息。

(三) 知情同意权

病人的知情同意权是指病人在接受诊疗服务时,有权了解自己的病情、医疗机构和医务工作者有关情况等信息,对医疗机构和医务工作者有权进行选择,对医疗机构和医务工作者提出的诊断、治疗方案有权决定取舍。

(四) 保护隐私权

病人的隐私权是指病人享有不公开自己疾病史、家族史、生理缺陷、身体隐蔽部位、夫妻生活、私人嗜好、子女血缘、财产收入等个人生活私密和自由的权利。病人有权要求医疗机构和医务工作者为自己生理的、心理的及其他隐私保密,但法律另有规定的除外。

医疗机构应严格执行病历管理的有关规定,对病人的病历资料、记录文件予以保密。因教学、科研需要查阅病历的,需经病人就诊的医疗机构有关部门同意后查阅,阅后应立即归还,不得泄露病人隐私。实习医师在临床教学医院进行学习、检查、治疗需要征得病人同意,并在带教医师指导下进行。病人在接受异性医务工作者对某些部位的体检治疗时,病人有权要求同性医护人员或家属在场。如果是少数民族病人,应详细询问病人的风俗习惯、有无禁忌,尊重病人的民族风俗和宗教信仰。

(五) 免除一定社会责任权

免除一定社会责任权是指病人在获得医疗机构证明后,有权根据病情的性质、程度和预后情况,暂时或长期免除一定的社会责任,同时有权利得到各种福利保障,如患病期间,病人有权要求获得暂时或长期的休息,或调动因疾病而不适宜的工作岗位;精神病病人对自身的行为可根据病情程度相应免责;某些特殊疾病可免服兵役等。

(六) 诉讼权与赔偿权

因医疗机构及医务工作者的过失行为而导致的医疗差错、事故,病人及其家属有权提出民事诉讼,要求获得经济赔偿或重新得到治疗的权利。

三、病人的义务

病人在接受医疗服务过程中享有一定权利的同时,也需要履行一定的社会义务。病人的义务是指病人对自身健康、医务工作者的诊疗及对社会负责基础之上的一种责任,是病人应该且必须付出的利益。病人的义务包括道德义务和法定义务。

(一) 病人的法定义务

1997年,中华医学会医学伦理学分会制定了《病人的权利与义务》,规定了病人义务的内容:

1. 有提供与疾病有关真实情况的义务。
2. 有遵从医嘱,配合诊断和治疗的义务。
3. 有爱护个人身体,积极恢复健康的义务。
4. 有遵守医院规章制度,维护医院秩序,尊重爱护支持医务工作者的义务。
5. 有交纳医疗费用的义务。

(二) 病人的道德义务

明确病人的义务,也是为了尊重病人的自主权。病人履行自己的义务不仅是对自己的健康负责,也是对医生的尊重。在医疗实践中,根据社会的客观要求,病人角色的道德义务主要有如下几方面:

1. **预防疾病、保持和恢复健康的义务**　健康是一种资源,人一旦患病,或减少了社会财富的生产,或要直接消耗社会的卫生资源。因此,任何病人都有自觉节约卫生资源的义务。"小病大医""一病多医"都是浪费卫生资源的表现。

2. **尽力使疾病不传染给别人,不污染环境的义务**　从表面来看,一个人生病是超越个人控制能力的事情,因而病人对于自己的疾病似乎没有道德责任,但是人在生病前和生病后的行为却是自主行为,是需要个人承担道德责任的。作为病人,除了患病后及时就医、积极治疗外,更重要的是要防患于未然,防止自身疾病传染给别人,同时也要注意避免由自身疾病造成的环境污染。

3. **尽力避免向他人或集体转嫁经济和精神负担的义务**　目前的医疗补偿机制还需要病人交纳有关诊疗费用,这就要求病人按照相关规定及时足额交纳有关诊疗护理费用。任何逃避、拖欠医疗费用的行为都是不道德的。对于确实无力支付费用的病人应按照规定办理相关手续。

4. **积极配合诊疗工作,促进疾病早日康复的义务**　病人患病就医后,要积极配合医务工作者的诊断、治疗和护理,信任医务工作者,真实述说自己的病史、症状和病情,主动向医务工作者介绍在治疗过程中的病情变化和感受。病愈后及时出院并协助医院的随访工作。医院是社会公共场所,病人应该自觉遵守医院为维护正常医疗秩序而制定的一系列规章制度。

5. **遵守医院规章制度,尊重医务工作者的人格与工作的义务**　在强调病人需要得到医务工作者尊重的同时,医务工作者同样也应该得到尊重。特别是医务工作者的劳动是高度复杂的脑力劳动,直接给病人带来健康利益,更应受到病人的尊重。病人要尊重医务工作者的工作,尊重医务工作者的人格和权利,努力共同建立和谐的医患关系。

6. **支持医学科学研究和医学教育的义务**　医学科学的发展、医疗技术的提高离不开医学科学研究,现代诊疗技术为病人带来康复是建立在前人为医学发展积累知识所做贡献基础之上的。医学人才的培养也需要病人的参与,缺乏临床经验的医务工作者不是合格的医务工作者。病人有支持医学科学研究和医学教育的义务。

7. **服从强制性医学措施的义务**　在发生传染病、中毒等可能造成社会公众健康严重损害的突发性公共卫生事件时,病人有义务接受和服从政府和医疗行政部门依法采取的强制性医学措施。如医学隔离、医学检疫等,以保障社会人群的整体健康。

(三) 病人的权利与义务关系

1. **病人的权利与义务的关系**

(1)病人的权利是基于其作为一个社会的成员:病人的权利是基于其作为一个社会的成员而被承认、规定和赋予的。现代文明社会赋予病人很多权利,病人的权利是基于其为一个社会成员的基本贡献而理应享有的。

(2)病人的义务是基于其是一个病人:病人的义务是基于其是一个病人而被承认、规定和赋予的。病人为了减轻疾病痛苦、恢复健康状态而寻求医疗帮助,理应履行有关义务。

(3)病人的权利与其他社会主体的义务相关:病人的权利是基于他是一个社会的成员,是通过其他社会主体的义务实现的,所以,尽管病人权利和义务的对立表现为权利的利己性和义务的利他性,但是却与其他社会主体的义务相关。

(4)病人的权利更多是民众的基本权利:由于健康权是人的基本权利、是人权,尽管现代医疗卫生服务体系不可能满足人的所有医疗卫生权利,但上述病人的权利更多地属于人的基本权利,是现代文明社会成员理应拥有的。

2. 病人权利与义务之间冲突的处理原则　病人的权利和病人的义务有时会出现矛盾。由于病人的权利是基于其作为一个社会的成员,一个普通社会成员拥有更基本的权利,病人的权利更多是民众的基本权利。而病人的义务是基于其为一个病人的特殊身份,所以我们应该把尊重病人的权利放在首位。当病人的权利与病人的义务出现矛盾时,应该首先尊重病人的权利,或通过尊重病人的权利,合理处理病人的义务问题。

第四节　医疗过程中的沟通技巧

在中国医学发展史上,医生始终以"悬壶济世"的形象自律而成为医患关系的主导,而病人也常以"华佗再世"的感恩之心回报。在相当长的历史发展中,我们的医患关系模式始终处于中国古老医学辨证施治的朴素辩证整体医学思想影响之下,简单而相对融洽。从 19 世纪 30 年代开始,西方教会医院传入中国,开启了西医近代化的历程,医患关系模式的发展也打破了中医学的传统模式,不再仅仅受到中医的影响,还受到了西方医学发展以及西方医学模式变迁的巨大影响,并逐渐更倾向于西医化、复杂化。20 世纪中叶"知情同意"逐渐被用于医患关系或临床领域,成为医学伦理学的重要原则之一。"知情同意"不仅要求医师把病情和治疗方法对没有专门知识,且情绪不安的病人具体说明,还要由病人作出最终的诊疗决定。目前"知情同意"已经成为病人的一项法律权利。因此,无论是医患关系模式的变迁,还是医学伦理原则的实施;无论是现代医患关系的发展,还是病人权利的需求,都需要医护人员不仅有高超的医疗技术水平,更要有良好的沟通意识和沟通能力,从而达成有效的沟通结果,有利于疾病的治疗,有利于医学的发展,更有利于医患关系的融洽。

一、医患沟通与医患关系

医生和病人间应该是平等的"战友"关系,然而,现实中建立和谐医患关系似乎并不容易。医患关系包含技术关系和非技术关系两方面内容。所谓技术性方面,是指基于医学技术而建立起来的,也就是基于治疗护理措施的决定和执行而建立起来的。随着我国经济高速发展,社会对医学与疾病控制的服务质量要求越来越高。进入新世纪,大量新知识和新技术运用于诊断和治疗,我国医疗水平整体上得到了巨大的提高,然而医疗纠纷数量依然居高不下,当回顾一些典型案例时,不难发现大量医患纠纷,不是由医患技术关系引起的,而是由医患非技术关系所导致。而其中,如果医务工作者能够在诊疗过程中运用恰当的沟通技巧,这些医患纠纷就不会发生。所谓医患非技术性方面,是指医患关系中的法律、伦理、经济等社会方面,这些人文社会因素,使医患关系进入普通人际关系之中。

(一)医患关系基本概念

医患关系是指在医疗活动中所结成的人与人之间的关系,包括医务工作者与患方人员间的关系。美国医学史学家西格里斯认为"每一种医学行动始终涉及两类当事人:医生和病人,或者更广泛地说,医学团体和社会,医学无非是这两群人之间多方面的关系。"西格里斯给出了医患关系的"狭义"和"广义"两种情形。所谓狭义的医患关系是医师与病人间的人际关系,广义的医患关系指以医生为中心的群体(医方)与病人为中心的群体(患方)在医疗活动中所建立起来的人际关系,"医方"包括医师,也包括护士、药学技术人员、医技人员以及在医疗机构从事行政、后勤管理和服务的其他人员。"患方"也不仅指患有疾病的人,也包括有求医行为的健康人,还包括与病人有关联的亲属、监护人、组织等。

(二)医患关系模式

概括和总结不同状况医患关系,可以得出不同的标准样式,即医患关系模式。它同时也反映了医方人员看待和处理医患关系的总的观点和根本方法。

1956 年美国医生萨斯(Thensas Szasa)和荷伦德(Mare Hollender)两人在《内科学成就》上发表了《医患关系的基本模式》,依据在医疗措施的决定和执行中医师和病人各自的主动性的大小,将狭义的医患关系分为主动 - 被动模式、指导 - 合作模式和共同参与模式。

1. **主动 - 被动模式**　在这种模式中,医患双方不是双向作用,而是医师对病人单向发生作用。医师处于主动地位,病人处于被动地位并以服从为前提。

2. **指导 - 合作模式**　在这种模式中,病人作为有意识、有思想的人,具有一定的主动性,能够主动述说病情,反应诊治情况,配合检查治疗。但对医生的诊断措施,既提不出异议,也提不出反对意见,医者仍有权威性,仍居于主导地位。

3. **共同参与模式**　在这种模式中,医患双方有近似同等的权利,共同参与医疗方案的决定与实施。

以上三种模式,在临床具体应用的过程中,主动 - 被动型适用于昏迷、休克、精神病病人发作期、严重智力低下者以及婴幼儿等一些难以表达主观意志的病人。指导 - 合作模式和共同参与模式,适用于绝大多数病人,但指导 - 合作型更倾向于急性疾病的病人,共同参与模式倾向于慢性疾病的病人或者急性疾病病人的恢复期。无疑,共同参与模式是这三种模式中最理想的,不仅可以提高诊疗水平,而且有利于建立和谐医患关系。医患关系的三种模式在他们特定的范围内都是恰当的、有效的,他们既是医患沟通的理论基础,同时医患沟通顺畅与否与医患关系模式的选择合适与否有着密切的关系。

(三)医患沟通的基本问题

1. **沟通的概念**　"communicate"一词来源于拉丁语,意为"告知,共享"。"communication"就是指告知、传授、交换思想和知识。定义沟通能力并不简单,学者们对于精确的定义尚有争议,但大多数人认为,有效的沟通必须包含:能在大多数情况下维持或者增进关系,并借此实现自己的目标。沟通能力是一种既要留心他人又要考虑自己的获取平衡的行为,极具挑战性。

2. **沟通的必要性**

(1)沟通的存在与否对生理健康产生很大的影响,是一个人的生理需求。根据 Holt-Lunstand 等学者研究显示,与家人、朋友有着密切联系的社会联结者,其寿命要比社会孤独者平均长 3.7 年。

(2)沟通是我们认识自己的方法,如果被剥夺了与人沟通的权利,我们将无从得知自己是谁,我们对自我的认同源于我们和他人的互动,我们是睿智的还是迟钝的,是美的还是丑的,是善良的还是邪恶的,我们是在别人诠释我们的过程中才逐渐明了自己是谁。

(3)沟通还提供我们和他人之间重要的联结。沟通可以满足我们的社交需求,包括娱乐、感情、有意、休闲、控制等。沟通对于社会满意度来说非常重要,但大量证据显示,许多人并不擅长管理他们的人际关系。

(4)沟通最后还是达成沟通者所谓的工具性目标的最好方法。工具性目标是指让他人按照我们的方式去表现,有效沟通的能力对于医生、护士和其他医疗工作者来说同等必要。研究发现"糟糕的沟通"是造成超过 60% 的医疗事故,包括死亡、严重的身体伤害以及心理创伤的根本原因。

3. **沟通的基本模式**　早期的研究者将沟通视为一门社会科学,研究者建立了各种模式来说明沟通的历程。

(1)线性沟通模式:最早出现的线性沟通模式,将沟通描述为发送者对接受者所做的事。

发送者(sender):制造信息的人   编码(encode):把思想注入传播媒介
信息(message):被传递的信息   渠道(channel):信息传递的媒介
解码(decode):为信息赋予意义   接收者(receiver):接收信息的人
噪声(noise):干扰传递的阻碍因素
线性沟通模式如图 4-1 所示:

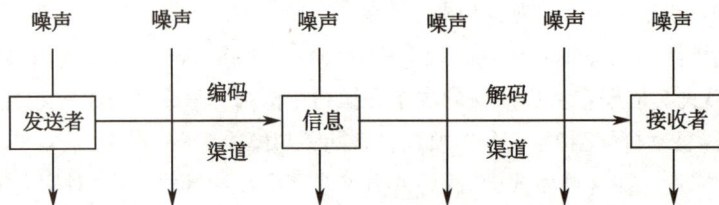

图 4-1   线性沟通模式

(2)交流沟通模式:交流沟通模式更进一步扩充了线性模式,更准确地掌握了人类沟通的特殊性,交流模式以"沟通者"取代了"发送者"和"接收者",沟通者这个词代表着我们同时发送和接收信息这个事实。我们通常会同时进行信息的编码发送、接收以及解码等动作,而不是线性模式认为的单一方面或者直线进行的状态。而沟通者通常具有不同的背景。背景来自沟通者的经验,这会影响到我们理解别人的行为方式。背景包含着个人经验以及文化脉络等。因此,交流沟通模式也扩大了噪声的范围,不仅仅是外在噪声、生理噪声、心理噪声甚至还包括个人经验以及文化背景噪声,如图 4-2 所示。

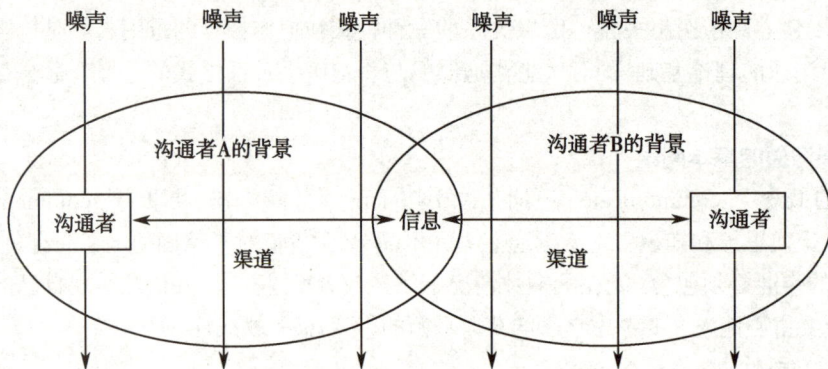

图 4-2   交流沟通模式

4. **医患沟通概念**   医患沟通是指在医疗卫生和保健工作中,医患双方围绕伤病、诊疗、健康及相关因素等主题,以医方为主导,通过各种有特征的全方位信息的多途径交流,科学地指引诊疗病人的伤病,使医患双方形成共识并建立信任合作关系,达到维护人类健康、促进医学发展和社会进步的目的。医患沟通是一个过程,包括医学信息来源、医患沟通渠道和信息对接受者所产生的作用三部分内容。如果没有医患沟通,医务工作者就不能全面地了解病情,病人也无法满足追求健康、解除病痛的需要。医患沟通是医疗活动中必不可少的交流,但目前有些医务工作者对此认识不足、重视不够,因而有必要进一步探讨加强医患沟通的意义,以期使医患交流沟通问题能引起人们适当的重视,取得更令医患双方满意的效果。

二、医患沟通的基本原则

正确理解和使用医患沟通的基本原则,是医患沟通的重要理论基础,包括以下方面。

1. **诚信原则**　诚信是医患双方沟通的基本原则,能够给病人安全感,也是保证沟通顺利进行的基础和前提。信任对方、尊重对方、体谅对方,站在对方的立场考虑问题,才能实现有效的沟通。

2. **简明原则**　简明的信息容易使病人明了,使沟通顺利完成,达成预定的效果。医生在医患沟通中要注意避免使用难懂的专业术语,取而代之以通俗易懂、信息意义明确的通俗言语。

3. **时效性和连续性原则**　良好的医患沟通还必须具有时间、内容、方式的连续性。这样才能达到沟通的效果。

4. **双向互动与反馈原则**　在沟通过程中,反馈是信息沟通者之间的回应。医患沟通需要医患双方的充分介入,只有具备反馈和双向互动的医患沟通才能使沟通顺利完成,达成满意效果。

三、基本医患沟通技巧

要做好医患沟通并非轻而易举的事,需要掌握并用好沟通交流技巧。技巧虽然是多种多样的,但大致可归纳为语言沟通技巧和非语言沟通技巧。

(一) 医务工作者主要的语言沟通技巧

在临床工作中,确实存在着讲话的技巧问题。希波克拉底说过:"医生有两种东西能治病,一是语言,二是药物。"可想而知,语言的治疗作用和药物治疗同等重要。常言道:"良言一句三冬暖,恶语伤人六月寒。"优美的语言能对大脑起到保护作用,增强机体的抗病能力,恶语伤害可使病人情绪低落致使病情恶化。

1. **运用恰当的称呼**　礼貌恰当的称呼会让病人感到受尊重,满足病人的心理需求,使病人感到亲切,消除陌生和恐惧感,还可以给病人留下良好的印象,为以后建立良好的医患关系做好铺垫。称呼时应注意:要根据病人的职业、身份、年龄等具体情况而定,避免直呼其名,避免用床号取代称谓。

2. **善用职业性口语**　包括善用礼貌性语言、保护性语言和治疗性语言。礼貌性语言是满意沟通的前提,是医患交流的基础,要学会使用文明礼貌用语。保护性语言指防止因语言不当引起不良的心理刺激,对不良预后不直接向病人透露,对病人的隐私要注意语言的保密性,沟通中语言要清晰、准确、温和、有礼、避免冷漠。治疗性语言是指用开导性语言解除病人顾虑,了解病人心理状态,鼓励病人提出问题,帮助病人树立信心,利于疾病康复。

3. **注意语言的科学性、通俗性**　与病人沟通时不生搬医学术语,要通俗易懂。和病人交谈时要坦诚,不说空话、假话,简洁清晰的语言反映了医务工作者的职业素质。

(二) 医务工作者的非语言沟通及技巧

非语言又称态势语言或身体语言,态势语言是人类生来就有的。孟子说:"征于色,发于声,而后喻。"古人早就认为,有声语言的不足,需要用神态去补充,才能更好地达到交流的目的。沟通时,恰当运用态势语言,能充分体现医务工作者的仪表、风度、精神面貌,有助于沟通的效果,使医患关系更加和谐。

非语言沟通包括静态提示和动态提示,其中静态提示包括容貌修饰、衣着打扮等。动态提示包括面部表情、目光接触、身体姿势、距离朝向、音调、语速等。医务工作者体态语言的职业要求包括:对体态语言意义要明确,不可模糊、应用体态语言要适度,要纠正不良的体态语言。非语言沟通技巧包括:有效利用肢体语言、保持目光接触、通过面部表情沟通、运用身段表达沟通、人际距离、身体接触。

1. **微笑语言**　微笑是一种特殊语言,是人际交往中解决生疏紧张的第一要素。它像"润滑剂",使人与人的交往变得顺畅、和谐,从而大大拉近彼此间的距离。同时,微笑还能消除人与人之间的心理隔阂和障碍,促进医患间相互理解和友谊的加深。真诚的微笑能使沟通畅通无阻,病人可以从医护人员的微笑中获得战胜疾病的信心,增强坚持治疗的信念。

2. **仪表语言**　仪表指人的外表,包括容貌、姿态、风度等。它是一种无声的语言,整齐洁白的工作服,热情的服务,亲切的称呼,和蔼真诚的问候,稳重娴熟的举止,高尚的情操,这些美的仪表能赢得病人的信任和安全感,有利于医患沟通,增进医患间的感情。

3. 手势语言   手势语言是在口语表达过程中,说话人用手作出的同有声语言互相配合呼应的种种动作。生动的有声语言如果配上恰当、醒目的手势,会更富有感染力和说服力,在沟通中会取得理想的效果。

4. 眼神语言   眼睛是心灵的窗户,人的喜怒哀乐都可以通过眼睛反映出来。我国古代思想家孟子就对眼神有过相当精辟的论述,他说:"存乎人者,莫良于眸子,眸子不能掩其恶,胸中正,则眸子瞭焉,胸中不正,则眸子眊焉,听其言也,观其眸子,人焉廋哉。"这是说观察一个人,再没有比观察他的眼睛更好了,人的内心情感,总是在复杂多变的眼神中流露出来。在医患沟通中,注意巧妙地运用眼神的表达,来增进医患感情的交流。我们要更多地观察病人的眼神,以判断病人的心理状况,有利于医患关系的融洽和疾病的治疗。

有声语和态势语是口语交际的两种基本表达手段。有声语为主,态势语为辅,两者相辅相成,有机统一,才能很好地进行沟通,而且使沟通的内容更生动、更鲜明、更有意义和价值。

(三) 以医生为中心和以病人为中心的访谈

病人总是处在医学访谈的中心位置,那为什么我们还要区分以病人为中心和以医生为中心的访谈呢? 两者的关键区别是由谁来决定访谈内容。在以病人为中心的访谈阶段,由病人来决定他报告哪一个症状或是他希望处理何种压力。在以医生为中心的访谈阶段,由医生来决定访谈内容,他会直接提问某些主诉或者是提供病人信息。在完全的以医生为中心的访谈中,病人会被排挤在外;而在以病人为中心的访谈中,医生常常会超时或是忽略诊断和治疗的相关信息。无论在以医生为中心或是以病人为中心的访谈过程中,掌控访谈进程都是医生部分的责任。当然,病人的愿望和医生的潜力(例如时间)都是绝对重要的。但是,只有当这两者达到平衡时,适当和有效的访谈才能实现。

1. 积极倾听   积极倾听是以病人为中心访谈中最为重要的方法。医生扮演了听众的角色,但不是消极被动的,他将问题集中在与病人相关的内容上。医生同样是积极的,因为他会向病人清楚地表达作为听众的信号("嗯""是的")和姿势,表明他正在跟随病人的陈述。在情绪状态下或者当病人自己谈论心理社会压力时,尤其推荐使用这种方式。积极倾听的技巧包括:让病人完成他的谈话、开放式提问、停顿、鼓励病人继续发言、释义(重复)和总结病人的话、情感反射。医生经常能从病人的自由叙述中获得信息,而在他提问特殊问题时是得不到这种信息的。更为重要的是,这种形式的访谈促进了相互信任。

2. 让病人完成发言,给他空间   让谈话中的同伴完成发言的重要性是不言而喻的,但是现实却并非如此。研究显示,医生第一次打断病人的发言早在谈话开始的15~20s之间。但是,通常一个开放式的提问(例如:"你为什么来我这?")就给予了病人信号,他有空间去自由发言。如果医生能够允许病人完成他的发言,就会发现病人坚持合作的原则,他们的评论就会保持简短并且只谈及相关的事情。平均谈话时间是92s,78% 的病人在2min 内会停止自发谈话。因此,建议医生不要轻易打断他们的病人,对于医生来说不去打断病人是值得的。

3. 开放式提问   开放式提问是那些不能用简单的是或否来回答的提问。例如,"你怎样形容你的疼痛" 来代替 "是不是刺痛"。通过使用开放式提问,医生给予病人空间和信息,表明他对病人的观点感兴趣。提问可以更开放,更能反映和更能用言语来表达病人。如果病人不能找到合适的词语,那么就有必要使用封闭式的提问来帮助他(例如:列出形容疼痛性质的词)。

4. 停顿   当谈话中出现停顿时经常会产生尴尬,好像医生并不知道接下来该说什么。这是因为经常性的时间压力使得应用这项技巧更为困难。一个简短的3s停顿是有效的,在简短的停顿寂静中,病人会回忆起之前所忘记的事情。如果病人想要补充什么内容,停顿就能允许他继续谈话,病人就能将之前那些犹豫的内容表达出来。停顿降低了谈论心理社会问题的抑制阈值。在停顿中,医生使用倾听的信号("嗯""是的")和他的姿势来着重表明他正在倾听,并且想要给病人继续说下去的机会。

5. 鼓励继续交谈　非言语的信号,例如病人犹豫不决时用点头来直接鼓励他继续交谈下去。眼神交流表达了注意和感兴趣的信号,同样也鼓励了病人继续交流。面对病人的姿势强调了医生的关注。

6. 释义　释义指的是使用病人的话进行重复。医生接纳了病人的观点,并且使用释义聚焦病人所述内容中最相关的内容上。使用释义来支持病人的情绪或个人主题是一个很好的方法。提问更倾向于打断访谈。

7. 总结内容　当医生进行释义时,总是只摘取信息中最重要的部分,而总结就要涵盖讨论的绝大部分内容。医生要将他所理解的东西用自己的语言表达出来,这就会使得医生与病人达成一致。病人可以补充医生忘记的内容,医生要检查他是否已经理解了病人所说的内容。

四、医患沟通的具体要素

(一) 了解病人心理

在开始沟通之前,首先需要注意做好对病人的引导。解除病人的痛苦是医务工作者的天职,无论多么精良的医术,如果缺少了对病人的关怀,就会失去人性的温暖,无论多么先进的医疗器械,如果摒弃了对病人心灵的呵护,就只能带来令人生畏的冰凉。一句贴心的问候、一个温柔的动作,体现出对他人的尊重、关爱和呵护,这正是病痛中的病人最需要的。

(二) 提高医患沟通技能

医患之间的沟通不同于一般的人际沟通,医患沟通技能的培养方面首先需要把握好沟通技能的要素,包括良好的人文素质、礼仪习惯、多样的语言技巧、人格气质、宽容的心胸、丰富的社会阅历、广博的医学知识以及通俗的表达能力。

(三) 研究医患沟通策略

医患沟通策略大致可划分为宏观策略和具体策略。在宏观策略方面,医患沟通时需做到以下几点,包括准确体会病人的感受、理解病人处境、尊重病人人格、明确医生和病人的价值观、避免偏见、帮助病人分析和认清问题、提供解决方案、鼓励病人发觉自身力量,以及鼓励病人坚持良好的习惯。在具体策略方面,需要把握好以下几点:使用礼貌言行、赏识病人转归、做好共情、充分的沟通(包括与家属的沟通)、给予病人期望、积极倾听等。

(四) 掌控医患沟通的具体过程

医患沟通的过程基本可划分为三个阶段,包括开始阶段、中间阶段和结束阶段。开始阶段包括打招呼与自我介绍,营造轻松和谐的晤谈氛围,让病人感受到被尊重、被重视,然后切入主题,了解病人求诊的目的和问题。中间阶段是沟通的最重要部分,是医学和其他相关资料的收集过程,信息收集质量的好坏将直接影响之后诊断与处置的正确性。在完成主要信息收集后就进入结束阶段,此阶段医生应与病人讨论病情、诊断、治疗方案,在与病人充分沟通交流基础上给出具体治疗意见,并在结束前做简单小结。

第五节　临床医疗纠纷的防范与处理

从医学发展的历史看,医疗纠纷并非当今社会独有现象。但近年来,医疗纠纷日益增多,医患矛盾不断激化,暴力伤医、辱医甚至杀医的事件屡见不鲜,严重影响医学实践和医患关系,甚至酿成社会风波,成为目前困扰各级医疗机构及病人的重要问题之一。

一、医疗纠纷的定义

医疗纠纷是指医患双方因诊疗活动引发的争议。广义的医疗纠纷,指病人及家属在整个医疗过程中,因各种原因与医务工作者、医疗机构及其岗位工作人员间出现的较大争议和矛盾,表现为激烈的冲突。这是民事纠纷在医疗服务领域中的特殊体现,其中既包括对诊疗护理过程中的医学行为及后果的不同认识引发的矛盾,也包括诊疗护理过程中非医疗行为引起的广泛意义上的民事纠纷。狭义的医疗纠纷,主要指病人一方与医疗方在诊疗护理过程中,因出现与治疗和康复等医疗行为及其后果直接相关的严重分歧而产生的医疗争议和冲突。

医疗纠纷的产生既直接伤害了当事病人,也对医生造成了较大的压力。长此以往,将使医生不敢承担必要的医疗风险,以至于在疑难病的抢救或治疗中不能尽全力去争取可能的最优化结果,对病人造成长远和本质意义上的潜在伤害。因此,认真分析医疗纠纷产生的背景、条件和特点,对于防止医患矛盾激化和妥善处理医患关系具有重要意义。

二、医疗纠纷的种类

根据引发矛盾的原因,医疗纠纷可分为:由医方原因引起的纠纷称为医源性医疗纠纷;由病人或其他原因引发的矛盾称为非医源性医疗纠纷。这种分类方法在一定意义上包含了对责任的认定。

(一) 医源性医疗纠纷

医源性医疗纠纷是指引起纠纷的主要原因出自医疗过程中的医务工作者方面。常见的医源性医疗纠纷包括如下几方面:

1. **误诊、漏诊引起的纠纷**   误诊是指在医生诊断疾病时发生错误诊断的情况,漏诊是指在医生诊断疾病时病人相应的病情未被诊断出来,临床误诊和漏诊是引起医疗纠纷的常见原因,主要是由于医务人员的专业技术水平和临床经验有限、工作不负责任所导致的。这种纠纷很难得到病人理解,因此在现有医疗条件下,需要多方积极参与、共同努力,尽可能避免临床误诊、漏诊情况的发生。

2. **服务态度生硬或解答询问态度粗暴引起的纠纷**   有的医务工作者不体谅病人的焦虑心情,对病人的询问很不耐烦,或出言不逊、恶语伤人,造成病人和家属的不信任。一旦病情复杂多变出现意外,即使不构成医疗事故,但由于先前紧张的医患关系也会引起纠纷。

3. **与病人议论以前的诊治过程,诱发成医疗纠纷**   某些病人在发病初期典型症状往往不明显,医生根据当时的症状进行诊断治疗,过几天不见好转又去另一医院就诊,此时典型症状已趋明显,医生改变原来的诊断是完全正常的。如果接诊医师说:"症状很明显,怎么诊断错了?"或"你来晚了!"等,听者留心,一旦病人出现后遗症或死亡,家属就会追究初诊单位的责任,最终导致医疗纠纷。还有的在病床前、手术台上、抢救过程中随意就说出使病人感到不安的语言或发出惊呼声,这都会引起病人和家属的极大怀疑而酿成医疗纠纷。

4. **在医患之间拨弄是非、挑起医疗纠纷**   有少数医务工作者为了泄私愤,图报复,抬高自己,压制别人;或为个人利益利用某些同行的失误,有意歪曲事实,妄加评估,到处游说;或为病人及家属出谋划策,传递信息,甚至将病人病历私自窃走或复制,造成假象借以挑起事端。在部分较难处理的医疗纠纷中,一定程度上与这些不负责任的行为有关。这种行为危害极大,要坚决严明纪律,严加惩处。

5. **对事故不做实事求是的处理,激发成医疗纠纷**   当发生了事故差错,如果采取实事求是的态度检讨错误,承担责任,取得对方谅解,就有可能使将要发生的纠纷消除。如果回避矛盾,推卸责任,蒙骗病人,推出不管;或怕家属无休止地纠缠,怕影响医院声誉,怕失去个人的尊严,而对应负责任遮遮掩掩,结果使事态扩大,矛盾激化。

(二) 非医源性医疗纠纷

非医源性医疗纠纷指医疗机构和医生并不存在诊疗护理过失,由于病人或者家属缺乏医学常识,对医院的有关规章制度不理解或其他因素引起的医疗纠纷。常见的非医源性医疗纠纷包括如下几种:

1. 乱开病休证明及诊断证明书引起的纠纷　医院个别工作人员,出于私人关系出具虚假诊断证明。如有的因交通肇事受伤,托人情在开诊断证明时把伤情写重,长期不上班,给肇事者造成长期经济负担;有的伤势很重,而肇事者或单位托人把伤情写得很轻。另外,工伤事故、伤害事件,对当事人伤情处理的好与坏,直接关系到案件的判断与处理,稍有失误,就有可能陷入医疗纠纷之中。

2. 加害医院的纠纷　一般情况下病人家属希望亲人早日治愈出院。但也有极个别案例,家属为了骗取钱财或者其他目的,竟不惜以亲人的生命与痛苦为代价,嫁祸于医院,制造纠纷。如有的因某些原因自伤或损害某些重要器官;有的产生轻生念头在住院期间寻找机会自杀;有的病人自服农药或安眠药到医院诊治而不告知真情等,家属均可诬陷医院,有意制造纠纷。

3. 不尊重医务工作者人格,或寻衅要挟引起的纠纷　少数病人及家属把医务工作者置于佣人地位,稍有怠慢,就指责、挑剔、刁难;稍不随心,轻则训斥,重则谩骂、殴打,严重损害医务工作者的人格和人身安全。对医疗效果不满意,但并未造成不良后果,却得理不让人,揪住不放,想达到某种目的,乘机要挟医务工作者,提出无法满足的苛刻条件,破坏正常的医患关系而引起纠纷。

4. 第三方造成的医疗纠纷　由第三方造成病人受到伤害,多因医疗费用支付问题引起医疗纠纷,例如交通事故受害人治疗过程中肇事方不支付医疗费用,工伤治疗过程中个别民营企业不支付医疗费用等情况,并且受害方往往认为医院不积极进行救治,而肇事方往往认为医院存在过度医疗,矛盾双方产生医疗纠纷。

三、医疗纠纷的防范与处理

当前,医疗纠纷频繁发生已成为影响医疗机构正常工作秩序的主要因素,不仅损害了医院形象,影响社会效益和经济效益,而且阻碍了医学的创新和医学科学的发展,危害广大人民群众权益。

(一) 医疗纠纷发生根本原因

1. 医疗机构因素

(1) 核心制度执行不到位:18项医疗核心制度是医务工作者正常医疗活动中必须遵守的工作规则,是确保医院医疗质量的重要保障。但仍有医务工作者在工作中有章不循或执行不严。如查房制度不落实,病人病情变化未及时发现;病例讨论制度未执行,对病人诊断治疗不科学、不严谨;查对工作不认真造成输错液、用错药;出了意外不请示、不报告、不请会诊等造成医疗缺陷。

(2) 医疗技术水平不高:有的医务工作者基础知识不牢固,基本功不扎实,专业技术能力有限,尤其是对于急危重症和疑难疾病的复杂性认识不足,造成病情观察不细致、体格检查不详细、检查手段不完善、治疗方案不合理等情况,导致漏诊漏治、误诊误治的发生。

(3) 医德医风不良:医疗纠纷的诱因80%以上不是医疗技术、质量方面的问题,而是服务不到位,说话态度不好引起的。医务工作者服务态度差,工作责任心不强,导致病人对医生的信任程度降低,是发生医疗纠纷的主要原因;甚至仍有医务工作者存在收受红包和物品、接受宴请、索要红包等现象,严重损害了医务工作者白衣天使的神圣形象,阻碍医患关系的和谐发展。

(4) 医患沟通能力欠缺:传统医患关系往往由医生为主导,医务工作者存在驾驭病人的优越感,缺少对病人应有的尊重,忽略了对病人的社会性和心理方面的感受,不重视与病人之间的交流沟通,说话用语过度专业化,解释不细致、不到位,很容易造成病人及家属误解,对医疗结果产生质疑,诱发医疗纠纷。

(5) 医学法律法规掌握不足:医务工作者对《执业医师法》《医疗纠纷预防和处理条例》等相关法律法规的掌握不足,一方面可能存在逾越病人知情同意权、选择治疗权、保护隐私权等合法权利的情况下开展医疗服务,埋下医疗隐患;另一方面对医疗文书书写存在不规范和不及时的问题,例如入院记录过于简单、病程记录不完整、上级医师查房记录内涵质量差、手术相关记录敷衍了事、医患沟通记录模式化、电子病历复制粘贴现象明显等,对医疗纠纷的处理造成不利影响。

2. 病人因素

(1)就医期望值过高:病人将进医院比作进"保险箱",认为进入医院就一定能药到病除,一旦治疗结果不如意,就会产生医患矛盾。

(2)医患关系中的不对等性:医患双方对医学认知的不对等,导致医患沟通不顺畅,病人无法正确理解医疗行为,对医疗服务的局限性和风险性认识不足。

(3)医患不信任问题:病人的维权意识增强,对医疗机构存在戒备心理,对医疗行为容易产生偏见和不信任。

(4)医患缺乏相互尊重:病人将看病等同于一般买卖行为,不尊重医务工作者的劳动,忽视医患之间相互尊重。

(5)法律意识淡薄:病人的法律意识相对淡薄,当自身利益受到侵害或者主观认为医疗行为违反诊疗常规时,往往采取不当措施,甚至极端行为。

3. 社会因素

(1)医疗资源区域分布失衡:优质医疗资源过分集中在大城市和大医院,导致大量基层病人涌进大医院,产生"看病难"现象,加剧了医患纠纷的发生。

(2)医疗保险机制不健全:病人需承担较高额医疗费用,导致了"看病贵",增加了病人的不满情绪,病人通过医疗纠纷发泄不满。

(3)社会舆论作用:社会舆论对医患关系的导向作用明显,媒体报道只注重抓眼球,不注重医学知识和科学事实,过度炒作渲染。

(4)解决纠纷的方式不妥当:地方政府及主管部门考虑"维稳"压力,以息事宁人的错误处理方式,片面要求医疗机构过度妥协,加重赔偿责任,客观上也助长了患方"以闹取利"的行为。进入法律层面后,法院也以"病人"为弱势,判罚对医院不利而有利病人。

(二)医疗纠纷的预防策略

1. 医疗机构的预防策略

(1)制定并实施医疗质量安全管理制度:医疗机构只有抓住医疗安全这个首要因素,建立健全各项规章制度,依法办事,按章办事,从源头上杜绝医疗纠纷的发生。

(2)努力提升医疗技术水平:医疗机构应不断加强医务工作者的业务水平培训,督促医务工作者学习专业知识,加强技术操作水平,提升基本功,加强应对急危重症和疑难疾病的处置能力,只有不断提高整体医疗质量,才能减少医疗纠纷的发生。

(3)大力弘扬医疗卫生职业精神:医疗机构加强医务工作者职业道德和医德医风教育,把对病人的尊重、理解和关怀体现在医疗服务全过程,杜绝药品回扣和"红包"等行业不正之风现象,营造良好的医疗行业氛围。

(4)建立健全医患沟通机制:对病人在诊疗过程中提出的咨询、意见和建议,应当耐心解释、说明,并按照规定进行处理;对病人就诊疗行为提出的疑问,应当及时予以核实、自查,并与病人沟通,如实说明情况;同时充分尊重病人依法享有的知情同意权、选择治疗权、保护隐私权,做到充分告知,赢得病人配合,消除医患隔阂。

2. 多部门协同配合　《医疗纠纷预防和处理条例》中指出,县级以上人民政府要将医疗纠纷预防和处理工作纳入社会治安综合治理体系,建立卫生主管部门、司法行政部门、公安机关、财政、民政、保险监督部门等分工协作机制,通过多部门合作共治模式,加快医疗纠纷的预防和处理工作,营造良好的医疗环境。公安部门更要坚决打击"医闹",从严从重从快依法严惩伤医、杀医者。

3. 社会舆论与医疗风险分担机制　新闻媒体应当加强医疗卫生法律、法规和医疗卫生常识的宣传,引导公众理性对待医疗风险,报道医疗纠纷,应当遵守有关法律、法规的规定,恪守职业道德,做到真实、客观、公正;国家建立完善医疗风险分担机制,发挥保险机制在医疗纠纷处理中的第三方赔付和医疗风险社会化分担的作用,鼓励医疗机构参加医疗责任保险,鼓励病人参加医疗意外保险。

(三) 医疗纠纷的处理

1. **医患双方自愿协商** 医患双方本着自愿、合法、平等的原则,在专门场所进行协商,形式和程序上具有极大的灵活性,但协商确定赔付金额应当以事实为依据,避免畸高或者畸低。

2. **行政调解** 卫生行政部门是政府的一级职能部门,当医患双方向医疗纠纷发生地县级以上地方人民政府卫生主管部门提出申请时,卫生主管部门应根据临床专家意见或者医疗损害鉴定结果参与处理解决医疗纠纷。

3. **医疗纠纷人民调解** 由医患双方共同提出申请,或一方申请调解的,医疗纠纷人民调解委员会(简称医调委)在征得另一方同意后进行调解,或医调委主动引导医患双方申请调解。医调委根据临床专家意见或者医疗损害鉴定结果进行调解,其作为独立于医患双方关系之外的第三方组织,具有成本低廉、专业性强、简便快捷、公信力高等优势,以相对柔性的方式化解医疗纠纷,减少医患对抗,已成为医疗纠纷多元解决机制中的主渠道。

以上三种方式均属于非诉讼途径,一旦调解达成一致,应当签署调解协议书,并可依法向人民法院申请司法确认。

4. **诉讼途径** 发生医疗纠纷,当事人经非诉讼途径协商调解不成的,可以依法向人民法院提起诉讼;当事人也可以直接向人民法院提起诉讼。依据《侵权责任法》第七章医疗损害责任、《关于审理医疗损害责任纠纷案件适用法律若干问题的解释》《关于审理人身损害赔偿案件适用法律若干问题的解释》等法律规定确定赔偿责任。人民法院更要公正判罚,维护法律的尊严和医患双方的合法权益。

(丁维光)

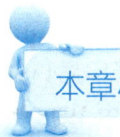

本章小结

医患关系学是研究医患间关系本质和规律,以参与医患关系的医务人员和病人以及与病人有直接利害关系的人群为研究对象的,从人际关系角度出发进行研究的学科。合理扮演医生角色,熟知医生和病人的权利和义务,重视病人心理变化和需求,是处理好医患关系、做一名优秀临床医生的基础。在临床工作中,医务人员还要掌握并运用好沟通交流的技巧,把握沟通交流的原则,重视与病人及其家属在信息、情感等方面的交流,才能建立和谐医患关系。另外,在临床工作中,医疗纠纷也是严重影响医学实践和医患关系的常见因素,认真分析医疗纠纷成因特点,掌握防范和处理医疗纠纷的方法,对防止医患矛盾激化和维系和谐的医患关系有重要意义。

思考题

1. 医生的角色有哪些?
2. 病人的心理需要有哪些?
3. 如何理解病人权利与义务的关系?
4. 医患沟通的基本原则是什么?
5. 医源性医疗纠纷包括哪些?

第五章
职业与素养

医生是具有一定医学专业知识技能、履行医学人道主义、行使临床治疗权,以对患者进行检查诊断治疗为主要工作内容的专业人员。随着社会的发展进步,新的生物-心理-社会医学模式对医生的综合素质、知识、能力等方面提出了更高的要求。新世纪医学教育已呈全球化发展趋势,医学教育标准国际化趋势愈加明显。

第一节　医学教育基本要求

一、国际医学教育标准的建立

全球医学教育专家委员会的研究显示,2008 年全球 70 亿人口共有 2 420 所医学院,每年培养出大约 389 000 名医学毕业生。2012 年我国招收临床医学专业的医学院有 268 所,仅次于印度(381 所),目前,我国临床医学专业已被设定为控制招生专业,在校生数占医学类在校生的比例也由 1998 年的 65.6% 下降到 2012 年的 34.8%。为了保证医学教育质量,促进医学教育规范发展,近些年,已在世界范围内逐渐建立了医学教育国际标准。1998 年经世界卫生组织(WHO)和世界医学联合会(WMA)批准,世界医学教育联合会(WFME)组织立项并于 2001 年 6 月发布了《本科医学教育国际标准》。该标准分为九大领域:宗旨及目标;教育计划;学生考核;学生;教学人员/教员;教育资源;教育计划评估;管理和行政管理;持续更新。在此标准基础上,世界卫生组织西太平洋委员会也相应制定了区域性《本科医学教育质量保障指南》。1999 年 6 月,经中华医学基金会(CMB)理事会批准资助,在纽约建立了国际医学教育专门委员会(IIME),制定了《全球医学教育最低基本要求》(GMER),分为 7 个宏观教育目标与能力领域:职业价值、态度、行为和伦理;医学科学基础;沟通技能;临床技能;人群健康和卫生系统;信息管理;批判性思维。

二、我国对临床医学本科教育的基本要求

根据国际医学教育发展趋势,我国制定并修订了本科临床医学专业教育标准,要求临床专业本科毕业生在以下四个领域达到基本要求,分别是:科学和学术、临床能力、健康与社会、职业素养,具体如下:

(一) 科学和学术领域

1. 具备自然科学、人文社会科学、医学等学科的基础知识和掌握科学方法,并能用于指导未来的学习和医学实践。

2. 能够应用医学等科学知识处理个体、群体和卫生系统中的问题。

3. 能够描述生命各阶段疾病的病因、发病机制、自然病程、临床表现、诊断、治疗及预后。

4. 能够获取、甄别、理解并应用医学等科学文献中的证据。

5. 能够掌握中国传统医学的基本特点和诊疗基本原则。

6. 能够应用常用的科学方法,提出相应的科学问题并进行探讨。

(二)临床能力领域

1. 具有良好的交流沟通能力,能够与患者及其家属、同行和其他卫生专业人员等进行有效的交流。

2. 能够全面、系统、正确地采集病史。

3. 能够系统、规范地进行体格检查及精神状态评价,规范地书写病历。

4. 能够依据病史和体格检查中的发现,形成初步判断,并进行鉴别诊断,提出合理的治疗原则。

5. 能够根据患者的病情、安全和成本效益等因素,选择适宜的临床检查方法并能说明其合理性,对检查结果能作出判断和解释。

6. 能够选择并安全地实施各种场景的临床基本操作。

7. 能够根据不断获取的证据作出临床判断和决策,在上级医生指导下确定进一步的诊疗方案并说明其合理性。

8. 能够了解患者的问题、意见、关注点和偏好,使患者及其家属充分理解病情,努力同患者及其家属共同制订诊疗计划,并就诊疗方案的风险和益处进行沟通,促进良好的医患关系。

9. 能够及时向患者及其家属/监护人提供相关信息,使他们在充分知情的前提下选择诊疗方案。

10. 能够将疾病预防、早期发现、卫生保健和慢性疾病管理等知识和理念结合到临床实践中。

11. 能够依据客观证据,提出安全、有效、经济的治疗方案。

12. 能够发现并评价病情程度及变化,对需要紧急处理的患者进行急救处理。

13. 能够掌握临终患者的治疗原则,沟通患者家属或监护人,避免不必要的检查或治疗。用对症、心理支持等姑息治疗的方法来达到人道主义目的,提高舒适度并使患者获得应有的尊严。

(三)健康与社会领域

1. 具有保护并促进个体和人群健康的责任意识。

2. 能够理解影响人群健康、疾病和有效治疗的因素,包括健康不公平和不平等的相关问题,文化、精神和社会价值观的多样性,以及社会经济、心理状态和自然环境因素。

3. 能够以不同的角色进行有效沟通,如开展健康教育等。

4. 解释和评估人群的健康检查和预防措施,包括人群健康状况的监测、患者随访、用药、康复治疗及其他方面的指导。

5. 能够了解医院医疗质量保障和医疗安全管理体系,明确自己的业务能力和权限,重视患者安全,及时识别对患者不利的危险因素。

6. 能够了解我国医疗卫生系统的结构和功能,以及各组成部门的职能和相互关系,理解合理分配有限资源的原则,以满足个人、群体和国家的健康需求。

7. 能够理解全球健康问题以及健康和疾病的决定因素。

(四)职业素养领域

1. 能够根据《中国医生道德准则》为所有患者提供人道主义的医疗服务。

2. 能够了解医疗卫生领域职业精神的内涵,在工作中养成同理心、尊重患者和提供优质服务等行为,树立真诚、正直、团队合作和领导力等素养。

3. 能够掌握医学伦理学的主要原理,并将其应用于医疗服务中。能够与患者及其家属、同行和其他卫生专业人员等有效地沟通伦理问题。

4. 能够了解影响医生健康的因素,如疲劳、压力和交叉感染等,并注意在医疗服务中有意识地控制这些因素,同时知晓自身健康对患者可能构成的风险。

5. 能够了解并遵守医疗行业的基本法律法规和职业道德。

6. 能够意识到自己专业知识的局限性,尊重其他卫生从业人员,并注意相互合作和学习。

7. 树立自主学习、终身学习的观念,认识到持续自我完善的重要性,不断追求卓越。

第二节 医学综合能力培养

随着知识经济的到来,现代科技发展中各学科相互渗透,使得边缘学科、交叉学科不断出现,自然科学与人文社会科学综合化越来越明显。知识、能力和素质是现代医学人才培养的三要素,是医学人才培养目标的核心内容。对医学生来讲,要注重医学专业知识、人文社会知识和自然科学知识的掌握,要注重临床实践能力、临床科研能力、临床创新能力和终身学习能力的训练,要注重医学业务素质、思想道德素质、身体心理素质、法律素质和人文素质等方面的培养。

一、职业素养要求与职业精神培养

临床职业素养包括临床职业素质与临床职业能力两个方面,前者是指从事临床职业的人员必须具备的个人素质,后者是指从事临床职业的人员必须具备的个人能力。临床职业精神是指与医务人员的职业活动紧密联系、具有自身临床职业特征的精神。

(一)临床职业素质

1. **临床业务素质** 扎实的医学业务能力是临床职业素质的第一要求。孙思邈《千金要方》中记载"人命至重,有贵千金"。医生从事的工作直接与患者的健康和生命相关,是性命攸关的职业,掌握系统而全面的医学知识和技能是医生从事医疗工作的必要前提和基本条件。相比较其他理工科和人文社科类专业,医学专业学习具有记忆量大、逻辑思维性强、知识更新快、动手能力要求高等特点,这就要求医学生要珍惜在校时间,要付出艰辛努力,尽力拓展自己的知识视野,完善专业知识结构,精通专业技能。

2. **思想道德素质** 自古以来,无论东西方,对于医生职业都有很高的道德要求。在古代中国,医学被称为"仁术",医生被称为"仁爱之士",要求"德不近佛者不可为医,才不近仙者不可为医";"夫医者,非仁爱之士,不可托也;非聪明理达,不可任也;非廉洁淳良,不可信也"。孙思邈在《千金要方》"大医精诚篇"中提出,医生对患者要"一心扑救,无作功夫形迹之心"。在西方,希波克拉底认为"医术是一切技术中最美和最高尚的技术"。世界卫生组织《日内瓦宣言》中规定"在我被吸收为医学事业中的一员时,我严肃地保证将我的一生奉献于为人类服务"。我国《医务人员医德规范》中规定"救死扶伤,实行社会主义的人道主义,时刻为病人着想,千方百计为病人解除病痛"。具备高尚的医德是医生生涯的根本;缺乏医德的医生,难以从内心深处对痛苦中的患者发出亲和、抚慰的真挚感情,难以同治疗对象做深层次的心理精神沟通,难以对患者的不良心理情绪做有效的调整,甚至会贻误病情乃至误人性命。医生的职业道德一般包括:

(1)忠于医生职守:医生应把自己的全部身心投入到医学事业中去,忠于自己职守,时刻为患者着想,千方百计为患者解除病痛;践行救死扶伤,实行人道主义。

(2)医术精益求精:医生要追求卓越,不但要医德高尚,还要医术精湛。要努力钻研业务,紧跟医学发展步伐,及时掌握最新医学技术,不断提高自己的医疗技术水平。

（3）坚持廉洁奉公：在经济发展的大潮下，医生正面临利益冲突的各种情势。要坚持廉洁行医、不图名利，不接受患者红包、宴请；要抵得住诱惑，不以医疗手段谋取任何私利。

（4）平等对待患者：医患的社会角色之间是地位平等的。要尊重患者的生命、人格、权利。对待患者不分民族、性别、职业、地位、财产状况，都要一视同仁。医生应该是善良的，一个好医生应该具备一颗爱心，一颗怜悯的心，一颗同情的心，应该关爱生命、爱护患者。

（5）行医文明礼貌：医生要文明礼貌行医。要有良好的精神风貌和亲和力，做到态度和蔼可亲，言语谦逊严谨，诊疗耐心细致，工作认真负责，努力赢得患者信任和尊重。在气质上应温文尔雅、不卑不亢，豁达大度，富有活力。在态度上要热情主动，耐心细致，想方设法给患者以战胜疾病的勇气和信心。在着装上要整洁素雅，规范着装，不着奇装异服，工作时不戴首饰。

（6）保守医疗秘密：保守医疗秘密是医生必备的专业素质。患者将自己的身心痛苦或隐秘之疾无保留地告知和展现给医生，是对医生的充分信任，医生有责任为其保守秘密。对异性患者隐私部位检查操作，应征得患者同意，并有异性医务人员在场，做到尊重患者、保守秘密，以免引起医疗纠纷。

（7）同行相互支持：临床工作中，医生与其他同行、同事之间要相互理解、相互帮助、相互合作、相互学习、相互谦让、相互尊重，做到不诋毁同行，不行门户之见，构建和谐的工作关系。在临床上，有时后面接诊医生对患者直接负面评价前一位医生的诊疗情况，因而导致医疗纠纷的发生，这是严重违反职业道德的行为，这种情况常常发生在上下级医院之间。实际上，一种疾病往往有多种诊断治疗手段，而且当时疾病临床表现与现在表现可能有很大不同，诊疗条件也因医院不同而不同，因此，不负责任地随意负面评价同行的诊疗情况，既有违医德，也不科学。

3. 人文社会素质　　人文是人类文化中的先进部分和核心部分，集中体现在"重视人，尊重人，关心人，爱护人"。"医学人文"由四个层面组成，最高层面的是"医学人文精神"，这是对人类的终极关怀与人性的提升，承认医学的局限性，尊重整体的人，敬畏生命；第二层次是医学人文学科，由众多的以医学实践和医学教育为研究对象的人文社会学科组成，其作用是传授医学人文知识；我们的期望是学习了这些知识后，医生和医学生就会内化为自己的医学人文素质，这是第三层；最后会展现出医学人文关怀，这是第四层，表现为临床实践和医学研究中的善行和良好的医患沟通，并期望医学的践行者在这样的行动中最终能达成最高层次的医学人文精神。要善于利用叙事医学的手段，以达到医学人文的目的。

4. 身体心理素质　　医生职业是一个崇高的职业，是一个燃烧自己、造福他人的职业，是一个体力透支、精神透支的职业，是一个需要不断学习的职业，但同时也是一个受人尊重的职业。因此，为了当一个好医生，必须具备健康的体魄、充沛的精神和良好的心理承受能力。

良好的身体素质是指具有健康的体格、适度的身体灵活性、持久的耐力，以及良好的卫生习惯和生活规律。良好的心理素质包括坚定的意志、稳定的情绪、良好的品性、较强的人际交流能力、较强的承受挫折失败能力、较强的自我调适能力、较强的环境适应能力等。医疗工作是高强度（体力和脑力）、高压力（工作和心理）、高度紧张（节奏和精神）的职业，比如，一个复杂手术可能要持续十几个小时以上，一个门诊医生一天可能要看近100个患者，若没有健全的体魄、健康的心理素质将难以承受。医生服务的对象不但构成复杂，而且多处于病态、失衡状态或应激状态等非正常身心状态，面对如此情况，医生自己就必须具有良好的心理素质和较高的个人修养，这样才能体谅患者痛苦，包涵一些过激的行为，原谅一些无理的指责埋怨，敏捷理智地处理各种临床突发问题。

5. 法律素质　　医生应具备扎实的医事法知识和强烈的法律意识，树立依法行医的观念。在国家大力推进依法治国、在群众"看病难、看病贵"及新一轮医改深入进行的新形势下，伴随患者维权意识的逐步增强，医务人员要清楚地认识到自己应有的权利和应尽的义务，自觉以法律为准绳，规范医生与患者之间的权利、义务关系，依法行医。目前我国已出台了多个与医事有关的法律，也出台了多个部门医事法规、规章，另外还制定了许多临床诊疗技术规范。医事法律、法规和规章对医疗职业行为提供基础性和原则性的指导与约束,医学规范则具体指导临床行为。医务人员是要认真学习相关法律法规,遵守诊疗规范,熟悉患者和医务人员自己的法定权利与义务,将规定和实践结合起来,并在临床中不断总结经验教训,逐步降低诊疗的法律风险,减少医疗纠纷。

(二) 临床职业能力

1. **处理问题能力** 广义的处理问题能力应包括发现问题、分析问题和解决问题的能力。在临床工作中,会遇到许多问题,包括常规临床问题和新的临床问题,只有及时发现并进行恰当正确地处理才能达到临床目标。常规问题一般比较熟识,都有解决的常规原则与方法。临床上所遇到的疾病大都是常见病,因此,临床问题也大都属于常规问题。新临床问题是指过去没有遇到过的临床现象。作为医生,在错综复杂、瞬息万变的临床现象中,首先要善于抓住疾病的主要矛盾所在,善于挖掘疾病表象下面的关键问题。善于发现问题是正确处理问题的前提,若对临床问题视而不见,就谈不上去分析解决。另外,临床问题往往需要医生较早地、主动地、耐心地、细致地去探究和发现,问题越早发现,就越容易处理。其次,要善于分析临床问题的主要方面、次要方面,以及其形成过程、发展过程和发展趋势。最后,在正确分析问题的基础上,寻找出解决问题的方法和手段。循证医学的方法是分析和解决临床问题的有效手段。

2. **临床动手能力** 临床动手能力也称临床操作能力。临床诊疗包括许多临床技术操作内容,如体格检查、显微手术操作、内镜操作等,因此,临床操作能力是医学生的基本功;没有较强的临床动手能力,就无法胜任医生工作。

3. **终身学习能力** 终身学习能力是现代医务工作者适应其职业生涯的必备能力。近几十年,世界经济和社会发展及科学技术进步,大大影响和改变了人类的学习方式、生活方式和交往方式,同时也把医学推向一个崭新的发展阶段。一方面,大量的生物技术、电子技术、材料科学、信息管理、计算机技术、互联网技术等融入了传统医学领域,为医学科研与教学、临床诊断与治疗、疾病预防与康复提供了新的观点、途径和手段。另一方面,知识更新的频率正在加快,在19世纪以前,从科学发现到技术发明,大约需要30年以上的时间;在20世纪前期和中期,这一过程缩短至10年左右;到20世纪后期,这一过程只有5年。科学技术每前进一步,医疗技术都会有新的突破,医务工作者认识疾病、诊疗疾病的能力也随之前进一步。随着知识更新和技术更新的加快,医学知识和诊疗技术的陈旧老化周期也急剧缩短。在这种情况下,院校阶段教育,无论怎样增大医学知识的传授量,学生们在校学习的知识都无法满足其终身需求。院校教育只是就业之前的必要准备,它只不过证明其具有从事医疗职业的资格而已,把院校阶段的教育作为工作、生活本领的获取、积蓄,显然已经不能适应社会发展的形势;只有那些具备未来社会所必需的能力、品格、思维与行为方式,养成终身学习的能力与习惯,在全部职业生涯中能自觉地不断学习、吸收新知识的人,才能及时掌握医学领域中的新理论、新方法、新技术,才能紧跟医学潮流。

4. **交流沟通能力** 良好的人际交流沟通能力是社会交往、日常工作及生活的基本需要。医生是与人打交道的职业,需要与患者、同事、同行、社会沟通交流,因此,医学生必须重视沟通交流能力的培养。这点请见本书第三章叙事医学。

5. **信息管理能力** 信息管理是指为了有效地开发和利用信息资源,以现代信息技术为手段,对信息资源进行计划、组织、控制、开发和利用的社会活动。计算机技术、通信技术、互联网技术的飞速发展及广泛应用为医学信息的交流、分析和管理提供了现代化的工具和手段。可以预见,随着移动互联网技术及移动诊疗技术的兴起及应用,临床诊疗技术将会有更广阔的发展前景。医学领域每年会产生巨量的文献资料,医生要能够从数据库和数据源中检索、提取、组织和分析自己期望的信息;能够从临床医学数据库查找特定患者的信息;能够运用通信技术及互联网技术对疾病进行诊断、治疗、预防和管理,对个体、人群的健康状况进行监控和调查。医生应该能够在临床工作中熟练掌握并合理使用医学信息系统。

6. **组织管理能力** 组织管理能力是指为了有效地实现目标,灵活地运用各种方法,把各种力量合理组织、有效协调起来的能力,包括协调关系的能力和善于用人的能力等。组织管理能力是一个人的知识、素质等基础条件的外在综合表现。临床工作也包含管理工作,如住院医生要管理一定数量的患者,高年资医生要管理低年资医生,科室主任要管理整个科室,全科医生要负责所在社区的健康管理等。所以,从某种角度讲,每一个临床人员都是组织管理者,都承担着一定的管理任务,是医学生必须掌握的一种重要能力。

7. **团队协作能力**　团队协作能力是指建立在团队基础之上,能够团结一致、协作互助以达到团队最大工作效率的能力。对于团队的每个成员来讲,不仅要有个人能力,更需要有在不同的位置上各尽所能、与其他成员分工协作的能力。临床工作通常由医疗团队承担,例如救治一名患者,需要医生、护士、技术人员共同努力,甚至要动员全科室、全医院的力量来进行,因此在临床工作中,团队协作能力显得尤为重要。

8. **批判性思维能力**　批判性思维是以逻辑思维方法为基础,同时结合人们日常思维的心理倾向而发展出的一系列批判性思维技巧,是现代高等教育的目标之一。批判性思维是创新思维的基础。限于医学发展水平,目前对很多医学问题的认识仍具有不确定性,还有很多未知问题有待挖掘,因此,在遵守医学规范的同时,对待临床问题还要有质疑和批判精神,要有求真的意识,敢于向书本挑战,向权威挑战,要能够独立思考,掌握求异思维。批判性思维既是一种思维技能,也是一种人格气质;既能体现思维水平,也可凸显现代人文精神。

9. **职业暴露防护能力**　见本章第三节"临床职业暴露与防护"。

10. **科研创新能力**　见本节内容"科研与创新是优秀医师的必要能力"。

(三)临床职业精神

随着现代医疗体系和社会环境发展与变化,医师职业道德与专业要求都受到了不同程度的挑战,除了依靠法律和法规约束外,还应建立适应时代要求的现代医学职业精神,以提高医师个人的职业素养,强化医师行业整体对职业精神的意识。

医师职业精神(medical professionalism)是指从医者在医学行为中所表现出的主观思想,是其在医学实践中创立和发展并为整个医学界乃至全社会所肯定和倡导的基本从业理念、价值取向、职业人格、职业准则、职业风尚的总和。医师职业精神是医学科学精神与医学人文精神的统一,医学科学精神强调的是尊重临床客观事实和医学规律,用于指导临床疾病预防与诊疗,同时也是医学技术创新和进步的源泉。医学人文精神强调以患者为中心,关爱和尊重患者,并把患者的利益置于医生个人利益之上,是指导医生临床工作和进行医学创新的道德基础和精神支柱。医师职业精神构成要素包括医生的职业认识、职业态度、职业情感、职业理想、职业意志、职业良心、职业作风、职业信念等。

2002年,美国内科理事会(ABIM)基金会、美国内科医师学会-美国内科学会(ACP-ASIM)基金会和欧洲内科学联盟(European Federation of Internal Medicine)共同研究并发布了《新世纪的医师职业精神——医师宣言》(Medical Professionalism in the New Millennium:A Physician Charter)。宣言提出三大原则、十种责任。三大原则包括:将患者利益放在首位的原则;患者自主原则;社会公平原则。职业责任包括:提高业务能力的责任;对患者诚实的责任;为患者保密的责任;与患者保持恰当的职业关系的责任;提高医疗质量的责任;促进健康的责任;对有限的资源进行公平配置的责任;提升科学知识的责任;通过解决利益冲突而维护信任的责任;对职责负有责任。中国医师协会于2005年正式签署该宣言,加入推行《医师宣言》的行列。《医师宣言》为当代医师提出了21世纪医学职业道德的行为规范和行为准则。

二、科研与创新是优秀医师的必要能力

科研与创新是民族进步、国家发展的不竭动力。世界已经进入知识经济时代,时代的发展要求人们必须积极地发挥主观能动性,主动地去探索、去创新。纵观医学发展历史,医学这门古老的科学,就

是在不断地发现问题和解决问题的过程中进步的。但时至今日,医学领域仍有许多生命和疾病的奥秘尚待揭晓和阐明。医生是疾病问题的直接面对者、解决者,是科学技术成果转化为临床新技术并促进临床医学进步的直接承担者、推动者,是疾病新问题的直接发现者及其科研问题的转化者,因此,一个合格的医生,除了是一个临床实践者、人文实践者,还应该具有科学家的素质,要有较高的科研创新能力。

(一) 科研创新的目的

临床工作看起来是一种单纯诊疗疾病的普通日常社会工作,目的就是解除患者的病痛,医生的责任就是治病救人,看好病就行,好像与科学创新关联不大,实则不然。科研创新与医生工作有内在的联系,一个优秀的临床医生必然会细致入微地观察疾病的发生发展规律、患者的病情变化和治疗反应,能敏锐地发现问题、提出问题并直接转化为科研选题,这是基础医学研究人员难以做到的。解决临床实际问题、推动临床技术进步是临床科研创新的根本目的。临床新问题、疑难问题通过科研创新每解决一个,临床技术就会提高一步。另外,一个行事严谨的临床科研工作者可以将巨量的临床资料纳入系统化管理,而且可以前瞻性地收集信息或回顾性地分析资料,从而在临床工作中有的放矢地去把握疾病表象下面的本质,有利于疾病的诊疗。医生直接面对的是患者,作为疾病的载体,每个患者都是一个宝贵的研究对象,医生所从事的诊断治疗工作,从某种意义上讲就是临床研究过程,此时如果医生头脑中没有敏锐的科研创新思维意识、没有质疑思维意识、没有批判性思维意识,忽视临床现象中的疑难点,就会错过很有价值的科研线索,就可能会失去一个很好的科研选题切入点,进而也无法解决所遇到的临床疑难问题,影响到疾病的诊疗。在临床研究资源获得方面,与基础医学研究人员相比,临床医生其实是幸运的研究者群体,直接面对最新的研究对象——患者,对每个医生来讲,研究对象资源是均等的,医生可以根据不同的研究条件选择不同的研究手段,只要熟练掌握各种临床科研方法和手段,无论大小医院的医生,都可以开展一定的科研工作。但最终临床研究水平与成果还是决定于个人的科研创新素质和能力。

(二) 科研创新的素质要求

医生必须有一定的科学创新素质才能更好地参加科研创新活动。科学创新素质主要包括三个方面:

1. 科研意识和兴趣,科研思维和科研方法　医生必须明白临床科研和创新的目的所在、意义所在,要认识到没有科研就没有创新,没有创新就没有临床问题的解决,没有创新就没有临床技术进步和个人医疗水平的提高,临床科研不是为了发文章、晋职称,而是为了解决临床实际问题、提高自己的业务能力,要把目前的被动科研转变为主动科研,把"受迫"转变为"兴趣",要真正激发临床科研创新的积极性。另外,要掌握基本的科研思维与方法。辩证法是研究自然科学最重要的思维方式,医学人才特别是高层次医学人才,要努力掌握辩证思维方式,以哲学思维考虑临床问题,对临床所熟悉的内容从多个角度思考,改变思维的固定模式,在临床实践中要大胆尝试,不断获得新认识、新知识、新经验。要掌握基本的临床科研方法,如医学文献查阅、科研选题、实验设计、辩证思维、论文写作等必要的基本技能。通过早期接触科研,培养实验设计、观察测定、数据分析处理能力,体会科学思维、科研思路,养成严谨的科学态度、求真的科学精神和谦逊的科学道德。

2. 创新意识,转变思维　创新是科研的灵魂。1997年的诺贝尔物理学奖得主朱棣文曾经说:"科学的最高目标是要不断发现新的东西。因此,要想在科学上取得成功,最重要的一点就是要学会用别人不同的思维方式、别人忽略的思维方式来思考问题,也就是说要有一定的创造性。"成功者的经验告诉我们,跟在别人后面亦步亦趋,没有独立创新的意识、没有与别人不同的思维方式,科研就不可能取得大的突破。科研选题来自对实践问题的深入思考,因此,思维活动要在科学思维方法指导下进行。人的思维方式有两种,即发散思维和收敛思维。发散思维(divergent thinking)也称求异思维,是指大脑在思维时呈现一种扩散状态的思维模式,表现为思维视野广阔,思维呈现出多维发散状,具有思维活跃、敢于突破、标新立异的特点。发散思维是创造性思维的最主要的特点。收敛思维(convergent thinking)又称求同思维,与发散思维相反,特点是使思维始终集中于同一方向,使思维条理化、简明化、逻辑化、规律化。人的创新是以发散思维为主,并与收敛思维协调作用。临床科研要注重发散思维的训练。

3. 创新人格　创新人格是指有利于创新活动进行的个性品质,它具有高度自觉性和独立性的特点。创新人格表现为创新意愿和创新倾向的习惯性,创新个体一般具有坚定的自信、坚忍的毅力、开放的思维、自制的意志等心智要素。创新人格不但具有思维的质疑性、独立性、原创性,还具有行为的敢为性、有恒性、灵活性与自律性。

(三) 临床科研的主要步骤

临床科研属应用性研究,临床实践的需要就是临床科研的源泉和动力。临床研究包括实验研究和试验研究两种情况。实验是指为了检验某种科学理论或假设而进行某种操作或从事某种活动的过程。例如,要了解某种疾病患者血液中的某种成分如何、是否与此疾病相关,就会把患者血液样本送进实验室检测分析,这种手段就是实验研究手段。试验是指为了察看某事的结果或某物(如药品)的性能而从事某种活动的过程。例如,新药研发中的临床药理学及人体安全性评价阶段叫Ⅰ期临床试验,治疗作用初步评价阶段叫Ⅱ期临床试验,治疗作用确证阶段叫Ⅲ期临床试验,新药上市后申请人自主应用研究阶段叫Ⅳ期临床试验。临床科研一般分为四个步骤:科研选题,科研设计,科研实施,科研总结。

1. 科研选题　科研选题指提出科学合理的研究假设的过程。选题过程一般分为提出问题、信息调研、建立假说、确定课题四个步骤。临床科研选题应遵循三个原则:

(1)伦理学原则:坚持患者利益第一原则。临床科研不得有意或无意伤害患者,包括经济上的伤害,选择实/试验方案要权衡利弊。要做到知情同意,知情同意是一切临床实/试验研究的伦理学基础,确保受试者和患者在无任何外界压力下了解并同意参与研究过程。

(2)创新性和可行性原则:创新是科研的灵魂,意味着无创新性就不是好的课题。创新包括四种情况:问题创新,指针对临床发现的新现象,作出科学合理解释,或针对已有临床问题,提出新的解释;方法和技术创新,对已有方法与技术进行改进,或研究其新应用;研究材料的创新;研究模式的创新。要评估课题研究的可行性,包括研究场地、研究人员、研究经费、研究对象、研究设备是否具备等。

(3)结合临床实际原则:要坚持"临床引导科研、支撑科研,科研围绕临床、服务临床"的科研理念,注意选自己比较熟悉的、与临床工作联系比较紧密的领域课题,或者把平时在工作中、学术交流中及意外事件中发现的问题作为选题对象。根据常识对选题对象作出逻辑推理判断,验证、补充或改良已有的技术理论,再广泛查阅资料,进行可行性分析,最后定题。

2. 科研设计　定题后一般会形成一套比较成熟的研究设想。科研课题设计包括技术方案设计和实施方案设计。技术方案设计是指:明确要解决什么问题,采用什么技术方法来实现,是对整个实验的技术路线进行规划的过程。技术方案设计又包括专业设计和统计学设计两个方面。专业设计是根据专业理论和专业技术知识所做的设计,确保研究对象、研究因素、观察或检测指标等能够满足验证研究假设的要求,从而保证实验结果的可靠性、有效性、创新性和先进性。统计学设计是运用统计学知识和方法进行的设计,主要从数理统计理论和技术角度,科学地、合理地安排实验观察分组,以保证样本的代表性和样本间的可比性,减少抽样误差及排除系统误差,以利于对实验结果进行高效率的统计分析,以最少的实验观察次数(例数),获得相对最优的结果和可靠的结论,从而提高和保证观察结果的可重复性、可信性及可靠性。实验方案设计主要解决"何时做""谁来做""在哪做""多少钱"的问题。

科研设计须遵循以下四个原则:

(1)对照原则:临床研究一般采用空白对照、安慰剂对照、实验对照、相互对照、标准对照、自身对照和历史对照等对照方式。

(2)随机化原则:临床研究常用的随机分组方法有单纯随机分组、区组随机分组、分层随机分组等。

(3)重复原则：即能在相同实验条件下做多次重复实验。

(4)均衡原则：即要求同一实验因素的各水平组之间，除了处理因素须取不同水平之外，其余一切非处理因素均应均衡一致。

3. 科研实施　科研实施是指完成课题设计方案的过程。科研实施是研究的主要阶段，时间最长，工作最辛苦。主要包括方案的落实、技术方案的开展、资料的收集整理和质量控制等内容。方案的落实主要是人员、时间、经费、场地、研究条件(如设备仪器、材料试剂等)及部门协调等工作。技术方案开展主要是具体实验操作、实验分析和实验总结等，要按规章进行，记录要规范，审核监督要到位。资料收集是研究过程最重要的环节，主要是获取原始资料、提供需要分析的数据，必须保证资料的真实性和准确性。质量控制主要是指误差控制，包括随机误差、系统误差和过失误差的控制。

4. 科研总结　科研总结是指对研究资料进行整理、用合适的手段进行分析、得出研究结论并撰写论文公开发表的过程。原始数据可能比较凌乱，需要进行系统化、条理化的加工整理，如原始数据核校、资料归纳分组等。要根据研究目的和资料类型选择合适的统计方法进行统计描述和统计推断。论文发表是研究的最后产出。临床研究的目的是为临床诊疗与预防提供新的技术手段或解决疑难问题，因此研究结果应及时形成论文公开发表，以便尽早为社会服务。

三、医生培养的三阶段规律

为了保证质量，医生培养需要有相对规范的、系统的、目标明确的培养与评价体系作保障。一般来讲，国际上把医生培养分为三个阶段，即在校教育、毕业后教育及继续医学教育阶段。在校教育阶段时间的长短不同国家有所不同，多数为6~8年。美国为8年(4年普通大学本科，4年医学院)，住院医师培养至少3年，专科医师培训4年，成为医生需要15年以上。英联邦国家学制多为6年，日本医学院校在校教育6年，初级研修2年，专科研修3年以上。我国医生的培养尚处于探索和完善阶段，以5年本科为主，部分院校设有3年制大专、7年制本硕和8年制本博临床医学专业。近些年，我国借鉴成熟国家的做法和经验，在高等医学教育体制、卫生医疗保障体制、医生培养模式等方面进行了改革，初步形成了具有我国特色的、多层次的、逐步与国际接轨的医学教育及医生培养体系，即在校教育、毕业后教育(住院医师及专科医师培训和/或专业学位研究生培养)，以及继续教育三阶段的贯穿医生职业终身的教育培训模式。2017年，《教育部关于进一步做好"5+3"一体化医学人才培养的若干意见》提出5年临床医学本科教育加3年住院医师规范化培训或3年临床医学硕士专业学位研究生教育模式，把毕业后教育与学位教育相结合，以进一步提高医学高层次人才的培养素质。

(一) 在校教育阶段

在校教育是指医学生在医学院校受教育的阶段，是医生培养的第一阶段。这个阶段，医学生主要学习一些人文社会科学知识、自然科学知识、基础医学知识和临床医学知识，后期阶段在医院进行临床实践学习。该阶段主要指本专科学历教育阶段。

(二) 毕业后教育阶段

毕业后教育阶段(指住院医师及专科医师培训阶段和/或专业学位研究生培养阶段)是医生培养的第二阶段，这个阶段以提升综合职业素质、深化专业医学知识和强化专业实践能力为主，使之成为合格的专科或通科医生，达到在某专科内独立执业的资质水平。

我国毕业后教育由两大类别组成，即住院医师及专科医师培训和专业学位研究生教育。毕业后教育阶段是完成在校教育阶段培养后的更高层次培养阶段，在这个阶段，医学生进入医院和诊所接受培训，获得医师资格证书并掌握基本的临床实践能力，执业地点确定的毕业生可取得医师执业证书，获得行医资格。专业学位研究生通过这一阶段的培养，遵循了住院医师培训的基本要求，同时试图在科研能力方面有所发展，毕业后将具有一定的科研实力，并能基本胜任临床工作。

（三）继续教育阶段

继续教育阶段是继住院医师培训后的医学教育第三阶段，是医生职业生涯的持续教育阶段，在此阶段，医生将持续不断学习以更新其所从事专科/专业的知识，洞晓本专业领域的最新进展，及时获得最佳专业知识来指导临床决策，不断改进医疗保健服务，提高服务质量。

继续教育阶段是出于保证医生技术水平不断提高的需要，体现出医生的职业是一个终身学习的过程。该阶段的教育学习方式主要以开展继续医学教育项目、举办专业学术会议、组织专业学术讲座、撰写专业综述、进行临床科研等方式进行。

第三节　临床职业暴露与防护

职业所使，医务人员处于医院感染性疾病和社会感染性疾病的双重威胁之下。以乙型肝炎为例，世界卫生组织数据显示，医护人员感染乙型肝炎的风险是普通人的四倍。研究发现，医务人员被人类免疫缺陷病毒（HIV）污染的针具刺伤后发生 HIV 感染的概率为 0.33%，黏膜表面暴露发生 HIV 感染的概率为 0.09%。在 2020 年新型冠状病毒肺炎疫情暴发之初，因防护意识不强、防护用品短缺等原因，湖北省有超过 3000 名医务人员感染，还有医务人员因此殉职；其中 40% 为医院内感染，60% 为社区内感染，均为非感染科医生；后因为严格的防护要求、医务人员防护用具到位，驰援湖北的 4.2 万名医护人员没有感染。长期以来，医院感染控制主要针对的是患者，对医务人员因职业暴露而感染血源性疾病的情况关注甚少。有资料显示，职业暴露发生人群由高到低依次是：护士、医生、实习生、助产士、麻醉师、保洁员、检验师，其中护士占 39.62%，医生占 22.64%。实习生职业防护意识薄弱、相关知识不熟悉、操作不熟练、培训效果不理想等原因使得实习生群体职业暴露的风险也较高。如果医务人员因职业暴露感染疾病，则又存在将疾病传播给患者、其他医务人员、家庭成员、社会接触人员的危险，因此，对职业暴露的防护应是医生必须具备的职业能力之一。

一、临床职业暴露的定义

广义的临床职业暴露是指医务人员在从事诊疗、护理活动过程中因接触感染性疾病病原体或有毒有害物质，导致健康可能受到损害或危及生命的一类职业暴露。分为感染性职业暴露、放射性职业暴露、化学性（如消毒剂、某些化学药品）职业暴露及其他职业暴露。感染性职业暴露是指医务人员在从事诊疗、护理、预防等工作过程中意外被感染性疾病患者的飞沫、血液、体液污染皮肤或黏膜，或被患者使用过的针头及其他利器刺伤皮肤，有可能被感染的情况。由于感染性职业暴露占据临床职业暴露的绝大部分情况，危害最大，因此，这里所讲的临床职业暴露特指感染性职业暴露。

造成感染性职业暴露要有两个要素：感染性暴露源，接触感染性暴露源的职业从业者。感染性暴露源包括所有患者体内的物质，如飞沫、血液、腹膜液、胸膜液、滑液、脑脊液、心包液、精液、阴道分泌物和羊水、汗液、泪液、唾液、鼻分泌物、呕吐物、粪便、尿液等。

二、临床职业暴露的病原种类及危险度分级

感染性职业暴露常见病原种类有：经血液感染，主要有乙型肝炎病毒（HBV）、丙型肝炎病毒（HCV）、HIV、梅毒螺旋体等；经消化道感染，主要有甲型肝炎病毒、戊型肝炎病毒、沙门氏菌、志贺菌、

轮状病毒等；接触性传染，主要有单纯疱疹病毒、巨细胞病毒、风疹病毒、金黄色葡萄球菌等；经呼吸道感染，主要有呼吸道合胞病毒、冠状病毒、流感病毒、结核分枝杆菌、脑膜炎双球菌等。有报告显示职业暴露的感染率：HBV 为 2%~40%，HCV 为 3%~10%，HIV 为 0.2%~0.5%。另外，目前我国梅毒的职业暴露也不容忽视。

感染性职业暴露的危险度分为三级：一级暴露，暴露源为体液或者含有体液、血液的医疗器械、物品；暴露类型为暴露源沾染了不完整的皮肤或黏膜，但暴露量小且暴露时间较短。二级暴露，暴露源为体液或者含有体液、血液的医疗器械、物品；暴露类型为暴露源沾染了不完整的皮肤或黏膜，暴露量大且暴露时间较长；或暴露类型为暴露源刺伤或割伤皮肤，但损伤程度较轻，为表皮擦伤或针刺伤（非大型空心针或深部穿刺针）。三级暴露，暴露源为体液或含有体液、血液的医疗器械、物品；暴露类型为暴露源刺伤或割伤皮肤，但损伤程度较重，为深部伤口或割伤物有明显可视的血液。

感染性职业暴露按病原体暴露源的病毒载量水平分为轻度、重度和暴露源不明三种类型，以艾滋病为例：经检验，暴露源为 HIV 阳性，但滴度低、HIV 感染者无临床症状，为轻度暴露；经检验，暴露源为 HIV 阳性，但滴度高、HIV 感染者有临床症状，为重度暴露；不能确定暴露源者，为暴露源不明型暴露。

三、临床职业暴露的原因

导致医务人员感染性职业暴露的原因有多种，常见的有如下几类：

（一）锐器损伤

进行抽血、注射、输液、换药等医疗护理操作时，将针头刺入自己的皮肤内，或被金属瓶盖、玻璃安瓿等割伤。被锐器损伤后，可直接导致职业暴露或存在职业暴露的危险。

（二）环境污染

在医疗、护理，特别是紧急抢救外伤出血、昏迷、呕吐、腹泻等患者时，沾染了患者的血液、体液或呕吐、排泄物，或被污染了患者血液、体液的物品和环境再污染，没有及时清洗或消毒。

（三）手术中损伤

手术中被针、刀、剪等锐器刺割伤，或被割破的动脉喷射出的血液直接污染面部、眼结膜等。据统计，暴露原因中，针头刺伤占 92.66%，刀片伤占 4.59%，血液及体液喷溅占 2.75%。

（四）气溶胶污染

有的诊室如口腔科内，空气与血液被高速旋转的牙钻混漩形成血液气溶胶，进入眼结膜、鼻黏膜、口腔及面部、手部造成污染，或吸入患者咳出、呕出的大量血液或分泌物形成的气溶胶，导致细菌病毒的感染。

（五）手污染

医务人员的手直接被患者的血液、分泌物等污染，或通过污染的物品如病理夹、抢救器械、床头桌面、门把手等再污染，没有及时或不认真清洗，再触摸自己的脸、揉眼睛、抠鼻孔等，病毒可经破损的皮肤和黏膜进入体内。

护理人员发生锐器伤的前三位科室是手术室、急诊科和外科，ICU 居第四位。皮肤刺伤、皮肤和黏膜接触是医务人员职业接触感染 HBV、HCV、HIV 的主要途径。

四、临床职业暴露的处理

职业暴露发生后应立即进行正确处理、正确评估。及时采取必要的防范干预措施是预防职业暴露的关键。

（一）局部处理

1. **皮肤黏膜表面暴露**　血液、体液等污染皮肤黏膜表面后，若皮肤黏膜完整，应立即用肥皂液和流动水清洗污染的皮肤 5~10min，用生理盐水冲洗黏膜；如溅入口腔、眼睛等部位，用清水、自来水或生理盐水彻底冲洗。HIV 口腔黏膜暴露者，可用 80% 的乙醇漱口几次，每次 10~15s。

2. 皮肤黏膜损伤性暴露　发生皮肤黏膜针刺伤、切割伤、咬伤等出血性损伤，应立即于伤口旁从近心端向远心端轻轻挤压伤口，尽可能挤出损伤部位的血液，然后用清水、自来水或生理盐水等彻底冲洗，再用聚维酮碘（碘伏）、75% 乙醇、0.2% 次氯酸钠、0.2%~0.5% 过氧乙酸、3% 过氧化氢（双氧水）等清洁创面消毒。

（二）报告登记

职业暴露发生后应立即报告科室负责人及医院感染管理办公室，尽早实施干预措施，按照规定填写不良事件报告表交职能部门。

五、临床职业暴露的预防

预防对降低医务人员职业暴露非常重要，职业防护是职业基本技能，因此要强化培训，提高医务人员自我防护意识。医学生在校阶段就要重视职业暴露和防护知识的教育，医疗机构新进人员入科前要进行岗前培训。规范医疗护理技术操作行为，提高实施标准预防的依从性，完善规章制度及医务人员职业防护制度，主管部门加强督导，针对高危科室进行重点管理、重点监督。使用防针刺伤的安全输液器具、注射器等，降低锐器伤的危险因素。

（一）标准预防的定义

标准预防是指认定患者的血液、体液、分泌物、排泄物均具有传染性，须进行隔离，不论是否有明显的血迹污染或是否接触非完整的皮肤与黏膜，接触上述物质者，必须采取防护措施。标准预防把患者血液、体液、分泌物、排泄物都视为有传染性；根据传播途径建立接触、空气、飞沫隔离措施，重点是手卫生；实施双向防护，防止疾病双向传播。

（二）手卫生的定义

手卫生为洗手、手消毒或外科手消毒的总称。手卫生有六个指征：接触患者前后；摘除手套后；进行侵入性操作前；接触患者体液、排泄物、黏膜、破损的皮肤或者伤口敷料后；从患者脏的身体部位到干净的身体部位；直接接触接近患者的无生命物体（包括医疗器械）后。

（三）常用的预防措施

1. 树立标准预防的观念，把来自任何患者的血液都视为有传染性，在进行接触血液 / 体液的操作时必须衣帽整齐，戴手套，减少黏膜或皮肤直接接触患者血液或其他生物材料的机会。

2. 在处理血液污染物品及进行大量血源性处理时，须戴双层手套，若血液或体液有可能会溅到面部时应戴面罩或防护镜。

3. 严格执行医疗操作规程，认真评估患者，评估环境。操作时小心谨慎，避免意外损伤，尽量使用一次性用品或器械，减少血源性致病因子的传播。禁止双手回套针帽，禁止用手移去注射器针头，使用后尽快准确地将用过的针头和锐器丢弃到专用的容器内，禁止将针头放置在床边、桌面上。医用垃圾须由专人负责集中焚烧处理。

4. 患者血标本须有特殊标记，在采集、运送、保存过程中，容器须加盖。污染的医疗用具物品要分门别类消毒处理。标本取样检验后须经无害化处理，检验单应消毒后发出。

5. 建立安全区，使用消毒盘传递器械，禁止徒手直接传递锐器物。

6. 尽量使用安全工具，戴手套，使用安全注射器，采用真空采血，使用无针连接系统，使用防穿透容器。在诊疗、护理操作过程中，要保证充足的光线，防止被注射器、输液器等刺伤。

7. 落实《医务人员手卫生规范》要求，严格按照手卫生指征操作。

8. 对经常接触感染致病因子的医务人员进行免疫预防并定期检测抗体水平，确保机体对血源性致病因子有免疫力。

9. 医务人员进入流感、麻疹等传染病流行地区前需接种免疫球蛋白。

（四）常用防护器具

1. **手套**　接触血液、体液、排泄物；在两个患者之间轮换操作必须更换手套；手套不能代替洗手；手部皮肤已有破损，进行侵入性操作时必须戴双层手套。

2. **口罩**　用于保护口和呼吸道黏膜，医务人员在以下情况应佩戴口罩：接触呼吸道飞沫传染的疾病患者，或进行支气管镜、口腔诊疗操作时（佩戴具有过滤功能的高效口罩）；进行手术、无菌操作或护理免疫力低下的患者时；自己患呼吸道疾病时。

3. **护目镜和面罩**　用于防止患者的体液、血液、分泌物等传染性物质飞溅到医务人员眼睛、口腔及鼻腔黏膜。可能发生喷溅的医疗操作须使用护目镜、面部防护罩和口罩，如高危患者动脉穿刺要戴面部防护罩。

4. **隔离衣**　用于防止传染性的血液、分泌物、渗出物、喷溅物等污染，必要时可在外面加穿塑料围裙，脱去隔离衣后应立即洗手，以免污染其他患者和环境。

六、对新型冠状病毒感染的预防

2019 年年底开始暴发的新型冠状病毒引发的肺炎让全世界再次关注到传染病对人类带来的巨大影响。我国几十年来传染病防控实践及这次新冠肺炎流行以来的实践均证明，对医院来讲，坚持预防和防护是非常重要的。2020 年国家卫生健康委员会发布了《医疗机构内新型冠状病毒感染预防与控制技术指南》，强调以下核心内容。

（一）坚持标准防护原则

标准预防是医务人员防护的基础，适用于不同工作区域和岗位的全体医务人员。

（二）暴露风险及防护要求的分级

采取飞沫隔离、接触隔离和空气隔离防护措施，根据不同暴露风险，采取适宜的个人防护。暴露风险可分为低、中、高三级。低风险主要指间接接触患者的情况，如导诊、问诊、普通门诊和病房查房等，防护用品选择工作服或加穿隔离衣、医用外科口罩、工作帽、手卫生。中风险主要指直接接触患者，如有黏膜或体腔接触的查体，无体液喷溅风险的有创操作，如超声引导下乳腺穿刺，深静脉穿刺等。中风险操作时，防护建议工作服并加穿隔离衣、医用外科口罩／医用防护口罩、工作帽、防护面屏／护目镜、手套、手卫生。高风险主要指进行有血液、体液、分泌物等喷溅或可能产生气溶胶的操作或手术等，如咽拭子采集、吸痰、口腔护理、气管插管、无创通气、气管切开、心肺复苏、插管前手动通气和内镜检查等。在进行高风险操作时，防护建议包括医用防护服（一次性）、隔离衣、医用防护手套、工作帽、防护面屏／护目镜、双层手套、手卫生。

（郭莉萍）

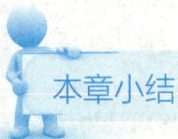

本章小结

医生是具有一定医学专业知识和技能、履行医学人道主义、行使临床治疗权，以对患者进行检查诊断治疗为主要工作内容的专业人员。为了培养出合格的医学人才，很多国家都出台了医学教育质量标准，规定了在医学生成长为医生的过程中要掌握和培养各种知识、能力和素质；同时，由于医学行业的特殊性，从业者除了要接受学校教育、毕业后教育，还要在职业生涯中持续不断地接受继续教育，不断地学习以精进自己。医生在进行临床救治的过程中，要做好职业防护，才能最大限度地保护好自己、造福于社会。

思考题

1. 医学综合能力包括哪些方面？
2. 为什么医学职业除了要求医生掌握医学知识、具有临床能力外，还要求医生具有人文社会方面的知识？

OSBC

器官-系统
整合教材
OSBC

第二篇
疾病诊断基本技能

第六章

诊断学基础

第一节　疾病症状学

症状（symptom）是指患者主观感受到不适或痛苦的异常感觉或病态改变。体征（sign）是指医师或其他人客观检查到的改变。症状学（symptomatology）研究症状的病因、发生机制、临床表现及其对诊断的作用。症状是临床医师向患者问诊的第一步，是诊断、鉴别诊断的线索和依据，是反映病情的重要指标之一。疾病的症状有很多，一个疾病有多种症状，不同疾病可能有相同的症状。在诊断疾病时，需结合所有临床资料，包括病史、体征及辅助检查等综合分析，切忌单凭一个或几个症状作出错误的诊断。

本章就临床上较为常见的一些症状加以阐述。

一、发热

发热（fever）俗称发烧，是指各种原因或在致热原（pyrogen）作用下引起体温调节中枢功能障碍，导致机体产热与散热失衡，体温升高超出正常范围。人体发热时大多数人可以有所感觉，但少数人也可以没有感觉。

正常人体温一般为36~37℃左右，可因在人体不同部位如口腔、腋下、直肠内检测而略有差异：口测正常体温为36.3~37.2℃；腋下测正常体温为36~37℃；直肠内测正常体温为36.5~37.7℃。正常体温对于在不同的环境中、不同的个体之间亦会略有波动，如剧烈活动、高温环境、进餐后体温可略为升高，女性月经前及妊娠期体温可能会略高于正常，而老年人常因代谢率偏低可见有体温相对低于中青年人。而一天中下午的体温较清晨可稍高，但一般波动范围不超过1℃。

【病因】

临床上将发热的病因按是否感染分为两大类。

1. 感染性发热　为最常见的病因，各种病原菌如细菌、病毒、真菌、支原体、衣原体、立克次体、螺旋体、寄生虫等感染均可引起发热。

2. 非感染性发热　常见的有以下一些疾病：

（1）结缔组织疾病：如系统性红斑狼疮、成人斯蒂尔病（Still病）、硬皮病、皮肌炎、结节性多动脉炎、韦格纳（Wegener）肉芽肿病等。

（2）血液系统疾病：如白血病、淋巴瘤、恶性组织细胞病、噬血细胞综合征等。

（3）内分泌代谢疾病：如甲状腺功能亢进症、甲状腺炎、痛风及重度脱水等。

（4）颅内疾病：如脑出血、脑震荡、脑挫伤等。

（5）皮肤病变：如广泛性皮炎、鱼鳞病等。

（6）变态反应性疾病：如风湿病、药物热、血清病、溶血反应等。

（7）恶性肿瘤：除血液肿瘤外，各器官实体恶性肿瘤亦可引起发热。

（8）血栓栓塞性疾病：如心肌梗死、肺梗死、脾梗死、肢体组织坏死等，常为坏死组织吸收所致发热。

（9）理化因素损伤：如手术后、中暑、骨折、内出血、烧伤及重度安眠药中毒等。

（10）功能性发热：多由自主神经功能紊乱所致，常为低热，如：①原发性低热：可长时间低热，数月至数年，一般波动不超过 0.5℃；②感染后低热：一般为感染性发热治愈后因体温调节中枢功能尚未恢复正常所致；③夏季低热：幼儿、体弱营养不良或脑发育不全者多见，好发夏季，反复发生，可连续数年后自愈；④生理性低热：精神紧张、剧烈活动、妊娠初期、月经前等均可出现低热。

此外，临床上尚有 10% 的发热原因未能明确，称为不明原因发热（fever of unknown origin，FUO）。FUO 包含三个要点：①发热时间持续 ≥ 3 周；②体温 >38.3℃；③经 1 周完整的病史询问、体格检查和常规实验室检查后仍不能确诊。

【发生机制】

人体在正常情况下通过体温调节中枢使机体代谢的产热与散热保持平衡，而各种原因打破这种平衡导致产热增加或散热减少，则使体温增高。

1. 致热原性发热

（1）外源性致热原（exogenous pyrogen）：主要是来自体外的病原体或体内代谢产物，包括：①各种病原微生物及其代谢产物，如病毒、细菌、真菌、支原体、寄生虫及细菌毒素等；②炎性渗出物及无菌性坏死组织；③各种免疫复合物；④某些类固醇物质，特别是肾上腺皮质激素的代谢产物原胆烷醇酮（etiocholanolone）；⑤多糖体成分及多核苷酸、淋巴细胞激活因子等。

（2）内源性致热原（endogenous pyrogen）：又称致热细胞因子（pyrogenic cytokines），包含白介素 -1（IL-1）、白介素 -6（IL-6）、肿瘤坏死因子（TNF）和干扰素等。

（3）致热机制：外源性致热原可作用于下丘脑终板血管器的 Toll 样受体，或通过激活血液中的中性粒细胞、嗜酸性粒细胞和单核 - 吞噬细胞系统，使其产生并释放内源性致热原，后者可通过血 - 脑脊液屏障，促进前列腺素 E2（PGE2）合成，直接作用于下丘脑前部和脑干体温调节中枢的体温调定点（setpoint），使调定点（温阈）上升，并通过垂体内分泌因素使代谢增加或通过运动神经使骨骼肌阵缩（临床表现为寒战），使产热增多；另外可通过交感神经使皮肤血管及竖毛肌收缩，停止排汗，散热减少。这一综合调节作用使产热大于散热，体温升高引起发热。

2. 非致热原性发热　各种原因直接导致体温调节中枢受损或产热散热失衡，常见于：①体温调节中枢直接受损：如颅脑外伤、出血、炎症等；②引起产热过多的疾病：如癫痫持续状态、甲状腺功能亢进症等；③引起散热减少的疾病：如广泛性皮肤病、心力衰竭等。

【临床表现】

1. 热度　一般将检测口腔内温度超过 37.3℃ 定为发热，并按温度高低分为低热（<38℃）、中等度热（38.1~39℃）、高热（39.1~41℃）、超高热（>41℃）。

2. 临床过程　一般可有如下三个阶段：

（1）体温上升期：患者常感疲乏无力，全身或局部肌肉酸痛、面色苍白，发热前可有畏寒或寒战。常有两种形式：

1）骤升型：数小时内体温可迅速上升至高热水平，常伴有寒战。在儿童可出现惊厥。此种类型多见于流行性感冒、流行性出血热、疟疾、大叶性肺炎、急性感染性心内膜炎、急性肾盂肾炎、败血症、输液或输某些药物的反应等。

2）缓升型：指体温在数日内逐渐上升达到高峰，多不伴有寒战。常见于结核病、伤寒、布鲁氏菌病（brucellosis）等。

（2）高热期：指体温上升至高峰后维持的一段时间，其长短因病因不同而异，如疟疾高热可持续数小时，大叶性肺炎可持续数天，伤寒可维持数周，淋巴瘤可持续数月。此期中患者常表现为皮肤发红，有灼热感，呼吸可变快加深，时有出汗并逐渐增多。

（3）体温下降期：因病因自行或通过治疗后消除，体温恢复至正常的过程。常表现为两种类型：

1）骤降型：体温于数小时内从高峰降至正常，常伴有大量出汗表现。见于疟疾、大叶性肺炎、急性肾盂肾炎及输液反应等。

2)渐降型：体温在数天内逐渐退至正常。如伤寒、风湿热等病的退热过程。

3. 热型及临床意义 将发热患者每日根据需要检测不同时间点所得的体温数值分别记录在体温单上，连接各体温数值点形成发热体温曲线，该曲线的不同形状称为热型（fever type）。不同病因所致的发热其热型常有不同，临床上可根据不同的热型协助其病因诊断。常见的热型有以下几种：

（1）稽留热（continued fever）：是指体温增高达 39~40℃以上，并恒定地维持数天或数周，24h 内波动范围不超过 1℃。常见于大叶性肺炎、斑疹伤寒及伤寒高热期（图 6-1）。

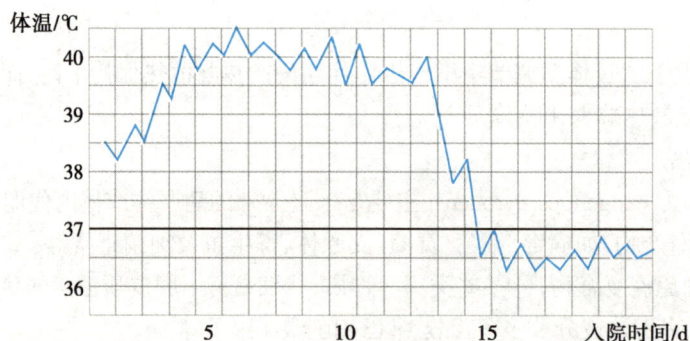

图 6-1 稽留热热型

（2）弛张热（remittent fever）：又称败血症热型。体温常在 39℃以上，波动幅度较大，24h 内常超过 2℃，但均在正常水平以上。常见于败血症、风湿热、重症肺结核及化脓性炎症等（图 6-2）。

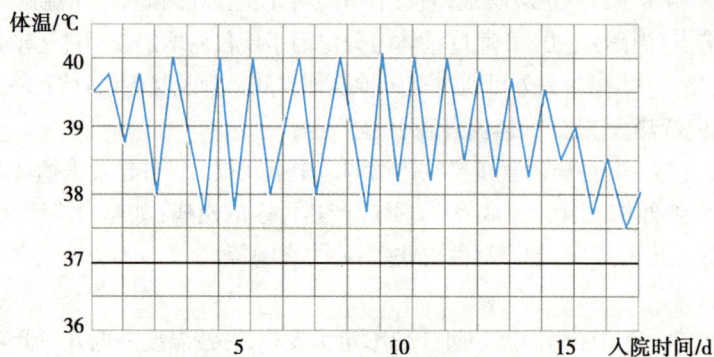

图 6-2 弛张热热型

（3）间歇热（intermittent fever）：体温骤升达高峰后持续数小时，又迅速降至正常水平，无热期（间歇期）可持续 1d 至数天，如此高热期与无热期反复交替出现。常见于疟疾、急性肾盂肾炎等（图 6-3）。

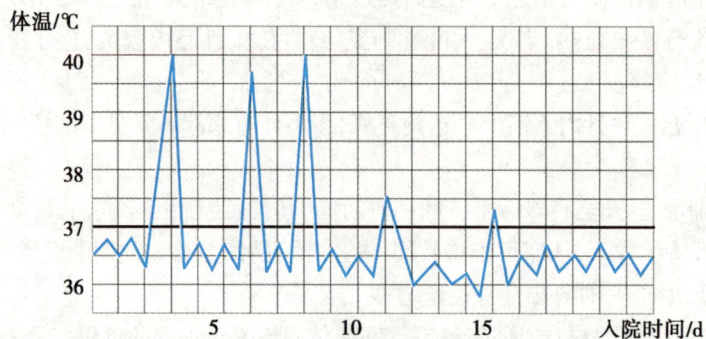

图 6-3   间歇热热型

（4）波状热（undulant fever）：体温逐渐上升达 39℃ 或以上，维持数天后又逐渐下降至正常水平，持续数天后再次逐渐升高达 39℃ 以上，如此可反复多次。常见于布鲁氏菌病（图 6-4）。

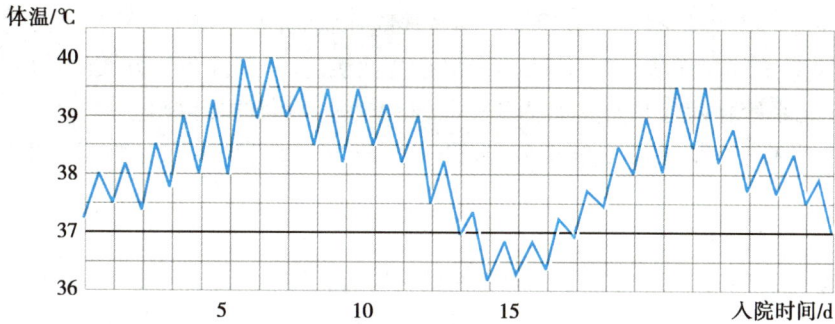

图 6-4　波状热热型

（5）回归热（recurrent fever）：体温急剧上升至 39℃ 或以上，持续数天后又骤降至正常水平并可维持数日，高热期与无热期规律性交替出现。可见于回归热、霍奇金（Hodgkin）病等（图 6-5）。

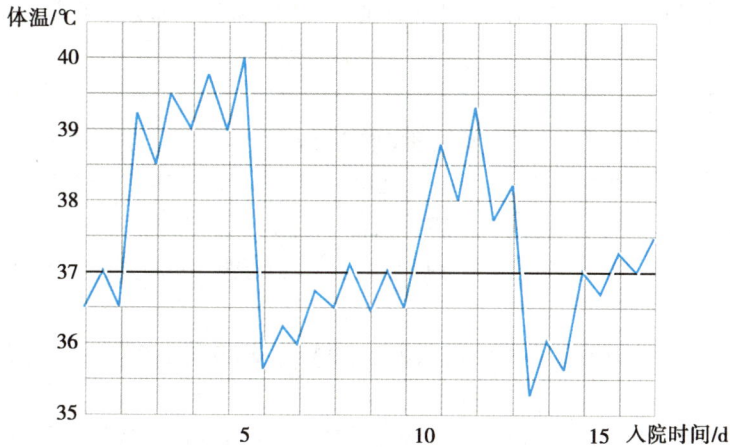

图 6-5　回归热热型

（6）不规则热（irregular fever）：体温曲线无规律可循，常见于结核病、风湿热、支气管肺炎、渗出性胸膜炎等（图 6-6）。

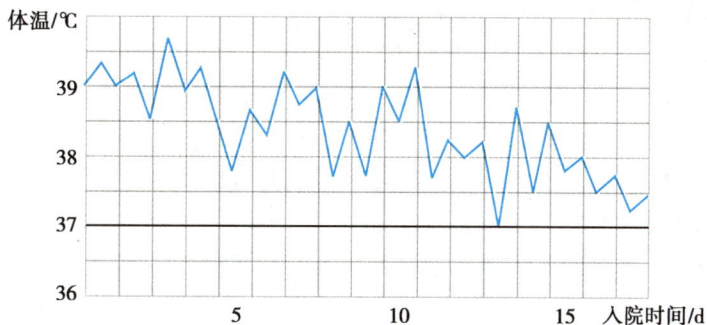

图 6-6　不规则热热型

临床上根据不同的热型有助于发热病因的诊断与鉴别诊断。但须注意临床情况较为复杂，由于多种因素，即使是典型疾病也可不表现出相应的热型，如：①药物的影响，包含抗生素、解热药或糖皮质激素，可使某些疾病的特征性热型变得不典型或呈不规则热型；②热型也与个体反应的差异有关，如老年人肺炎时可仅有低热甚或无发热,而没有肺炎的典型热型出现。

【伴随症状与鉴别诊断】

从症状学的角度,医师在临床上应尽可能多的挖掘患者的各系统所伴发的症状,并加以综合分析,提供疾病的症状学依据。一般说来有系统伴随症状时,发热疾病的病因大多可能来自这一系统,若来自多系统伴随症状,则其病因多考虑全身性疾病,如风湿免疫方面的疾病;若患者仅仅只有发热而全无系统伴随症状及其他特殊症状,此类发热病因的探讨则变得较为复杂,需按发热的基本分类进行认真梳理,并通过仔细体检,逐一系统、分类地进行相关实验室检查而去探讨发热原因。

1. **发热伴系统症状**

(1)伴咳嗽、咳痰,咯血或胸痛等,提示呼吸系统疾病如细菌、病毒感染,结核病或肺部肿瘤等。

(2)伴心前区不适、心悸、气短、乏力,需考虑心脏疾病,如感染性心内膜炎、心肌炎等。

(3)伴腹痛、腹泻、恶心、食欲缺乏等,提示消化系统疾病,如急性肝炎、胰腺炎、肠炎、肠结核、肠道肿瘤等。

(4)伴尿频、尿急、尿痛、血尿等,需考虑泌尿系统疾病,如急性肾盂肾炎、肾结核、肾肿瘤,膀胱炎、膀胱肿瘤、尿道炎、尿道结石并感染等。

(5)伴头痛、头昏、颈项强直、恶心呕吐、视力障碍、神志改变等,常提示中枢神经系统疾病,如脑炎、脑膜炎(细菌性、结核性)、脑部肿瘤等。

2. **发热伴特殊症状**

(1)寒战(rigor):常见于大叶性肺炎、感染性心内膜炎、败血症、急性胆囊炎、急性细菌性肝脓肿、急性肾盂肾炎、流行性脑脊髓膜炎、疟疾、钩端螺旋体病、药物热、急性溶血及输血反应等。

(2)结膜充血:多见于麻疹、流行性出血热、钩端螺旋体病、斑疹伤寒等。

(3)单纯疱疹:口唇及其周围出现单纯疱疹常见于急性发热性疾病,如大叶性肺炎、流行性脑脊髓膜炎、间日疟、流行性感冒等。

(4)皮疹:多见于麻疹、风疹、传染性红斑、水痘、斑疹伤寒、伤寒、登革热、猩红热、风湿热、结缔组织病、药物热等。

(5)出血:发热伴有皮肤黏膜出血常见于重症感染,某些急性传染病如流行性出血热、病毒性肝炎、斑疹伤寒、败血症等,以及某些血液病如严重型再生障碍性贫血、白血病、恶性组织细胞病等。

(6)浅表淋巴结肿大:见于风疹、传染性单核细胞增多症、淋巴结核、引流区域有局灶化脓性感染、丝虫病、淋巴瘤、白血病、转移癌等。

(7)肝脾大:多见于传染性单核细胞增多症、病毒性肝炎、肝及胆道感染、疟疾、布鲁氏菌病、黑热病、急性血吸虫病、结缔组织病、淋巴瘤、白血病等。

(8)关节肿痛:常见于风湿热、结缔组织病、痛风、败血症、猩红热、布鲁氏菌病等。

(9)昏迷:常见有先发热后昏迷者如流行性乙型脑炎、流行性脑脊髓膜炎、斑疹伤寒、中毒性菌痢、中暑等;先昏迷后发热者如脑出血、巴比妥类药物中毒等。

3. **发热不伴其他症状**　此类发热的病因需按前述发热分类及病因去考虑,从感染性疾病及非感染性疾病两个方面,按先常见多发病、后疑难少见病,先简单常规检查、后深入复杂检查,先无创、后有创性检查的原则,逐一详细询问病症,根据所提供的有限症状资料,去进行各系统仔细的体检及相关实验室辅助检查。

此种情况更应仔细询问,参考流行病学史如发病地区、季节、年龄职业、生活习惯、旅游史、与同样病者密切接触史、手术史、输血及血制品史、外伤史、牛羊接触史等,对于思考诊断均有重要意义,有时病史中的一点发现即可能为诊断提供重要线索。

(刘　苓)

二、皮肤黏膜出血

皮肤黏膜出血（mucocutaneous hemorrhage）是因机体止血或凝血功能障碍，导致以全身或局部皮肤黏膜自发性出血或轻度创伤后难以止血为特征的一种临床表现。

【病因与发生机制】

机体出血时发生凝血的正常机制有赖于三个基本因素：血管壁功能正常，血小板量与质的正常以及凝血功能的正常。而当某些疾病出现其中一种及以上的异常情况时即可表现为皮肤黏膜出血。

1. 血管壁功能异常　正常情况下当血管破损时，受损局部小血管即刻会发生反射性收缩，使血流变慢利于初期止血，随即在血小板释放的血管收缩素等血清素作用下，持续收缩毛细血管，充分发挥止血作用。若当毛细血管壁存在先天性缺陷或受损伤不能正常地收缩发挥止血作用时，可导致皮肤黏膜出血，临床常见于：遗传性出血性毛细血管扩张症（Osler Weber-Rendu 综合征）、过敏性紫癜、单纯性紫癜、老年性紫癜及机械性紫癜等、严重感染、化学物质或药物中毒及代谢障碍，维生素 C 或烟酸缺乏、尿毒症、动脉硬化等。

2. 血小板异常　当血管受损伤时，破损的血管处出现血小板相互黏附、聚集成白色血栓附着伤口，起到阻塞止血作用。同时在磷脂酶作用下，血小板膜磷脂释放花生四烯酸，转化为血栓烷 A_2（thromboxane A_2，TXA_2），进一步促进血小板聚集，并有强烈的血管收缩作用，促进局部止血。当血小板数量或功能发生异常时，均可引起皮肤黏膜出血。临床常见于：

(1) 血小板减少：①血小板生成减少：见于再生障碍性贫血、白血病、感染、药物性抑制等；②血小板破坏过多：如特发性血小板减少性紫癜、药物免疫性血小板减少性紫癜；③血小板消耗过多：如血栓性血小板减少性紫癜、弥散性血管内凝血等。

(2) 血小板增多：①原发性：原发性血小板增多症；②继发性：如继发于慢性粒细胞白血病、脾切除后、感染、创伤等。此类疾病虽然血小板数量增多，但仍可引起出血现象，主要是由于活动性凝血活酶生成迟缓或伴有血小板功能异常所致。

(3) 血小板功能异常：①遗传性：如血小板无力症（thrombasthenia）、血小板病（thrombopathy）等；②继发性：常继发于药物、尿毒症、肝病、异常球蛋白血症等。

3. 凝血功能异常　凝血是多种凝血因子参与的较为复杂的过程，其中任何一个凝血因子缺乏或功能不足均可引起凝血障碍，导致皮肤黏膜出血。临床上主要见于：

(1) 遗传性：如血友病、血管性假血友病（Von Willebrand Diseases）、低纤维蛋白原血症、凝血酶原缺乏症、低凝血酶原血症、凝血因子缺乏症等。

(2) 继发性：常见于严重肝病、尿毒症、维生素 K 缺乏等。

(3) 循环血液中抗凝物质增多或纤溶亢进：如异常蛋白血症类肝素抗凝物质增多、抗凝药物治疗过量、原发性纤溶或弥散性血管内凝血所致的继发性纤溶等。

【临床表现】

皮肤黏膜出血表现为血液淤积于皮肤或黏膜下，形成红色或暗红色斑点或斑块，压之不退色。根据出血斑直径的大小可分为瘀点（又称出血点，多在 2mm 以下）、紫癜（3~5mm）和瘀斑（大于 5mm）。

因血管壁功能异常引起的出血，其特点为皮肤黏膜的瘀点或瘀斑，如过敏性紫癜表现为四肢或臀部有对称性、高出皮肤（荨麻疹或丘疹样）的紫癜，可伴有痒感、关节痛及腹痛，累及肾脏时可有血尿。老年性紫癜常见有手、足伸侧的瘀斑；而单纯性紫癜为慢性四肢偶发的瘀斑，常见于女性患者月经期等。

血小板减少出血的特点是同时有皮肤黏膜出血点、紫癜和瘀斑，还可有鼻出血、齿龈出血、月经过多、血尿及黑便等，严重者可导致脑出血。血小板病的患者血小板计数是正常的，出血轻微，以皮下、鼻出血及月经过多为主，但手术时可出现出血不止。

因凝血功能障碍引起的出血常表现有内脏、肌肉出血或软组织血肿,亦常有关节腔出血,且常有家族史或肝脏病史。

【伴随症状】

1. 自幼有轻度碰撞即可出血不止,伴有关节肿痛和畸形者,常见于血友病。

2. 伴颅内压升高及中枢神经压迫症状时需考虑合并有颅内出血。

3. 紫癜伴有鼻出血、牙龈出血、血尿、黑便等广泛出血时见于血小板减少性紫癜、弥散性血管内凝血等。

4. 紫癜伴黄疸见于肝脏疾病。

5. 四肢对称出现紫癜伴关节痛、腹痛及血尿者,见于过敏性紫癜。

6. 出血伴牙龈肿胀、皮肤毛囊过度角化需除外维生素 C 缺乏症。

7. 伴有关节炎或多系统损伤需考虑弥漫性结缔组织病。

(刘　苓)

三、咳嗽、咳痰

咳嗽(cough)、咳痰(expectoration)是临床上常见的两大症状。咳嗽是一种反射性防御动作,可以清除呼吸道内的分泌物或进入气道内的异物,也是呼吸系统疾病的常见症状。咳痰是通过咳嗽动作将呼吸道内分泌物排除口腔外的病态现象。如长期、频繁、剧烈咳嗽影响日常生活、工作,出现误学、误工,甚至出现如尿失禁等尴尬难堪的情况,严重干扰日常交际,造成心理负担。咳嗽时胸膜腔内压增高以及反复剧烈时可引起气胸、纵隔气肿、子宫脱垂、脑缺氧、癫痫发作、咳嗽晕厥综合征等严重并发症。

【病因】

1. **呼吸道疾病**　当鼻咽部至小支气管整个呼吸道黏膜受到刺激时,均可引起咳嗽。如咽喉炎、慢性咽炎、喉结核、喉癌、气管 - 支气管炎、支气管扩张、支气管哮喘、支气管内膜结核及各种肺部细菌、结核菌、真菌、病毒、支原体或寄生虫感染以及肺部肿瘤均可引起咳嗽和 / 或咳痰。系统性疾病累及肺部,如结缔组织病肺部病变、肺嗜酸性粒细胞增多症、尿毒症肺等也可引起咳嗽。而呼吸道感染是引起咳嗽、咳痰最常见的原因。

2. **胸膜疾病**　如各种原因所致的胸膜炎、胸膜间皮瘤、自发性气胸、外伤或胸腔穿刺等均可引起咳嗽。

3. **心血管疾病**　各种原因所致左心衰竭引起肺淤血或肺水肿时,因肺泡及支气管内有浆液性或血性渗出物,可引起咳嗽。另外,右心或体循环静脉栓子脱落造成肺栓塞时肺泡与支气管内水肿液、漏出或渗出物,均可刺激肺泡壁及支气管黏膜,也可引起咳嗽。

4. **中枢神经因素**　从大脑皮质发出冲动传至延髓咳嗽中枢后可发生咳嗽。如脑炎、脑膜炎时也可出现咳嗽。但人们还可以自主地咳嗽或抑制咳嗽。

5. **其他因素所致慢性咳嗽**　如服用血管紧张素转化酶抑制剂后咳嗽、胃食管反流病所致咳嗽和习惯性及心因性咳嗽、职业性咳嗽、痉挛性咳嗽等。有时少见肺外原因如原发性或继发性声带功能障碍,纵隔病变、扁桃体肿大也可出现慢性咳嗽。

【发生机制】

咳嗽是由于延髓咳嗽中枢受刺激引起。当咳嗽受体受物理或化学刺激时,就启动了咳嗽的过程。来自耳、鼻、咽喉、支气管、胸膜的刺激传入延髓咳嗽中枢,该中枢再将冲动传向运动神经,也就是喉下神经、膈神经和脊髓神经,分别引起咽肌、膈肌和其他呼吸肌的运动来完成咳嗽动作。完整的咳嗽动作依次包括三个不同阶段即吸气相、加压相和逼出相。吸气相表现为短促的声门开放深吸气,然后在加压相声门关闭,同时腹肌和肋间内肌用力强烈收缩,使胸膜腔内压明显增高,继之在逼出相声门突然开放,在高压力差推动下,呼吸肌持续收缩,声门下的高压空气快速排出并震动声带发出典型的咳嗽音,同时气流将呼吸道内的异物、痰液等咳出。咳嗽反射的作用为排出呼吸道内的异物和过多的分泌物,有清洁、保护和维持呼吸道畅通的作用。

咳痰是一种病态现象。正常支气管黏膜腺体和杯状细胞只分泌少量黏液,以保持呼吸道黏膜的湿润。当呼吸道感染、肺淤血和肺水肿时,支气管黏膜充血、水肿,黏液分泌增多,毛细血管壁通透性增加,浆液渗出,联合吸入的尘埃和某些组织破坏物等混合而成痰,随咳嗽动作排出。

【临床表现】

1. 判断咳嗽、咳痰的临床意义　应注意以下几点:

(1)咳嗽的性质:咳嗽无痰或痰量极少,称为干性咳嗽。干性咳嗽常见于急性或慢性咽喉炎、喉癌、急性支气管炎初期、气管受压、支气管异物、支气管肿瘤、胸膜疾病、原发性肺动脉高压以及二尖瓣狭窄等。咳嗽伴有咳痰称为湿性咳嗽,常见于支气管炎、慢性阻塞性肺疾病、支气管扩张、肺炎、肺脓肿和空洞型肺结核、肺寄生虫病等。

(2)咳嗽的时间与规律:反复发作性咳嗽可见于支气管哮喘(咳嗽变异性哮喘)、百日咳、支气管内膜结核等。突发性咳嗽常因闻及刺激性气体或吸入异物、淋巴结或肿瘤压迫气管或支气管分叉处所引起。慢性咳嗽多见于慢性支气管炎、支气管扩张、肺脓肿及肺结核。夜间咳嗽常见于左心衰竭和肺结核患者,引起夜间咳嗽的原因,可能与夜间肺淤血加重及迷走神经兴奋性增高有关。

(3)咳嗽的音色:是指咳嗽声音的特点。咳嗽声音嘶哑,多为声带的炎症或肿瘤压迫喉返神经所致,多见于喉炎、喉结核、喉癌和喉返神经麻痹。金属音调咳嗽,常见于因纵隔肿瘤、主动脉瘤或支气管癌直接压迫气管所致的咳嗽。鸡鸣样咳嗽,表现为连续阵发性剧咳伴有高调吸气回声,多见于百日咳、会厌、喉部疾患或气管受压。咳嗽声音低微或无力,见于严重肺气肿、声带麻痹及极度衰弱者。经常清嗓样咳嗽并有咽部滴漏的感觉,可见于鼻后滴流综合征。

(4)痰的性质和痰量:痰的性质可分为黏液性、浆液性、脓性和血性等。黏液性痰多见于急性支气管炎、支气管哮喘及大叶性肺炎的初期,也可见于慢性支气管炎、肺结核等。浆液性痰见于肺水肿。脓性痰见于化脓性细菌性下呼吸道感染。血性痰是由于呼吸道黏膜受侵害、损害毛细血管或血液渗入肺泡所致。急性呼吸道炎症时痰量较少,痰量增多常见于支气管扩张、肺脓肿和支气管胸膜瘘。另外,日咳数百至上千毫升浆液泡沫痰还需考虑肺泡癌的可能。铁锈色痰为典型肺炎球菌肺炎的特征。黄绿色或翠绿色痰,提示铜绿假单胞菌感染。痰白、黏稠且牵拉成丝、难以咳出,提示有真菌感染。大量稀薄浆液性痰中含粉皮样物,提示棘球蚴病。粉红色泡沫痰是肺水肿的特征。痰有恶臭味提示有厌氧菌感染。

2. 常见疾病的咳嗽、咳痰特点　由于咳嗽是许多疾病的一种非特异性症状,临床上进行确诊时必须详细询问病史,全面查体并利用各类相关检查进行诊断和鉴别诊断。咳嗽按性质又可分为干咳与湿咳。咳嗽通常按病程时间分为三类:急性咳嗽、亚急性咳嗽和慢性咳嗽。

(1)急性咳嗽:咳嗽病程时间<3周,最常见的病因是呼吸道感染,最有可能是病毒引起,其次是支气管哮喘、慢性支气管炎急性发作和肺炎等基础疾病的加重。急性咳嗽是呼吸科门诊最常见的症状。

(2)亚急性咳嗽:咳嗽病程时间为3~8周,亚急性咳嗽最常见于感染后咳嗽,以及支气管哮喘、慢性支气管炎急性发作和上气道咳嗽综合征等基础疾病的加重。

(3)慢性咳嗽:咳嗽病程时间>8周。慢性咳嗽的原因较多,通常依据胸部X线检查有无异常分为两类:一类为X线胸片有明确病变者,如肺炎、肺结核、支气管肺癌等;另一类为X线胸片无显著异常,以咳嗽为主或唯一症状者,即通常所说的不明原因的慢性咳嗽(简称慢性咳嗽)。慢性咳嗽的常见原因为上气道咳嗽综合征,通常由咳嗽变异性哮喘、鼻后滴流综合征、嗜酸性粒细胞性支气管炎和胃食管反流性咳嗽四种情况所致。其他见于慢性支气管炎、支气管扩张、支气管内膜结核、变应性咳嗽、心因性咳嗽等。

【诊断与鉴别诊断】

1. **感冒**   普通感冒（common cold）又称急性上呼吸道感染，是人类最常见的感染性疾病之一，常由鼻病毒引起。成人平均每年感冒 2~7 次，感冒是急性咳嗽的最常见原因。

(1)特点：多有突发气象条件的改变、劳累后出现鼻部相关症状，如流涕、打喷嚏、鼻塞和鼻后滴流感、咽喉不适，伴或不伴轻、中度发热，多无寒战。咳嗽通常不剧烈，少量黏痰，持续时间可达 2 周，多数与病毒感染有关，继发细菌感染时出现脓性痰。四季均可发病，病程短，5~7d，呈现自限性，通常多在 2 周内自愈，但也可以引起严重并发症如肺炎、心力衰竭等，必须重视。

(2)诊断：患者急性发病，具有鼻部相关症状（如流涕、打喷嚏、鼻塞和鼻后滴流感、咽喉不适、咳嗽等），上呼吸道症状明显而全身症状相对较轻，查体鼻部黏膜充血、水肿、有分泌物，咽部轻度充血，胸部查体无阳性体征及 X 线检查无异常并排除过敏性鼻炎等非感染性上呼吸道炎即可诊断。

(3)鉴别诊断

1)流行性感冒：由流感病毒所致，常见普通感冒症状基础上，多伴有高热，可伴有寒战，有明显季节性。早期症状鉴别困难，需结合流行病史，流感病原学检测阳性有助于鉴别诊断。

2)鼻腔疾病：变应性鼻炎是一种非传染性疾病，有明确的过敏史有助于鉴别。急性鼻窦炎常继后出现咽痛、脓性分泌物，有助于鉴别。

3)化脓性扁桃体炎：也可表现为咽痛、咳嗽，但常为高热。咽部可见扁桃体红肿、脓性分泌物有助于诊断。

2. **急性气管 - 支气管炎**   急性气管 - 支气管炎（acute tracheobronchitis）是由于生物性或非生物性因素引起的气管 - 支气管黏膜的急性炎症。病毒感染是最常见的病因，但常继发细菌感染。

(1)特点：临床表现为起病初期常有上呼吸道感染症状，随后咳嗽可渐加剧，伴或不伴咳痰，伴细菌感染者常咳黄脓痰。急性气管 - 支气管炎常呈自限性，全身症状可在数天内消逝，但咳嗽、咳痰普遍继续 2~3 周。胸部 X 线检查无明显异常或仅有肺纹理增多。查体双肺呼吸音粗，有时可闻及湿性或干性啰音。

(2)诊断：根据症状、体征、结合胸部 X 线表现无明显异常作出诊断。

(3)鉴别诊断

1)肺炎：两者鉴别很重要。有咳嗽、咳痰、寒战高热症状，部分病人出现呼吸困难症状，肺部可有实变体征和 / 或闻及湿性啰音。结合胸部 X 线表现为肺部片状浸润性实变阴影或间质性改变，有助于鉴别。病原学筛查有助于病原体的确定，如细菌、冠状病毒、肺炎支原体、肺炎衣原体或嗜肺军团菌。

2)肺结核：咳嗽咳痰，多伴有结核中毒症状如午后低热、乏力、盗汗、消瘦，女性患者可有月经紊乱。胸部 X 线表现病变多位于肺上部，密度不均，可形成空洞或肺内播散。痰涂片抗酸杆菌阳性有助于鉴别诊断。

3)急性扁桃体炎：有发热、咳嗽症状，体格检查有咽部充血，扁桃体红肿，有脓性分泌物体征有助于诊断。

3. **感染后咳嗽**   感染后咳嗽（postinfectious cough）是指当呼吸道感染的急性期症状消失后，咳嗽仍拖延不愈。除呼吸道病毒外，其他病原体如细菌、支原体和衣原体等均能够引起感染后咳嗽，其中以感冒引起的咳嗽最为常见，又称为"感冒后咳嗽"。

(1)特点：常表现为亚急性咳嗽。首先要明确咳嗽是否继发于先前的呼吸道感染，多表现为刺激性干咳或咳白色黏液痰，胸部 X 线检查无异常。感染后咳嗽为自限性，多能自行缓解。

(2)诊断：感染后咳嗽的诊断属于排除性的临床诊断，根据有上呼吸道感染病史之后出现咳嗽，除外其他疾病（胸部 X 线检查无明显异常，肺通气功能正常，气道反应性正常等）时可考虑。

(3)鉴别诊断

1)咳嗽变异性哮喘：以咳嗽为主要或唯一症状，多在闻及冷空气、灰尘、油烟等时加剧，咳嗽持续时间更长。支气管激发试验阳性,支气管舒张试验阳性等有助于鉴别。

2)变应性咳嗽:女性患者较多,常有咳嗽,病史可有过敏史和家族过敏史,但无哮喘病史。肺通气功能正常,支气管舒张试验阴性,支气管激发试验阴性,除外其他疾病,有助于鉴别。

3)嗜酸性粒细胞性支气管炎:症状类似,体格检查无异常发现。主要通过诱导痰细胞学检查,痰嗜酸性粒细胞比例≥3%者为嗜酸性粒细胞性支气管炎。

4. 支气管哮喘　支气管哮喘(bronchial asthma)是由多种细胞和细胞组分参与的气道慢性炎症性疾病。通常出现反复发作的喘息、气急、胸闷或咳嗽等症状,常在夜间和/或清晨发作、加剧。多数患者可自行缓解或经治疗后缓解。咳嗽变异性哮喘(cough variant asthma,CVA)是指以慢性咳嗽为主要或唯一临床表现,没有明显喘息、气促等症状,表现气道高反应性的一种特殊类型的哮喘。

(1)特点:反复发作性喘息伴喉鸣音,呼气性呼吸困难,或胸闷伴咳嗽,干咳或黏液痰。有一定的季节性、昼夜节律(夜间、凌晨),一次发作数分钟、数小时、数天,经治疗或自行缓解。常伴过敏性鼻炎、荨麻疹等。

(2)诊断:反复发作的喘息、呼吸困难、胸闷或咳嗽,多与接触变应原、冷空气、物理化学性刺激、病毒性上呼吸道感染、运动等有关。发作时在双肺可闻及哮鸣音,呼气延长。上述症状经治疗缓解或自行可缓解。除其他疾病引起的喘息,胸闷和咳嗽,即可诊断支气管哮喘。症状不典型者,需要进行支气管扩张试验或支气管激发试验或运动试验检查,其中的任何一项为阳性可诊断支气管哮喘。

(3)鉴别诊断

1)左心衰竭引起的喘息样呼吸困难:患者多有冠心病、风湿性心脏病等心脏病症状和体征,可有粉红色泡沫样血痰,两肺底可闻及湿性啰音,心尖部奔马律,肺部X线有肺淤血征象,不易鉴别时可先用氨茶碱平喘治疗,临床动态明确诊断。

2)慢性阻塞性肺疾病:多见中老年患者,有慢性咳嗽、咳痰病史,两肺可有湿性啰音,多伴肺气肿体征。多有长期接触有害气体或/和吸烟病史。有时两者相互并存,肺功能检查有助于鉴别。

3)上气道阻塞:可见于中央型支气管肺癌、气管-支气管结核、复发性多软骨炎等气道疾病或异物气管吸入,导致支气管狭窄或伴发感染时,可出现类似喘息样症状,需做CT、支气管镜等辅助检查明确诊断。

4)变态反应性肺浸润:可见于肺嗜酸性粒细胞浸润、外源性变应性肺泡炎,致病原可为寄生虫、花粉、粉尘等,常有发热、气短等,胸部X线检查可见多发、游走性淡薄片状阴影,可自行消失,相应检查有助于鉴别诊断。

5)肺栓塞:出现胸闷、憋气、呼吸困难症状,但无肺部啰音,平喘治疗无效,需注意做相关检查明确。

6)高通气综合征:多表现为某种应急和情绪因素出现呼吸困难、呼吸深快、胸闷、气短,心悸。因过度通气出现视物模糊、手指麻木、严重者出现手指、上肢强直、晕厥等。查体肺部无哮鸣音,无变应原因素。肺功能及支气管激发试验有助于鉴别。过度通气激发试验有助于诊断该病。

5. 慢性支气管炎　慢性支气管炎(chronic bronchitis)是指气管、支气管黏膜及其周围组织的慢性、非特异性炎症。临床上以慢性咳嗽、咳痰为其特征。

(1)特点:反复慢性咳嗽、咳痰,痰多为白色泡沫痰或黏液痰,初期清晨较重,之后早晚或整日均有咳嗽,但夜间咳嗽不明显。部分患者咳嗽不伴有咳痰。

(2)诊断:是指在除外其他慢性咳嗽原因后,患者每年咳嗽、咳痰3个月以上,并连续2年者。

(3)鉴别诊断

1)咳嗽变异性哮喘:以咳嗽为主要或唯一症状,多在闻及冷空气、灰尘、油烟等时加剧,咳嗽持续时间更长。支气管激发试验阳性、支气管舒张试验阳性等有助于鉴别。

2)支气管结核:多见于青年者,发病无季节性。刺激性咳嗽为突出症状,结核中毒症状不明显,纤维支气管内镜检查及刷检涂片抗酸杆菌阳性有助诊断。

3)肺癌:两者均见于中年以上多见,多有吸烟史。早期肺癌多以刺激性咳嗽为主要症状,呈高调金属音。病情进展时出现反复间断咯血。胸部影像学、纤维支气管内镜检查、病理学检查有助于明确。

4)支气管扩张:咳痰较多,多为脓性,可伴有不同程度的咯血,肺部有啰音,部位较固定,不易消失。高分辨率肺部 CT(HRCT)有助于诊断。

5)上气道咳嗽综合征:常有鼻炎、鼻窦炎、咽喉炎病史,鼻部疾病引起分泌物倒流鼻后和咽喉部导致发作性或持续性咳嗽,白天为主,常有清喉动作。检查咽后壁黏液附着,多经过针对性治疗后咳嗽可缓解。

6. 支气管扩张　支气管扩张(bronchiectasis)是指慢性气道损伤引起支气管管壁组织破坏导致的支气管不可逆性扩张。

(1)特点:主要症状为慢性咳嗽,咳大量脓性痰和/或反复咯血。患者多有童年麻疹、百日咳或支气管肺炎等病史。慢性咳嗽、大量脓痰与体位改变有关。反复肺部感染,病程多呈慢性经过,部分患者以反复咯血为唯一症状,临床上称为"干性支气管扩张"。早期或干性支气管扩张可无异常肺部体征,病变重或继发感染时常可闻及下胸部、背部固定而持久的局限性粗湿啰音,部分慢性患者伴有杵状指(趾),出现肺气肿、肺源性心脏病等并发症时有相应体征。

(2)诊断:根据慢性咳嗽、大量脓痰、反复咯血和肺部同一部位反复感染等病史,肺部闻及固定而持久的局限性粗湿啰音,结合童年有诱发支气管扩张的呼吸道感染或全身性疾病病史,一般临床可作出初步诊断。可进一步做胸部高分辨率 CT 明确诊断。

(3)鉴别诊断

1)慢性支气管炎:多发生于中老年吸烟者,在气候多变的冬春季节咳嗽、咳痰明显,多为白色泡沫黏液痰,感染急性发作时才出现脓性痰。痰量不多,无反复咯血史,两肺可有散在的干湿啰音。

2)肺脓肿:起病急,有高热、咳嗽、大量脓臭痰;胸部 X 线检查可见局部浓密炎症阴影,中有气液平面。急性肺脓肿经有效抗生素治疗后,炎症可完全吸收消通。应注意的是支气管扩张也可发生肺脓肿,慢性肺脓肿常并发支气管扩张。

3)肺结核:常有低热、盗汗、乏力和消瘦等结核性全身中毒症状,干湿啰音多位于上肺部,胸部 X线和痰结核菌检查可作出诊断。

7. 原发性支气管肺癌　原发性支气管肺癌(primary bronchogenic carcinoma)简称肺癌,肿瘤细胞源于支气管黏膜或腺体,早期常有刺激性干咳,痰中带血等呼吸道症状,病情进展速度与细胞生物特性有关。肺癌为当前世界各地最常见的恶性肿瘤之一,是一种严重威胁人民健康和生命的疾病。对于肺部肿瘤来说,咳嗽是最常见症状。

(1)特点:在疾病早期咳嗽轻微且不典型,容易被忽视。咳嗽为常见的早期症状。当肿瘤引起支气管狭窄时,咳嗽加重,多为持续性干咳,且呈高音调金属性,是一种特征性的阻塞性咳嗽。或伴有少量黏痰,伴咯血或痰中带血丝。可有胸痛、呼吸困难、体重下降等表现。常有长期吸烟史,原有咳嗽性质发生改变等。

(2)诊断:依据吸烟史、致癌物质接触史、肺癌家族史,结合临床表现,影像学检查资料等,确诊依赖于病理学检查结果。

(3)鉴别诊断

1)支气管哮喘:哮喘发病年龄较年轻,常有过敏性疾病病史,发作性喘息,支气管扩张剂治疗可明显缓解。肺癌患者可有喘息,甚至支气管扩张试验阳性,但往往规律平喘治疗症状常无明显缓解。而肺部高分辨率 CT、纤维支气管内镜检查有助于诊断。

2)肺炎:肺炎起病急骤,先有寒战、高热等症状,然后出现呼吸道症状,抗菌药物治疗多有效,病灶吸收迅速而完全,而癌性阻塞性肺炎的炎症吸收较缓慢,或炎症吸收后出现块状阴影,且多有中央型肺癌表现,纤维支气管内镜检查、病理学检查等有助于鉴别。

8. 血管紧张素转换酶抑制剂诱发的咳嗽　慢性咳嗽是血管紧张素转换酶抑制剂(angiotensin converting enzyme inhibitors,ACEI)的一种副作用,典型者表现为干咳,伴有喉部瘙痒感,高达三分之一的口服 ACEI 患者可出现咳嗽。胸部 X 线、纤维支气管内镜等检查均无异常,停用药物后症状可消失。

(1)特点:ACEI 引起的咳嗽典型症状以阵发性、持续性干咳为主,多在临睡前、平卧位、夜间出现,闻及油烟等刺激性气味易诱发,常伴有不同程度的咽部症状,如咽喉发痒、咽干以及咽部异物感。胸部 X 线、纤维支气管内镜、血常规、痰培养等均无异常。

(2)诊断:有服用 ACEI 药物史,最常见为依拉普利。服用 ACEI 类药物后出现咳嗽或原有咳嗽症状加重,并且多在 1 周左右出现。停药 4 周内咳嗽消失或明显减轻,重复给药可复发。需要排除其他疾病引起的慢性咳嗽。

(3)鉴别诊断

1)咳嗽变异性哮喘:以咳嗽为主要或唯一症状,多在闻及冷空气、灰尘、油烟等时加剧,咳嗽持续时间更长。支气管激发试验阳性、支气管舒张试验阳性等有助于鉴别。

2)变应性咳嗽:女性患者较多,常有咳嗽,病史可有过敏史和家族过敏史,但无哮喘病史。肺通气功能正常,支气管舒张试验阴性,支气管激发试验阴性,除外其他疾病,有助于鉴别。

3)嗜酸性粒细胞性支气管炎:症状类似,体格检查无异常发现。主要通过诱导痰细胞学检查,痰嗜酸性粒细胞比例≥3% 者为嗜酸性粒细胞性支气管炎。

4)慢性支气管炎:多发生于中老年吸烟者,在气候多变的冬春季节咳嗽、咳痰明显,多为白色泡沫黏液痰,感染急性发作时才出现脓性痰。痰量不多,无反复咯血史,两肺可有散在的干湿啰音。

5)上气道咳嗽综合征:常有鼻炎、鼻窦炎、咽喉炎病史,鼻部疾病引起分泌物倒流鼻后和咽喉部导致发作性或持续性咳嗽,白天为主,常有清喉动作。检查咽后壁黏液附着,多经过针对性治疗后咳嗽可缓解。

(刘 苓)

四、咯血

咯血(hemoptysis)是指喉及喉部以下的呼吸道及肺任何部位的出血,经口腔咯出。少量咯血有时仅表现为痰中带血丝,大咯血时血液从口鼻涌出,常可阻塞呼吸道,甚至导致窒息死亡。

【病因与发生机制】

咯血原因很多,主要见于呼吸系统和心血管疾病。

1. 支气管疾病　主要是炎症、肿瘤、结石等原因致支气管黏膜或毛细血管通透性增加,或黏膜下血管破裂所致。如支气管扩张、支气管肺癌、支气管结核、慢性支气管炎、支气管结石、支气管腺瘤、支气管黏膜非特异性溃疡等。

2. 肺部疾病　肺部病变使毛细血管通透性增高,血液渗出,导致痰中带血或小血块。如病变累及小血管使管壁破溃,则造成中等量咯血;如空洞壁肺动脉分支形成的小动脉瘤破裂,或继发的支气管扩张形成的动静脉瘘破裂,则造成大量咯血,可危及生命。在我国,引起咯血的首要原因是肺结核。引起咯血的肺结核多为浸润型、空洞型肺结核和干酪样肺炎,急性血行播散型肺结核则较少出现咯血。此外有肺炎、肺脓肿等,较少见于肺淤血、肺栓塞、肺寄生虫病、肺真菌病、肺泡炎、肺含铁血黄素沉着症和肺出血肾炎综合征等。

3. 心血管疾病　其发生机制多因肺淤血造成肺泡壁或支气管内膜毛细血管破裂和支气管黏膜下层支气管静脉曲张破裂所致。较常见于二尖瓣狭窄,其次为原发性肺动脉高压或先天性心脏病所致肺动脉高压,另有肺栓塞、肺血管炎、高血压等。心血管疾病引起咯血可表现为痰中带血或小量咯血、大量咯血、粉红色泡沫样血痰和黏稠暗红色血痰。

4. 其他　血液病(如白血病、血小板减少性紫癜、血友病、再生障碍性贫血等)、急性传染病(如流行性出血热、肺出血型钩端螺旋体病等)、风湿性疾病(如结节性多动脉炎、系统性红斑狼疮、坏死性肉芽肿性血管炎、贝赫切特综合征等)或气管、支气管子宫内膜异位症等均可引起咯血。

【临床表现】

1. 年龄　青壮年咯血常见于肺结核、支气管扩张、二尖瓣狭窄等。40 岁以上有长期吸烟史者,应警惕支气管肺癌的可能。儿童慢性咳嗽伴少量咯血与小细胞低色素性贫血,须注意特发性含铁血黄素沉着症的可能。

2. 咯血量　咯血量大小的标准尚无明确的界定,但一般认为每日咯血量在 100ml 以内为小量,100~500ml 为中等量,500ml 以上或一次咯血 100~500ml 为大量。大咯血主要见于空洞性肺结核、支气管扩张和慢性肺脓肿。支气管肺癌少有大咯血,主要表现为痰中带血。慢性支气管炎和支原体肺炎也可出现痰中带血或血性痰,但常伴有剧烈咳嗽。

3. 颜色和性状　因肺结核、支气管扩张、肺脓肿和出血性疾病所致咯血常为鲜红色;铁锈色血痰常见于典型的肺炎球菌肺炎,也可见于肺吸虫病和肺泡出血;砖红色胶冻样痰见于肺炎克雷伯菌肺炎;二尖瓣狭窄所致咯血多为暗红色;左心衰竭所致咯血为浆液性粉红色泡沫痰;肺栓塞所致咯血为黏稠暗红色血痰。

【鉴别诊断】

当出现经口腔排血时需要明确出血的部位,需先检查口腔与鼻咽部,观察上气道局部有无出血灶,鼻出血多自前鼻孔流出,常在鼻中隔前下方发现出血灶;鼻腔后部出血,尤其是出血量较多时,易与咯血混淆,此时由于血液经后鼻孔沿软腭与咽后壁下流,使患者在咽部有异物感。鼻咽镜检查即可确诊。咯血还需与呕血进行鉴别(表 6-1)。呕血(hematemesis)是指上消化道疾病或全身性疾病所致上消化道出血,血液经口腔呕出,出血部位多见于食管、胃及十二指肠。一般来说,咯血为鲜红色,多伴有痰液,呕血多为暗红色,多有呕吐物,但在发生咯血被患者吞咽后再呕吐时或食管静脉曲张破裂等情况下两者鉴别较为困难。

表 6-1　咯血与呕血的鉴别

鉴别要点	咯血	呕血
病因	肺结核、支气管扩张症、肺癌、肺炎、肺肿、心脏病等	消化性溃疡、肝硬化、急性胃黏膜病变、胆道出血、胃癌等
出血前症状	喉部痒感、胸闷、咳嗽等	上腹部不适、恶心、呕吐等
出血方式	咯出	呕出,可为喷射状
出血的血色	鲜红	暗红色、棕色、有时为鲜红色
血中混有物	痰、泡沫	食物残渣、胃液
酸碱反应	碱性	酸性
黑便	无,咽下血液量较多时可有	有,可为柏油样便,呕血停止后仍可持续数日
出血后痰的性状	常有血痰数日	无痰

【伴随症状】

1. 伴发热　见于肺结核、肺炎、肺脓肿、流行性出血热、支气管肺癌等。

2. 伴胸痛　见于肺炎球菌肺炎、肺结核、肺栓塞、支气管肺癌等。

3. 伴呛咳　见于支气管肺癌、支原体肺炎等。

4. 伴脓痰　见于支气管扩张症、肺脓肿、空洞型肺结核继发细菌感染等。

5. 伴皮肤黏膜出血　见于血液病、风湿病、流行性出血热等。

6. **伴杵状指(趾)**　见于支气管扩张症、肺脓肿、支气管肺癌等。

7. **伴黄疸**　需防范钩端螺旋体病、肺炎球菌肺炎、肺栓塞等。

（柯希权　和水祥）

五、呼吸困难

呼吸困难(dyspnea)指患者感到空气不足、呼吸费力,客观表现为呼吸运动用力,重者鼻翼扇动、张口耸肩,甚至发绀、呼吸辅助肌也参与运动,并伴随呼吸频率、深度与节律的改变。

【病因】

引起呼吸困难的原因繁多,主要为呼吸系统和心血管系统疾病。

1. **呼吸系统疾病**　常见于:

(1)气道阻塞:如喉、气管、支气管的炎症、水肿、肿瘤或异物所致的狭窄或阻塞及支气管哮喘、慢性阻塞性肺疾病等。

(2)肺部疾病:如肺炎、肺脓肿、肺结核、肺不张、肺淤血、肺水肿、弥漫性肺间质疾病、细支气管肺泡癌等。

(3)胸壁、胸廓、胸膜腔疾病:如胸壁炎症、严重胸廓畸形、胸腔积液、自发性气胸、广泛胸膜粘连、结核、外伤等。

(4)神经肌肉疾病:如脊髓灰质炎病变累及颈髓,急性多发性神经根神经炎和重症肌无力累及呼吸肌,药物导致呼吸肌麻痹等。

(5)膈运动障碍:如膈肌麻痹、大量腹腔积液、腹腔巨大肿瘤、胃扩张和妊娠末期。

2. **循环系统疾病**　常见于各种原因所致的左心和/或右心衰竭、心脏压塞、肺栓塞和原发性肺动脉高压等。

3. **中毒**　系各种中毒所致,如糖尿病酮症酸中毒、吗啡类药物中毒、有机磷杀虫药中毒、氰化物中毒、亚硝酸盐中毒和急性一氧化碳中毒等。

4. **神经精神性疾病**　各种颅脑疾病引起呼吸中枢功能障碍和精神因素所致的呼吸困难,如焦虑症、癔症等。

5. **血液病**　常见于重度贫血、高铁血红蛋白血症、硫化血红蛋白血症等。

【发生机制及临床表现】

根据发生机制及临床表现特点,将呼吸困难归纳分为以下五种类型:

1. **肺源性呼吸困难**　主要是呼吸系统疾病引起的通气、换气功能障碍导致缺氧和/或二氧化碳潴留引起。临床上常分为三种类型:

(1)吸气性呼吸困难:主要表现为吸气显著费力,严重者吸气时可见"三凹征"(three depression sign),可见胸骨上窝、锁骨上窝和肋间隙明显凹陷,此时亦可伴有干咳及高调吸气性喉鸣。三凹征的出现主要是由于呼吸肌极度用力,胸腔负压增加所致。常见于喉部、气管、大支气管的狭窄与阻塞。

(2)呼气性呼吸困难:主要表现为呼气费力、呼气缓慢、呼吸时间明显延长,常伴有呼气期哮鸣音。主要是由于肺泡弹性减弱和/或小支气管的痉挛或炎症所致。常见于慢性支气管炎、慢性阻塞性肺疾病、支气管哮喘、弥漫性泛细支气管炎等。

(3)混合性呼吸困难:主要表现为吸气期及呼气期均感呼吸费力、呼吸频率增快、深度变浅,可伴有呼吸音异常或病理性呼吸音。主要是由于肺或胸膜腔病变使肺呼吸面积减少导致换气功能障碍所致。常见于重症肺炎、重症肺结核、大面积肺栓塞(梗死)、弥漫性肺间质疾病、大量胸腔积液、气胸、广泛性胸膜增厚等。

2. **心源性呼吸困难**　主要是由于左心和/或右心衰竭引起。

左心衰竭发生的主要原因是肺淤血和肺泡弹性降低。其机制为:①肺淤血,使气体弥散功能降低；②肺泡张力增高，刺激牵张感受器，通过迷走神经反射兴奋呼吸中枢；③肺泡弹性减退，使肺活量减少；④肺循环压力升高对呼吸中枢的反射性刺激。左心衰竭引起的呼吸困难特点为：①有引起左心衰竭的基础病因，如风湿性心脏病、高血压心脏病、冠状动脉粥样硬化性心脏病等；②呈混合性呼吸困难，活动时呼吸困难出现或加重，休息时减轻或消失，卧位明显，坐位或立位时减轻，故而当患者病情较重时，往往被迫采取半坐位或端坐呼吸（orthopnea）；③两肺底部或全肺出现湿性啰音；④应用强心剂、利尿剂和血管扩张剂改善左心功能后呼吸困难症状随之好转。

急性左心衰竭时，常可出现夜间阵发性呼吸困难，表现为夜间睡眠中突感胸闷气急，被迫坐起，惊恐不安。轻者数分钟至数十分钟后症状逐渐减轻、消失；重者可见端坐呼吸、面色发绀、大汗，有哮鸣音，咳浆液性粉红色泡沫痰，两肺底有较多湿性啰音，心率加快，可有奔马律。此种呼吸困难也曾被称"心源性哮喘"（cardiac asthma）。其发生机制为：①睡眠时迷走神经兴奋性增高，冠状动脉收缩、心肌供血减少，心功能降低；②小支气管收缩，肺泡通气量减少；③仰卧位时肺活量减少，下半身静脉回心血量增多，致肺淤血加重；④呼吸中枢敏感性降低，对肺淤血引起的轻度缺氧反应迟钝，当淤血加重、缺氧明显时，才刺激呼吸中枢做出应答反应。

右心衰竭严重时也可引起呼吸困难，但程度较左心衰竭轻，其主要原因为体循环淤血所致。其发生机制为：①右心房和上腔静脉压升高，刺激压力感受器反射性地兴奋呼吸中枢；②血氧含量减少，乳酸、丙酮酸等代谢产物增加，刺激呼吸中枢；③淤血性肝大、腹腔积液和胸腔积液，使呼吸运动受限，肺交换面积减少。临床上主要见于慢性肺源性心脏病、某些先天性心脏病或由左心衰竭发展而来。另外，也可见于各种原因所致的急性或慢性心包积液。其发生呼吸困难的主要机制是大量心包渗液致心脏压塞或心包纤维性增厚、钙化、缩窄，使心脏舒张受限，引起体循环静脉淤血所致。

3. **中毒性呼吸困难**   代谢性酸中毒时血中代谢产物增多，刺激颈动脉窦、主动脉体化学受体或直接兴奋刺激呼吸中枢引起呼吸困难。其特点为：①有引起代谢性酸中毒的基础病因，如尿毒症、糖尿病酮症等；②出现深长而规则的呼吸，可伴有鼾音，称为酸中毒大呼吸（Kussmaul 呼吸）。

某些药物如吗啡类、巴比妥类等中枢抑制药物和有机磷杀虫药中毒时，可抑制呼吸中枢引起呼吸困难。其特点为：①有药物中毒史；②呼吸缓慢、变浅并伴有呼吸节律异常的改变如 Cheyne-Stokes 呼吸（潮式呼吸）或 Biots 呼吸（间停呼吸）。

化学毒物中毒可导致机体缺氧引起呼吸困难，常见于一氧化碳中毒、亚硝酸盐和苯胺类中毒、氰化物中毒。其发生机制分别为：一氧化碳中毒时，吸入的 CO 与血红蛋白结合形成碳氧血红蛋白，失去携带氧的能力导致缺氧而产生呼吸困难；亚硝酸盐和苯胺类中毒时，使血红蛋白变为高铁血红蛋白失去携带氧的能力导致呼吸困难；氰化物中毒时，氰离子抑制细胞色素氧化酶的活性，影响细胞呼吸作用，导致组织缺氧引起呼吸困难，严重时引起脑水肿抑制呼吸中枢。

4. **神经精神性呼吸困难**   神经性呼吸困难主要是颅内高压和减少的血供刺激呼吸中枢，呼吸变慢且深，常伴有呼吸节律的改变，如双吸气（抽泣样呼吸）、呼吸遏制（吸气突然停止）等。临床上常见于重症颅脑疾病，如脑出血、脑炎、脑膜炎、脑脓肿、脑外伤及脑肿瘤等。

精神性呼吸困难主要表现为呼吸快而浅，伴有叹息样呼吸或出现手足搐搦。临床上常见于焦虑症、癔症患者，患者可突然发生呼吸困难。其发生机制多为过度通气而发生呼吸性碱中毒所致，严重时也可出现意识障碍。

5. **血源性呼吸困难**   多由红细胞携氧量减少，血氧含量降低所致。表现为呼吸浅、心率快。临床常见于重度贫血、高铁血红蛋白血症、硫化血红蛋白血症。此外，大出血或休克时，因缺氧和血压下降，刺激呼吸中枢，也可使呼吸加快。

【伴随症状】

1. **发作性呼吸困难伴哮鸣音**   多见于支气管哮喘、心源性哮喘；突发性重度呼吸困难见于急性喉水肿、气管异物、大面积肺栓塞、自发性气胸等。

2. **伴发热**   多见于肺炎、肺脓肿、肺结核、胸膜炎、急性心包炎等。

3. **伴一侧胸痛** 见于大叶性肺炎、急性渗出性胸膜炎、肺栓塞、自发性气胸、急性心肌梗死、支气管肺癌等。

4. **伴咳嗽、咳痰** 见于慢性阻塞性肺疾病、肺炎、支气管扩张、肺脓肿等；伴大量泡沫痰可见于有机磷中毒；伴粉红色泡沫痰见于急性左心衰竭。

5. **伴意识障碍** 见于脑出血、脑膜炎、糖尿病酮症酸中毒、尿毒症、肺性脑病、急性中毒、休克型肺炎等。

（柯希权　和水祥）

六、胸痛

胸痛（chest pain）是一种常见而又可能危及生命的病症，造成胸痛的原因复杂多样，主要由胸部疾病所致，少数由其他疾病引起。胸痛的程度，因个体的差异存在疼痛阈值不同，与疾病的严重程度不完全一致。胸痛的严重程度需要结合意识状态、血压、脉搏、呼吸频率、有无心力衰竭等综合判断，如何快速、准确诊断和鉴别急性冠脉综合征（acute coronary syndrome，ACS）及其他致死性胸痛的病因，成为临床处理的难点和重点。

【病因】

引起胸痛的原因繁多复杂，常见的有：

1. **呼吸系统疾病** 胸膜炎、胸膜肿瘤、气胸、血胸、支气管炎、支气管肺癌等。

2. **心血管疾病** 心绞痛、急性心肌梗死、心肌炎、急性心包炎、二尖瓣或主动脉瓣病变、主动脉瘤、主动脉窦瘤破裂、夹层动脉瘤、肺梗死、肺动脉高压等。

3. **胸壁疾病** 急性皮炎、皮下蜂窝织炎、带状疱疹、肋间神经炎、肋软骨炎、流行性肌炎、肋骨骨折、多发性骨髓瘤、急性白血病等。

4. **纵隔疾病** 纵隔炎、纵隔脓肿、纵隔肿瘤等。

5. **其他** 过度通气综合征、痛风、食管炎、食管癌、胃溃疡、食管裂孔疝、膈下脓肿、肝脓肿、脾梗死及神经症等。

【发生机制】

胸部的感觉神经纤维可由各种化学、物理因素及刺激因子刺激产生痛觉冲动，并传至大脑皮质的痛觉中枢引起胸痛。胸部感觉神经纤维有：肋间神经感觉纤维、支配主动脉的交感神经纤维、支配气管与支气管的迷走神经纤维、膈神经的感觉纤维。此外，除患病器官的局部疼痛外，还可见远离该器官的某部位体表或深部组织疼痛，称放射痛（radiating pain）或牵涉痛。例如心绞痛时除出现心前区、胸骨后疼痛外，还可放射至左肩、左臂及左颈、左侧面颊部。

【临床表现】

1. **发病年龄** 青壮年胸痛多考虑肋间神经痛、结核性胸膜炎、自发性气胸、肺炎、心肌炎、心肌病、风湿性心瓣膜病，40岁以上则须注意心绞痛、心肌梗死和支气管肺癌。

2. **胸痛部位** 胸壁皮肤炎症在罹患处皮肤出现红、肿、热、痛等改变。带状疱疹呈多数小水疱群，沿神经分布，不越过中线，有明显的痛感。流行性肌痛时可出现胸、腹部肌肉剧烈疼痛，可向肩部、颈部放射。非化脓性肌软骨炎多侵犯第1、2肋软骨，患部隆起、疼痛剧烈，但皮肤多无红肿。心绞痛与急性心肌梗塞的疼痛常位于胸骨后或心前区。食管疾患、膈疝、纵隔肿瘤的疼痛也位于胸骨后。自发性气胸、急性胸膜炎、肺梗塞等常呈患侧的剧烈胸痛。

3. **胸痛性质** 胸痛的性质可有多种多样。胸痛的程度可呈剧烈、轻微和隐痛。例如带状疱疹呈刀割样或灼热样剧痛；心绞痛呈压榨样痛并有重压窒息感，心肌梗死则疼痛更为剧烈并有恐惧、濒死感；气胸在发病初期有撕裂样疼痛；夹层动脉瘤常呈突然发生胸背部撕裂样剧痛或锥痛，但也有呈隐痛者；肺梗死亦可突然发生胸部剧痛或绞痛，常伴呼吸困难与发绀；食管炎多呈烧灼痛；胸膜炎常呈隐痛、钝痛和刺痛；肋间神经痛为阵发性灼痛或刺痛。

4. **疼痛持续时间**　血管狭窄或平滑肌痉挛缺血所致的疼痛为阵发性，炎症、肿瘤、栓塞或梗死所致疼痛呈持续性。如心绞痛发作时间短暂，持续 1~5min，可在用药或休息后好转，而心肌梗死疼痛持续时间很长（数小时或更长）且不易缓解。

5. **影响疼痛因素**　主要为疼痛发生的诱因、加重与缓解的因素。例如心绞痛发作可在劳力、缺氧或精神紧张时诱发，休息后或含服硝酸甘油或硝酸异山梨酯后于 1~2min 内缓解，而对心肌梗死所致疼痛则服上药无效。食管疾病多在进食时发作或加剧，服用抗酸剂和促动力药物可减轻或消失。咳嗽或用力呼吸可加剧胸膜炎及心包炎的胸痛。

【伴随症状】

1. **胸痛伴有咳嗽、咳痰和 / 或发热**　常见于气管、支气管和肺部感染性疾病。
2. **胸痛伴呼吸困难**　常见于自发性气胸、大叶性肺炎、渗出性胸膜炎和肺栓塞等。
3. **胸痛伴咯血**　主要见于肺栓塞、支气管肺癌、肺结核。
4. **胸痛伴面色苍白、大汗淋漓、血压下降或休克**　多见于心肌梗死、主动脉夹层、主动脉窦瘤破裂和大块肺栓塞。
5. **胸痛伴吞咽困难**　多提示食管疾病，如反流性食管炎等。

（柯希权　和水祥）

七、心悸

心悸（palpitation）是人们主观感觉上心脏跳动带来的一种不舒服的感觉，患者最常见的描述为心慌，健康人一般仅在剧烈运动、精神高度紧张或高度兴奋时才会感到心悸，属于正常情况。而在某些病理情况，比如心率过快、过慢以及有过早搏动时，患者主诉症状常常为心悸。

【病因】

导致心悸的原因很多，各种原因导致交感神经兴奋是最常见的引发心悸的生理状态。而一些病理状态也可引发患者心悸，除心脏本身病变外，某些全身性疾病可导致心悸。

心脏搏动增快　心脏搏动增快引起的心悸，可分为生理性或病理性。

（1）生理性

1）健康人在剧烈运动或精神过度紧张时。

2）饮酒、喝浓茶或咖啡后。

3）应用某些药物，如肾上腺素、麻黄碱、咖啡因、阿托品、甲状腺素片等。

4）妊娠。

（2）病理性

1）心肌缺血：发生心肌缺血时会引发剧烈疼痛、交感神经系统激活，导致心率增快，也可以因心肌缺血而引发心动过速、心房颤动、期前收缩等。

2）高血压：血压升高时，由于外周血管阻力增大，心脏后负荷增加，促使心肌收缩力增强，心率增快，也会产生心悸症状。

3）心力衰竭：急性左心衰竭时由于各种原因导致的心脏负荷增加，进而导致肺动脉压力增高，引发交感神经系统激活，会出现窦性心率增快、心动过速、心房颤动、期前收缩等心律失常。而慢性心力衰竭由于患者长期处于交感激活状态，也会发生上述表现，出现心悸症状。

4）心律失常：有些没有器质性心脏病的患者可出现各类缓慢性或快速性心律失常或者异位搏动，这些心律失常都可以引发心悸症状。①心动过速：各种原因引起的窦性心动过速、阵发性室上性或室性心动过速等，均可发生心悸。②心动过缓：高度房室传导阻滞（二、三度房室传导阻滞）、窦性心动过缓或病态窦房结综合征等，由于心率缓慢，舒张期延长，心室充盈度增加，心搏强而有力，引起心悸。

③其他心律失常：期前收缩、心房扑动或颤动等，由于心脏跳动不规则或有一段间歇，使患者感到心悸，甚至有停跳感觉。

5）心脏瓣膜病或先天性心脏病：主动脉瓣关闭不全、二尖瓣关闭不全等引起的左心室肥大，心脏收缩力增强。动脉导管未闭、室间隔缺损回流量增多，增加心脏的负荷量，也可引起心悸。

6）其他疾病：①甲状腺功能亢进：由于基础代谢与交感神经兴奋性增高，导致心率加快、搏动增强。②贫血：贫血时血液携氧量减少，器官及组织缺氧，机体为保证氧的供应，通过增加心率，提高排出量来代偿，心率加快导致心悸。急性失血时心悸尤为明显。③发热：此时基础代谢率增高，心率加快、心排血量增加，也可引起心悸。④低血糖症、嗜铬细胞瘤：肾上腺素释放增多，心率加快、搏动增强，也可发生心悸。⑤循环血容量不足：进食不佳、腹泻、失血等状态导致循环血容量不足时，机体可发生反射性心率增快，出现心悸症状。⑥胸腔大量积液、高原病、胆心综合征等，也可出现心悸。

7）抑郁焦虑状态：多见于年轻女性，心脏本身并无器质性病变，患者多出现情绪低落或暴躁、心悸、失眠等症状，往往还伴有疲惫、头晕、头痛、记忆力减退等。

8）β-受体亢进综合征：患者交感神经兴奋性较高，平素窦性心律偏快，易发生窦性心动过速，表现除心悸、胸闷、头晕外还可有一些心电图改变，例如轻度 ST 段下移及 T 波平坦或倒置，易与心脏器质性疾病混淆。普萘洛尔（心得安）试验有一定的鉴别作用，β-受体亢进综合征在应用普萘洛尔后心电图改变可恢复正常。

9）更年期综合征：在绝经期前后，出现一系列内分泌与自主神经功能紊乱症状，心悸也是其中一个症状。这类患者除心悸之外，往往还伴有阵发性潮热、失眠、乏力等症状。

【发生机制】

心悸发生机制尚未完全清楚，一般认为心脏活动过度是心悸发生的基础，常与心率增快或减慢、心律不齐、心肌收缩力及心搏出量改变有关。

在心率增快时，由于舒张期缩短，心室充盈量减少，收缩期心室内压力上升速率增快，使心室肌与心瓣膜的紧张度突然增加而产生心悸。

在心律不齐时，例如期前收缩，在一个较长的代偿间歇之后的心室收缩，由于舒张期心室容量增加，收缩时心肌收缩力增大，会产生心悸；心悸与心律失常持续的时间相关，急性期时患者症状更为明显，如果持续时间过长，有些患者因机体适应后往往心悸症状逐渐减弱甚至消失。

在心率减慢时，由于舒张期时限延长，心室充盈量增加，心肌收缩力代偿性增强而导致心悸。

任何原因引发的交感神经兴奋性增强，去甲肾上腺素分泌增多，心肌收缩力增强，心率增快，都可引起心悸。而肾素-血管紧张素-醛固酮系统被激活，心肌收缩力增强也可引起心悸。

【伴随症状】

1. **伴心前区痛**　见于冠状动脉粥样硬化性心脏病（如心绞痛、心肌梗死）、心肌炎、心包炎，亦可见于心脏神经症等。

2. **伴发热**　见于急性传染病、风湿热、心肌炎、心包炎、感染性心内膜炎等。

3. **伴晕厥或抽搐**　见于窦性停搏、高度房室传导阻滞、阵发性室性心动过速、病态窦房结综合征等。

4. **伴贫血**　见于各种原因引起的急性失血，此时常有虚汗、脉搏微弱、血压下降或休克。慢性贫血者，心悸多在劳累后较明显。

5. **伴呼吸困难**　见于急性心肌梗死、心肌炎、心包炎、心力衰竭、重症贫血等。

6. **伴消瘦及出汗**　见于甲状腺功能亢进症。

7. **伴乏力、气短**　见于心衰、高血压、抑郁焦虑及更年期综合征。

（张　萍）

八、发绀

发绀(cyanosis)亦称紫绀。发绀是指血液中去氧血红蛋白增多使皮肤和黏膜呈青紫色改变的一种表现。这种改变常发生在皮肤较薄,色素较少和毛细血管较丰富的部位,如唇、耳垂、鼻尖、颊部、指(趾)、甲床等处。

【病因】

1. 呼吸系统疾病   见于气道阻塞(喉、气管、支气管)、肺实质与肺间质疾病。如:肺炎、慢性阻塞性肺疾病、弥漫性间质纤维化、肺水肿、肺血管疾病(肺栓塞、原发性肺动脉高压、肺动静脉瘘等)、急性呼吸窘迫综合征等。

2. 心血管疾病   见于心力衰竭、发绀型先天性心脏病,如法洛四联症(tetralogy of Fallot)、艾森门格综合征(Eisenmenger syndrome)等。

3. 周围血流障碍性疾病   ①局部静脉病变,如血栓性静脉炎、下肢静脉曲张、上腔静脉综合征等,由于局部淤血、周围血流缓慢,氧被组织摄取过多所致;②动脉供血不足,血栓性脉管炎、肢体动脉硬化、雷诺病(Raynaud disease)、网状青斑、冷凝集血症等。休克时间较长时也可出现发绀。

4. 吸入气体中氧分压低   在海拔 >3 500m 地区可出现发绀,并可引起高原性心脏病。

5. 血液中存在异常血红蛋白衍化物   ①高铁血红蛋白血症,由于血红蛋白分子中二价铁被三价铁取代,失去与氧结合能力,当血中高铁血红蛋白含量 >30g/L(有报道 >15g/L)时可出现发绀。通常与使用伯氨喹、亚硝酸盐、氯酸钾、磺胺类、苯丙砜、硝基苯和苯胺有关。②硫化血红蛋白血症,这种血红蛋白不存在正常血中,常在患者同时有便秘或服用硫化物,在肠内形成大量硫化氢时,服用含氮化合物或芳香族氨基酸起促酶作用,使硫化氢作用于血红蛋白,生成硫化血红蛋白,当含量 >5g/L,可出现发绀。

【发生机制】

国人体内血流的颜色决定了皮肤和黏膜的颜色变化。鲜红色的血液是因血中红细胞内含有充分的氧合血红蛋白;当氧合血红蛋白释放出了氧,成为还原(去氧)血红蛋白时,颜色就转为暗红。身体里流经动脉和毛细血管的血中含氧合血红蛋白多而还原血红蛋白少,因此透过薄的黏膜和半透明的指甲可显现出红色,而在含有色素又较厚的皮肤处就显为白里透红或微棕色透红。血液流经静脉时血中因去氧血红蛋白增多,氧合血红蛋白减少,所以透过皮肤,就呈现青紫色。因此,凡黏膜、指甲和皮肤里的毛细血管和小动脉里血液的氧合血红蛋白减少,而去氧血红蛋白绝对量增多时,都会出现发绀。通常还原血红蛋白浓度用血氧的未饱和度表示。

正常血液中血红蛋白含量为 15g/dl,100% 氧饱和度时可携带 20vol/dl 的氧。当血液从肺毛细血管流经左心到体动脉时,其氧饱和度为 95%(19vol/dl),氧未饱和度为 5%(1vol/dl),而流经静脉时血氧饱和度为 72%~75%(14~15vol/dl),氧未饱和度为 30%(5~6vol/dl)。当毛细血管中的血氧未饱和度 >32.5%(6.5vol/dl),即还原血红蛋白超过 50g/L(5g/dl)时,皮肤黏膜可表现为发绀。

需要注意的是,此处计算还原血红蛋白时是以正常血红蛋白浓度为 150g/L 为标准的,若还原血红蛋白为 50g/L 时,意味着已有 1/3 血红蛋白不饱和。理论上当动脉血氧饱和度(SaO_2)为 66% 时,相应氧分压已低至 34mmHg 的极度危险水平。而临床上血红蛋白正常的患者,如果 SaO_2<85%,已可出现发绀,甚或在 SaO_2>85% 时也可见到超过一半的患者有轻度发绀。而当严重贫血(血红蛋白 <60g/L)时,虽有 SaO_2 降低,但发绀却不明显。因此发绀并非完全与动脉血氧降低相一致。

【临床表现】

根据病因不同发绀的临床表现亦有差异,主要见于如下两类:

1. 血液中还原血红蛋白增多   根据出现发绀部位又分为:

(1)中心性发绀:特点为全身性黏膜、皮肤受累,但皮肤温度如常。常见为:①肺性发绀:因呼吸功能不全、肺氧合作用不足所致。常见于各种严重的呼吸系统疾病,如慢性阻塞性肺疾病(COPD)、哮喘重度发作、气道的阻塞、肺炎、弥漫性肺间质纤维化、肺淤血、肺水肿、急性呼吸窘迫综合征以及肺栓塞、原发性肺动脉高压等。②心性混合性发绀:常因动静脉分流,使部分静脉血未经氧合直接进入体循环动脉,当分流量超过心排血量 1/3 时,即可出现发绀。常见于某些先天性心脏病,如 Fallot 四联症、Eisenmenger 综合征等。

(2)周围性发绀:特点是常出现于肢体的末端与下垂部位,如肢端、耳垂、鼻尖。因周围血流障碍,发绀部位的皮肤是冷的,但若予以加温或按摩,使皮肤转暖,发绀可消退。见于:①淤血性:引起体循环淤血、周围血流缓慢的疾病,如右心衰竭、渗出性心包炎、心脏压塞、缩窄性心包炎、血栓性静脉炎、上腔静脉阻塞综合征、下肢静脉曲张等;②缺血性:常见于引起心排出量减少的疾病和局部血流障碍性疾病,如严重休克、暴露于寒冷中和血栓闭塞性脉管炎、雷诺(Raynaud)病、肢端发绀症、冷球蛋白血症等。

(3)混合性发绀:兼有上述两者表现,多见于心力衰竭、心肺疾病合并周围循环衰竭等。

2. 血液中存在异常血红蛋白衍生物　可先天存在,亦可后天获得:

(1)高铁血红蛋白血症:可由药物或化学物质中毒所致,如伯氨喹、亚硝酸盐、磺胺类、硝基苯、苯胺等;也可因大量进食含有亚硝酸盐的变质蔬菜引起"肠源性青紫症"。特点是急骤出现发绀,暂时性,病情危重,氧疗青紫不退,抽出的静脉血呈深棕色,暴露于空气中也不能转变为鲜红色,若静脉注射亚甲蓝、硫代硫酸钠或大剂量维生素 C,均可使发绀消退。还有极少数高铁血红蛋白血症为先天性,患者自幼即有发绀,有家族史,身体健康状况较好。

(2)硫化血红蛋白血症:此为后天获得性。凡能引起高铁血红蛋白血症的药物或化学物质均能引起硫化血红蛋白血症,但患者同时有便秘或服用硫化物,在肠内形成大量硫化氢为先决条件。此类发绀的临床特点是持续时间长,可达数月或更长时间,患者血液呈蓝褐色。用分光镜检查可确定硫化血红蛋白的存在。

【伴随症状】

临床上在考虑发绀患者的病因时,对其伴随症状进行综合分析,常会给予方向性提示。

1. 发绀伴有呼吸困难　慢性心、肺疾病发展到较为严重阶段,常会因缺氧出现发绀并伴有明显呼吸困难;而急性呼吸道阻塞性疾患,包括外压性,如大量胸腔积液、气胸等,在发绀的同时均可出现呼吸困难。

2. 发绀伴有意识障碍　当某些药物或理化物质中毒时,或急性重症肺部感染、休克、急性心力衰竭时,可以出现发绀伴有神志障碍。

3. 发绀伴有杵状指(趾)　常提示慢性或先天性疾病,病程相对较长,如发绀型先天性心脏病、慢性肺脓肿、严重支气管扩张症等。

(张　萍)

九、恶心与呕吐

恶心(nausea)、呕吐(vomiting)是临床常见症状。恶心为上腹部不适和紧迫欲吐的感觉。可伴有迷走神经兴奋的症状,如皮肤苍白、出汗、流涎、血压降低及心动过缓等,常为呕吐的前奏。一般恶心后随之呕吐,但也可仅有恶心而无呕吐,或仅有呕吐而无恶心。呕吐是通过胃的强烈收缩迫使胃或部分小肠内容物经食管、口腔而排出体外的现象。二者均为复杂的反射动作,可由多种原因引起。

【病因】

引起恶心与呕吐的病因很多,按发病机制可归纳为下列几类:

1. 反射性呕吐

(1)咽部受到刺激:如吸烟、剧咳、鼻咽部炎症或溢脓等。

(2)胃、十二指肠疾病：急慢性胃炎、消化性溃疡、功能性消化不良、急性胃扩张、幽门梗阻及十二指肠壅滞症等。

(3)肠道疾病：急性阑尾炎、各型肠梗阻、急性出血坏死性肠炎、腹型过敏性紫癜等。

(4)肝胆胰疾病：急性肝炎、肝硬化、肝淤血、急慢性胆囊炎或胰腺炎等。

(5)腹膜及肠系膜疾病：如急性腹膜炎。

(6)其他疾病：肾输尿管结石、急性肾盂肾炎、急性盆腔炎、异位妊娠破裂等。急性心肌梗死早期、心力衰竭、青光眼、屈光不正等亦可出现恶心、呕吐。

2. 中枢性呕吐

(1)神经系统疾病

1)颅内感染：各种脑炎、脑膜炎、脑脓肿。

2)脑血管疾病：脑出血、脑栓塞、脑血栓形成、高血压脑病及偏头痛等。

3)颅脑损伤：脑挫裂伤、颅内血肿、蛛网膜下腔出血等。

4)癫痫，特别是持续状态。

(2)全身性疾病：尿毒症、糖尿病酮症酸中毒、甲状腺危象、甲状旁腺危象、肾上腺皮质功能不全、低血糖、低钠血症及早孕均可引起呕吐。

(3)药物：某些抗生素、抗癌药、洋地黄、吗啡等可因兴奋呕吐中枢而致呕吐。

(4)中毒：乙醇、重金属、一氧化碳、有机磷农药、鼠药等中毒均可引起呕吐。

(5)精神因素：胃神经官能症、癔症、神经性厌食等。

3. 前庭障碍性呕吐　凡呕吐伴有听力障碍、眩晕等症状者，需考虑前庭障碍性呕吐。常见疾病有迷路炎，是化脓性中耳炎的常见并发症；梅尼埃病，为突发性的旋转性眩晕伴恶心呕吐；晕动病，一般在航空、乘船和乘车时发生。

【发生机制】

呕吐是一个复杂的反射动作，其过程可分三个阶段，即恶心、干呕(vomiturition)与呕吐。恶心时胃张力和蠕动减弱，十二指肠张力增强，可伴或不伴有十二指肠液反流；干呕时胃上部放松而胃窦部短暂收缩；呕吐时胃窦部持续收缩，贲门开放，腹肌收缩，腹压增加，迫使胃内容物急速而猛烈地向上反流，经食管、口腔而排出体外。呕吐与反食不同，后者是指无恶心呕吐动作而胃内容物经食管、口腔溢出体外。

呕吐中枢位于延髓，它有两个功能不同的机构，一是神经反射中枢，即呕吐中枢(vomiting center)，位于延髓外侧网状结构的背部，接受来自消化道、大脑皮质、内耳前庭、冠状动脉以及化学感受器触发带的传入冲动，直接支配呕吐动作；二是化学感受器触发带(chemoreceptor trigger zone)，位于延髓第四脑室的底面，接受各种外来的化学物质或药物(如阿扑吗啡、洋地黄、依米丁等)及内生代谢产物(如感染、酮中毒、尿毒症等)的刺激，并由此引发出神经冲动，传至呕吐中枢引起呕吐。

【临床表现】

1. 呕吐的时间　育龄妇女晨起呕吐见于早期妊娠，亦可见于尿毒症、慢性酒精中毒或功能性消化不良；鼻窦炎病人因起床后脓液经鼻后孔流出刺激咽部，亦可致晨起恶心、干呕。晚上或夜间呕吐见于幽门梗阻。

2. 呕吐与进食的关系　进食过程中或餐后即刻呕吐，可能为幽门管溃疡或精神性呕吐；餐后1h以上呕吐称延迟性呕吐，提示胃张力下降或胃排空延迟；餐后较久或数餐后呕吐，见于幽门梗阻，呕吐物可有隔夜宿食；餐后近期呕吐，特别是集体发病者，多由食物中毒所致。

3. 呕吐的特点　进食后立刻呕吐，恶心很轻或缺如，吐后又可进食，长期反复发作而营养状态不受影响，多为神经性呕吐。喷射状呕吐多为颅内高压性疾病。

4. 呕吐物的性质　带发酵、腐败气味提示胃潴留；带粪臭味提示低位小肠梗阻；不含胆汁说明梗阻平面多在十二指肠乳头以上，含多量胆汁提示在此平面以下；含有大量酸性液体者多有胃泌素瘤或十二指肠溃疡,无酸味者可能为贲门狭窄或贲门失弛缓症。上消化道出血常呈咖啡色样呕吐物。

【伴随症状】

1. **伴腹痛、腹泻**　多见于急性胃肠炎、霍乱、副霍乱、细菌性食物中毒及其他原因引起的急性食物中毒。

2. **伴右上腹痛及发热、寒战或有黄疸**　应考虑急性胆囊炎或胆石症。

3. **伴头痛及喷射性呕吐**　常见于颅内高压症或青光眼。

4. **伴眩晕、眼球震颤**　见于前庭器官疾病。

5. **服用某些药物后**　应用阿司匹林、某些抗生素及抗癌药物的患者,呕吐可能与药物副作用有关。

6. **伴停经**　已婚育龄妇女早晨呕吐,应注意早孕。

(刘劲松)

十、呕血与便血

呕血(hematemesis)是上消化道疾病(指十二指肠悬韧带以上的消化道,包括食管、胃、十二指肠、肝、胆、胰及胃空肠吻合术后的空肠上段疾病)或全身性疾病所致的上消化道出血,血液经口腔呕出。常伴有黑便,严重时可有急性周围循环衰竭的表现。

便血(hematochezia)是指消化道出血,血液由肛门排出。便血颜色可呈鲜红、暗红或黑色。少量出血不造成粪便颜色改变,需经隐血试验才能确定者,称为隐血(occult blood)。

【病因】

1. **呕血病因**

(1)消化系统疾病

1)食管疾病:反流性食管炎、食管憩室炎、食管癌、食管异物、食管-贲门黏膜撕裂综合征(Mallory-Weiss综合征)、食管损伤等。门静脉高压所致的食管静脉曲张破裂及食管异物戳穿主动脉均可造成大量呕血,并危及生命。

2)胃及十二指肠疾病:最常见消化性溃疡,其次有急性糜烂出血性胃炎、胃癌、胃泌素瘤(Zollinger-Ellison综合征)、恒径动脉综合征(Dieulafoy病)等。其他少见疾病有平滑肌瘤、平滑肌肉瘤、淋巴瘤、息肉、胃黏膜脱垂、急性胃扩张、胃扭转、憩室炎、结核、克罗恩病等。

3)门静脉高压引起的食管胃底静脉曲张破裂或门静脉高压性胃病出血。

(2)上消化道邻近器官或组织的疾病:胆道结石、胆道蛔虫、胆囊癌、胆管癌及壶腹癌出血均可引起大量血液流入十二指肠导致呕血。此外,还有急、慢性胰腺炎;胰腺癌合并脓肿破溃;主动脉瘤破入食管、胃或十二指肠、纵隔肿瘤破入食管等。

(3)全身性疾病

1)血液系统疾病:血小板减少性紫癜、过敏性紫癜、白血病、血友病、霍奇金淋巴瘤、遗传性毛细血管扩张症、弥散性血管内凝血及其他凝血机制障碍(如应用抗凝药过量)等。

2)感染性疾病:流行性出血热、钩端螺旋体病、登革热、暴发型肝炎、败血症等。

3)结缔组织病:系统性红斑狼疮、皮肌炎、结节性多动脉炎累及上消化道。

4)其他:尿毒症、肺源性心脏病、呼吸衰竭等。

如上所述,呕血的原因甚多,但以消化性溃疡最为常见,其次为食管或胃底静脉曲张破裂,再次为急性糜烂性出血性胃炎和胃癌。因此考虑呕血的病因时,应首先考虑上述四种疾病。当病因未明时,也应考虑一些少见疾病,如平滑肌瘤、血管畸形、血友病、原发性血小板减少性紫癜等。

2. **便血病因**　引起便血的原因很多,常见的有下列疾病。

(1)下消化道疾病

1)小肠疾病:肠结核、肠伤寒、急性出血性坏死性肠炎、钩虫病、克罗恩病、小肠肿瘤、小肠血管瘤、空肠憩室炎或溃疡、Meckel 憩室炎或溃疡、肠套叠等。

2）结肠疾病：急性细菌性痢疾、阿米巴痢疾、血吸虫病、溃疡性结肠炎、结肠憩室炎、结肠癌、结肠息肉等。

3）直肠肛管疾病：直肠肛管损伤、非特异性直肠炎、放射性直肠炎、直肠息肉、直肠癌、痔、肛裂、肛瘘等。

4）血管病变：血管瘤、毛细血管扩张症、血管畸形、血管退行性变、缺血性肠炎、痔等。

（2）上消化道疾病：见呕血的病因，视出血量与速度的不同，可表现为便血或黑便。

（3）全身性疾病：白血病、血小板减少性紫癜、血友病、遗传性毛细血管扩张症、维生素 C 及维生素 K 缺乏症、严重的肝脏疾病、尿毒症、流行性出血热、败血症等。

【临床表现】

1. **呕血**　呕血前常有上腹部不适和恶心，随后呕吐血性胃内容物。其颜色视出血量的多少、血液在胃内停留时间的长短以及出血部位不同而异。出血量多、在胃内停留时间短、出血位于食管则血色鲜红或为暗红色，常混有凝血块；当出血量较少或在胃内停留时间长，则因血红蛋白与胃酸作用形成酸化正铁血红蛋白（hematin），呕吐物可呈棕褐色或咖啡渣样。

2. **便血**　便血颜色可因出血部位不同、出血量的多少以及血液在肠腔内停留时间的长短而异，呕血时因部分血液经肠道排出体外，可形成黑便（melena）。下消化道出血，如出血量多、速度快则呈鲜红色；若出血量小、速度慢，血液在肠道内停留时间较长，可为暗红色。粪便可全为血液或混合有粪便，也可仅黏附于粪便表面或于排便后肛门滴血。消化道出血每日在 5~10ml 以内者，无肉眼可见的粪便颜色改变，需用隐血试验才能确定，称为隐血便。一般的隐血试验虽敏感性高，但有一定假阳性，使用抗人血红蛋白单克隆抗体的免疫学检测，可以避免其假阳性。

3. **失血性周围循环衰竭**　出血量占循环血容量 10% 以下时，病人一般无明显临床表现；出血量占循环血容量 10%~20% 时，可有头晕、无力等症状，多无血压、脉搏等变化；出血量达循环血容量的 20% 以上时，则有冷汗、四肢厥冷、心慌、脉搏增快等急性失血症状；若出血量在循环血容量的 30% 以上，则有神志不清、面色苍白、心率加快、脉搏细弱、血压下降、呼吸急促等急性周围循环衰竭的表现。

4. **血液学改变**　出血早期可无明显血液学改变，出血 3~4h 以后由于组织液的渗出及输液等情况，血液被稀释，血红蛋白及血细胞比容逐渐降低。

5. **其他**　大量呕血可出现氮质血症、发热等表现。

【伴随症状】

了解伴随症状对估计失血量及确定病因很有帮助。

1. **呕血时伴随症状**

（1）伴上腹痛：慢性反复发作的上腹痛，有一定周期性与节律性，多为消化性溃疡；中老年人，慢性上腹痛，疼痛无明显规律性并伴有厌食、消瘦或贫血者，应警惕胃癌。

（2）伴肝脾大：脾大、有腹壁静脉曲张或有腹腔积液者，提示肝硬化；肝区疼痛、肝大、质地坚硬、表面凹凸不平或有结节者多为肝癌。

（3）伴黄疸：黄疸、寒战、发热伴右上腹绞痛并呕血者，可能由胆道疾病引起。

（4）其他：近期有服用非甾体抗炎药史、酗酒史、大面积烧伤、颅脑手术、脑血管疾病和严重外伤伴呕血者，应考虑急性胃黏膜病变；剧烈呕吐后继而呕血，应考虑食管贲门黏膜撕裂综合征。

2. **便血时伴随症状**

（1）伴腹痛：慢性反复上腹痛，呈周期性和节律性，出血后疼痛减轻，见于消化性溃疡；上腹绞痛或伴有黄疸者，应考虑胆道出血；腹痛时排血便或脓血便，便后腹痛减轻，见于细菌性痢疾、阿米巴痢疾或溃疡性结肠炎；腹痛伴便血还见于急性出血性坏死性肠炎、肠套叠、肠系膜血栓形成或栓塞、膈疝等。

（2）伴里急后重（tenesmus）：即肛门坠胀感。感觉排便未净，排便频繁，但每次排便量甚少，且排便后未感轻松,提示肛门、直肠疾病,见于痢疾、直肠炎及直肠癌。

(3)伴腹部肿块:便血伴腹部肿块者,应考虑结肠癌、肠结核、肠道恶性淋巴瘤、肠套叠及克罗恩病等。

此外,呕血或便血患者,如果伴皮肤有蜘蛛痣及肝掌者,可能与肝硬化门静脉高压有关;皮肤黏膜有毛细血管扩张,提示可能由遗传性毛细血管扩张症所致;有皮肤黏膜出血等全身出血症状者,见于急性传染性疾病及血液疾病,如重症肝炎、流行性出血热、白血病、过敏性紫癜、血友病等。呕血或便血伴发热症状者,常见于传染性疾病,如败血症、流行性出血热、钩端螺旋体病;便血伴发热也见于部分恶性肿瘤,如肠道淋巴瘤、白血病等。

(刘劲松)

十一、腹泻

腹泻(diarrhea)指排便次数增多,粪质稀薄,或带有黏液、脓血或未消化的食物。如解液状便,每日 3 次以上,或每日粪便总量大于 200g,其中粪便含水量大于 80%,则可认为是腹泻。腹泻可分为急性与慢性两种,超过 2 个月者属慢性腹泻。

【病因】

1. 急性腹泻

(1)肠道疾病:包括由病毒、细菌、真菌、原虫、蠕虫等感染所引起的肠炎,急性细菌性痢疾,急性出血性坏死性肠炎,Crohn 病或溃疡性结肠炎急性发作,急性肠道缺血等。此外,医院内感染可致腹泻,抗生素相关性肠炎也可表现为腹泻。

(2)急性中毒:服食毒蕈、河豚、鱼胆及化学药物如砷、磷、铅、汞等引起的腹泻。

(3)全身性感染:如败血症、伤寒或副伤寒、钩端螺旋体病等。

(4)其他:如变态反应性肠炎、过敏性紫癜,以及服用某些药物如氟尿嘧啶、利血平及新斯的明等引起腹泻。

2. 慢性腹泻

(1)消化系统疾病

1)胃部疾病:如慢性萎缩性胃炎、胃萎缩及胃大部切除后胃酸缺乏等。

2)肠道感染:如肠结核、慢性细菌性痢疾、慢性阿米巴性痢疾、血吸虫病、梨形鞭毛虫病、钩虫病、绦虫病、慢性结直肠炎等。

3)肠道非感染性病变:如 Crohn 病、溃疡性结肠炎、结肠多发性息肉、吸收不良综合征、肠道菌群失调等。

4)肠道肿瘤:直肠癌、结肠绒毛状腺瘤及小肠、结肠恶性肿瘤、恶性淋巴瘤等。

5)胰腺疾病:慢性胰腺炎、胰腺癌、囊性纤维化、胰腺广泛切除等。

6)肝胆疾病:肝硬化、胆汁淤积性黄疸、慢性胆囊炎、胆石症、胆囊切除术后等。

(2)全身性疾病

1)内分泌及代谢障碍疾病:如甲状腺功能亢进、肾上腺皮质功能减退、胃泌素瘤、类癌综合征及糖尿病性肠病。

2)其他系统疾病:系统性红斑狼疮、硬皮病、尿毒症、放射性肠炎等。

(3)药物副作用:如利血平、甲状腺素、洋地黄类药物、考来烯胺等。此外,某些抗肿瘤药物和抗生素使用亦可致腹泻。

(4)神经功能紊乱:如肠易激综合征、神经功能性腹泻。

【发生机制】

1. 分泌性腹泻　由胃肠黏膜分泌大量液体超过肠黏膜吸收能力所致。霍乱弧菌外毒素引起的大量水样腹泻即属于典型的分泌性腹泻。霍乱弧菌外毒素刺激肠黏膜细胞内的腺苷酸环化酶,促使环腺苷酸(cAMP)含量增加,促使大量水与电解质分泌到肠腔而导致腹泻。产毒素的大肠杆菌感染、某些胃肠道内分泌肿瘤,如胃泌素瘤、血管活性肠肽瘤(VIP)所致的腹泻也属分泌性腹泻。

2. **渗透性腹泻**   是由肠内容物渗透压增高,阻碍肠内水分与电解质的吸收而引起,如乳糖酶缺乏,乳糖不能水解即形成肠内高渗。服用盐类泻剂或甘露醇等引起的腹泻亦属此型。

3. **渗出性腹泻**   是由黏膜炎症、溃疡、浸润性病变致血浆、黏液、脓血渗出,见于各种肠道炎症疾病。

4. **动力性腹泻**   由肠蠕动亢进致肠内食糜停留时间缩短,未被充分吸收所致的腹泻,如肠炎、胃肠功能紊乱及甲状腺功能亢进等。

5. **吸收不良性腹泻**   由肠黏膜的吸收面积减少或吸收障碍所引起,如小肠大部分切除、吸收不良综合征等。

从病理生理学角度可归纳为以上几点,但是,具体病例可能涉及多种原因,仅以其中之一占优势而已。

【临床表现】

1. **起病及病程**   急性腹泻起病骤然,病程较短,多为感染或食物中毒所致。慢性腹泻起病缓慢,病程较长,多见于慢性感染、非特异性炎症、吸收不良、肠道肿瘤或神经功能紊乱等。

2. **腹泻次数及粪便性质**   分泌性腹泻粪便量常超过每日1L,而渗出性腹泻粪便远少于此量。次数多而量少多为直肠激惹有关,反之病变部位较高。急性感染性腹泻,每日排便次数可多达10次以上,如为细菌感染,常有黏液血便或脓血便。阿米巴痢疾的粪便呈暗红色(或果酱样)。慢性腹泻常每日排便数次,可为稀便,亦可带黏液、脓血,见于慢性痢疾、炎症性肠病及结肠、直肠癌等。粪便奇臭而黏附提示多有消化吸收不良或严重感染性肠病。粪便中带大量黏液而无病理成分者常见于肠易激综合征。

3. **腹泻与腹痛的关系**   急性腹泻常有腹痛,尤以感染性腹泻为明显。小肠疾病的腹泻疼痛常在脐周,便后腹痛缓解不显,而结肠疾病则疼痛多在下腹,且便后疼痛常可缓解。分泌性腹泻往往无明显腹痛。

【伴随症状】

1. **腹泻伴发热**   可见于急性细菌性痢疾、伤寒或副伤寒、肠结核、肠道恶性淋巴瘤、Crohn病、溃疡性结肠炎急性发作期、败血症等。

2. **腹泻伴里急后重**   提示病变以直肠乙状结肠为主,如细菌性痢疾、直肠炎、直肠肿瘤等。

3. **腹泻伴明显消瘦**   多提示病变位于小肠,如胃肠道恶性肿瘤、肠结核及吸收不良综合征。

4. **腹泻伴皮疹或皮下出血者**   见于败血症、伤寒或副伤寒、麻疹、过敏性紫癜、糙皮病等。

5. **腹泻伴腹部包块**   见于胃肠道恶性肿瘤、肠结核、Crohn病及血吸虫病性肉芽肿。

6. **腹泻伴重度失水**   常见于分泌性腹泻,如霍乱、细菌性食物中毒或尿毒症。

7. **腹泻伴关节痛或关节肿胀**   见于Crohn病、溃疡性结肠炎、系统性红斑狼疮、肠结核、Whipple病等。

(侯和磊 和水祥)

十二、黄疸

黄疸(jaundice)是由于血清中胆红素升高致使皮肤、黏膜和巩膜发黄的症状和体征。正常胆红素最高为17.1μmol/L(1.0mg/dl),其中结合胆红素3.42μmol/L,非结合胆红素13.68μmol/L。胆红素在17.1~34.2μmol/L,临床不易察觉,称为隐性黄疸,超过34.2μmol/L(2.0mg/dl)时出现黄疸。

【胆红素的正常代谢】

体内的胆红素主要来源于血红蛋白。血液循环中衰老的红细胞经单核-巨噬细胞系统的破坏和分解,成为胆红素、铁和珠蛋白。正常人每日由红细胞破坏生成的血红蛋白约7.5g,生成胆红素4 275μmol(250mg),占总胆红素(total bilirubin,TBIL/STB)的80%~85%。另外171~513μmol(10~30mg)的胆红素并非来自衰老的红细胞,而来源于骨髓幼稚红细胞的血红蛋白和肝内含有亚铁血红素的蛋白质(如过氧化氢酶、过氧化物酶及细胞色素氧化酶与肌红蛋白等),这些胆红素称为旁路胆红素(bypass bilirubin),约占总胆红素的15%~20%。

上述形成的胆红素称为游离胆红素或非结合胆红素(unconjugated bilirubin,UCB)与血清蛋白结合而输送,不溶于水,不能从肾小球滤出,故尿液中不出现游离胆红素。非结合胆红素通过血液循环运输至肝后,在血窦与清蛋白分离并经Disse间隙被肝细胞所摄取,在肝细胞内与Y、Z两种载体蛋白结合,并被运输至肝细胞光面内质网的微粒体部分,经葡糖醛酸转移酶的催化作用与一个分子葡糖醛酸结合,形成胆红素葡糖醛酸酯或称结合胆红素(conjugated bilirubin,CB)。与一分子葡糖醛酸结合的结合胆红素称胆红素Ⅰ(单酯),与两分子葡糖醛酸结合的称胆红素Ⅱ(双酯),从胆汁中排出的胆红素绝大多数为双酯胆红素。结合胆红素为水溶性,可通过肾小球滤过从尿中排出。

结合胆红素从肝细胞排出的机制尚不清楚,据认为是通过主动转运的耗能过程来完成,经高尔基复合体运输至毛细胆管微突、细胆管、胆管而排入肠道。结合胆红素进入肠道后,由肠道细菌的脱氢作用还原为尿胆原(总量为68~473μmol)。尿胆原的大部分氧化为尿胆素从粪便中排出,被称为粪胆素;小部分(约10%~20%)在肠内被吸收,经肝门静脉回到肝内,其中的大部分再转变为结合胆红素,又随胆汁排入肠内,形成"胆红素的肠肝循环"。被吸收回肝的小部分尿胆原经体循环由肾排出体外,每日不超过6.8μmol(4mg)。胆素原接触空气后被氧化成尿胆素,后者是尿液的主要色素。

在正常情况下,胆红素进入与离开血液循环保持动态的平衡,故血中胆红素的浓度保持相对恒定,总胆红素(TB)1.7~17.1μmol/L(0.1~1.0mg/dl),其中,CB 0~3.42μmol/L(0~0.2mg/dl),UCB 1.7~13.68μmol/L(0.1~0.8mg/dl)。

【黄疸的分类】

(一)按病因学分类

1. 溶血性黄疸。

2. 肝细胞性黄疸。

3. 胆汁淤积性黄疸(即过去所称的阻塞性黄疸)。

4. 先天性非溶血性黄疸(较罕见)。

(二)按胆红素性质分类

1. 以UCB增高为主的黄疸。

2. 以CB增高为主的黄疸。

【病因、发生机制及临床表现】

(一)溶血性黄疸

1. **病因与发生机制** 凡能引起溶血的疾病都可产生溶血性黄疸。

(1)先天性溶血性贫血:如珠蛋白生成障碍性贫血、遗传性球形红细胞增多症。

(2)后天性获得性溶血性贫血:如自身免疫性溶血性贫血、新生儿溶血、不同血型输血后的急性溶血、蚕豆病,以及伯氨喹、蛇毒、毒蕈中毒和阵发性睡眠性血红蛋白尿等。

由于大量红细胞的破坏,形成大量的非结合胆红素,超过肝细胞的摄取、结合与排泄能力,另一方面,由于溶血性造成的贫血、缺氧和红细胞破坏产物的毒性作用,削弱了肝细胞对胆红素的代谢功能,使非结合胆红素在血中潴留,超过正常水平而出现黄疸。

2. **临床表现** 一般黄疸为轻度,呈浅柠檬色,急性溶血时可有发热、寒战、头痛、呕吐、腰痛,并有不同程度的贫血和血红蛋白尿(尿呈酱油色或茶色),严重者可有急性肾衰竭。慢性溶血多为先天性,除伴贫血外尚有脾大。

3. **实验室检查**　血清 TB 增加,以 UCB 为主,CB 基本正常。由于血中 UCB 增加,故 CB 形成也代偿性增加,从胆道排至肠道也增加,致尿胆原增加,粪胆素随之增加,粪色加深。肠内的尿胆原增加,重吸收至肝内者也增加,由于缺氧及毒素作用,肝脏处理增多的尿胆原的能力降低,致血中尿胆原增加,并从肾排出,故尿中尿胆原增加,但无胆红素。急性溶血时尿中有血红蛋白排出,隐血试验阳性。血液检查除贫血外尚有网织红细胞增加、骨髓红细胞系列增生旺盛等。

(二) 肝细胞性黄疸

1. **病因与发生机制**　各种使肝细胞广泛损害的疾病均可发生黄疸,如病毒性肝炎、肝硬化、中毒性肝炎、钩端螺旋体病、败血症等。

由于肝细胞的损伤致肝细胞对胆红素的摄取、结合及排泄功能降低,因而血中的 UCB 增加。而未受损的肝细胞仍能将 UCB 转变为 CB。CB 一部分仍经毛细胆管从胆道排泄,另一部分经已损害或坏死的肝细胞反流入血中;亦可因肝细胞肿胀、汇管区渗出性病变与水肿以及小胆管内的胆栓形成使胆汁排泄受阻而反流进入血液循环中,致血中 CB 亦增加而出现黄疸。

2. **临床表现**　皮肤、黏膜浅黄至深黄色、疲乏、食欲减退,严重者可有出血倾向。

3. **实验室检查**　血中 CB 与 UCB 均增加,黄疸型肝炎时,CB 增加幅度多高于 UCB。尿中 CB 定性试验阳性,而尿胆原可因肝功能障碍而增高。此外,血液检查有不同程度的肝功能损害,包括丙氨酸氨基转移酶(alanine aminotransferase,ALT)、天冬氨酸氨基转移酶(aspartate aminotransferase,AST)升高。

(三) 胆汁淤积性黄疸

1. **病因与发生机制**　胆汁淤积可分为肝内性或肝外性。肝内性又可分为肝内阻塞性胆汁淤积和肝内胆汁淤积。前者见于肝内泥沙样结石、癌栓、寄生虫病(如华支睾吸虫病);后者见于毛细胆管型病毒性肝炎、药物性胆汁淤积(如氯丙嗪、甲睾酮及部分中药等)、原发性胆汁性肝硬化、妊娠期复发性黄疸等。肝外性胆汁淤积可由胆总管结石、狭窄、炎性水肿、肿瘤及蛔虫等阻塞所引起。

由于胆道阻塞,阻塞上方的压力升高,胆管扩张,最后导致小胆管与毛细胆管破裂,胆汁中的胆红素反流入血。此外肝内胆汁淤积有些并非由机械因素引起,而是由于胆汁分泌功能障碍、毛细胆管的通透性增加,胆汁浓缩而流量减少,导致胆道内胆盐沉淀与胆栓形成。

2. **临床表现**　皮肤呈暗黄色,完全阻塞者颜色更深,甚至呈黄绿色,并有皮肤瘙痒及心动过缓,尿色深,粪便颜色变浅或呈白陶土色。

3. **实验室检查**　血清 CB 增加,尿胆红素试验阳性,尿胆原及粪胆素减少或缺如,血清碱性磷酸酶(alkaline phosphatase,ALP)、γ- 谷氨酰转肽酶(gamma-glutamyltranspeptidase,γ-GT)及总胆固醇增高。

(四) 先天性非溶血性黄疸

系由肝细胞对胆红素的摄取、结合和排泄有缺陷所致的黄疸,本组疾病临床上少见。

1. **Gilbert 综合征**　系由肝细胞摄取 UCB 功能障碍及微粒体内葡糖醛酸转移酶不足,致血中 UCB 增高而出现黄疸。这类患者除黄疸外症状不多,其他肝功能也正常。

2. **Crigler-Najjar 综合征**　系由肝细胞缺乏葡糖醛酸转移酶,致 UCB 不能形成 CB,导致血中 UCB 增多而出现黄疸。本病由于血中 UCB 甚高,故可产生核黄疸(nuclear jaundice),见于新生儿,预后极差。

3. **Rotor 综合征**　系由肝细胞对摄取 UCB 和排泄 CB 存在先天性障碍致血中胆红素增高而出现黄疸。

4. **Dubin-Johnson 综合征**　系由肝细胞对 CB 及某些阴离子(如靛青绿、X 线造影剂)向毛细胆管排泄发生障碍致血清 CB 增加而发生的黄疸。

综上所述,黄疸可根据血生化及尿液检查作出初步分类,再根据临床表现及辅助检查确定病因和性质。三种黄疸的实验室检查区别详见表 6-2。

表 6-2　三种黄疸实验室检查的区别

黄疸类型	血清胆红素 /（μmol/L）			尿胆色素 /（μmol/L）	
	CB	UCB	CB/STB	尿胆色素	尿胆原
正常人	0~6.8	1.7~10.2	0.2~0.4	阴性	0.84~4.2
胆汁淤积性黄疸	明显增加	轻度增加	>0.5	强阳性	减少或缺如
溶血性黄疸	轻度增加	明显增加	<0.2	阴性	明显增加
肝细胞性黄疸	中度增加	中度增加	0.2~0.5	阳性	正常或轻度增加

由此可见,溶血性黄疸一般诊断无大困难。肝细胞性与胆汁淤积性黄疸鉴别常有一定困难,胆红素升高的类型与血清酶学改变的分析最为关键。前者应特别注意直接胆红素与总胆红素的比值,胆汁淤积性黄疸比值偏高而肝细胞性黄疸则偏低,但两者多有重叠。血清酶学检查项目繁多,前者以反映肝细胞损害的酶(ALT、AST 等)升高明显,而后者则以反映胆管阻塞的酶(ALP、γ-GT)升高明显,但两者亦多有重叠或缺乏明确界线,因此,需要在此基础上选择适当的影像学检查、血清学实验或活体组织学检查等评价措施。

【伴随症状】

1. **黄疸伴发热**　见于急性胆管炎、肝脓肿、钩端螺旋体病、败血症、大叶性肺炎。急性溶血、病毒性肝炎多先有发热而后出现黄疸。

2. **黄疸伴上腹剧烈疼痛**　可见于胆道结石、肝脓肿或胆道蛔虫病。右上腹剧痛、寒战高热、黄疸为查科(Charcot)三联征,提示急性化脓性胆管炎。持续性右上腹钝痛或胀痛者可见于病毒性肝炎、肝脓肿或原发性肝癌。先有右上腹痛,后有黄疸多为胆石梗阻。

3. **黄疸伴肝大**　若轻度至中度肿大、质地软或中等硬度、表面光滑者,见于病毒性肝炎、急性胆道感染或胆道阻塞。明显肿大、质地坚硬、表面凹凸不平有结节者,见于原发或继发性肝癌。肝大不显,而质地较硬边缘不整,表面有小结节感者,见于肝硬化。

4. **黄疸伴胆囊肿大**　提示胆总管有梗阻,常见于胰头癌、壶腹癌、胆总管癌等。

5. **黄疸伴脾大**　可见于病毒性肝炎、钩端螺旋体病、败血症、疟疾、门脉性或胆汁性肝硬化、各种原因引起的溶血性贫血及淋巴瘤等。

6. **黄疸伴腹腔积液**　见于重症肝炎、肝硬化失代偿期、肝癌等。

7. **黄疸伴消化道出血**　见于重症肝炎、肝硬化、壶腹癌等。

8. **黄疸伴皮肤瘙痒、心动过缓、尿色深黄、粪便颜色变浅**　提示胆汁淤积。

(侯和磊　和水祥)

十三、腹痛

腹痛(abdominal pain)是临床常见的症状,多数由腹部脏器疾病引起,但腹腔外疾病及全身性疾病也可引起。腹痛的性质和程度,既受病变性质和病变严重程度的影响,也受神经和心理因素影响。由于腹痛的病因较多,病理机制复杂,因此,必须认真了解病史,了解腹痛的特点,进行全面体格检查和必要的辅助检查,并结合病理生理改变进行综合分析。

【病因】

临床上一般将腹痛按起病缓急、病程长短分为急性腹痛和慢性腹痛。其中属外科范畴的急性腹痛习惯称之为"急腹症"(acute abdomen or surgical abdomen),具有发病急、进展快、变化多、病情重等临床特点,需早期诊断和紧急处理。

1. **急性腹痛**

(1)腹壁疾病:腹壁外伤、腹壁带状疱疹等。

(2)腹膜炎症：常见为胃肠穿孔后引起的急性继发性腹膜炎、肝硬化腹腔积液及重度低蛋白血症等患者并发的原发性腹膜炎。

(3)腹腔脏器疾病

1)腹腔器官急性炎症：如急性胃炎、急性肠炎、急性胰腺炎、急性出血坏死性肠炎、急性胆囊炎、急性阑尾炎等。

2)腹腔空腔脏器阻塞、扩张或痉挛：急性胃扩张、肠梗阻、幽门梗阻、十二指肠淤积症、胆石症、胆道蛔虫、泌尿系结石、胃肠痉挛等。

3)腹腔脏器扭转或破裂：肠扭转、绞窄性肠梗阻、胃肠穿孔、肠系膜或大网膜扭转、肝破裂、脾破裂等。

(4)腹腔内血管疾病：缺血性肠病、夹层腹主动脉瘤等。

(5)盆腔疾病：急性盆腔炎、异位妊娠破裂、卵巢囊肿蒂扭转、黄体囊肿破裂。

(6)胸腔疾病：肺炎、肺梗死、胸膜炎、心绞痛、心肌梗死、急性心包炎及食管裂孔疝等疾病可能引起腹部牵涉痛。

(7)神经系统疾病：腹型癫痫。

(8)全身性疾病：结缔组织病、腹型过敏性紫癜、尿毒症、糖尿病酮症酸中毒、铅中毒、血卟啉病等。

2. 慢性腹痛

(1)腹膜炎症：结核性腹膜炎、自发性腹膜炎最为常见。

(2)腹腔脏器疾病

1)腹腔脏器慢性炎症：慢性胃炎、十二指肠炎、慢性胆囊炎、胆石症、慢性胰腺炎、溃疡性结肠炎、Crohn 病等。

2)胃、十二指肠溃疡。

3)空腔脏器张力变化：胃肠痉挛、肝脾曲结肠综合征、胆道运动障碍等。

4)脏器包膜的牵张：如肝淤血、肝炎、肝脓肿、肝癌等引起肝包膜张力增加发生的腹痛。

5)腹腔脏器扭转或梗阻：慢性胃扭转、肠扭转、十二指肠壅滞症、慢性肠梗阻等。

6)胃肠神经功能紊乱：如胃肠神经症、肠易激综合征、功能性消化不良等。

(3)盆腔疾病：慢性盆腔炎、子宫内膜异位。

(4)恶性肿瘤：腹腔脏器或腹膜原发恶性肿瘤或转移癌，与肿瘤压迫及浸润感觉神经有关。

(5)全身性疾病：结缔组织病、尿毒症、铅中毒等。

【发生机制】

腹痛的发生机制可分为三种，即内脏性腹痛、躯体性腹痛和牵涉痛。

1. 内脏痛（visceral pain） 是腹内某一器官的痛觉信号由交感神经传入脊髓引起。其疼痛特点为：①疼痛部位不确切，接近腹中线；②疼痛感觉模糊，多为痉挛、不适、钝痛、灼痛；③常伴恶心、呕吐、出汗等其他自主神经兴奋症状。

2. 躯体痛（somatic pain） 经体神经传至脊神经根，反映到相应脊髓节段所支配的皮肤。其疼痛特点为：①定位较准确；②多为剧烈锐痛；③活动或咳嗽可使疼痛加剧；④多伴局部腹肌强直。

3. 牵涉痛（referred pain） 内脏器官病变引起内脏痛时，痛觉信号传至相应脊髓节段，引起体表一定区域的感觉过敏或疼痛感觉。其特点为：①多为皮肤或深部局限性锐痛；②定位明确；③多伴有压痛、皮肤感觉过敏或肌肉痛觉过敏。对牵涉痛的理解有助于判断疾病的部位和性质。

临床上不少疾病的腹痛涉及多种机制，如急性阑尾炎：早期疼痛在脐周或上腹部，常有恶心、呕吐，为内脏性疼痛；随着疾病的进展，持续而强烈的炎症刺激影响相应脊髓节段的躯体传入纤维，出现牵涉痛，疼痛转移至右下腹麦氏点（McBurney point）；当炎症进一步发展波及腹膜壁层，则出现躯体性疼痛，程度剧烈，伴以压痛、肌紧张及反跳痛。

【临床表现】

不同病因引起的腹痛具有不同的诱因和缓解因素(provocative-palliative factors)、性质(quality)、部位(region)、严重程度(severity)、时间特点(temporal characteristics),即腹痛问诊的"P-Q-R-S-T"。其伴随症状、既往病史亦有各自的特点。故需在问诊时全面了解腹痛的特点,结合阳性体征,初步判断腹痛的病因。

1. **腹痛部位** 一般腹痛部位多为病变所在部位。如胃、十二指肠和胰腺疾病,疼痛多在中上腹部;胆囊炎、胆石症、肝脓肿等疼痛多在右上腹部;小肠疾病疼痛多在脐部或脐周;结肠疾病疼痛多在下腹或左下腹部;膀胱炎、盆腔炎及异位妊娠破裂,疼痛亦在下腹部。弥漫性或部位不定的疼痛见于急性弥漫性腹膜炎、机械性肠梗阻、急性出血坏死性肠炎、血卟啉病、铅中毒、腹型过敏性紫癜等。肠易激综合征的腹痛部位不固定,为游走性;下壁心肌缺血或梗死时,可出现剑突下疼痛。

2. **诱因和缓解因素、与体位的关系** 急性胃肠炎、急性出血坏死性肠炎多与不洁饮食有关;急性胰腺炎多在暴饮暴食、大量饮酒后出现;进食油腻食物多是胆囊炎或胆石症发作的诱因;过敏性紫癜(腹型)发病前多有进食海鲜史;腹部外伤可导致肝、脾破裂而剧痛甚至休克;暴食是急性胃扩张的诱因。十二指肠溃疡引起上腹痛可在进食或服用抑酸剂后缓解;铅中毒患者腹痛时常喜按;急性胰腺炎在弯腰抱膝体位时可使腹痛减轻;胃黏膜脱垂患者左侧卧位可使疼痛缓解;膝胸或俯卧位可使十二指肠壅滞症患者症状减轻。反流性食管炎的烧灼痛可在平卧位或躯体前屈时加重,在直立位或卧时床头抬高时减轻。急性腹膜炎腹痛在咳嗽、腹壁加压或改变体位时加剧,在静卧时减轻。与呼吸有关的上腹痛可能为胸膜炎或下肺肺炎。

3. **腹痛的性质和程度** 突发的中上腹剧烈刀割样痛或烧灼样痛,多为胃、十二指肠溃疡穿孔;中上腹持续性隐痛多为慢性胃炎或胃、十二指肠溃疡;上腹部持续性钝痛或刀割样疼痛呈阵发性加剧多为急性胰腺炎;持续性、广泛性剧烈腹痛伴腹壁肌紧张或板样强直,提示急性弥漫性腹膜炎。需指出的是,因老年人对疼痛敏感性差,故在急性胃肠穿孔、急性腹膜炎时自觉腹痛程度不剧烈。其中隐痛或钝痛多为内脏性疼痛,多由胃肠张力变化或轻度炎症引起,胀痛可能为实质脏器包膜牵张所致。胆石症或泌尿系统结石常为阵发性绞痛,疼痛剧烈,致使患者辗转不安;阵发性剑突下钻顶样疼痛是胆道蛔虫症的典型表现;绞痛多为空腔脏器痉挛、扩张或梗阻引起。

4. **时间特点** 餐后痛可在胆胰疾病、胃部肿瘤或消化不良时出现;饥饿痛发作呈周期性、节律性、季节性者见于胃窦、十二指肠溃疡;子宫内膜异位者腹痛与月经周期相关;卵泡破裂者腹痛发作在月经间期。

5. **既往病史** 部分机械性肠梗阻与腹部手术相关。育龄期女性剧烈下腹痛并有停经史可能为异位妊娠破裂。急性盆腔炎多与近期清宫术有关。

【伴随症状】

1. **腹痛伴发热、寒战** 提示有炎症存在,见于急性胆道感染、胆囊炎、肝脓肿、急性阑尾炎、急性腹膜炎、腹腔脓肿,也可见于腹腔外感染性疾病。

2. **腹痛伴黄疸** 可能与肝胆胰疾病有关。急性溶血性贫血也可出现腹痛与黄疸。

3. **腹痛伴休克** 同时有贫血者可能是腹腔脏器破裂(如肝、脾或异位妊娠破裂);无贫血者则见于胃肠穿孔、绞窄性肠梗阻、肠扭转、急性出血坏死性胰腺炎等。腹腔外疾病如心肌梗死、大叶性肺炎也可有腹痛与休克,应特别警惕。

4. **腹痛伴呕吐、反酸** 提示食管、胃肠病变,呕吐量大提示胃肠道梗阻;伴反酸、嗳气则提示胃十二指肠溃疡或胃炎。

5. **腹痛伴腹泻** 提示消化吸收障碍或肠道炎症、溃疡或肿瘤。

6. **腹痛伴血尿** 可能为泌尿系疾病,如泌尿系结石。

7. **腹痛伴低热、盗汗、便秘** 可能为结核性腹膜炎。

(侯和磊 和水祥)

十四、少尿、无尿与多尿

正常成人 24h 尿量约为 1 000~2 000ml。如 24h 尿量少于 400ml,或每小时尿量少于 17ml 称为少尿(oliguria);如 24h 尿量少于 100ml,或 12h 完全无尿,称为无尿;如 24h 尿量超过 2 500ml 称为多尿(polyuria)。

【病因与发生机制】

1. 少尿和无尿的基本病因　有如下三类:

(1)肾前性

1)有效血容量减少:多种原因引起的休克、重度失水、大出血、肾病综合征和肝肾综合征,大量水分渗入细胞间隙和浆膜腔,血容量减少,肾血流减少。

2)心脏排血功能下降:各种原因所致的心力衰竭,严重的心律失常,心肺复苏后体循环功能不稳定,血压下降所致肾血流减少。

3)肾血管病变:肾血管狭窄或炎症,肾病综合征,狼疮性肾炎,长期卧床不起所致的肾动脉栓塞或血栓形成;高血压危象、妊娠高血压综合征等引起肾动脉持续痉挛,肾缺血导致急性肾衰竭。

(2)肾性

1)肾小球病变:重症急性肾炎,急进性肾炎和慢性肾炎因严重感染,血压持续增高或肾毒性药物作用引起肾功能急剧恶化。

2)肾小管病变:急性间质性肾炎包括药物性和感染性间质性肾炎,生物毒或重金属及化学毒所致的急性肾小管坏死,严重的肾盂肾炎并发肾乳头坏死。

(3)肾后性

1)各种原因引起的机械性尿路梗阻:如结石、血凝块、坏死组织阻塞输尿管、膀胱进出口或后尿道。

2)尿路的外压:如肿瘤、腹膜后淋巴瘤、特发性腹膜后纤维化、前列腺肥大。

3)其他:输尿管手术后,结核或溃疡愈合后瘢痕挛缩,肾严重下垂或游走肾所致的肾扭转,神经源性膀胱等。

2. 多尿

(1)暂时性多尿:短时间内摄入过多水、饮料和含水分过多的食物;使用利尿剂后,可出现短时间多尿。

(2)持续性多尿

1)内分泌代谢障碍:①垂体性尿崩症,因下丘脑、垂体病变使抗利尿激素(anti-diuretic hormone,ADH)分泌减少或缺乏,肾远曲小管重吸收水分下降,排出低比重尿,量可达到 5 000ml/d 以上;②糖尿病,尿内含糖多引起溶质性利尿,尿量增多;③原发性甲状旁腺功能亢进时,血液中过多的钙和尿中高浓度磷需要大量水分将其排出而形成多尿;④原发性醛固酮增多症,引起血中高浓度钠,刺激渗透压感受器,摄入水分增多,排尿增多。

2)肾脏疾病:①肾性尿崩症,肾远曲小管和集合管存在先天或获得性缺陷,对抗利尿激素反应性降低,水分重吸收减少而出现多尿;②肾小管浓缩功能不全,见于急性肾衰竭多尿期等。

3)精神因素:精神性多饮患者常自觉烦渴而大量饮水引起多尿。

【伴随症状】

1. 少尿常见的伴随症状

(1)少尿伴肾绞痛见于肾动脉血栓形成或栓塞、肾结石。

(2)少尿伴心悸、气促、胸闷、不能平卧见于心力衰竭。

(3)少尿伴大量蛋白尿、水肿、高脂血症和低蛋白血症见于肾病综合征。

(4)少尿伴有乏力、食欲缺乏、腹腔积液和皮肤黄染见于肝肾综合征。

(5)少尿伴血尿、蛋白尿、高血压和水肿见于急性肾炎、急进性肾炎。

(6)少尿伴有发热、腰痛、尿频、尿急、尿痛见于急性肾盂肾炎。

(7)少尿伴有排尿困难见于前列腺肥大。

2. 多尿常见的伴随症状

(1)多尿伴有烦渴、多饮、排低比重尿见于尿崩症。

(2)多尿伴有多饮、多食和消瘦见于糖尿病。

(3)多尿伴有高血压、低血钾和周期性瘫痪见于原发性醛固酮增多症。

(4)多尿伴有酸中毒、骨痛和肌麻痹见于肾小管性酸中毒。

(5)少尿数天后出现多尿可见于急性肾小管坏死恢复期。

(6)多尿伴神经症状可能为精神性多饮。

(任牡丹)

十五、血尿

血尿(hematuria)包括镜下血尿和肉眼血尿。前者是指尿色正常,须经显微镜检查方能确定,通常离心沉淀后的尿液镜检每高倍视野有红细胞 3 个以上;后者是指尿呈洗肉水色或血色,肉眼即可见的血尿。

【病因】

血尿是泌尿系统疾病最常见的症状之一。98% 的血尿是由泌尿系统疾病引起,2% 的血尿由全身性疾病或泌尿系统邻近器官病变所致。

1. 泌尿系统疾病 肾小球病如急、慢性肾小球肾炎,IgA 肾病,遗传性肾炎和薄基底膜肾病;各种间质性肾炎、尿路感染、泌尿系统结石、结核、肿瘤、多囊肾、血管异常包括肾静脉受到挤压如胡桃夹现象(nutcracker phenomenon)、尿路憩室、息肉和先天性畸形等。

2. 全身性疾病

(1)感染性疾病:败血症、流行性出血热、猩红热、钩端螺旋体病和丝虫病等。

(2)血液病:白血病、再生障碍性贫血、血小板减少性紫癜、过敏性紫癜和血友病。

(3)免疫和自身免疫性疾病:系统性红斑狼疮、结节性多动脉炎、皮肤炎、类风湿关节炎、系统性硬化症等引起肾损害时。

(4)心血管疾病:亚急性感染性心内膜炎、急进性高血压、慢性心力衰竭、肾动脉栓塞和肾静脉血栓形成等。

3. 尿路邻近器官疾病 急、慢性前列腺炎,精囊炎,急性盆腔炎或脓肿,宫颈癌、输卵管炎、阴道炎,急性阑尾炎,直肠和结肠癌等。

4. 化学物品或药品对尿路的损害 如磺胺药、吲哚美辛、甘露醇及汞、铅、镉等重金属对肾小管的损害,环磷酰胺引起的出血性膀胱炎,抗凝剂如肝素过量也可出现血尿。

5. 功能性血尿 平时运动量小的健康人,突然加大运动量可出现运动性血尿。

【临床表现】

1. 尿颜色的改变 血尿的主要表现是尿颜色的改变,除镜下血尿其颜色正常外,肉眼血尿根据出血量多少而呈不同颜色。尿呈淡红色像洗肉水样,提示每升尿含血量超过 1ml。出血严重时尿可呈血液状。肾脏出血时,尿与血混合均匀,尿呈暗红色;膀胱或前列腺出血尿色鲜红,有时有血凝块。但红色尿不一定是血尿,需仔细辨别。如尿呈暗红色或酱油色,不混浊无沉淀,镜检无或仅有少量红细胞,见于血红蛋白尿;棕红色或葡萄酒色,不混浊,镜检无红细胞见于卟啉尿;服用某些药物如大黄、利福平、氨基比林或进食某些红色蔬菜也可排红色尿,但镜检无红细胞。

2. **分段尿异常** 将全程尿分段观察颜色如尿三杯试验,用三个清洁玻璃杯分别留起始段、中段和终末段尿观察,如起始段血尿提示病变在尿道;终末段血尿提示出血部位在膀胱颈部、三角区或后尿道的前列腺和精囊腺;三段尿均呈红色即全程血尿,提示血尿来自肾脏或输尿管。

3. **镜下血尿** 尿颜色正常,但显微镜检查可确定血尿,并可判断是肾性或肾后性血尿。镜下红细胞大小不一、形态多样为肾小球血尿,见于肾小球肾炎。因红细胞从肾小球基底膜漏出,通过具有不同渗透梯度的肾小管时,化学和物理作用使红细胞膜受损,血红蛋白逸出而变形。如镜下红细胞形态单一,与外周血近似,为均一型血尿。提示血尿来源于肾后,见于肾盂肾盏、输尿管、膀胱和前列腺病变。

4. **症状性血尿** 血尿的同时患者伴有全身或局部症状,而以泌尿系统症状为主。如伴有肾区钝痛或绞痛提示病变在肾脏。膀胱和尿道病变则常有尿频、尿急和排尿困难。

5. **无症状性血尿** 部分患者血尿既无泌尿道症状也无全身症状,见于某些疾病的早期,如肾结核、肾癌或膀胱癌早期。隐匿性肾炎也常表现为无症状性血尿。

【伴随症状】

1. 血尿伴肾绞痛是肾或输尿管结石的特征。
2. 血尿伴尿流中断见于膀胱和尿道结石。
3. 血尿伴尿流细和排尿困难见于前列腺炎、前列腺癌。
4. 血尿伴尿频、尿急、尿痛见于膀胱炎和尿道炎,同时伴有腰痛,高热畏寒常为肾盂肾炎。
5. 血尿伴有水肿、高血压、蛋白尿见于肾小球肾炎。
6. 血尿伴肾肿块,单侧可见于肿瘤、肾积水和肾囊肿;双侧肿大见于先天性多囊肾,触及移动性肾脏见于肾下垂或游走肾。
7. 血尿伴有皮肤黏膜及其他部位出血,见于血液病和某些感染性疾病。
8. 血尿合并乳糜尿见于丝虫病、慢性肾盂肾炎。

(任牡丹)

十六、贫血

贫血(anemia)是指人体外周血中血红蛋白(hemoglobin,Hb)浓度,红细胞(red blood cells,RBC)计数以及血细胞比容(hematocrit,HCT)低于同比人群正常值。三种指标在贫血时并非完全一致,而 Hb 最为可靠,因此临床上常以海平面地区 Hb 测定值作为贫血的主要判别标准以及划分贫血的程度:成年男性 Hb<120g/L(RBC<4.5×10^{12}/L 及 HCT<0.42),成年女性(非妊娠)Hb<110g/L(RBC<4.0×10^{12}/L,HCT<0.37),孕妇 Hb<100g/L(HCT<0.30)就可界定为贫血;Hb 在 120~90g/L 为轻度贫血,Hb 在 90~60g/L 为中度贫血,Hb 在 60~30g/L 为重度贫血,Hb<30g/L 为极重度贫血。

由于个体差异,一方面,同一数值时患者表现出的临床症状可能程度不一。另一方面,在不同环境与状态下所得到的测定数值其临床意义需具体分析,如在高原地区生活的居民其 Hb 正常值较海平面居民为高,而凡可导致血浆量相对减少的情况如大面积烧伤、严重腹泻、长期限制液体摄入、高渗液腹膜透析及糖尿病酸中毒等,均可使血液浓缩,Hb 或 RBC 可相对升高。相反,凡引起水潴留状态的病理情况如低蛋白血症、充血性心力衰竭、脾大、巨球蛋白血症或急性肾炎等,均可使血液稀释,Hb 或 RBC 等相对降低。因此,在诊断贫血时应全面考虑各种因素对血细胞及 Hb 的影响,以避免误诊。

【病因与发病机制】

贫血是症状并非疾病,但可以由此症状发生的机制帮助寻找病因,以明确诊断。

1. **红细胞生成不足性贫血** 凡造血干细胞、骨髓造血微环境、造血原料的异常以及 Hb 的合成障碍均可影响红细胞的生成,形成红细胞生成不足性贫血。

(1)造血干细胞、造血微环境异常:血细胞的生成依赖于良好的骨髓造血微环境及优质的骨髓造血干细胞,而一些理化因素、感染、药物、肿瘤及免疫因素可使这些干细胞及/或微环境得到破坏,影响到正常造血干细胞的分化与增殖,从而使成熟全血细胞减少,引起红细胞生成不足性贫血,如再生障碍性贫血、骨髓纤维化、骨髓硬化症、各种髓外肿瘤性疾病的骨髓转移等。

(2)造血原料不足或利用障碍:红细胞从干细胞发育、分化到成熟,包括增殖、代谢等各个环节均需要机体提供充分的造血必需物质,如蛋白质、脂类、维生素(叶酸、维生素 B_{12} 等)、微量元素(铜、铁、锌等)等。任一种造血原料减少或利用障碍都可能影响不同阶段红细胞生成量与质的不足。如:①当各种因素导致体内叶酸或维生素 B_{12}(DNA 合成的辅酶)缺乏或利用障碍时,可影响红细胞 DNA 的合成,引起红细胞核分裂的延迟,导致形态畸形的巨幼红细胞性贫血;②红细胞形成过程中伴随着血红蛋白的合成与代谢,铁是血红蛋白合成过程中所必需的原料,缺铁或铁的代谢紊乱可影响血红蛋白的合成,导致成熟红细胞形态变小,中央淡染区扩大的临床常见的小细胞低色素性贫血。

2. 红细胞破坏过多性贫血 正常生理状态下人的红细胞平均寿命约 120 天,周期性的成熟、衰老、代谢过程中若遇到自身结构的异常、缺陷或外来因素如理化因素、感染、免疫因素等引起红细胞寿命的缩短,即可导致红细胞破坏过多性贫血,临床上常见的溶血性贫血即是此类贫血。

3. 红细胞丢失过多性贫血 即失血性贫血,根据失血速度可分急性和慢性失血,慢性失血性贫血常为缺铁性的。从发生机制上可分为:①出凝血机制障碍所致的出血不止引起的失血性疾病,如特发性血小板减少性紫癜、血友病和严重肝病等;②非出凝血性疾病,如外伤、肿瘤、结核、支气管扩张、消化性溃疡、痔和妇科疾病等因失血过多所致,这一类贫血为临床所常见。

【临床表现】

贫血所致的临床表现主要来自血红细胞减少、Hb 减少,携带氧的量随即减少,引起动脉血氧下降,组织缺氧而致的症状。同时,又因不同病因致贫血发生的快慢速度及各系统的代偿和耐受能力的差异,而有不同的临床表现。因此,贫血因程度不同可表现为局部或全身各个系统的症状。

1. 神经系统 常见有疲乏无力、头昏、头痛、耳鸣、失眠、多梦、注意力不集中、记忆减退等,为缺氧导致神经组织损害所致常见的症状。

2. 皮肤黏膜 苍白是贫血时皮肤、黏膜的主要表现,也是最常见的体征。为组织缺氧时机体通过神经体液调节进行有效血容量重新分配,更多的血液会供给心、脑、肾等重要脏器,而相对次要的脏器如皮肤、黏膜则供血减少。

3. 呼吸循环系统 常见心悸、心率加快,气急或呼吸困难,可因贫血程度不同而异。轻度贫血无明显表现,仅活动后有症状,随贫血愈重,活动量愈大,症状会愈明显。重度贫血时,即使平静状态也可能有气短甚至端坐呼吸。长期贫血可使心脏代偿不足而导致贫血性心脏病,可出现心律失常和心力衰竭。

4. 消化系统 贫血因缺氧可影响消化腺分泌甚至使腺体萎缩,消化功能减低、消化不良,临床出现腹部胀满、腹痛、食欲减低、便秘或腹泻等。长期慢性溶血可合并胆道结石和脾大。缺铁性贫血可有吞咽异物感或异嗜症。巨幼细胞贫血或恶性贫血可引起舌炎、舌萎缩、牛肉舌、镜面舌等。

5. 泌尿生殖、内分泌系统 溶血时可出现血红蛋白尿和含铁血黄素尿,严重者可引起少尿、无尿、急性肾衰竭。可有性欲减退,男性特征减弱,女性月经异常,如闭经或月经过多。长期贫血会影响各内分泌腺体的功能和红细胞生成素的分泌,引起相应症状。

【伴随症状】

临床上可通过贫血伴随的部分症状提示可能的病因。

1. 伴随消化道症状,常提示贫血为消化疾病所致;当伴随症状中舌炎较为突出,显现"牛肉舌"时,要考虑维生素 B_{12} 及叶酸缺乏症;若有末梢神经炎的表现,更支持维生素 B_{12} 缺乏的诊断。

2. 伴随头发粗糙失去光泽、消瘦,皮肤粗糙弹性差,甚至形成溃疡,反甲、舌炎等,可见于营养不良所致贫血。

3. 伴随皮肤、黏膜黄疸,可见于溶血性贫血。临床上溶血性贫血多见于:①急性溶血,多由输异型血导致,可伴发寒战、高热、头痛、呕吐、腰背痛、血红蛋白尿及黄疸;②慢性溶血,见于黄疸、肝脾大与胆结石。

4. 伴随有局部或全身淋巴结肿大,要考虑恶性肿瘤,包括实体瘤转移及血液肿瘤,如恶性淋巴瘤、急性淋巴性白血病等。

5. 伴皮肤黏膜出血、感染,可见于再生障碍性贫血、白血病等。

【临床分类】

根据临床不同的特点,贫血可有多种分类方法。常用的有三种:按红细胞形态分为大细胞性贫血、正红细胞性贫血和小细胞低色素性贫血;按骨髓红系增生情况分为增生性贫血和增生不良性贫血;按发病机制及病因可分为红细胞生成不足、红细胞破坏过多及红细胞丢失过多导致贫血。因后者将病因与发生机制相关联,便于提供诊断线索,故为临床所常用。

(任牡丹)

十七、水肿

水肿(edema)是指过多的体液在组织间隙或体腔中积聚使组织肿胀。按分布范围可分为全身性水肿(液体弥漫分布于全身各处组织间隙)与局部性水肿(液体聚集于局部组织间隙)。若过多的液体积聚在体腔中则称为积液,如腹腔积液(腹水)、胸腔积液(胸水)、心包积液、脑室积液、阴囊积液等。但水肿通常不包括内脏器官局部的水肿,如肺水肿、脑水肿等。

【发生机制】

人体正常情况下组织间隙中存在少量组织液,来自毛细血管动脉端的滤出,再经由毛细血管小静脉端回吸收返回血管内,保持进出动态平衡。而维持这种平衡有赖于毛细血管内静水压、血浆胶体渗透压、组织间隙机械压(组织压)及组织液胶体渗透压等的综合压力的稳定状态。当某些因素破坏了这一平衡状态导致滤出的液体量多于回吸收的量时,即可产生水肿。主要发生机制如下:

1. **毛细血管血流动力学改变** 如:①毛细血管内静水压增加;②血浆胶体渗透压降低;③组织液胶体渗透压增加;④组织压降低;⑤毛细血管壁通透性增高。

2. **体内钠水潴留** 指血浆及组织间液中钠与水成比例地积聚过多,而肾脏是调节体内钠水比例的主要器官。

(1)肾小球滤过功能降低:①肾小球滤过膜通透性降低;②球-管平衡失调;③肾小球滤过面积减少;④肾小球有效滤过压下降。

(2)肾小管对钠水的重吸收增加:①肾小球滤过分数增加;②醛固酮分泌增加;③抗利尿激素分泌增加。

(3)静脉、淋巴回流受阻:此种情况多产生局部性水肿。

【病因与临床表现】

临床上一般将水肿按其原因命名,如心源性水肿、肾源性水肿、肝源性水肿等。常见病因及临床表现如下:

1. **全身性水肿**

(1)心源性水肿(cardiac edema):主要见于右心衰竭,引起循环血量减少,肾血流量减少,继发醛固酮分泌增加引起钠水潴留,同时静脉压增高,致组织液回吸收减少形成水肿。水肿特点是对称、凹陷性,比较坚实,移动性较小。由于重力关系(低位流体静水压较高)常由身体低垂部位先出现,如脚踝,小腿,进展较为缓慢,加重时可蔓延至全身,并可出现腹、胸腔积液,常伴有颈静脉怒张、肝肿大有压痛感。

此外,还可见于其他限制心脏收缩舒张的疾病,如缩窄性心包炎、心包积液或积血、心肌或心内膜纤维组织增生及心肌硬化等。此类疾病主要由于心脏各部位病变导致心肌顺应性降低、心脏舒张受限、静脉回流受阻,导致静脉淤血、静脉压增高,而引起肢体水肿及胸、腹腔积液形成。

(2)肾源性水肿(renal edema):各种肾脏疾病如急、慢性肾小球肾炎,肾病综合征,肾盂肾炎肾衰竭期,肾动脉硬化症,肾小管病变等,导致钠水潴留均引起水肿。其特点是疾病早期常先见晨起后眼睑或面部水肿,继而较快进展到全身水肿,压之软而移动性较大,常伴有高血压、尿常规改变及肾功能异常。

(3)肝源性水肿(hepatic edema):最常见于肝硬化,此外肝坏死,肝癌,急性肝炎等亦可引起水肿。主要表现为腹腔积液,也可先出现下肢水肿而后逐渐向上蔓延,胸腔积液也较为常见,但较少出现头面部、上肢水肿。其发生机制主要是肝脏疾病导致门静脉高压、低蛋白血症、肝静脉回流障碍以及醛固酮增多等。

(4)内分泌代谢疾病所致水肿:系指内分泌激素过多或过少干扰水盐代谢或体液平衡而引起的水肿。常见有:①甲状腺功能减退症:因组织间隙亲水物质增多导致的水肿,又称黏液性水肿,其特点是水肿处的皮肤粗糙脱屑、苍白、干燥发凉,非凹陷性,且不受体位影响;②甲状腺功能亢进症:可因蛋白分解增快导致低蛋白血症或组织间隙黏多糖、黏蛋白等胶体物沉积引起水肿,可为凹陷性或局部黏液性;③原发性醛固酮增多症:因醛固酮分泌过多所致钠水潴留引发水肿,常出现在下肢或面部;④库欣综合征:因肾上腺皮质激素分泌过多致钠水潴留引起面部及下肢轻度水肿;⑤腺垂体功能减退症:常见面部黏液性水肿;⑥抗利尿激素分泌异常综合征:因抗利尿激素分泌过多导致钠水潴留引发水肿,也可见于肺癌、胰腺癌等恶性肿瘤;⑦糖尿病:可先于心肾并发症之前出现水肿。

(5)营养不良性水肿(nutritional edema):常见于慢性消耗性疾病患者,因摄入不足或消化吸收障碍,或丢失过多导致营养缺乏、蛋白质合成障碍而出现低蛋白血症、维生素 B_1 缺乏症而致水肿。其特点是先有体重减轻,再因皮下脂肪减少,组织间隙松弛,组织压降低而致液体聚集过多形成水肿,多从足部开始向上蔓延。

(6)妊娠性水肿:女性妊娠的后半期可出现不同程度的水肿,多数为生理性的,分娩后自然消失,也有部分是病理性的。原因主要是钠水潴留,血浆胶体渗透压降低,压迫导致淋巴与静脉回流障碍等。

(7)免疫相关性水肿:常见于:①结缔组织疾病所致,如系统性红斑狼疮、皮肌炎、硬皮病等;②变态反应性,如异种血清、致病微生物、食物、动物皮毛等;③药物过敏所致,如某些抗生素、解热镇痛药等。

(8)药物性水肿:一些激素类药物如肾上腺皮质激素、睾酮、雌激素、胰岛素等可因钠水潴留引起水肿;而另一些药物如某些抗生素、雷公藤等可因损伤肾脏导致水肿。其特点是水肿在用药后发生,停药后消失。

(9)特发性水肿:该类型水肿原因未明或原因尚未确定(可能是一种以上)的综合征,多见于妇女,往往与月经的周期性有关,可能内分泌激素失调所致,常受体位的影响且表现为昼夜周期性波动:患者晨起时仅见有眼睑、面部及两手轻微的水肿,随着直立位及白天时间的推移,水肿转移至身体下半部,到傍晚时最为明显,并呈凹陷性水肿。昼夜体重的增减可超过 1.4kg。

(10)功能性水肿:没有器质性病变,受自身或环境等因素影响,出现体液循环功能失调而发生的水肿。如长时间处于高温下、久坐不动、长途旅行、肥胖、老年人等。

2. **局部性水肿**　主要因体液回流受阻、毛细血管通透性增高以及变态反应等因素导致局部组织水肿。①炎症性水肿:为最常见的局部水肿。可见于蜂窝织炎、丹毒、疖肿、痈及蛇毒中毒等。②淋巴回流障碍性水肿:见于非特异性淋巴管炎、淋巴切除后、丝虫病等。③静脉阻塞性水肿:见于静脉曲张、静脉血栓和血栓性静脉炎等。④血管神经性水肿:如荨麻疹、血清病以及食物、药物、昆虫、机械刺激、理化因素作用或感情激动等的局部过敏或神经反应等。⑤神经源性水肿。⑥局部黏液性水肿。

【伴随症状】

1. **水肿合并呼吸困难、发绀**　常提示有心脏病、上腔静脉阻塞综合征。

2. **水肿伴有肝大**　常提示为心源性、肝源性以及营养不良性,若同时有颈静脉怒张,首先考虑心源性水肿。

3. **水肿合并蛋白尿或血尿**　常提示为肾源性,见于肾炎、肾病综合征;若又伴有多饮、多尿、多食而消瘦,则见于糖尿病性肾病;而自身免疫性疾病所致的肾源性水肿常有全身关节炎、皮肤改变等原发病表现；较轻度的蛋白尿也可见于心源性水肿。

4. 黏液性水肿若合并有表情淡漠、怕冷、声音嘶哑、食欲缺乏等,高度提示甲状腺功能减退症。

5. 水肿与月经周期若有明显关联,见于经前期紧张综合征。

(任牡丹)

十八、消瘦

消瘦(emaciation)是指各种原因导致体重低于正常低限时的状态。一般认为低于标准体重的 10% 称为低体重,低于标准体重的 20% 或体重指数(BMI)<18.5 称为消瘦。

【病因与发生机制】

营养对于体重的维持至关重要,失去营养自然会导致体重减轻。营养物来源减少(进食少或消化吸收障碍)、消耗过大、丢失过多是造成消瘦的主要原因。

1. 营养物质摄入不足 蛋白质、脂肪、糖是最主要的营养物质,各种疾病导致这些营养物的摄入减少均可引起消瘦。

(1)营养食物缺乏或喂养不当:可见于小儿营养不良、佝偻病等。

(2)进食或吞咽困难:常见于口腔溃疡、下颌关节炎、骨髓炎、食管肿瘤及重症肌无力等。

(3)畏食或食欲减退:常见于神经性畏食、抑郁症、慢性胃炎、胰腺炎、肝硬化、慢性阻塞性肺疾病急性加重、各种心力衰竭、肾上腺皮质功能减退、急慢性感染、尿毒症及恶性肿瘤等。

2. 营养物质消化吸收障碍 能够正常进食,但各种原因导致胃肠道消化、吸收营养物质的功能减退,同样会引起营养物质缺乏使体重减轻。

(1)慢性胃肠疾病:常见于胃及十二指肠溃疡、慢性胃炎、胃肠道肿瘤、胃肠切除术后、慢性结肠炎、慢性肠炎、肠结核及克罗恩病等。

(2)慢性肝、胆、胰疾病:如慢性肝炎、肝硬化、肝癌、慢性胆道感染、胆囊癌、慢性胰腺炎、胰腺切除术后及胰腺肿瘤等。

3. 营养物需要量增加或消耗过多 如生长、发育、妊娠、哺乳、过劳、甲亢、糖尿病、长期发热、重症结核病、恶性肿瘤、创伤及大手术后等。

4. 营养物质利用障碍 如:①糖尿病;②久服泻剂或对胃肠有刺激的药物;③各种导致腹泻的疾病。

【临床表现】

消瘦的主要临床表现是体重减轻。

1. 可以是相关系统疾病的主要症状之一 如慢性肝炎临床表现为消瘦、乏力、纳差、恶心、腹胀、肝区痛等;甲状腺功能亢进可表现为消瘦、多食、多汗、心悸、易激动等。

2. 某些疾病的首发症状 如有些肺结核、消化道肿瘤等患者因发现自己近期有消瘦而到医院就诊。

【伴随症状】

临床上当患者出现不明原因的消瘦时,可结合病程中是否存在其他伴随症状,帮助提示某些或某一方面的疾病。

1. 伴随呼吸系统症状 如咳嗽、咯血、午后低热,可见于肺结核、肺癌等。

2. 伴有消化系统症状 如:①伴有吞咽困难者,需考虑口咽及食管疾病;②伴有上腹不适、疼痛、呕血,见于慢性胃炎、溃疡病、胃癌、胰腺及胆囊疾病;③伴有下腹不适、疼痛、大便不规则,需考虑慢性肠炎、肠结核、慢性痢疾、结直肠肿瘤等;④伴有黄疸者,见于肝、胆、胰疾病;⑤伴便血者,多考虑消化道肿瘤、肝硬化、炎性肠病等。

3. 伴有内分泌代谢失调症状 如:①伴有畏热多汗、急躁多动、心悸手抖、多食突眼等,见于甲状腺功能亢进症;②伴有多食、多饮、多尿者,考虑糖尿病;③伴发皮肤黏膜色素沉着、乏力纳差、血压偏低者,见于肾上腺皮质功能减退症。

4. 伴有发热者,常见于慢性感染、结核病及肿瘤等。

5. 伴有厌食、闭经、呕吐而无器质疾病者,常见于精神性厌食。

6. 伴有情绪低落、极度自卑、畏食者,需考虑精神疾病如抑郁症等。

(任牡丹)

十九、头痛

头痛(headache)是一种可以发生于头部任何部位的疼痛,包括额、顶、颞及枕部等的头痛。

【病因】

1. **颅脑病变**

(1)感染:各种脑膜炎、脑脓肿、脑结核病、脑寄生虫病等。

(2)血管病变:脑出血、脑血栓形成、脑栓塞、高血压脑病、脑供血不足、颅内动脉瘤、脑血管畸形、颅内静脉窦血栓形成、血栓闭塞性脉管炎。

(3)占位性病变:脑肿瘤、颅内转移瘤、脑结核瘤、颅内白血病浸润、颅内囊虫病或棘球蚴病(包虫病)等。

(4)颅脑外伤:脑震荡、脑挫伤、硬脑膜下血肿、颅内血肿、脑外伤后遗症等。

(5)其他:偏头痛、丛集性头痛、头痛型癫痫。

2. **颅外病变**

(1)颅骨疾病:颅底凹入症、颅骨肿瘤。

(2)颈椎病及其他颈部疾病。

(3)神经痛:三叉神经、舌咽神经及枕神经痛。

(4)眼、耳、鼻、齿疾病所致的头痛,如青光眼、鼻窦炎、颞颌关节功能异常。

(5)肌收缩所致的头痛。

3. **全身性疾病**

(1)急性感染:如流感、伤寒、肺炎等发热性疾病。

(2)心血管疾病:如原发性高血压、心力衰竭。

(3)中毒:如铅、乙醇、一氧化碳、有机磷等毒物及药物中毒。

(4)其他:如尿毒症、低血糖、贫血、肺性脑病、系统性红斑狼疮等。

4. **神经官能症**　神经衰弱及癔症性头痛。

【发生机制】

1. **血管因素**　各种原因引起的颅内外血管收缩、扩张以及血管受牵引或伸展。

2. **脑膜受刺激或牵拉**

3. **具有痛觉的脑神经和第 1、2、3 颈神经被刺激、挤压或牵拉**

4. **头、颈部肌肉的收缩**

5. **五官和颈椎病变**

6. **生化因素和内分泌紊乱**

7. **神经功能紊乱**

【临床表现】

1. **发病情况**　急性起病并有发热者常为感染性疾病所致。急剧的头痛,持续不减,并有不同程度意识障碍并无发热者,提示颅内血管性疾病(如蛛网膜下腔出血)。长期反复发作头痛或搏动性头痛,多为血管性头痛(如偏头痛)或神经官能症。慢性进行性头痛并有颅内压增高的症状应注意颅内占位性病变。青壮年慢性头痛,但无颅内压增高,常因焦急、情绪紧张而发生,多为肌紧张性头痛。

2. **头痛部位**　了解头痛部位是单侧或双侧、前额或枕部、局部或弥散、颅内或颅外,对病因的诊断有重要价值。如偏头痛及丛集性头痛多在一侧；颅内病变的头痛多为深在性且较弥散，颅内深部病变的头痛部位不一定与病变部位相一致，但疼痛多向病灶同侧放射；高血压引起的头痛多在额部或整个头部；全身性或颅内感染性疾病的头痛，多为全头部痛；蛛网膜下腔出血或脑脊髓膜炎除头痛外尚有颈痛。

3. **头痛的程度**　头痛的程度一般分为轻、中、重，但与病情轻重并无平行关系。剧烈头痛多见于三叉神经痛、脑膜炎、偏头痛、颅内压增高、青光眼等。脑肿瘤引起的头痛多为中度或轻度。

4. **头痛的性质**　高血压性、血管性及发热性疾病的头痛，往往为搏动性。神经痛多呈电击样痛或刺痛，肌肉收缩性头痛多为重压感、紧箍感或呈钳夹样痛。

5. **头痛发生的时间与持续时间**　某些头痛可发生在特定时间。如颅内占位性病变引起的头痛往往清晨加剧；鼻窦炎的头痛也常发生于清晨或上午；丛集性头痛常在晚间发生；脑肿瘤的头痛多为持续性，可有长短不一的缓解期。

6. **加重、减轻或激发头痛的因素**　咳嗽、打喷嚏、摇头、俯身可使颅内高压性头痛、血管性头痛、颅内感染性头痛及脑肿瘤性头痛加剧。丛集性头痛在直立时可缓解。

7. **伴随症状**

(1)头痛伴剧烈呕吐者提示颅内压增高，头痛在呕吐后减轻者见于偏头痛。

(2)头痛伴眩晕者见于小脑肿瘤、椎 - 基底动脉供血不足。

(3)头痛伴发热者多见于全身性或颅内感染性疾病。

(4)头痛伴癫痫发作者可见于脑血管畸形、脑内寄生虫病或脑肿瘤。

(5)头痛伴脑膜刺激征提示有脑膜炎或蛛网膜下腔出血。

(6)慢性进行性头痛伴精神症状应注意脑肿瘤。

(7)慢性头痛突然加剧并伴有意识障碍者提示可能发生脑疝。

(8)头痛伴视力障碍者可见于青光眼或脑肿瘤。

(9)头痛伴神经功能紊乱症状者可能是神经功能性头痛。

（王邦茂）

二十、抽搐

抽搐（tic）是指全身或局部骨骼肌群非自主的抽动或剧烈收缩，常可引起关节的运动和强直。当肌群收缩表现为强直性（持续肌肉收缩）和阵挛性（断续肌肉收缩）时，称为惊厥（convulsion）。

【病因】

1. **脑部疾病**

(1)感染：脑炎、脑膜炎、脑脓肿、脑结核瘤等。

(2)外伤：产伤、颅脑外伤等。

(3)肿瘤：原发性肿瘤、脑转移瘤。

(4)血管疾病：脑出血、蛛网膜下腔出血、高血压脑病、脑栓塞等。

(5)寄生虫病：脑型疟疾、脑血吸虫病、脑棘球蚴病等。

(6)其他：先天性脑发育障碍、原因未明的大脑变性。

2. **全身性疾病**

(1)感染：急性胃肠炎、中毒性菌痢、链球菌败血症、中耳炎、破伤风等。

(2)中毒：尿毒症、肝性脑病、乙醇、阿托品、白果等。

(3)心血管疾病：高血压脑病。

(4)代谢障碍：低血糖状态、低钙或低镁血症、尿毒症、肝性脑病。

(5)风湿病：系统性红斑狼疮、脑血管炎。

3. **神经官能症**　癔症性抽搐。

【发生机制】

抽搐的发生机制尚未完全明了,认为可能是由于运动神经元的异常放电所致。这种病理性放电主要是神经元膜电位的不稳定引起,并与多种因素相关,可由代谢、营养、脑皮质肿物或瘢痕等激发,与遗传、免疫、内分泌、微量元素、精神因素等有关。

根据引起肌肉异常收缩的兴奋信号的来源不同,基本上可分为两种情况:

1. **大脑功能障碍及结构异常**　如癫痫等。

2. **非大脑功能障碍**　如破伤风、士的宁中毒、低钙血症性抽搐等。

【临床表现】

1. **全身性抽搐**　以全身骨骼肌收缩为主要表现,典型者为癫痫大发作(惊厥),表现为患者意识模糊或丧失,全身强直、呼吸暂停,继而四肢发生阵挛性抽搐,呼吸不规则,尿便失控、发绀,发作时约半分钟自行停止,也可反复发作或成持续性状态。发作时可有瞳孔散大、对光反射消失或迟钝、病理反射阳性等。发作停止后不久意识恢复。如为阵挛性,一般只是意识障碍。由破伤风引起者则为持续性强直性抽搐,伴肌肉剧烈疼痛。

2. **局限性抽搐**　以身体某一局部连续性肌肉收缩为主要表现,大多见于口角、眼睑、手足等。手足抽搐症则表现为间歇性四肢强直性抽搐,以上肢手部最为典型,呈"助产士手"表现。

(王邦茂)

二十一、意识障碍

意识是中枢神经系统对内、外环境中的刺激所作出的有意义的应答能力,这种应答能力的减退或消失就是不同程度的意识障碍(disturbance of consciousness),严重的称昏迷(coma)。

【病因】

1. **颅内疾病**

(1)感染性:脑炎、脑膜炎、脑脓肿等。

(2)血管病变:脑出血、脑血栓形成、脑栓塞等。

(3)占位性病变:脑肿瘤、脑转移瘤等。

(4)颅脑损伤:脑震荡、脑挫裂伤、颅内血肿等。

(5)癫痫。

2. **全身性疾病**

(1)急性重症感染:大叶性肺炎、中毒性菌痢、伤寒等。

(2)心血管疾病:严重心律失常、心力衰竭、休克及心搏骤停等。

(3)内分泌代谢疾病及脏器衰竭:甲状腺危象、甲状腺功能减退、糖尿病性昏迷等。

(4)水、电解质或酸碱平衡障碍:代谢性或呼吸性酸中毒、碱中毒;血钠、血镁或血钙过高或过低;低血磷症。

(5)外源性中毒:工业毒物、农药、药物及一氧化碳、乙醇等中毒。

(6)体温调节紊乱:中暑、高热或体温过低。

(7)其他:电击、窒息、高山病等。

【发生机制】

意识的内容包括"觉醒状态"及"意识内容与行为"。觉醒状态有赖于所谓"开关"系统——脑干网状结构上行激活系统的完整,意识内容与行为有赖于大脑皮质的高级神经活动的完整。当脑干网状结构上行激活系统抑制或两侧大脑皮质广泛性损害时,使觉醒状态减弱,意识内容减少或改变,即可造成意识障碍。

颅内疾病可直接或间接损害大脑皮质及网状结构上行激活系统,如大脑广泛急性炎症、幕上占位性病变造成沟回疝压迫脑干和脑干出血等,均可造成严重意识障碍。

颅外疾病主要通过影响神经递质和脑的能量代谢而影响意识。例如:颅外病变所引起的缺血缺氧,可致脑水肿、脑疝形成,或使兴奋性神经介质去甲肾上腺素合成减少或停止,均可间接影响脑干网状结构上行激活系统或大脑皮质;肝脏疾病时的肝功能不全,代谢过程中的苯乙胺和酪胺不能完全被解毒,形成假介质(去甲新福林、苯乙醇胺),取代了去甲肾上腺素(竞争性抑制),从而发生肝昏迷;各种酸中毒情况下,突触后膜敏感性极度降低,亦可致不同程度的意识障碍;低血糖时由于脑部能量供应降低及干扰了能量代谢,可致低血糖性昏迷等。

【临床表现】

1. **嗜睡(lethargy)**　意识障碍的早期表现,患者经常入睡,能被唤醒,醒来后意识基本正常,或有轻度定向障碍及反应迟钝。

2. **意识模糊(confusion)**　时间、空间及人物定向明显障碍,思维不连贯,常答非所问,错觉可为突出表现,幻觉少见,情感淡漠。

3. **昏睡(stupor)**　处于较深睡眠,不能被唤醒,不能对答,对伤害性刺激如针刺、压眶等会躲避或被唤醒,但旋即又熟睡。

4. **昏迷(coma)**　意识活动丧失,对外界各种刺激或自身内部的需要不能感知。可有无意识的活动,任何刺激下均不能被唤醒,常伴有生命体征的异常改变。

按对刺激的反应及反射活动等可分为三度:

(1)轻度昏迷:随意活动消失,对疼痛刺激有反应,各种生理反射(吞咽、咳嗽、角膜反射、瞳孔对光反应等)存在,体温、脉搏、呼吸多无明显改变,可伴谵妄或躁动。

(2)中度昏迷:随意活动完全消失,对各种刺激无反应,对剧烈刺激或可出现防御反射。各种生理反射消失,可有呼吸不规则、血压下降、大小便失禁、全身肌肉松弛、去大脑强直等。

(3)深度昏迷:是"脑死亡"的表现。患者处于濒死状态,无自主呼吸,对各种刺激全无反应,各种反射均消失,脑电图呈病理性电静息。

可通过格拉斯哥昏迷评分(Glasgow Coma Scale,GCS,表6-3)评估昏迷患者。

表6-3　格拉斯哥昏迷评分

项目	反应	计分
睁眼	自主睁眼	4
	言语指令时睁眼	3
	对肢体或胸骨疼痛刺激时睁眼	2
	没有睁眼	1
言语	定向言语	5
	交流混乱,但能回答提问	4
	不切题的回答,但言语能辨认	3
	不能理解的言语	2
	没有言语	1
运动	遵照命令运动	6
	疼痛刺激时有目的的运动	5
	疼痛刺激时退缩运动	4
	疼痛刺激时不正常的(痉挛)屈曲运动(去皮质体位)	3
	疼痛刺激时不正常的(强直)伸展运动(去大脑体位)	2
	没有运动	1

5. 谵妄状态　较意识模糊严重,定向力和自知力均障碍,不能与外界正常接触,常有丰富的错觉和幻觉,形象生动逼真的错觉可引起恐惧、外逃或伤人行为。谵妄的临床特征中以注意力缺陷、意识水平低下、知觉紊乱以及睡眠 - 觉醒周期紊乱为主。

(王邦茂)

第二节　问　　诊

一、问诊的重要性

任何一种疾病的诊断一般需要经过四个步骤:收集资料、分析综合、初步诊断、验证或修正诊断。资料收集包括病史采集、体格检查、相关实验室检查,以及器械检查。收集的各方面临床资料进行汇总、分析,综合判断,得到初步诊断(primary diagnosis),也称印象(impression)。问诊是病史采集的主要方法,是医生通过对患者及 / 或其相关人员的系统询问获取病史资料,通过综合分析而辅助临床诊断的一种方法。

问诊是诊断疾病的第一步,是获取患者病情资料的重要过程。一个有着深厚医学理论知识且临床经验丰富的医生,常常通过问诊就能很快地把握疾病的诊断方向,并为其后体格检查以及相关实验室检查提供思路。一方面,有些疾病往往通过详细询问病史即可获得基本明确的诊断,如感冒、支气管炎、心绞痛、疟疾、癫痫等;另一方面,有些疾病又需要通过反复询问患者病情,并在病程中监测病史变化去得到更为准确的疾病诊断,特别是当某些疾病早期尚未出现能够在相关检查中表现出来的影像或血液检查变化时,如急性脑膜炎在出现典型头部症状高热、头痛、呕吐与颈项强直之前常以呼吸道感染和咽痛等感冒症状出现,需要医生仔细询问,认真鉴别并动态询问观察,方可准确诊断疾病,避免误诊与漏诊。临床上对于较为复杂的病例,或是不典型的病例,或是患者口音难懂、表述困难,则更需要耐心细致、反复深入地去询问发掘可能对诊断有价值的病史,综合判断以指导进一步检查帮助明确诊断,而此时病史询问就显得尤为重要。

问诊也是取得患者信任的第一步,是获取患者配合医疗的开端。作为医师不仅仅需要有扎实的医学理论与实际诊疗技术等自然科学的知识,还需要具备较高的人文与社会科学方面的修养,懂得从社会、家庭、心理等诸多方面去思考诊疗患者。其中与患者的交流沟通则是问诊的基本功之一。医学生在问诊中需要和患者建立良好的医患关系。

问诊根据需要可分为系统问诊与其他方式的问诊,前者主要用于住院患者的问诊,而后者适用于门诊、急诊患者的问诊。系统问诊是重点问诊的基础,医学生必须从系统问诊开始学起,反复训练,以求真正掌握问诊技能与技巧,将来才能融会贯通熟练运用于重点问诊之中。

二、问诊的方法、技巧和注意事项

问诊是诊疗患者的第一步,也是与患者进行交流沟通的开始,会涉及患者的方方面面,如个人家庭信息、工作生活环境、疾病病史等涉及个人隐私的资料,在问诊过程中既要细致了解,又要对个人隐私资料加以保护,因此问诊的方法和技巧需要注意以下几个方面:

1. **严肃认真**　当你在接诊患者询问病史时,通过细致的询问、认真的倾听、亲切的交流、耐心的解答,会使患者对医师产生信任感,提高配合度,可使医师获取充分真实的病史资料。

2. **以患者为中心**　在问诊过程中,以患者为中心基础上进行沟通,如"您今天怎么样?""您觉得哪些情况让您的症状加重？""您觉得治疗后好些了吗？"，结合患者的性别、年龄、种族及文化背景，选择合适的个体化沟通交流方式，要把患者作为独立的个体，考虑为什么这件事发生在这个患者身上。在遇到行动不方便、身体有残疾、交流欠顺畅、焦虑、抑郁、悲伤或愤怒的患者、老人、儿童时更需要耐心沟通和帮助。

3. **尊重患者隐私**　作为医疗环节中的第一关，问诊会从患者那里获得许多涉及个人隐私的信息，医师应明确告知患者会保护其隐私，只能将其应用于诊疗过程的依据，而绝不能传播给其他无关人员，也不能讥笑、嘲讽。

4. **不随意评价同道**　在诊疗问诊的过程中，常常会询问患者病程中就医的情况，会听到患者介绍或在其病历中看到其他同事或其他医院同行们的诊疗意见，若有与自己诊疗意见不同之处，或对其处理方式有质疑时，不应随意批评或指责同仁，特别是当着患者的面去评价责怪别的医师或医院。

5. **安慰、教育与指导**　交流沟通是问诊的基础，即在礼貌（courtesy）、身体或情感上的舒适（comfort）基础上建立信任关系（connection），以确定的方式（confirmation）保证沟通过程中的互动是准确的。通常通过开放式提问提出问题，再通过针对性提问得到明确的答案和确定。此外，通过交流还可以穿插必要的医学教育、健康指导，包括疾病的知识、衣食住行方面的预防方法。传播健康生活理念与方式、指导疾病的正确治疗与预防也是在问诊过程中的医德体现与要求。

三、问诊的内容

（一）一般资料

一般资料又称一般项目（general data），是询问患者的基本情况，包括姓名、性别、年龄、籍贯、出生地、民族、婚姻、家庭住址（或通讯地址）、工作单位、职业、电话号码、入院日期等，并在询问的过程中注意判断患者病史叙述的可靠程度。在门诊询问患者时可根据情况选择性记录有关项目。其中年龄本身对诊断具有参考作用，故需要记录具体年龄，不能用"小儿"或"成人"替代；病史陈述者若非患者本人，则应注明与患者的关系；家庭地址、电话号码务必记录详细，以便日后随访联系。

（二）主诉

1. **主诉的内容**　主诉（chief complaint，CC）是患者就医时最为主要的不适感受，包括症状和/或体征，即为本次就诊的最主要原因及其发生过程的时间，简单地说就是症状加时间。所以主诉是对整个现病史的高度概括，体现本次就医病史的灵魂。通常只要求一两句话，一般不超过20个字即可初步体现病情轻重缓急，为系统诊断提供有价值的线索。例如："咽痛、鼻塞、流涕2天""发热、咳嗽、咳痰半个月""活动后心慌气短3年，再发加重伴下肢水肿1周"。

因此主诉是医师对患者病史了解后进行的总结性描述。一般需尽可能使用患者自诉的症状或体征进行描述，以医学规范用语记录，如糖尿病患者会告诉医师半年来水喝得多，小便也多，饭量大，但瘦得厉害，提炼为主诉可写成"多饮、多食、多尿、消瘦半年"；慢性阻塞性肺疾病患者会诉说近两年来一做事就气接不上来，可写成"活动后气短2年"。对于病情较为复杂、病程较长、症状较多、不易重点突出某一症状作为主诉内容时，可综合整体病史，概括提炼出可能反映诊断的主要依据作为主诉。当一些疾病患者症状出现不连续，在几个月或几年中才出现一次时，可使用如"五年咯血3次"来描述；对于已经明确诊断需反复住院周期性治疗的患者，如白血病化疗，可描述为"慢性粒细胞白血病半年第四次化疗"；对无症状，诊断又明确者也可直接描述："体检发现胆囊结石1周"，"胸片发现陈旧性肺结核2周"。

2. **主诉的重要性**　主诉内容是现病史的精髓，其所包括的症状与时间一定要与现病史相符，且均为第一初步诊断的病史依据，通常可以直接询问得到，也需要注意就诊的深层次问题。主诉写得是否准确、精练，一方面反映了问诊医师的诊断学基本功、临床疾病知识点与理论基础是否扎实，另一方面也直接体现了对于疾病的诊断是否切实起到首尾呼应的作用，这是医学生需要特别重视特别下功夫去实践的地方之一。

(三) 现病史

现病史(history of present illness,HPI)是患者主要病症发病以来的全部病情概况,是病史中的主体部分,包括病症可能的诱因、主要症状的发生发展情况及时间变化、其伴或不伴随的症状、诊疗情况及治疗效果等。现病史是整个病史中最为重要的一部分,为第一初步诊断的主要病史依据以及鉴别诊断的依据。询问现病史时可根据以下程序及内容进行:

1. 起病情况与发生时间 大多数疾病都有其发病较为特征性的起病或发作方式,询问病史时应首先了解起病时的状况,包括:①可能的诱发因素和比较明确的病因:如受凉、劳累可能是肺部感染的诱发因素,长时间乘坐飞机可能是肺栓塞的诱发因素,暴饮暴食可能是急性胰腺炎的诱发因素,受到外伤出现出血性休克,误服或自服了农药引起中毒等。②起病的骤或缓:如突发心悸、头痛、恶心,反复咳嗽、咳痰等。③起病发生的时间:以主要症状开始出现的时间算起,急性起病者可精确到小时、分钟,病程较长或反复发生者可记录到年或月,如4年前开始出现心慌气短,2个月前开始出现上腹隐痛,5天前出现午后发热,20小时前遇车祸上肢发生骨折等。若病程中有多个症状先后出现,则应从首发症状出现的时间算起,并按多个症状出现的时间顺序询问与记录。

2. 主要症状的发展演变情况 按照患者感觉不适的主要症状及其典型发作时所发生的部位、性质、持续时间、影响因素以及演变等方面进行询问与记录。

(1)症状发生的部位:如疼痛位于左或右胸、上腹或右下腹、肩关节或膝关节等。具体疼痛的部位需要考虑相对应部位内脏组织器官疾病以及相邻组织器官疾病,如上腹疼痛多考虑胃、十二指肠或胰腺疾病,也需考虑心脏、纵隔、呼吸系统疾病所致。

(2)症状的性质和程度:如疼痛的感觉与程度,是隐痛、胀痛、锐痛、烧灼痛,还是闷痛、绞痛、撕裂样痛。冠心病心绞痛患者可出现胸骨后心前区压迫、闷痛感;肾结石患者可表现为腰背部绞痛难忍。

(3)症状持续的时间:是持续出现还是间断出现,每次发生的时间及缓解的时间长短,有时需精确到分钟。如慢性支气管炎患者可每年咳嗽、咳痰连续3个月以上,反复2年以上;消化性溃疡患者出现上腹疼痛可持续数日或数周,其缓解时间长短不一,可几个月,也可数年不发,可呈周期性发作或季节性发作。

(4)症状的影响因素:即诱发加重或缓解的因素,如体位、活动、劳累、休息、环境因素刺激以及治疗等对症状的影响。如慢性阻塞性肺疾病患者初发时表现为活动时气短,平静休息时气短可缓解;哮喘急性发作时患者平卧呼吸困难加重,坐起前倾体位时可感到有所缓解等。

(5)症状的演变:患者的主要症状随时间的变化是否有变化,程度是否加重或减轻,疾病过程中是否有新的症状出现。如慢性阻塞性肺疾病患者在平时轻度呼吸困难的基础上突发胸痛、呼吸困难加重,要考虑合并气胸的可能;心绞痛患者在平时活动后短时心前区闷痛的基础上出现持续胸前的疼痛不缓解,需考虑急性心肌梗死的可能;肝硬化患者若出现表情、情绪和行为方面的异常,需考虑合并了早期的肝性脑病。

3. 伴随症状 伴随症状是患者主要不适症状以外所并存的其他不适症状。了解伴随症状的特点,有助于医师进行综合分析来缩小疾病诊断的方向,为鉴别诊断或判断是否存在并发症提供依据。询问伴随症状时,也应基本遵循询问主要症状过程的方式与程序,重点了解伴随症状与主要症状之间的关系。一方面,对于同时出现的伴随症状,会很好地通过症状组合聚焦某一疾病,如单纯的反复咳嗽,临床上见于许多呼吸道疾病,但若同时伴随咯脓痰又间断咯血,就很容易从症状依据上支持支气管扩张症的诊断;另一方面,对于某一疾病期望出现的伴随症状又没有出现,称之为阴性症状,也需要认真询问并记录,可能成为排除诊断的依据,或可能是为不典型疾病的诊断依据。如肺结核病常见伴随全身中毒症状,有午后低热、盗汗、乏力、体重减轻等,但并非所有的患者均会出现,有的患者可以没有全身中毒症状,也并非所有伴随症状都会同时出现,需要跟踪观察询问。

4. 诊疗经过 是患者患病以来就诊的经历,包括经治的医院,做过哪些检查,是否有明确的诊断,用过何种治疗方法与药物的名称、剂量及使用时间、疗效如何等。在本次就诊没有明确诊断之前,患者既往就诊经历仅作参考,尤其是疾病诊断与治疗需慎重对待,不能盲目替代自己的诊断与治疗方案的制定。

5. 病程中患者的一般情况   了解症状对患者基本身体状况的影响,包括精神状态、食欲与食量、睡眠、体力状况以及大小便情况等。从中可以为患者病情轻重提供参考依据,同时也为疾病的治疗与预后提供支持。

(四) 既往史

1. 既往史的概念   既往史(past history)是指患者除现病史以外还具有的其他病史,包括儿童期的疾病,以及成年后地方病、传染病史及慢性疾病(有否生活居住区域的地方病史及患过哪些传染病史,如结核病史,若有,其时间、地点、治疗药物及疗效如何)、外伤史(是否受过外伤,时间、地点、治疗情况及对现在生理功能的影响)、手术史(做过哪些手术,时间、地点、现在恢复的情况等)、过敏史(对何种药物、食物或其他接触物过敏,表现形式,如何处理等)、输血史(时间、次数、原因及有无不良反应等)及预防接种史(何时做过哪些预防接种,效果如何等)。

2. 既往史中病史与时间点的选择   ①是现病史中发病前所患的同一系统疾病,并与本次发病无关,如本次患肺脓肿 5 周,一年前曾患肺炎治愈,应将肺炎记录在既往史中;②若与本次主诉为同一系统疾病但与本次患病无明显相关性,即便在同一时段中也需归于既往史中,如慢性阻塞性肺疾病 20 年,急性加重就医,而患者曾于 5 年前患肺结核病规范治疗痊愈,则肺结核病史尽管在现病史所包含的时间段中,但仍应列在既往史中;③主诉现病史体现的系统疾病以外的其他系统疾病,其时间段不管是在现病史前,还是包括在现病史时间段内,均应记录在既往史中,如本次主诉咳嗽、咳痰 10 年,则患高血压病史 15 年、糖尿病史 5 年均应记录在既往史中。

3. 既往史询问要点   ①根据主诉、现病史需要重点关注与之相关的既往史。如主诉是活动时呼吸困难,需询问既往是否有慢性支气管炎病史,是否患过肺结核病;现病史体现的是头昏、心悸,既往史中需关注是否有高血压、冠心病史;现病史考虑风湿性心瓣膜病,需询问既往是否有反复咽喉疼痛、游走性关节痛史;肝区疼痛患者,要了解既往是否有黄疸、恶心、纳差史等。②记录每一既往病史发生的时间、病情程度、诊疗情况、治疗效果及现在状况。如 15 年前患高血压,一直在医院随诊,平时坚持口服钙通道阻滞剂,血压较为平稳;5 年前查出患有糖耐量异常,间断在医院随访,平时自测血糖,以饮食控制及运动可维持血糖于正常水平。

(五) 系统回顾的问诊方法

系统回顾(review of systems)是指对于患者全身各系统逐一进行简洁而有重点症状的询问及记录。是对现病史所表述的主要系统症状以外的其他系统相关症状在短时间内进行询问与回顾,用以了解患者目前存在的除本次就医主要疾病外的其他疾病及其现状(仍属发病期间或已痊愈),并思考这些疾病与本次主要就医疾病的关系。在询问病史的过程中,特别是对于住院患者,在实际操作中可以选择每一系统的 2~4 个常见症状进行重点询问,若有阳性症状,可再按照部位、性质、时间、影响因素等顺序进行深入询问;对于阴性症状,应予以记录并可过渡到下一个系统的症状询问。所询问的症状不管是阳性还是阴性,均应记录在完整病历的系统回顾栏目或住院病历的既往史中。主要询问内容及顺序参考如下,并可根据实际情况调整具体询问内容:

1. 头颅五官   有无视力障碍、眼痛、耳鸣、眩晕、听力障碍、耳痛、鼻出血、鼻塞、流涕、打喷嚏、牙痛、牙龈出血、口腔黏膜溃疡及声嘶等。

2. 呼吸系统   咳嗽的性质、频率、程度、诱发与缓解的因素;咳痰的性状、颜色、量与气味等;咯血的量、频率、影响因素;呼吸困难的性质、程度、时间、诱发与缓解因素;胸痛的部位、性质、程度、时间与影响因素等;有无畏冷、发热、盗汗等。

3. 循环系统   心悸的性质、诱发因素;心前区疼痛的性质、时间、诱发与缓解因素、有无放射痛及其部位;呼吸困难的性质、程度、时间、诱发与缓解因素,特别是与体位和活动时的关系;有无咳嗽、咯血、胸痛等,若有,可按呼吸系统方式询问;水肿的部位、有无凹陷、出现的时间、缓解的因素;尿量多少,昼夜间的变化等;有无胸腔积液、腹腔积液,程度如何;有无肝区疼痛,与何因素有关;有无风湿病史、心脏病史、高血压史、动脉硬化史等;女性患者应询问妊娠、分娩时有无高血压、心力衰竭史。

4. 消化系统 有无腹痛、腹胀、腹泻、便秘、恶心、呕吐、嗳气、反酸、呕血等,若有这些症状,需了解症状相关的部位、性质程度、时间频率、量、色、诱发或缓解因素包括精神因素等,如腹痛的具体部位、程度、性状如隐痛还是锐痛、持续的时间、出现的频率、诱发的因素如空腹或右侧卧位、缓解因素如进食或按压疼痛部位、有否放射痛及具体部位等;排便的次数,粪便性状、颜色、量与气味,有无伴腹痛、里急后重,有无发热、皮肤巩膜黄染及深黄色尿,有无体力、体重的变化等。

5. 泌尿生殖系统 有无尿频、尿急、尿痛;有无排尿困难;有无尿的颜色改变,如血尿伴随疼痛或不痛、洗肉水样、酱油色等;有无尿的浊度变化;有无尿失禁或尿潴留;有无腹痛,其部位、性质及放射痛如何;有无咽炎、高血压、水肿、出血等;尿道口或阴道口有无异常分泌物,外生殖器表面皮肤黏膜有无溃疡等。

6. 造血系统 皮肤黏膜有无苍白、黄染、血肿、瘀斑、出血点;有无肝、脾、浅表淋巴结肿大;有无骨骼疼痛,其部位、性质如何;有无营养、消化、吸收方面的情况,如挑食、畏食、长期进食腹泻等;有无经常头昏、头晕、眼花、烦躁、记忆力减退、乏力、耳鸣、心悸、舌痛、恶心、吞咽困难等。

7. 内分泌代谢系统 有无怕热、畏冷、多汗、乏力、心悸、头痛、视力障碍、食欲异常(多食或少食)、烦躁、口渴多饮、多尿、水肿等;有无肌肉震颤或痉挛;有无性格、智力、体格、性器官的发育异常;有无甲状腺、体重、皮肤毛发及骨骼方面的变化;有无产后大出血的病史。

8. 肌肉与骨骼系统 有无肢体感觉障碍,如麻木、疼痛、感觉减退;有无肢体肌肉痉挛、萎缩或瘫痪;有无关节红、肿、热、痛、脱位及运动障碍;有无外伤、骨折或先天性畸形等。

9. 神经系统 有无头痛、头晕、头部紧缩感;有无失眠、嗜睡、神志模糊、意识障碍、晕厥;有无记忆力减退、视力障碍;有无肢体痉挛、瘫痪、感觉与运动障碍;有无恶心、呕吐不适等。

10. 其他 有无情绪改变、焦虑、抑郁、幻觉、妄想、定向力障碍等;对于部分患者需了解其思维过程、自知力及智力情况;皮肤、头发和指甲有无皮疹、瘙痒、色素沉着或质地改变、多汗、异常的指甲或毛发生长。

(六) 个人史

个人史(personal history)是指患者个人的简要生活经历,主要包括:

1. 社会经历 需询问患者出生地、居住的地区与时间(尤其要关注是否来自疫源地或地方病的流行区)、受教育程度、家庭经济状况、业余爱好、宗教和文化偏好等。对于考虑传染性疾病的患者需根据其不同潜伏期特点,询问患者在疾病的潜伏期内是否到过疫源地或接触过传染病患者。生活环境中可能接触的毒素(如铅、砷、铬、石棉、铍、有毒气体、苯和聚乙烯、氯化物或其他致癌物和致畸剂),以及是否存在防护设备。

2. 职业与工作条件 询问从事的工作种类、环境与时间,特别是对接触化工、粉尘、毒物等职业的患者需深入了解其接触物的种类、接触的方式与接触的时间。

3. 习惯与爱好 了解患者起居与卫生习惯,饮食的嗜好,特别关注患者有无易致过敏的饮食但又存在嗜好;饮食的规律与质量;烟酒嗜好与量,以及其他异嗜物、麻醉药品与毒品等(频率、类型和量)。例如吸烟患者一般需询问每日吸烟量与吸烟年数,其吸烟总量可用吸烟指数(smoking index,SI)表示,SI= 每日吸烟支数 × 吸烟年数,吸烟指数 ≤ 200 为轻度吸烟,200~400 为中度吸烟,≥ 400 为重度吸烟;也可用吸烟包年数表示吸烟量,吸烟包年数 = 每日吸烟支数 /20 支 × 吸烟年数,如一患者每日吸烟 2 包 40 支,共吸了 20 年,则记录该患者 SI 为 400 或吸烟包年数为 40 包年。

4. 性生活史 询问有无不洁性交往史,是否患过淋病性尿道炎、尖锐湿疣、下疳等。

(七) 月经史

女性患者应询问月经史(menstrual history),包括:月经初潮的年龄、月经的周期与经期的天数;经血的颜色与量;月经前后或经期有无其他不适症状,如下腹痛(又称痛经)、白带增多;末次月经日期(last menstrual period,LMP);闭经时间和绝经的年龄。

例如询问一位 40 岁女性患者月经史得知:第一次来月经时间为 13 岁,每次月经持续时间为 3~5d,每次月经的间隔时间为 28~30d,本次叙述病史前的最后一次月经时间为 2013 年 11 月 18 日,每次经血的颜色与量均正常,无明显痛经及其他不适。

(八) 婚姻史

婚姻史(marital history)包括未婚或已婚、结婚时的年龄、夫妻关系是否和睦、配偶的健康状况如何,以及性生活情况等。

(九) 生育史

生育史(childbearing history)对于女性患者需询问妊娠与生育次数,自然或人工流产的次数,有无手术产、死产及围生期有无感染情况;对于男性患者应询问是否患过影响生育的疾病,如前列腺炎、精索静脉曲张等;还应询问夫妻双方计划生育状况,如避孕措施等。

(十) 家族史

家族史(family history)应询问家庭成员中亲属如双亲、兄弟姐妹及子女的健康与疾病状况,尤其是对于有遗传性疾病的患者,其家族史需特别询问是否有患同样疾病的亲属,如白化病、血友病、遗传性球形红细胞增多症、遗传性出血性毛细血管扩张症、家族性甲状腺功能减退症、精神病、代谢性疾病、传染性疾病等。某些遗传性疾病还需了解父母双方的亲属情况。对于已过世的直系亲属需要询问死亡的原因与时间。若在询问中发现患者几代人或几个成员中均有同样疾病发生,可用绘制家系图的方式来表示遗传的详细情况。

(刘　苓)

第三节　体　格　检　查

体格检查(physical examination)是指医师运用自己的感官或借助于传统、简便的检查工具(如体温表、血压计、听诊器、叩诊锤等),来客观了解和评估患者身体健康状况的一系列最基本的检查方法。通过这些检查方法,获取关于患者健康状况的有关信息,识别、分析并进行综合评估,以获得医学诊断和了解患者整体健康状况。

检查的基本方法有视诊、触诊、叩诊、听诊、嗅诊。体征(sign)是医师通过体格检查发现的异常征象。

临床上,根据体格检查的部位和内容,可以分为:一般检查、头部检查、颈部检查、胸部检查、腹部检查、外生殖器与肛门直肠检查、脊柱与四肢检查、神经系统检查等。因为本套教材相应的其他分册,会介绍相应的内容,本书仅重点介绍基本检查法、一般检查、头颈部检查的部分内容,以及全身体格检查的基本项目。

一、基本检查法

(一) 视诊

视诊(inspection)是医师用眼睛观察患者全身或局部表现的诊断方法。视诊可用于全身一般状态和许多方面的检查,如年龄、发育、营养、意识状态、面容、表情、体位、姿势、步态等。局部视诊可了解患者身体各部位的改变,如皮肤、黏膜、眼、耳、鼻、口、舌、头颅、胸廓、腹形、肌肉、骨骼、关节外形等。特殊部位的视诊需借助某些仪器如耳镜、鼻镜、检眼镜及内镜等进行检查。

视诊简便易行,适用范围广,常能提供重要的诊断资料和线索,有时仅用视诊就可明确一些疾病的诊断。但视诊又是一种常被忽略的诊断和检查方法。只有在丰富医学知识和临床经验的基础上才能减少和避免视而不见的现象;只有反复临床实践,才能深入、细致、敏锐地观察;只有将视诊与其他检查方法紧密结合起来,将局部征象与全身表现结合起来,才能发现并确定具有重要诊断意义的临床征象。

(二) 触诊

触诊(palpation)是医师通过手接触受检者被检查部位时的感觉来进行判断的一种方法。它可以进一步检查视诊发现的异常征象,也可以明确视诊所不能明确的体征,如体温、湿度、震颤、波动、压痛、摩擦感以及包块的位置、大小、轮廓、表面性质、硬度、移动度等。触诊的适用范围很广,尤以腹部检查更为重要。由于手指指腹对触觉较为敏感,掌指关节部掌面皮肤对震动较为敏感,手背皮肤对温度较为敏感,因此触诊时多用这些部位。触诊时,由于目的不同而施加的压力有轻有重,因而可分为浅部触诊法和深部触诊法。

1. **浅部触诊法(light palpation)** 适用于体表浅在病变(关节、软组织、浅部动脉、静脉、神经、阴囊、精索等)的检查和评估。

腹部浅部触诊法触及的深度约为1cm。触诊时,将一手放在被检查部位,用掌指关节和腕关节的协同动作以旋转或滑动方式轻压触摸。浅部触诊一般不引起患者痛苦或痛苦较轻,也多不引起肌肉紧张,因此有利于检查腹部有无压痛、抵抗感、搏动、包块和某些肿大脏器等。浅部触诊也常在深部触诊前进行,有利于患者做好接受深部触诊检查的心理准备。

2. **深部触诊法(deep palpation)** 检查时可用单手或两手重叠由浅入深,逐渐加压以达到深部触诊的目的,主要用于检查和评估腹腔病变和脏器情况。根据检查目的和手法不同可分为以下几种:

(1)深部滑行触诊法(deep slipping palpation):检查时嘱患者张口平静呼吸,或与患者谈话以转移其注意力,尽量使腹肌松弛。医师用右手并拢的二、三、四指平放在腹壁上,以手指末端逐渐触向腹腔的脏器或包块,在被触及的包块上作上下左右滑动触摸,如为肠管或索条状包块,应向与包块长轴相垂直的方向进行滑动触诊。这种触诊方法常用于腹腔深部包块和胃肠病变的检查。

(2)双手触诊法(bimanual palpation):在腹部检查时,将左手掌置于被检查脏器或包块的背后部,右手中间三指并拢平置于腹壁被检查部位,左手掌向右手方向托起,使被检查的脏器或包块位于双手之间,并更接近体表,有利于右手触诊检查。检查时配合好患者的腹式呼吸。双手触诊法主要用于肝、脾、肾和腹腔肿物的检查。

(3)深压触诊法(deep palpation):用一个或两个并拢的手指逐渐深压腹壁检查部位,用于探测腹腔深在病变的部位或确定腹腔压痛点,如阑尾压痛点、胆囊压痛点、输尿管压痛点等。检查反跳痛时,在手指深压的基础上稍停片刻,约2~3s,迅速将手抬起,并询问患者是否感觉疼痛加重和/或观察其面部是否出现痛苦表情。

(4)冲击触诊法(ballottement):又称为浮沉触诊法。检查时,右手并拢的示、中、环三个手指取70~90°角,放置于腹壁拟检查的相应部位,做数次急速而较有力的冲击动作,在冲击腹壁时指端会有腹腔脏器或包块浮沉的感觉。这种方法一般只用于大量腹腔积液时肝、脾及腹腔包块难以触及者。手指急速冲击时,腹腔积液在脏器或包块表面暂时移去,故指端易于触及肿大的肝、脾或腹腔包块。

3. **触诊注意事项**

(1)检查前医师要向患者讲清触诊的目的,消除患者的紧张情绪,取得患者的密切配合。

(2)医师手应温暖,手法应轻柔,以免引起肌肉紧张,影响检查效果。在检查过程中,应随时观察患者表情。

(3)患者应采取恰当的体位。通常取仰卧位,双手置于体侧,双腿稍弯曲,腹肌尽可能放松,检查肝、脾、肾时也可嘱患者取侧卧位。

(4)腹部检查前,应嘱患者排尿,以免引起患者不适感或将充盈的膀胱误认为腹腔包块,有时也须排便后检查。

(5)医师要边检查边思索,注意病变的部位、特点、毗邻关系等。

(三) 叩诊

1. 直接叩诊法(direct percussion)　医师右手中间三个手指并拢,用其掌面直接拍击被检查部位,借助于拍击的反响和指下的震动感来判断病变情况的方法称为直接叩诊法。适用于胸部和腹部范围较广泛的病变,如胸膜粘连或增厚、大量胸腔积液或腹腔积液及气胸等。

2. 间接叩诊法(indirect percussion)　为应用最多的叩诊法。医师将左手中指第二指节紧贴于叩诊部位,其他手指稍微抬起,勿与体表接触;右手指自然弯曲,用中指指端叩击左手中指末端指关节处或第二节指骨的远端,因为该处易于与被检查部位紧密接触,而且对于被检查部位的震动感较敏感。叩击方向应与叩诊部位的体表垂直。叩诊时应以腕关节与掌指关节的活动为主,避免肘关节和肩的运动。叩击动作要灵活、短促、富有弹性。叩击后右手中指应立即抬起,以免影响对叩诊音的判断。在同一部位叩诊连续叩击 2~3 下,若未获得明确印象,可再连续叩击 2~3 下,增强对叩诊音的分辨与震动的感知。

为了检查患者肝区或肾区有无叩击痛,医师可将左手手掌平置于被检查部位,右手握成拳状,并用其尺侧叩击左手手背,询问或观察患者有无疼痛感。

3. 叩诊注意事项

(1)环境应安静,以免影响叩诊音的判断。

(2)根据叩诊部位不同,患者应采取适当体位。如叩诊胸部时,可取坐位或卧位;叩诊腹部时常取仰卧位;确定有少量腹腔积液时,可嘱患者取肘膝位。

(3)叩诊时注意对称部位的比较与鉴别。

(4)叩诊时不仅要注意叩诊音响的变化,还要注意不同病灶震动感的差异,两者应相互配合。

(5)叩诊操作应规范,用力均匀适当。叩诊力量应视不同的检查部位、病变组织性质、范围大小或位置深浅等情况而定。病灶或检查部位范围小或位置浅,宜采取轻叩诊,如确定心、肝相对浊音界及叩诊脾界时;当被检查部位范围比较大或位置比较深时,则需要用中度力量叩诊,如确定心、肝绝对浊音界。

4. 叩诊音

(1)清音(resonance):是正常肺部的叩诊音,振动持续时间较长、音响不甚一致,提示肺组织的弹性、含气量、致密度正常。

(2)浊音(dullness):音调较高、音响较弱、振动持续时间较短。当叩击被少量含气组织覆盖的实质脏器时产生,如叩击心或肝被肺边缘所覆盖的部分,或在病理状态下如肺炎(肺组织含气量减少)的叩诊音。

(3)鼓音(tympany):如同击鼓声,是一种和谐的乐音,音响比清音更强,振动持续时间也较长,在叩击含有大量气体的空腔脏器时出现。正常情况下可见于胃泡区和腹部,病理情况下可见于肺内空洞、气胸、气腹等。

(4)实音(flatness):是一种音调较浊音更高、音响更弱、振动持续时间更短的非乐性音,如叩击心和肝等实质脏器所产生的音响。在病理状态下可见于大量胸腔积液或肺实变等。

(5)过清音(hyperresonance):介于鼓音与清音之间,是属于鼓音范畴的一种变音,音调较清音低,音响较清音强,为一种类乐性音,是正常成人不会出现的一种病态叩击音。

(四) 听诊

1. 听诊方法　听诊可为分直接听诊和间接听诊两种方法。

(1)直接听诊法(direct auscultation):医师将耳直接附于被检查者的体壁上进行听诊,能听到的体内声音很弱。这是听诊器出现之前所采用的听诊方法,目前也只有在某些特殊和紧急情况下才会采用。

(2)间接听诊法(indirect auscultation):是用听诊器(stethoscope)进行听诊的一种检查方法。此法方便,因听诊器对声音有一定的放大作用,且能阻断环境中的噪声,应用范围广,除用于心、肺、腹的听诊外,还可以听取身体其他部位发出的声音,如血管音、皮下气肿音、肌束颤动音、关节活动音、骨折面摩擦音等。

2. 听诊注意事项

(1)听诊环境要安静,避免干扰;要温暖、避风,以免患者由于肌束颤动而出现附加音。

(2)切忌隔着衣服听诊,听诊器体件应直接接触皮肤。为防止听诊器体件过凉,接触皮肤前应用手测试其温度,过凉时可用手摩擦捂热体件。

(3)应根据病情和听诊的需要,嘱患者采取适当的体位。

(4)要正确使用听诊器。听诊器通常由耳件、体件和软管三部分组成,其长度应与医师手臂长度相适应。听诊前注意检查耳件方向应向前,佩戴后并适当调整其角度,检查硬管和软管管腔是否通畅。体件有钟型和膜型两种类型,钟型体件适用于听取低调声音,如二尖瓣狭窄的隆隆样舒张期杂音,使用时应轻触体表被检查部位,但应注意避免体件与皮肤摩擦而产生的附加音;膜型体件适用于听取高调声音,如主动脉瓣关闭不全的杂音及呼吸音、肠鸣音等,使用时应紧触体表被检查部位。

(5)听诊时注意力要集中,听肺部时要摒除心音的干扰,听心音时要摒除呼吸音的干扰,必要时嘱患者控制呼吸配合听诊。

(五)嗅诊

嗅诊(olfactory examination)是医师通过嗅觉了解病人的皮肤、黏膜、呼吸道、胃肠道、呕吐物、分泌物、脓液和血液等的气味,来判断是否异常的一种检查方法。有些疾病有异常气味,嗅诊可以迅速提供重要线索,但多数情况下,还必须结合其他检查综合判断。

二、一般检查

(一)性别、年龄与疾病的关系

性别不难判断。性征的正常发育,在女性与雌激素和雄激素有关,在男性仅与雄激素有关。女性受雄激素的影响出现大阴唇与阴蒂的发育,腋毛阴毛生长,可出现痤疮;受雌激素的影响出现乳房、女阴、子宫及卵巢的发育。男性受雄激素的影响出现睾丸、阴茎的发育,腋毛多,阴毛呈菱形分布,声音低而洪亮,皮脂腺分泌多,可出现痤疮。疾病的发生与性别有一定的关系,某些疾病可引起性征发生改变。

年龄的增长,机体出现生长发育、成熟、衰老等一系列的改变。年龄与疾病的发生及预后有密切的关系。如佝偻病、麻疹、白喉等多发生于幼儿及儿童;结核病、风湿热多发生于青少年;动脉硬化性疾病、某些癌肿多发生于老年。年龄大小一般通过问诊即可得知,但在某些情况下,如昏迷、死亡或隐瞒年龄时则需通过观察进行判断,可通过观察皮肤的弹性与光泽、肌肉的状态、毛发的颜色和分布、面与颈部皮肤的皱纹、牙齿的状态等进行大体上的判断。

(二)生命征的内容、检查方法及其临床意义

生命征(vital sign)是评价生命活动存在与否及其质量的指标,包括体温、脉搏、呼吸和血压,为体格检查时必须检查的项目之一。

1. 体温

(1)体温测量及正常范围:测量体温方法要规范。国内一般按摄氏方法进行记录。测量体温的常规方法有腋测法、口测法和肛测法,近年来还出现了耳测法和额测法。所用体温计有水银体温计、电子体温计和红外线体温计。

1）腋测法：将体温计头端置于患者腋窝深处，嘱患者用上臂将体温计夹紧，10min 后读数。正常值为 36~37℃。使用该法时，注意腋窝处应无致热或降温物品，并应将腋窝汗液擦干，以免影响测定结果。该法简便、安全，且不易发生交叉感染，为最常用的体温测定方法。

2）口测法：将消毒后的体温计头端置于患者舌下，让其紧闭口唇，5min 后读数。正常值为 36.3~37.2℃。使用该法时应嘱患者不用口腔呼吸，测量前 10min 内禁饮热水和冰水。该法结果较为准确，但不能用于婴幼儿及神志不清者。

3）肛测法：让患者取侧卧位，将肛门体温计头端涂以润滑剂后，徐徐插入肛门内达体温计长度的一半为止，5min 后读数。正常值为 36.5~37.7℃。肛测法一般较口测法读数高 0.2~0.5℃。该法测值稳定，多用于婴幼儿及神志不清者。

4）耳测法与额测法：耳测法应用红外线耳式体温计，测量鼓膜的温度，此法多用于婴幼儿；额测法是应用红外线测温计测量额头皮肤温度，此法仅用于体温筛查。

（2）体温的记录方法：体温测定的结果，应按时记录于体温记录单上，描绘出体温曲线。多数发热性疾病，其体温曲线的变化具有一定的规律性，称为热型。

（3）体温测量误差的常见原因：临床上有时出现体温测量结果与患者的全身状态不一致，应对其原因进行分析，以免导致诊断和处理上的错误。体温测量误差的常见原因有：

1）测量前未将水银体温计的汞柱甩到 35℃以下。

2）采用腋测法时，由于患者明显消瘦、病情危重或神志不清而未能将体温计夹紧，致使测量结果低于实际体温。

3）检测局部是否存在冷热物品，如用温水漱口、局部放置冰袋或热水袋等。

2. **呼吸**   观察记录患者呼吸的节律性及每分钟次数。

（1）呼吸频率：正常成人静息状态下，呼吸为 12~20 次 /min，呼吸与脉搏之比为 1：4。新生儿呼吸约 44 次 /min，随着年龄的增长而逐渐减慢。

1）呼吸过速（tachypnea）：指呼吸频率超过 20 次 /min。见于发热、疼痛、贫血、甲状腺功能亢进及心力衰竭等。一般体温升高 1℃，呼吸大约增加 4 次 /min。

2）呼吸过缓（bradypnea）：指呼吸频率低于 12 次 /min。呼吸浅慢见于麻醉剂或镇静剂过量和颅内压增高等。

（2）呼吸节律：正常成人静息状态下，呼吸的节律基本上是均匀而整齐的，在病理状态下，往往会出现各种呼吸节律的变化。例如，潮式呼吸又称陈 - 施（Cheyne-Stokes）呼吸、间停呼吸又称比奥（Biots）呼吸。

1）抑制性呼吸：因为胸部发生剧烈疼痛所致的吸气相突然中断，呼吸运动短暂地突然受到抑制，患者表情痛苦，呼吸较正常浅而快。常见于急性胸膜炎、胸膜恶性肿瘤、肋骨骨折及胸部严重外伤等。

2）叹气样呼吸：表现在一段正常呼吸节律中插入一次深大呼吸，并常伴有叹息声。此多为功能性改变，见于神经衰弱、精神紧张或抑郁症。

3. **脉搏**   观察记录患者脉搏的节律性及每分钟次数。

检查脉搏用触诊。检查时可选择桡动脉、肱动脉、股动脉、颈动脉及足背动脉等。检查时需两侧脉搏情况对比，正常人两侧脉搏差异很小，不易察觉。某些疾病时，两侧脉搏明显不同，如缩窄性大动脉炎或无脉症。在检查脉搏时应注意脉率、脉律、紧张度和动脉壁弹性、强弱和脉波。

（1）脉率：脉率影响因素一般类似于心率。正常成人脉率在安静、清醒的情况下为 60~100 次 /min，老年人偏慢，女性稍快，儿童较快，<3 岁的儿童多在 100 次 /min 以上。各种生理、病理情况或药物影响也可使脉率增快或减慢。此外，除脉率快慢外，还应观察脉率与心率是否一致。某些心律失常如心房颤动或较早出现的期前收缩时，由于部分心脏收缩的搏出量低，不足以引起周围动脉搏动，故脉率可少于心率。

（2）脉律：脉搏的节律要反映心脏的节律。正常人脉律规则，有窦性心律不齐者的脉律可随呼吸改变,吸气时增快,呼气时减慢。各种心律失常患者均可影响脉律,如心房颤动者脉律绝对不规则,脉搏强弱不等,且脉率少于心率,后者称脉搏短绌;有期前收缩呈二联律或三联律者可形成二联脉、三联脉;二度房室传导阻滞者可有脉搏脱漏,称脱落脉(dropped pulse)等。

(3)紧张度和动脉壁弹性:脉搏的紧张度与动脉硬化的程度有关。检查时,可将两个手指指腹置于桡动脉上,近心端手指用力按压阻断血流,使远心端手指触不到脉搏,通过施加压力的大小及感觉的血管壁弹性状态判断脉搏紧张度。例如将桡动脉压紧后,虽远端手指触不到动脉搏动,但可触及条状动脉的存在,并且硬而缺乏弹性,似条索状,纡曲或结节状,提示动脉硬化。

(4)强弱:脉搏的强弱与心搏出量、脉压和外周血管阻力有关。脉搏增强且振幅大,是由于心搏出量大、脉压宽和外周阻力低所致,见于高热、甲状腺功能亢进、主动脉瓣关闭不全等。脉搏减弱而振幅低是由于心搏出量少、脉压小和外周阻力增高所致,见于心力衰竭、主动脉瓣狭窄与休克等。

(5)脉波

1)正常脉波:由升支(叩击波)、波峰(潮波)和降支(重搏波)三部分构成。升支发生在左室收缩早期,由左室射血冲击主动脉壁所致。波峰又称潮波,出现在收缩中、晚期,系血液向动脉远端运行的同时,部分逆反,冲击动脉壁引起。降支发生于心室舒张期,在降支上有一切迹称重搏波,来源于主动脉瓣关闭,血液由外周向近端折回后又向前,以及主动脉壁弹性回缩,使血流持续流向外周动脉所致。在明显主动脉硬化者,重搏波趋于不明显。

2)水冲脉(water hammer pulse):脉搏骤起骤落,犹如潮水涨落,故名水冲脉。是由于周围血管扩张,血流量增大,或存在血液分流、反流所致。前者常见于甲状腺功能亢进、严重贫血、脚气病等,后者常见于主动脉瓣关闭不全、先天性心脏病动脉导管未闭、动静脉瘘等。检查者握紧患者手腕掌面,将其前臂高举过头部,可明显感知桡动脉犹如水冲的急促而有力的脉搏冲击。

3)交替脉(pulsus alternans):系节律规则而强弱交替的脉搏,必要时嘱患者在呼气中期屏住呼吸,以排除呼吸变化影响的可能性。如测量血压可发现强弱脉搏间有 10~30mmHg 的压力差,当气袖慢慢放气至脉搏声刚出现时,即代表强搏的声音,此时的频率是心率的一半。一般认为系左室收缩力强弱交替所致,为左室心力衰竭的重要体征之一。常见于高血压性心脏病、急性心肌梗死和主动脉瓣关闭不全导致的心力衰竭等。

4)奇脉(paradoxical pulse):是指吸气时脉搏明显减弱或消失,系左心室搏血量减少所致。正常人脉搏强弱不受呼吸周期影响。当有心脏压塞或心包缩窄时,吸气时一方面由于右心舒张受限,回心血量减少而影响右心排血量,右心室排入肺循环的血量相应减少;另一方面,肺循环受吸气时胸腔负压的影响,肺血管扩张,致使肺静脉回流入左心房血量减少,因而左室排血也减少。

5)无脉(pulselessness):即脉搏消失,可见于严重休克及多发生性大动脉炎,后者系由于某一部位动脉闭塞而致相应部位脉搏消失。

4. **血压**　血压通常指体循环动脉血压(blood pressure,BP),是重要的生命体征。

(1)测量方法:血压测定有两种方法:①直接测压法:即经皮穿刺将导管送至周围动脉(如桡动脉)内,导管末端监护测压系统,自动显示血压值。本法虽然精确、实时,但为有创方式,仅适用于危重、疑难病例。②间接测量法:即袖带加压法,以血压计测量。血压计有汞柱式、弹簧式和电子血压计,诊所或医院常用汞柱式或经过验证合格的电子血压计进行测量。间接测量法的优点为简便易行,但易受多种因素影响,尤其是周围动脉舒缩变化的影响。

操作规程:被检查者半小时内禁烟、禁咖啡、排空膀胱,安静环境下在有靠背的椅子安静休息至少5min。取坐位(特殊情况下可以取仰卧位或站立位)测血压,被检查者上肢裸露伸直并轻度外展,肘部置于心脏同一水平,将气袖均匀紧贴皮肤缠于上臂,使其下缘在肘窝以上约2.5cm,气袖之中央位于肱动脉表面。检查者触及肱动脉搏动后,将听诊器体件置于搏动上准备听诊。然后,向袖带内充气,边充气边听诊,待肱动脉搏动声消失,再升高 30mmHg 后,缓慢放气(2~6mmHg/s),双眼随汞柱下降,平视汞柱表面,根据听诊结果读出血压值。根据 Korotkoff 5 期法,首先听到响亮拍击声(第 1 期)代表收缩压,随后拍出声有所减弱和带有柔和吹风样杂音为第 2 期,在第 3 期当压力进一步降低而动脉血流量增加后,这些声音被比较响的杂音所代替,然后音调突然变得沉闷为第 4 期,最终声音消失即达第 5 期。第 5 期的血压值即舒张压。对于 12 岁以下儿童、妊娠妇女、严重贫血、甲状腺功能亢进、主动脉瓣关闭不全及 Korotkoff 音不消失者,可以第 4 期作为舒张压读数。血压至少应测量 2 次,间隔 1~2min;如收缩压或舒张压 2 次读数相差 5mmHg 以上,应再次测量,以 3 次读数的平均值作为测量结果。收缩压与舒张压之差值为脉压,舒张压加 1/3 脉压为平均动脉压。需注意的是,部分被检查者偶尔可出现听诊间隙(在收缩压与舒张压之间出现的无声间隔),可能因未能识别而导致收缩压的低估,主要见于重度高血压或主动脉瓣狭窄等。因此,需注意向袖带内充气时肱动脉搏动声消失后,再升高 30mmHg,一般能防止此误差。

气袖宽度:气袖大小应适合患者的上臂臂围,至少应该包裹 80% 上臂。手臂过于粗大或测大腿血压时,用标准气袖测值会过高,反之,手臂太细或儿童测压时,用标准气袖则结果会偏低。因此,针对这些特殊情况,为保证测量准确,须使用适当大小的袖带。

(2)血压标准:正常成人血压标准的制定,主要根据大规模流行病学资料分析获得。根据《中国高血压防治指南 2018 年修订版》,血压水平分类和定义,如表 6-4 所示。

表 6-4　血压水平分类和定义

类别	收缩压 /mmHg	舒张压 /mmHg
正常血压	<120 和	<80
正常高值	120~139 和 / 或	80~89
高血压	≥ 140 和 / 或	≥ 90
1 级高血压(轻度)	140~159 和 / 或	90~99
2 级高血压(中度)	160~179 和 / 或	100~109
3 级高血压(重度)	≥ 180 和 / 或	≥ 110
单纯收缩期高血压	≥ 140 和	<90

注:当收缩压(SBP)和舒张压(DBP)分属不同级别时,以较高的分级为准。

(3)血压变动的临床意义

1)高血压:血压测量值受多种因素的影响,如情绪波动、紧张、运动等;若在安静、清醒和未使用降压药的条件下采用标准测量方法,至少 3 次非同日血压值达到或超过收缩压 140mmHg 和 / 或舒张压 90mmHg,即可认为有高血压,如果仅收缩压达到标准则称为单纯收缩期高血压。高血压绝大多数是原发性高血压,约 5% 继发于其他疾病,称为继发性高血压,如慢性肾炎、肾动脉狭窄等。高血压是动脉粥样硬化和冠状动脉粥样硬化性心脏病的重要危险因素,也是心力衰竭的重要原因。

2)低血压:血压低于 90/60mmHg 时称低血压。急性的持续低血压状态多见于严重病症,如休克、心肌梗死、急性心脏压塞等。慢性低血压也可有体质的原因,患者自诉一贯血压偏低,一般无症状。另外,如果患者平卧 5min 以上后站立 1min 和 5min,其收缩压下降 20mmHg 以上,并伴有头晕或晕厥,为体位性低血压。

3)双侧上肢血压差别显著:正常双侧上肢血压差别达 5~10mmHg,若超过此范围则属异常,见于多发性大动脉炎或先天性动脉畸形等。

4)上下肢血压差异常:正常下肢血压高于上肢血压达 20~40mmHg,如下肢血压低于上肢应考虑主动脉收缩或胸腹主动脉型大动脉炎等。

5)脉压改变:脉压明显增大,结合病史,可考虑甲状腺功能亢进、主动脉瓣关闭不全和动脉硬化等。若脉压减小,可见于主动脉瓣狭窄、心包积液及严重心力衰竭患者。

(4)动态血压监测:血压监测方法除了重危患者的床旁连续有创监测外,尚有动态血压监测

(ambulatory blood pressure monitoring, ABPM),是高血压诊治的一个重要方面,详见本套教材的《心血管系统与疾病》(第 2 版)。

5. 血管杂音及周围血管征

(1)静脉杂音:由于静脉压力低,不易出现涡流,故杂音一般不明显。临床较有意义的有颈静脉营营声(无害性杂音),在颈根部近锁骨处,甚至在锁骨下,尤其是右侧可出现低调、柔和、连续性杂音,坐位及站立明显,系颈静脉血液快速回流入上腔静脉所致。以手指压迫颈静脉暂时中断血流,杂音可消失,属无害性杂音。应注意与甲状腺功能亢进之血管杂音和某些先天性心脏病的杂音鉴别。此外,肝硬化门静脉高压引起腹壁静脉曲张时,可在脐周或上腹部闻及连续性静脉营营声。

(2)动脉杂音:动脉杂音多见于周围动脉、肺动脉和冠状动脉。如甲状腺功能亢进症在甲状腺侧叶的连续性杂音临床上多见,提示局部血流丰富;多发性大动脉炎的狭窄病变部位可听到收缩期杂音;肾动脉狭窄时,在上腹部或腰背部闻及收缩期杂音;肺内动静脉瘘时,在胸部相应部位有连续性杂音;外周动静脉瘘时则在病变部位出现连续性杂音;冠状动静脉瘘时可在胸骨中下端出现较表浅而柔和的连续性杂音或双期杂音,部分以舒张期更为显著。还有正常儿童及青年,锁骨上可有轻而短的呈递减型收缩期杂音,当双肩向后高度伸展可使杂音消失。该杂音发生原理尚不明确,可能来源于主动脉弓的头臂分支。

(3)周围血管征:脉压增大除可触及水冲脉外,还有以下体征。

1)枪击音(pistol shot sound):在外周较大动脉表面,常选择股动脉,轻放听诊器膜型体件时可闻及与心跳一致短促如射枪的声音。

2)Duroziez 双重杂音:以听诊器钟型体件稍加压力于股动脉,并使体件开口方向稍偏向近心端,可闻及收缩期与舒张期双期吹风样杂音。

3)毛细血管搏动征(capillary pulsation sign):用手指轻压患者指甲末端或以玻片轻压患者口唇黏膜,使局部发白,当心脏收缩和舒张时则发白的局部边缘发生有规律的红、白交替改变即为毛细血管搏动征。

凡体检时发现上述体征及水冲脉可统称周围血管征阳性,主要见于主动脉瓣重度关闭不全、甲状腺功能亢进和严重贫血等。

(三)发育、营养与体型的检查方法和临床意义

1. 发育 发育(development)应通过患者年龄、智力和体格成长状态(包括身高、体重及第二性征)之间的关系进行综合评价。发育正常者,其年龄、智力与体格的成长状态处于均衡一致。成年以前,随年龄的增长,体格不断成长,在青春期,尚可出现一段生长速度加快的青春期急速成长期,属于正常发育状态。

成人发育正常的指标包括:头部的长度为身高的 1/8~1/7;胸围为身高的 1/2;双上肢展开后,左右指端的距离与身高基本一致;坐高等于下肢高度。正常人各年龄组的身高与体重之间存在一定的对应关系。

机体的发育受遗传、内分泌、营养代谢、生活条件及体育锻炼等多种因素的影响。

临床上的病态发育与内分泌的改变密切相关。在青春期前,如出现腺垂体功能亢进,可致体格异常高大,称为巨人症(gigantism);如发生垂体功能减退,可致体格异常矮小,称为垂体性侏儒症(pituitary dwarfism)。甲状腺对体格发育也有很大影响,在新生儿期,如发生甲状腺功能减退,可导致体格矮小和智力低下,称为呆小病(cretinism)。

性激素决定第二性征的发育,当性激素分泌受损,可导致第二性征的改变。男性患者出现“阉人”征(eunuchism),表现为上、下肢过长,骨盆宽大,无胡须,毛发稀少,皮下脂肪丰满,外生殖器发育不良,发音女声;女性患者出现乳房发育不良、闭经、体格男性化、多毛、皮下脂肪减少、发音男声。性激素对体格亦有一定的影响,性早熟儿童,患病初期可较同龄儿童体格发育快,但常因骨骺过早闭合限制其后期的体格发育。

2. **体型**　体型(habitus)是身体各部发育的外观表现,包括骨骼、肌肉的生长与脂肪分布的状态等。成年人的体型可分为以下 3 种:

(1)无力型:亦称为瘦长型,表现为体高肌瘦、颈细长、肩窄下垂、胸廓扁平、腹上角小于 90°。

(2)正力型:亦称为匀称型,表现为身体各个部分结构匀称适中,腹上角 90° 左右,见于多数正常成人。

(3)超力型:亦称矮胖型,表现为体格粗壮、颈粗短、面红、肩宽、胸围大、腹上角大于 90°。

病态异常体型常见的有:①矮小型:见于垂体侏儒症、呆小病、性早熟等;②高大型:见于巨人症、肢端肥大症等。

3. **营养状态**　营养状态(state of nutrition)与食物的摄入、消化、吸收和代谢等因素密切相关,其好坏可作为鉴定健康和疾病程度的标准之一。尽管营养状态与多种因素有关,但对营养状态异常通常采用肥胖和消瘦进行描述。

营养状态一般较易评价,通常根据皮肤、毛发、皮下脂肪、肌肉的发育情况进行综合判断。最简便而迅速的方法是观察皮下脂肪充实的程度,尽管脂肪的分布存在个体差异,男女亦各有不同,但前臂屈侧或上臂背侧下 1/3 处脂肪分布的个体差异最小,为判断脂肪充实程度最方便和最适宜的部位。此外,在一定时间内监测体重的变化亦可反映机体的营养状态。

临床上通常用良好、中等、不良三个等级对营养状态进行描述。①良好:黏膜红润、皮肤光泽,弹性良好,皮下脂肪丰满而有弹性,肌肉结实,指甲、毛发润泽,肋间隙及锁骨上窝深浅适中,肩胛部和股部肌肉丰满;②不良:皮肤黏膜干燥、弹性降低,皮下脂肪菲薄,肌肉松弛无力,指甲粗糙无光泽、毛发稀疏,肋间隙、锁骨上窝凹陷,肩胛骨和髂骨嶙峋突出;③中等:介于两者之间。

临床上常见的营养状态异常包括营养不良和营养过度两个方面。

(1)营养不良:由于摄食不足和 / 或消耗增多引起。一般轻微或短期的疾病不易导致营养的异常,故营养不良多见于长期或严重的疾病。当体重减轻低于标准体重的 10% 时称为消瘦,根据体重指数(BMI)判定,世界卫生组织标准 BMI<18.5 为消瘦,我国标准与此相同。极度消瘦者称为恶病质(cachexia)。引起营养不良的常见原因有以下几个方面:

1)摄食障碍:多见于食管、胃肠道疾病,神经系统及肝、肾等疾病引起的严重恶心、呕吐等。

2)消化吸收障碍:见于胃、肠、胰腺、肝脏及胆道疾病引起的消化液或酶的合成和分泌减少,影响消化和吸收。

3)消耗增多:见于慢性消耗性疾病,如长期活动性肺结核、恶性肿瘤、代谢性疾病、内分泌疾病等,出现糖、脂肪和蛋白质的消耗过多。

(2)营养过度:体内脂肪积聚过多,主要表现为体重增加,超过标准体重的 20% 为肥胖,根据体重指数(BMI)判定,世界卫生组织标准 BMI ≥ 30 为肥胖,我国标准 BMI ≥ 28 为肥胖。按其病因可将肥胖分为原发性和继发性两种。

1)原发性肥胖:亦称为单纯性肥胖,为摄入热量过多所致,表现为全身脂肪分布均匀,身体各个部位无异常改变,常有一定的遗传倾向。

2)继发性肥胖:主要为某些内分泌疾病所致。如下丘脑、垂体疾病、库欣综合征、甲状腺功能减退症、性功能减退症等。

4. **意识状态的检查方法与分类**　意识状态(consciousness)是指人对环境和自己状态的认知与觉察能力,是大脑高级神经中枢功能活动的综合表现。正常人意识清晰,定向力正常,反应敏锐精确,思维和情感活动正常,语言流畅、准确,表达能力良好。凡能影响大脑功能活动的疾病均可引起程度不等的意识改变,称为意识障碍。患者可出现兴奋不安、思维紊乱、语言表达能力减退或失常、情感活动异常、无意识动作增加等。根据意识障碍的程度可将其分为嗜睡、意识模糊、昏睡、谵妄以及昏迷。

判断患者意识状态多采用问诊,通过交谈了解患者的思维、反应、情感、计算及定向力等方面的情况。对较为严重者,还应进行痛觉试验、瞳孔反射等检查,以确定患者意识障碍的程度。

(四) 面容与表情:各种常见的病容特点及其临床意义

通过视诊即可确定患者的面容和表情,临床上常见的典型面容改变有以下几种:

1. **急性病容**　面色潮红,兴奋不安,鼻翼扇动,口唇疱疹,表情痛苦。多见于急性感染性疾病,如肺炎球菌肺炎、疟疾、流行性脑脊髓膜炎等。

2. **慢性病容**　面容憔悴,面色晦暗或苍白无华,目光暗淡、表情忧虑。见于慢性消耗性疾病,如恶性肿瘤、肝硬化、严重结核病等。

3. **贫血病容**　面色苍白,唇舌色淡,表情疲惫。见于各种原因所致的贫血。

4. **肝病病容**　面色晦暗,额部、鼻背、双颊有褐色色素沉着。见于慢性肝病。

5. **肾病病容**　面色苍白,眼睑、颜面水肿,舌色淡、舌缘有齿痕。见于慢性肾病。

6. **甲状腺功能亢进面容**　面容惊愕,眼裂增宽,眼球凸出,目光炯炯,兴奋不安,烦躁易怒。见于甲状腺功能亢进症。

7. **黏液性水肿面容**　面色苍黄,颜面水肿,睑厚面宽,目光呆滞,反应迟钝,眉毛、头发稀疏,舌色淡,肥大。见于甲状腺功能减退症。

8. **二尖瓣面容**　面色晦暗,双颊紫红,口唇轻度发绀。见于风湿性心瓣膜病二尖瓣狭窄。

9. **肢端肥大症面容**　头颅增大,面部变长,下颌增大、向前突出,眉弓及两颊隆起,唇舌厚,耳鼻增大。见于肢端肥大症。

10. **伤寒面容**　表情淡漠,反应迟钝呈无欲状态。见于肠伤寒、脑脊髓膜炎、脑炎等高热衰竭患者。

11. **苦笑面容**　牙关紧闭,面肌痉挛,呈苦笑状。见于破伤风。

12. **满月面容**　面圆如满月,皮肤发红,常伴痤疮和胡须生长。见于库欣综合征及长期应用糖皮质激素。

13. **面具面容**　面部呆板、无表情,似面具样。见于帕金森病、脑炎等。

(五) 体位:自主体位、被动体位及各种强迫体位的临床意义

常见的体位有以下几种:

1. **自主体位**(active position)　身体活动自如,不受限制。见于正常人、轻症和疾病早期患者。

2. **被动体位**(passive position)　患者不能自己调整或变换身体的位置。见于极度衰竭或意识丧失者。

3. **强迫体位**(compulsive position)　患者为减轻痛苦,被迫采取某种特殊的体位。临床上常见的强迫体位可分为以下几种:

(1)强迫仰卧位:患者仰卧,双腿蜷曲,借以减轻腹部肌肉的紧张程度。见于急性腹膜炎等。

(2)强迫俯卧位:俯卧位可减轻脊背肌肉的紧张程度。见于脊柱疾病。

(3)强迫侧卧位:有胸膜疾病的患者多采取患侧卧位,可限制患侧胸廓活动而减轻疼痛和有利于健侧代偿呼吸。见于一侧胸膜炎和大量胸腔积液的患者。

(4)强迫坐位:亦称端坐呼吸(orthopnea),患者坐于床沿上,以两手置于膝盖或扶持床边。该体位便于辅助呼吸肌参与呼吸运动,加大膈肌活动度,增加肺通气量,并减少回心血量和减轻心脏负担。见于心、肺功能不全患者。

(5)强迫蹲位:患者在活动过程中,因呼吸困难和心悸而停止活动并采用蹲踞位或膝胸位以缓解症状。见于先天性发绀型心脏病。

(6)强迫停立位:在步行时心前区疾病突然发作,患者常被迫立刻站住,并以右手按抚心前部位,待症状稍缓解后才继续行走。见于心绞痛。

(7)辗转体位:患者辗转反侧,坐卧不安。见于胆石症、胆道蛔虫症、肾绞痛等。

(8)角弓反张位:患者颈及脊背肌肉强直,出现头向后仰,胸腹前凸,背过伸,躯干呈弓形。见于破伤风及小儿脑膜炎。

(六) 姿势与步态的特点及诊断价值

姿势(posture)是指举止的状态。健康成人躯干端正,肢体灵活适度。正常的姿势主要依靠骨骼结构和各部分肌肉的紧张度来保持,但亦受机体健康状况及精神状态的影响,如疲劳和情绪低沉时可出现肩垂、弯背、拖拉蹒跚的步态。患者因疾病的影响,可出现姿势的改变。颈部活动受限提示颈椎疾病;充血性心力衰竭患者多愿采取坐位;腹部疼痛时可有躯干制动或弯曲,胃、十二指肠溃疡或胃肠痉挛性疼痛发作时,患者常捧腹而行。

步态(gait)指走动时所表现的姿态。健康人的步态因年龄、机体状态和所受训练的影响而有不同表现,如小儿喜急行或小跑,青壮年矫健快速,老年人则常为小步慢行。当患某疾病时可导致步态发生显著改变,并具有一定的特征性,有助于疾病的诊断。常见的典型异常步态有以下几种:

1. **蹒跚步态(waddling gait)**　走路时身体左右摇摆似鸭行。见于佝偻病、大骨节病、进行性肌营养不良或先天性双侧髋关节脱位患者等。

2. **醉酒步态(drunken gait)**　行走时躯干重心不稳,步态紊乱不准确如醉酒状。见于小脑疾病、乙醇及巴比妥中毒患者。

3. **共济失调步态(ataxia gait)**　起步时一脚高抬,骤然垂落,且双目向下注视,两脚间距很宽,以防身体倾斜,闭目时则不能保持平衡。见于脊髓病变患者。

4. **慌张步态(festinating gait)**　起步后小步急速趋行,双脚擦地,身体前倾,有难以止步之势。见于帕金森病患者。

5. **跨阈步态(steppage gait)**　由于踝部肌腱、肌肉弛缓,患足下垂,行走时必须抬高下肢才能起步。见于腓总神经麻痹患者。

6. **剪刀步态(scissors gait)**　由于双下肢肌张力增高,尤以伸肌和内收肌张力增高明显,移步时下肢内收过度,两腿交叉呈剪刀状。见于脑性瘫痪与截瘫患者。

7. **间歇性跛行(intermittent claudication)**　步行中,因下肢突发性酸痛乏力,患者被迫停止行进,需稍休息后方能继续行进。见于高血压、动脉硬化患者。

(七) 皮肤黏膜

包括检查其颜色、温度与出汗、弹性、皮疹、脱屑、紫癜、蜘蛛痣、皮下结节、毛发等,具体检查内容和方法主要见本套教材的《皮肤与感官系统疾病》,下面主要介绍一些其他系统疾病常常需要进行皮肤检查的内容。

1. **颜色**

(1) 苍白(pallor):皮肤苍白可由贫血、末梢毛细血管痉挛或充盈不足所致,如寒冷、惊恐、休克、虚脱以及主动脉瓣关闭不全等。仅见肢端苍白,可能与肢体动脉痉挛或阻塞有关,如雷诺病、血栓闭塞性脉管炎等。

(2) 发红(redness):皮肤发红是由于毛细血管扩张充血、血流加速、血量增加以及红细胞量增多所致,在生理情况下见于运动、饮酒后;病理情况下见于发热性疾病,如肺炎球菌肺炎、肺结核、猩红热、阿托品及一氧化碳中毒等。皮肤持久性发红见于库欣综合征及真性红细胞增多症。

(3) 发绀(cyanosis):皮肤呈青紫色,常出现于口唇、耳郭、面颊及肢端。见于还原血红蛋白增多或异常血红蛋白血症。

(4) 黄染(stained yellow):皮肤黏膜发黄称为黄染,常见的原因有:

1) 黄疸:由于血清内胆红素浓度增高使皮肤黏膜发黄称为黄疸。

2) 胡萝卜素增高:过多食用胡萝卜、南瓜、橘子、橘子汁等可引起血中胡萝卜素增高,当超过 2.5g/L 时,也可使皮肤黄染。其特点是:①黄染首先出现于手掌、足底、前额及鼻部皮肤;②一般不出现巩膜和口腔黏膜黄染;③血中胆红素不高;④停止食用富含胡萝卜素的蔬菜或果汁后,皮肤黄染逐渐消退。

3) 长期服用含有黄色素的药物:如米帕林、呋喃类等药物也可引起皮肤黄染。其特点是:①黄染首先出现于皮肤,严重者也可出现于巩膜。②巩膜黄染的特点是角巩膜缘处黄染重,黄色深;离角巩膜缘越远,黄染越轻,黄色越淡,这一特点是与黄疸的重要区别。

(5)妇女妊娠期间,面部、额部可出现棕褐色对称性色素斑,称为妊娠斑;老年人也可出现全身或面部的散在色素斑,称为老年斑。

(6)色素沉着(pigmentation)、色素脱失的检查及其临床意义,详见本套教材的《皮肤与感官系统疾病》。

2. 湿度　皮肤湿度(moisture)与皮肤的排泌功能有关。排泌功能是由汗腺和皮脂腺完成的,但汗腺起主要作用。出汗多者皮肤比较湿润,出汗少者比较干燥。在气温高、湿度大的环境中出汗增多是生理的调节功能。在病理情况下,可发生出汗增多或无汗,具有一定的诊断价值。如风湿病、结核病和布鲁氏菌病出汗较多;甲状腺功能亢进症、佝偻病、脑炎后遗症亦经常有多汗。夜间睡后出汗称为盗汗,多见于结核病。手足皮肤发凉而大汗淋漓称为冷汗,见于休克和虚脱患者。

3. 弹性　皮肤弹性(elasticity)与年龄、营养状态、皮下脂肪及组织间隙所含液体量有关。儿童及青年皮肤紧张富有弹性;中年以后皮肤组织逐渐松弛,弹性减弱;老年皮肤组织萎缩,皮下脂肪减少,弹性减退。检查皮肤弹性时,常选择手背或上臂内侧部位,以拇指和示指将皮肤提起,松手后如皮肤皱褶迅速平复为弹性正常,如皱褶平复缓慢为弹性减弱,后者见于长期消耗性疾病或严重脱水者。发热时血液循环加速,周围血管充盈、可使皮肤弹性增加。

4. 皮疹

5. 脱屑

6. 皮下出血　皮下出血(subcutaneous hemorrhage)根据其直径大小及伴随情况分为以下几种:①小于2mm称为瘀点(petechia);②3~5mm称为紫癜(purpura);③大于5mm称为瘀斑(ecchymosis);④片状出血并伴有皮肤显著隆起称为血肿(hematoma)。检查时,较大面积的皮下出血易于诊断,对于较小的瘀点应注意与红色的皮疹或小红痣进行鉴别,皮疹受压时,一般可退色或消失,瘀点和小红痣受压后不退色,但小红痣于触诊时可感到稍高于皮肤表面,且表面光亮。皮下出血常见于造血系统疾病、重症感染、某些血管损害性疾病以及毒物或药物中毒。

7. 蜘蛛痣与肝掌　皮肤小动脉末端分支性扩张所形成的血管痣,形似蜘蛛,称为蜘蛛痣(spider angioma)。多出现于上腔静脉分布的区域内,如面、颈、手背、上臂、前胸和肩部等处,其大小不等。检查时用棉签等物品压迫蜘蛛痣的中心,其辐射大小血管网立即消失,去除压力后又复出现。一般认为蜘蛛痣的出现与肝脏对雌激素的灭活作用减弱有关,常见于急、慢性肝炎或肝硬化。

慢性肝病患者手掌大、小鱼际处常发红,加压后退色,称为肝掌(liver palms),发生机制与蜘蛛痣相同。

8. 皮下结节　皮下结节(subcutaneous nodules)较大的通过视诊即可发现,对较小的结节则必须触诊方能查及。无论大小结节均应触诊检查。注意其大小、硬度、部位、活动度及有无压痛等。常见的皮下结节有下列几种:风湿结节、囊蚴结节、痛风结节、结节性红斑等。

9. 毛发　毛发的多少及分布变化对临床诊断有辅助意义。毛发增多见于一些内分泌疾病,如库欣综合征及长期使用肾上腺皮质激素和性激素者,女性患者除一般体毛增多外,尚可生长胡须。

(八)淋巴结:检查部位、方法与顺序、正常状态及其肿大的临床意义

1. 表浅淋巴结分布　淋巴结分布于全身,一般体格检查仅能检查身体各部表浅的淋巴结。正常情况下,淋巴结较小,直径多在0.2~0.5cm之间,质地柔软,表面光滑,与毗邻组织无粘连,不易触及,亦无压痛。

(1)头颈部

1)耳前淋巴结:位于耳屏前方。

2)耳后淋巴结:位于耳后乳突表面、胸锁乳突肌止点处,亦称为乳突淋巴结。

3)枕淋巴结:位于枕部皮下,斜方肌起点与胸锁乳突肌止点之间。

4）颌下淋巴结：位于颌下腺附近，在下颌角与颏部之中间部位。

5）颏下淋巴结：位于颏下三角内，下颌舌骨肌表面、两侧下颌骨前端中点后方。

6）颈前淋巴结：位于胸锁乳突肌表面及下颌角处。

7）颈后淋巴结：位于斜方肌前缘。

8）锁骨上淋巴结：位于锁骨与胸锁乳突肌所形成的夹角处。

（2）上肢：腋窝淋巴结是上肢最大的淋巴结组群，可分为五群。

1）外侧淋巴结群：位于腋窝外侧壁。

2）胸肌淋巴结群：位于胸大肌下缘深部。

3）肩胛下淋巴结群：位于腋窝后皱襞深部。

4）中央淋巴结群：位于腋窝内侧壁近肋骨及前锯肌处。

5）腋尖淋巴结群：位于腋窝顶部。

6）滑车上淋巴结：位于上臂内侧，内上髁上方 3~4cm 处，肱二头肌与肱三头肌之间的间沟内。

（3）下肢

1）腹股沟淋巴结：位于腹股沟韧带下方股三角内，它又分为上、下两群。上群：位于腹股沟韧带下方，与韧带平行排列，故又称为腹股沟韧带横组或水平组。下群：位于大隐静脉上端、沿静脉走向排列，故又称为腹股沟淋巴结纵组或垂直组。

2）腘窝淋巴结：位于小隐静脉和腘静脉的汇合处。

2. 检查方法与顺序

（1）检查方法：检查淋巴结的方法是视诊和触诊。视诊时不仅要注意局部征象（包括皮肤是否隆起，颜色有无变化，有无皮疹、瘢痕、瘘管等），也要注意全身状态。

触诊是检查淋巴结的主要方法。检查者将示、中、环三指并拢，其指腹平放于被检查部位的皮肤上进行滑动触诊，这里所说的滑动是指腹按压的皮肤与皮下组织之间的滑动；滑动的方式应取相互垂直的多个方向和转动滑动，这有助于淋巴结与肌肉和血管结节的区别。

检查颈部淋巴结时可站在被检查者前面或背后，手指紧贴检查部位，由浅及深进行滑动触诊，嘱被检查者头稍低，或偏向检查侧，以使皮肤或肌肉松弛，有利于触诊。被检查者卧位时，检查颈部淋巴结。检查锁骨上淋巴结时，让被检查者取坐位或卧位，头部稍向前屈，用双手进行触诊，左手触诊右侧，右手触诊左侧，由浅部逐渐触摸至锁骨后深部。检查腋窝淋巴结时，被检查者前臂稍外展，检查者以右手检查左侧，以左手检查右侧，触诊时由浅及深至腋窝各部。检查滑车上淋巴结时，以左（右）手扶托被检查者左（右）前臂，以右（左）手向滑车上由浅及深进行触摸。

发现淋巴结肿大时应注意其部位、大小、数目、硬度、压痛、活动度、有无粘连，以及局部皮肤有无红肿、瘢痕、瘘管等。同时注意寻找引起淋巴结肿大的原发病灶。

（2）检查顺序：全身体格检查时，淋巴结的检查应在相应身体部位检查过程中进行。为了避免遗漏应特别注意淋巴结的检查顺序。头颈部淋巴结的检查顺序是：耳前、耳后、枕部、颌下、颏下、颈前、颈后、锁骨上淋巴结。上肢淋巴结的检查顺序是：腋窝淋巴结、滑车上淋巴结。腋窝淋巴结应按腋尖群、中央群、胸肌群、肩胛下群和外侧群的顺序进行。下肢淋巴结的检查顺序是：腹股沟淋巴结（先查上群、后查下群）、腘窝淋巴结。

3. 淋巴结肿大病因及表现   淋巴结肿大按其分布可分为局限性和全身性淋巴结肿大。

（1）局限性淋巴结肿大

1）非特异性淋巴结炎：由引流区域的急、慢性炎症所引起，如急性化脓性扁桃体炎、齿龈炎可引起颈部淋巴结肿大。急性炎症初始，肿大的淋巴结柔软、有压痛，表面光滑、无粘连，肿大至一定程度即停止。慢性炎症时，淋巴结较硬，最终淋巴结可缩小或消退。

2）单纯性淋巴结炎：为淋巴结本身的急性炎症。肿大的淋巴结有疼痛，呈中等硬度，有触痛，多发生于颈部淋巴结。

3）淋巴结结核：肿大的淋巴结常发生于颈部血管周围，多发性，质地稍硬，大小不等，可相互粘连，或与周围组织粘连，如发生干酪性坏死，则可触及波动感。晚期破溃后形成瘘管，愈合后可形成瘢痕。

4）恶性肿瘤淋巴结转移：恶性肿瘤转移所致肿大的淋巴结，质地坚硬，或有橡皮样感，表面可光滑或突起，与周围组织粘连，不易推动，一般无压痛。胸部肿瘤如肺癌可向右侧锁骨上或腋窝淋巴结转移；胃癌多向左侧锁骨上淋巴结转移，因此处系胸导管进颈静脉的入口，这种肿大的淋巴结称为Virchow淋巴结，常为胃癌、食管癌转移的标志。

（2）全身淋巴结肿大

1）感染性疾病：病毒感染见于传染性单核细胞增多症、艾滋病等；细菌感染见于布鲁氏菌病、血行弥散型肺结核、麻风等；螺旋体感染见于梅毒、鼠咬热、钩端螺旋体病等；原虫与寄生虫感染见于黑热病、丝虫病等。

2）非感染性疾病：结缔组织病如系统性红斑狼疮、干燥综合征、结节病等；血液系统疾病如急、慢性白血病，淋巴瘤，恶性组织细胞病等。

三、头部检查

1. **头颅正常状态及异常改变（小颅、尖颅、方颅、巨颅、变形颅）**　头颅（skull）的视诊应注意大小、外形变化和有无异常活动。触诊是用双手仔细触摸头颅的每一个部位，了解其外形，有无压痛和异常隆起。头颅的大小以头围来衡量，测量时以软尺自眉间绕到颅后通过枕骨粗隆。头围在发育阶段的变化为：新生儿约34cm，出生后的前半年增加8cm，后半年增加3cm，第二年增加2cm，第三、第四年增加1.5cm，4~10岁共增加约1.5cm，到18岁可达53cm或以上，以后几乎不再变化。矢状缝和其他颅缝大多在出生后6个月骨化，骨化过早会影响颅脑的发育。

头颅的大小异常或畸形可成为一些疾病的典型体征，临床常见者如下：

（1）小颅（microcephalia）：小儿囟门多在12~18个月内闭合，如过早闭合可形成小头畸形，这种畸形同时伴有智力发育障碍。

（2）尖颅（oxycephaly）：亦称塔颅（tower skull），头顶部尖突高起，造成与颜面的比例异常，这是由于矢状缝与冠状缝过早闭合所致。见于先天性疾患尖颅并指（趾）畸形（acrocephalosyndactylia），即Apert综合征。

（3）方颅（squared skull）：前额左右突出，头顶平坦呈方形，见于小儿佝偻病或先天性梅毒。

（4）巨颅（large skull）：额、顶、颞及枕部突出膨大呈圆形，颈部静脉充盈，对比之下颜面很小，由于颅内压增高，压迫眼球，形成双目下视、巩膜外露的表情，称落日现象（setting sun phenomenon），见于脑积水。

（5）长颅（dolichocephalia）：自颅顶至下颌部的长度明显增大，见于Marfan综合征及肢端肥大症。

（6）变形颅（deforming skull）：发生于中年人，以颅骨增大变形为特征，同时伴有长骨的骨质增厚与弯曲，见于变形性骨炎（Paget病）。

头部的运动异常，一般视诊即可发现。头部的活动受限，见于颈椎疾患；头部不随意地颤动，见于帕金森病（Parkinson病）；与颈动脉搏动一致的点头运动，称Musset征，见于严重主动脉瓣关闭不全。

2. **头部器官检查**

头部器官检查包括：眼、耳、鼻、咽喉、口腔的检查，详见本套教材的《皮肤与感官系统疾病》。

四、颈部检查

1. **外形与分区**　正常人颈部直立，两侧对称，矮胖者较粗短，瘦长者较细长，男性甲状软骨比较突出，女性则平坦不显著，转头时可见胸锁乳突肌突起。头稍后仰，更易观察颈部有无包块、瘢痕和两侧是否对称。正常人在静坐时颈部血管不显露。

为描述和标记颈部病变的部位,根据解剖结构,颈部每侧又可分为两个大三角区域,即颈前三角和颈后三角。颈前三角为胸锁乳突肌内缘、下颌骨下缘与前正中线之间的区域。颈后三角为胸锁乳突肌的后缘,锁骨上缘与斜方肌的前缘之间的区域。

2. 颈部的姿势与运动　正常人坐位时颈部直立,伸屈、转动自如,检查时应注意颈部静态与动态时的改变;如头不能抬起,见于严重消耗性疾病的晚期、重症肌无力、脊髓前角细胞炎、进行性肌萎缩等。头部向一侧偏斜称为斜颈(torticollis),见于颈肌外伤、瘢痕收缩、先天性颈肌挛缩和斜颈。先天性斜颈者的胸锁乳突肌粗短,如两侧胸锁乳突肌差别不明显时,可嘱患者把头位复正,此时患侧胸锁乳突肌的胸骨端会立即隆起,为诊断本病的特征性表现。颈部强直为脑膜受刺激的特征,见于各种脑膜炎、蛛网膜下腔出血等。

3. 颈部的皮肤与包块

(1)颈部皮肤:检查时注意有无蜘蛛痣、感染(疖、痈、结核)及其他局限性或广泛性病变,如瘢痕、瘘管、神经性皮炎、银屑病等。

(2)颈部包块:检查时应注意其部位、数目、大小、质地、活动度、与邻近器官的关系和有无压痛等特点。如为淋巴结肿大、质地不硬、有轻度压痛时,可能为非特异性淋巴结炎;如质地较硬、且伴有纵隔、胸腔或腹腔病变的症状或体征,则应考虑恶性肿瘤的淋巴结转移;如为全身无痛性淋巴结肿大,则多见于血液系统疾病。如包块圆形,表面光滑,有囊样感,压迫能使之缩小,则可能为囊状瘤。若颈部包块弹性大又无全身症状,则应考虑囊肿的可能。肿大的甲状腺和甲状腺来源的包块在做吞咽动作时可随吞咽向上移动,以此可与颈前其他包块鉴别。

4. 颈部血管　正常人立位或坐位时颈外静脉常不显露,平卧时可稍见充盈,充盈的水平仅限于锁骨上缘到下颌角距离的下 2/3 以内。在坐位或半坐位(身体呈 45° 倾斜)时,如颈静脉明显充盈、怒张或搏动,为异常征象,提示颈静脉压升高,见于右心衰竭、缩窄性心包炎、心包积液、上腔静脉阻塞综合征,以及胸腔、腹腔压力增加等情况。

颈静脉搏动可见于三尖瓣关闭不全等。平卧位时若看不到颈静脉充盈,提示低血容量状态。颈静脉与右心房压力改变的关系,右侧颈部较左侧明显,可能是由于右无名静脉系上腔静脉的直接延续且较左无名静脉为短,故应观察右侧颈静脉。

正常人颈部动脉的搏动只在剧烈活动后心搏出量增加时可见,且很微弱。如在安静状态下出现颈动脉的明显搏动,则多见于主动脉瓣关闭不全、高血压、甲状腺功能亢进及严重贫血患者。因颈动脉和颈静脉都可能发生搏动,而且部位相近,故应鉴别。一般静脉搏动柔和,范围弥散,触诊时无搏动感;动脉搏动比较强劲,为膨胀性,搏动感明显。

听诊颈部血管时,一般让患者取坐位,用钟型听诊器听诊,如发现异常杂音,应注意其部位、强度、性质、音调、传播方向和出现时间,以及患者姿势改变和呼吸等对杂音的影响。如在颈部大血管区听到血管性杂音,应考虑颈动脉和椎动脉狭窄。颈动脉狭窄的典型杂音发自颈动脉分叉部,并向下颌部放射,出现于收缩中期,呈吹风样高音调性质。这种杂音往往提示强劲的颈动脉血流和颈动脉粥样硬化狭窄,但也可见于健侧颈动脉,可能是代偿性血流增快的关系。若在锁骨上窝处听到杂音,则可能为锁骨下动脉狭窄,见于颈肋压迫。颈静脉杂音最常出现于右侧颈下部,它随体位变动,转颈、呼吸等改变其性质,故与动脉杂音不同。如在右锁骨上窝听到低调、柔和、连续性杂音,则可能为颈静脉血流快速流入上腔静脉口径较宽的球部所产生,这种静脉音是生理性的,用手指压迫颈静脉后即可消失。

5. 甲状腺　甲状腺位于甲状软骨下方和两侧,正常约 15~25g,表面光滑,柔软不易触及。

(1)甲状腺检查方法

1)视诊:观察甲状腺的大小和对称性,正常人甲状腺外观不突出,女性在青春发育期可略增大。检查时嘱被检查者做吞咽动作,可见甲状腺随吞咽动作而向上移动,如不易辨认,嘱被检查者两手放于枕后,头向后仰,再进行观察即较明显。

2）触诊：触诊比视诊更能明确甲状腺的轮廓及病变的性质。触诊包括甲状腺峡部和甲状腺侧叶的检查。

A. 甲状腺峡部：位于环状软骨上方第2~4气管环前面。站于受检者前面用拇指或站于受检者后面用示指从胸骨上切迹向上触摸，可感到气管前软组织，判断有无增厚，请受检者吞咽，可感到此软组织在手指下滑动，判断有无长大和肿块。

B. 甲状腺侧叶：①前面触诊：一手拇指施压于一侧甲状软骨，将气管推向对侧，另一手示、中指在对侧胸锁乳突肌后缘向前推甲状腺侧叶，拇指在胸锁乳突肌前缘触诊，配合吞咽动作，重复检查，可触及被推挤的甲状腺。用同样方法检查另一侧甲状腺。②后面触诊：类似前面触诊。一手示、中指触压于一侧甲状软骨，将气管推向对侧，另一手拇指在对侧胸锁乳突肌后缘向前推甲状腺，示、中指在其前缘触诊甲状腺。配合吞咽动作，重复检查。用同样方法检查另一侧甲状腺。

3）听诊：当触到甲状腺肿大时，用钟型听诊器直接放在肿大的甲状腺上，如听到低调的连续性静脉"嗡鸣"音，对诊断甲状腺功能亢进症很有帮助。另外，在弥漫性甲状腺肿伴功能亢进者还可听到收缩期动脉杂音。

（2）甲状腺肿大分度：甲状腺肿大可分三度：不能看出肿大但能触及者为Ⅰ度；能看到肿大又能触及，但在胸锁乳突肌以内者为Ⅱ度；超过胸锁乳突肌外缘者为Ⅲ度。引起甲状腺肿大的常见疾病如下：

1）甲状腺功能亢进：肿大的甲状腺质地柔软，触诊时可有震颤，可能听到"嗡鸣"样血管杂音，是血管增多、增粗、血流增速的结果。

2）单纯性甲状腺肿：腺体肿大很突出，可为弥漫性，也可为结节性，不伴有甲状腺功能亢进体征。

3）甲状腺癌：触诊时包块可有结节感，不规则，质硬。因发展缓慢，体积有时不大，易与甲状腺腺瘤、颈前淋巴结肿大相混淆。

4）慢性淋巴结甲状腺炎（桥本甲状腺炎）：呈弥漫性或结节性肿大，易与甲状腺癌相混淆。由于肿大的炎性腺体可将颈总动脉向后方推移，因而在腺体后缘可摸到颈总动脉搏动；而甲状腺癌则往往将颈总动脉包绕在癌组织内，触诊时摸不到颈总动脉搏动，可借此作鉴别。

5）甲状旁腺腺瘤：甲状旁腺位于甲状腺之后，发生腺瘤时可使甲状腺突出，检查时也随吞咽移动，需结合甲状旁腺功能亢进的临床表现加以鉴别。

6. **气管**　正常人气管位于颈前正中部。检查时让患者取舒适坐位或仰卧位，使颈部处于自然直立状态，医师将示指与环指分别置于两侧胸锁关节上，然后将中指置于气管之上，观察中指是否在示指与环指中间，或以中指置于气管与两胸锁乳突肌之间的间隙，据两侧间隙是否等宽来判断气管有无偏移。根据气管的偏移方向可以判断病变的性质。如大量胸腔积液、积气，纵隔肿瘤以及单侧甲状腺肿大可将气管推向健侧，而肺不张、肺硬化、胸膜粘连可将气管拉向患侧。

五、全身体格检查

（一）全身体格检查的基本要求

全身体格检查（complete physical examination）是指对患者或受检查者全面系统、井然有序地进行全身各部分的体格检查，主要用于住院患者、健康人全面的体格检查等，是临床医师必备的基本功。为保证检查内容全面系统、顺序合理流畅，应该注意以下基本要求：

1. **检查的内容务求全面系统**　这是为了搜集尽可能完整的客观资料，起到筛查的作用，也便于完成入院记录规定的各项要求。由于检查通常是在问诊之后进行，检查者一般对应重点深入检查的内容已心中有数，因此，重点检查的器官必然应更为深入细致。这就使每例全身体格检查不是机械地重复，而是在全面系统的基础上有所侧重，使检查内容既能涵盖住院病历的要求条目，又能重点深入患病的器官系统。

2. **检查的顺序应是从头到四肢分段进行**　强调一种合理、规范的逻辑顺序,不仅可最大限度地保证检查的效率和速度,而且也可大大减少患者的不适和不必要的体位变动,同时也方便检查者操作。为了检查的方便,某些器官系统,如皮肤、淋巴结、神经系统,采取分段检查,统一记录。

3. **可酌情对个别检查顺序作适当调整**　遵循上述检查内容和顺序基本原则的同时,允许根据具体受检者和医师的情况,酌情对个别检查顺序作适当调整。如甲状腺触诊,常需在患者背后进行,因此,卧位的患者在坐位检查后胸时可再触诊甲状腺,予以补充。如检查前胸时,为了对发现的肺部体征有及时而全面的了解,也可立即检查后胸部。胸部检查顺序为视、叩、触、听,而腹部检查采取视、听、叩、触,以免扣触对胃肠刺激后肠鸣音发生改变。四肢检查中,上肢检查习惯上是由手至肩,则下肢则应由近及远。

4. **体格检查还要注意具体操作的灵活性**　面对具体病例,如急诊、重症病例,可能需要简单体检后即着手抢救或治疗,遗留的内容待病情稳定后补充。因为病情原因不能采取坐位的患者,背部检查只能侧卧进行。肛门直肠、外生殖器的检查应根据病情需要确定是否检查,如确需检查应特别注意保护患者隐私。

5. **全身体格检查的顺序**

(1)以卧位患者为例:一般情况和生命体征→头颈部→前、侧胸部(心、肺)→(患者取坐位)后背部(包括肺、脊柱、肾区、骶部)→(卧位)腹部→上肢、下肢→肛门直肠→外生殖器→神经系统(最后站立位)共济运动、步态及腰椎运动。

(2)以坐位患者为例:一般情况和生命体征→头颈部→上肢→后背部(包括肺、脊柱、肾区、骶部)→前胸部、侧胸部(肺)→(患者取卧位)心脏→腹部→下肢→肛门直肠→外生殖器→神经系统(最后站立位)共济运动、步态及腰椎运动。

这样可以保证分段而集中的体格检查顺利完成,而在此过程中患者仅有两三次体位变动。

6. **强调边查边想,正确评价;边查边问,核实补充**　对于客观检查结果的正常限度、临床意义,需要医师的学识和经验。有时需要重复检查和核实才能获得完整而正确的资料。

7. 检查过程中与患者的适当交流,不仅可以融洽医患关系,而且可以补充病史资料,如补充系统回顾的内容,查到哪里,问到哪里,简单几个问题可十分自然而简捷地获取各系统是否患病及其资料;健康教育及精神支持也可在检查过程中体现。

8. **掌握检查的进度和时间**　一般应尽量在 40min 内完成。

9. **检查结束时应与患者简单交谈**　说明重要发现,患者应注意的事项或下一步的检查计划,但如对体征的意义把握不定,不要随便解释,以免增加患者思想负担或给医疗工作造成不必要的麻烦。

(二) 全身体格检查的基本项目

检查的基本项目根据上述要求拟定,遵循这一基本内容和逻辑顺序,有利于初学者养成良好的职业习惯和行为规范。这些看似机械、烦琐的项目是全身检查必不可少的,也有利于完成入院记录规定的各项要求。医学生按此条目学习,经过反复实践可以熟能生巧,应用自如,而对具体情况也能根据临床工作要求合理取舍。

1. **一般检查及生命体征**

(1)准备和清点器械。

(2)自我介绍(姓名、简短交谈以融洽医患关系)。

(3)观察发育、营养、面容、表情和意识等一般状态。

(4)当受检者在场时洗手。

(5)测量体温(腋温,10min)。

(6)触诊桡动脉至少 30s。

(7)用双手同时触诊双侧桡动脉,检查其对称性。

(8)计数呼吸频率至少 30s。

(9)测量右上肢血压。

2. 头颈部

(10)观察头部外形、毛发分布、异常运动等。

(11)触诊头颅。

(12)分别检查左右眼的近视力(用近视力表)。

(13)检查上、下睑结膜,球结膜和巩膜,检查泪囊。

(14)检查面神经运动功能(皱额、闭目)。

(15)检查眼球运动(检查6个方位)。

(16)检查瞳孔直接对光反射与间接对光反射。

(17)检查调节与集合反射。

(18)观察及触诊双侧外耳及乳突,触诊颞颌关节及其运动。

(19)分别检查双耳听力(摩擦手指检查法)。

(20)观察及触诊外鼻。

(21)观察鼻前庭、鼻中隔。

(22)检查上颌窦、额窦、筛窦,有无肿胀、压痛、叩痛等。

(23)观察口唇、牙齿、牙龈、舌质和舌苔。

(24)借助压舌板检查口腔黏膜、口咽部及扁桃体。

(25)检查舌下神经(伸舌)。

(26)检查面神经运动功能(露齿、鼓腮或吹口哨)。

(27)检查三叉神经运动支(触双侧咀嚼肌,或以手对抗张口动作)。

(28)检查三叉神经感觉支(上、中、下3支)。

(29)暴露颈部,观察颈部外形和皮肤、颈静脉充盈和颈动脉搏动情况。

(30)触诊颈部淋巴结(耳前、耳后、枕后、颌下、颏下、颈前、颈后、锁骨上)。

(31)触诊甲状软骨、甲状腺峡部与侧叶(配合吞咽)。

(32)听诊颈部(甲状腺、血管)杂音。

(33)触诊气管位置。

(34)检查颈椎屈曲、侧弯、旋转活动。

(35)检查副神经(耸肩及对抗头部旋转)。

3. 前、侧胸部

(36)暴露胸部,观察胸部外形、对称性、皮肤和呼吸运动等。

(37)分别触诊双侧乳房(4个象限、乳晕及乳头)。

(38)分别触诊双侧腋窝淋巴结(5组)。

(39)触诊胸壁弹性、压痛,检查双侧呼吸运动度。

(40)检查双侧触觉语颤。

(41)检查有无胸膜摩擦感。

(42)叩诊双侧肺尖、双侧前胸和侧胸。

(43)听诊双侧肺尖、双侧前胸和侧胸。

(44)检查双侧语音共振。

(45)切线方向观察心尖、心前区搏动。

(46)触诊心尖搏动(两步法)。

(47)触诊心前区。

(48)叩诊心脏相对浊音界。

(49)分别用膜型和钟型体件依次听诊二尖瓣区、肺动脉瓣区、主动脉瓣区、主动脉瓣第二听诊区、三尖瓣区,听诊心率、心律、心音、杂音、心包摩擦音。

4. 背部

(50)请受检查者坐起,充分暴露背部,观察脊柱、胸廓外形及呼吸运动。

(51)触诊脊柱有无畸形、压痛。

(52)叩诊法检查脊柱有无叩击痛。

(53)检查双侧肋脊点和肋腰点有无压痛。

(54)检查双侧肾区有无叩击痛。

(55)检查胸廓活动度及其对称性。

(56)检查双侧触觉语颤。

(57)请受检查者双上肢交叉,对比叩诊双侧后胸部。

(58)叩诊双侧肺下界移动度(肩胛线)。

(59)听诊双侧后胸部。

(60)检查双侧语音共振。

5. 腹部

(61)正确暴露腹部,请受检者屈膝、放松腹肌,观察腹部外形、对称性、皮肤、脐及腹式呼吸等。

(62)听诊肠鸣音与血管杂音。

(63)叩诊全腹部。

(64)叩诊肝上、下界。

(65)检查移动性浊音(经脐平面先左后右)。

(66)浅触诊全腹部(自左下腹开始,逆时针)。

(67)深触诊全腹部(自左下腹开始,逆时针)。

(68)训练患者做加深的腹式呼吸,在右锁骨中线上单手法触诊肝脏。

(69)在右锁骨中线上双手触诊肝脏。

(70)在前正中线上双手法触诊肝脏。

(71)检查肝 - 颈静脉回流征。

(72)检查胆囊点有无压痛。

(73)双手法触诊脾脏。

(74)如未能触及脾脏,嘱受检查者右侧卧位,再触诊脾脏。

(75)双手法触诊双侧肾脏。

(76)检查腹部触觉(或痛觉)与腹壁反射。

6. 上肢

(77)正确暴露上肢,观察上肢皮肤、关节等。

(78)观察双手及指甲。

(79)触诊指间关节和掌指关节。

(80)检查指关节运动。

(81)检查上肢远端肌力。

(82)触诊腕关节和检查腕关节运动。

(83)触诊双肘鹰嘴和肱骨髁状突。

(84)触诊滑车上淋巴结。

(85)检查肘关节运动。

(86)检查屈肘、伸肘的肌力。

(87)视诊及触诊肩关节及其周围。

(88)检查肩关节运动及上肢近端肌力。

(89)检查上肢触觉(或痛觉)。

(90)检查肱二头肌反射。

(91)检查肱三头肌反射。

(92)检查桡骨骨膜反射。

(93)检查 Hoffmann 征。

7. 下肢

(94)正确暴露下肢,观察双下肢外形、皮肤、趾甲等。

(95)触诊腹股沟区有无肿块、疝等。

(96)触诊腹股沟淋巴结横组与纵组。

(97)触诊股动脉搏动,必要时听诊。

(98)触诊双足背运动。

(99)检查双下肢有无凹陷性水肿。

(100)检查下肢触觉(或痛觉)。

(101)检查髋关节屈曲、内旋、外旋运动。

(102)检查双下肢近端肌力(屈髋)。

(103)触诊膝关节和浮髌试验。

(104)检查膝关节屈曲运动。

(105)检查膝腱反射与髌阵挛。

(106)触诊踝关节及跟腱。

(107)检查踝关节背屈、跖屈、内翻、外翻运动。

(108)检查双足背屈、跖屈肌力。

(109)检查屈趾、伸趾运动。

(110)检查跟腱反射与踝阵挛。

(111)检查 Babinski 征、Oppenheim 征、Gordon 征。

(112)检查 Kernig 征、Brudzinski 征。

(113)检查 Lasegue 征。

8. 肛门直肠(必要时检查)

(114)嘱受检者左侧卧位,右腿屈曲,观察肛门、肛周、会阴区。

(115)戴上手套、示指涂以润滑剂行直肠指诊,观察指套有无分泌物。

9. 外生殖器(必要时检查)

(116)解释检查的必要性,注意保护隐私。确认受检者膀胱排空,取仰卧位。

(117)男性:视诊包括尿道外口、阴囊,必要时做提睾反射;触诊双侧睾丸、附睾、精索。

(118)女性:视诊包括尿道口及阴道口;触诊阴阜、大小阴唇、尿道旁腺、前庭大腺。

10. 共济运动、步态与腰椎运动

(119)请受检查者站立,检查闭目难立征。

(120)检查指鼻试验(睁眼、闭眼)与双手快速轮替运动。

(121)观察步态。

(122)检查腰椎伸屈、侧弯、旋转运动。

(三)一些特殊情况下的体格检查方法

有时由于患者病情与体位的限制,心理或生理的缺陷,不能配合医师按常规方法和顺序进行全身检查,医师需考虑改变检查顺序或变通方法实施。有时检查不得不在患者家中或临时的检查床上进行,或缺乏必要的设备器械等条件,对此情况均应以灵活的策略和方法进行体格检查。

1. 智力障碍患者的检查　智力障碍的患者可能由于不能理解意图,过去不悦的经历、恐惧或对检

查方法不适应,不能配合检查。此时应特别耐心,创造舒适的检查环境,保护患者隐私,让一位亲近的家人或保健人员在场常可使患者减少顾虑,配合检查。应减慢检查的速度,动作应轻柔、细致,必要时可分次完成。如同检查小儿一样,可能有损伤或带来恐惧感的检查应留待最后完成。

2. **情绪障碍或有精神疾病的患者**　情绪障碍或有精神疾病的患者可能由于不合作、敌意而阻碍检查。有经验的工作人员或家人在场可抚慰患者与医师合作,借机尽量完成全身体格检查。对于全身或重点体格检查绝对必要的精神病患者,可在用镇静药物或适当约束后进行。

3. **病重或生理缺陷患者的检查**　病重或生理缺陷患者的检查需要更长的时间、更轻柔的手法、变通的检查方法和顺序。坐起、翻身、变动体位都可能需要助手。要特别注意检查与主诉、现病史有关的器官系统。检查顺序需要酌情改变。

(1)卧床的患者,检查者有时需要变更自己的位置来完成全部项目。如对不能坐起的患者,眼底检查有时不得不在卧位情况下进行;心脏检查有时需要配合变动体位来听诊,而患者又不能下蹲或做Valsalva 动作,此时可嘱患者握拳、被动抬腿或用血压计袖带压迫双臂等方法增加回心血量,对心音和杂音的确定同样有助;肺部检查时,常需助手帮助翻身以完成侧面及背部的叩诊与听诊;直肠检查可以用左侧卧位方式进行触诊,注意屈髋、屈膝,右腿应尽量完全屈曲,同时也可检查背部,特别是检查压疮、叩诊脊柱等。合作的患者可通过抬腿、抬头了解肌力;脑神经的检查可以卧位进行,但不宜进行吞咽反射的检查。

(2)轮椅上的患者,头颈、心肺、上下肢检查方式与通常坐位的患者相同。腹部、直肠、外生殖器、下背部、臀部的检查不可能满意,如必要,就转移至检查床上进行。

4. **检查条件不佳的情景**　在患者家里进行体格检查,需要携带必要的检查器械,注意卧床一般较医院的检查台低,尽量获得充足的光线,最好有助手或家人在场协助完成。如果患者可以活动,一般完成检查无困难;如其不能,则需要助手协助翻身或固定体位。检查结束后应注意将所有用过的一次性消耗物品装袋处理,其余器械应充分清洁和消毒才能供第二次使用。

5. **某些意外紧急情况下的体格检查**　临床医师有时在社交场合、旅行途中等遇到一些意外的救援要求和危及生命的急诊患者,在缺乏必要检查器械的情况下,最重要的是有思想准备,然后灵活应对现场的情景。显然,生命体征的检查是第一位的。在抢救期间可酌情抓紧时机,完成重要器官的一些检查,如神志状态、瞳孔大小、对光反射、眼球活动、心脏和四肢大血管的搏动,以及四肢活动度等,不求全面、系统,但求与生命相关或创伤部位有关的体征能及时发现、准确评估,为进一步抢救或治疗的决策提供依据。

(四) 老年人的体格检查

随着老年人口占总人口的比例不断增加,除儿科医师外,各科都将见到越来越多的老年患者。体检时应正确区分因年龄所致的改变,或是疾病表现出的征象,还应注意检查的技巧。

1. **随着年龄增加而可能出现以下老年性改变**　视力、听力有一定下降,记忆力减退。皮肤弹性降低。瞳孔对光反应稍迟钝,眼球向上凝视能力下降。收缩压略升高,但仍在正常范围。与脊柱后弓和椎体不塌有关的胸腔前后径增加;胸部检查时有捻发音并不一定是疾病所造成。肠蠕动功能下降致肠鸣音较少和较弱。性器官(如女性阴唇、阴道,男性睾丸)萎缩。男性前列腺增大。肌肉常有轻度萎缩。步态变慢,跨步变小。神经系统检查时,踝反射可能减弱,其他深反射及肌力也可能减弱。

2. **有些需要特别注意的事项**　定期的体格检查十分必要,但老年人可能由于骨关节改变而行动不便,应照顾患者实际情况,准备更多时间,耐心、细致进行体格检查。检查的方法应灵活、机动,如在交谈中有效了解智力、记忆力。初步的精神状态检查可从患者一般状态(appearance)、情感反应(affect)及语言、行为是否适度(appropriateness),即三个"a"来加以评价。注意患者视力、听力下降程度,一般对耳语音及高调语音分辨能力较差。心脏检查时,注意第一心音改变及第三心音可能是病态表现。血压检查最好包括坐、卧、立位,以了解循环代偿能力,并应双臂检查。

（五）重点体格检查

全身体格检查对全面了解住院患者病情,不遗漏重要诊断线索是非常重要的,对建立完整的医疗档案也是必不可少的。但在门诊和急诊的日常医疗工作中,时间是有限的,一般无法完成全身体格检查,而且,面对具体的患者,医师通过问诊已经获得了初步印象,在此基础上进行的体格检查带有很强的目的性,可以用较少的时间进行重点的、更有效的体格检查,这就是"重点体格检查"。长期的医疗实践证明,这样的体格检查对门诊和急诊患者体格检查诊断资料的提供是完全可能的、有效的。进行有的放矢的重点体格检查,其顺序与全身体格检查基本一致,但应根据患者的体位、病情和需要对重点体格检查的部位与内容作适当的调整,既能尽量减少患者的不适,又能较快地完成需要的、有针对性的检查。因为各种疾病的复杂性,重点体格检查绝不是"头痛查头、脚痛查脚"那么简单,需要针对主诉、现病史等资料,综合考虑。需要重点做哪些内容的体格检查,这需要医师具有丰富的疾病知识和建立诊断假设的能力,也是医师的临床诊断思维能力的反映。

（万学红）

第四节 临床辅助检查

一、辅助检查概述

（一）辅助检查的内容

辅助检查是医务人员进行医疗活动、获得有关资料的方法之一,即通过医学设备进行身体检查,是一种相对于主要的检查方法(问诊、查体)的辅助的检查方法。

主要包括:医学影像学检查:普通 X 线检查、各系统及血管介入造影术、磁共振成像、CT 检查;核医学检查(正电子发射计算机断层显像等);实验诊断学检查:临床寄生虫检验、血液学检验、体液及排泄物检验、生物化学检验、临床免疫学检验及微生物检验;电生理检测:心电图、脑电图、肌电图、诱发电位等;病理检测如脱落细胞学检查、活体组织检查等;内镜检查如胃镜、结肠镜、膀胱镜、宫腔镜等。

（二）辅助检查的临床意义

临床诊断是治疗疾病的先决条件,治愈疾病的前提是作出正确的诊断,正确的治疗才能进行。在临床工作中,只有尽早准确地诊断疾病,才能得以及时地治疗,迟延和错误的诊断必然会使疾病由早期、轻症转至晚期、重症,严重影响治疗效果及患者预后。同时辅助检查作为一种参考性的检查,提供的数据可能与实际情况有一定的差距,但多种常规的影像、化验、电生理、内镜、病理等检查的联合应用,可以将各项检查的优缺点互补,在疾病诊断中提供确诊需要及鉴别意义。在结合患者所存在的症状和体征后,许多辅助检查可以提供最终诊断的"金标准",从而指导临床治疗方案的选择。

（三）辅助检查选择的一般原则

首先,任何辅助检查都是借助于具体的设备、仪器或化学试剂进行,由不同的操作者完成,其结果产生误差是不可避免的。往往同一项检查对于同一患者的不同疾病或同一种疾病的不同患者,都可以有不同的价值和意义。疾病是发生于一个有机整体的、复杂的、连续的、动态过程,它在不同阶段可呈现不同的征象。辅助检查只能反映疾病过程中的某段时间的状态及变化趋势,不能反映疾病发生发展的全过程。

疾病过程中的变化复杂,要先通过详细的病史询问、仔细的体格检查以获得线索,得出所怀疑的疾病,然后有目的地排除或证实,根据需要按层次来选择辅助检查。同时还要征询患者的意见,了解患者的经济状况,权衡利弊以作出正确选择。

因此,对于辅助检查应遵循以下基本原则:常规检查应先于特殊检查,简单、无创的先于复杂、有创的;同时先进的、特殊的检查在提高诊断速度和水平的同时也有其应用局限性,在传统的检查可明确诊断的情况下要严格把握其适应证。

(侯和磊　和水祥)

二、内镜

(一)内镜发展史

自19世纪第一台内镜(endoscopy)问世以来,从最初的硬式内镜至纤维内镜、电子内镜,内镜已有120多年发展、完善的历史。内镜是集中了传统光学、人体工程学、精密机械、现代电子、数学、软件等于一体的检测仪器。它具有图像传感器、光学镜头、光源照明、机械装置等,可以经口腔进入胃内或经其他天然或人工孔道进入体内,早期用于诊断,目前已成为介入治疗不可缺少的工具之一。中国内镜的发展基本与世界同步,从20世纪50年代起,一些大医院就开展了硬性内镜(或半可曲式内镜)的检查。20世纪70年代国内开始引进纤维内镜,使内镜检查在国内普遍的开展起来。20世纪80年代起发展迅速,电子胃镜、内镜下的介入治疗基本上与国际接轨。20世纪90年代内镜检查已普及到全国县级基层医院。

(二)内镜的基本原理与分类

内镜的基本原理是医务人员通过人体自然的体表腔道或人工建立的通道,使用内镜器械在直视下或辅助设备支持下,对患者局部病灶进行观察、活检、止血、切除、引流、修补或重建通道等,以明确诊断、治愈疾病、缓解症状、改善功能等。

根据内镜的临床应用部位将内镜分为耳内镜、鼻内镜、喉内镜、神经内镜、支气管镜、胸腔镜、胃镜、十二指肠镜、肠镜、腹腔镜、阴道镜、宫腔镜、膀胱镜、输尿管镜、显微椎管镜、关节镜等。

根据内镜的质地可将内镜分为软性内镜(flexible endoscopes)和硬性内镜(rigid endoscopes)。软性内镜,是指用纤维光束传像和导光、或用CCD传导图像的内镜,通常具有良好的柔软性和方便的操作性能。其临床特点为:可方便进入狭小或者弯曲的空间,可到达硬性镜无法到达的地方,比如可以通过人体自然腔道(食管、肠道等)随意弯曲,起到消除盲区的作用。临床常见的软性内镜包括:支气管镜、胃镜、十二指肠镜、肠镜等;硬性内镜由传像、照明、气孔组成。传像分物镜、中继系统、目镜,三者共同完成传导图像的功能。照明部分利用冷光源将光导纤维穿入内镜。气孔部分的主要作用是送气、送水、以及通活检钳。临床使用时借助戳孔使腔镜进入人体腔内或潜在腔隙的不可弯曲的内镜,临床常见的如胸腔镜、腹腔镜、膀胱镜、宫腔镜等。

根据临床应用功能可将内镜分为呼吸内镜、消化内镜、神经内镜等。例如消化内镜包括胃镜、结肠镜、超声内镜、十二指肠镜、小肠镜、胶囊内镜等。呼吸内镜主要包括支气管镜、超声支气管镜和硬质支气管镜。

(三)内镜的研究进展与临床应用

内镜最初的研究目的与价值是作为具有开放性自然腔道,如消化系统、呼吸系统等相关疾病临床诊断的辅助器械。随着内镜技术的不断发展、临床需求增加,内镜功能逐步向各种微创治疗方向发展,近年来已经成为相关临床学科发展最快、最能代表技术水平、最具有挑战性、最受关注的方面,甚至成为某些学科发展的支柱技术与主体方向。目前,临床手术可分为传统的外科开放手术、在硬镜下进行的腔镜手术(laparoscopic surgery)和在软镜下进行的内镜手术(endoluminal surgery)。开放手术属于传统手术方法,适应证广泛,缺点是创伤大、恢复慢,患者身体负担大和总费用高。腔镜手术相较开放手术对患者的创伤大大减少,属于微创手术,但也不可避免切除一部分内脏。而内镜手术(腔内手术)与腔镜手术的最大区别是经过自然腔道(食管、肠道等)入路,在体腔内对局部病变进行精准治疗,部分疾病的治疗可以达到保留原脏器结构的大致完整、功能完全保留,对人体的创伤降到最小,属于超级微创手术。而且总耗费低,病人恢复更快,并发症更少。

1. 耳鼻喉疾病所用内镜

(1)耳内镜:随着耳内镜技术的发展,手术适应证日趋扩大,中耳病变只要没有超过鼓窦都是耳内镜手术的适应证,但如果病变广泛,向后累及乳突则不适合单用耳内镜手术解决,这类病人需经传统耳后切口,联合显微镜手术。

鼻内镜下诊治适应证:①外耳疾病及检查:包括取耵聍、外耳道异物;外耳道占位性病变切除;鼓膜疾病。②中耳检查适应证包括:传导性听力损失、怀疑外淋巴漏;中耳肿块或血管损伤;隐匿或复发胆脂瘤;咽鼓管病变;分泌性中耳炎。③中耳手术:鼓膜前份穿孔修补术、小儿的鼓膜打孔和切开置管术、一期乳突根治术和二期乳突探查术。④神经耳科手术:三叉神经切断术、前庭神经切断术、听神经瘤手术、血管交叉压迫减压术、半面痉挛等。

鼻内镜下诊治禁忌证:①不符合上述条件者如中耳乳突胆脂瘤,应选择显微镜下鼓室成形术。②对年老体弱及幼儿,严重疾病未控制不能耐受手术刺激者。③严重心、肺功能不全,体质过度虚弱者。

(2)电子鼻内镜:鼻内镜是一种能对鼻腔进行详细检查的光学设备。鼻内镜一般指的是硬管镜,有 0°~90° 不等的角度,直径只有 2.7~4.0mm,但有时也有软管镜。鼻内镜可以通过狭窄的鼻腔和鼻道内的结构,对鼻腔和鼻咽部甚至鼻窦内部结构进行检查,是诊断鼻窦炎、鼻息肉的重要手段,也能对鼻窦炎和鼻息肉进行精细的治疗。鼻窦内镜手术在慢性鼻窦炎当中的应用广度不断提升,在鼻窦内镜的直接观察之下,可以更好地祛除鼻内的病变组织,同时促使鼻 - 鼻窦的引流更加通畅,并为黏液纤毛清除防御能力并恢复创造条件,有效缓解机械性的阻塞问题,更好地确保鼻腔、鼻窦黏膜纤毛被顺利清除,改进鼻窦的病变问题。鼻窦内镜手术具备较小的创伤,操作较为精密,出血量比较少,症状较轻,手术治疗效果更加彻底。

鼻内镜下诊治适应证:①内镜下鼻腔、鼻咽手术:复杂性鼻出血内镜下止血术、鼻中隔偏矫正术、后鼻孔闭锁成形术、筛前神经切断术、翼管神经切断术、腺样体切除术及鼻咽部病变切除等。②内镜下鼻窦的功能性手术:鼻内镜下筛窦、上颌窦、额窦、蝶窦、部分或全组鼻窦开放术。③内镜下鼻—眼相关外科和颅底外科手术:鼻内镜下泪囊鼻腔吻合术、眶减压术、视神经管减压术、脑脊液鼻漏修补、鼻咽纤维血管瘤切除术及垂体瘤切除术等。④内镜下头颈肿瘤根除术:鼻腔、鼻窦内翻性乳头状瘤、鼻窦骨化纤维瘤及其他良性占位病变,避免了传统鼻侧切开对鼻腔、鼻窦正常解剖结构损伤性大、遗留面部瘢痕。

鼻内镜下诊治禁忌证:①严重的心肺器质性疾病患者不能耐受检查。②活动性鼻腔或鼻咽部大出血合并失血性休克。③疑是鼻腔或鼻咽血管瘤者禁忌活检。④年龄过小及对麻药过敏性者。⑤高血压患者血压较高时禁用肾上腺素等强力血管收缩剂。

(3)电子喉镜:对于早期的喉部肿物、炎症、异物、声带麻痹以及喉部发声功能障碍的患者可作出明确诊断。由于电子喉镜轻巧、纤细、灵便,检查的范围囊括鼻腔、鼻咽部、口咽部、下咽部、喉部,甚至可以深入到正气管,可了解气管的情况,为喉肿物病变范围的内界、下界提供较明确依据。电子喉镜检查刺激小、无痛苦、并且具有高清晰度、方便易行、操作时间短的特点,是一项容易被患者接受的检查方式并能够对疾病的早期诊断、早期治疗提供可靠依据。

电子喉镜诊治的适应证:①喉腔检查:一般用于间接喉镜检查有困难者、咽喉极度敏感者、舌体过高者;声门下区、梨状窝、环后隙等间隙处病变。②喉腔手术:喉部活检、摘除息肉、小结等占位性病变,根除小肿瘤、取出异物、切除瘢痕组织、扩张喉腔等;咽鼓管置管、声带内注射。③支撑喉镜下借助显微镜、二氧化碳激光手术,包括声带息肉、小结,广基型声带息肉,不仅切除病变且能保障术后声音质量;声带粘连及喉狭窄;喉室病变;声带早期恶性肿瘤;声带肥厚、白斑;表面麻醉剂过敏、体型肥胖或颈短而粗者、声门暴露困难者。④导入支气管镜:作小儿支气管镜时,一般先用直接喉镜暴露声门后,再插入支气管镜。⑤气管内插管:主要用于抢救喉阻塞病人和作麻醉插管。⑥气管内麻醉术或支气管镜检查时不易下管者可借直接喉镜协助。

电子喉镜诊治的禁忌证及注意事项：①有严重的全身性疾病而体质十分虚弱的病人。②年龄过小不能合作(如4~5岁以下患儿)。③严重心肺功能不良,体质过度虚弱。④对喉阻塞的病例,不论其原因是炎症、水肿、异物、肿瘤都应做好气管切开术的准备。⑤有严重颈椎病变者,不宜施行硬管直接喉镜检查。

2. 呼吸系统疾病所用内镜

(1)支气管镜:可以分为硬支气管镜和软支气管镜。硬支气管镜是金属制成的细长中空管镜,远端为一斜面开口,边缘光滑圆钝,易插入气管而不损伤黏膜,近端有一枚镜柄与远端斜坡形开口所对方向相反,不仅为手持物并可确定开口方向。软支气管镜主要有纤维支气管镜和电子支气管镜。支气管镜广泛应用于呼吸系统的诊断与治疗。主要适应证有不明原因的咯血、不明原因的慢性咳嗽。通过制作活检切片得到组织诊断,从而对肺癌患者进行诊断并提供分期的依据;诊断急性或慢性支气管炎、支气管结核、呼吸道吸入性伤害、气管或支气管狭窄、弥漫性肺部疾病等。治疗方面可以放置支架及进行狭窄扩张、拿取气管内异物、抽取气管内分泌物及血块、切除支气管内肿瘤或肉芽组织。

(2)胸腔镜:对于诊断胸膜疾病可进行快速准确的活检诊断如壁层胸膜活检,还能对膈肌、肺和纵隔活检;在临床中对于肺癌和弥漫性胸膜间皮瘤的诊断与分期尚好,可排除恶性病变和高度疑似肺结核病,是非手术治疗的"金标准",指导更好的临床用药。对于不明原因的胸腔积液,内科胸腔镜的主要诊断价值在于其能够排除病变疑似的恶性疾病或肺结核,还可为一些诊断不明的胸腔积液找到内镜下证据,如风湿性胸腔积液、肝硬化或胰腺炎导致的胸腔积液以及粉样变或结节病等一些罕见病因。对于一些特定的非恶性原因导致的复发性胸腔积液,如乳糜胸、肝性积液、心源性或系统性红斑狼疮等的治疗,可采用内科胸腔镜实施滑石粉喷洒固定。

胸腔镜诊治适应证:①诊断不明原因胸腔积液。②诊断弥漫性恶性胸膜间皮瘤以及肺癌分期。③治疗:恶性或复发性胸腔积液;早期脓胸;自发性顽固性气胸。

胸腔镜诊治禁忌证:①无胸膜空间。②晚期脓胸。③不明原因胸膜增厚。④疑似间皮瘤(脏层胸膜与壁层胸膜粘连融合)。

3. 消化系统疾病所用内镜

(1)消化内镜的新技术进展:消化内镜是内镜领域临床应用最频繁、发展最活跃的内镜。包括胃镜、结肠镜、超声内镜、十二指肠镜、小肠镜、胶囊内镜、腹腔镜等。随着现代科技发展,消化内镜在成像技术、识别能力、舒适性等方面取得前所未有的创新与进步,为现代消化病学诊疗技术水平的发展奠定了坚实的基础。主要表现在以下几个方面:

1)宏观成像系统:①白光内镜:传统的白光内镜依然是消化道病变诊断的"金标准",但其诊断性能有待进一步改善。如碘染色内镜广泛应用于食管鳞癌筛查,虚拟碘染色肠镜用于结肠癌筛查。近年来白光内镜的图像分辨率和放大倍数不断改善,出现了高清内镜、超薄内镜、胶囊内镜和放大内镜,这些与碘染色相结合已在临床广泛应用。在高清内镜的基础上,改善视角和分辨率的广角内镜可用于更好地检测结肠息肉和提高上消化道的可视范围。超高清内镜将进一步更加详细地观察黏膜层,同时提高消化道的外科手术的可操作性。②虚拟色素内镜:虚拟色素内镜通过光谱作用增强了病变部位与周围正常组织之间的色素差异,以突出病变部位的黏膜特征。新一代色素内镜技术包括窄带成像NBI、智能分光比色技术FICE和智能电子染色技术iScan,其中NBI的研究最为广泛。二代成像技术是指蓝光成像。对于Barrett食管的检测,推荐白光内镜与NBI相结合。同时NBI技术可显著提高胃癌前病变-肠化生的检出率,在结肠腺癌和小息肉的检出方面NBI也具有一定的优势。现在的高清内镜都可以与色素内镜相结合使用,临床规范化常规应用有待进一步验证。色素内镜目前正在发展多光谱成像和高光谱成像,已有实时高光谱成像技术应用于临床胃肠道评估的报道。③基于染料的色素内镜:常用的染料分为两类,一类是可吸收性染料如亚甲蓝和碘染液,还有一类是对比染料如靛胭脂。碘染液通过与糖原结合,相比异常增生的鳞状上皮,其更多地富集于正常部位;亚甲蓝更易被小肠或结肠的上皮细胞吸收;而靛胭脂在黏膜褶皱部位聚集较多。对于Barrett食管的检测,通常使用醋酸和亚甲蓝两种染料,推荐染色内镜与白光内镜相结合。基于染料的色素内镜相比白光内镜在诊断早期胃癌和癌前病变时具有较高的灵敏性和特异性。

2)微观成像系统:①激光共聚焦纤维内镜:激光共聚焦显微镜能以微米级分辨率生成黏膜层的荧光图,提供与标准病理相似的组织学信息。为了成像高对比度的深层上皮层,共聚焦扫描是实施光学切片。常用的荧光对比剂包括荧光素和活力染料,荧光剂主要由静脉监测,可提高黏膜隐窝、绒毛和血管结构等细胞外基质与周围组织的对比;常用的染料包括吖啶黄、四环素和甲苯基紫罗兰等,主要用于染核以观察其形态结构变化。临床中应用激光共聚焦显微内镜对于 Barrett 食管相关异常结构、胃部异常增生以及结直肠赘生物等的特异性和敏感度都较高。但因为其费用过于昂贵限制了其临床推广应用。除此之外,其有限的视角容易造成活检部位不够精确。②细胞内镜:细胞内镜原理与白光内镜相似,知识成像分辨率放大了 150 倍,可在细胞水平成像。细胞内镜可用于观察消化道在细胞水平的损伤。为提高黏膜表面在白光内镜下的对比率,可应用亚甲蓝和结晶紫来观察细胞核以及腺体结构。最近研究发现细胞内镜在诊断腺瘤样小息肉和结肠低级别腺瘤方面具有一定的优势。细胞内镜可与虚拟色素内镜或是外源性染料相结合用于消化道疾病检测。其长期效能和长远作用有待进一步临床观察。③光学相干断层成像(OCT):光学相干断层成像利用低相干光源在不同的横向位置探测组织反射率,产生轴向分辨率约 $10\mu m$、横向分辨率约 $30\mu m$ 的与显微内镜图像相近的深度分辨图像。为了检测胃肠道病变,已经发展了各种光学相干断层成像技术,如探针式、可通过内镜通道的气囊导管式和简单易行的胶囊式等等。光学相干断层成像主要应用于食管疾病的诊断,考虑其可以与食管管腔更好地贴合,其可检测到食管病变的横向浸润深度以掌握病变的发展程度。光学相干断层成像费用较贵,且不能与分子探针或染色剂相结合使用。几年来 OCT 的技术革新发展迅速。将 OCT 与胶囊内镜相结合,可提高成像质量和对比度。其高效的扫描速度,有助于实现消化道微血管结构的可视性。④高分辨率显微内镜:高分辨显微内镜是一种低成本的光纤荧光显微内镜,可在亚细胞水平看到核结构,其在诊断腺瘤样和肿瘤性息肉方面有较高的灵敏度和特异性;联合碘染色内镜可显著提高食管鳞癌的检出率。未来将进一步通过光学切片技术提高其纵向图像分辨率。

3)分子成像技术:分子级联反应早于形态学改变,因此相比光学显微镜观察到的形态学改变,分子成像可更早地特异性发现消化道病变。可用于分子成像的特异性分子标记物包括抗体、多肽、纳米粒子、核酸适配体和缀体等。分子探针被特异性的荧光包裹,与激光共聚焦内镜或荧光内镜相结合用于消化道疾病的诊断。目前已经有研究成熟的分子成像系统,如凝集素分子探针可用于区分 Barrett 食管的异常增生部位与正常部位;EGFR 探针与激光共聚焦内镜相结合可用于结肠病变的诊断。鉴于分子探针在体内可长期存在不被降解,该技术有望提高消化道病变的诊断,更多的新型探针正在研发中,以期投入临床使用。

4)人工智能检测系统:人工智能诊断系统是指通过收集相关疾病的各类特征,通过计算机辅助建立诊断系统。这需要大量的有效数据以建立成熟的计算机编程程序。目前,应用于结肠息肉自动检测的系统已经非常成熟。该系统的建立可大大减轻临床内镜医师工作压力,同时减少内镜初学者的学习周期,提高诊断的准确性。人工智能内镜发展迅速,但临床应用仍存在一些问题,如充分验证计算机相关算法应用的广泛性;其次增强其训练的可解释性,完善算法建立原理;其次该系统的复杂性必将带来新的伦理和监管问题。

(2)消化内镜的临床应用

1)胃镜:胃镜是可对食管、胃、十二指肠进行诊治操作的设备。胃镜为软式内镜,前端装有微型图像传感器(charge coupled device,CCD)或互补金属氧化物半导体传感器(comp lementary metal oxide semiconductor,CMOS),行胃镜检查时,首先胃镜头端从口进入至上消化道的检查目的区域,然后可以通过导光纤维的传导将光源器照射出的光线传递至检查视野,并同时将图像收集传输,让医师可以在显示器上观察上消化道(食管、胃、十二指肠)内各部位有无病变。当患者行胃镜检查时,病变组织被放大,医生在清晰的视野下,可以明确胃内黏膜病变情况,也可应用活检钳夹取可疑病变组织,行切片检查,作为确诊依据,指导临床治疗。对有上消化道症状,疑为食管、胃及十二指肠病变(炎症、溃疡、肿瘤等)而临床又不能确诊者;原因不明的上消化道出血患者;有上消化道症状而上消化道 X 线钡餐检查未能发现病变或不能确定病变性质者;已确诊的上消化道病变如溃疡、萎缩性胃炎等胃癌前病变,需内镜随访复查者;判断药物对某些病变(如溃疡、幽门螺杆菌感染)的疗效等,均需要胃镜检查。同时胃镜下介入治疗在上消化道疾病非传统手术治疗领域应用十分广泛。在胃镜的直视下,可以开展如镜下止血、息肉摘除、狭窄扩张、胆管取石、支架放置等介入操作,同时在上消化道早期癌的超级微创治疗中,胃镜下黏膜切除术、黏膜下剥离术、黏膜下肿瘤挖除术、黏膜下肿瘤全层切术及各种非切除消融治疗的效果已与传统外科手术效果相当。因此胃镜检查是明确诊断消化道疾病的最好方法,同时随着微创治疗领域迅速发展,胃镜下各种介入治疗会有更巨大的发展空间。

2)十二指肠镜临床应用:十二指肠镜基本结构与胃镜类似,在临床应用中除了常规的内镜检查外,其更侧重于对十二指肠周围脏器(肝脏、胆囊、胰腺)良恶性疾病的诊断和微创介入治疗。首先,它可以通过 ERCP 对胰胆管内的病变(狭窄、肿瘤、结石等)进行诊断,明确发病原因,评估疾病进展程度。其次,在治疗方面可以进一步行十二指肠乳头的切开减压,胆总管结石的碎石、取石,胆道蛔虫取虫,对狭窄、梗阻的胆胰管行支架植入,鼻胆管引流以及气囊和机械性胆管扩张术等。与外科手术相比,十二指肠镜在临床应用上有很多优势。相对于传统的开腹手术治疗,其在镜下找到十二指肠乳头后,可以通过管道进行精细操作,对人体创伤小,不破坏胆总管结构。例如对于反复发生胆总管结石的患者,十二指肠镜下取石可反复多次进行。同时对于恶性肿瘤压迫胆管所致黄疸的患者,十二指肠镜下的姑息减黄治疗对提高晚期肿瘤患者生存质量十分重要。

3)肠镜临床应用:肠镜是软性内镜系统,检查时由肛门慢慢进入,直至回盲部,以检查直肠、结肠、回盲部等部位有无息肉、肿瘤或溃疡等病变,同时可钳取组织进行病理检验。对于原因不明的大便习惯改变及慢性腹泻,下消化道出血(便血、黑便、粪便潜血试验阳性),便秘,腹部肿块的定位及定性诊断,结肠良恶性肿瘤的术后、溃疡性结肠炎、克罗恩病的随访,钡灌肠发现结直肠肠腔有狭窄、溃疡、息肉、癌肿、憩室等病变,需常规行肠镜检查,对有必要者需取活检进一步明确病变性质;同时肠镜下也可以开展如镜下止血、息肉摘除、病变黏膜切除治疗等介入操作。

4)超声内镜临床应用:超声内镜(endoscopic ultrasonography,EUS)是将超声波探头微型化并安置在内镜顶端,当内镜插入体腔后,一方面通过内镜直接观察消化道黏膜病变,另一方面可利用超声探头行实时扫描,以获得管道壁层次的组织学特征及周围邻近脏器的超声图像。EUS 在疾病诊断方面适应证十分广泛,可以判断食管、胃、结直肠的良性隆起性病变的性质和起源深度,判断消化道肿瘤癌侵犯深度和周围淋巴结转移情况,对实质脏器病变占位性质进行明确,尤其是可以通过内镜超声引导下进行细针穿刺吸取细胞学检查,该检查技术已成为鉴别胰腺、腹膜后占位等病变性质的"金标准"。因为 EUS 检查可以清晰显示上消化道微小肿瘤,同时对黏膜下病变的大小和局部浸润范围有良好的判断和分级,从而可以进一步指导临床治疗方式的选择。在内镜介入治疗方面,随着微创领域手术操作的不断进步及适应证的进一步扩大,EUS 引导下的囊肿、脓肿引流,细针注射如神经节阻断、局部注射放射性粒子等新兴技术可以使患者微创、安全地消除和控制病变及其相应并发症,避免传统开腹手术的创伤和严重并发症,提高患者的生活质量。

5)胶囊内镜临床应用:胶囊内镜(capsule endoscopy,CE)是小肠疾病诊断史上重要的里程碑,可以较好地无创展现小肠全貌。原理是受检者通过口服内置摄像与信号传输装置的智能胶囊,借助消化道蠕动使之在消化道内运动并拍摄图像,医生利用体外的图像记录仪和影像工作站,了解受检者的整个消化道情况,从而对其病情作出诊断。胶囊内镜解决了消化内镜无法到达小肠检测其病变的缺陷。胶囊内镜在上消化道的应用因其特殊解剖结构而有所限制,一旦进入胃部,其活动不受限制,增加了完整拍摄整个胃部黏膜情况的困难。同时因其缺乏主动的运动能力,限制了其在较小管腔的应用。近年来已有研究试图通过改善其内部稳定或实现外源控制以克服其运动弊端。比如目前较为成熟的磁控胶囊,可以展示出更高的成像分辨率,也方便医师操作。胶囊内镜可应用于不明原因消化道出血、炎症性肠病、缺铁性贫血、肠营养吸收不良、肠易激综合征、小肠肿瘤(良性、恶性、类癌瘤)、肠息肉、无法解释的怀疑为肠源性的腹痛及腹泻、血管畸形(毛细血管扩张、血管瘤)以及非甾体抗炎药所致肠道疾病的诊断。

6)腹腔镜临床应用:腹腔镜属硬式内镜,腹腔镜手术就是利用腹腔镜及其相关器械进行的手术。将腹腔镜通过体表穿刺插入腹腔内,同时提供冷光源照明,将镜头观察到的图像实时显示在监视器上,医生通过监视器屏幕上所显示患者病变图像,对患者的病情进行分析判断,并且运用特殊的腹腔镜器械进行手术。腹腔镜手术具有创伤小、并发症少、安全、康复快的特点,适宜治疗某些良性疾病以及早期肿瘤,比如对肝囊肿开窗、胃肠穿孔修补、粘连性肠梗阻松解、食管裂孔疝修补胃折叠术、腹外疝修补、胃平滑肌瘤切除、大肠肿瘤切除等,此外,对于甲状腺、乳腺、下肢静脉曲张、各种原因导致的脾功能亢进的脾切除等疾病都可以进行微创治疗,效果显著。在外科手术向微创方向发展的今天,腹腔镜技术已广泛应用于临床各科,与其他腔镜联合治疗也逐渐扩大腹腔镜适应证的范围。

4. 妇产科疾病所用内镜

1)阴道镜:阴道镜由于操作方便,患者无痛苦,无交叉感染,可提供可靠的活检部位,并可及时打印彩色图像,保存有价值的临床资料,目前已成为妇科防癌普查的常用的重要手段。在宫颈病变检查的过程中,诊断 HPV 的宫颈亚临床感染优于细胞学,阴道镜在认识子宫颈癌前病变,早期宫颈癌的形态及形成方面起到了重要作用,特别是对宫颈转化区的生理,病理的研究,以及对血管变化的研究方面价值更大,阴道镜能对治疗宫颈病变前后进行动态观察,能够对宫颈癌前病变到早期癌等一系列病变的转归及其发展进一步了解,并且对癌前病变进行如激光和 LEEP 刀电切等保守性治疗做到进一步追踪观察。电子阴道镜技术近几年的发展迅速,配合活检病理检查成为诊断宫颈疾病的有效和关键手段。电子阴道镜检查对于宫颈疾病的诊断,尤其是对于 CIN 以及早期宫颈癌的早发现、早治疗有着十分重要的意义,在妇科疾病的检查中广泛应用。

阴道镜诊治适应证:①宫颈脱落细胞学检查巴氏Ⅱ级或以上者;②细胞学检查阴性,但肉眼观察可疑病变、发白区、异常红区、疣样改变、小突起等息肉或局部明显增生的外阴、阴道病变者、肉眼可疑宫颈恶变者;③细胞学检查阳性,但肉眼不能确定癌细胞来源;④宫颈炎长期治疗不佳者;⑤宫颈癌手术前需在阴道镜下确定病变以及波及的范围,指导手术切除范围。

阴道镜诊治禁忌证:①外阴、阴道、宫颈、盆腔急性炎症;②大量阴道出血;③宫颈恶性肿瘤。

2)宫腔镜:宫腔镜是妇科诊疗常用的光学内镜,常用来做子宫内腔的观察、宫腔病变的诊断及治疗,可分为诊断型及手术型,又有软式及硬式之分。软式诊断型宫腔镜是利用先进的光纤所制成,管径小,可随意弯曲,容易做整个子宫腔的观察及诊断。宫腔镜不仅能确定病灶存在的部位、大小、外观和范围,且能对病灶表面的组织结构进行细致的观察,并在直视下取材或定位刮宫,提高了对宫腔内疾病诊断的准确性。近年来一种不断发展和完善的宫腔镜下微创手术,其对患者的危害小,微创、不需要进行开腹、不需要切开子宫,且术后恢复速度比较快等优势,辅以不断发展的宫腔镜器械以及操作能源,宫腔镜的诊治技术获得了安全性及有效性的提升,远期疗效也得到临床研究的证实。

宫腔镜诊治适应证:①异常子宫出血、生育期、围绝经期及经后出现的异常出血,月经过多、过频、经期延长,不规则流血,以及绝经前后子宫出血,是宫腔镜检查的主要适应证。②异常宫腔内声像学所见,宫腔镜检查可以对宫腔内病变进行确认、定位、对可疑之处还可定位活检进行组织细胞学检查。不育症(不孕、习惯性流产)观察宫腔及输卵管开口的解剖学形态,是否存在子宫畸形、宫壁粘连、黏膜肌瘤等。观察子宫内膜的发育情况,是否存在内膜增生或内膜息肉。③三苯氧胺或 HRT 等激素治疗引起的生理或特殊改变。④继发痛经、黏膜下肌瘤、内膜息肉、宫腔粘连等宫内异常,宫腔镜应为首选检查方法。⑤子宫内膜癌的分期,观察有无侵犯颈管的粘连面。⑥子宫肌瘤,为多发性子宫肌瘤选择手术方式时,需进行宫腔镜检查,确定有无黏膜下肌瘤。⑦检查宫内节育器,观察节育器的位置是否正常。⑧阴道异常排液。

宫腔镜诊治禁忌证:①阴道及盆腔感染;②多量子宫出血;③想继续妊娠者;④现期子宫穿孔;⑤宫

腔过度狭小或宫颈过硬,难以扩张者;⑥生殖道急性亚急性炎症;⑦严重心肝肺肾疾病;⑧宫颈浸润癌;⑨生殖器结核未经抗结核治疗;⑩患者严重内科疾患,难以耐受膨宫操作者。

5. 泌尿系统疾病所用内镜

1)膀胱镜临床应用:膀胱镜形状与尿道探条相似,由电镜鞘、检查窥镜、处置和输尿管插管窥镜以及镜芯四部分构成一套,并附有电灼器、剪开器和活组织检查钳等。通过膀胱镜可以观察到膀胱内情况,行镜下诊断及治疗。通过输尿管插管窥镜,可向输尿管插入细长的输尿管导管至肾盂,分别搜集尿液,进行常规检查和培养;同时经导管向肾盂或输尿管注入造影剂,施行逆行肾盂造影术,可以了解肾、肾盂和输尿管的情况。假如膀胱内有出血点或乳头状瘤,可通过膀胱镜用电灼器治疗;膀胱内结石可用碎石器来碎后冲洗出来;膀胱内小异物和病变组织可用异物钳或活组织钳取出;输尿管口狭窄可通过膀胱镜用剪开器剪开(或用扩张器进行扩张),因此膀胱镜作为安全微创的方法在泌尿系统疾病的诊疗中得以广泛应用。

2)输尿管镜:近年来,泌尿外科微创技术取得了明显进展,特别是伴随泌尿外科微创理念与现代工业设计的巧妙融合,输尿管软镜技术(如电子输尿管软镜、双通道输尿管软镜和机器人辅助下输尿管软镜等)得到了快速的发展,新装备的应用很大推动了泌尿外科疾病微创诊疗的进展,使术者和患者获益匪浅。与传统的手术方式相比,输尿管软镜技术具有安全、微创和有效的特点。并且随着输尿管软镜处理泌尿系结石方式的逐渐成熟,特别是辅助设备(如取石钳、套石篮和钬激光等)的更新完善,输尿管镜成为越来越多的泌尿外科医师处理泌尿系结石的首选,尤其在各种复杂类型结石中的应用也越来越广泛。镜下直视碎石工具不断发展,从超声、液电碎石器到气压弹道碎石器、激光碎石器,都使输尿管镜下碎石的效率不断提高。此外,输尿管镜下切割技术已广泛应用于输尿管狭窄和上尿路肿瘤,输尿管软镜结合激光已用于处理复杂性肾结石。随着技术的发展,输尿管镜技术将在泌尿系统疾病的诊断和治疗中起到更加重要的作用。

输尿管镜诊治适应证:①输尿管镜检查诊断:原因不明的上尿路充盈缺损或梗阻;原因不明的单侧肉眼血尿;单侧尿细胞学阳性但不能明确诊断;上尿路肿瘤姑息治疗后随访观察。②输尿管镜微创手术:输尿管中下段结石;输尿管上段结石体外震波碎石术(extmcorporeal shockwave lithotripsy,ESWL)治疗失败后;ESWL 术后石街形成;输尿管狭窄切开、扩张或放置支架;尿管异物取出;输尿管异物取出;除尿管肿瘤切除。

输尿管镜诊治禁忌证:①急性尿路感染。②前列腺体积较大并突入膀胱时。③严重尿道狭窄者。④膀胱挛缩。⑤盆腔手术、外伤、放疗史。不应同时进行双侧输尿管镜手术。

3)经皮肾镜:经皮肾镜技术是腔内泌尿外科手术的一个重要部分,在治疗上尿路结石方面,与输尿管镜技术及体外冲击波碎石共同成为现代主要的治疗方法,已彻底改变了传统开放手术的外科治疗方式。通过经皮肾镜术、输尿管镜取石术及体外冲击波碎石术等综合处理方法,可以使90%以上肾结石可以免除开放性手术。微创经皮肾镜技术是改良传统经皮肾镜方法,缩小肾穿刺造瘘通道直径,用输尿管镜或小号肾镜取石,近年来,微创经皮肾镜下气压弹道及钬激光碎石成功的治愈了大量多发或铸形结石病人,随着临床实践技术及器械的改进,其操作方法和治疗范围又有了很大发展和扩大,并且手术方法将更加微创化。

经皮肾镜诊治适应证:①大于 2.5cm 肾结石,尤其是铸型结石;②复杂肾结石、有症状的肾盏憩室结石、肾内型肾盂合并连接部狭窄的结石等;③胱氨酸结石、ESWL 无效的一种草酸钙结石;④输尿管上段或连接部狭窄;⑤取肾盂、输尿管上段的异物。

经皮肾镜诊治禁忌证:①全身性出血性疾病未控制、重要脏器患有严重疾病不适合手术和传染性疾病活动期的患者;②身体严重畸形,不能保持经皮肾镜碎石术(percutaneous nephrolithotomy,PCNL)体位者;③过度肥胖,皮肤到肾脏的距离超过穿刺扩张器的长度者;④肾内或肾周围急性感染未能有效控制或合并有肾结核者;⑤脾脏或肝脏过度肿大,穿刺建立通道过程中有可能引起损伤的患者;⑥糖尿病或高血压未纠正者。

6. 骨与关节系统疾病所用内镜

1）关节镜：现代关节镜技术在关节创伤和疾病的诊断和治疗中发挥了重要作用，拥有高清晰的摄像系统，能够在电视监视下清晰观察，直视操作，并配有手术动力系统、图像储存系统和完成高难度手术的配套器械，成为现代微创外科的一个重要组成部分。关节镜在膝关节、肩关节、髋关节创伤和疾病中广泛应用。由于膝关节位置表浅，关节腔较大，关节镜技术得以首先应用于膝关节。经过多年的发展，现代关节镜技术已能应用于四肢各大关节，目前大多数的膝关节创伤均可在关节镜下治疗，如在膝关节半月板、膝关节前交叉韧带损伤中应用广泛，可达到损伤少、恢复快的目的。关节镜下前交叉韧带重建是当今关节镜外科的研究重点，在关节镜直视监视下，可通过小切口完成复杂的骨科手术，减少手术的创伤和痛苦，使患者更快康复。

关节镜诊治适应证：①临床诊断：非感染性关节炎的鉴别；了解膝关节半月板损伤的部位，程度和形态；膝关节交叉韧带及肌腱止点损伤情况；了解关节内软骨损害情况，有无关节内游离体等，以确诊骨关节病，尤其髌骨软化症；分析慢性滑膜炎的病因，例如色素沉着绒毛结节性滑膜炎；膝关节滑膜皱裂综合征及脂肪垫垫病变的诊断；肩袖破裂的部位，程度及肱二头肌腱粘连情况；关节滑膜活检。②微创治疗：关节灌洗清创术；膝关节撕裂半月板切除术；半月板边缘缝合术；前交叉韧带修复术；滑膜破裂切除术；关节内粘连松解术；胫骨平台或髁间嵴骨折修整术；肩袖缝合术；肱二头肌腱粘连松解术及关节内游离体摘除术等；.四肢大关节的类风湿关节炎可行滑膜大部切除术。

关节镜诊治禁忌证：关节僵直。

2）显微椎管内镜技术：显微椎管内镜技术主要是通过显微内镜技术对脊柱、椎间盘、椎管疾病进行诊断治疗的新型治疗方法，其对急慢性脊柱损伤、椎间盘突出、椎管内良恶性肿瘤均有良好的治疗效果，其中椎间盘镜技术是一种经后路椎板间隙的腰椎内镜手术，其特点是在内镜辅助下通过一个直径数厘米的工作通道完成全部手术操作。其工作原理是通过光学纤维将光束传到内镜物镜前端，照亮被观察组织，然后依靠透镜的成像、放大以获得清晰的图像，从而观察深部微小病变。椎间盘镜技术与以往的经皮椎间盘镜有本质的不同，它是将传统的开放椎间盘摘除技术与内镜技术有机地结合，是传统腰椎间盘手术的微创化和内镜化，其切口小，剥离组织范围小，出血少，正常组织破坏较小，能直视硬膜囊和神经根的受压情况，并在直视下操作，神经根减压彻底，能在获得满意而可靠疗效的同时减少神经、血管损伤等并发症的发生，利用该内镜可以完成腰椎间盘髓核摘除及神经根通道清理等手术，因此适用于大多数类型的腰椎间盘突出症、单节段侧隐窝狭窄症和 / 或神经根管狭窄症。该微创技术的应用更科学、更安全、更有保障，有利于脊柱微创主流技术的科学健康发展，同时由于该技术易学、易掌握，已成为一种成熟的值得推广新的主流技术。

7. 神经内镜

神经内镜技术在很多神经外科疾病的手术治疗过程中显现出明显优势，随着神经内镜技术的进步和内镜设备器械的发展，神经内镜治疗疾病的范围逐步拓展，手术疗效逐渐提高，成为微创神经外科的主要技术，其代表现代神经外科的发展方向，也将成为未来机器人神经外科手术的桥梁和基础技术。神经内镜技术的应用范围主要包括：中线区域颅底病变、鞍区病变、脑室及周围病变、第三脑室后部病变、桥小脑角病变、脊髓脊柱病变、脑积水及颅内囊性病变。神经内镜作为神经外科必备工具，其不仅可以单独治疗相关疾病，在辅助显微镜手术方面也可发挥其优势。随着神经内镜器械发展及微创理念进一步深化，越来越体现出神经内镜在神经外科方面的优势。神经内镜在脑室外科、颅底外科及脊髓脊柱外科方面起到推动作用，例如在经脑室治疗脑室及其周边肿瘤，经鼻蝶斜坡入路治疗脑干前肿瘤等，不断在探索新出路，并保证手术的科学性、微创性及安全性。3D 神经内镜是将来的发展趋势，其可弥补神经内镜二维视野的缺陷，机器人手术亦是将来发展的一个目标。

神经内镜诊治适应证：①脑积水；②颅内蛛网膜囊肿；③脑内血肿和脑室出血；④颅内寄生虫病；⑤颅底肿瘤和炎性病变：垂体腺瘤垂体瘤、斜坡脊索瘤颅底中线区发生的良性肿瘤、斜坡脊索瘤颅底中线区发生的良性肿瘤、斜坡脊索瘤颅底中线区发生的良性肿瘤、斜坡脊索瘤颅底中线区发生的良性肿瘤、脑脊液鼻漏、脑肿瘤和脑室肿瘤。

神经内镜诊治禁忌证：神经内镜手术需全身麻醉下进行，因此与全麻手术的禁忌证基本一致。

（任牡丹）

三、心电学基础

（一）心电学发展简史

1903 年荷兰莱顿（Lieden）大学生理学家艾因特霍芬（Einthoven）发明了弦线式电流计，首次从体表记录到心电波形，记录了第一份人体完整的心电图，从而带来了心电历史上的第一次突破，由此开创了体表心电图记录的历史。之后他将曲线的波段规定了统一的名称并一直沿用到现在。1930 年，预激综合征被发现，随后列夫（Lev）病、长及短 Q-T 综合征、Brugada 综合征、病态窦房结综合征、早期复极综合征、J 波综合征、Epsilon 波等新的临床心电疾病相继被提出。1934 年英国的威尔逊（Wilson）完成了单极导联心电图，1942 年戈德伯格（Goldberger）做了进一步研究，形成了沿用至今的单极加压肢体导联：aVL、aVR、aVF 导联。1956 年，Holter 发明 24h 动态心电图，1960 年，Giraud 首次记录到希氏束心电图，1971 年 Wellens 发明了程序电刺激法（PES），对阐明心律失常的机制起着重要作用。总之，百余年来，心电学不断向纵深发展，已成为一门有丰富内涵的新学科。而我国心电学的发展，应追溯到 1928 年，董承琅等老一辈心血管病学专家留学回国后，为我国心电学的发展奠定了基础。1950 年黄宛教授回国，先后举办多期心电图学习班，编写了《临床心电图学》及《临床心电图图谱》，极大地推动了我国的心电学的普及、发展与提高。自 20 世纪 70 年代以来，我国心电专业队伍不断扩大，城乡各基层医疗单位普遍备有心电图机，至此，心电学各个领域也先后取得了令人瞩目的成就。

（二）心电学基础知识

心脏机械收缩之前，先产生电激动，心房和心室的电激动可经人体组织传到体表。心电图（electrocardiogram，ECG）是利用心电图机从体表记录心脏每一心动周期所产生电活动变化的曲线图形，从而辅助临床疾病（主要为心血管疾病）的诊断。经过 100 多年的发展，今日的心电图机日臻完善，不仅记录清晰、抗干扰能力强，而且便携，并具有一定的自动分析诊断功能。

1. 心电图产生原理　心脏整体的电变化是以心肌细胞的电变化作为基础的。任何一个细胞，包括心肌细胞在内，在安静和活动时均伴有电活动现象，这与细胞膜内外带电离子分布不均以及细胞膜在不同情况下对各种离子的通透性不同有关。

（1）心肌细胞的除极和复极：心肌细胞在静息状态时，膜外排列阳离子带正电荷，膜内排列同等比例的阴离子带负电荷，保持平衡的极化状态，不产生电位变化。当细胞一端的细胞膜受到刺激（阈刺激），其通透性发生改变，使细胞内外正、负离子的分布发生逆转，受刺激部位的细胞膜出现除极化，使该处细胞膜外正电荷消失而其前面尚未除极的细胞膜外仍带正电荷，从而形成一对电偶（dipole）。电源（正电荷）在前，电穴（负电荷）在后，电流自电源流入电穴，并沿着一定的方向迅速扩展，直到整个心肌细胞除极完毕。此时心肌细胞膜内带正电荷，膜外带负电荷，称为除极（depolarization）状态。随后，由于细胞的代谢作用，使细胞膜又逐渐复原到极化状态，这种恢复过程称为复极（repolarization）过程，复极与除极先后程序一致，但复极化的电偶是电穴在前，电源在后，并较缓慢向前推进，直至整个细胞全部复极为止（图 6-7）。

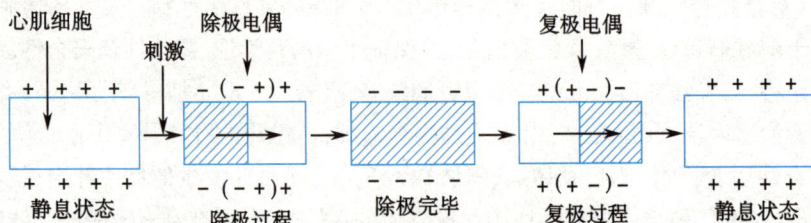

图 6-7　心肌细胞的除极和复极示意图

(2)除极波与复极波的形成:对于单个细胞而言,在除极时,检测电极对向电源(即面对除极方向)产生向上的波形,背向电源(即背离除极方向)产生向下的波形,在细胞中部则记录出双向波形。复极过程与除极过程方向相同,但因复极化过程的电偶是电穴在前,电源在后,因此记录的复极波方向与除极波相反(图6-8)。

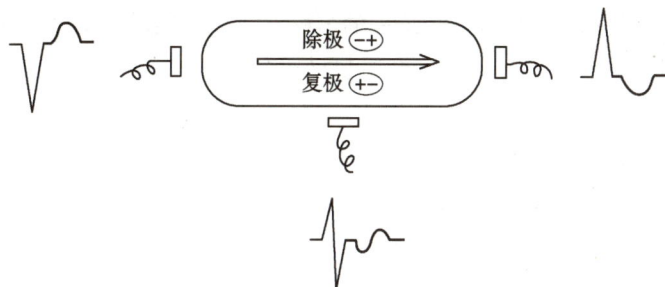

图6-8 检测电极的不同位置记录除极波与复极波的特点

需要注意,在正常人的心电图中,记录到的复极波方向常与除极波主波方向一致,与单个心肌细胞不同。这是因为正常人心室的除极从心内膜向心外膜,而复极则从心外膜开始,向心内膜方向推进,其确切机制仍未完全清楚。

(3)心脏体表电位强度的影响因素:由体表所采集到的心脏电位强度与下列因素有关:①与心肌细胞数量(心肌厚度)成正比关系;②与探查电极位置和心肌细胞之间的距离成反比关系;③与探查电极的方位和心肌除极的方向所构成的角度有关,夹角愈大,心电位在导联上的投影愈小,电位愈弱(图6-9)。这种既具有强度,又具有方向性的电位幅度称为心电"向量"(vector),通常用箭头表示其方向,而其长度表示其电位强度。心脏的电激动过程中产生许多心电向量。由于心脏的解剖结构及其电活动错综复杂,致使各心电向量间的关系亦较复杂,然而一般均按下列原理合成为"心电综合向量"(resultant vector):同一轴的两个心电向量的方向相同者,其幅度相加;方向相反者则相减。两个心电向量的方向构成一定角度者,则可应用"合力"原理将两者按其角度及幅度构成一个平行四边形,而取其对角线为综合向量(图6-10)。可以认为,由体表所采集到的心电变化是全部参与电活动心肌细胞的电位变化按上述原理所综合的结果。

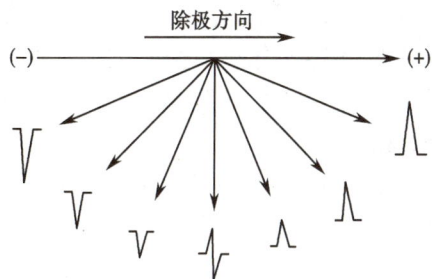

图6-9 探查电极的不同方位记录心肌除极的特点

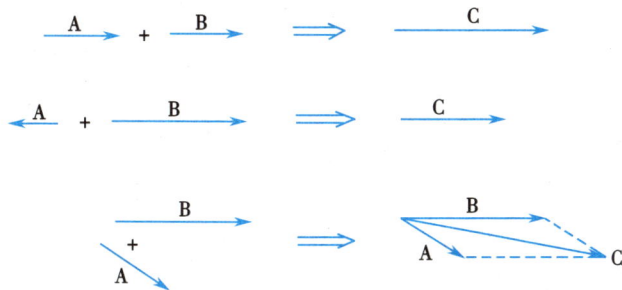

图6-10 心电综合向量

2. 心电图各波段的组成和命名

(1)心脏的特殊传导系统:心脏的特殊传导系统由窦房结、结间束(分为前、中、后结间束)、房间束(起自前结间束,称Bachmann束)、房室交界区(房室结、房室束、希氏束)、束支(分为左、右束支,左束支又分为前分支和后分支)以及浦肯野纤维(Purkinje fiber)构成。心脏的传导系统与每一心动周期顺序出现的心电变化密切相关(见文末彩图 6-11)。

(2)心脏的激动传导方式:在正常心脏,心电活动始于窦房结,兴奋心房的同时经结间束传导至房室结(激动传导在此处延迟 0.05~0.07s),然后沿希氏束→左、右束支→浦肯野纤维顺序传导,最后兴奋心室。这种先后有序的电激动的传播,引起一系列电位改变,形成了心电图上的相应的波段(见文末彩图 6-12)。临床心电学对这些波段规定了统一的名称,这些波首先由生理学家 Einthoven 来命名,沿用至今,字母本身无任何意义。

(3)各波段的组成与命名

1)P 波:最早出现的幅度较小的 P 波,反映心房除极波。

2)PR 段(实为 PQ 段,传统称为 PR 段):P 波终点至 QRS 波群起点的时间,反映心房复极过程及房室结、希氏束、束支的电活动。P 波与 PR 段合计为 PR 间期,反映自心房开始除极至心室开始除极的时间。

3)QRS 波群:为心室除极波。代表室间隔、左右心室除极过程中产生的电位变化。正常心室除极始于室间隔中部,自左向右方向除极;随后左右心室游离壁从心内膜朝心外膜方向除极;左室基底部与右心室肺动脉圆锥部是心室最后除极部位。心室肌这种规律的除极顺序,对于理解不同电极部位 QRS 波形态的形成颇为重要。QRS 波群可因检测电极的位置不同而呈多种形态,已统一命名如下:典型的心室除极波由 3 个紧密相连的波群构成。波形振幅 <0.5mV,用英文小写字母 q、r、s 代表。振幅 ≥ 0.5mV,用英文大写 Q、R、S 代表。首先出现的位于参考水平线以上的正向波称为 R 波;R 波之前的负向波称为 Q 波;S 波是 R 波之后第一个负向波;R′ 波是继 S 波之后的正向波;R′ 波后再出现负向波称为 S′ 波;如果 QRS 波只有负向波,则称为 QS 波(图 6-13)。

4)ST 段和 T 波:QRS 波群终点至 T 波起点间一个线段为 ST 段,代表心室除极完毕后,心室复极的缓慢期,ST 段之后的圆钝波为 T 波,代表心室快速复极过程。

5)Q-T 间期:QRS 波群起点至 T 波终点的一段时间。包括了心室开始除极至心室复极完毕全过程的时间。

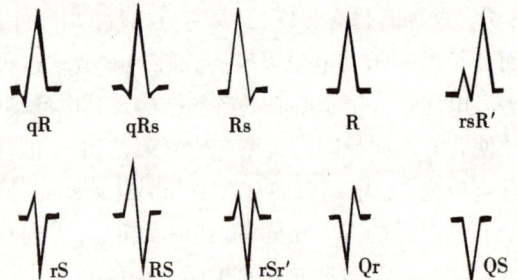

图 6-13　QRS 波群的不同命名

6)u 波:紧随 T 波之后出现,下一次心动周期的 P 波前。

3. 心电图导联体系(肢体导联和胸导联)

(1)导联的概念:在人体不同部位放置电极,并通过导联线与心电图机电流计的正负极相连,这种记录心电图的电路连接方法称为心电图导联。电极位置和连接方法不同,可组成不同的导联。在长期临床心电图实践中,已形成了一个由 Einthoven 创设而目前广泛采纳的国际通用导联体系(lead system),称为常规 12 导联体系。

(2)常规 12 导联体系:肢体导联(limb leads)包括标准肢体导联 Ⅰ、Ⅱ、Ⅲ 及加压单极肢体导联 aVR、aVL、aVF。肢体导联电极主要放置于右臂(R)、左臂(L)、左腿(F),连接此三点即成为所谓 Einthoven 三角(图 6-14A、图 6-14B)。

在每一个标准导联正负极间均可画出一假想的直线,称为导联轴。为便于表明 6 个导联轴之间的方向关系,将 Ⅰ、Ⅱ、Ⅲ 导联的导联轴平行移动,使之与 aVR、aVL、aVF 的导联轴一并通过坐标图的轴中心点,便构成额面六轴系统(hexaxial system)(图 6-14C)。此坐标系统采用 ±180° 的角度标志。以左侧为 0°,顺钟向的角度为正,逆钟向者为负。每个导联轴从中心点被分为正负两半,每个相邻导联间的夹角为 30°。此对测定心脏额面心电轴颇有帮助。各肢体导联的电极位置及正负极连接方式如文末彩图 6-15 和彩图 6-16 所示。

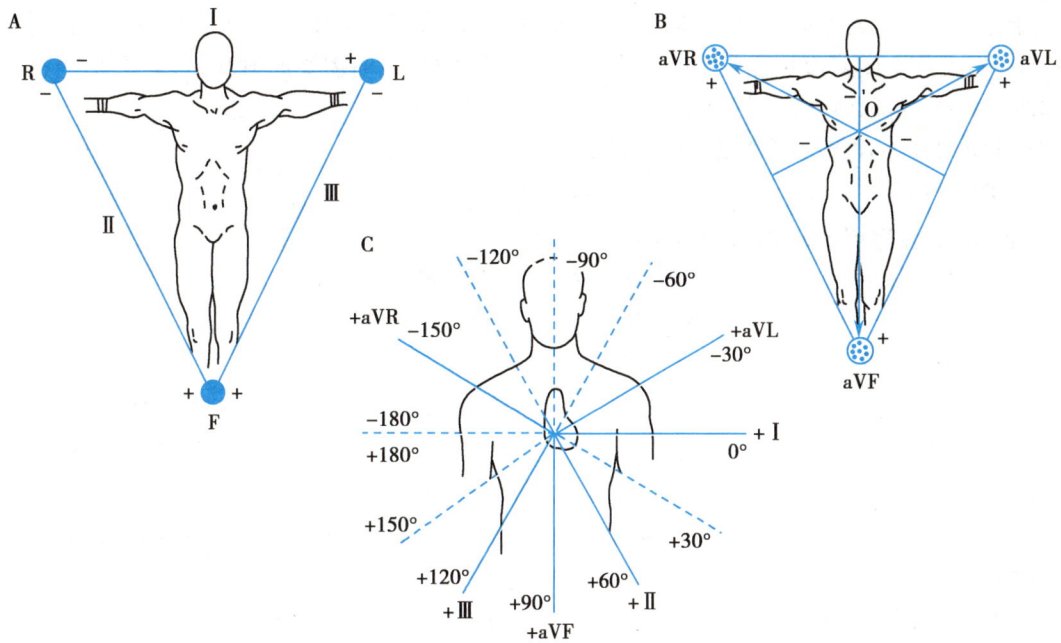

图 6-14　常规心电图肢体导联体系

A、B. 肢体导联包括标准肢体导联 Ⅰ、Ⅱ、Ⅲ 及加压单极肢体导联 aVR、aVL、aVF。肢体导联电极主要放置于右臂（R）、左臂（L）、左腿（F），连接此三点即成为所谓 Einthoven 三角;C. 为便于表明 6 个导联轴之间的方向关系，将 Ⅰ、Ⅱ、Ⅲ 导联的导联轴平行移动，使之与 aVR、aVL、aVF 的导联轴一并通过坐标图的轴中心点，便构成额面六轴系统。

标准导联反映两个肢体之间的电位差。Ⅰ导联：阳极接在左上肢，阴极接在右上肢;Ⅱ导联：阳极接在左下肢，阴极接在右上肢;Ⅲ导联：阳极接在左下肢，阴极接在左上肢。aVR（加压右上肢单极导联）阳极接在右上肢;aVL（加压左上肢单极导联）阳极接在左上肢;aVF（加压左下肢单极导联）阳极接在左下肢。

胸导联（chest leads）包括 V_1~V_6 导联。检测的正电极应安放于胸壁规定的部位，另将肢体导联 3 个电极分别通过 5K 电阻与负极连接构成中心电端（central terminal）（见文末彩图 6-17）。胸导联检测电极具体安放的位置为（图 6-18A、图 6-18B）:V_1 位于胸骨右缘第 4 肋间，反映右心室壁改变;V_2 位于胸骨左缘第 4 肋间，反映右心室壁改变;V_3 位于 V_2 与 V_4 两点连线的中点，反映左、右心室移行变化;V_4 位于左锁骨中线与第 5 肋间相交处，反映左、右心室移行变化;V_5 位于左腋前线与 V_4 同一水平处，反映左心室壁改变;V_6 位于左腋中线与 V_4 同一水平处，反映左心室壁改变。

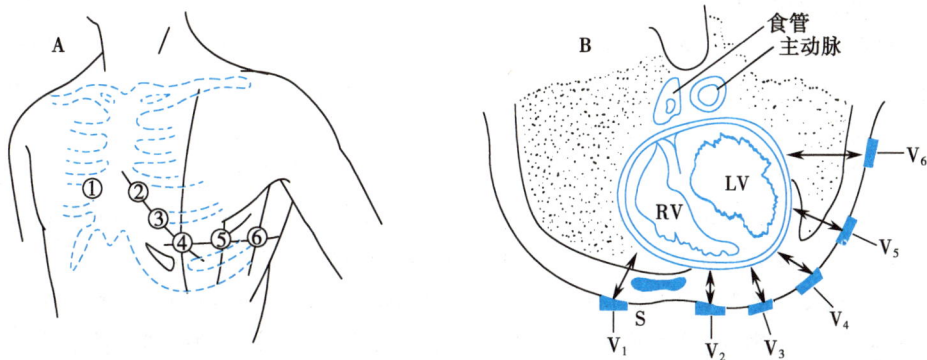

图 6-18　胸导联检测电极的位置（A）及此位置与心室壁部位的关系（B）

临床上诊断后壁心肌梗死还常选用 V_7~V_9 导联:V_7 位于左腋后线 V_4 水平处，反映左心室壁改变;

V_8 位于左肩胛骨线 V_4 水平处,用于诊断后壁心肌病变;V_9 位于左脊旁线 V_4 水平处,用于诊断后壁心肌病变。小儿心电图或诊断右心病变(例如右心室心肌梗死)有时需要选用 V_{3R}~V_{6R} 导联,电极放置右胸部与 V_3~V_6 对称部位。

4. 常用导联、心电图测量方法及临床意义

(1)常用导联

1)单导联:依次记录Ⅰ、Ⅱ、Ⅲ、aVR、aVL、aVF、V_1~V_6。

2)3 导联:依次记录Ⅰ、Ⅱ、Ⅲ,之后记录 aVR、aVL、aVF,最后记录 V_1~V_6。

3)6 导联:依次记录Ⅰ、Ⅱ、Ⅲ、aVR、aVL、aVF 六个导联后,再依次记录 V_1~V_6。

4)12 导联:Ⅰ、Ⅱ、Ⅲ、aVR、aVL、aVF、V_1~V_6 导联同步记录。

5)18 导联:Ⅰ、Ⅱ、Ⅲ、aVR、aVL、aVF、V_1~V_6 导联同步记录。再依次将 V_1~V_3 导联电极放置于 V_{3R}~V_{5R} 前胸相应部位,V_4~V_6 导联电极放置于 V_7~V_9 后背相应部位,同步记录心电图。

6)食管导联:将电极导管从鼻孔或口腔进入食管,该导联可以显示 P 波。

7)监护导联:将胸导联电极放置心前区,通过心电仪器可从荧光屏上显示心律、心率情况,监测有无心律失常及其性质。

(2)心电图测量方法:常用心电图机操作方法与步骤如下:

1)解释检查心电图目的,消除患者紧张,取得配合。去除金属饰品、电子表、手机等,以防电波干扰。

2)患者平卧于检查床上,裸露安放电极部位,注意保暖,防肌肉震颤产生干扰。

3)清洁皮肤(用盐水或乙醇棉球)后将电极固定于皮肤,并连接导线。红色线按于右上手腕、黄色线按于左上手腕、绿色线按于左下脚踝上、黑色线按于右下脚踝上。V_1~V_6 导联按序分清连接。

4)在心电图上放置记录图纸,开启电源,定标电压为 1mV,录入患者相关信息如姓名、年龄、科室、住院号、床号等。之后进入导联记录心电图。出现基线不稳或干扰时,查看呼吸情况、电极接触是否良好、有无交流电干扰等。描记完毕后,关电源,取下电极,协助患者起床。

5)核对心电图记录纸上相关信息,急诊记录心电图时,在图上方标记好患者姓名、年龄、记录日期及时间等。

(3)临床意义

1)对各种心律失常作出判断。

2)可明确显示心肌受损、供血不足和坏死表现。

3)观察某些药物的应用过程对心肌的影响,对心律失常治疗效果的评估。

4)对各类手术,尤其是对心脏手术、心导管检查术中及急、危重患者进行心电监测,及时发现心律失常,以便及时抢救治疗。

(三)心电图的测量和正常数据

1. 心电图测量 心电图多描记在特殊的记录纸上。心电图记录纸由纵线和横线划分成各为 $1mm^2$ 的小方格。当走纸速度为 25mm/s 时,每两条纵线间(1mm,1 个小格)表示 0.04s(即 40ms),当标准电压 1mV=10mm(10 个小格)时,两条横线间(1mm)表示 0.1mV(图 6-19)。

(1)心率的测量:测量 P-P 或 R-R 间期(s),以 60 除,所得数值即为心率。例如:R-R 间期为 0.75s,则心率 =60÷0.75=80 次 /min。还可采用查表法(R-R 间期推算心率表、R-R 间期的格数推算心率表)。心律明显不齐时,一般采取数个心动周期的平均值来进行测算。目前,先进的心电图分析诊断仪,多带有自动解析功能,可将心率和 12 导联心电图一起显示出来,在无噪声或外来干扰的影响下,快速、准确地打印出心率、各种心电参数和心电图报告。又可显示出每一个心动周期的长度及折算成心率的次数。

(2)各波段振幅的测量:P 波振幅测量的参考水平应以 P 波起始前的水平线为准。正向振幅自 P 波起始水平线上缘垂直地测量到波的顶端,负向振幅自 P 波起始水平线下缘垂直地测量到波的底端。测量 QRS 波群、J 点、ST 段、T 波和 U 波振幅，统一采用 QRS 起始部水平线作为参考水平。如果 QRS 起始部为一斜段（例如受心房复极波影响、预激综合征等情况），应以 QRS 波起点作为测量参考点。测量正向波形（R、R' 等）的高度时，应以参考水平线上缘垂直地测量到波的顶端；测量负向波形（Q、S 等）的深度时，应以参考水平线下缘垂直地测量到波的底端。采用 J 点作为 ST 段抬高的测量点。关于 ST 段压低的测量点目前尚无统一标准。ST 段呈水平型下移时，测量 ST 段水平部与 QRS 起始部的垂直距离。ST 段呈非水平型下移时，建议采用教科书通常推荐的方法，即 ST 段偏移在 J 点后 60ms 或 80ms 处测量。建议在报告 ST 段测量结果时，应描述 ST 段的测量点及 ST 段移位的类型（例如，ST 段水平型下移 0.1mV）。常见的 ST 段形态改变及描述如图 6-20 所示，ST 段偏移的测量应在 QRS 起始部与 ST 段描迹线同一缘（上缘或下缘）之间进行。T 波振幅测量除应以 QRS 起始部作为参考水平外，其测量方法与 P 波相同。

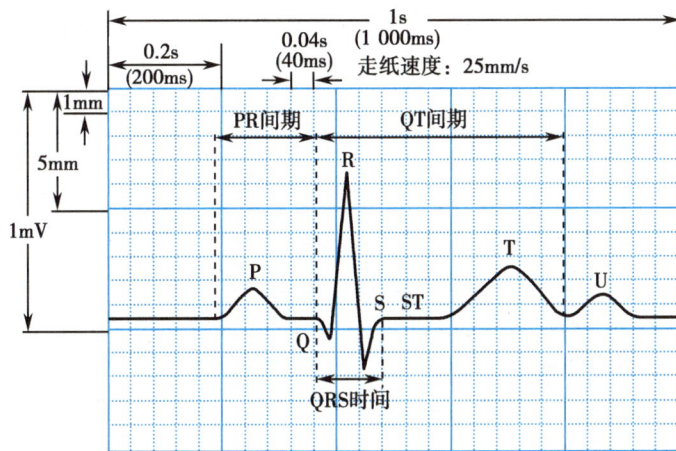

图 6-19　心电图测量记录

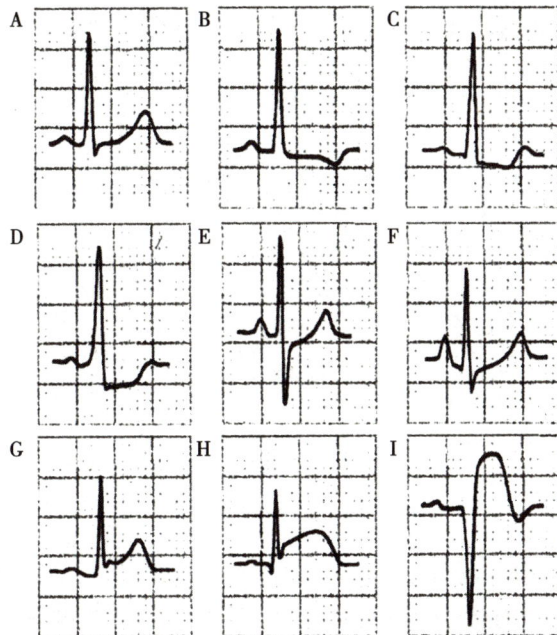

图 6-20　常见的心电图 ST 段形态改变及描述

A. 正常 ST 段;B. 水平型下移伴 T 波倒置;C. 下斜型下移;D. 水平型下移;E. J 点下移(ST 段上斜型下移);F. 心房复极向量(Ta 向量)引起假性 ST 段下移;G. 凹面向上型抬高;H. 弓背向上型抬高;I. 弓背向上型抬高。

（3）各波段时间的测量：近年来已开始广泛使用 12 导联同步心电图仪记录心电图，各波段时间测量定义有新的规定：测量 P 波和 QRS 波时间，应分别从 12 导联同步记录中最早的 P 波起点测量至最晚的 P 波终点以及从最早 QRS 波起点测量至最晚的 QRS 波终点；PR 间期应从 12 导联同步心电图中最早的 P 波起点测量至最早的 QRS 波起点；Q-T 间期应是 12 导联同步心电图中最早的 QRS 波起点至最晚的 T 波终点的间距。如果采用单导联心电图仪记录，仍应采用既往的测量方法：P 波及 QRS 波时间应选择 12 导联中最宽的 P 波及 QRS 波进行测量；PR 间期应选择 12 个导联中 P 波宽大且有 Q 波的导联进行测量；Q-T 间期测量应取 12 个导联中最长的 Q-T 间期。一般规定，测量各波时间应自波形起点的内缘测量至波形终点的内缘。

（4）平均心电轴

1）概念：心电轴一般指的是平均 QRS 电轴，它是心室除极过程中全部瞬间向量的综合（平均 QRS 向量），借以说明心室在除极过程这一总时间内的平均电势方向和强度。它是空间性的，但心电图学中通常所指的是它投影在前额面上的心电轴。通常可用任何两个肢体导联的 QRS 波群的电压或面积计算出心电轴。1985 年世界卫生组织及国际心脏联盟协会主张所有的计算机心电图分析程序都应使用面积法决定 QRS 平均电轴，并推荐平均心电轴的偏移标准。最新版《诊断学》和中国心电图测量技术专家共识，均认为正常心电轴范围为 −30°~ +90° 之间。除测定 QRS 波群电轴外，还可用同样方法测定 P 波和 T 波电轴。

2）测定方法：最简单的方法是目测 I 和 III 导联 QRS 波群的主波方向，估测电轴是否发生偏移：若 I 和 III 导联的 QRS 主波均为正向波，可推断电轴不偏；若 I 导联出现较深的负向波，III 导联主波为正向波，则属电轴右偏；若 III 导联出现较深的负向波，I 导联主波为正向波则属电轴左偏（图 6-21）。精确的方法可采用分别测算 I 和 III 导联的 QRS 波群振幅的代数和，然后将这两个数值分别在 I 导联及 III 导联上画出垂直线，求得两垂直线的交叉点。电偶中心 0 点与该交叉点相连即为心电轴，该轴与 I 导联轴正侧的夹角即为心电轴的角度。另外，也可将 I 和 III 导联 QRS 波群振幅代数和值通过查表直接求得心电轴。

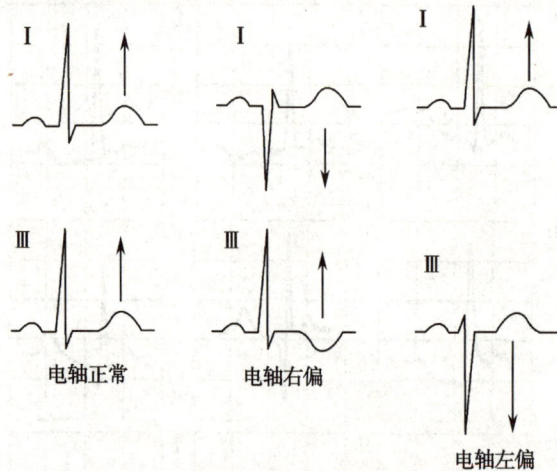

图 6-21　平均心电轴的目测方法

3）临床意义：正常心电轴的范围为 −30°~+90° 之间；电轴位于 −30°~−90° 范围为心电轴左偏；位于 +90°~+180° 范围为心电轴右偏；位于 −90°~−180° 范围传统上称为电轴极度右偏，近年主张定义为"不确定电轴"（indeterminate axis）（图 6-22）。心电轴的偏移一般受心脏在胸腔内的解剖位置、两侧心室的质量比例、心室内传导系统的功能、激动在室内传导状态以及年龄、体型等因素影响。左心室肥厚、左前分支阻滞等可使心电轴左偏；右心室肥厚、左后分支阻滞等可使心电轴右偏；不确定电轴可以发生在正常人（正常变异），亦可见于某些病理情况，如肺源性心脏病、冠心病、高血压等。

（5）心脏转位的判断方法及临床意义：自心尖部朝心底部方向观察，设想心脏可循其本身长轴作顺钟向或逆钟向转位。正常时 V_3 或 V_4 导联 R/S 大致相等，为左、右心室过渡区波形。顺钟向转位（clockwise rotation）时，正常在 V_3 或 V_4 导联出现的波形转向左心室方向，即出现在 V_5、V_6 导联上。逆钟向转位（counterclockwise rotation）时，正常 V_3 或 V_4 导联出现的波形转向右心室方向，即出现 V_1、V_2 导联上。顺钟向转位可见于右心室肥厚，而逆钟向转位可见于左心室肥厚。但需要指出，心电图上的这种转位图形在正常人亦常可见到，提示这种图形改变有时为心电位的变化，并非都是心脏在解剖上转位的结果（图 6-23）。

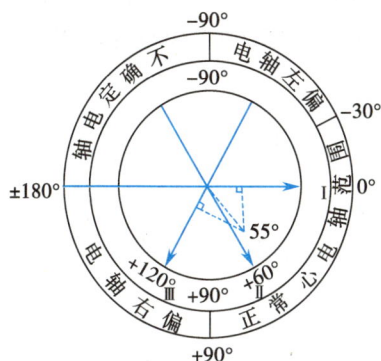

图 6-22　平均心电轴的定义范围　　图 6-23　心脏转位的判断方法

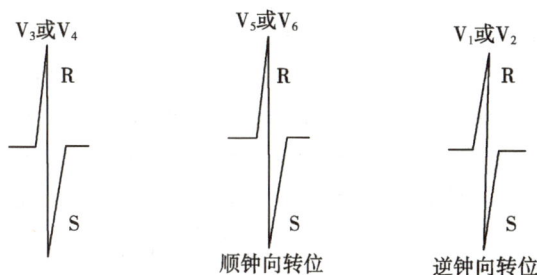

2. 正常心电图波形特点与正常值　正常心电图波形特点见图 6-24。

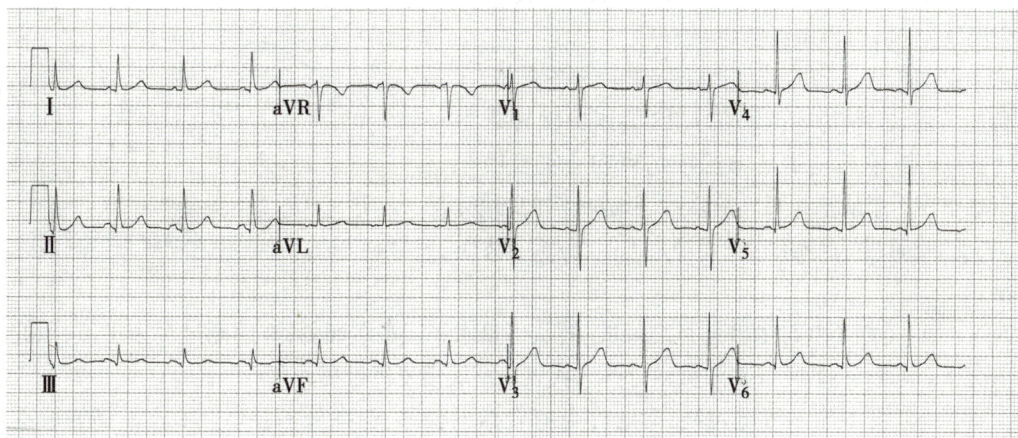

图 6-24　正常心电图波形特点

（1）P 波：代表左右心房除极的电位变化。

1）形态：P 波的形态在大部分导联上一般呈钝圆形，有时可能有轻度切迹。心脏激动起源于窦房结，因此心房除极的综合向量指向左、前、下，所以 P 波方向在 Ⅰ、Ⅱ、aVF、$V_4\sim V_6$ 导联向上，aVR 导联向下，其余导联呈双向、倒置或低平均可。

2）时间：正常人 P 波时间一般小于 0.12s。

3）振幅：P 波振幅在肢体导联一般小于 0.25mV，胸导联一般小于 0.2mV。

（2）PR 间期：从 P 波的起点至 QRS 波群的起点，代表心房开始除极至心室开始除极的时间。心率在正常范围时，P-R 间期为 0.12~0.20s。在幼儿及心动过速的情况下，P-R 间期相应缩短。在老年人及心动过缓的情况下，P-R 间期可略延长，但一般不超过 0.22s。

（3）QRS 波群：代表左右心室除极电位变化。

1）形态和振幅：在胸导联，正常人 V_1、V_2 导联多呈 rS 型，V_1 的 R 波一般不超过 1.0mV。V_5、V_6 导联 QRS 波群可呈 qR、qRs、Rs 或 R 型,且 R 波一般不超过 2.5mV。胸导联的 R 波自 V_1~V_6 逐渐增高,V_6 的 R 波一般低于 V_5 的 R 波。通常 V_2 的 S 波较深,V_2~V_6 导联的 S 波逐渐变浅。V_1 的 R/S 小于 1,V_5 的 R/S 大于 1。在 V_3 或 V_4 导联,R 波和 S 波的振幅大体相等。

在肢体导联,Ⅰ、Ⅱ 导联的 QRS 波群主波一般向上,Ⅲ 导联的 QRS 波群主波方向多变。aVR 导联的 QRS 波群主波向下,可呈 QS、rS、rSr′ 或 Qr 型。aVL 与 aVF 导联的 QRS 波群可呈 qR、Rs 或 R 型,也可呈 rS 型。正常人 aVR 导联的 R 波一般小于 0.5mV,Ⅰ 导联的 R 波小于 1.5mV,aVL 导联的 R 波小于 1.2mV,aVF 导联的 R 波小于 2.0mV。

6 个肢体导联的 QRS 波群振幅(正向波与负向波振幅的绝对值相加)一般不应都小于 0.5mV,6 个胸导联的 QRS 波群振幅(正向波与负向波振幅的绝对值相加)一般不应都小于 0.8mV,否则称为低电压。

2)时间:正常成年人 QRS 时间一般不超过 0.11s,多数在 0.06~0.10s。

3)R 峰时间(R peak time):过去称为类本位曲折时间或室壁激动时间,指 QRS 起点至 R 波顶端垂直线的间距。如有 R′ 波,则应测量至 R′ 峰;如 R 峰呈切迹,应测量至切迹第二峰(图 6-25)。正常成人 R 峰时间在 V_1、V_2 导联不超过 0.04s,在 V_5、V_6 导联不超过 0.05s。

4)Q 波:正常人的 Q 波时限小于 0.03s(除Ⅲ和 aVR 导联外)。Ⅲ 导联 Q 波的宽度可达 0.04s。aVR 导联出现较宽的 Q 波或呈 QS 波均属正常。正常情况下,Q 波深度不超过同导联中 R 波振幅的 1/4。正常人 V_1、V_2 导联不应出现 Q 波,但偶尔可呈 QS 波。

(4)J 点与 J 波:J 点是指心电图 QRS 波终末与 ST 段开始的连接点,是心室除极的 QRS 终末突然转化为 ST 段的转折点,它标志着心室除极结束和心室复极开始。当心电图 J 点从基线明显偏移后,形成一定的幅度,持续一定的时间,并呈圆顶状或驼峰形态时,称为 J 波或 Osborn 波。

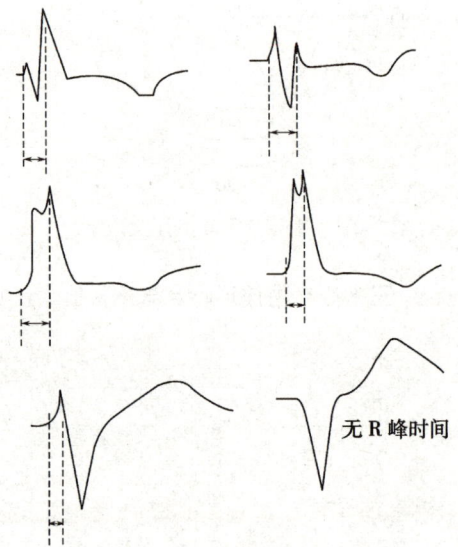

无 R 峰时间

图 6-25　心电图中 R 峰时间测量方法

(5)ST 段:是指 J 点与 T 波起点之间的一段,可呈水平或平缓倾斜,并逐渐过渡为 T 波,因此在大多数情况下,很难将 ST 段与 T 波截然分开。代表心室缓慢复极过程。

正常的 ST 段多为一等电位线,有时亦可有轻微的偏移,但在任一导联,ST 段下移一般不超过 0.05mV;成人 ST 段抬高在 V_2 和 V_3 导联较明显,可达 0.2mV 或更高,且男性抬高程度一般大于女性。在 V_4~V_6 导联及肢体导联不超过 0.1mV。部分正常人(尤其是年轻人)可因局部心外膜区心肌细胞提前复极导致部分导联 J 点上移,ST 段呈现凹面向上抬高(常出现在 V_2~V_5 导联及 Ⅱ、Ⅲ、aVF 导联),通常称之为早期复极,大多属正常变异。

(6)T 波:代表心室快速复极时的电位变化。

1)形态:正常 T 波形态两肢不对称,前半部斜度较平缓,而后半部斜度较陡。T 波的方向大多与 QRS 主波的方向一致。T 波方向在 Ⅰ、Ⅱ、V_4~V_6 导联向上,aVR 导联向下,Ⅲ、aVL、aVF、V_1~V_3 导联可以向上、双向或向下。若 V_1 的 T 波方向向上,则 V_2~V_6 导联就不应再向下。

2)振幅:除 Ⅲ、aVL、aVF、V_1~V_3 导联外,其他导联 T 波振幅一般不应低于同导联 R 波的 1/10。T 波在胸导联有时可高达 1.2~1.5mV 尚属正常

(7)Q-T 间期:指 QRS 波群的起点至 T 波终点的间距,代表心室肌除极和复极全过程所需的时间。

Q-T 间期长短与心率的快慢密切相关,心率越快,Q-T 间期越短,反之则越长。心率在 60~100 次 /min

时,Q-T 间期的正常范围为 0.32~0.44s。由于 Q-T 间期受心率的影响很大,所以常用校正的 Q-T 间期(Q-Tc),通常采用 Bazett 公式计算:$Q-Tc=Q-T/\sqrt{RR}$,RR 为标准化的心率值,根据 60 除以心率得到。传统的 Q-Tc 的正常上限值设定为 0.44s,超过此时限即认为 Q-T 间期延长。一般女性的 Q-T 间期较男性略长。近年推荐的 Q-T 间期延长的标准为:男性 Q-Tc 间期 ≥ 0.45s,女性 ≥ 0.46s。

Q-T 间期另一个特点是不同导联之间 Q-T 间期存在一定的差异,正常人不同导联间 Q-T 间期差异最大可达 50ms,以 V_2、V_3 导联 Q-T 间期最长。

(8)u 波:在 T 波之后 0.02~0.04s 出现的振幅很低小的波称为 u 波,近年的研究认为,心室肌舒张的机械作用可能是形成 u 波的原因。u 波方向大体与 T 波相一致,正常 u 波的形态为前半部斜度较陡,而后半部斜度较平缓,与 T 波恰好相反。u 波在胸导联较易见到,以 V_2~V_3 导联较明显。u 波振幅的大小与心率快慢有关,心率增快时 u 波振幅降低或消失,心率减慢时 u 波振幅增高。u 波明显增高常见于低血钾,u 波倒置可见于高血压和冠心病等。

3. 心肌缺血心电图特点 心肌缺血(myocardial ischemia)通常发生在冠状动脉粥样硬化基础上。当心肌某一部分缺血时,将影响到心室复极的正常进行,并可使缺血区相关导联发生 ST-T 异常改变。心电图是诊断心肌缺血和梗死最重要的首选检查。尤其在急诊科,正确分析患者的心电图是尽早进行治疗干预和 / 或一系列诊断检查的基础。急性心肌缺血和梗死相关的心电图改变包括:T 波高尖(即超急性 T 波改变);T 波倒置;ST 段抬高和 / 或压低;QRS 波群改变等。心肌缺血的心电图改变类型取决于缺血的严重程度、持续时间和缺血发生部位。

(1)T 波的变化:正常情况下,心外膜处的动作电位时程较心内膜短,心外膜完成复极早于心内膜,因此心室肌复极过程可看作是从心外膜开始向心内膜方向推进,因此,心室复极的电流方向是心内膜指向心外膜。心电图上表现为 T 波方向与 R 波方向一致。发生心肌缺血时,复极过程发生改变心电图特征主要是 T 波变化。

1)T 波高大直立:若发生心内膜下心肌缺血,这部分心肌复极时间比正常时要明显延迟,出现高大的 T 波(图 6-26A)。例如下壁心内膜下缺血,下壁导联 Ⅱ、Ⅲ、aVF 可出现高大直立的 T 波;前壁心内膜下缺血,胸导联可出现高耸直立的 T 波。

2)T 波倒置:若心外膜下心肌缺血(包括透壁性心肌缺血),心肌复极电流方向与除极电流方向相反,此时面向缺血区的导联记录出倒置的 T 波(图 6-26B)。例如下壁心外膜下缺血,下壁导联 Ⅱ、Ⅲ、aVF 可出现倒置的 T 波;前壁心外膜下缺血,胸导联可出现 T 波倒置。在冠状动脉供血不足时出现对称倒置 T 波,又称冠状 T 波。

3)T 波低平或双向:当心脏双侧对称部位心内膜下心肌缺血或心内膜、外膜下心肌同时缺血,两种心向量部分互相抵消,心电图上表现为 T 波低平、双向等改变。

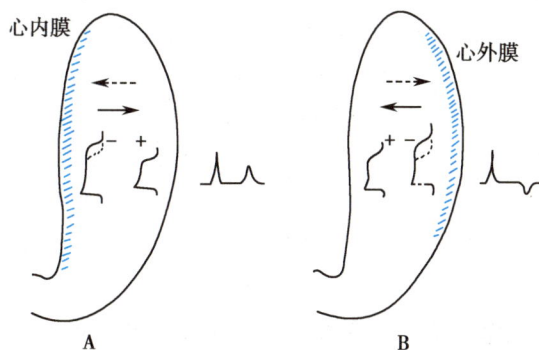

图 6-26　急性心肌缺血和梗死时心电图 T 波改变特点
A. 发生心内膜下心肌缺血,这部分心肌复极时间比正常时要明显延迟,出现高大的 T 波;B. 若心外膜下心肌缺血(包括透壁性心肌缺血),心肌复极电流方向与除极电流方向相反,此时面向缺血区的导联记录为倒置的 T 波。

（2）ST 段的变化：心肌缺血除了可出现 T 波改变外，还可出现损伤型 ST 改变。心肌损伤（myocardial injury）时，ST 向量从正常心肌指向损伤心肌。ST 段偏移系"损伤电流"引起。在心室肌细胞动作电位静息期和平台期（分别对应于心电图 TQ 段和 ST 段），缺血区与非缺血区之间存在电压梯度，形成损伤电流。目前指南建议，两个或者两个以上相邻导联 ST 段偏移达到或超过正常值上限，可诊断为急性缺血/急性梗死。心电图表现为 ST 段抬高的急性心肌梗死称"ST 段抬高型心肌梗死（STEMI）"，应积极开始再灌注治疗。急性心肌梗死时，ST 段抬高是与非 ST 抬高相对而言，非 ST 段抬高型心肌梗死（NSTEMI）包含除 ST 段抬高以外的所有其他情况（ST 段抬高程度未达标准或少于两个导联，ST 段压低，T 波倒置，或者没有明显异常改变）。

1）ST 段移位：心内膜下心肌损伤时，ST 向量背离心外膜面指向心内膜，使位于心外膜面的导联出现 ST 段压低（图 6-27A）。心电图上任何导联 ST 段下移 ≥ 0.05mV 为阳性。心外膜下心肌损伤时，ST 向量指向心外膜面导联，引起 ST 段抬高（图 6-27B）。心电图上 ST 段抬高 >0.1~0.3mV 为阳性。发生损伤型 ST 改变时，对侧部位的导联常可记录到相反的 ST 改变。

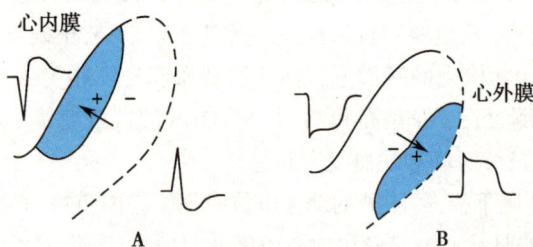

图 6-27　急性心肌缺血和梗死时心电图 ST 段改变特点
A. 心内膜下心肌损伤时，ST 向量背离心外膜面指向心内膜，使位于心外膜面的导联出现 ST 段压低，心电图上任何导联 ST 段下移 ≥ 0.05mV 为阳性；B. 心外膜下心肌损伤时，ST 向量指向心外膜面导联，引起 ST 段抬高，心电图上 ST 段抬高 0.1~0.3mV 为阳性，发生损伤型 ST 改变时，对侧部位的导联常可记录到相反的 ST 改变。

另外，临床上发生透壁性心肌缺血时，心电图往往表现为心外膜下缺血（T 波深倒置）或心外膜下损伤（ST 段抬高）类型。有学者把引起这种现象的原因归为透壁性心肌缺血时，心外膜缺血范围常大于心内膜；由于检测电极靠近心外膜缺血区，因此透壁性心肌缺血在心电图上主要表现为心外膜缺血改变。

2）ST 段形态改变：损伤性 ST 段压低有水平型下移、下斜型下移、弓背型下移、下陷型下移和近似缺血性下移。心肌缺血的心电图可仅仅表现为 ST 段改变或者 T 波改变，也可同时出现 ST-T 改变（图 6-28）。临床上可发现约一半的冠心病患者未发作心绞痛时，心电图可以正常，而仅于心绞痛发作时记录到 ST-T 动态改变。约 10% 的冠心病患者在心肌缺血发作时心电图可以正常或仅有轻度 ST-T 变化。

3）ST 段抬高和压低的临床意义：通常在心肌缺血/梗死区外膜面导联出现 ST 段抬高，与其相背离的导联（180°）出现 ST 段压低，反之亦然。如果某一导联没有与之相背离的导联，就仅表现为该导联 ST 段抬高或压低，而没有对应性 ST 段改变。此外，在缺血或梗死基础上如同时伴有左室肥厚引起的 ST 段、T 波改变或室内传导障碍引起的继发性 ST 段、T 波改变或心包炎等情况，可能影响 ST 段抬高或压低的表现。因而，缺血或梗死引起的损伤性 ST 段抬高、压低（或者两者均有）的程度，取决于记录导联的空间方向（正极和复极方向），缺血区的位置，反映在体表心电图上的电压差，以及并存的多种心电图异常改变。例如，ST 段压低出现在指向左上的 aVL 导联，其意义等同于 ST 段抬高出现在指向右下的 Ⅲ 导联；反之，Ⅲ 导联 ST 段压低，相当于 aVL 导联 ST 段抬高。同理，ST 段压低出现在 V1、V2 导联，其意义等同于 ST 段抬高出现在 V8、V9 导联。但需要注意的是，ST 段抬高与其背离导联的 ST 段压低的幅度不一定等同，这是因为记录导联与心肌缺血/梗死区的距离不同。

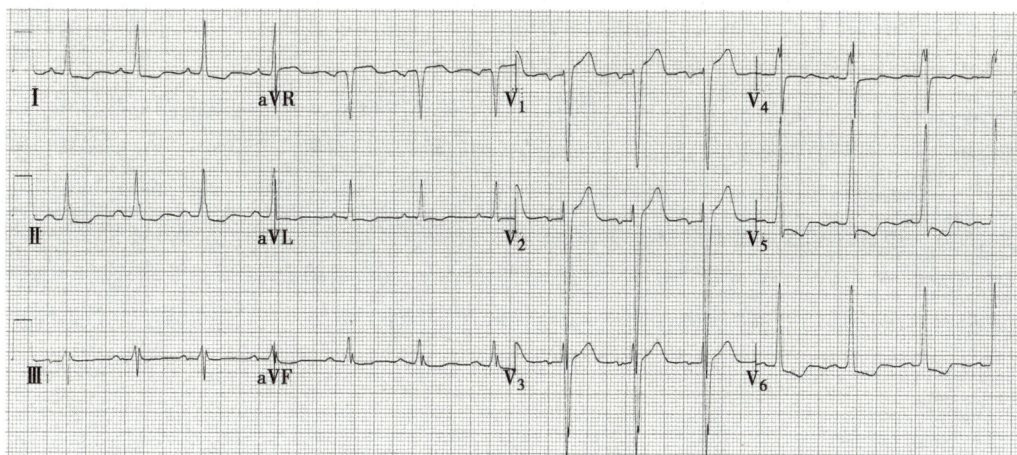

图 6-28 心肌缺血时心电图可表现为 ST 段及 T 波同时改变

心肌缺血的心电图可仅仅表现为 ST 段改变或者 T 波改变,也可同时出现 ST-T 改变,如图中 I、II、V₄~V₆ 导联可见 ST 段下斜型下移伴随 T 波倒置,提示左室侧壁心肌缺血。

需要指出的是,心电图上 ST-T 改变只是非特异性心肌复极异常的共同表现,在作出心肌缺血或"冠状动脉供血不足"的心电图诊断之前,必须结合临床资料进行鉴别诊断。除冠心病外,其他疾病如心肌病、心肌炎、瓣膜病、心包炎、脑血管意外(尤其颅内出血)等均可出现此类 ST-T 改变。低钾、高钾等电解质紊乱,药物(洋地黄、奎尼丁等)影响以及自主神经调节障碍也可引起非特异性 ST-T 改变。此外,心室肥大、束支传导阻滞、预激综合征等可引起继发性 ST-T 改变。

4. 心电图的分析方法和临床应用

(1)心电图分析方法:只有当熟练掌握心电图分析的方法和技巧,并善于把心电图的各种变化与具体病例的临床情况密切结合起来,才可能对心电图作出正确的诊断和解释。

1)结合临床资料的重要性:在检查心电图之前应仔细阅读申请单,必要时应亲自询问病史和做必要的体格检查。许多心脏疾病,特别是早期阶段,心电图可以正常。多种疾病可以引起同一种图形改变,例如心肌病、脑血管意外等都会导致出现异常 Q 波,不可轻易诊断为心肌梗死;又如 V₅ 导联电压增高,在正常青年人仅能提示为高电压现象,而对长期高血压或瓣膜病患者就可作为诊断左心室肥大的依据之一。因此,对心电图的各种变化都应密切结合临床资料,才能得出正确的解释。

2)对心电图描记技术的要求:粗读全图,检查操作质量。校对标准电压、导联顺序,查有无导联线接错并识别电干扰及其他技术差错。描记时应尽量避免干扰和基线漂移。心电图检查应常规描记 12 导联的心电图,以避免遗漏某些重要的信息。再根据临床需要及心电图变化,决定描记时间的长短和是否加做导联。例如怀疑有右心室肥厚和心肌梗死应加做 V₃ᵣ~V₅ᵣ 导联;怀疑后壁心肌梗死应加做 V₇~V₉ 导联等。

3)熟悉心电图的正常变异:分析心电图时必须熟悉心电图的正常变异。例如 P 波一般偏小常无意义;横位心时 III 导联易见 Q 波;自主神经功能紊乱者可出现 ST 段压低、T 波低平或倒置,尤其女性;体位、情绪、饮食等也常引起 T 波振幅减低。

4)心电图的分析:分析心电图至少从四个方面考虑:心律问题、传导问题、房室肥大问题和心肌方面的问题。分析心律问题应首先抓住基础心律(是窦性还是异位心律),有无规律 P 波,从窦房 P 波开始,逐层下推。对较复杂的心律失常,应首先在 P 波显示较清楚的导联上找出 PP 之间的规律;然后再观察 QRS 波群形态以及 RR 之间的规律;最后分析 P 波与 QRS 之间的关系和规律;另外,对最后结果,还要反过来看与临床是否有明显不符合的地方,并提出适当的解释。

(2)心电图的临床应用:心电图主要反映心脏电活动,在无创伤性检查中应用范围最广、最具有临床应用价值,对各种心律失常和传导障碍的诊断分析具有肯定价值,到目前为止尚没有任何其他方法能替代心电图在这方面的作用。除了循环系统疾病之外,心电图已广泛应用于健康体检、危重患者的抢救、手术麻醉、用药观察、航天、登山运动的心电监测等。

1)具有决定性诊断价值:用于心律失常的诊断,具有分清心房、心室、房室之间电活动的功能;用于急性胸痛的诊断与鉴别诊断,尤其是心肌梗死的诊断(其部位、面积、深度进行定位及定量诊断);检出长 Q-T 间期综合征等。

2)具有一般诊断价值:用于诊断心房、心室增大;诊断心包疾病,如心包炎等;评价药物疗效、药物影响、用(停)药指征,如洋地黄、奎尼丁类;指导临床治疗,如电解质紊乱、低钾血症、高钾血症等;用于随访和评估起搏器功能;肿瘤患者化疗、放疗前的准备;对急性肺梗死、慢性肺源性心脏病提供线索;用于辅助手段作其他心动周期的核对;对各类外科手术(心脏手术、心导管手术等)患者、重症患者进行心电监护等。

3)局限性(缺点):某些正常值无特异性,正常值范围过大,正常值与异常值之间重叠,产生假阴性。有些心脏病患者但心电图正常,而有些心电图异常的被检者并没有心脏病。某些数据改变无特异性、个体差异大,如年龄、性别、体形等可引起数据改变而无同比性及统一性。不能提供心脏功能的估计。

(张　萍)

第五节　实验诊断学概述

一、实验诊断学的概念、内容及分类、应用范围

(一) 基本概念及分类

实验诊断(laboratory diagnosis)主要是指运用物理学和生物化学等实验技术和方法,通过感官、试剂反映、仪器分析和动物实验等手段,对患者的血液、体液、分泌物、排泄物以及组织细胞等样品进行检验,以获得反映机体功能状态、病理变化或病因等的客观资料,用以预防、诊断、治疗疾病和预后评价,包括实验室前、实验室和实验室后三个部分。

1. 实验室前部分包括医生对患者病情的分析、对化验项目的选择和组合、医嘱的开立、检验申请、患者的准备、原始样品的采集、样品运送到实验室及在实验室内的传输。

2. 临床实验室部分通过生物学、微生物学、免疫学、化学、血液学、生理学、细胞学、病理学等实验技术和方法对人体样品进行检测和分析,提供客观资料,并提出检查范围内的咨询性服务,包括对结果解释或重复,为进一步的检查提供咨询性服务。

3. 实验室后部分包括系统性的审核、规范格式和解释、授权发布,结果的报告与传递和检验样品的存储。

(二) 实验诊断学的主要内容

1. **临床血液学检验**　包括红细胞、白细胞和血小板的计数、血流动力学、形态学和骨髓细胞等的检查;血栓与止血、抗凝和纤溶功能的检验;溶血的检验;血型鉴定和交叉配血试验等。

2. **临床体液、分泌物和排泄物检查**　包括对尿、粪、脑脊液、浆膜腔积液、生殖系统分泌物、痰液、胃液、胆汁等各种体液、分泌物和排泄物的常规检验。

3. **临床生物化学检验**　包括糖、脂肪、蛋白质及其代谢产物和衍生物的检验;血液和体液中电解质和微量元素的检验;血气和酸碱平衡的检验;临床酶学的检验;激素和内分泌功能的检验;药物和

毒物浓度的检验等。

4. **临床免疫学检查**　包括免疫功能、血清标志物、感染免疫、肿瘤标志物、细胞因子等的检验。

5. **临床病原体检查**　对感染性疾病的常见病原体检查、医院感染的常见病原体检查、性传播疾病的病原体检查，以及细菌耐药性检查等。

6. **遗传病学检查**　包括对染色体病、基因突变、肿瘤基因的检查及产前诊断、新生儿筛查等。

(三) 实验诊断学的重要性及应用范围

实验诊断是诊断学的重要组成部分之一，是临床医生必须掌握的基本知识。随着医学模式由单纯的疾病诊断和治疗逐渐向健康保健、预防与医学相结合的方向发展，随着实验仪器自动化、试剂多样化、方法学标准化、分子生物学技术的崛起及循证医学的发展，实验诊断学的应用范围正在逐渐扩大。

1. **为临床医疗工作提供依据**　实验数据可为疾病诊断和鉴别诊断、治疗方案的制定、疗效观察以及预后判断等方面提供重要的依据。

2. **为公共卫生和疾病预防提供资料**　进行防病调查，能早期发现传染源，为预防和控制疾病传播提供重要依据。

3. **为临床研究和基础研究提供手段**　实验诊断还能为临床研究和基础研究提供可靠的数据，促进研究工作的深入和发展。

4. **为社会健康普查和健康咨询提供帮助**　了解社会群体的卫生状况和健康水平并及时发现潜在疾病，提供健康咨询；为社会制定卫生条例、预防治疗疾病、保护环境卫生、规划报建机构等提供依据；为计划生育、优生优育、提高人口素质提供重要实验依据。

二、实验诊断的影响因素

1. **影响检测的因素**　①分析前的影响因素：包括检验项目选择、患者准备、标本采集与处理等。患者的人种、民族、年龄、性别、体型、月经周期、妊娠、昼夜节律的变化、运动、饮食和药物的影响、药物和毒物的影响、精神状态、遗传、生活环境和嗜好等生理学因素的变化会对检验结果产生影响；②分析中的影响因素：包括仪器与试剂、人员的技能与学识、实验方法的选择等；③分析后的影响因素：包括数据处理、检测记录、结果书写、计算机的输入、与临床的沟通等。

2. **完善质量保证体系**　包括室内质量控制、室间质量控制和全面质量控制，目的是采用各种科学的措施保证检测结果的精密度和准确性，从而为临床提供可靠的信息。

三、常用标本的准备及其影响因素

(一) 标本的准备

标本由离体的组织、排泄物、血液和体液等组成，是临床检验的对象。标本能否反映机体的真实情况与标本的采集、运送和保存密切相关。

许多非疾病因素，如是否空腹、精神状况、体力活动、使用药物等都可能影响检验结果。因此，在标本采集前，要根据需要对患者做好准备。一般要求患者处于安静状态；晨起时的精神、体力、情绪等因素的影响较小，是大部分标本采集的最佳时间；如可能，患者最好停服干扰检测的药物；根据项目和标本类别选择相应的容器；许多检测对饮食、饮水和药物有特殊要求。

1. **血液标本的采集和处理**

(1)血标本的种类：①全血标本：对血细胞成分和微生物的检验，例如血细胞计数和分类、形态学检查、细菌培养等；②血浆标本：对内分泌激素、氨水平、血栓和止血功能进行检测；③血清标本：大部分的临床生化和免疫学检测。

(2) 采血部位

1) 静脉采血：多在肘部静脉、腕部静脉或手背静脉处采血，婴幼儿及休克患者也可在颈部外静脉采血。以上部位是绝大多数检测项目的采血部位。所用注射器和容器必须干燥，抽血时避免产生大量气泡，抽血后应先拔除针头，将血液沿血管壁徐徐注入容器。真空采血法是最好的静脉血采集技术，基本原理是双向针的一端插入真空试管内，另一端在持针器的帮助下刺入静脉，血液在负压作用下自动流入试管内。由于在完全封闭状态下采血，避免了血液外溢引起的污染，并有利于标本的转运和保存。进行血小板功能检查时，注射器和容器需先经硅化处理，以防止血小板接触玻璃器皿被激活。严禁从静脉输液管中采取血液标本，以防止输液成分中的离子等影响有关检测值。

2) 动脉采血：目前临床多在桡动脉穿刺采血，也有用肱动脉和股动脉。用于血气分析、乳酸和丙酮酸测定等。采得标本必须与空气隔绝，立即送检。

3) 毛细血管采血：成人常在指端，婴幼儿可用拇指或足跟，烧伤患者可选择皮肤完整处采血。主要用于各种微量法检查的床旁项目和急诊项目或大规模普查。采血时穿刺深度要适当，切忌用力挤压，防止出现不客观的结果。

(3) 采血时间

1) 空腹采血：一般指空腹 8h 后采集的标本，多为晨起早餐前采血。

2) 指定时间采血：指定采集时间的标本，根据不同的检测要求有不同的指定时间，如激素、24h 尿蛋白定量、葡萄糖耐量试验、内分泌腺的兴奋或抑制试验、肾脏清除率试验等。

3) 随时或急诊采血：指无时间限制或无法规定时间而必须采集的标本，主要用于体内代谢比较稳定以及受体内干扰少的物质的检查，或者是急诊或抢救患者必须做的检查。

(4) 血液标本的处理及盛血试管

1) 普通血清管：红色头盖，采血管内不含添加剂，用于常规血清生化、血库和血清学相关检测。

2) 快速血清管：橘红色头盖，采血管内有促凝剂，可激活凝血酶，使可溶性纤维蛋白变为不溶的纤维蛋白多聚体，进而形成稳定的纤维蛋白凝块。快速血清管可在 5min 内使采集的血液凝固，用于急诊血清生化检测。

3) 惰性分离胶促凝管：金黄头盖，采血管内添加有惰性分离胶和促凝剂。标本离心后，惰性分离胶能将血液中的液体成分（血清或血浆）和固体成分（红细胞、白细胞、血小板、纤维蛋白等）彻底分开并完全积聚在试管中央而形成屏障，标本在 48h 内保持稳定。促凝剂可快速激活凝血机制，加速凝血过程，适用于急诊血清生化检测。

4) 肝素抗凝管：绿色头盖，采血管内添加有肝素。肝素具有抗凝血酶的作用，可延长标本凝血时间。适用于红细胞脆性试验、血气分析、血细胞比容、血沉及普通生化检测，不能用于白细胞计数和分类。

5) 血浆分离管：浅绿色头盖，在惰性分离胶管内加入肝素锂抗凝剂，可达到快速分离血浆的目的，是电解质检测的最佳选择，也可用于常规血浆生化检测和急诊血浆生化检测等。血浆标本可直接上机并在冷藏状态下保持48h 稳定。

6) 乙二胺四乙酸二钠（EDTA-Na2）抗凝管：紫色头盖，可以有效地螯合血液标本中的钙离子。用于一般血液学检验，不适用于凝血试验及血小板功能检查，亦不适用于钙离子、钾离子、钠离子、铁离子、碱性磷酸酶、肌酸激酶和亮氨酸氨基肽酶的测定及 PCR 试验。

7) 枸橼酸钠凝血试管：浅蓝色头盖，枸橼酸钠主要通过与血样中钙离子螯合而起抗凝作用，适用于凝血试验。

8) 枸橼酸钠血沉试管：黑色头盖，用于血沉试验。

9) 草酸钾 - 氟化钠试管：灰色头盖，一般常同草酸钾或乙碘酸钠合并使用，有抗凝和抑制糖酵解的作用，推荐用于血糖检测。

10) 血培养瓶：微生物检验的血标本采集后应立即注入血培养皿中送检，防止标本污染。血培养瓶中除抗凝剂外,还含有血培养基。包括一般细菌培养瓶和厌氧菌培养瓶两种。

2. 尿标本的采集和处理　人体绝大多数生化变化、细胞等有形成分的变化和受感染情况都能在尿中直接或间接反映出来。尿液检验结果是否准确,与标本是否正确收集直接相关,不同的检查项目要求不同的标本采集方法。成年女性留尿时,应避开月经期,防止阴道分泌物混入。留取标本的容器要清洁,避免污染。标本应在半小时之内送检。

(1)首次晨尿:尿液检测一般以清晨首次尿为好。该标本为浓缩尿,其细胞和管型等形态完整,适合做各种有形成分的检查和尿蛋白、尿糖等项目的测定。

(2)随机尿:适用门诊和急诊患者常规检验以及胆红素、酮体、尿胆原、尿淀粉酶、隐血等的测定。

(3)24h 尿:通常用于尿液成分定量测定,如尿蛋白、尿糖、电解质等定量检测。其采集方法如下:嘱患者在早晨 8 时排尿弃去,以后每次排尿均收集于一大容器内,至次日早晨 8 时最后一次尿液收集于容器内。测量并记录 24h 尿液总量,然后混匀尿液,取适量尿液送检。若 24h 尿液收集不完全或不准确,可以尿肌酐作为参比基准物,即同时测定混合尿液中的肌酐和待测物浓度,以待测物浓度与肌酐浓度之比表示结果,如尿钾 30mmol/g 肌酐,钠 150mmol/g 肌酐。该方法测得的结果较为稳定,能有效校正标本收集不全对待测物结果的影响。

(4)空腹或餐后尿标本:适用于糖尿病、尿胆原、蛋白尿等的检查。

(5)培养用的尿标本:用 0.1% 的苯扎溴铵(新洁尔灭)消毒外阴和尿道口,留取中段尿于消毒容器内,用于尿细菌培养和鉴定。

3. 粪便标本的采集和处理　一般情况下采集自然排便的标本,应注意以下事项:

(1)如果大便有异常,应取肉眼发现不正常的部位,取便总量在黄豆粒大小即可;如果是腹泻稀便,量要多一些。如果肉眼观察没有明显改变,则应在 3 个以上不同部位取材,即多点取材。如果一时排不出大便而又急需检查时,可以用指套或棉签经肛门拭取标本。

(2)储存大便的器皿要清洁干燥,不能沾水,以免水使大便中的细胞成分崩解或者使血液成分溶解流失,出现假阴性。留取大便标本时,也需防止被尿液(特别是月经期女性)等污染,影响结果。微生物培养时,需将标本放于加盖无菌容器中。

(3)行寄生虫检查时,需要留取全部或 24h 粪便,或采取三送三检,因许多肠道原虫和某些蠕虫卵都有周期性排出现象。

(4)在化验大便隐血的前 3 天,需要限制进食动物内脏、动物血、菠菜等绿叶蔬菜和某些药物(如补血用的铁剂、维生素 C 等),以免出现假阳性结果。

(5)大便标本应该立即送检,最好不要超过 1h。如果在家留取大便,应该尽早送去医院化验,以免影响检验结果。

4. 痰液标本的采集和处理　留取痰标本的方法有自然咳痰、气管穿刺吸取、支气管镜抽取等,后两者操作复杂且有一定的痛苦。自然咳痰留取标本时,患者应先用清水漱口数次,然后用力咳出气管深处的痰,留于玻璃、塑料小杯内或涂蜡的纸盒中。对于无痰或少痰患者可雾化吸入氯化钠水溶液,促使痰液易于咳出。昏迷患者可于清理口腔后用负压吸引法吸取痰液。痰液要求新鲜,必须立即送检,以免细胞与细菌自溶破坏。24h 痰量或观察分层情况时应将痰咳于无色广口瓶中,并加苯酚少许以防腐。

5. 脑脊液标本的采集和处理　正常脑脊液容量成人约为 90~150ml,新生儿约为 10~60ml。脑脊液标本应由医生行腰椎穿刺术抽取,特殊情况下可从小脑延髓池或脑室穿刺。将标本分别收集在 3 个无菌小瓶中,每瓶 1~2ml。第一瓶标本常混有血液,可做细菌培养;第二瓶做生化学检查;第三瓶做细胞学检查。标本采集后应立即送检,以免细胞形态破坏、糖分解或形成凝块影响检查结果。

(二) 标本的运送

血液标本采集后应及时分离血清或血浆,否则可发生红细胞与血清之间成分的相互转移,或细胞中的某些酶分解待测物等,影响检验结果。例如,血清无机磷可由于红细胞内有机磷酸酯被磷酸酯酶水解而增加；血清中葡萄糖可因红细胞内糖酵解酶的分解作用而降低；此外，钠存在于红细胞与血清中之比为 1：2；钾在血清和红细胞中之比为 1：20；钙在红细胞中极少，几乎全部在血清中。因此，血清钠、钾、钙测定时，需注意及时分离标本，若不能立刻分离血清或血浆，应将标本放置于室温，不能将血液标本直接放入 4℃冰箱，以免发生溶血。对目测有溶血、脂血或胆红素血标本应于检验报告上注明，供医生参考。尿液、脑脊液、胸腔积液、腹腔积液等标本常需离心取上清液进行分析。

分离后的标本若不能及时检测或需保留以备复查时，一般应放于 4℃冰箱内，某些检测项目的标本存放于 -20℃冰箱内更稳定。标本存放时需加塞，以免水分挥发而使标本浓缩。需注意的是，某些检测指标如乳酸脱氢酶的标本应存放于室温，置 4℃反而不稳定，所以具体情况具体对待。

标本采集后应尽快送实验室分析，标本管道传递系统可加快标本传递速度和避免标本的错误传递。若标本不能及时转运到实验室或标本将送到上级部门或检测中心进行分析，应将标本装入试管密封，再装入乙烯塑料袋，置冰瓶或冷藏箱内运输，运送过程中应避免剧烈振荡。

四、常用临床病原学检测

感染性疾病是由病原微生物和寄生虫感染机体引起的疾病，包括传染性和非传染性。感染性疾病是引起人类死亡的主要疾病之一，合理的临床病原学实验诊断可以早期诊断出感染性疾病，为患者提供恰当的治疗方案，并提出有效的预防措施、防止感染传播。

正确、规范采集和运送标本是临床病原体检查的首要问题。通过直接显微镜检查病原体，或利用免疫学方法检出病原体抗原成分和检测机体对病原体抗原成分产生的免疫产物，也可借助分子生物学手段如 PCR 检测病原体核酸。同时进行病原体分离与鉴定及药敏实验，指导和监控微生物的治疗方案，减少耐药菌株的产生。

（一）标本采集和运送和检测方法

1. 标本采集和运送　正确采集标本是病原学实验诊断的第一步，关系到检测的成败。标本自送检开始，至到达实验室接收的全程均应记录，包括标本采集日期和时间、送检者和接收者等。对于烈性传染病（传染性强，致病性高的传染病）的标本需专人护送。所有采集的标本均置于无菌或清洁容器中，不能接触消毒剂和抗菌药物。标本运输箱应定期消毒，以免交叉污染。标本采集后应按要求处理，立即送往病原学实验室。

（1）血液：正常情况下血液是无菌的。一旦怀疑有血液感染可能，应尽早采血做血培养。有寒战或间歇性发热者应在寒战或体温高峰到来之前 0.5~1h 采血，或在寒战或发热后 1h 采血。大多数菌血症呈周期性，故一般需在 24h 内收集 2~3 次血标本分别培养。多在肘静脉穿刺，血液应置于盛有抗凝剂无菌配药瓶中送检。

（2）尿液：不必强求晨尿，在用药前采集微生物标本和 2h 内将标本送到微生物实验室更重要（超出 2h，一些脆弱的细菌已死亡，耐药的、生存能力强的条件致病菌大量繁殖）。

（3）粪便：对于感染性腹泻患者需 3 次送检粪便进行细菌培养。取含脓、血、黏液便置于培养管或无菌蜡纸盒中尽快（不超过 2h）送检。

（4）脑脊液及其他无菌体液：脑脊液标本的获取需要进行腰椎穿刺，必要时可从小脑延髓池或侧脑室进行穿刺采集。因脑膜炎奈瑟菌、肺炎链球菌、流感嗜血杆菌等细菌抵抗力弱，在体外环境中容易因低温死亡，故采集的脑脊液应立即保温送检。

（5）呼吸道标本：主要包括鼻咽拭子、痰及通过气管收集的标本。鼻咽拭子和鼻咽洗液可供鼻病毒、呼吸道合胞病毒、肺炎衣原体、溶血性链球菌等病原学检测。标本采集后需尽快（不超过 2h）送到实验室，不及时运送可导致肺炎双球菌、流感嗜血杆菌等苛养菌由于不适应外界环境和自溶现象而死亡。对可疑烈性呼吸道传染病（2019-nCoV、SARS、肺炭疽、肺鼠疫等）的患者标本，在采集、运送或保存过程中必须注意生物安全保护。

(6)眼、耳部标本：常用拭子采样，亦可在局麻后取角膜刮屑。

(7)泌尿生殖道标本：根据不同疾病的特点及检验项目采集不同标本，如性病常取尿道分泌物、外阴糜烂面病灶边缘分泌物、阴道宫颈口分泌物和前列腺液等。

(8)创伤、组织和脓肿标本：如果是损伤范围较大的创伤，应在不同部位采集多份标本，采集部位应首先清除污物，消毒皮肤，防止表面细菌混入标本影响检测结果。如标本量较少应加无菌生理盐水以防干燥。开放性脓肿应用无菌棉拭子采取脓液及病灶深部分泌物。封闭性脓肿则以无菌干燥注射器穿刺抽取。疑为厌氧菌感染者，取样后立即将注射器内空气排空，并将针头插入橡皮塞中，以免标本接触空气导致厌氧菌死亡而影响检测结果。

2. **检查方法**

(1)直接显微镜检测：标本经处理后置显微镜下直接观察细菌形态、染色性状或观察宿主细胞内包涵体的特征。还可在不同染色状态下借助暗视野显微或相差显微镜观察病原菌的生长、运动方式、螺旋体的形态或运动。

(2)病原体特异性抗原检测：用已知抗体，借助酶联免疫技术、化学发光技术、免疫荧光技术、胶乳凝集试验、对流免疫电泳等技术检测标本中可能存在的病原体抗原。

(3)PCR：PCR能检测单个病原体，可快速检测出生长缓慢甚至不能在体外生长的病原体，以及其他方法难以检测的标本，灵敏度很高。

(4)病原体的分离培养和鉴定

1)分离培养细菌感染性疾病的病原体：分离培养是微生物学检验中确诊的关键步骤。根据临床症状、体征和镜下检查特征作出病原学初步诊断后选用最合适的培养方法，培养后进一步作出鉴定。在鉴定细菌的同时，需做抗生素药物敏感实验为临床用药提供参考。

2)难以人工培养的病原体感染性疾病：可将标本接种于易感动物、鸡胚或进行细胞培养。接种动物后，可根据动物感染范围、发病情况及潜伏期，初步推测为何种病原体。

(5)血清学实验：对于某些病原体不能培养或难以培养的疾病，可以提供诊断依据。但抗体检查最早也需在感染4~5d后，一般在病程2周后效价才逐渐升高。因此血清学实验不适用于疾病的早期诊断。

（二）细菌耐药性检查

临床上常见的几种耐药菌有耐甲氧西林金黄色葡萄球菌（MRSA）、耐青霉素肺炎链球菌（PRSP）、耐万古霉素肠球菌（VRE）、耐甲氧西林表皮葡萄球菌（MRSE）、耐甲氧西林凝固酶阴性葡萄球菌（MRCNS）等。定性测定的纸片扩散法、定量测定的稀释法和E-试验法是常用检测细菌是否耐药的方法。

（三）临床感染常见病原体检查

1. **细菌感染**　细菌感染性疾病的主要检查方法有：①检测细菌或其抗原——主要包括直接涂片显微镜检查、培养、抗原检测与分析；②检测血清抗体；③检测细菌遗传物质——基因探针技术和PCR技术。

2. **病毒感染**　主要的实验室检查包括病毒分离与鉴定、病毒核酸与抗原以及特异性抗体的检测。

3. **真菌感染**　主要检查手段主要包括形态学检查、培养检查、免疫学试验、动物实验、核酸杂交技术和PCR技术。抗原检测只适合于血清中和脑脊液中隐球菌、念珠菌、荚膜组织胞浆菌的检测。血清学检测适用于深部真菌感染的标本。

4. **寄生虫病**　病原学诊断是根据寄生虫生活史的特点，从患者的血液、组织液、排泄物、分泌物或活体组织中检查寄生虫的某一发育期，是最可靠的诊断方法。凝集试验、沉淀试验、补体结合试验、酶联免疫吸附试验、免疫印迹试验、免疫荧光法等免疫学诊断方法也广泛应用。DNA探针技术和PCR技术等检测方法的应用也逐渐增加。

5. **其他病原体感染**

(1)衣原体检测：主要有直接显微镜检查细胞质内的典型包涵体、分离培养和鉴定、直接荧光抗法、DNA 探针技术和 PCR 技术。

(2)螺旋体检测：显微镜凝集试验、间接凝集试验等检测血清学中特异性抗体是常用方法。

(3)立克次体检测：血清学试验、分离培养和鉴定以及通过荧光染色从皮肤或其他组织中找到病原体有助于诊断。

(4)支原体检测：分离培养是支原体感染的确诊依据，DNA 探针技术和 PCR 技术也可用于检测。

(四)医院感染常见病原体检测

医院感染又称医院获得性感染，其定义是发生在医院内的一切感染。医院感染为患者在住院期间发生的感染，住院前获得的感染、住院时正值潜伏期或于住院后发病者不能作为医院内感染。常见临床类型有下呼吸道感染、尿路感染、手术切口感染、胃肠道感染、血液感染、皮肤和软组织感染。

1. **标本采集和送检基本原则**　①发现医院感染应及时采集微生物标本做病原学检查；②严格执行无菌操作，减少或避免正常菌群和其他杂菌污染；③标本采集后立即送至实验室，床旁接种可提高病原菌检出率；④尽量在抗菌药物使用前采集标本；⑤以棉拭子采集的标本如咽拭、肛拭或伤口拭子，立即送检；⑥盛标本容器须经灭菌处理，但不得使用消毒剂；⑦送检标本应注明来源和检验目的，使实验室能正确选用相应的培养基和适宜的培养环境，必要时应注明选用何种抗菌药物。

2. **涂片镜检**　常用于呼吸道感染的痰标本，操作简便，结果快速，可取得最早期初步病原学诊断。

3. **分离培养鉴定法**　血培养分离的细菌可认为是血液感染的病原体。静脉导管相关感染的培养分离是用无菌技术剪下体内段静脉导管 5cm，置血平板上往返滚动涂布接种，血平板上生长有 5 个或 5 个以上菌落的细菌可认为是感染菌。

尿路感染需做定量接种，当中段尿培养浓度高于 10^4 CFU/ml 单种条件致病菌或女性脓尿症状患者浓度为 $10^3 \sim 10^4$ CFU/ml 的单种条件致病菌可认为是感染菌。当患者已用抗菌药或经导管采集，多次尿培养为单一同种菌，细菌浓度虽未达到上述界限，也可认为是感染的病原菌。

粪便培养分离出绝对致病菌，如霍乱弧菌、伤寒、副伤寒沙门氏菌等即认为是感染菌；分离出的嗜盐弧菌、肠炎沙门氏菌、致病性大肠埃希氏菌也具有诊断意义。具有较长时间抗生素应用史，粪便中有假膜性特异性改变的患者分离出金黄色葡萄球菌、念珠菌等即认为是感染菌。

患者手术切口感染，感染菌与污染或定植菌的鉴别要点除细菌种类外，细菌浓度是重要的参考因素。分离到常见的化脓性细菌可认为是感染菌；较高浓度的革兰阴性杆菌、皮肤常居菌也可认为是感染菌。

五、浆膜腔积液检验

人体胸腔、腹腔、心包腔等称为浆膜腔，正常情况下其内含有少量起润滑作用的液体。病理情况时可发生积液，按积液性质分为漏出液和渗出液。漏出液是非炎性积液，为渗透压改变所致；渗出液是炎性积液，常见于细菌感染。浆膜腔液的采取由浆膜腔穿刺术取得。检测浆膜腔积液的检测项目包括一般性状检测、化学检测、显微镜检测、细菌学检测。其中的某些化学成分，如蛋白质、葡萄糖、酶及肿瘤标志物质，有助于了解浆膜腔积液的性质和其产生的病因。同时可进行微生物的检测。

六、红细胞沉降率测定

红细胞沉降率(erythrocyte sedimentation rate,ESR)是指红细胞在一定条件下沉降的速度,简称血沉。红细胞沉降是多种因素互相作用的结果。将抗凝的血静置于垂直竖立的小玻璃管中,由于红细胞的比重较大,受重力作用而自然下沉,正常情况下下沉十分缓慢,常以红细胞在第 1h 末下沉的距离来表示红细胞沉降的速度,称 ESR。

七、新技术在实验诊断中的应用

随着科学技术的不断发展,大量分子生物学新技术被逐渐应用到实验诊断中。本章节主要就基因诊断技术、荧光原位杂交诊断技术及流式细胞诊断技术进行简介。

(一)基因诊断技术的临床应用

1. 核酸分子杂交技术　核酸分子杂交(molecular hybridization)是指具有一定同源性的两条核酸单链在一定的条件下(适宜的温湿度及离子强度等)可按碱基互补还原成双链。杂交的双方是待测核酸序列及探针(probe),待测核酸序列可以是克隆的基因片段,也可以是未克隆化的基因组 DNA 和细胞总 RNA。核酸探针是指用放射性核素、生物素或其他活性物质标记的,能与特定的核酸序列发生特异性互补的已知 DNA 或 RNA 片段。

核酸分子杂交按其反应环境大致可分为固相杂交和液相杂交两类。

(1)固相分子杂交:固相分子杂交是将待测的靶核苷酸链预先固定在固体支持物上,而标记的探针则游离在溶液中,进行杂交反应后,使杂交分子留在支持物上,故称固相杂交。常用的固相杂交类型有 Southern 印迹杂交、Northern 印迹杂交、斑点杂交和组织原位杂交等。

1)Southern 印迹杂交:Southern 印迹杂交(Southern blotting)是研究 DNA 图谱的基本技术,在分析 PCR 产物和遗传疾病的诊断分析等方面具有重要价值。Southern 印迹杂交的主要步骤是:由限制性内切核酸酶酶切已纯化的待测 DNA 样品→琼脂糖凝胶电泳分离酶切 DNA 片段→用变性液使凝胶上的 DNA 变性、中和→Southern 印迹转移→预杂交、杂交及洗膜→放射自显影→结果分析。

2)Northern 印迹杂交:测定细胞的总 RNA 或 mRNA 分子量大小常用此方法。是一种将 RNA 从琼脂糖凝胶中转移到固体支持物上(如硝酸纤维素薄膜),然后进行杂交的方法。基本原理与 Southern 印迹杂交相似,操作程序略有差异。

3)斑点杂交:斑点杂交(dot blotting)是一种快速、简便检测微量 DNA 或 RNA 的方法,在确定 DNA 样品之间的同源性,或确定两个克隆 DNA 片段是否来源于同一 DNA 样品等方面具有特殊用途。方法是将样品点到一张硝酸纤维素膜上,并将膜按区域划分,点多个样品,烘烤固定,然后进行杂交。如待杂交样品为 RNA,可预先用甲醛或乙二醛使 RNA 完全变性成单链后,方可点样。若要定量分析 DNA 或 RNA,只要将它们按系列浓度点在同一张膜上,杂交后用扫描仪扫描斑点的放射性脉冲数,即可相对确定样品中 DNA 或 RNA 分子含量。

4)原位杂交:组织原位杂交简称原位杂交(in situ hybridization,ISH),它是在细胞保持基本形态的情况下将探针与细胞内的 DNA 或 RNA 杂交,杂交反应在载物片上的细胞内进行。确定探针的互补序列在细胞内的空间位置,用标记的探针与细胞分裂中期染色体 DNA 杂交以研究染色质中特定核酸序列,对细胞中 RNA 的杂交可精确分析任何一种 RNA 在细胞或组织中的分布和特定基因表达水平常用此方法。

(2)液相分子杂交:标记的探针与待测样品存在于同一溶液体系中,即杂交反应在一均匀的液相中进行,彼此间互补的碱基序列配对形成杂交分子。

1)吸附杂交:①HAP 吸附杂交:羟基磷灰石(HAP)层析或吸附是液相杂交中最早使用的方法。在液相中杂交后,DNA:DNA 杂交双链在低盐条件可特异地吸附到 HAP 上。通过离心使吸附有核酸双链的 HAP 沉淀,再用缓冲液离心漂洗几次 HAP,然后将 HAP 置于计数器上进行放射性计数。②亲合吸附杂交:生物素标记 DNA 探针与溶液中过量的靶 RNA 杂交,杂交物吸附到酰化亲合素包被的固相支持物(如小球)上,用特异性抗 DNA:RNA 杂交物的酶标单克隆抗体与固相支持物上的杂交物反应,加入酶显色底物,这个系统可快速(2h)检测 RNA。

2)液相夹心杂交:①亲合杂交:在靶核酸存在下,两个探针与靶杂交,形成夹心结构,杂交完成后,杂交物可移到新的管或凹孔中,在其中杂交物上的吸附探针可结合到固相支持物上,而杂交物上的检测探针可产生检测信号。用生物素标记吸附探针,用 ^{125}I 标记检测探针,这个系统的敏感性可检测出 $4×10^6$ 靶分子。该试验保持了固相夹心杂交的高度特异性。②采用多组合成探针和化学发光检测:第一类探针是未标记的检测探针和液相吸附探针,它们有 50 个碱基长,其中含有 30 个细菌特异序列碱基和 20 个碱基的单链长尾;第二类探针是固相吸附探针,它可吸附在小珠或微孔板上。未标记检测探针的单链长尾用于结合扩增多个标记探针,液相吸附探针和靶杂交物从溶液中分离并固定在小珠或微板上,典型的试验可用 25 个不同的检测探针和 10 个不同的吸附探针。第一个标记检测探针上附着很多酶(碱性磷酸酶或过氧化物酶)可实现未标记检测探针的扩增。使用化学发光酶的底物比用显色反应酶的底物更敏感。这个杂交方法已用于乙肝病毒、沙眼衣原体、淋球菌以及质粒抗性的检测,敏感性达到能检测 $5×10^4$ 双链 DNA 分子。

3)复性速率液相分子杂交:这个方法的原理是细菌等原核生物的基因组 DNA 通常不包含重复顺序。它们在液相中复性(杂交)时,同源 DNA 比异源 DNA 的复性速度要快。同源程度越高,复性速率和杂交率越快。利用这个特点,可以通过分光光度计直接测定变性 DNA 在一定条件下的复性速率,进而用理论推导的数学公式来计算 DNA-DNA 之间的杂交(结合)度。

2. 体外基因扩增技术

(1)聚合酶链反应:聚合酶链反应(polymerase chain reaction,PCR)是一种用于扩增特定的 DNA 片段的分子生物学技术,基本原理类似于 DNA 的天然复制过程,其特异性依赖于与靶序列两端互补的寡核苷酸引物。PCR 由变性-退火-延伸三个基本反应步骤构成:①模板 DNA 的变性:模板 DNA 经加热至 93℃左右一定时间后,使模板 DNA 双链或经 PCR 扩增形成的双链 DNA 解离,使之成为单链,以便它与引物结合,为下轮反应做准备;②模板 DNA 与引物的退火(复性):模板 DNA 经加热变性成单链后,温度降至 55℃左右,引物与模板 DNA 单链的互补序列配对结合;③引物的延伸:DNA 模板-引物结合物在 72℃、DNA 聚合酶(如 TaqDNA 聚合酶)的作用下,以 dNTP 为反应原料,靶序列为模板,按碱基互补配对与半保留复制原理,合成一条新的与模板 DNA 链互补的半保留复制链,重复循环变性-退火-延伸三过程就可获得更多的"半保留复制链",而且这种新链又可成为下次循环的模板。每完成一个循环需 2~4min,2~3h 就能将待扩目的基因放大几百万倍。

目前在实验诊断中常用 PCR 反应相关检测技术的有以下几种:

1)逆转录 PCR(reverse transcription PCR,RT-PCR):其原理为先在逆转录酶的作用下,以 mRNA 为模板合成互补的 cDNA,再以此 cDNA 为模板进行 PCR 反应,这样低丰度的 mRNA 得以扩增放大,便于检测。

2)荧光定量 PCR(fluorescent quantitative PCR,FQ PCR):其原理为设计一条位于引物 3′ 端下游的探针,该探针的 5′ 和 3′ 端分别标记荧光报告基团和荧光淬灭基团。该探针在完整时由于淬灭基团的存在(相隔很近),荧光报告基团不能发射荧光。在 PCR 扩增反应的变性阶段,探针游离于反应体系中,具完整性,所以不发射荧光;退火复性阶段,探针与目的基因杂交,仍具完整性;但在延伸阶段,当 DNA 聚合酶移至探针的 5′ 端时,发挥其 5′ 到 3′ 外切活性而将探针 5′ 端的荧光报告基团切下,荧光报告基团与淬灭基团分开,此时反应体系发射出荧光。发射荧光的强度与 PCR 产物数量成正比关系,因此在扩增过程中或反应结束后用荧光检测仪对荧光信号进行检测,经计算机分析给出定量分析图谱并计算出结果。其主要优点是可以在封闭状态下对扩增产物进行检测,避免了扩增产物污染而引起的假阳性。

3)原位 PCR(in situ PCR):经典 PCR 需从组织细胞中将核酸提取出来再行扩增,破坏了核酸的结构,而且不能反映核酸在组织细胞中的位置及状态。原位 PCR 是指直接用细胞涂片或石蜡片包埋组织切片在单个细胞中进行 PCR 扩增,然后用特异性探针进行原位杂交检测含该特异序列细胞的一种方法。原位 PCR 将核酸的细胞定位和扩增技术结合起来,大大提高了检测的灵敏度。

(2)分支 DNA 信号扩增技术:分支 DNA(branched DNA,bDNA)信号扩增技术是以微孔形式进行的特异核酸的检测和定量扩增技术。该技术利用一套非核素标记的寡核苷酸探针,用于已知序列的核酸检测。bDNA 分析技术使用的探针包括目标探针、前放大体、放大体和标记探针。目标探针包含一段目的基因的互补序列，而且有多个前放大体的互补序列。前放大体又有多个放大体的杂交位点。放大体上又有许多标记探针的杂交位点，这样待测核酸通过四种探针的多级联放大，从而形成信号放大系统。上述探针中只有目标探针需要针对不同的目的基因进行不同的设计，后三种探针对任何基因的 bDNA 分析都是通用的。bDNA 信号扩增技术已在临床上用于多种病毒核酸的检测，包括 HIV、HBV、HCV、CMV 等。

（3）连接酶链反应：连接酶链反应（ligase chain reaction，LCR）基本原理是利用耐热的 DNA 连接酶，特异地将双链 DNA 片段连接，经变性→退火→连接三步骤反复循环，使靶基因序列大量扩增。其程序为：在模板 DNA、DNA 连接酶、寡核苷酸引物以及相应的反应条件下，首先加热至一定温度（94~95℃），使 DNA 变性，双链打开，然后降温退火（65℃），引物与之互补的模板 DNA 结合并留下一缺口，如果与靶序列杂交的相邻的寡核苷酸引物与靶序列完全互补，DNA 连接酶即可连接封闭这一缺口，则 LCR 反应的三步骤就能反复进行，每次连接反应的产物又可在下轮反应中作模板，使更多的寡核苷酸被连接与扩增。若连接处的靶序列有点突变，引物不能与靶序列精确结合，缺口附近核苷酸的空间结构发生变化，连接反应不能进行，则不能形成连接产物。目前该方法主要用于点突变的研究、微生物病原体的检测及定向诱变等，还可以用于单碱基遗传病多态性及单碱基遗传病的诊断、微生物的种型鉴定、癌基因的突变研究等。

3. DNA 序列分析技术　DNA 序列分析是进行基因的精细结构和功能分析、绘制基因图谱、转基因检测的重要手段。DNA 序列测定主要是在 DNA 内切酶、合成酶的应用，高分辨率聚丙烯酰胺变性凝胶电泳技术等基础上建立起来的。用于测序分析的方法有 Sanger（1977）的双脱氧链末端终止法和 Maxam 与 Gilbert（1977）的化学降解法两种。

双脱氧链末端终止法的巧妙之处在于引入了双脱氧核苷三磷酸（ddNTP）作为链合成的终止剂，结果获得一系列有相同起点端而终止端在长度上相差仅一个核苷酸的以 A、T.G.C 为结尾的四组由所有可能长度核苷酸片段组成的 DNA 片段群，通过聚丙烯酰胺凝胶变性电泳，将以上在长度上差一个核苷酸的 DNA 片段群相互分开，最后通过放射自显影将经变性电冰分开的 DNA 片段进行显色和分析。采用毛细管电冰技术，应用四色荧光染料标记 ddNTP，采用基因分析仪（即 DNA 测序仪）已可对序列测定自动化，分析结果能以凝胶电冰图谱、荧光吸收峰图或碱基排列顺序等多种形式输出。DNA 序列分析常用于分析未知或已知的基因突变。

4. 基因突变分析技术　基因突变（gene mutation）类型主要有碱基替换、缺失、插入等。其中碱基替换（base substitution）是指基因中一个或少数几个碱基的替代，包括同义突变（synonymous mutation）、错义突变（missense mutation）、无义突变（nonsense mutation）、终止密码子突变（mutation of termination codon）、起始密码子突变（mutation of initiation codon）。常见检测方法有：

（1）焦磷酸测序法：测序法的基本原理是双脱氧终止法，是进行基因突变检测的可靠方法，也是使用最多的方法。但其过程烦琐、耗时长，灵敏度不高，对环境和操作者有危害，故在临床应用中存在一定的限制。

（2）单链构象异构多态分析技术：依据单链 DNA 在某一种非变性环境中具有其特定的第二构象，构象不同导致电泳的迁移率不同，从而将正常链与突变链分离出来。与测序法相比，灵敏性更高。

（3）聚合酶链反应 - 限制性片段长度多态性分析技术：通过聚合酶链反应扩增出可能包含突变的基因组片段，然后利用限制性内切酶对这些聚合酶链反应片段进行酶切，电泳检测后根据酶切片段的长度差异来判断是否存在突变位点。该法一般用于检测已知的突变位点。

（4）探针扩增阻滞突变系统：又称等位基因特异聚合酶链反应，是利用 Tap DNA 聚合酶缺少 3′ 到 5′ 外切酶活性，聚合酶链反应引物的 3′ 端末位碱基必须与其模板 DNA 互补才能有效扩增的原理。通过设计适当的引物以检测突变基因。

（5）高分辨率溶解曲线分析技术：利用不同长度或不同碱基组成的 DNA 序列溶解曲线不同的原

理,在聚合酶链反应后直接运行高分辨率溶解即可完成对样品突变分析。该技术是一种灵敏度100%的表皮生长因子受体基因突变筛选技术,可用于体细胞突变的检测。

(6)高效液相色谱法:该方法是基于发生错配的杂合双链DNA与完全匹配的纯合双链DNA解链特征的差异而进行检测的,可检测出含有单个碱基的置换、插入或缺失的异源双链片段。与测序法相比,该法简单、快速,不仅可用于已知突变的检测,还可用于未知突变的扫描。但只能检查有无突变,不能检测出突变类型,结果判断容易出错。

(7)微数字聚合酶链反应:该方法为将样品作大倍数稀释和细分,直至每个细分试样中所含有的待测分子数不超过1个,再将每个细分试样同时在相同条件下聚合酶链反应后,通过基因芯片逐个计数。该方法为绝对定量的方法。

5. 基因功能研究技术

(1)基因克隆技术:基因克隆(gene cloning)是将分离纯化或人工合成的DNA在体外与载体DNA结合,成为重组DNA(recombinant DNA),用以转化宿主(细菌或其他细胞),筛选出能表达重组DNA的活细胞,加以纯化、传代、扩增,成为克隆(clone)。基因克隆是基因功能研究的基础,也称为重组DNA技术。基因克隆通常包括:①获得目的基因;②目的基因与载体重组;③重组DNA分子导入宿主细胞;④扩增;⑤筛选和鉴定重组子等步骤。

(2)基因转导技术:基因转导(gene transduction)是将目的基因转入某一细胞中,通过观察细胞生物学行为的变化来认识基因的功能。这是目前应用最多、技术最成熟的基因功能研究方法。

(3)反义技术:反义技术(antisense)是根据碱基互补原理,利用人工或生物合成的特异互补的DNA或RNA片段(或共修饰产物)抑制或封闭目的基因的表达。包括反义寡核酸技术(antisense oligonu-cleotides,ASON)、反义RNA技术和核酶技术。

(4)基因剔除和转基因技术

1)基因剔除:用同源重组的方法在胚胎干细胞定位突变某个基因,再将突变的胚胎干细胞注射入正常小鼠的囊胚期胚胎,随着胚胎发育而分化成生殖细胞,最后通过小鼠培育获得该基因突变的杂合子和纯合子小鼠,这种技术称为基因敲除(gene knockout)。

2)转基因技术:经受精卵注射将克隆的DNA整合到小鼠的基因组中,再将受精卵移植入假孕小鼠使之发育成为基因组中带有注射DNA的子代小鼠,这种小鼠称为转基因小鼠。目前转基因技术能根据同源重组的原理,实现导入的外源基因与宿主染色体定点整合。

(5)人工染色体的转导:人工染色体(artificial chromosome)的转导是将大的DNA片段克隆入酵母人工染色体(YAC)、细菌人工染色体中,可产生较好的表达水平和组织特异性,并可精确地调节同源重组。YAC转导基因的方式类似于天然剪接的机制,适用于复杂的基因功能分析。

6. RNA干扰　在许多种属中引入双链RNA(double stranded RNA,dsRNA)可以引起强烈的、特异的基因沉默(gene silencing),这种现象称为RNA干扰(RNA interference,RNAi)。RNAi具有抑制目的基因的特异性、抑制的可遗传性、靶序列的选择性等特点,现已成为基因功能研究和基因治疗的有力工具。

(二)荧光原位杂交技术在医学中的应用

原位杂交是指应用标记的已知DNA片段与玻片上的细胞、染色体或间期核进行杂交,在这些DNA不改变其分子结构和分布格局的情况下,研究DNA片段的位置及相互关系。原位杂交技术可用来进行DNA片段或基因的定位,检测染色体缺失、易位等结构异常以及细胞中特定基因的表达水平。如果用外源生物的DNA或RNA作探针,还可以检测病原体的感染。该技术发明于20世纪60年代末期,标记物一般采用放射性核素,通常是3H,采用放射自显影检测。用荧光物标记探针或中间物进行检测的原位杂交称为荧光原位杂交(fluorescence in situ hybridization,FISH),是目前常用的原位杂交技术。

1. FISH的原理和方法　荧光原位杂交技术原理是将荧光素直接或间接标记的核酸探针与待测

样本中的核酸序列按照碱基互补配对的原则进行杂交,经洗涤后直接在荧光显微镜下观察。

(1)荧光探针的制备:是 FISH 技术的关键。常见探针有以下几种类型:

1)卫星探针:也称着丝粒探针,该探针是能与着丝粒进行特异结合的探针。卫星探针主要用于染色体数目的检测和染色体来源的鉴定。还可以用于标记染色体和无着丝粒片段,用于间期细胞中染色体的大规模筛选。

2)文库探针:也称为描绘探针,它是从基因组 DNA 文库中分离出来的全长的染色体探针,主要用于检测染色体易位等染色体畸变。

3)位点特异性探针:该探针一般为单拷贝,有区域特异性,长度为 15~500kb 不等。它主要用于检测染色体易位、基因扩增、缺失等。

4)端粒探针:人的端粒是由几百个 TTAGGG 的重复序列组成,位于染色体的末端,对维持染色体的稳定起重要作用。端粒探针可与端粒特异性结合,可用于快速检测染色体的单体或三体。

(2)探针标记:探针标记的方法有直接标记法和间接标记法。常用的间接标记法是先在 DNA 探针上接一半抗原,然后再用能同半抗原特异结合的带荧光物质标记的蛋白对其进行检测。最常用的半抗原是生物素和地高辛配基。标记的方法有缺口平移法(nick translation)、随机引物法(random primer)、3′末端标记法、5′末端标记法和 PCR 掺入法等。直接标记法是将荧光染料直接标记核苷酸,常用的荧光染料有异硫氰酸(fluorescein isothiocyanate,FITC)、罗丹明(rhodamine)等。

不同的荧光染料在荧光显微镜下显示不同的颜色。这些荧光染料标记的探针与染色体杂交后,通过计算机图像处理系统,可获得更加生动的彩色染色体图像。利用不同颜色的荧光来标记不同的探针,同时对一张制片进行杂交,从而对不同的靶 DNA 同时进行定位和分析,并能对不同探针在染色体上的位置进行排序,称为多色 FISH。如果用两种标记物分别标记患者和正常人的 DNA,可进行比较基因组杂交(comparative genomic hybridization,CGH)。

(3)靶细胞或靶组织:荧光原位杂交技术已成功地应用到许多生物组织中,包括细胞、组织切片、中期染色体、高分辨率染色体及分离的核等。杂交前将组织先固定,大多数情况下都结合到显微镜玻片上。为了增加结果的信号强度,还需对靶组织进行各种预处理,如用蛋白酶进行消化去除蛋白等。

(4)变性和杂交:杂交前,双链的探针和靶 DNA 必须变性为单链的 DNA,常用加热法和碱变性法。变性的温度和时间随探针和组织类型的不同而变化,目的是保存组织的完整性和最大杂交效率。杂交通常在小体积的缓冲液中进行,影响杂交的因素有盐浓度、缓冲液的 pH 及温度等。

(5)检测和显色检测方法:包括直接荧光法和间接免疫荧光法。如用荧光染料直接标记探针,可用直接荧光法进行检测;若探针是用一个半抗原标记的,则可通过间接免疫荧光法进行检测。用生物素标记的探针经常用 PITC(绿荧光)、得克萨斯红(红光)或 DAPI(蓝荧光)标记的亲和素偶联,再通过生物素 - 亲和素系统逐级放大信号进行检测。玻片还常用碘化丙啶(propidium iodide,PI)补染,以便在荧光显微镜下观察杂交信号的同时能看到胞核及染色体的结构。

FISH 与放射性核素标记的核酸探针进行的原位杂交相比较,具有以下特点:①安全,由于无须使用核素,实验操作过程中几乎不会对研究者及环境产生危害。②灵敏度高,荧光信号经多次免疫放大后,信号强度可成倍增加,灵敏度甚至达到或超过了放射性探针杂交水平。③快速、高效,染色体 FISH 可以在两天之内完成,并能马上显示结果。如果对间期核进行 FISH,省去细胞培养过程,使实验周期大为缩短。当在同一核中使用不同探针进行检测时,可以用不同颜色显示结果,这大大提高了研究效率。④分辨率高,在相邻两基因间进行 FISH 定位,分辨率可达 l0kb 甚至更小。⑤对染色体形态、结构可以进行三维分析。

2. FISH 技术在医学中的应用

(1)在基因制图和基因诊断方面的应用:基因制图或基因定位是人类基因组计划的主要任务之一。FISH 能将克隆的 DNA 或 cDNA 顺序在染色体上进行精确定位,并能同时对多个 DNA 片段在染色体上的排列加以显示。基因定位可为基因连锁分析提供更多 DNA 标记,反过来为更多基因的克隆提供信息。某些遗传病,如 DMD 常有染色体的微小缺失,当采用 FISH 时,可以对缺失加以检测。

(2) 在产前诊断和肿瘤细胞遗传学方面的应用:先天性染色体数目异常导致的疾病和肿瘤均涉及染色体数目的改变。利用染色体特异的探针(如着丝粒的 α 卫星)可以对染色体数目进行 FISH 显示。肿瘤中绝大部分有染色体结构的改变,如染色体断裂、重排等,使用染色体描绘的方法,可以很直观地了解染色体结构改变的情况。如临床上对血液肿瘤的 FISH 检测主要集中在:染色体异位形成的融合基因的检测,如 ber/abl 易位 DNA 探针、t(15;17) 易位 DNA 探针和 t(18;21) 易位 DNA 探针等;基因缺失检测可以发现一些关键基因的缺失,有助于疾病的诊断及预后判断;使用荧光原位杂交技术可对微小残留病灶进行检测,以及进行造血干细胞移植状态的监测。

(3) 在感染性疾病的诊断和研究中的应用:有些感染性疾病。主要是病毒,如 EB、HPV、SV40、HBV、HCV 等,不但可导致机体急性症状,而且特异的基因组成分可以整合到人基因组中,导致肿瘤发生。利用 FISH 可对机体的感染情况进行分析,并能对感染后的远期危害进行判断。

(4) 在细胞和染色体分选方面的应用:FISH 不但可以在染色体上进行,还可以应用于间期细胞;不但可以在玻片上进行,也可以在悬液中操作。如 FISH 与流式细胞技术联用,即可对特异的细胞和染色体加以分选。

(5) 在生物进化方面的应用:利用 FISH 可以对生物的进化情况在染色体水平上进行研究,并能确定物种之间的亲缘关系。

(三) 流式细胞诊断技术的临床应用

流式细胞仪(flow cytometry,FCM)是对细胞进行自动分析和分选的装置。它可以快速测量、存贮、显示悬浮在液体中的分散细胞的一系列重要的生物物理、生物化学方面的特征参量,并可以根据预选的参量范围把指定的细胞亚群从中分选出来。近年来随着仪器自动化程度的提高,多种单克隆抗体的制备成功以及多种荧光素的应用,FCM 逐渐用于临床医学研究及疾病的诊断和治疗监测,成为医院实验室必备的工具。

1. 流式细胞仪的工作原理和结构

(1) 流式细胞仪的分析原理:由于形状、大小、标记荧光不同,细胞、分子、生物颗粒发射不同荧光、散射光,流式细胞术通过检测荧光和散射光,从混合群体中对某一特定细胞、分子、颗粒进行鉴别、分类、分析。

流式细胞仪将经特异性荧光染色后的细胞压进充满鞘液的流动室,在鞘液的约束下细胞成单列由喷嘴进入流动室,形成细胞流,单个细胞通过检测区时,在激光束照射下,激发液柱中的细胞产生荧光,同时还向 360° 角空间散射光线,散射光的强度及其空间分布与细胞的大小、形态、质膜和细胞内部结构密切相关。当光散射分析与荧光探针联合使用时,可鉴别样品中被染色和未被染色的细胞。被测样品可标记一种以上的荧光物质,流式细胞仪可同时对特异性荧光信号及非荧光散射信号进行多参数检测。

(2) 流式细胞仪的构造:流式细胞仪主要由四部分组成:流动室及液流驱动系统、激光光源及光束成形系统、光学系统、计算机和分析系统。

流式细胞仪的核心部件是流动室(flow cell)。在流动室中央有一个长方形孔,供细胞单个流过。鞘液(sheath fluid)由鞘液管从四周流向喷孔,包围在样品外周后从喷嘴射出。鞘液流是一种稳定液流,样品流在鞘流的环包下形成流体动力学聚焦,使样品流不脱离液流的轴线方向,并且保证每个细胞通过激光照射区的时间相等,从而得到准确的细胞荧光信息。激光光源能提供单波长、高强度及稳定性高的光照。若干组透镜、滤光片、缝隙、光电倍增管组成流式细胞仪的光学系统,它们分别将不同波长的荧光、散射光信号送入到不同的电子探测器。经放大后的电信号被送往计算机。多道分析器出来的信号再经模数转换器输往微机处理器显示图形、编成数据文件。计算机的存储容量较大,可存贮同一细胞的 6~8 个参数。存贮于计算机内的数据在实测后脱机重现,进行数据处理和分析,最后给出结果。

2. 样本的制备、标记和资料获取

(1)样本的类型和制备:流式细胞仪检测的是每个细胞所产生的散射光和荧光信号,所以进行流式细胞分析的第一步是制备单细胞悬液。不同来源的细胞制备成单细胞悬液处理程序不同。

1)外周血单细胞悬液的制备:①全血染色后溶解红细胞:用此方法可以将染色、溶解、固定、分析几个步骤都在一个试管内进行,这样减少转换过程中的污染,节省时间。但此法未将粒细胞去除,故在用流式细胞仪分析时,要注意排除粒细胞的干扰。②红细胞溶解后染色:此方法的优点是可以了解白细胞的数量以及存活率。但有些标本在红细胞溶解后,再经过多个染色步骤,容易造成抗原的丢失。

2)培养细胞单细胞悬液的制备:培养细胞是贴壁生长的单层细胞,制备成单细胞悬液前需先加蛋白酶消化,再用机械吹打的方法使生长细胞从玻璃壁上脱落下来。离心去除培养液后,再加少量磷酸盐缓冲液,反复吹打细胞使其呈单细胞状态。

3)新鲜实体组织单细胞悬液的制备:新鲜实体组织是手术或活检后根据检测目的而采取的样品,此样品应及时进行适当的保存处理,如及时用固剂或低温对组织进行保存,以避免由于室温过高、放置时间过长而造成组织自溶,影响检测结果。新鲜实体组织单细胞悬液制备方法如下:①酶消化法;②机械法:剪碎法、网搓法、研磨法;③化学试剂处理法。

4)石蜡包埋组织单细胞悬液的制备:石蜡包埋组织单细胞制备步骤是将石蜡包埋组织中的石蜡经二甲苯脱去,使组织形态恢复到甲醛固定前的状态,再使用组织逐步梯度水化法,从高浓度乙醇逐步过渡到蒸馏水,用盐酸-胃蛋白酶消化液解聚分散组织细胞间的蛋白物质,并使细胞从组织中释放出来,最终制成单细胞悬液。

(2)荧光标记抗体的细胞染色:流式细胞仪 488nm 激发光的激光器,相应的荧光染料有 PI、FITC、藻红蛋白(phycoerythrin,PE)、PerCP(peridinin chlorophyll protein)、CY5(吲哚 -5- 菁)等。可分为直接免疫荧光染色法和间接免疫荧光染色法,前者主要用于对细胞表面标志的分析,后者适用于对一些新的未知抗原的检测。

(3)流式细胞仪数据的显示与分析:流式细胞仪所采用的都是多参数指标,荧光参数标记物可多达 4 个,数据通常以直方图形式显示。单参数直方图只显示一个参数与细胞数量间的关系;双参数数据的显示用于表达来自同一细胞两个测量参数与细胞数量间的关系,常用的表示方法有二维点图、等高线图、密度图。流式细胞仪上的激光可激发标记在细胞上的多色荧光,从而得到不同的荧光信号,这样便可实现流式细胞仪的多参数分析,其基础为域(region)和门(gate)的设置。①region 设置是指同一张单参数或双参数直方图上根据信号的强弱划定分析区域来计算分析区域内的细胞数量;②gate 设置是指在某一张选定参数的直方图上根据该图的细胞群分布选定其中想要分析的特定细胞群及其分布情况。

3. 流式细胞仪的常见应用

(1)DNA 倍体分析:DNA 分析是流式细胞仪最初且是现在应用最广检测项目。由于恶性细胞 DNA 含量通常与正常细胞不同,存在异倍体细胞,所以现有很多研究评价异倍体细胞与肿瘤恶性度及其预后的关系。DNA 含量检测还可提供细胞周期方面的信息,这在细胞生物学中运用很广泛。特别地,它可表示出细胞毒性药物对细胞作用过程。这些 DNA 检测还可与细胞表面标志物标记同时进行,这样在细胞混合培养中,可通常追踪表达特异标志物的细胞显示其生长周期情况。所有方法都是基于染料能与核酸起特异的化学反应并发射出荧光,常用的染料为 PI,DAPI。

(2)细胞生存能力实验:使用 Heochest 33342 染料与 DNA 特异性结合,后因细胞活力不同染料的结合程度也各异,故可评估细胞的活性度。

(3)计数外周血中检测网织红细胞:使用 TO 染料能够特异性地与 RNA 结合,结合系数高达 3 000,故具有很好的性价比。

(4)外周血、骨髓采集物中 CD34 阳性干细胞计数,临床上用于骨髓移植前干细胞数理的测定。

使用标准 ISHAG 方案,需要 DNA 或其他核染料占用 FITC 通道,PE 标记 CD34 抗体,PE-CY5 标记 CD45 抗体。

(5)交叉淋巴细胞、粒细胞毒实验:检测识别供体血清中免疫球蛋白与受体粒细胞之间是否存在反应有着重要临床意义,因为这种反应会导致移植后发热、移植后肺损伤及免疫性粒细胞缺乏症。流式细胞仪可检测全血样本与血清孵育后粒细胞上结合的人免疫球蛋白。FITC 标记人免疫球蛋白抗体、PE 标记粒细胞表面标志物、PE-CY5 标记 HLA 抗体。

(6)血小板自身抗体检测:血小板自身抗体识别人血小板抗原,会引起各种临床相关症状,如新生儿自免性血小板减少症、输血后紫癜、难治性血小板减少。流式细胞可快速准确地检测血小板自身抗体。FITC 标记抗人免疫球蛋白抗体、PE 标记识别血小板抗体。

(7)移植交叉配型:原细胞毒实验,主要用于避免移植物超急性排斥反应。流式细胞仪用于监测 T 或 B 细胞是否受到受体血清中免疫球蛋白攻击,作为 HLA 配型前的预实验。流式细胞仪因其高精确性已成为该领域内的“金标准”。FITC 标记抗人免疫球蛋白抗体、PE 标记识别 T 细胞 CD3 或 B 细胞 CD29 抗体。

(8)检测细胞经抗原或细胞有丝分裂刺激后活化效应淋巴细胞早期活化指标 CD69 可用来检测免疫治疗效果。流式细胞使用三色分析可监测淋巴细胞各亚群活化情况:FITC 标记的 CD3 抗体、PE 标记的 CD8 抗体、PE-CY5 标记的 CD69 抗体。

(9)细胞增殖状态检测:核增殖抗 PCNA、Ki67、BrdUrd 用于衡量细胞增殖分裂状况,在评估肿瘤预后有重要意义。这些标志物的检测一般同细胞表面标志物同时检测。FITC 标记 PCNA 或 Ki67 或 BrdUrd,PE 或 / 和 PE-CY5 标记细胞表面标志物。

(10)染色体分析:流式细胞仪染色分析运用两种特异性染料:Hoechest33258 与核苷酸 AT 结合;Chromomycin A3 与 GC 相结合。从而在双参数坐标上根据染色体 ATCG 含量的不同识别各种染色体。平时进行的染色体分析耗时且需要操作者极具经验,而用流式细胞仪时可快速地识别出异常染色体,如加配分选系统可将这些异常染色体分选出来作进一步分析。

(柯希权　和水祥)

第六节　病历书写

在 2010 年卫生部颁布的《病历书写基本规范》中,将病历定义为医务人员在医疗活动过程中形成的文字、符号、图表、影像、切片等资料的总和,包括门(急)诊病历和住院病历。病历书写是指医务人员通过问诊、查体、辅助检查、诊断、治疗、护理等医疗活动获得有关资料,并进行归纳、分析、整理形成医疗活动记录的行为。病历既是医院管理、医疗质量和业务水平的反映,也是临床教学、科研和信息管理的基本资料,同时也是医疗服务质量评价、医疗保险赔付参考的主要依据。病历是具有法律效力的医疗文件,是涉及医疗纠纷和诉讼的重要依据。因此,书写完整而规范的病历是每个医师必须掌握的一项临床基本功。

一、病历书写的基本要求

(一)内容真实,书写及时

病历必须客观地、真实地反映病情和诊疗经过,不能臆想和虚构。这不仅关系到病历质量,也反映出医师的品德和作风。内容的真实来源于认真仔细的问诊,全面细致的体格检查,辩证而客观的分析和正确科学的判断。

病历应按各种文件完成时间的要求及时书写。门(急)诊病历及时书写,入院记录应于患者入院后 24h 内完成。危急患者的病历应及时完成,因抢救危急患者未能及时书写病历的,应在抢救结束后6h 内据实补记,并注明抢救完成时间和补记时间。

各项记录应注明时间,一律使用阿拉伯数字书写日期和时间,采用 24h 制记录。

(二) 格式规范,项目完整

病历具有特定的格式,临床医师必须按规定格式进行书写。例如:门(急)诊病历记录分为初诊病历记录和复诊病历记录,有其特定的格式。入院记录格式分为传统式入院记录和表格式入院记录两种,两者记录的格式和项目基本上是一致的。前者系统而完整,经多年实践证明无论是资料储存还是人才培训都是十分有用的;后者简便、省时,便于计算机管理,有利于病历的规范化。

1. 各种表格栏内必须按项认真填写,无内容者画"/"或"–"。

2. 每张记录用纸均须完整填写眉栏(患者姓名、住院号、科别、床号)及页码,以避免与其他患者混淆。

3. 度量衡单位一律采用中华人民共和国法定计量单位。

4. 各种检查报告单应分门别类按日期顺序整理好归入病历。

(三) 表述准确,用词恰当

要运用规范的汉语和汉字书写病历,要使用通用的医学词汇和术语,力求精练、准确,语句通顺、标点正确。

1. 规范使用汉字,以《新华字典》为准,避免错别字。两位以上的数字一律用阿拉伯数字书写。

2. 病历书写应当使用中文和医学术语,通用的外文缩写和无正式中文译名的症状、体征、疾病名称、药物名称可以使用外文。但为避免不必要的纠纷,除如 "CT" 等已为众所周知的外文缩写外,建议在诸如医患沟通记录、各类知情同意书、病危(重)通知书、出院记录等需告知患方有关诊断或诊疗方案的医疗文书中,仍应使用中文书写。

3. 疾病诊断、手术、各种治疗操作的名称书写和编码应符合《国际疾病分类》(ICD-10、ICD-9CM-3)的规范要求。患者述及的既往所患疾病名称和手术名称应加引号。

(四) 字迹工整,签名清晰

病历书写字迹要清晰、工整,不可潦草,以便于他人阅读。

1. 病历书写应当使用蓝黑墨水或碳素墨水,需复写的病历资料可用蓝色或黑色油水的圆珠笔。计算机打印的病历应当符合病历保存的要求。

2. 各项记录书写结束时应在右下角签全名,字迹应清楚易认。

3. 某些医疗活动需要的 "知情同意书" 还应有患者或其授权人(法定代理人)签字。

(五) 审阅严格,修改规范

上级医务人员有审查修改下级医务人员所书写病历的责任。

1. 实习医务人员、试用期医务人员书写的病历,应当经过本医疗机构注册的医务人员审阅、修改并签名。审查修改应保持原记录清楚可辨,并注明修改时间。上级医师审核签名应在署名医师的左侧,并以斜线相隔。

2. 进修医务人员由接收进修的医疗机构根据其胜任本专业工作实际情况认定后书写病历。

3. 病历书写过程中出现错字时,应当用双线划在错字上,保留原记录清楚、可辨,注明修改时间,并由修改人签名。不得采用刮、粘、涂等方法掩盖或去除原来的字迹。

(六) 法律意识,尊重权利

在病历书写中应注意体现患者的知情权和选择权,医务人员应当将治疗方案、治疗目的、检查和治疗中可能发生的不良后果以及对可能出现的风险和预处理方案如实告知患者或家属,并在病历中详细记载,由患者或授权人(法定代理人)签字确认,以保护患者的知情权。诊疗过程中应用新的治疗方法、输血、麻醉、手术等多种治疗手段,治疗中可能发生的不良后果,均需与患者或授权人(法定代理人)充分沟通,并将结果记录在案,患者对诊疗方法自主决定应签字确认,充分体现病人的自主选择权。在充分尊重患者权利,贯彻"以人为本"的人文理念的同时,医务人员也保存了相关证据,利于保护医患双方的合法权利。

1. 对按照有关规定须取得患者书面同意方可进行的医疗活动(如特殊检查、特殊治疗、手术、实验性临床医疗等),应当由患者本人签署同意书。患者不具备完全民事行为能力时,应当由其法定代理人签字;患者因病无法签字时,应当由其授权的人员签字;为抢救患者,在法定代理人或被授权人无法及时签字的情况下,可由医疗机构负责人或者被授权的负责人签字。

2. 因实施保护性医疗措施不宜向患者说明情况时,应当将有关情况告知患者近亲属,由患者近亲属签署知情同意书,并及时记录。患者无近亲属或者患者近亲属无法签署同意书时,由患者的法定代理人或者关系人签署同意书。

二、病历书写格式及内容

(一) 住院病历

住院病历内容包括住院病案首页、入院记录、病程记录、手术同意书、麻醉同意书、输血治疗知情同意书、特殊检查(特殊治疗)同意书、病危(重)通知书、医嘱单、辅助检查报告单、体温单、医学影像检查资料、病理资料等。

1. 入院记录的内容和格式　入院记录是指患者入院后,由经治医师通过问诊、查体、辅助检查获得有关资料,并对这些资料归纳分析书写而成的记录。可分为入院记录、再次或多次入院记录、24h 内入出院记录、24h 内入院死亡记录。

入院记录、再次或多次入院记录应当于患者入院后 24h 内完成;24h 内入、出院记录应当于患者出院后 24h 内完成,24h 内入院死亡记录应当于患者死亡后 24h 内完成。

(1)入院记录:入院记录的内容包括:

1)一般项目:一般项目(general data)包括姓名、性别、年龄、民族、婚姻状况、出生地、职业、工作单位、住址、入院时间、记录时间、病史陈述者(应注明与患者的关系),需逐项填写,不可空缺。

2)主诉:主诉(chief complain)是指促使患者就诊的主要症状(或体征)及持续时间。主诉多于一项则按发生的先后次序列出,并记录每个症状的持续时间。主诉要简明精练,一般 1~2 句,20 字左右。在一些特殊情况下,疾病已明确诊断,住院目的是为进行某项特殊治疗(手术、化疗)者可用病名,如白血病患者入院定期化疗。一些无症状(体征)的实验室检查异常也可直接描述,如"发现血糖升高 1个月"。

3)现病史:现病史(history of present illness)是指患者本次疾病的发生、演变、诊疗等方面的详细情况,应当按时间顺序书写。现病史是住院病历书写的重点内容,应结合问诊内容,经整理分析后,围绕主诉进行描写,主要内容应包括:

发病情况:记录发病的时间、地点、起病缓急、前驱症状、可能的原因或诱因。

主要症状特点及其发展变化情况:按发生的先后顺序描述主要症状的部位、性质、持续时间、程度、缓解或加剧因素以及演变发展情况。

伴随症状:记录伴随症状,描述伴随症状与主要症状之间的相互关系。

发病以来诊治经过及结果:记录患者发病后到入院前,在院内、外接受检查与治疗的详细经过及效果。对患者提供的药名、诊断和手术名称需加引号以示区别。

发病以来一般情况:简要记录患者发病后的精神状态、睡眠、食欲、大小便、体重、体力等情况。

与本次疾病虽无密切关系,但仍需治疗的其他疾病情况,可在现病史后另起一段予以记录。

4）既往史：既往史（past history）是指患者过去的健康和疾病情况。内容包括既往一般健康状况、疾病史、传染病史、预防接种史、手术外伤史、输血史、食物或药物过敏史等。

5）系统回顾（review of systems）

呼吸系统：慢性咳嗽、咳痰、呼吸困难、咯血、低热、盗汗、与肺结核患者密切接触史等。

循环系统：心悸、气急、咯血、发绀、心前区疼痛、晕厥、水肿及高血压、动脉硬化、心脏疾病、风湿热病史等。

消化系统：慢性腹胀、腹痛、嗳气、反酸、呕血、便血、黄疸和慢性腹泻、便秘史等。

泌尿系统：尿频、尿急、尿痛、排尿不畅或淋漓不尽，尿色（洗肉水样或酱油色），清浊度，水肿，肾毒性药物应用史，铅、汞化学毒物接触或中毒史，下疳、淋病、梅毒等性病史。

造血系统：头晕、乏力，皮肤或黏膜瘀点、紫癜、血肿，反复鼻出血，牙龈出血，骨骼痛，化学药品、工业毒物、放射性物质接触史等。

内分泌系统及代谢：畏寒、怕热、多汗、食欲异常、烦渴、多饮、多尿、头痛、视力障碍、肌肉震颤、性格、体重、皮肤、毛发和第二性征改变史等。

神经精神系统：头痛、失眠或嗜睡、意识障碍、晕厥、痉挛、瘫痪、视力障碍、感觉及运动异常、性格改变、记忆力和智能减退等。

肌肉骨骼系统：关节肿痛、运动障碍、肢体麻木、痉挛、萎缩、瘫痪史等。

6）个人史：个人史（personal history）记录出生地及长期居留地，生活习惯及有无烟、酒等嗜好，常用药物，职业与工作条件及有无工业毒物、粉尘、放射性物质接触史，有无冶游史。

7）婚姻史：婚姻史（marital history）记录婚姻状况、结婚年龄、配偶健康状况、子女状况、性生活情况等。

8）月经史、生育史：女性患者月经史（menstrual history）应记录初潮年龄、行经期天数、间隔天数、末次月经时间（或闭经年龄）等情况。采用月经式来表示，记录格式为：

$$初潮年龄 \frac{行经期天数}{月经周期天数} 末次月经时间（或绝经年龄）$$

并记录月经量、颜色，有无血块、痛经、白带等情况。

生育史（childbearing history）按下列顺序写明：足月分娩数 - 早产数 - 流产或人流数 - 存活数。并记录计划生育措施。

9）家族史（family history）

父母、兄弟、姐妹及子女的健康情况，有无与患者类似的疾病，如已死亡，应记录死亡原因及年龄。

家族中有无结核、肝炎、性病等传染性疾病。

有无家族性遗传性疾病，如糖尿病、血友病等。

10）体格检查：体格检查应当按照系统循序进行书写。内容包括体温、脉搏、呼吸、血压，一般情况，皮肤、黏膜，全身浅表淋巴结，头部及其器官，颈部，胸部（胸廓、肺部、心脏、血管），腹部（肝、脾等），直肠肛门，外生殖器，脊柱，四肢，神经系统等。专科体格检查情况应当根据专科需要记录专科特殊情况。具体记录的内容及格式见下：

体温 ℃ 脉搏 次/分 呼吸 次/分 血压 /mmHg 体重 kg

11）一般状况：发育（正常、异常），营养（良好、中等、不良、肥胖），神志（清晰、淡漠、模糊、昏睡、谵妄、昏迷），体位（自主、被动、强迫），面容与表情（安静、忧虑、烦躁、痛苦，急、慢性病容或特殊面容），检查能否合作。

12）皮肤、黏膜：颜色（正常、潮红、苍白、发绀、黄染、色素沉着），温度，湿度，弹性，有无水肿、皮疹、瘀点、紫癜、皮下结节、肿块、蜘蛛痣、肝掌、溃疡和瘢痕，毛发的生长及分布。

13）淋巴结：全身或局部淋巴结有无肿大（部位、大小、数目、硬度、活动度或粘连情况，局部皮肤有无红肿、波动、压痛、瘘管、瘢痕等）。

14）头部及其器官

头颅：大小、形状，有无肿块、压痛、瘢痕，头发（量、色泽、分布）。

眼：眉毛（脱落、稀疏），睫毛（倒睫），眼睑（水肿、运动、下垂），眼球（凸出、凹陷、运动、斜视、震颤），结膜（充血、水肿、苍白、出血、滤泡），巩膜（黄染），角膜（云翳、白斑、软化、溃疡、瘢痕、反射、色素环），瞳孔（大小、形态、对称或不对称、对光反射、集合反射）。

耳：有无畸形、分泌物、乳突压痛，听力情况。

鼻：有无畸形、鼻翼扇动、分泌物、出血、阻塞，有无鼻中隔偏曲或穿孔、鼻窦压痛等。

口腔：气味，有无张口呼吸，唇（畸形、颜色、疱疹、皲裂、溃疡、色素沉着），牙齿（龋齿、缺齿、义齿、残根、斑釉齿，注明位置），牙龈（色泽、肿胀、溃疡、溢脓、出血、铅线），舌（形态、舌质、舌苔、溃疡、运动、震颤、偏斜），颊黏膜（发疹、出血点、溃疡、色素沉着），咽（色泽、分泌物、反射、腭垂位置），扁桃体（大小、充血、分泌物、假膜），喉（发音清晰、嘶哑、喘鸣、失声）。

15）颈部：对称，强直，有无颈静脉怒张、肝-颈静脉回流征、颈动脉异常搏动，气管位置，甲状腺（大小、硬度、压痛、结节、震颤、血管杂音）。

16）胸部：胸廓（对称、畸形，有无局部隆起或塌陷），胸壁（有无静脉曲张、皮下气肿、压痛，肋间隙有无回缩或膨隆），乳房（大小，乳头，有无红肿、压痛、肿块和分泌物）。

17）肺

视诊：呼吸运动（类型、频率、节律、深度，两侧对比）。

触诊：胸廓扩张度、语音震颤（两侧对比），有无胸膜摩擦感。

叩诊：叩诊音（清音、过清音、浊音、实音、鼓音及其部位），肺上界、肺下界及肺下界移动度。

听诊：呼吸音（性质、强弱，异常呼吸音及其部位），有无干、湿性啰音和胸膜摩擦音，语音共振（两侧对比）等。

18）心

视诊：心前区隆起，心尖搏动位置、范围和强度，有无心前区异常搏动。

触诊：心尖搏动的性质及位置，有无震颤（部位、时相）和心包摩擦感。

叩诊：心脏左、右浊音界。可用左、右第2、3、4、5肋间距前正中线的距离（cm）表示，须注明左锁骨中线距前正中线的距离（cm）。

听诊：心率，心律，心音的强弱，P2和A2强度的比较，有无心音分裂、额外心音、杂音（部位、性质、时期、连续性、强度、传导方向以及与运动、体位和呼吸的关系；收缩期杂音强度用6级分法，如描述3级收缩期杂音，应写作"3/6级收缩期杂音"；舒张期杂音分为轻、中、重三度）和心包摩擦音等。

19）桡动脉：脉搏频率，节律（规则、不规则、脉搏短绌），有无奇脉、交替脉等，搏动强度，动脉壁弹性，紧张度。

20）周围血管征：有无毛细血管搏动、枪击音、水冲脉和动脉异常搏动。

21）腹部

腹围（腹腔积液或腹部包块等疾病时测量）。

视诊：形状（对称、平坦、膨隆、凹陷），呼吸运动，胃肠蠕动波，有无皮疹、色素、条纹、瘢痕、腹壁静脉曲张（及其血流方向），疝和局部隆起（器官或包块）的部位、大小、轮廓，腹部体毛。

触诊：腹壁紧张度，有无压痛、反跳痛、液波震颤、肿块（部位、大小、形状、硬度、压痛、移动度、表面情况、搏动）。

肝脏：大小（右叶以右锁骨中线肋下缘，左叶以前正中线剑突下至肝下缘多少厘米表示），质地（Ⅰ度：软；Ⅱ度：韧；Ⅲ度：硬，表面（光滑度），边缘，有无结节、压痛和搏动等。

胆囊：大小，形态，有无压痛、Murphy征。

脾脏：大小，质地，表面，边缘，移动度，有无压痛、摩擦感，脾脏明显肿大时以二线测量法表示。

肾脏：大小、形状、硬度、移动度，有无压痛。

膀胱：膨胀、肾及输尿管压痛点。

叩诊：肝上界，肝浊音界(缩小、消失)，肝区叩击痛，有无移动性浊音、高度鼓音、肾区叩击痛等。

听诊：肠鸣音(正常、增强、减弱、消失、金属音)，有无振水音和血管杂音等。

22)肛门、直肠：视病情需要检查。有无肿块、裂隙、创面。直肠指诊(括约肌紧张度，有无狭窄、肿块、触痛、指套染血；前列腺大小、硬度，有无结节及压痛等)。

23)外生殖器：根据病情需要作相应检查。

男性：包皮，阴囊，睾丸，附睾，精索，有无发育畸形、鞘膜积液。

女性：检查时必须有女医护人员在场，必要时请妇科医师检查。包括外生殖器(阴毛、大小阴唇、阴蒂、阴阜)和内生殖器(阴道、子宫、输卵管、卵巢)。

24)脊柱：活动度，有无畸形(侧凸、前凸、后凸)、压痛和叩击痛等。

25)四肢：有无畸形，杵状指(趾)，静脉曲张，骨折及关节红肿、疼痛、压痛、积液、脱臼、强直、畸形，水肿，肌肉萎缩，肌张力变化或肢体瘫痪等。

26)神经反射

生理反射：浅反射(角膜反射、腹壁反射、提睾反射)。

深反射(肱二头肌、肱三头肌及膝腱、跟腱反射)。

病理反射：Babinski 征、Oppenheim 征、Gordon 征、Chaddock 征、Hoffmann 征。

脑膜刺激征：颈项强直、Kernig 征、Brudzinski 征。

必要时做运动、感觉及神经系统其他特殊检查。

27)专科情况：外科、耳鼻咽喉头颈外科、眼科、妇产科、口腔科、介入放射科、神经精神等专科需写"外科情况""妇科检查"……主要记录与本专科有关的体征，前面体格检查中的相应项目不必重复书写，只写"见 ×× 科情况"。

28)辅助检查：辅助检查是指患者入院前所作的与本次疾病相关的主要实验室检查和器械检查及其结果。应分类按检查时间顺序记录检查结果，如系在其他医疗机构所作检查，应当写明该机构名称及检查号。

29)病历摘要：简明扼要、高度概述病史要点，体格检查、实验室及器械检查的重要阳性和具有重要鉴别意义的阴性结果，字数以不超过 300 字为宜。

30)诊断：诊断名称应确切，分清主次，按顺序排列，主要疾病在前，次要疾病在后，并发症列于有关主病之后，伴发病排列在最后。诊断应尽可能包括病因诊断、病理解剖部位和功能诊断。对一时难以肯定诊断的疾病，可在病名后加"？"。一时既查不清病因也难以判定在形态和功能方面改变的疾病，可暂以某症状待诊或待查作为诊断，并应在其后注明一两个可能性较大或待排除疾病的病名，如"发热待查，肠结核？"。在临床诊疗过程中，诊断包含初步诊断和修正诊断。

31)初步诊断：初步诊断是指经治医师根据患者入院时情况，综合分析所作出的诊断。书写入院记录时的诊断就是初步诊断，如初步诊断为多项时，应当主次分明。对待查病例应列出可能性较大的诊断。

32)修正诊断：凡以症状待诊的诊断以及初步诊断不完善或不符合的诊断，上级医师在诊疗过程中应作出"修正诊断"，修正诊断可打印新的一页"修正诊断"，注明修正日期，并由修正医师签名。随着诊疗活动的进展，医师对之前的诊断可以进行多次修正和补充，可表述为"第一次修正诊断""第二次修正诊断"等。

33)医师签名：书写入院记录的医师在初步诊断的右下角签全名，字迹应清楚易认。

(2)再次或多次入院记录：再次或多次入院记录是指患者因同一种疾病再次或多次住入同一医疗机构时书写的记录。要求及内容基本同入院记录。主诉是记录患者本次入院的主要症状(或体征)及持续时间。现病史中要求首先对本次住院前历次有关住院诊疗经过进行小结，然后再书写本次入院的现病史。

(3)24h 内入出院记录或 24h 内入院死亡记录：患者入院不足 24h 出院，可书写 24h 内入出院记录。内容包括患者姓名、性别、年龄、职业、入院时间、主诉、入院情况、入院诊断、诊疗经过、出院情况、出院诊断、出院医嘱、医师签全名。患者入院不足 24h 死亡的，可写 24h 内入院死亡记录，内容和 24h 内入出院记录基本相同，只是将出院诊断项改为死亡原因，死亡诊断。

2. **病程记录**　病程记录是指继入院记录之后，对患者病情和诊疗过程所进行的连续性记录。内容包括患者的病情变化情况、重要的辅助检查结果及临床意义、上级医师查房意见、会诊意见、医师分析讨论意见、所采取的诊疗措施及效果、医嘱更改及理由、向患者及其近亲属告知的重要事项等。病程记录除了要真实及时外，还要有分析判断和计划总结，注意全面系统、重点突出、前后连贯。病程记录应反映诊断的过程和健康问题的管理。条理清晰、组织严谨的病程记录能反映出主管医师的诊疗水平甚至全院的诊疗水平。

病程记录的内容及要求：

(1)首次病程记录：首次病程记录是指患者入院后由经治医师或值班医师书写的第一次病程记录，应当在患者入院 8h 内完成。首次病程记录的内容包括病例特点、拟诊讨论(诊断依据及鉴别诊断)、诊疗计划等。

Ⅰ　病例特点：应当在对病史、体格检查和辅助检查进行全面分析、归纳和整理后写出本病例特征，包括阳性发现和具有鉴别诊断意义的阴性症状和体征等。

Ⅱ　拟诊讨论(诊断依据及鉴别诊断：根据病例特点，提出初步诊断和诊断依据；对诊断不明的写出鉴别诊断并进行分析；并对下一步诊治措施进行分析。

Ⅲ　诊疗计划：提出具体的检查及治疗措施安排。

(2)日常病程记录：日常病程记录是指对患者住院期间诊疗过程的经常性、连续性记录。由经治医师书写，也可以由实习医务人员或试用期医务人员书写，但应有经治医师签名。书写日常病程记录时，首先标明记录时间，另起一行记录具体内容。对病危患者应当根据病情变化随时书写病程记录，每日至少 1 次，记录时间应当具体到分钟。对病重患者，至少 2 天记录一次病程记录。对病情稳定的患者，至少 3 天记录一次病程记录。

(3)上级医师查房记录：上级医师查房记录是指上级医师在查房时对患者病情、诊断、鉴别诊断、当前治疗措施疗效的分析及下一步诊疗意见的记录，属于病程记录的重要内容，代表上级医师及本医院的医疗水平。三级查房(主任医师、主治医师、住院医师)记录是原卫生部规定的必做项目，下级医师应在查房后及时完成，在病程记录中要明确标记，并另起一行。书写过程中应注意：

Ⅰ　书写上级医师查房记录时，应在记录日期后，注明上级医师的姓名及职称。

Ⅱ　下级医师应如实记录上级医师的查房情况，尽量避免写"上级医师同意诊断、治疗"等无实质内容的记录。记录内容应包括对病史和体征的补充、诊断依据、鉴别诊断的分析和诊疗计划。

Ⅲ　主治医师首次查房记录至少应于患者入院 48h 内完成；主治医师常规查房记录间隔时间视病情和诊治情况确定；对疑难、危重抢救病例必须及时有科主任或具有副主任医师以上专业技术任职资格医师查房的记录。

Ⅳ　上级医师的查房记录必须由查房医师审阅并签名。

(4)疑难病例讨论记录：疑难病例讨论记录是指由科主任或具有副主任医师以上专业技术任职资格的医师主持、召集有关医务人员对确诊困难或疗效不确切病例讨论的记录。内容包括讨论日期、主持人、参加人员姓名及专业技术职务、具体讨论意见及主持人小结意见等。

(5)交(接)班记录：交(接)班记录是指患者经治医师发生变更之际，交班医师和接班医师分别对患者病情及诊疗情况进行简要总结的记录。交班记录应当在交班前由交班医师书写完成；接班记录应当由接班医师于接班后 24h 内完成。

Ⅰ　交班记录紧接病程记录书写，接班记录紧接交班记录书写，不另立专页，但需在横行适中位置标明"交班记录"或"接班记录"字样。

Ⅱ　交班记录应简明扼要地记录患者的主要病情、诊断治疗经过、手术患者的手术方式和术中发现,计划进行而尚未实施的诊疗操作、特殊检查和手术,患者目前的病情和存在问题,今后的诊疗意见、解决方法和其他注意事项。

Ⅲ　接班记录应在复习病历及有关资料的基础上,再重点询问和体格检查,力求简明扼要,避免过多重复,着重书写今后的诊断、治疗的具体计划和注意事项。

(6)转科记录:转科记录是指患者住院期间需要转科时,经转入科室医师会诊并同意接收后,由转出科室和转入科室医师分别书写的记录。转科记录包括转出记录和转入记录。转出记录由转出科室医师在患者转出科室前书写完成(紧急情况除外);转入记录由转入科室医师于患者转入后 24h 内完成。转科记录内容包括入院日期、转出或转入日期,转出、转入科室,患者姓名、性别、年龄、主诉、入院情况、入院诊断、诊疗经过、目前情况、目前诊断、转科目的及注意事项或转入诊疗计划、医师签名等。

(7)阶段小结:阶段小结是指患者住院时间较长,由经治医师每月所作的病情及诊疗情况的总结。阶段小结的内容包括入院日期、小结日期,患者姓名、性别、年龄、主诉、入院情况、入院诊断、诊疗经过、目前情况、目前诊断、诊疗计划、医师签名等。交(接)班记录、转科记录可代替阶段小结。

(8)抢救记录:抢救记录是指患者病情危重,采取抢救措施时需做的记录。因抢救急危患者,未能及时书写病历的,有关医务人员应当在抢救结束后 6h 内据实补记,并加以注明。内容包括病情变化情况、抢救时间及措施、参加抢救的医务人员姓名及专业技术职称等。记录抢救时间应当具体到分钟。

(9)有创诊疗操作记录:有创诊疗操作记录是指在临床诊疗活动过程中进行的各种诊断、治疗性操作(如胸腔穿刺、腹腔穿刺等)的记录,应当在操作完成后即刻书写。内容包括操作名称、操作时间、操作步骤、结果及患者一般情况,记录操作过程是否顺利、有无不良反应、术后注意事项及是否向患者说明,操作医师签名。

(10)会诊记录(含会诊意见):会诊记录(含会诊意见)是指患者在住院期间需要其他科室或者其他医疗机构协助诊疗时,分别由申请医师和会诊医师书写的记录。会诊记录应另页书写,内容包括申请会诊记录和会诊意见记录。申请会诊记录应当简要载明患者病情及诊疗情况、申请会诊的理由和目的,申请会诊医师签名等。常规会诊意见记录应当由会诊医师在会诊申请发出后 48h 内完成,急会诊时会诊医师应当在会诊申请发出后 10min 内到场,并在会诊结束后即刻完成会诊记录。会诊记录内容包括会诊意见、会诊医师所在的科别或者医疗机构名称、会诊时间及会诊医师签名等。申请会诊医师应在病程记录中记录会诊意见执行情况。

(11)术前小结:术前小结是指在患者手术前,由经治医师对患者病情所作的总结。内容包括简要病情、术前诊断、手术指征、拟施手术名称和方式、拟施麻醉方式、注意事项,并记录手术者术前查看患者相关情况等。

(12)术前讨论记录:术前讨论记录是指因患者病情较重或手术难度较大,手术前在科主任或具有副主任医师以上专业技术任职资格的医师主持下,对拟施手术方式和术中可能出现的问题及应对措施所作的讨论。讨论内容包括术前准备情况、手术指征、手术方案、可能出现的意外及防范措施、参加讨论者的姓名及专业技术职务、具体讨论意见及主持人小结意见、讨论日期、记录者签名等。

(13)麻醉术前访视记录:麻醉术前访视记录是指在麻醉实施前,由麻醉医师对患者拟施麻醉进行风险评估的记录。麻醉术前访视可另立单页,也可在病程中记录。内容包括姓名、性别、年龄、科别、病案号,患者一般情况、简要病史、与麻醉相关的辅助检查结果、拟行手术方式、拟行麻醉方式、麻醉适应证及麻醉中需注意的问题、术前麻醉医嘱、麻醉医师签字并填写日期。

(14)麻醉记录:麻醉记录是指麻醉医师在麻醉实施中书写的麻醉经过及处理措施的记录。麻醉记录应当另页书写,内容包括患者一般情况、术前特殊情况、麻醉前用药、术前诊断、术中诊断、手术方式及日期、麻醉方式、麻醉诱导及各项操作开始及结束时间、麻醉期间用药名称、方式及剂量、麻醉期间特殊或突发情况及处理、手术起止时间、麻醉医师签名等。

(15)手术记录:手术记录是指手术者书写的反映手术一般情况、手术经过、术中发现及处理等情况的特殊记录,应当在术后 24h 内完成。特殊情况下由第一助手书写时,应有手术者签名。手术记录应当另页书写,内容包括一般项目(患者姓名、性别、科别、病房、床位号、住院病历号或病案号)、手术日期、术前诊断、术中诊断、手术名称、手术者及助手姓名、麻醉方法、手术经过、术中出现的情况及处理等。

Ⅰ　术时患者体位,皮肤消毒方法,无菌巾的铺盖,切口部位、方向、长度,解剖层次及止血方式。

Ⅱ　探查情况及主要病变部位、大小、与邻近脏器或组织的关系;肿瘤应记录有无转移、淋巴结肿大等情况,如与临床诊断不符时,更应详细记录。

Ⅲ　手术的理由、方式及步骤,应包括离断、切除病变组织或脏器的名称及范围;修补、重建组织与脏器的名称;吻合口大小及缝合方法;缝线名称及粗细号数;引流材料的名称、数目和放置部位;吸引物的性质及数量。手术方式及步骤必要时可绘图说明。

Ⅳ　术毕敷料及器械的清点情况。

Ⅴ　送检化验。培养、病理标本的名称及病理标本的肉眼所见情况。

Ⅵ　术中患者耐受情况,失血量,输血量,术中用药,特殊处理和抢救情况。

Ⅶ　术中麻醉情况,麻醉效果是否满意。

(16)手术安全核查记录:手术安全核查记录是指由手术医师、麻醉医师和巡回护士三方,在麻醉实施前、手术开始前和患者离室前,共同对患者身份、手术部位、手术方式、麻醉及手术风险、手术使用物品清点等内容进行核对的记录。输血的患者还应对血型、用血量进行核对。手术安全核查记录应由手术医师、麻醉医师和巡回护士三方核对、确认并签字。

(17)手术清点记录:手术清点记录是指巡回护士对手术患者术中所用血液、器械、敷料等的记录,应当在手术结束后即时完成。手术清点记录应当另页书写,内容包括患者姓名、住院病历号(或病案号)、手术日期、手术名称、术中所用各种器械和敷料数量的清点核对、巡回护士和手术器械护士签名等。

(18)术后(首次)病程记录:术后首次病程记录是指手术者或第一助手医师在患者术后即时完成的病程记录。记录内容包括手术时间、术中诊断、麻醉方式、手术方式、手术简要经过、术后处理措施、术后应当特别注意观察的事项等。术后病程记录应连记 3 天,以后按病程记录规定进行记录。伤口愈合情况及拆线日期等也应在术后病程记录中反映。

(19)麻醉术后访视记录:麻醉术后访视记录是指麻醉实施后,由麻醉医师对术后患者麻醉恢复情况进行访视的记录。麻醉术后访视记录可另立单页,也可在病程中记录。内容包括姓名、性别、年龄、科别、病案号,患者一般情况、麻醉恢复情况、清醒时间、术后医嘱、是否拔除气管插管等,如有特殊情况应详细记录,麻醉医师签字并填写日期。

(20)出院记录:出院记录是指经治医师对患者此次住院期间诊疗情况的总结,应当在患者出院后24h 内完成。内容主要包括入院日期、出院日期、入院情况、入院诊断、诊疗经过、出院诊断、出院情况、出院医嘱、医师签名等。出院记录一式两份,另立专页并在横行适中位置标明"出院记录",其中正页归档,附页交予患者或其近亲属,如系表格式专页,按表格项目填写。出院记录由经治医师书写,主治医师审核并签字。

(21)死亡记录:死亡记录是指经治医师对死亡患者住院期间诊疗和抢救经过的记录,应当在患者死亡后 24h 内完成。内容包括入院日期、死亡时间、入院情况、入院诊断、诊疗经过(重点记录病情演变、抢救经过)、死亡原因、死亡诊断等。记录死亡时间应当具体到分钟。死亡记录另立专页,并在横行适中位置标明"死亡记录"。死亡记录由经治医师书写,科主任或具有副主任医师以上专业技术任职资格的医师审核并签字。

(22)死亡病例讨论记录:死亡病例讨论记录是指在患者死亡一周内,由科主任或具有副主任医师以上专业技术职务任职资格的医师主持,对死亡病例进行讨论、分析的记录。内容包括讨论日期、主持人及参加人员姓名、专业技术职务、具体讨论意见及主持人小结意见、记录者的签名等。

(23)病重(病危)患者护理记录:病重(病危)患者护理记录是指护士根据医嘱和病情对病重(病危)患者住院期间护理过程的客观记录。病重(病危)患者护理记录应当根据相应专科的护理特点书写。内容包括患者姓名、科别、住院病历号(或病案号)、床位号、页码、记录日期和时间、出入液量、体温、脉搏、呼吸、血压等病情观察、护理措施和效果、护士签名等。记录时间应当具体到分钟。

3. 同意书 根据《中华人民共和国执业医师法》《医疗机构管理条例》《医疗事故处理条例》和《医疗美容服务管理办法》,凡在临床诊治过程中,需行手术治疗、特殊检查、特殊治疗、实验性临床医疗和医疗美容的患者,应对其履行告知义务,并详尽填写同意书。

经治医师必须亲自使用通俗语言向患者或其授权人、法定代理人告知患者的病情、医疗措施、目的、名称、可能出现的并发症及医疗风险等,并及时解答其咨询。同意书必须经患者或其授权人、法定代理人签字,医师签全名。同意书一式两份,医患双方各执一份。由患者授权人或其法定代理人签字的,应提供授权人的授权委托书。

(1)手术同意书:手术同意书是指手术前,经治医师向患者告知拟施手术的相关情况,并由患者签署是否同意手术的医学文书。内容包括术前诊断、手术名称、术中或术后可能出现的并发症、手术风险、患者签署意见并签名、经治医师和术者签名等。

(2)麻醉同意书:麻醉同意书是指麻醉前,麻醉医师向患者告知拟施麻醉的相关情况,并由患者签署是否同意麻醉意见的医学文书。内容包括患者姓名、性别、年龄、病案号、科别、术前诊断、拟施手术方式、拟施麻醉方式,患者基础疾病及可能对麻醉产生影响的特殊情况,麻醉中拟行的有创操作和监测,麻醉风险、可能发生的并发症及意外情况,患者签署意见并签名、麻醉医师签名并填写日期。

(3)输血治疗知情同意书:输血治疗知情同意书是指输血前,经治医师向患者告知输血的相关情况,并由患者签署是否同意输血的医学文书。内容包括患者姓名、性别、年龄、科别、病案号、诊断、输血指征、拟输血成分、输血前有关检查结果、输血风险及可能产生的不良后果、患者签署意见并签名、医师签名并填写日期。

(4)特殊检查、特殊治疗同意书:特殊检查、特殊治疗同意书是指在实施特殊检查、特殊治疗前,经治医师向患者告知特殊检查、特殊治疗的相关情况,并由患者签署是否同意检查、治疗的医学文书。内容包括特殊检查、特殊治疗项目名称、目的、可能出现的并发症及风险、患者签名、医师签名等。

4. 住院病历中其他记录和文件

(1)病危(重)通知书:病危(重)通知书是指因患者病情危、重时,由经治医师或值班医师向患者家属告知病情,并由患方签名的医疗文书。内容包括患者姓名、性别、年龄、科别,目前诊断及病情危重情况,患方签名、医师签名并填写日期。一式两份,一份交患方保存,另一份归病历中保存。

(2)医嘱单:医嘱是指医师在医疗活动中下达的医学指令。医嘱单分为长期医嘱单和临时医嘱单。长期医嘱单内容包括患者姓名、科别、住院病历号(或病案号)、页码、起始日期和时间、长期医嘱内容、停止日期和时间、医师签名、执行时间、执行护士签名。临时医嘱单内容包括医嘱时间、临时医嘱内容、医师签名、执行时间、执行护士签名等。医嘱内容及起始、停止时间应当由医师书写。医嘱内容应当准确、清楚,每项医嘱应当只包含一个内容,并注明下达时间,应当具体到分钟。医嘱不得涂改。需要取消时,应当使用红色墨水标注"取消"字样并签名。一般情况下,医师不得下达口头医嘱。因抢救急危患者需要下达口头医嘱时,护士应当复诵一遍。抢救结束后,医师应当即刻据实补记医嘱。

(3)辅助检查报告单:辅助检查报告单是指患者住院期间所做各项检验、检查结果的记录。内容包括患者姓名、性别、年龄、住院病历号(或病案号)、检查项目、检查结果、报告日期、报告人员签名或者印章等。

(4)体温单:体温单为表格式,以护士填写为主。内容包括患者姓名、科室、床号、入院日期、住院病历号(或病案号)、日期、手术后天数、体温、脉搏、呼吸、血压、大便次数、出入液量、体重、住院周数等。

5. 住院病案首页 住院病案首页是医务人员使用文字、符号、代码、数字等方式,将患者住院期间相关信息精练汇总在特定表格中形成的病历数据摘要。住院病案首页是病案中信息最集中、最重要、最核心的部分,内容包括患者基本信息、住院过程信息、诊疗信息、费用信息等。住院病案首页由经治医师于患者出院或死亡后24h内完成,经病案编码员审核编码后上传至与医疗保险机构及医疗行政管理机构联网的信息平台。医疗保险机构通过住院病案首页信息,审核医疗行为的合理性与必需性,并作为统筹支付的重要依据。医疗行政管理机构通过住院病案首页信息反映出的疾病严重度、治疗的复杂性和可用资源的丰富性,评价医疗机构和专科的医疗服务水平。住院病案首页填写要求客观、真实、及时、规范、完整。住院病案首页应当使用规范的疾病诊断和手术操作名称。疾病诊断、手术、各种治疗操作的名称书写和编码应符合《国际疾病分类》(ICD-10,ICD-9-CM-3)的规范要求,疾病诊断依据和手术相关记录应在病案中可追溯。推荐采用国际流行的"SOAP"模式,即从首次病程记录开始分别按主观资料(subjective information,S)、客观资料(objective data,O)、评估(assessment,A)、计划(plan,P)方式,记录患者本次住院诊疗过程中的主诉及所有相关问题,列出充分的诊断依据,作出完整的疗效评价和处理计划。这种记录方式条理清晰、避免遗漏,便于住院病案首页填写时资料的提取与审核。

(二) 门(急)诊病历

门(急)诊病历内容包括门(急)诊病历首页(封面)、病历记录、化验单(检验报告)、医学影像检查资料等。

1. 门(急)诊病历首页(封面)

(1)门(急)诊病历首页(封面)应设有姓名、性别、出生年月、民族、婚姻、职业、住址、工作单位、药物过敏史、身份证号及门(急)诊病历编号等栏目,患者首次就诊时应认真填写完整。

(2)儿科患者、意识障碍患者、创伤患者及精神病患者就诊须写明陪伴者姓名及与患者的关系,必要时写明陪伴者工作单位、住址和联系电话。

2. 门(急)诊病历记录　门(急)诊病历记录分为初诊病历记录和复诊病历记录。

(1)初诊病历记录:初诊病历记录书写内容应当包括就诊时间、科别、主诉、现病史、既往史、阳性体征、必要的阴性体征、辅助检查结果、诊断、治疗处理意见和医师签名等。急诊病历书写就诊时间应当具体到分钟。

1)主诉:主要症状及持续时间。

2)病史:现病史要重点突出(包括本次患病的起病时间、主要症状、他院诊治情况及疗效),并简要叙述与本次疾病有关的既往史、个人史及家族史(不需列题)。

3)体格检查:一般情况,重点记录阳性体征及有助于鉴别诊断的阴性体征。急危重患者必须记录患者体温、脉搏、呼吸、血压、意识状态等。

4)实验室检查、特殊检查或会诊记录:患者在其他医院所作检查,应注明该医院名称及检查日期。

5)初步诊断:如暂不能明确,可在病名后用"?",并尽可能注明复诊医师应注意的事项。

6)处理措施

Ⅰ 处方及治疗方法记录应分行列出,药品应记录药名、剂量、总量、用法。

Ⅱ 进一步检查措施或建议。

Ⅲ 休息方式及期限。

7)法定传染病,应注明疫情报告情况。

8)医师签全名。

(2)复诊病历记录:复诊病历记录书写内容应当包括就诊时间、科别、主诉、病史、必要的体格检查和辅助检查结果、诊断、治疗处理意见和医师签名等。

1)上次诊治后的病情变化和治疗反应,不可用"病情同前"字样。

2)体格检查应着重记录原来阳性体征的变化和新发现的阳性体征。

3)需补充的实验室或器械检查项目。

4) 3次不能确诊的患者,接诊医师应请上级医师会诊,上级医师应写明会诊意见及会诊日期,并签全名。

5) 对上次已确诊的患者,如诊断无变更,可不再写诊断。

6) 处理措施要求同初诊。

7) 持通用门诊病历变更就诊医院、就诊科别或与前次不同病种的复诊患者,应视作初诊患者并按初诊病历要求书写病历。

8) 医师签全名。

(3) 急诊留观记录:急诊留观记录是指急诊患者因病情需要留院观察期间的记录。重点记录观察期间患者的病情变化和诊疗措施,记录应简明扼要,并注明患者去向。

3. 门(急)诊抢救记录　门(急)诊抢救危重患者时,应当书写门(急)诊抢救记录。书写内容及要求按照住院病历抢救记录要求执行。

(三) 表格式住院病历

表格式住院病历主要对主诉和现病史以外的内容进行表格化书写。项目内容完整且省时,有利于资料储存和病历的规范化管理。

表格式病历设计,应根据表格式病历规范和病历表格印制规范要求,结合本专科病种特点和要求,选派高年资临床专家负责研究设计,报省卫生行政部门备案,经省、自治区或直辖市卫生行政部门审批后使用。初学者应首先学会书写完整病历,而不能依靠表格,待书写熟练之后,为了临床工作需要,再使用表格式住院病历。

(四) 电子病历

传统的书写病历、纸质版的表格式病历作为病例资料库,其信息采集、传递存储和管理利用都存在着许多不便之处。有了信息处理和智能化服务功能的计算机信息系统技术,医院可以创建电子病历系统,从而提高医疗效率和管理效能。以电子病历为核心的医院信息化建设是公立医院改革的重要内容之一。

1. 电子病历的概念　电子病历系统是指医疗机构内部支持电子病历信息的采集、存储、访问和在线帮助,并围绕提高医疗质量、保障医疗安全、提升医疗效率而提供信息处理和智能化服务功能的计算机信息系统,既包括应用于门(急)诊、病房的临床信息系统,也包括检查检验、病理、影像、心电图、超声等医技科室的信息系统。

那些只使用文字处理软件编辑、打印的病历文档,不属于电子病历。

2. 电子病历的功能

(1) 让病历书写者按照《病历书写基本规范》格式及内容"写出"病历,随后可以打印出完整病历,并保留文本以供他用。系统设置了一些录入、编辑及支持功能,使"写作"更方便,还可以提供临床试验病例及教学病例标识、查阅相关知识库等。

(2) 电子病历系统可为患者建立个人信息数据库(包括姓名、性别、出生年月、民族、婚姻状况、职业、工作单位、住址、有效身份证件号码、社会保障号码或医疗保险号码、联系电话等),授予唯一标识号码并确保与患者的医疗记录相对应。

(3) 可对医嘱下达、传递及执行进行管理,并能校正医嘱使之完整合理;提供药物、耗材、诊疗项目等字典;对医嘱的医保政策符合性进行自动检查和提示;对药品应用的管理功能等。

(4) 检验报告的管理功能,特别是危急结果提示功能,影像展现及测量功能等。

(5) 展现功能,如以趋势图展现患者的生命体征、历次检查结果等。

(6) 电子病历系统可为病历质量监控、医疗卫生服务信息及数据统计分析、医疗保险费用审核等提供技术支持,包括医疗费用分类查询、手术分级管理、临床路径管理、单病种质量控制、平均住院日、术前平均住院日、床位使用率、合理用药监控、药物占总收入比例等医疗质量管理与控制指标的统计,利用系统优势建立医疗质量考核体系,提高工作效率,保证医疗质量,规范诊疗行为,提高医院管理水平。

(7)电子病历系统还可以不断扩展,如传染病上报、区域医疗信息对接共享等。

3. 电子病历的书写和管理

(1)电子病历书写按照原卫生部《病历书写基本规范》执行。

(2)电子病历系统为操作人员提供专有的身份识别手段,并设置有相应权限,操作人员对本人身份标识的使用负责。医务人员采用身份标识登录电子病历系统完成操作并确认后,系统限制医务人员电子签名。实习医务人员、试用期医务人员记录的病历,应经过在本医疗机构合法执业的医务人员审阅、修改并予电子签名确认。医务人员修改时,电子病历系统应进行身份识别、保存历次修改痕迹、标记准确的修改时间和修改人信息。

(3)门(急)诊电子病历记录以接诊医师录入确认即为归档,归档后不得修改。

(4)住院病历在患者出院时经上级医师审核后归档。归档后的电子病历由电子病历管理部门统一管理,必要时可打印纸质版本,打印的纸质版本需统一规格、字体、格式等。

(5)电子病历系统应具有严格的复制管理功能,不同患者的信息不得复制。

(6)患者诊疗活动过程中产生的非文字资料,如 CT、磁共振、超声等医学影像信息和心电图、录音、影像等,应纳入电子病历系统管理,确保随时调阅、内容完整。对于目前还不能电子化的知情同意书、植入材料条形码等医疗信息资料,可采取措施使之信息化后纳入电子病历并留存原件。电子病历系统还处于不断改进与完善的过程之中,原卫生部已发布《电子病历系统功能规范(试行)》,为电子病历系统规范地应用和发展提供了重要的指导依据。

(刘劲松)

本章小结

"临床医学,首重诊断"。本章的内容是临床上诊断疾病的基本知识和技能,必须努力学习,且还要在今后临床实践中终身学习,不断提高。这是由于疾病的复杂性所决定的。例如,一种疾病可有多种症状,而不同疾病可有相同的症状。临床医学生需掌握临床常见症状的发生机制、病因、临床表现、伴随症状等。本章主要介绍发热、皮肤黏膜出血、咳嗽、咳痰、咯血、呼吸困难、胸痛、心悸、发绀、恶心与呕吐、呕血与便血、腹泻、黄疸、腹痛、少尿、无尿与多尿、血尿、贫血、水肿、消瘦、头痛、抽搐等常见临床症状。

掌握问诊的内容、方法及语言技巧是临床医师接诊患者进行诊疗的第一步,必须在理论学习的基础上严格训练。学生应熟悉问诊的步骤与内容,还要注重问诊态度与技巧;学会对现病史的总结以提炼主诉;要熟悉既往史、个人史、家族史等内容,还要掌握其突出重点的询问方式。

视诊、触诊、叩诊、听诊和嗅诊是基本的体格检查方法。临床医学生需熟练掌握全面、有序、重点、规范和正确的体格检查;逐步掌握常见临床体征的相关知识和鉴别诊断。体格检查的过程也是建立良好医患关系的重要机会,要体现对病人的关怀与尊重。

实验诊断学主要是对血液、体液、排泄物、骨髓、细胞、组织等标本进行常规、生物化学、免疫学、病原学、遗传学等方面的检查。应熟悉实验诊断学的概念、影响因素和标本采集、处理、运送和保存。各种先进分子生物学技术、检测仪器和相应试剂盒的使用,提高了各种实验室检查的速度和准确性并扩大了检查项目,使实验室检查进入高敏感和超微量化时代。

辅助检查,也称为器械检查,是临床医师在问诊和体格检查的基础上,通过医疗设备进行身体检查以获得疾病资料的方法。现代科技有力促进了这个领域的快速发展,我们将面临越来越多的高精尖医疗仪器设备,在疾病的诊断和鉴别诊断中发挥重要作用。我们既要掌握问诊、体格检查、实验室检查,也要在今后不断学习新的器械检查以跟上其发展。

　　病历是医务人员在疾病诊疗工作中形成的文字、符号、图表、影像、切片等资料的总和,它是医务人员对病人进行问诊、查体、实验室及器械检查、诊断与鉴别诊断、治疗、护理等全部医疗活动中收集的资料,进行整理形成的全部医疗工作的真实记录。每个执业医师必须严格遵循各种类型病历的书写要求和规范。

思考题

1. 发热的常见病因需考虑哪些方面疾病?
2. 试述咯血与呕血的鉴别。
3. 试述心源性呼吸困难的种类及各自的临床特点。
4. 腹泻的发生机制有哪些?
5. 试述溶血性黄疸、肝细胞性黄疸和胆汁淤积性黄疸的鉴别要点。
6. 少尿、无尿、多尿的标准是什么?
7. 引起水肿的病因有哪些?
8. 贫血程度的划分标准?
9. 问诊现病史包括哪些方面的主要内容?
10. 叩诊音有哪几种类型?
11. 周围血管征包括哪些内容?
12. 辅助检查的选用应该遵循的原则有哪些?
13. 胶囊内镜的适应证是什么?
14. 试述导联的概念、常规 12 导联心电图的连接方法及电极位置。
15. 试述心脏的传导系统的构成及正常心电活动的特点。
16. 实验诊断学的主要内容有哪些?
17. 病历的定义及重要意义是什么?
18. 住院病历的病程记录有哪些内容?

第七章

医学影像学基础

医学影像学（medical imaging）是应用医学成像技术对人体疾病进行诊断和在医学成像技术引导下应用介入器材对人体疾病进行微创性诊断和治疗的医学学科，主要包括 X 线、超声、核素、CT 和磁共振成像，是临床医学的重要组成部分。了解医学影像学的发展简史和研究范畴，将有助于更好地学习和运用这门学科。

医学影像学是一门年轻的临床学科，在临床医学中应用才 100 多年。自德国物理学家伦琴（Rontgen）1895 年发现 X 线以后不久，X 线就被用于人体检查，进行疾病诊断，由此形成了放射诊断学（diagnostic radiology），并奠定了医学影像学的基础。至今放射诊断学仍是医学影像学的主要内容之一，应用广泛。

20 世纪 50 年代开始应用超声与核素扫描进行人体检查，出现了超声成像（ultrasonography，USG）和 γ 闪烁显像（γ-scintigraphy）。特别是从 20 世纪 70 年代开始，新的成像技术和检查方法不断涌现，X 线计算机体层成像（X-ray computed tomography，CT）、磁共振成像（magnetic resonance imaging，MRI）和发射体层成像（emission computed tomography，ECT）包括单光子发射体层成像（single photon emission computed tomography，SPECT）和正电子发射体层成像（positron emission computed tomography，PET）相继应用于临床，从而使放射诊断学迅速发展成为医学影像诊断学，诊断方法也由过去的单纯形态学诊断发展成集形态、功能和代谢等多方面诊断因素为一体的综合诊断体系。

20 世纪 70 年代兴起的介入放射学（interventional radiology），是应用医学成像技术对人体疾病进行诊断和在医学成像技术引导下应用介入器材对人体疾病进行微创性诊断及治疗的医学学科，是临床医学的重要组成部分，使一些内科药物治疗和外科手术治疗难以进行或难以奏效的疾病获得了良好疗效。从而使介入放射学成为继内科、外科之后的第三大临床治疗体系。所以，当今医学影像学包括医学影像诊断学（diagnostic medical imaging）和介入放射学，后者又分为介入诊断学和介入治疗学。

近 30 年，尤其最近 10 年，随着科学技术的飞速发展，医学影像学获得了快速发展。主要体现在：①各种成像设备不断改进和完善，一些新型影像诊断设备先后应用于临床，例如数字 X 线成像（digital radiography，DR）、立体成像彩色超声诊断仪、各种专用机（如数字胃肠机、数字乳腺机、肢体 MR 机和复合手术室专用 MR 机）、双梯度和 3.0T 磁共振机、双源 CT 和 640 层 CT、PET-CT 以及 PET-MRI 等；②一些新型对比剂（contrast medium）（例如 MRI 肝细胞特异性对比剂、声学造影对比剂）、示踪剂和介入材料的相继开发和临床应用，从而极大地提高了医学影像学的诊疗水平；③各种检查技术和方法也在不断创新，一些新的成像技术如心脏和脑的磁源成像（magnetic source imaging，MSI）、CT 能谱成像（CT energy spectral imaging）、磁敏感加权成像（susceptibility weighted imaging，SWI）、超声弹性成像（ultrasonic elastography）等和新的学科分支如分子影像学（molecular imaging）亦在不断涌现；④借助于计算机系统的高速发展，各种图像后处理软件也在不断推出。所有这些影像设备和检查技术的不断创新，不但进一步提高了成像性能和图像质量，更重要的是使原来难以发现的组织结构和器官的形态、功能及代谢异常得以清楚显示，从而显著提高了影像诊断水平，拓宽了应用领域。

CR、DR、DSA、CT、MRI 和 US 等均为数字化成像，数字化成像改变了传统 X 线成像的显示、保存、传输与利用模式，更有利于图像的保存、传输和读取。图像存储和传输系统（picture archiving and communicating system，PACS）与信息放射学（informatics in radiology，info-RAD）加快了图像传输速度和实现了资源共享、无胶片化管理以及远程会诊等。同时，数字化成像还使得计算机辅助检测和计算机辅助诊断成为可能，目前这一诊断技术已初步用于临床。

特别是人工智能（artificial intelligence，AI）与医学影像的结合是最具发展前景的领域，AI 通过提供预先筛选的图像和确定的特征可更准确地进行影像学评估，可重复性高，能显著提高工作效率，减少误诊和漏诊，并可对疗效进行监测，促进精准医疗在影像医学的应用。AI 在医学影像应用最成熟的领域为肿瘤影像，在肿瘤的预防、早期发现、诊断和干预、预后评估等方面提供了可能，如：①肺部结节和肺癌筛查，帮助放射科医生准确检出早期小肿瘤，降低医生工作强度和人为错误的发生率；②乳腺癌筛查，目前计算机辅助诊断已经较好地融入对乳腺癌影像诊断的日常工作流程中，如 X 线断层成像、乳腺钼靶、超声、MRI 等不同检查方法中的应用；③前列腺癌的诊断，基于多模态卷积神经网络的人工智能计算机辅助诊断前列腺癌技术，较准确的自动诊断前列腺癌。

AI 在非肿瘤性疾病的筛查、诊断与鉴别诊断及预后评估等方面也显示出一定的临床价值。应用深度学习网络实现脑外伤急诊患者全自动检测系统，有助于放射科和急诊科医师减少诊断时间和人为错误。人工智能自动化报告可以形成更标准化的术语，提高工作效率。随着 AI 和医学影像大数据在医学影像领域的普及和应用，医学影像所面临的诊断准确性和医生缺口等问题便可迎刃而解，两者的融合将成为医学影像发展的重要方向。人工智能技术能达到更高的技术水平并能控制成本应用于临床工作，人工智能也不能取代放射科医生的全部临床工作，尤其是需要与人沟通交流的相关工作。

纵观医学影像学的发展，可以看出其应用领域不断地扩展，诊疗水平不断提高，医学影像学已成为临床医学中发展最快、作用重大、不可或缺的重要学科之一。特别值得指出的是，医学影像学自身迅速发展的同时，也极大促进了其他临床学科的发展，使医疗事业整体水平不断提高。

第一节　放射诊断学

一、X 线的发现、产生和特性

（一）X 线的发现

X 线是德国物理学家威廉·康·伦琴（Wilhelm Konrad Roentgen）（图 7-1）在 1895 年 11 月 8 日晚上发现的。当时，他在暗室内用高压电流通过低压气体的克鲁克斯管作阴极射线的实验研究，偶然发现克鲁克斯管附近的一块表面涂有铂氰化钡结晶的纸板上发出荧光。进一步研究证实该荧光是由高压电流通过克鲁克斯管时，产生的一种看不见的新型射线所引起，这种射线能穿透普通光线不能穿透的纸板，并能作用于荧光屏而产生荧光。实验发现这种射线还能透过书本、橡皮板或木板而使荧光屏发亮，它甚至能够轻易穿透 15mm 厚的铝板，但是对重金属如铜、铁、铅等则不易透过。接下来更为神奇的现象发生了，一天晚上伦琴很晚没回家，他的妻子来到实验室看他，伦琴让他的妻子用手捂住照相底片，当显影后，夫妻俩在底片上看见了她的手骨和结婚戒指的影像，于是伦琴的妻子便成为在底片上留下骨骼影像的第一人（图 7-2）。伦琴将他的发现于 1896 年 1 月 23 日正式公布于世，由于当时不清楚这种新型射线的性质，所以伦琴把这种射线称为 X 线，为了纪念伦琴这一伟大发现，科学界又将 X 线称为伦琴线。X 线的发现，对近现代科学理论及应用技术产生了深远的影响，特别是对医学科学领域内的不断创新和突破具有十分重大的意义,开创了 X 线检查诊断疾病的新纪元,因此伦琴成为第一个诺贝尔物理学奖获得者。

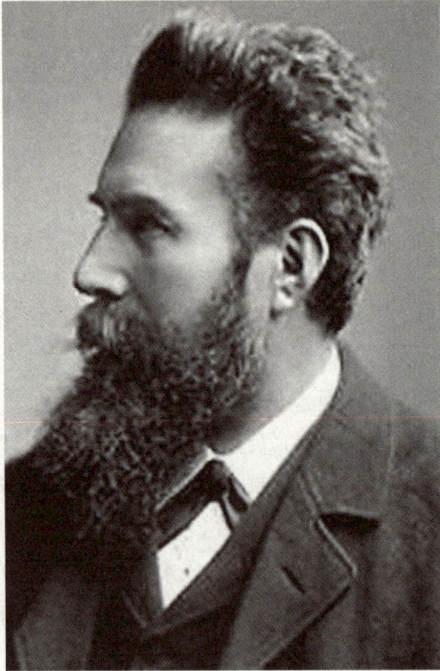

图 7-1 伦琴图像

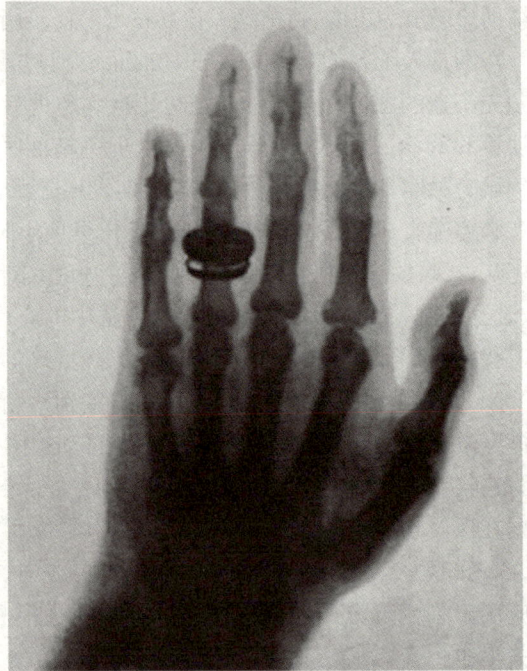

图 7-2 伦琴夫人的手部 X 线片

(二) X 线机的结构及 X 线的产生

1. **X 线机的结构** X 线机因使用目的不同而有多种类型,但其基本结构大致相同,即由主机和不同外围设备组成。主机为 X 线发生装置,由 X 线管、变压器和控制器组成(图 7-3)。外围设备包括检查床、X 线管支撑装置、影像装置(影像增强电视系统、X 线电影机、X 线录像机、点片照相机、荧光屏等)和一些配套装置(激光照相机、X 线胶片自动洗片机)等,外围设备的作用是与主机相结合,共同完成 X 线成像检查。

(1)X 线管(X-ray tube):近代 X 线管都是热阴极真空管,由发射电子的阴极和产生 X 线的阳极组成,阴极多是钨制灯丝,阳极为钨靶。以低电压(6~12V)电流通过阴极灯丝,灯丝发热而产生电子群,阳极钨靶用以阻挡快速运行的电子群。在 X 线管的两极加以高电压(40~150kV,一般为 40~90kV),电子群以高速从阴极向阳极运行,撞击钨靶,突然受阻,从而产生 X 线和大量热量。钨原子序数高和原子量大,具有高度放射 X 线的性能,产生 X 射线的效率高,且能容纳大量热能(熔点为 3 400℃)。钨靶嵌在铜制阳极体上,使阳极热能更快散失,因为铜是热传导率很高的金属。

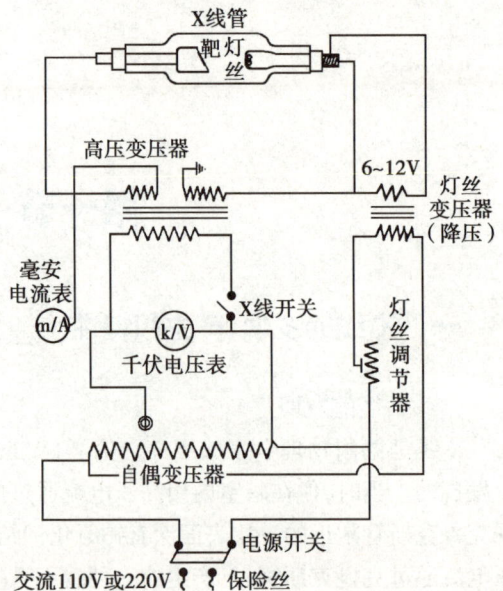

图 7-3 X 线机主要部件示意图

(2)变压器(transformer):提供产生电子的灯丝电压和 X 线管的高电压。变压器主要由一个铁心、一个初级线圈和一个次级线圈构成。当交流电向初级线圈输入时,则次级线圈输出的电压可按照两个线圈的比例升高或降低。在 X 线机中,高压变压器供应高压电于 X 线管两极,降压变压器(即灯丝变压器)供应低压电于阴极灯丝。

(3)控制器(console):用于控制和调节 X 线的发生。使用 X 线机时,必须有一定的控制装置才能调节所需的各种条件(包括电压、电流和曝光时间等),控制器内装有许多电钮、电表、电阻和自耦变压器,主要用以调节通过 X 线管两极的电压和通过阴极灯丝的电流,分别控制 X 线的质和量。控制器内还装有调节曝光时间的计时器。

2. **X 线的产生**　一般说来,高速运行的电子群被物质阻挡即可产生 X 线。因此,X 线的产生必须具备以下三个条件:①自由活动的电子群;②电子群高速运行;③电子群在高速运行时突然受阻。具体地讲,X 线的发生过程为:接通电源,由降压变压器向 X 线管阴极灯丝供电加热,产生自由电子并云集在阴极附近。当升压变压器向 X 线管两极提供高电压时,阴极与阳极间的电势差陡增,处于活跃状态的自由电子受强有力的吸引,形成电子束,以高速由阴极向阳极前进,撞击阳极钨靶原子结构并发生能量转换,其中不到 1% 的能量转换成 X 线,由 X 线管窗口发射,其余 99% 以上的能量则转换为热能,由散热设备散发。

3. **X 线的质和量**　电子运行的速度及其撞击钨靶后动能所耗损的程度决定 X 线的质。改变高压变压器的电压,即可调节电子运行的速度,电压越高,电子运行速度越快,撞击钨靶后动能消耗越多,则由 X 线管发射的 X 线波长越短,穿透力越强。通过 X 线管的电压很高,以千伏(kV)计。X 线管电流的大小决定 X 线的量,亦即由撞击在钨靶上的电子数量所决定,调节阴极灯丝电流,便可改变灯丝热度,从而改变电子发生的数量,电流越大,灯丝越热,电子越多,撞击在钨靶上的电子数量也越多。通过 X 线管阴极灯丝电流很小,以毫安(mA)计。

(三) X 线的特性

1. **一般物理性质**　X 线是波长很短的电磁波,以光速沿直线前进,其波长范围为 0.000 6~50nm。目前 X 线诊断常用的波长范围为 0.008~0.031nm(相当于 40~150kV 时产生的 X 线),在电磁辐射谱中,居 γ 射线与紫外线之间,比可见光的波长要短得多,肉眼看不见。

2. **X 线具有以下与临床医学成像相关的重要特性**

(1)穿透性:X 线的波长很短,具有很强的穿透力,能穿透一般可见光不能穿透的物质,包括人体在内。X 线的穿透力与 X 线波长及被照体的密度、厚度有密切关系。X 线波长越短,穿透力越强,X 线的波长与 X 线管电压有关,管电压越高,产生的 X 线波长越短;被照体的密度越低、厚度越薄,则越易穿透。X 线在穿透过程中被物质不同程度地吸收衰减。X 线的穿透性是 X 线成像的基础。

(2)荧光效应:X 线能激发荧光物质如硫化锌镉及钨酸钙等,使之产生肉眼可见的荧光。即 X 线作用于荧光物质,使波长短的 X 线转换成波长长的荧光,这种转换叫荧光效应。荧光效应是 X 线透视检查的基础。

(3)摄影效应:亦称为感光效应。传统 X 线摄影时,涂有溴化银的胶片经 X 线照射后感光产生潜影,经显、定影处理,感光的溴化银被还原成金属银(Ag),并沉淀于胶片的胶膜内。此金属银的微粒,在胶片上呈黑色,而未感光的溴化银在定影及冲洗过程中,从 X 线胶片上被洗掉,显出胶片片基的透明本色。依金属银沉淀的多少,便产生了黑白程度不同的影像,得到的胶片称 X 线照片(radiograph)或称 X 线片(plain film)。摄影效应是 X 线摄影的基础。

(4)电离效应:X 线照射任何物质而被吸收时,都将产生电离作用,使组成物质的分子分解成为正负离子。X 线通过空气时,可使空气电离产生正负离子而成为导电体。空气电离程度即其所产生的正负离子量,与空气所吸收的 X 线量成正比,因此测量空气电离程度可计算 X 线的照射量。所以,电离效应是放射计量学的基础。

(5)生物效应:X 线进入人体被吸收,就同体内物质发生相互作用,由属于物理性质的电离效应开始,随即在体液和细胞内引起一系列的化学反应,最终使机体和细胞产生生理和生物方面的改变,即发生生物效应。X 线对机体组织细胞的生物效应主要是损害作用,其损害的程度依吸收 X 线量的多少而定。

微量或少量的 X 线对机体不产生明显的生物效应；超过一定剂量将引起明显生物效应，但仍然可以恢复；大量或过量的 X 线则导致严重的不可恢复的组织损伤。因此，生物效应是 X 线放射治疗学和放射防护学的基础，进行 X 线检查或放射治疗时应采取积极防护措施，避免不必要的放射损伤。

二、X 线成像的原理和密度

(一) X 线成像原理

X 线之所以能使人体在荧光屏或胶片上成像，一方面是基于 X 线的特性，即其穿透性、荧光效应和摄影效应；另一方面是基于人体组织存在着密度和厚度的差别。由于存在这些差别，当 X 线透过人体不同组织结构时，X 线被不等量吸收，所以到达荧光屏或 X 线片上的 X 线量存在着差别。这样，在荧光屏或 X 线片上就形成了黑白对比不同的影像。

由此可见，X 线成像应具备以下三个基本条件：①X 线应具有一定的穿透力，这样才能穿透被照射的组织结构；②被照射的组织结构存在密度和厚度的差异，这样 X 线穿透组织结构后剩余下的 X 线量才会有差别；③这个有差别的剩余 X 线仍是不可见的，还必须经过载体显像过程，例如经 X 线片、荧光屏或电视屏显示，才能获得黑白对比、层次差异的 X 线影像。

当强度均匀的 X 线穿透厚度相同而密度不同的组织或器官时，密度高的组织吸收的 X 线多，密度低的组织吸收 X 线少，因而剩余 X 线量就出现差别，从而形成黑白（或明暗）对比的 X 线影像（图 7-4）。

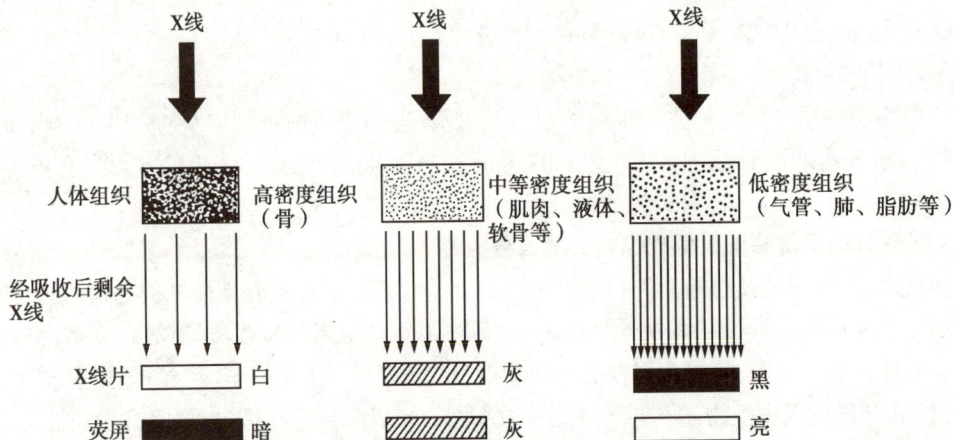

图 7-4   不同密度组织（厚度相同）与 X 线成像的关系

X 线穿透低密度组织时，吸收少，剩余 X 线多，使 X 线胶片感光多，显影、定影后还原的金属银也多，在 X 线片上呈黑影，使荧光屏所生荧光多，故荧屏上明亮。高密度组织则恰恰相反。

人体组织器官形态不同，厚度也不一致，其厚与薄的部分或分界清楚，或逐渐移行。当强度均匀的 X 线穿透密度相同而厚度不同的组织或器官时，厚的部分吸收 X 线多，透过的 X 线少，薄的部分则相反，X 线投影可出现如图（图 7-5）所示的影像学表现。在 X 线片或荧光屏上显示出的黑白对比或明暗差别以及由黑到白或由明到暗的影像差异，其界限呈比较分明或渐次移行，都与组织结构的厚度差异相关。图 7-5 中的几种情况在正常结构和病理改变中都存在。

事实上，物质的密度和厚度这两个因素经常综合影响 X 线成像。

在组织结构发生病理改变时，固有的密度和厚度随之改变，当这种改变达到一定程度时，可使 X 线图像上的正常黑白对比度发生改变，这就是应用 X 线检查进行疾病诊断的基本原理。例如：肺部炎症时肺泡内气体被炎性渗出液、蛋白及细胞所代替，形成渗出性实变，造成局部肺组织的固有密度发生改变，这种改变在 X 线片上表现为白影，呈高密度，与邻近呈黑影的正常肺组织对比明显，易于发现并能作出诊断。

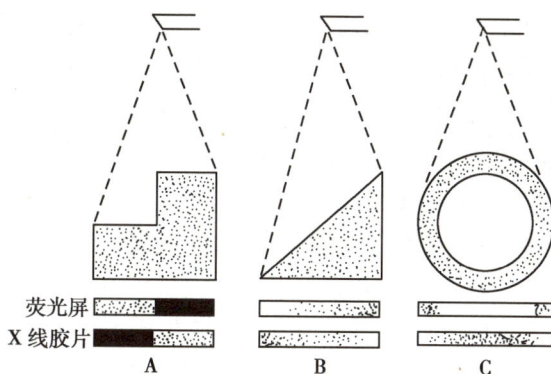

图 7-5　不同厚度组织(密度相同)与 X 线成像的关系

A. X 线透过梯形体时,厚的部分 X 线吸收多,透过的少,照片上呈白影,薄的部分相反,呈黑影,白影与黑影界限分明。荧光屏上,则恰好相反;B. X 线透过三角形体时,其吸收及成像与梯形体情况相似,但黑白影是逐步过渡的,无清楚界限。荧光屏所见相反;C. X 线透过管状体时,其外周部分,X 线吸收多,透过的少,呈白影,其中间部分呈黑影,白影与黑影间分界较为清楚。荧光屏所见相反。

(二) 密度

1. 物质密度与影像密度　物质密度即单位体积内原子的数目,取决于组成物质的原子种类,原子种类是由不同原子序数和原子量而定,所以物质密度与其本身的比重成正比。物质密度高、比重大,吸收 X 线多,影像在荧光屏上黑暗,在照片上呈白影。反之,物质密度低,比重小,吸收 X 线也少,影像在荧光屏上明亮,在照片上则呈黑影。由此可见,荧光屏上的暗与明或照片上的白影与黑影都直接反映物质密度的高低(见图 7-4)。在专业术语中,通常用密度的高与低来表达影像的白与黑。例如用高密度、中等密度和低密度或不透明、半透明、透明等术语来表示物质密度的高低。人体组织密度发生改变时,则用影像密度增高或减低来表达,所以物质密度和其影像密度是一致的。此外,X 线影像密度与物质厚度也有密切关系。

2. 自然对比与人工对比

(1) 自然对比:又称为天然对比。根据人体组织密度的高低即比重的大小,可概括分为骨骼、软组织(包括液体)、脂肪和体内气体四类。这种由人体不同组织间天然存在的密度差别所显示的对比,称为自然对比。依靠自然对比所获得的 X 线图像,常称为 X 线片。人体四类组织的比重和 X 线吸收比例如表 7-1。

表 7-1　人体组织的比重和 X 线吸收比例

组织	比重(以水的比重为 1.0 计算)	吸收比例
骨骼	1.9	5.0
各种软组织(包括液体)	1.01~1.06	1.01~1.10
脂肪	0.92	0.5
气体	0.001 3	0.001

以上四类组织的自然显影和密度对比进一步说明如下:

1) 骨骼:骨骼含有 68% 钙质,钙原子序数为 20,原子量为 40,所以骨骼比重最高,吸收 X 线最多,同其他三种组织都形成明显的对比。在 X 线片上,骨骼的骨皮质感光量少,显示为白色,称为高密度影像,简称致密影,在荧光屏上黑暗。由于骨骼中骨松质的骨质结构较骨皮质稀疏,因而骨松质密度略低于骨皮质。

2）软组织和液体：人体结构大部分由软组织和液体所组成。软组织包括皮肤、肌肉、结缔组织、淋巴组织、内脏（心、肝、脾、肾、脑、胰腺等）和软骨等；体内液体包括血液、淋巴液、脑脊液和分泌液（胃液、尿、胆汁等）。这些都是由不同比例的氢、碳、氮和氧等原子组成。它们的比重和 X 线吸收比例都同水大致相似，它们之间仅存在极微小的差异，在 X 线片上都呈相似的灰白影，称为中等密度影像，同骨骼和气体形成良好对比，与脂肪组织则相差不大。

3）脂肪组织：脂肪组织是软组织中的一种，同样是由不同比例的氢、氧、碳、氮等原子组成。由于在每个单位体积内的原子数目较其他软组织较少，排列较其他软组织稀疏，因此比重比一般软组织略小，因差别不大，故在 X 线片上所显示的影像密度较其他软组织稍低，呈灰黑影。

4）气体：人体内气体主要存在于呼吸道、胃肠道、鼻窦和乳突内，气体也主要是由氢、氧、碳、氮等原子组成，但由于气体原子非常稀疏，比重最低，吸收 X 线最少，同其他三种组织都有明显的对比，在 X 线片上，气体显示的影像与骨骼相反，呈深黑影，称为低密度影像，在荧光屏上明亮。

在人体组织结构中，自然对比现象最明显是胸部。在 X 线片上，胸部周围软组织显示中等密度的半透明阴影，肌肉和皮下脂肪稍有差别，肋骨、肩胛骨、锁骨等骨骼呈致密阴影，肺部因含气呈低密度的透明阴影，由软组织组成的心脏大血管阴影的密度比肋骨还要高，这是由于心脏的厚度比肋骨大很多倍且含有血液所致（图 7-6）。在四肢中，密度高的骨骼阴影同其周围以肌肉为主的软组织所形成的中等密度阴影间存在着明显的自然对比（图 7-7）。

（2）人工对比：人体内许多部位，特别是腹部或颅腔内容物缺乏自然对比。即使自然对比最好的胸部和四肢的部分组织、器官或结构也不能完全依靠自然对比显影。这是由于人体各部组织、器官或结构内或它们之间大都是由多种密度大致相同的软组织和液体所组成。要使这些组织、器官或结构分别显影，就必须采用人工方法，引入某些对比物质，人为地形成密度对比，这种方法称为人工对比法，也称造影法，对比物质称为对比剂，原来称为造影剂，通过人工对比方法进行的 X 线检查即为 X 线造影检查（contrast examination）。在长期的实践中，对比剂和造影检查技术均有显著的改进。

人工对比造影的应用：人工方法将一种对比剂，可用原子量及比重低的气体，也可用原子量及比重高的钡剂或碘剂，导入所要检查的结构或器官内或其周围间隙，使之与周围的结构产生密度对比而显影。由于造影检查的广泛应用，可使人体大多数组织、器官和结构显影，从而显著地扩大了 X 线检查的范围（图 7-8）。

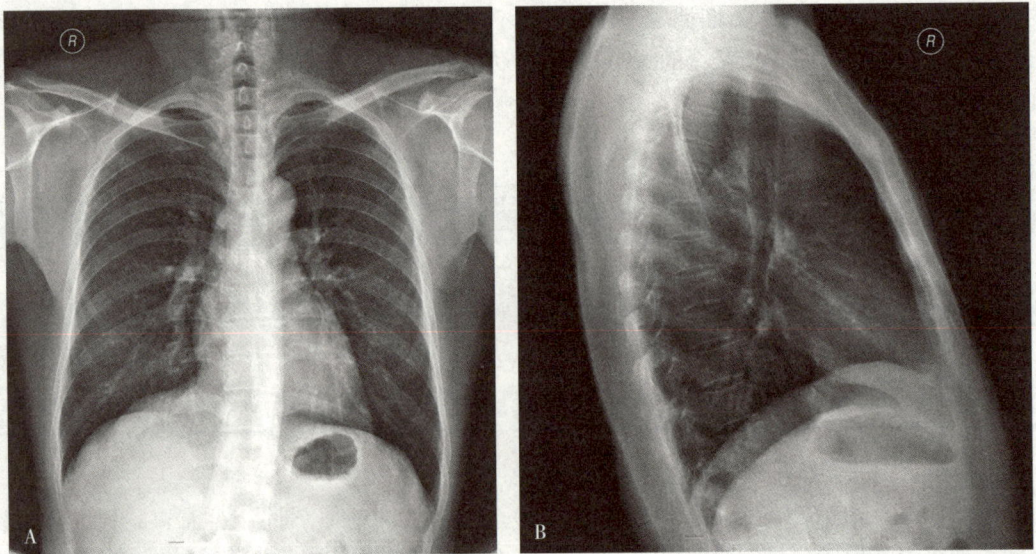

图 7-6   胸部后前位及右侧位 X 线图像
A. 胸部后前位；B. 右侧位 X 线图像。

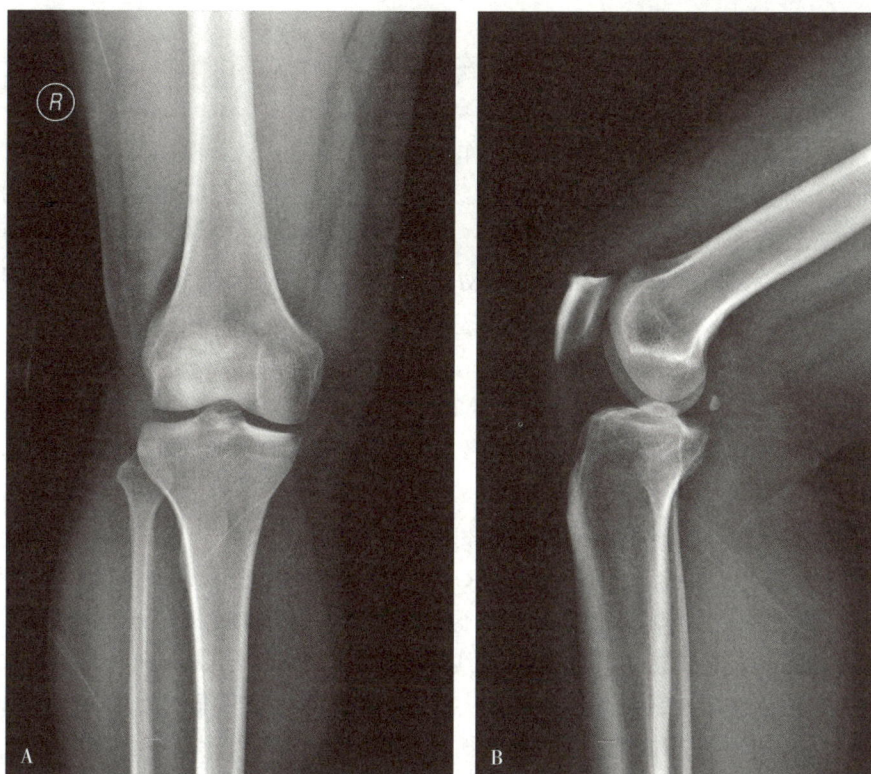

图 7-7　膝关节正侧位 X 线图像
A. 膝关节正位;B. 膝关节侧位。

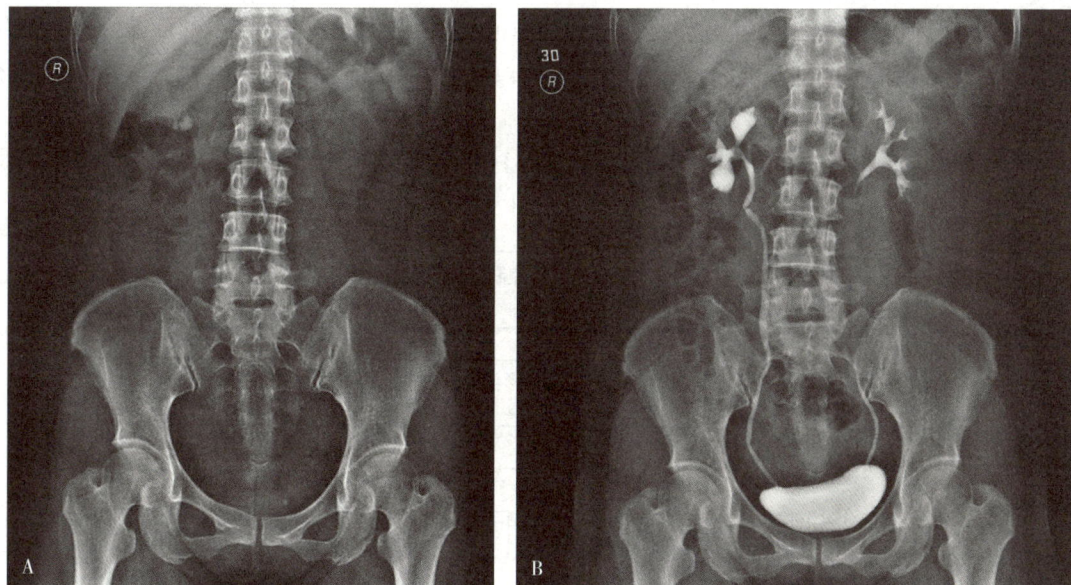

图 7-8　腹部 X 线片(KUB)与排泄性尿路造影(IVP)图像
A. 腹部 X 线片(KUB);B. 排泄性尿路造影(IVP)图像。

三、X 线成像设备与 X 线成像性能

随着科学技术的发展,各种 X 线检查设备更新较快,特别是近三十年来,数字化 X 线成像技术的出现,使得 X 线检查设备发生了很大改变。不同 X 线设备的成像性能各异,它们具有不同的应用范围和应用价值。

(一) 传统 X 线成像

传统 X 线成像设备包括通用型 X 线机、胃肠 X 线机、心血管造影 X 线机、床旁 X 线机、乳腺 X 线机、牙科 X 线机和手术室专用 X 线机等,它们各具有不同的用途。

应用传统 X 线设备进行摄片时,是以胶片作为载体,对穿透过人体组织器官的 X 线信息进行采集、显示和存储。与数字 X 线成像比较,传统 X 线成像的优点是空间分辨率高。缺点:①摄片技术条件要求严格,曝光宽容度有限;②图像的密度分辨力较低,也就是密度差别小的组织不能形成灰度对比;③图像灰度固定,不能调节;④辐射剂量相对大,成像过程复杂,耗时多;⑤在 X 线胶片利用和管理上有许多不便。数字化 X 线成像则克服了上述缺陷。

(二) 数字化 X 线成像

数字化 X 线成像是 X 线诊断最新和最重要的进展,它主要是指 X 线影像以数字方式输出,直接利用计算机对影像数据快捷地进行存储、处理、传输和显示。数字 X 线成像已日渐广泛应用于临床影像诊断领域。

数字化 X 线成像检查技术根据成像原理和应用不同,分为计算机 X 线成像(computed radiography,CR)、数字 X 线成像(digital radiography,DR)和数字减影血管造影(digital subtraction angiography,DSA)等。从广义上讲,CT 也属数字化 X 线成像检查技术。其中 DR 又可分成间接数字 X 线成像(indirect digital radiography,IDR)和直接数字 X 线成像(direct digital radiography,DDR)。

1. **计算机 X 线成像(CR 系统)**　CR 不是以 X 线胶片作为记录和显示信息的载体,而是以 X 线影像板(imaging plate,IP)作为载体记录 X 线曝光后形成的信息,再由激光扫描读出 IP 板信息并经图像后处理形成数字影像的检查技术。

CR 成像过程大致分三步:第一步是信息采集,透过人体的 X 线被 IP 板接受,形成潜影(第一次激发);第二步为信息转换,即用激光束扫描 IP 板,使之转换为相应强弱的电信号(第二次激发),继而电信号经模 / 数转换为数字信号;第三步是信息处理和记录,对数字化图像根据需要可进行灰阶变换、空间频率和动态范围压缩等处理,再经数 / 模转换成模拟灰阶图像,显示在荧光屏上或经激光照相机打印成胶片。

CR 设备可与传统 X 线设备进行组合。CR 成像设备除 X 线机外,主要由 IP 板、图像读取、图像处理、图像显示、记录和存储装置及用于控制的计算机等组成(图 7-9)。

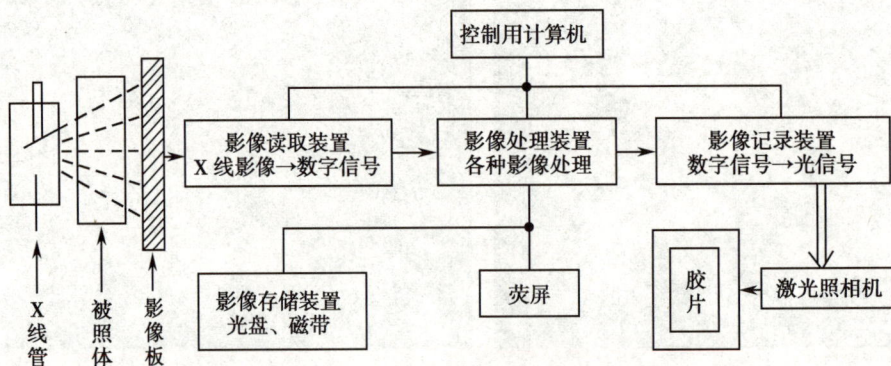

图 7-9　CR 成像设备示意图

2. **数字 X 线成像(DR 系统)**　DR 包括间接数字 X 线成像(IDR)和直接数字 X 线成像(DDR),目前临床上使用最多的是 DDR 像,又称为平板探测器数字 X 线成像,它是采用平板探测器(flat panel detectors,FPD)将透过人体的 X 线信息直接转换成电信号,再数字化的成像方法。转换过程都在平板探测器内完成,没有激光扫描的过程,所以 X 线信息损失少,图像质量好,成像时间短。

DDR 成像的基本原理和过程:非晶硒 FPD 接受透过人体的 X 线,产生电子 - 空穴对;在外加高压电场的作用下,电子和空穴向相反方向移动,使阵列方式排列的薄膜晶体管器件的电容器存储电荷,电荷量与入射的 X 线量成正比;随后,阵列方式存储的电荷逐一释放,形成电信号;进而经模/数转换为数字信号(图 7-10)。另一种为非晶硅 FPD,其在阵列排列的无定形硅表面覆有碘化铯晶体;透过人体的 X 线首先转换为可见光,再经硅阵列转换为电信号;进而经模/数转换为数字信号。对上述两种 FPD 所获得的数字信号,可进行各种处理,再经数/模转换后,即获得模拟灰阶图像。

DDR 的主要设备包括平板探测器、图像处理器、图像显示器、存储器和系统控制器等。DR 设备与原有 X 线设备不兼容,需要更新全部设备。类型包括 DR 通用型机、DR 胃肠机、DR 乳腺机和 DR 床旁机等。

3. 两种数字化 X 线成像的比较

(1)数字化 X 线成像的优点:①曝光宽容度大,可最大限度降低 X 线辐射剂量;②提高了图像质量,具有较高分辨率,可同时清晰显示不同密度的组

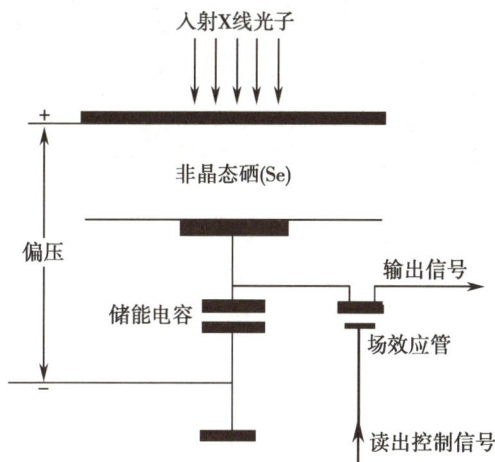

图 7-10 非晶硒平板探测器工作原理示意图

织结构;③具有测量、边缘锐化、减影等多种图像后处理功能;④图像的数字化信息既可经转换打印成照片或显示在显示屏上供观察分析,也可存储在光盘、硬盘中,还能够直接进入图像存档与传输系统(PACS),便于临床应用、教学与远程会诊。

(2)DR 优于 CR:CR 的不足之处在于成像速度较慢,时间分辨率较差;X 线信息有损失;不能进行透视检查;X 线检测效率也有待提高。和 CR 相比,DR 不但大大缩短了成像时间,还可用于透视;且进一步提高了 X 线检测效率,降低辐射剂量;DR 具有更多的后处理功能,例如多体层容积成像(一次检测就可获得投照部位任意深度、厚度的多层面体层图像)、图像自动拼接技术(一次检测可获取大范围如全脊柱的无缝拼接 DR 图像)等。DR 系统亦有不完善之处,如需要更新全部设备。DR 是很有发展前景的数字成像设备,随着平板探测器的逐渐完善,将替代 CR。

(3)临床应用:DR 和 CR 的临床应用范围基本相同,两者均为数字化 X 线摄影,作为新的 X 线成像技术,已逐渐广泛应用于临床影像检查诊断领域。随着其技术的不断完善,必将对影像诊断水平的提高发挥更大作用。

(三)数字减影血管造影

数字减影血管造影(DSA)是 20 世纪 80 年代兴起的一种将计算机与常规 X 线心血管造影相结合的检查技术,数字 X 线成像是 DSA 的基础,目前已广泛应用于临床。

1. DSA 的基本设备和原理 初期,DSA 设备中的图像采集是利用 X 线影像增强器——高分辨力摄像管,目前多使用 FPD,其他设备还包括 X 线发生器、影像增强器、电视透视、模/数转换器、电子计算机和图像存储器等(图 7-11)。DSA 设备机架呈"C"形,故称之为"C臂",可为单C臂或双C臂,依安装方式不同又分为悬吊式或落地式,也可为移动式或安装在复合手术室内。

血管造影是将水溶性碘对比剂注入血管内,使心血管显影的 X 线检查方法。传统心血管造影检查由于血管影与邻近骨骼及软组织影相重叠,影响了血管的显示。数字减影血管造影检查则可避免这种影像重叠,通过计算机处理数字影像信息,消除了骨骼和软组织影像,使血管清晰显影。

DSA 的数字减影方法有多种,常用的是时间减影法(temporal subtraction method,TSM)。基本原理:经导管向血管内注入对比剂前和注入对比剂后的不同时间点,进行靶血管部位连续成像,其中注入对比剂前的图像称为蒙片(mask);对得到的一系列图像进行像素化和数字化转换;将注入对比剂后任意时间点图像的数字矩阵与蒙片的数字矩阵相减,抵消骨骼和软组织的数字矩阵,仅保留血管内对比剂的数字矩阵;其后,经数/模转换,就可得到不同期相仅显示含对比剂血管影像,达到减影目的(图 7-12)。由于此种减影法的蒙片和系列图像系在不同时间点获得,故称之为时间减影法。

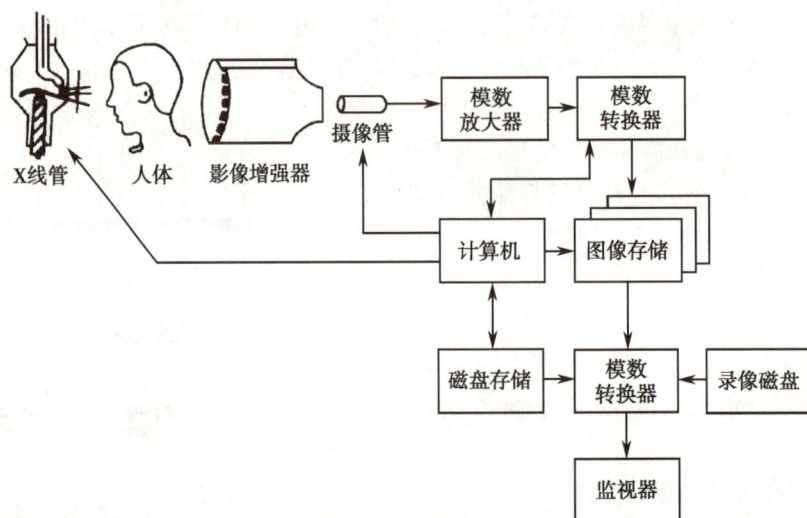

图 7-11　DSA 设备示意图

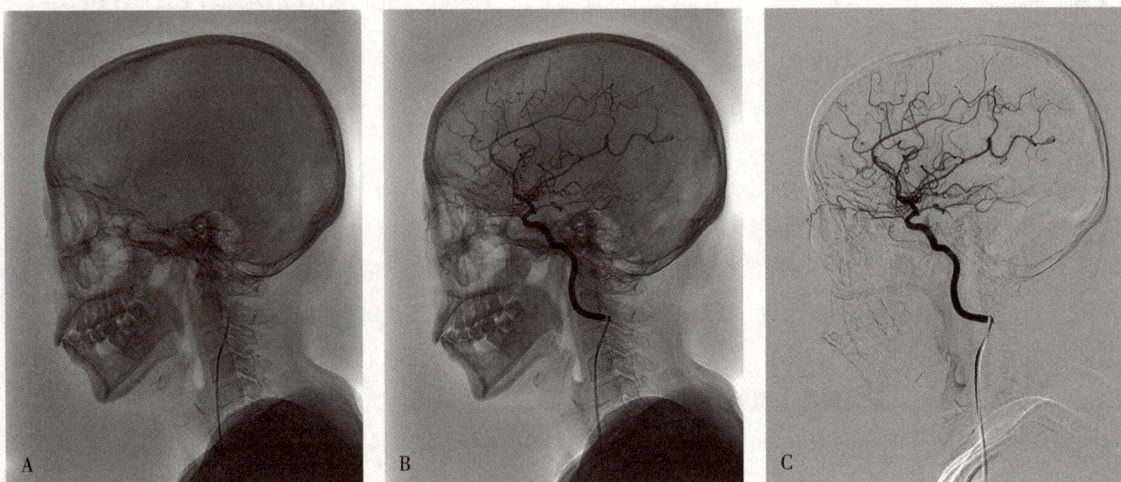

图 7-12　数字减影血管造影的基本原理和过程
A. 蒙片；B. 血管造影图像；C. 数字减影血管造影图像。

除时间减影法外，还有能量减影、混合减影、光学减影和电子减影法等，均较少应用。

2. DSA 成像方式　根据将对比剂注入动脉或静脉而分为动脉法 DSA（IADSA）和静脉法 DSA（IVDSA）两种。由于 IADSA 血管成像清楚，对比剂用量少，所以现在多采用 IADSA。

动态 DSA 和三维 DSA：随着 DSA 技术的发展，DSA 成像过程中球管与检测器同步运动而获得系列减影图像的方式，称为动态 DSA，能够对运动部位进行成像；通过软件控制在双 C 臂 DSA 系统中进行双平面血管造影及计算机处理，可以获得病变血管的三维影像，能够避免普通 DSA 血管重叠影像观察时需要多次造影和多体位投照的不足，大大减少对比剂用量，有利于介入过程中准确操作和缩短介入诊治时间。

3. DSA 的优点和临床应用　与常规血管造影相比，DSA 的密度分辨率和对比分辨率高，用选择性或超选择性插管，对比剂用量少，可很好显示直径在 200μm 以上的血管及小病变，对心脏、全身各部位血管性病变的诊断具有不可替代的重要作用，目前 DSA 检查仍然是诊断心血管疾病的"金标准"。DSA 具备实时成像和绘制血管路径图的能力，特别有利于介入诊疗操作，它是血管内介入技术不可缺少的成像手段。

4. DSA 各种造影方法的选择原则

（1）主动脉及其主要分支疾患的诊断多首选非选择 IADSA。有时为了简便省时，损伤少，亦可首选非选择性 IVDSA。

(2)上、下腔静脉疾患和累及右心、肺动脉、肺静脉的先天性单发、复合或复杂的心血管畸形首选选择性 IVDSA。

(3)造影前估计采用再循环法无法显示或不能清晰显示的主动脉及其主干的疾患,如动脉导管未闭、主肺动脉间隔缺损和肾动脉分支狭窄等应首选非选择性 IADSA。

(4)对老年患者,尤其是有动脉硬化所致血管迂曲者或多次行导管内灌注化疗的肿瘤患者(常伴侧支循环),先行非选择性 IADSA,往往有助于选择性 IADSA 插管。

(5)累及左心、冠状动脉以及各脏器的疾患首选选择性 IADSA 或超选择性 IADSA。

四、X 线检查方法

X 线检查方法种类繁多,各有优缺点,应该根据临床诊断要求,合理使用进行选择。选择原则是安全、准确、简便而又经济的检查方法。X 线的检查方法可分为普通检查、特殊检查和造影检查三类。普通检查包括透视和 X 线摄影,是 X 线检查中最基本和应用最早且最广泛的检查方法。适合透视就选择透视检查,适合摄片就选择摄片,与周围缺乏自然对比的器官,如消化道就选择造影检查,泌尿系结石可以选择摄片,但比较小的结石以及恶性肿瘤,则需要选择 CT 检查才是最有效的方法。对多种特殊摄影检查和各种造影检查方法,分别叙述如下:

(一)普通检查

1. **透视** 透视(fluoroscopy)是一种简便而较常用的检查方法。目前多采用影像增强电视系统,影像亮度强,效果好。将受检部位置于 X 线管和影像增强器之间。透视检查的优点:①可转动患者体位,从不同方向进行观察;②能了解器官的运动功能,例如心脏大血管搏动,呼吸和膈肌运动,胃肠蠕动和排空等;③简便、经济、省时,可立即获得检查结果;④若需要记录病变影像,可在透视下选择最佳观察角度进行点片摄影,供复查对照或作为教学、科研资料保存。缺点:①影像清晰度较 X 线摄影差,难以分辨密度差别小的病变;②若采用荧光透视,不能留下永久记录;③辐射剂量较大。

目前,透视主要用于胃肠道钡餐造影和钡剂灌肠检查、介入治疗、骨折复位等;胸部透视已很少应用。

2. **X 线摄影** X 线摄影(X-radiography)常简称为拍片,是最常用、最基本的 X 线检查方法,所得的照片称为 X 线片。摄影时,将受检部分置于 X 线管与胶片(数字化摄影时为影像板或平板探测器)之间,并贴近胶片(或影像板或平板探测器),固定不动。胸部和腹部摄影时需屏住呼吸,否则由于呼吸运动伪影造成影像模糊。摄影时,须将外物如饰物、敷料等除去,避免造成混淆阴影。

X 线摄影广泛应用于人体各个部位的检查,目前应用最多的是骨关节、胸部,亦可用于腹部、头颅五官等部位的疾病诊断。常用的投照位置为正位,其次为侧位;在不少投照部分如胸部、四肢或脊柱等,需要同时常规摄正、侧位(见图 7-6、图 7-7)。其他的投照位置包括斜位、切线位和轴位等。

X 线摄影的优点:①应用范围广;②图像空间分辨率高,影像细节显示清晰,能使人体厚、薄的各部结构清晰地显示于 X 线片上;③可作永久记录保存,以便随时研究或在复查时作对照、比较,以观察病情的演变;④辐射剂量较小,利于防护。缺点:①被投照部位的所有组织结构影像重叠,常需多体位投照;②检查区域受胶片大小所限制;③不能观察器官的运动功能;④检查费用相对较高。

透视和摄影的优缺点具有互补性,在实际工作中,可根据具体情况选用其一或配合使用。

3. **特殊摄影**

(1)体层摄影:体层摄影(tomography)是通过特殊的装置和操作获得某一选定层面上组织结构的影像,而不属于该选定层面的组织结构则在投影过程中被模糊掉。体层摄影常用于明确 X 线片难于显示、重叠较多和处于较深部位的病变,有利于显示病变的内部结构、边缘、确切部位和范围等。目前,临床上采用数字平板多功能 X 线机进行体层摄影。随着 CT 检查的广泛应用和 CT 后处理技术的发展,体层摄影已很少用。

(2)高千伏摄影:高千伏摄影(high kV radiography)是使用高于 120kV 的管电压进行摄影。由于 X 线穿透力强,能穿透被照射的所有组织,能在致密影像中显示出隐蔽性病变。高千伏摄影可缩短曝光时间,减少 X 线管负荷及患者接受的辐射剂量。高千伏摄影常用于胸部,目前主要用于评价肺尘埃沉着症(尘肺)。

(3)软 X 线摄影:软 X 线摄影(soft ray radiography)是用钼靶、铜靶或铬靶 X 线管,用低的管电压(40kV 以下)以产生软 X 线进行摄影。由于这种 X 线能量低,穿透力较弱,故称软 X 线。软 X 线摄影多用于女性乳腺摄影,显影效果好,有利于显示微小钙化,主要用于乳腺炎性疾病(如急性乳腺炎、乳腺脓肿)、乳腺增生、乳腺良性肿瘤(如纤维腺瘤)、乳腺癌等疾病的诊断和鉴别诊断,目前软 X 线摄影仍是诊断乳腺疾病的首选影像学方法(图 7-13);有时也用于阴茎、咽喉侧位检查。

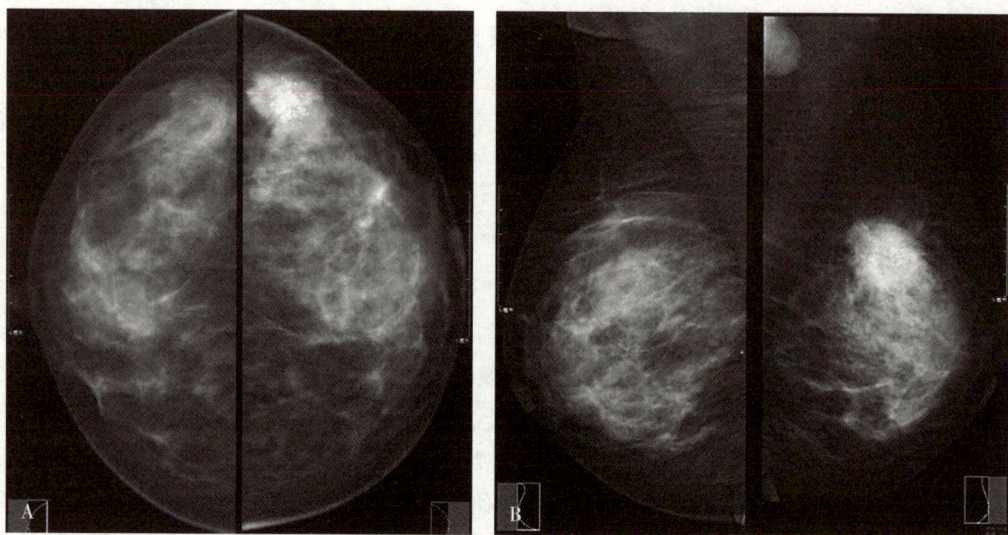

图 7-13   双侧乳腺钼靶 DR 片
A. 双侧乳腺轴位;B. 双侧乳腺侧斜位。

(4)X 线减影技术:应用 CR 或 DR 的减影功能,可获得单纯软组织或骨组织图像,提高了对疾病的诊断能力。例如,减影后的胸部单纯软组织图像可提高非钙化性肺小结节的检出率。

(5)数字断层融合技术(digital tomosynthesis,DTS):DTS 以数字化重建为基础的一种新型的 X 线断层技术,以连放的形式将被检查的部位内部结构及周边的组织结构清晰地显示出来,并且采用的低剂量曝光,获取所扫描物体多个角度的投影数据,利用计算机重建技术获得任意层面、数目的图像,使每一层面都能清晰显示,不受周围重叠组织影响。对于骨骼、胸部等对比明显的组织器官或造影检查有独特优势。例如,在脊柱检查时,通过连续观察各个层面椎体和椎弓结构的表现,就有可能发现常规 X 线片上难以显示的骨质破坏。

DTS 具有成像时间短、空间分辨率高、操作较为简单等特点,并且对操作人员和患者的辐射剂量相对较少,在经济上减轻了患者及家属的费用负担,是对 CT 检查和 X 线片检查做了有利的补充和延伸,在明确诊断骨折、定位等方面明显优于 CT 检查,为司法鉴定工作提供了很大的帮助作用,也为临床中的检查和治疗提供了有力的依据。

(6)放大摄影:采用微焦点和增大人体与照片距离以显示较细微的病变。

(7)其他特殊摄影检查:如荧光缩影、记波摄影、硒静电 X 线摄影、立体 X 线摄影,目前已不使用或很少使用。

(二)造影检查

普通 X 线检查依靠人体自身的自然对比形成影像,而 X 线造影检查则是通过人工对比方法进行的 X 线检查。

1. 对比剂分类及其应用范围　①易被 X 线透过的气体如空气、二氧化碳,常称为阴性对比剂,目前应用较少;②不易被 X 线透过的钡剂或碘剂,常称为阳性对比剂。医用硫酸钡主要用于食管和胃肠道造影检查;水溶性有机碘对比剂应用范围广,可用于心血管造影、血管内介入治疗、尿路造影、子宫输卵管造影、窦道和瘘管造影等,亦可用于食管和胃肠道造影。

2. 使用碘对比剂的注意事项　血管内应用有可能引起不良反应,有时甚至很严重;肝肾功能严重受损、甲状腺功能亢进、恶病质、婴幼儿、高龄者和过敏体质者,应禁用或慎用碘对比剂。肠梗阻和胃肠道穿孔者严禁口服硫酸钡。

3. X 线对比剂引入途径与方法　①直接引入法:口服法如胃肠钡餐造影;灌注法如钡剂灌肠、逆行尿路造影、子宫输卵管造影等;穿刺法如血管造影、经皮经肝胆管造影等。②间接引入法:如经静脉注入排泄性尿路造影(见图 7-8)等。

4. 造影前的准备　不同的造影检查均有相应的检查前准备和注意事项,必须认真执行,以确保患者的安全及获得满意的造影效果。

五、X 线检查中的防护

(一)X 线防护的意义

X 线检查的应用越来越广泛,接触 X 线的人越来越多,X 线检查已是临床诊治疾病不可缺少的重要手段。但是,由于 X 线具有生物效应,超过容许照射量不可避免地给人体带来辐射损伤,因此,必须重视 X 线的防护,既要重视工作人员,也要重视患者的防护,这样才能更好地发挥 X 线检查的作用,避免不必要的辐射损伤。

(二)X 线防护的原则

X 线防护的三大基本原则是防护实践正当化、防护的最优化和个人剂量限制。除此之外,实际工作中还要遵循下列三原则,从而减弱或消除 X 线对人体的危害。

1. 时间防护　一切人员应尽可能减少在 X 线场所内停留的时间,尽量缩短照射时间,减少照射剂量。每次检查的照射次数不宜过多,尽量避免不必要的重复检查。

2. 距离防护　利用 X 线照射量与距离平方成反比这一原理,要求工作人员尽量远离工作的 X 线源,患者与 X 线球管的距离不能小于 35cm,无关人员勿进入 X 线场所。

3. 屏蔽防护　指在 X 线源与操作人员间放置能吸收 X 线的物质,如铅玻璃、混凝土墙壁、铅围裙等。

(三)X 线的防护措施

1. 控制照射剂量　放射工作人员长年累月接触 X 线,必须注意控制受照剂量。同时对患者的照射也不能一次大剂量或经常照射。一般情况下,放射工作人员的受照剂量应严格按照月剂量当量控制,建立放射工作人员健康档案,定期检查。认真执行国家、原卫生部颁发的《辐射防护规定》和《医用 X 线卫生防护规定》。

2. 机房防护要求　X 线机房应有足够的使用面积,以保证 X 线机的合理安装,尽可能减少散射线影响。一般 100mA 以下的 X 线机房应不小于 24m²,200mA 以上的 X 线机房应不小于 36m²,多功能 X 线机房面积应酌情扩大,机房的高度不低于 3.5m。机房墙壁(包括天棚、地板等)必须有安全的防护厚度,一般摄片机房要求有线束朝向(投照方向)的墙壁应有 2mm 铅当量的防护厚度,其他侧壁应有 1mm 铅当量的防护厚度,控制室墙体要能够完全阻挡 X 线。投照方向不应正对门窗。此外,机房布局要合理,不要堆放与工作无关的杂物,避免产生多余散射线。工作中检查室门设计成与控制室门一样。检查室最好安置换气管道而不安窗户,以免其他人受到 X 线辐射。即使安窗户,也应安置在离其他科室较远的方向。检查室外应有醒目标志或注明,以免检查时其他人进入受到 X 线辐射。

3. X 线机的防护要求　　X 线机在结构上都十分重视对 X 线的防护,在保证 X 线机功能不受影响的前提下,常采用多种防护方法,尽量减少被检查者和工作人员的辐射损伤。X 线球管口应有 1.5~2mm 厚的铝板,滤过长波射线,保护患者皮肤。X 线球套应有 1~1.5mm 厚的铅皮,照片或透视时尽量缩小光圈。

4. 其他防护措施　　包括控制室和检查室之间应具备较好的传音器,因为许多检查需要病人闭气、出气时,则应立即告之;放射工作人员在给病人检查时有高度的责任心,尽量避免重查,对某一部位检查应将照射野调到尽可能小的程度,并且用铅衣遮住眼部和生殖器部位,减少 X 线对病人的辐射;如果某些检查需要陪伴协作,须陪伴穿上铅衣或铅围裙,减少 X 线对陪伴的辐射;要求临床医生提高对 X 线检查的认识,在必要时需检查外,尽可能使病人减少 X 线检查。

六、影像诊断用对比剂

(一) X 线对比剂

1. 对比剂引入方式

(1)普通 X 线检查对比剂引入方式:按照对比剂引入人体途径不同,可将造影检查方法分为直接引入法和间接引入法两大类。

1)直接引入法:将对比剂通过人体自然孔道、瘘管、瘘道和体表穿刺等途径进入体内而达到造影的目的。包括口服法,如食管及胃肠钡餐检查,口服饮用水或 1%~3% 碘对比剂后上腹部 CT 扫描;灌注法,如钡剂灌肠、逆行尿路造影、子宫输卵管造影及瘘道造影等;穿刺注入或经导管直接注入器官或组织内,如心血管造影、椎间盘造影、支气管动脉造影和 CT 脊髓造影等。

2)间接引入法:又称为生理排泄法。将对比剂经口服、静脉注入或静脉滴注后,使对比剂在人体内选择性经过某一器官的生理排泄作用,暂时停留在其通道内,使该器官显影。包括静脉尿路造影、静脉胆系造影、口服碘番酸胆囊造影及 CT 增强扫描等。

(2)CT 检查对比剂引入方式

1)静脉团注法:亦称快速注射法,即将高浓度碘对比剂加压快速团注入静脉,在对比剂经血液循环大量进入靶器官的供血动脉时开始扫描,现已成为常规增强方式。为保证靶器官的最佳强化,需准确掌握对比剂从注射部位到达靶器官的循环时间。可按 Schad 提供的方法计算,从臂静脉注射对比剂,循环至右心室、左心室、胸主动脉、腹主动脉、脑和髂动脉的时间分别为 4、11、12、13、13 和 15s。对比剂用量为 1~2ml/kg 体重,注射速率 2~5ml/s。

2)肠腔造影法:腹部检查前,可口服饮用水或 1%~3% 碘对比剂充盈胃及小肠,显示胃及十二指肠于扫描前口服对比剂,显示空肠、回肠和结肠可于检查前一天晚上口服 1%~3% 碘对比剂。结肠直肠检查可将 1%~3% 碘对比剂直接灌肠后检查。

3)动脉注射给药法:主要用于肝实质的检查,可将导管置于肝动脉,亦可置于肠系膜上动脉或脾动脉,经门静脉回流后显示肝内情况。临床上应用较少。

2. X 线对比剂的种类及特点　　根据对比剂对 X 线的吸收程度不同将常用的对比剂分为阴性对比剂和阳性对比剂:

(1)阴性对比剂:又称为低密度对比剂,为原子序数低、比重小、吸收 X 线少的物质。用于临床的主要有空气,其他还有氧气、二氧化碳等。X 线片上显示为低密度或黑色影像。主要用于胃肠双重对比造影检查,亦可用于关节腔、腹腔、胸腔造影检查。总的说来,阴性对比剂目前已少用。

(2)阳性对比剂:又称为高密度对比剂,为原子序数高、比重大、吸收 X 线多的物质。X 线片或 CT 片上显示为高密度或白色影像,常用的对比剂有硫酸钡和碘化合物。

1)硫酸钡:硫酸钡(barium sulfate)是纯净的硫酸钡粉末,白色无味,性质稳定,不溶于水或酸碱性水溶液,在消化道内不被吸收,无毒副作用,服用安全。主要用于食管、胃肠造影检查,用法是根据检查需要将其制成不同浓度的混悬剂,采用不同方法导入体内。肠梗阻和胃肠道穿孔者禁忌口服硫酸钡。

2) 碘化合物:碘化合物(iodide)分为无机碘和有机碘两大类。

无机碘制剂:如碘化油(lipiodol),为植物油与碘的结合剂,含碘 40%。可用于瘘管、子宫输卵管和淋巴管造影检查,用法为直接注入检查部位。在介入治疗中,可用于制备碘油化疗药物乳剂,行血管内化疗栓塞治疗肿瘤。碘化油造影后吸收极慢,故造影完毕后应尽可能吸出。目前碘化油很少用于诊断性检查。

有机碘化合物(water soluble organic iodide):此类对比剂为水溶性且均为三碘苯环的衍生物,其种类多、用途广、进展快、更新快,其毒性和不良反应不断降低。根据在体内是否离解,可分为离子型和非离子型两类。常用的离子型对比剂是 60% 或 76% 泛影葡胺等,它具有高渗性,毒副反应较多,目前已趋于淘汰;常用的非离子型对比剂有碘帕醇注射液(Iopamiro)、碘海醇注射液(Omnipaque)、碘普罗胺注射液(Ultravist)、碘佛醇注射液(Ioversol)等,非离子型碘对比剂具有相对低渗性、低黏度、低毒性等优点,明显减少了毒副反应;按其化学结构分为单体和双聚体两类;按其渗透压高低又分为等渗型、次高渗型和高渗型。目前临床上应用最多的是非离子型次高渗碘对比剂,非离子型等渗碘对比剂如碘克沙醇注射液(Iodixanol)已应用于临床。

水溶性碘对比剂主要经血管注入,用于全身各部位、各脏器的 X 线造影以及 CT 增强扫描和 CT 血管成像等;经椎管注入用于脊髓造影;穿刺注入关节腔行关节造影;也可在不适于用钡剂的情况下用于消化道、瘘道及瘘管的造影。

3. X 线对比剂增强作用原理及临床应用　碘对比剂对成像所起的主要作用是其携带的碘,碘对 X 射线的高衰减在 X 线片及 CT 图像上表现为高密度,增加碘分布区与周围组织器官的密度对比。对比剂的引入途径不同,其作用原理亦不同。从血管注入对比剂,对比剂首先大量分布于血管腔内,随后很快进入组织细胞外液,并达到平衡。对比剂在组织内的分布取决于该组织的血流量、血流速度、毛细血管的通透性及细胞外液的体积。直接引入腔内的对比剂,如口服硫酸钡或硫酸钡灌肠及椎管穿刺造影等,对比剂均匀分布于腔内,直接增加与周围组织器官的密度对比。

在 CT 检查中,对比剂应用十分广泛。CT 平扫发现占位性病变时一般需增强扫描,目的是了解病变的血供情况,以利于肿瘤、炎症和其他病变的鉴别。对血管性病变,增强扫描可直接显示其范围、形态、增强程度、畸形血管等,有确定诊断的作用。上腹部 CT 扫描常规口服饮用水或 1%~3% 碘对比剂充盈胃和小肠,减少气体伪影,有利于鉴别肠管与肿瘤,口服饮用水充盈胃和小肠,还有利于显示胃肠黏膜病变情况。常规清洁灌肠后保留 1%~3% 碘对比剂灌肠行盆腔扫描,可很好地显示大肠及其与周围器官的关系。

4. 造影前的准备　不同的造影检查均有相应的检查前准备和注意事项,必须认真执行,以确保患者的安全及获得满意的造影效果。检查前患者需详细了解对比剂使用的适应证和禁忌证并签署使用影像对比剂知情同意书。

5. 碘对比剂的不良反应及处理　临床上使用碘对比剂发生的不良反应主要是副反应和肾毒性。

副反应主要分为三类:①特异质反应:为受检者个体对碘的过敏反应,一般与剂量无关,难以预测和防止;②物理和化学反应:主要与对比剂的渗透压和电荷有关,还与剂量有关,可以预测或防止,较特异质反应更常见;③恐慌发作:以血压无明显波动为标志,通常是心理作用,主要处理为镇静安慰。

肾毒性是指部分有机碘对比剂所致的急性肾功能损害。对比剂所致的肾损害一般在 24h 内显示出来,其临床表现是非特异性的,最常见的表现是接受造影检查后患者出现无症状性血清肌酐值增加至 88.4μmmol/L 或基础值增高 50%,即有诊断意义。另外,约有 30% 患者出现少尿,但最后发生肾衰竭、需要透析者少见。所用碘剂剂量越大,患者初始肾功能越差,越容易出现对比剂诱导肾病。

非离子型对比剂具有低黏、低渗透压、不带电荷等优点,其毒性较小,副反应少见且程度较轻。

对高危人群(严重肝肾功能损害、严重心脏病、糖尿病、哮喘活动期、多发性骨髓瘤、甲状腺功能亢进、恶病质、过敏体质或曾有过敏史的患者、婴幼儿及高龄患者)或进行高危造影检查(如心脑血管造影、脊髓造影等)时,应慎重,并权衡利弊是否有必要做造影检查,建议使用非离子型对比剂,禁用离子型对比剂。

应根据碘对比剂不良反应的程度,进行相应处理(表 7-2)。

表 7-2　碘对比剂不良反应的程度及处理原则

程度	主要临床表现	处理
一般	潮红、头痛、恶心、呕吐、荨麻疹等	一般不需处理,可自行恢复
轻度	喷嚏、流泪、结膜充血、面部水肿	卧床休息、吸氧、观察生命体征、肌内注射或静脉注射地塞米松或异丙嗪
中度	反复重度呕吐、眩晕、轻度喉头水肿、轻度支气管痉挛、轻度和暂时性血压下降	卧床休息、吸氧、密切观察生命体征,及时对症处理
重度	呼吸困难、意识不清、休克、惊厥、心律失常、心搏骤停	有生命危险,应立即采取气管切开、心肺复苏等急救措施

严重不良反应的急救措施:在对心搏骤停和呼吸停止进行抢救时,为了帮助记忆,可记住 A、B、C、D。A 为 airway(气道),需保持气道通畅,拉出舌并使头偏向一侧以免舌根阻塞气道,清除咽内黏液;B 为 breathing(呼吸),可口对口行人工呼吸,并给氧;C 为 circulation(循环),心搏骤停时,应行体外心脏按压;D 为 drugs(药物),根据情况给予药物治疗。

对比剂不良反应的预防:

(1)使用前了解用药史、过敏史及肝、肾功能等,筛选高危人群。

(2)对焦虑、紧张患者作好解释工作。

(3)尽量选用非离子型对比剂。使用非离子型对比剂前应常规做碘过敏试验。

(4)必要时预防性给予肾上腺皮质激素、抗组胺药和镇静剂。

(5)准备好完善的急救药品、材料和设备。对比剂严重反应常是突然发生,如不准备就可能措手不及,故在造影前应做好充分准备并掌握急救方法。

(6)造影中及造影后的一段时间内均应不断观察患者,一旦发生不良反应,应立即停止注药,并采取相应处理措施。

(二) MR 对比剂

MRI 具有很强的组织分辨能力,在多数情况下,人体各组织间固有的生物化学方面的差别能够在 T_1WI 和 T_2WI 加权图像上产生良好的自然对比度,提供必要的诊断和鉴别诊断信息。但在某些情况下,MRI 平扫不能满足人们对诊断疾病高敏感性和高特异性的要求,此时需借助对比剂来显示病变及其特性。

1. MR 对比剂的增强机制　传统 X 线检查和 CT 增强扫描是利用对比剂本身对 X 线的衰减作用来达到造影增强目的。而 MR 对比剂则不同,其本身不产生 MR 信号,只对邻近质子产生影响和效应,间接地改变组织的信号强度。MR 成像时,人体组织的信号强度取决于多种因素,其中既有机器相关因素,还有患者体内因素如体素内质子密度和 T_1 值、T_2 值等。众所周知,某些物质进入人体组织靠近共振的质子时,能有效地改变质子所处的磁场环境,影响质子的 T_1 和 T_2 弛豫时间,由此造成 MR 信号强度的改变。顺磁性物质能够缩短质子的弛豫时间,而抗磁性物质则延长质子的弛豫时间。利用这些物质对质子弛豫时间的不同影响,可选择性增加或减低组织的信号强度,通过人工方法达到提高组织对比度的目的。

2. MR 对比剂的种类及特点　MR 对比剂的种类很多,可从不同角度分类。根据对比剂在体内分布、磁特性、对组织 T_1 或 T_2 弛豫时间的主要影响和所产生 MR 信号强度的差异分类如下:

(1)根据对比剂在体内的生物学分布特点分类:分为细胞内、细胞外对比剂两类。

1) 细胞外对比剂：目前临床广泛应用的钆制剂属此类,代表药物为二乙烯三胺五乙酸钆(gadolinium diethyl triamine pento-acetic acid,Gd-DTPA)。Gd-DTPA 在体内非特异性分布于细胞外间隙或间质间隙,可在血管内与细胞外间隙自由通过,主要经过肾脏排泄。成像时需掌握好时机,方可获得良好的组织强化对比。细胞外对比剂又称为非特异性对比剂或肾性对比剂。

2) 细胞内对比剂：选择性分布于某些组织或器官,不经过肾脏或仅部分经过肾脏清除,如巨噬细胞 - 单核吞噬细胞系统对比剂,如超顺磁性氧化铁(superparamagnetic iron oxide,SPIO)和肝细胞特异性对比剂,如钆塞酸二钠(gadoxetic acid disodium,Gd-EOB-DTPA)和钆贝葡胺(gadobenate dimeglumine,Gd-BOPTA)。此类对比剂注入静脉后,立即从血中廓清并与相关组织结合,其优点是使摄取对比剂的组织和不摄取的组织之间产生对比。SPIO 入血后即与血浆蛋白结合,被含有 Kupffer 细胞的组织吞噬,使该组织在 T_1WI、T_2WI 上信号减低,以 T_2 缩短为著。细胞内对比剂又称特异性对比剂或非肾性对比剂,如钆贝葡胺(Gd-BOPTA),为肝细胞靶向性对比剂肝脏转移瘤或原发肝恶性肿瘤因缺乏功能正常的肝细胞而呈低信号;而良性病变(如肝脏局灶性结节增生)在注射对比剂后1~3h 呈等或稍高信号。钆塞酸二钠(Gd-EOB-DTPA)亦为肝细胞内对比剂,于注射 Gd-EOB-DTPA盐 10min 及 20min 后的肝细胞选择期(hepatocyte-selective phases),病变区若出现对比剂摄取,则强烈提示肿瘤为肝细胞来源,如肝脏局灶性结节增生(FNH)及肝腺瘤(HCA)出现均一或不均一强化而呈高信号,研究中几乎所有转移瘤均未摄取对比剂而呈低信号。总之,磁共振肝脏特异性对比剂对肝脏良、恶性病变的鉴别有较高价值。

(2) 根据不同的磁特性分类：分为顺磁性,铁磁性、超顺磁性,特异性对比剂三类。

1) 顺磁性对比剂：由钆、锰等顺磁性金属元素组成,对比剂浓度低时,主要使 T_1 缩短并使信号增强;浓度高时,则组织 T_2 缩短超过 T_1 效应,使 MR 信号降低。临床上常用其 T_1 效应作为 T_1WI 中的阳性对比剂,如 Gd-DTPA。故此类对比剂又称为阳性对比剂或 T_1 加权对比剂。

2) 铁磁性、超顺磁性对比剂：由氧化铁组成,两者均可使 T_2 弛豫时间缩短,一般用于 T_2WI 序列。代表药物为超顺磁性氧化铁(SPIO)。故此类对比剂又称为 T_2 加权对比剂。

3) 特异性对比剂：主要是肝细胞特异性对比剂,如前述的肝细胞内对比剂,钆塞酸二钠、钆贝葡胺。

3. MR 对比剂的临床应用　目前临床上最为常用的 MR 对比剂为离子型非特异性细胞外对比剂,即 Gd-DTPA,它是最早在临床上应用的 MR 对比剂,由于它安全有效且价格便宜,所以在临床上得到了最广泛的应用。

(1) 钆螯合物：最常用者为 Gd-DTPA,广泛用于中枢神经系统、腹部、乳腺、骨肌系统病变增强检查以及心脏血管成像,可显示病变的血供情况、勾画肿瘤的轮廓、区别病变组织与正常组织、发现平扫不能显示的微小病变以及进行灌注成像等功能研究。常规剂量为 0.1mmol/kg 体重,对于多发性硬化、脑转移瘤,为显示更多的微小病变以及血管成像,剂量可增加至 0.2~0.3mmol/kg。采用静脉内快速团注,约 60s 内注射完毕,T_1WI 序列结合脂肪抑制或磁化传递技术可增强对比效果。

(2) 超顺磁性氧化铁：静脉注射后被肝内单核 - 吞噬细胞系统的 Kupffer 细胞吞噬,据此可推断病变内是否有此种细胞,有助于肝内病变的鉴别诊断。常用剂量为 0.015mmol/kg 体重,需 100ml 5% 的葡萄糖溶液稀释,在 30min 或以上缓慢静脉滴入,延迟 30~60min 进行 MR 扫描。

(3) 肝细胞特异性对比剂：静脉注射后可被肝细胞摄取、转运,如此不但增加了肝组织与不具有正常肝细胞病变间的信号对比,有利于小病灶如早期肝细胞癌和肝脏转移瘤的检出,且有利于病变的鉴别诊断。

4. 钆对比剂不良反应及处理　钆对比剂的急性不良反应发生率显著低于碘对比剂,且分类和处理均与碘剂相同。

但应注意钆对比剂存在独特的长期不良反应,称为肾源性系统性纤维化,其主要原因目前认为是金属钆由不稳定的化合物分子中释放,沉积在人体组织内致病。欧美对比剂指南均指出,预防肾源性系性纤维化的主要手段是限制钆的使用剂量,尤其是对于肾功能严重不全的患者,应尽量避免使用钆剂。

七、高压注射器知识简介

高压注射器(high pressure injector)作为医学影像系统中的辅助设备,随着 X 线机、快速换片机、影像增强器以及人工对比剂等的发展而逐渐出现并发展。20 世纪 80 年代,出现了用于造影的自动注射器,随后 Jonsson 等利用杠杆原理发明了不锈钢高压注射器,其后不久,瑞典的 Ake Gilund 发明了第一个高压注射器与双向卷片换片器,并应用于血管造影检查。现在,高压注射器已广泛应用于各种血管造影检查、CT 和 MR 增强扫描中。

(一) 高压注射器的种类

高压注射器的种类很多,按传动方式分为三种基本类型:气压式针筒高压注射器、电动式针筒高压注射器以及单向滚子泵技术高压注射器。

针筒式高压注射器目前多用程控电动,它是以电动泵为动力,设有电动抽液、分级注射。驱动电机经离合器、减速器带动传动效率级高的滚珠丝杆推动注射活塞进行注射,调节电机转速就可以改变注射压力,因此控制电机的转速和动作时间,就可控制注射率和注射量。同步曝光、超压和定量保护剂报警系统,直接控制注射速度,是目前应用最广的高压注射器。

电动针筒式高压注射器按性能可分为压力型注射器和流率型注射器两类。压力型注射器是以调节压力来控制造影剂注入的速度,缺点是不能显示对比剂的流率,也无流率保护装置。流率型注射器可调节流率来控制对比剂注射速度,具有压力限度保护装置。但注射对比剂时不能显示压力,如果流率选配不当时,注射压力可超过最大限度,有击穿心壁或血管的危险。

单向滚子泵高压注射器(如 Ulrich 高压注射器)是目前大型综合医院采用较多的新型高压注射器。此类高压注射器改变了传统针筒式高压注射器靠人工操作注射器针筒和针栓抽吸药物完成高速注射的概念,它采用精确控制的单向滚子泵技术,自动完成抽药、排气、流速与压力监控、气泡监测。

新型的高压注射器均采用微机处理技术,借助计算机自由编制注射程序,自动调节压力保证单位时间内的流速,使用时只需定出每秒的流速和流量即可。适用于各种型号的导管,可以满足心血管造影的各种要求。

(二) 高压注射器的基本结构和功能

高压注射器的作用是保证在一定时间内将足够量的高浓度 X 线对比剂快速注射到体内检查部位。针筒式高压注射器多由注射针筒及注射头、推动和控制系统、支持固定部分和附属件等组成。可以将其固定在墙壁、天花板、治疗台、推车和移动架上。针筒式高压注射器的动力部分由早期的杠杆式、气压式发展成为电动马达驱动式,其控制系统可通过调节压力和 / 或流率来控制对比剂的注入速度。目前电动式高压注射器的控制面板上操作均为按键式,数字显示注射量,指示灯显示工作状态。在控制台上能控制注射速度、注射压力和注射剂量,并能准确显示各个数据。整个系统由微机控制。

单向滚子泵高压注射器由电动马达及滚子泵系统、压力及气泡监测传感器、控制系统及终端操作系统等组成。除终端操作系统外的其他部件集成在可移动的机架内,可以根据检查时患者体位的不同而方便地移动位置。

(三) 高压注射器的工作特点

1. **针筒式高压注射器**　一次吸药液,分次注射。电动式高压注射器可一次性吸药,注射时可间断动作、分次注射。在做选择性心血管造影时,为确认导管头端的位置是否正确,有时需做多次注射,另外,有时还需进行重复注射。

2. **单向滚子泵高压注射器**　对比剂及生理盐水瓶都是直接插在泵管穿刺针头,由机器自动完成抽药和排气动作。同时内置自动压力控制系统及智能防气泡功能,随时监控管道中有无气体,防止气栓的发生,避免了安装和拆卸针筒的复杂操作,并自动控制管道排气过程,使得对比剂准确充盈管道,在控制注射剂量、速度及扫描延迟时间上更准确。它比以往的针筒式高压注射器减少了在更换针筒、抽吸药液和针筒排气上的时间,也减少造影剂打开暴露在空气中以及抽吸药液操作引起的污染,能提高工作效率,减少患者候诊时间。

(四)高压注射器的临床应用

1. 心血管造影检查 对于脑动脉、四肢动脉、冠状动脉、肝肾动脉、支气管动脉、髂动脉及静脉等血管的造影在没有高压注射器时,可以用手推法注射造影,缺点是操作者接受射线较多。而心脏和主动脉等大血管造影时,尤其是主动脉造影及逆行性动脉造影,要求在短时间内注入大量对比剂,才不被血液稀释。获得质量良好的造影片,必须借助于高压注射器。高压注射对比剂流速一般要求达到15~25ml/s,并且注射器的启动开关与X线摄像装置联动。用高压注射器可以在短时间内注入高于血流稀释速度的多量对比剂,以达到显影所要求的浓度。因此,高压注射器是心血管造影中必不可少的设备之一,它可以保证在很短的时间内将对比剂集中注入患者的心血管内,高浓度地充盈受检部位,以摄取对比度较好的影像。高压注射器还能使对比剂注射、主机曝光两者协调配合,从而提高了摄影的准确性和造影的成功率。它可以遥控,从而使全部工作人员在摄影时离开放射场所,改善了工作条件。正是高压注射器的发明与发展,使介入心血管造影检查与治疗得到了长足的进步。

2. CT增强造影扫描 以往的人工手推CT增强扫描不能准确控制对比剂注射速度,注药量不均匀,且需较大的推注力,影响因素多。常规注药完毕后才进行扫描,常造成动脉期显影已过,强化效果不佳,达不到对多种病变的诊断要求。CT增强扫描中使用高压注射器操作简单,省时省力,减少对比剂用量;同时流量、流速及压力可根据检查部位不同一次设定,可先后用两种注射速度进行扫描,维持血液中对比剂浓度,尤其能更好配合多层螺旋CT动态扫描及CT血管造影术,更多地显示动脉及病变特点,为明确诊断提供可靠的影像诊断依据。而且高压注射器还带有自动加温装置,可减少对比剂不良反应的发生。但由于高压注射药液流速快,短时间内流量大,对严重的高血压、心脏病、肾脏疾病患者要特别注意,应适当降低压力和流速;而且应用高压注射器注药期间不能及时发现和处理极少数患者出现的毒副反应及造影剂外溢等情况。无论如何,高压注射器的广泛应用定能为CT扫描技术与影像诊断方法的进步提供必要的手段。

3. MR增强扫描 磁共振高压注射器系专为配合磁共振成像仪设计的,能够在强磁场环境下工作。由于磁共振对比剂的渗透压较碘对比剂低,所需对比剂注射总量也较少,因此用高压注射器增强是安全的。应用磁共振高压注射器能够准确地预设增强部位、注射速度、对比剂总量及延迟时间。而且高压注射器的应用有利于快速屏气扫描的实现。

八、X线诊断原则和步骤

1. X线诊断原则 认识人体组织器官正常解剖、生理的X线表现;辨认异常影像表现;异常影像表现的分析归纳;结合临床病史、症状、体征及其他检查资料进行分析和推理,作出疾病的正确诊断。

2. X线诊断的步骤 ①了解X线的检查目的;②X线片的技术条件:注意照片的质量、是否符合诊断的要求;③全面观察认真分析:按照一定顺序观察图像,全面系统观察,不能遗漏X线征象,观察病变的要点,包括病变部位、分布、大小、形状、数目、边缘、密度、器官本身的功能变化,病变与周围组织结构的关系,注意同病异影和异病同影的特点;④综合临床资料、实验检查诊断:包括患者年龄、体型、职业史和接触史、既往史、现病史、体征、实验和临床检查结果以及治疗后的动态变化,得出正确的影像诊断。

3. 正确书写影像报告 仔细审核检查申请单,图像质量是否符合诊断标准,图像显示一般资料是否与申请单相符合,图像诊断报告一般包括一般资料、X线检查表现、诊断及医师签字,诊断报告要有主次、先重后轻、突出重点、先病变后先天性变异及解剖变异,影像报告的诊断可以是肯定诊断、可能诊断和否定诊断,有时候还需要建议患者作进一步检查才能明确诊断。

(李咏梅)

第二节　X 线计算机体层成像诊断学基础

X 线计算机体层成像（X-ray computed tomography, X-ray CT, CT）是由英国工程师 Hounsfield 于 1969 年设计成功，并于 1972 年应用于临床的一种现代成像技术，开创了数字化成像的先河。此后 CT 不断更新发展，从非螺旋 CT 到螺旋 CT，再依次经历了 8 层、16 层、64 层、128 层、256 层、320 层螺旋 CT，扫描部位从头颅到全身，设备逐渐先进，病变的检出率和诊断的准确性明显提高。目前最新机型有双源 CT（dual source computed tomography, DSCT）和能谱 CT（energy spectrum computed tomography, NSCT）。

一、CT 成像设备的发展

（一）多层螺旋 CT

多层螺旋 CT（multi-slice spiral CT, MSCT）具有多排探测器，亦称多排探测器 CT（multi-detector computed tomography, MDCT）。"层"指机架旋转一周同步采集图像层数，"排"指探测器的排列数目。MSCT 的 X 线球管和探测器围绕检查部位快速旋转扫描，同时检查床恒速平移，采集到一个器官或部位的扫描数据，这种扫描方式也称为容积扫描（volume scan），经回顾性重建可得到多平面重组图像。MSCT 的扫描层厚更薄、扫描范围更广、扫描时间更短，显著提高了时间和空间分辨力，有利于活动器官如心脏的成像，微小病变的显示如增厚的次级肺小叶间隔，也可消除呼吸运动导致的层面遗漏或重叠。

（二）电子束 CT

电子束 CT（electron beam CT, EBCT）是 1983 年首先应用于临床的一种特殊 CT，即第五代超高速 CT 机。EBCT 的特点是电子束取代了 X 线球管的机械旋转。EBCT 的电子枪发射电子束，电子束轰击靶环并发出 X 线，X 线对患者进行扫描。所以 EBCT 不受球管旋转速度限制，扫描速度要远远高于 MSCT，成像时间大大缩短，实现了电影 CT，提高了图像的空间分辨力和时间分辨力。EBCT 主要用于心脏大血管检查，在显示冠脉有无钙化和斑块、冠状动脉造影、心肌灌注、心脏功能分析等方面具有优势。目前的 e-Speed 电子束 CT 结合了 EBCT 和多层螺旋 CT 的优点，扫描速度更快，更适合冠心病的检查。

（三）双源 CT

双源 CT（DSCT）使用两套 X 线球管和探测器采集 CT 图像，从而提高了图像的时间和空间分辨力。DSCT 的两个球管既可同时工作也可独立使用，心脏成像、双能减影和全身大范围扫描使用两套球管，而普通扫描只用一套球管工作。DSCT 更高的时间分辨力使心脏扫描不受患者心率的影响。DSCT 的另一个特点是可发射不同能量的 X 线，由于组织器官在不同能量中 X 线衰减不相同，因此可进行定量分析。

（四）能量 CT

包括双能减影和能谱成像，双能减影是能谱成像的前身。双能减影可通过单球管高低电压切换实现，也可通过高低电压双球管实现。GSI 不仅可做常规 CT 检查及物质分离检查，而且具有更宽的能谱范围。能谱 CT 成像采用单球管双电压瞬时切换，经过能谱后处理可获得 101 组管电压在 40~140kVp 的范围内的单能量图像，也可获得 101 个 CT 值构成的能谱曲线，多种基物质对图像及相应基物质的定量浓度值、有效原子序数。能谱 CT 具有多参数成像的优势，每个参数反映不同的特征，比如单能量 CT 值反映组织对 X 线的衰减,而碘基浓度即被检组织的碘含量反映被检组织的血供情况。能谱 CT 在消减线束硬化性伪影(例如金属性伪影)也具有优越的价值。与常规的单能量 CT 相比,能谱 CT 在定性诊断、定量诊断方面取得了长足的发展。

二、CT 成像的结构和基本原理

(一) CT 基本结构

CT 主要包括三部分:扫描装置、计算机系统、图像存储与传输系统(picture archiving and communication system,PACS)。①扫描装置:包括 X 线球管、探测器、扫描架。②计算机系统:包括主机、工作站、网络接口。计算机系统将扫描数据进行存储运算,具有高速运算、大容量数据储存和检索的特点。工作站可完成图像处理、重建、分析、传输、打印。③图像存储与传输系统:计算机处理、重建的图像可直接显示在显示屏上,也可长期存储于磁盘、光盘、硬盘及网络等。PACS 可将医学成像、图像处理、传输、工作站、影像诊断联系在一起,有利于图像资料的保存、调取和传输。放射诊断必须建立在资源共享基础上,因此网络应用日趋广泛。数字 CT 成像流程及装置见图 7-14。

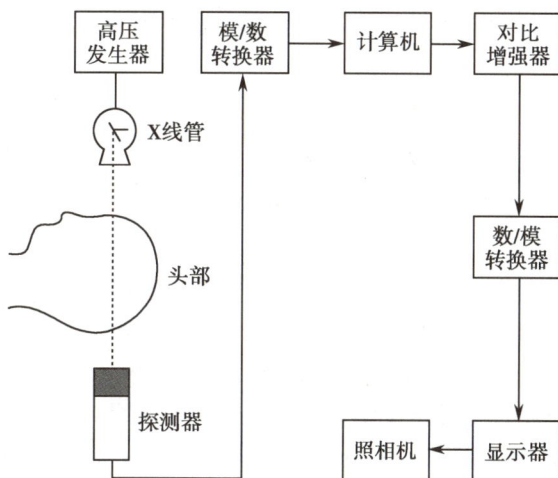

图 7-14　CT 装置示意图

(二) CT 成像基本原理

CT 成像简要过程:X 线束旋转扫描检查部位,探测器接收透过该部位的 X 线,经光电转换、数模转换,最终转换为数字信息,输入计算机处理。检查部位被分成若干体积相同的小立方体,称为体素(图 7-15),是构成 CT 图像的最小体积单元。计算机计算每个体素的 X 线衰减系数,再排列成数字矩阵(digital matrix),经数模转换为具有灰白度的小方块,即像素(pixel),形成像素矩阵,即产生了 CT 图像。

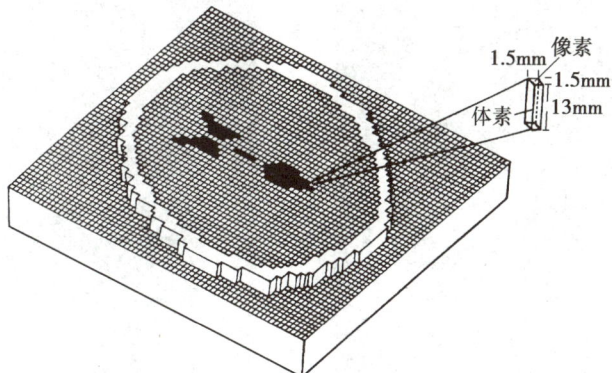

图 7-15　扫描层面的体素和像素

三、CT 图像特点及相关概念

(一) CT 图像特点

CT 成像原理不同于传统 X 线成像,但也是利用 X 线穿透人体组织结构后,发生不同程度的吸收

而产生影像对比。简单地讲,CT 图像是模拟灰度成像,以数据采集和图像重建为重要环节的 X 线成像技术,其主要特点如下:

1. **密度分辨力高** CT 图像具有高密度分辨力,比 X 线图像高约 20 倍,仅低于磁共振图像。窗技术在肺部检查的运用使 CT 明显优于 MRI、常规 X 线。

2. **病灶的定位和定性准确** 测量 CT 值可对病灶定量分析,也可比较增强前后病灶的 CT 值变化。CT 图像是无重叠、干扰的横断面图像,可准确定位病灶。因此 CT 对病灶的定位和定性诊断提供可靠的依据。

3. **图像资料直观可靠** 利用图像后处理技术可获得各种 CT 二维、三维图像及其他多种具有临床特点的图像,图像直观、逼真。后处理技术极大地拓展了 CT 的应用,并显著提高 CT 的诊断价值,为外科制定手术方案和选择手术路径提供可靠的影像依据。CT 图像是断层图像,不利于器官结构的整体显示。

(二) CT 图像相关概念

1. **空间分辨力** 空间分辨力(spatial resolution)即分辨两个最小距离组织的能力,以每厘米内的线对数(LP/cm)表示,线对数越多,空间分辨力越高。像素是影响空间分辨力的主要因素,像素越小,数目越多,空间分辨力越高。图像重组技术的运用产生了一个新概念即纵向分辨力,常规平行于扫描部位长轴方向(z 轴方向),层厚越薄,层数越多,z 轴分辨力越高,重组图像质量越高,目前最薄层厚为 0.4mm。CT 图像的空间分辨力不如 X 线图像。

2. **密度分辨力** 密度分辨力(density resolution)即分辨两种最小密度组织的能力,以百分数表示,CT 图像可分辨密度值差 ≥ 0.2 的两种组织。根据高于、低于、等于所在器官密度,病灶密度分为高密度、低密度或等密度,若密度不均则为混杂密度。影响密度分辨力的主要因素有层厚、X 线剂量和噪声等。CT 图像上黑影即低密度区,如肺;灰影即中等密度区,如肌肉、实质器官;白影即高密度区,如骨骼。CT 的密度分辨力高,是 X 线的 10~20 倍,因此 CT 可以分辨密度差异小的软组织,如肝、脑等,并准确检出病变,如脑出血呈高密度(图 7-16),脑梗死呈低密度(图 7-17)。空间分辨力和密度分辨力既相关又相互制约。矩阵大、像素小、数目多,空间分辨力越高,但大矩阵使每个体素能量减小,密度分辨力下降,噪声加大,增加曝光量可不损失密度分辨力。

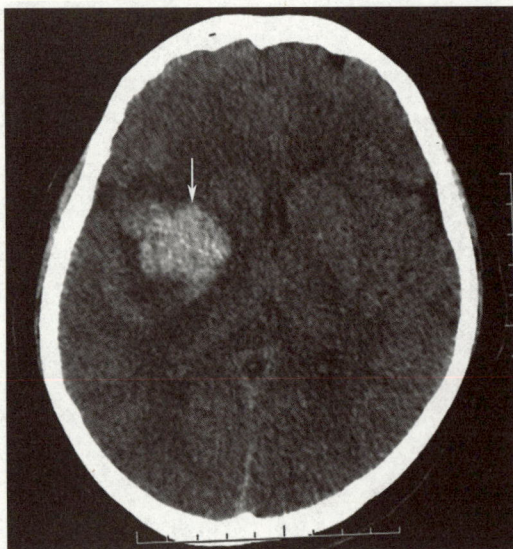

图 7-16 脑出血
脑内右侧基底节区出血表现为高密度影(↑)。

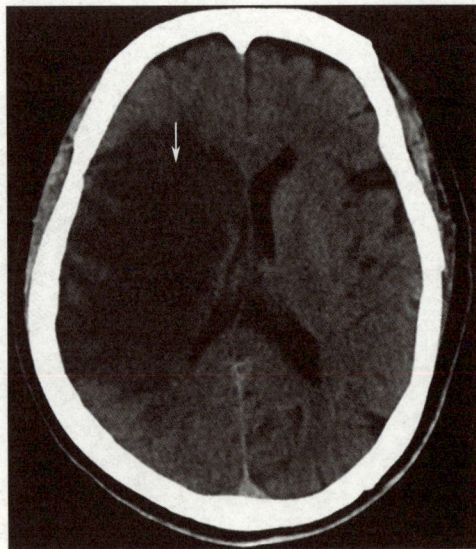

图 7-17 脑梗死
脑内右侧额叶、颞叶以及基底节脑梗死
表现为低密度(↑)。

3. **时间分辨力**　时间分辨力（temporal resolution）即 CT 单位时间内产生图像层数，反映一层图像的成像时间及连续成像能力。由于多层 CT 的出现，球管旋转加快，重建优化，时间分辨力可达几十毫秒，因此 CT 可良好扫描心脏、大血管等运动器官。

4. **CT 值**　实际工作中 CT 图像上可测量 CT 值，单位为 HU，表示组织的密度，反映组织的 X 线吸收系数。CT 值相对值，以水的 CT 值定为 0HU，骨皮质密度最高为 +1 000HU，空气密度最低为 −1 000HU，则人体组织密度在 −1 000HU 到 +1 000HU 之间（图 7-18）。CT 值会受扫描参数、温度、部分容积效应等影响。

5. **部分容积效应**　同一扫描层含有两种或以上不同密度的组织时，测得的 CT 值是它们的平均值，这种现象称为部分容积效应（partial volume effect）。例如一个体素内包含多种相近组织［如血液（40HU）、脑灰质（43HU）和脑白质（46HU）］，则该体素 CT 值是各组织 CT 值的所占权重平均值，最后计算为 43HU。因此，对小于层厚内的小病灶 CT 值的测量要慎重，以免误诊。CT 图像上两种组织（特别是密度差异大的）交界区影像不够清楚，测得 CT 值不准确，称为周围间隙现象（peripheral space phenomenon），其实质也属于部分容积效应。该现象导致测得交界区高密度 CT 值偏低，低密度 CT 值偏高。薄层扫描、部分重叠扫描、加大重建矩阵可以减少部分容积效应的影响。

6. **窗宽和窗位**　窗技术包括设置窗宽（window width，WW）和窗位（window level，WL）。窗宽指图像显示的 CT 值范围，高于此范围的组织显示为白色，低于此范围的组织显示为黑色。窗宽大，图像层次丰富，但对比度下降，反之同理。窗位约为目标组织的 CT。实际工作中根据图像显示细节及对比度来调节窗宽、窗位，可强化目标组织显示，抑制干扰。常用肺窗（窗位 −700HU、窗宽 1 500HU）、纵隔窗（窗位 +35HU、窗位 400HU）（图 7-19）、脑实质窗（窗位 +35HU，窗宽 100HU）等均能良好显示目标组织。

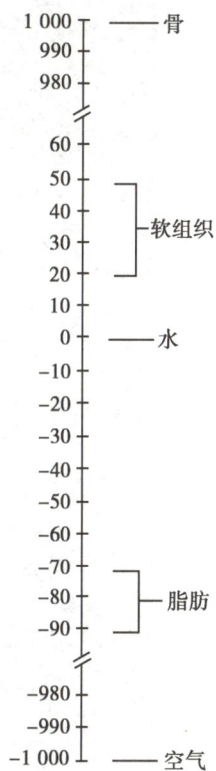

图 7-18　人体组织的 CT 值（HU）

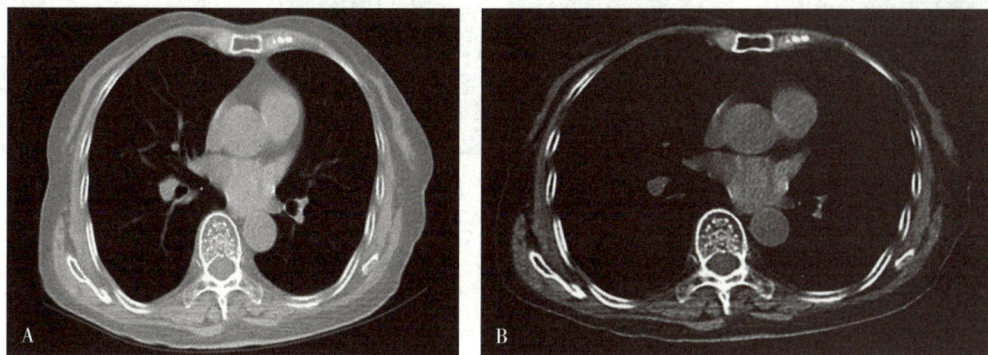

图 7-19　肺窗及纵隔窗
A. 肺窗显示肺野内结构；B. 纵隔窗显示纵隔内结构。

7. **CT 伪影**　伪影包括机器伪影和人工伪影。CT 机制造不良、调试不当、故障运行等导致机器伪影。被检体不良活动、生理性运动（如呼吸、心跳、肠蠕动）、体内外高密度物体（如造影剂、人工关节、佩戴金属）均可导致人工伪影。能谱 CT 能显著降低硬化伪影，明显消减金属伪影，提高图像空间分辨力（图 7-20）。

四、CT 检查方法

CT 扫描分平扫、增强，扫描方式有非螺旋扫描、螺旋扫描、电子束扫描、螺旋 CT 血管造影等。

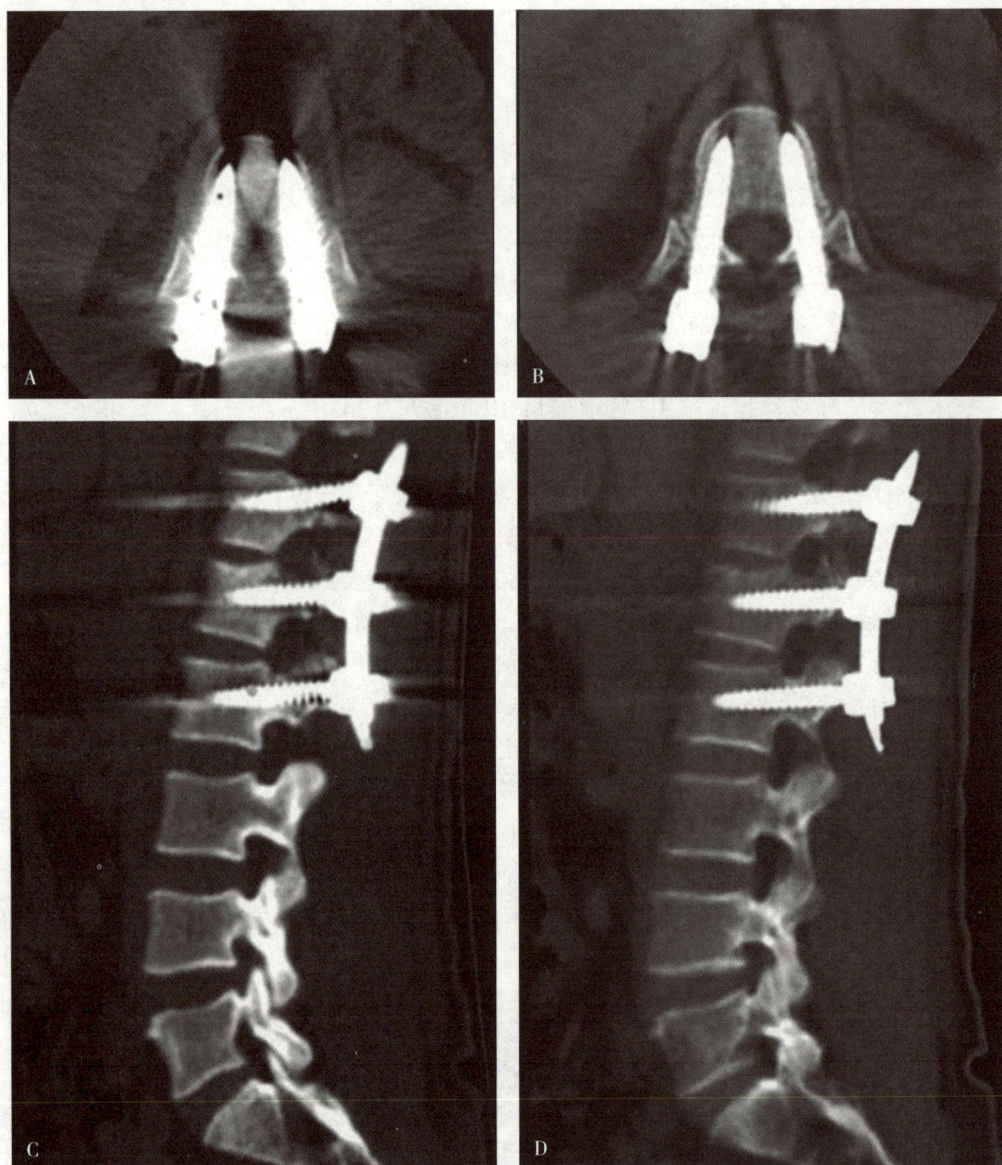

图 7-20　能谱 CT 对伪影的消减

A. 混合能量 70kev；B. 单能量 140kev；C. 多平面重组单能量 70kev；D. 多平面重组单能量 140kev；混合
能量扫描的图像伪影（A）明显较单能量图像（B）明显；低能量扫描的图像（C）较高能量图像（D）明显。

（一）平扫

CT 平扫即不使用对比剂、造影剂的扫描，分非螺旋、螺旋扫描，适合自然对比度高的部位，如肺部
和骨骼。

1. 非螺旋扫描是非连续性扫描，常用水平位断层扫描，也可冠状位（颅脑、鼻窦），斜位（椎间盘）扫
描，满足部分急诊诊断如脑出血、脑外伤等。

2. 螺旋扫描速度快，一次屏气即可完成，有效减少呼吸伪影，有利于危重者及婴幼儿检查。螺旋
扫描可重建获得任意断面图像，通过设置层厚和层间距可得到薄层图像，可较好诊断肺小结节、支气
管扩张、胸部外伤。高分辨率 CT（high resolution computed tomography，HRCT）扫描具有高输出量、薄
层扫描、大矩阵、小视野、骨算法重建的特征，具有高空间分辨力，可良好观察组织细微结构，对诊断耳
部疾病、肺部疾病（如间质性肺病、肺结节、支气管扩张）具有显著优越性。HRCT 空间分辨力高、显示
细微结构清晰，但噪声大、伪影多、辐射剂量大、软组织显示差，需根据检查目的取舍。通过优化螺旋

CT 扫描参数,降低 X 线剂量可获得低剂量扫描,既能保证诊断,又能减少患者辐射,减少球管消耗。低剂量扫描常用于肺癌筛查、肺气肿、囊性纤维化等疾病诊断。

(二) 增强

经静脉快速注入碘对比剂后再行扫描,即 CT 增强检查,通过含碘量差异增加病变和正常组织对比度,有助于清楚显示病变,提供更多如血供等诊断信息,常用于血管性、肿瘤性病变诊断。根据不同检查目的,增强扫描分为常规增强扫描、多期增强扫描、延迟增强扫描和动态增强扫描等。大动脉病变常用常规增强扫描。实质器官病变常用多期增强扫描,包括动脉期、静脉期及实质期,如肝细胞肝癌。实质期后延迟一定时间再扫描,即延迟增强扫描,用于具有延迟强化特征的病变检查,如肝海绵状血管瘤、肝内胆管细胞癌。间隔时间更短,扫描次数更多的扫描则为动态增强扫描,可用于诊断前列腺癌。部分临床检查可进行复合增强扫描,如肺动脉栓塞可行肺动脉扫描、下肢深静脉扫描,再如胸痛三联症可同时行主动脉、肺动脉、冠状动脉增强扫描,减少对比剂注入风险。

(三) CT 血管成像

CT 血管成像(computed tomography angiography,CTA)是利用静脉团注对比剂法、图像后处理技术获得无其他组织干扰的血管图像的方法,用于血管性疾病如脑血管瘤、主动脉夹层、血管闭塞等(见文末彩图 7-21)的检查。CTA 也用于介入或外科术前检查、术后评估。相较于 X 线血管造影,CTA 具有无创或微创、简便的优点,重建后显示小血管稍显不足。

(四) CT 灌注成像

CT 灌注成像(computed tomography perfusion imaging,CTPI)属于功能成像,对比剂团注后快速、连续扫描目标组织,利用灌注软件测量各像素密度值变化,并用灰度图或彩色图表示。CTPI 大多用于颅脑,常用分析指标有脑血容量(cerebral blood volume,CBV),即一定体积脑组织血液的含量(ml/100g);脑血流量(cerebral blood flow,CBF),即单位时间内血液流经一定体积脑组织的血流量[ml/(100g·min)];平均通过时间(mean transit time,MTT),指血液流经毛细血管床所需的时间(s);峰值时间(time to peak,TTP),即对比剂在组织内浓度达到最大值的时间(s),CBF=CBV/MTT。用于评价器官组织血流灌注情况,临床上主要用于急性或超急性脑缺血的诊断(见文末彩图 7-22),了解移植器官存活情况,肿瘤诊断及恶性程度评估等。

(五) CT 造影

除静脉注射对比剂,CT 检查也可通过其他方法引入对比剂。口服气钡双重造影 CT 检查,可避免肠道皱褶折叠造成诊断困难。如肾盂造影 CT 检查对比剂经静脉注射后需体内代谢才能到达靶器官。胆道造影 CT 检查的对比剂可以经静脉注入或口服,不仅可观察胆系结构,还可评价胆囊的功能。

(六) 心电门控成像

心电门控技术指 CT 扫描的同时记录心电图,并重建不同心动周期的心脏图像,可明显减少心脏搏动伪影,通常用于冠脉 CTA 检查。心电门控分前置门控和后置门控两种。前置门控通过心电图 R 波触发扫描,扫描速度慢,图像易受干扰。后置门控是在螺旋扫描中同步记录心电图,可重建任何心动周期的图像,但辐射剂量也较大。

(七) CT 导向穿刺活检术

CT 导向穿刺活检术指通过 CT 扫描定位病灶并做好体表标记,根据后处理图像确定进针角度、深度,取得目标组织以作病理学检查。穿刺也有出血、液气胸等风险,临床应该权衡利弊作选择。

五、双源 CT 扫描

相较于单源 CT,双源 CT(DSCT)扫描速度更快,时间分辨力更高,在心率过快、心律不齐、屏气不佳的心脏检查也能清晰成像,对诊断冠脉狭窄具有极高的敏感性和特异性,同时放射剂量更低。DSCT 还可进行双能减影成像、特定组织分析、评价组织血流灌注。

六、CT 能谱成像

CT 能谱成像增加了能量分辨力，具有多参数成像特征，可提供更全面的诊断信息。能谱成像能够提供：①多种单能 CT 图像；②通过各个单能量图像的 CT 值测量形成的能谱曲线（见文末彩图 7-23）；③通过物质分离技术获得的碘图、水图等。目前能谱 CT 用于提高图像质量、虚拟平扫、物质分离及分析、消减金属伪影等。

七、CT 图像后处理技术

采用特定的计算机算法处理原始扫描数据得到图像，称为重建（reconstruction）。重建后的数据进一步处理得到不同方位、不同显示形式图像，称为重组（reformation），如多平面重组（multiplanar reformation，MPR）、各种三维显示技术等。一般扫描层厚越薄、层数越多，重组图像质量越好。常用的 CT 图像后处理技术如下。

（一）二维显示技术

1. **多平面重组（MPR）**　将原始横断面扫描获得体素重新排列，得到任意断面（冠状面、矢状面、横断面、任意斜面）的二维图像，即为 MPR。MPR 适用于全身各部位，尤其是颅底、颈部、肺部、腹盆部、动静脉血管等解剖复杂的部位（图 7-24）。

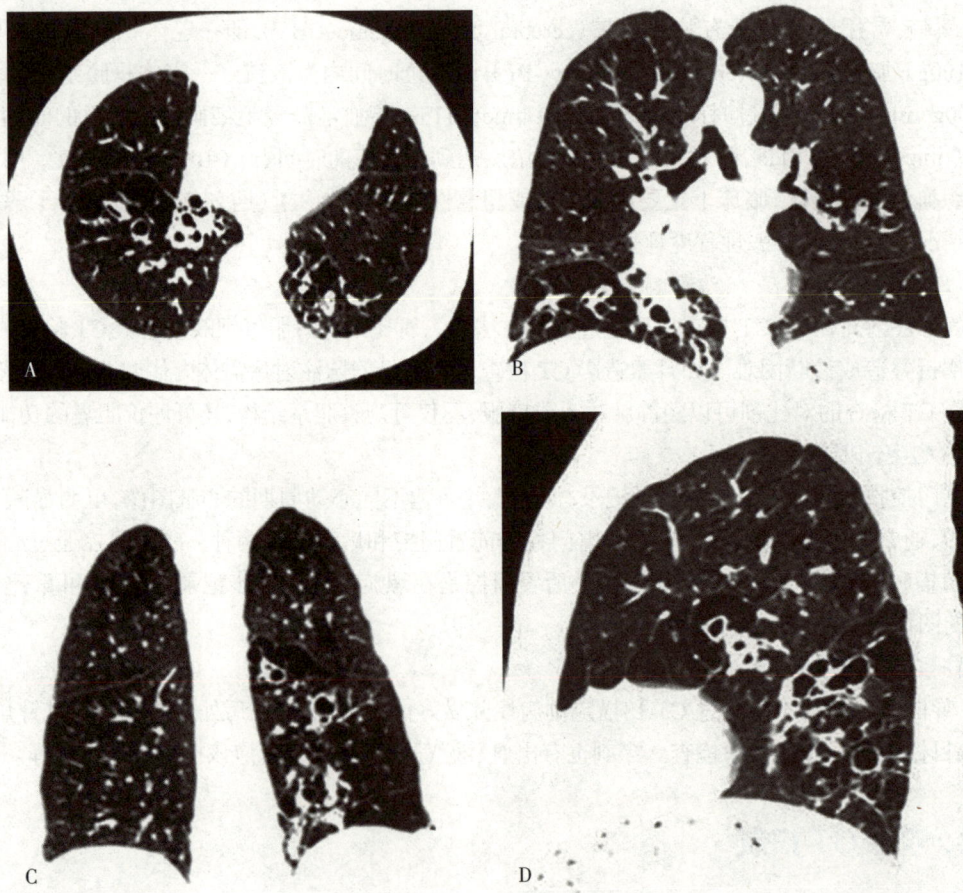

图 7-24　高分辨力（HRCT）显示双肺下叶支气管扩张
A. 横断面；B. 不同层面的冠状位多平面重组（MPR）；C. 不同层面的冠状位多平面重组（MPR）；D. MPR 矢状位；分别显示双肺支气管扩张呈囊状改变。

2. **曲面重组**(curved planar reformation,CPR) CPR 是 MPR 的一种特殊形式,通过人工或自动勾画目标结构的中心线再重组的一种技术,使弯曲的立体组织器官拉直、平展在一个二维平面上。CPR 有利于观察全貌,用于细小、弯曲结构的观察,如冠状动脉、椎动脉、胆道等(图 7-25)。

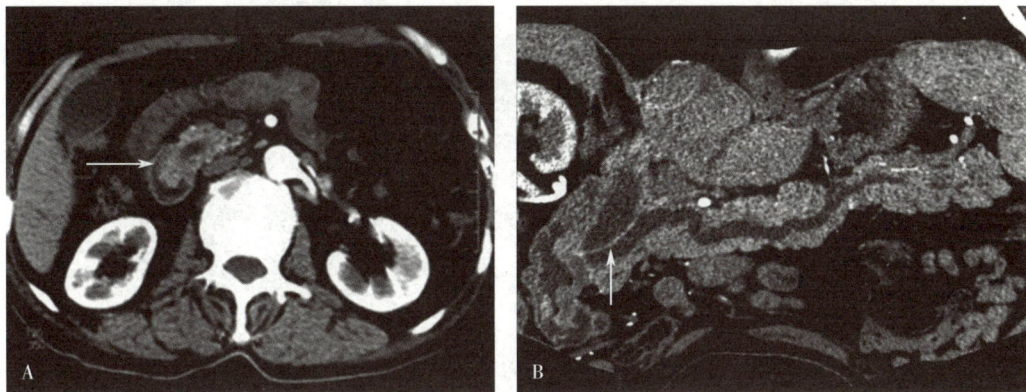

图 7-25 十二指肠乳头部肿瘤曲面重组
A. 十二指肠乳头部腺癌伴胰管扩张(↑);B. 曲面重组(CPR)显示十二指肠
乳头部腺癌致胆总管和胰管明显扩张,胰腺及胰管全景显影(↑)。

3. **薄层重组** 即将原始数据重组为 0.3~2mm 层厚图像的后处理技术,最大限度地消除部分容积效应影响,提高图像空间分辨力,并结合骨算法,有利于观察细微病灶。薄层重组常用于观察弥漫性肺间质性病变、肺结节、内耳结构等。

(二)三维显示技术

1. **表面遮盖显示**(surface shaded display,SSD) 大于被扫描物体表面某个阈值的像素被显示出来的一种表面成像技术。SSD 可逼真地显示骨骼、血管的立体结构,对骨折复位和整形手术具有指导价值。SSD 会夸大显示管腔狭窄,不能区分血管壁钙化和对比剂。

2. **容积再现**(volume rendering,VR) 将选取层面内所有体素重组为三维图像的技术。VR 显示所有组织,能够准确显示血管及血管与周围结构的空间关系,常用于骨骼、心血管、泌尿等疾病的显示(见文末彩图 7-26)。

3. **最大/最小强度投影**(maximum/minimum intensity projection,MIP/MinIP) 将与周围密度对比最大/最小的像素进行任意方向投影的重组技术。MIP 主要用于显示血管、骨骼和软组织肿瘤病变(见文末彩图 7-27);MinIP 则用于显示气道、胃肠道等中空器官(图 7-28)。MIP/MinIP 的缺点是结构重叠,缺乏空间深度感。

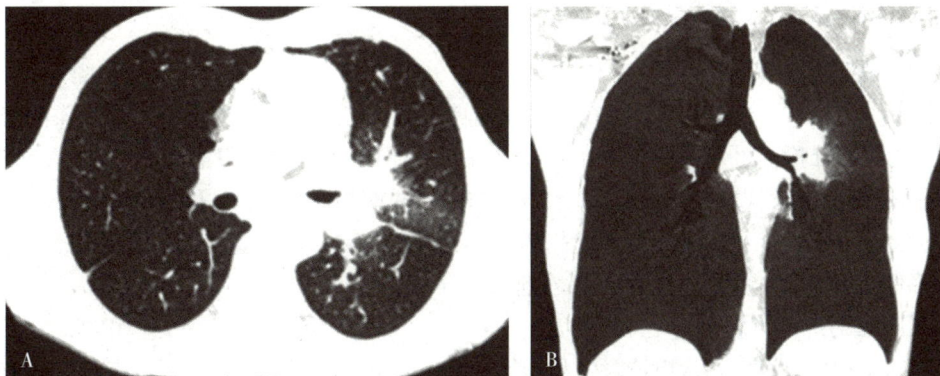

图 7-28 MinIP 显示左肺上叶支气管阻塞
A. 横断位显示左肺门肿块;B. MinIP 显示左肺上叶支气管中断阻塞。

(三) 其他后处理技术

1. CT 仿真内镜术(computed tomography virtual endoscopy,CTVE) 利用 CT 采集的容积数据,采用 SSD 和 VR 进行腔内壁成像的三维显像技术。该方法可显示靶器官内壁走行、有无狭窄、隆起或凹陷等病变,主要用于支气管、结肠、大血管等检查,是一种无创性检查(图 7-29)。

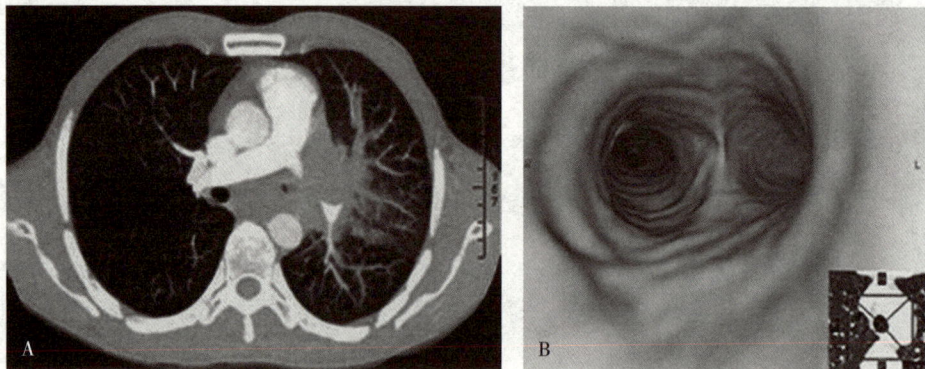

图 7-29　支气管仿真内镜(CTVE)显示左侧主气管狭窄
A. 横断位显示左侧主气管明显狭窄,左肺门肿块;B. CTVE 显示右侧支气管通畅,
左侧主支气管明显狭窄。

2. 电影模式 将几十幅、上百幅薄层断面图像以电影模式连续放映的技术,具有动态效果。

其他后处理技术还有各种结构分离技术、肺结节分析技术、骨密度分析技术、心功能分析技术和冠状动脉分析技术等。临床工作中应根据各自后处理技术的优缺点选择应用。VR 的直观性和可信性比较高,MIP/MinIP 简单易行,MPR 可测量 CT 值。SSD 方法受主观影响大,观察和测量结果的可信性较差。

八、CT 检查的安全性

CT 已经普遍使用,在很多领域甚至是不可替代的,但是 CT 的辐射剂量显著高于 X 线检查,并且多次检查对患者的辐射损伤也越来越大。如何在保证图像质量的同时减少辐射剂量是目前普遍关注和研究的问题。

(一) CT 扫描的辐射风险

辐射剂量是 CT 机的一项重要技术指标。根据调查,辐射剂量每增加 10mSv,发生恶性肿瘤的可能性就增加 1/2 000。不同年龄人群的辐射敏感程度不同,儿童要比成人高 10 倍。不同组织的辐射敏感度也不同,如甲状腺、晶状体、性腺较其他组织敏感。CT 检查中应注意敏感部位辐射防护,情况允许时可使用低剂量扫描。

(二) CT 辐射剂量的影响因素

根据临床检查目的,部分 CT 检查在满足诊断前提下可通过优化扫描参数来降低辐射剂量。如 CT 造影和钙化积分检查可使用低管电压和管电流、心电门控等方法。腹盆部、鼻窦等具有较高自然对比度的部位可使用较低剂量扫描。CT 尿路成像因扫描期相多、扫描范围广致辐射剂量较大,引起了广泛关注。因此,CTU 可以采用低剂量扫描(见文末彩图 7-30)。因重建技术的改进,能谱 CT 和双源 CT 可降低噪声、减少伪影及降低 CT 辐射剂量。

(三) CT 辐射剂量的优化

合理的 CT 扫描方案由临床申请医生和影像科工作人员共同负责。临床医生应避免不必要的 CT 检查,尽可能限制重复 CT 检查。影像科通过调节管电流、管电压、曝光时间等扫描参数来降低辐射剂量,也可以减少不必要的扫描部位、扫描期相。

(四) 碘对比剂的副作用

静脉注入碘对比剂的不良反应包括过敏性反应与药物毒性反应两类。过敏反应分为轻、中、重度反应。轻度反应无须处理,中度反应须处理,重度反应须立即抢救,救治的原则同过敏性休克。最重要的药物毒性反应是碘对比剂对肾功能的损害,并且存在剂量效应关系。另外静脉注射对比剂也有发生渗漏风险,需立即处理。

九、CT 图像的分析

CT 影像诊断与其他影像诊断一样,遵循一定的基本原则,即全面观察、结合临床、具体分析、综合诊断。

(一) CT 诊断前的准备工作

1. 全面了解病史及临床资料 诊断医生应首先核对患者基本信息如姓名、性别、年龄、影像号等,再了解检查目的,必要时查阅临床病史、其他检查结果。

2. CT 扫描方法及需要的后处理技术 核对 CT 扫描方法是否恰当,图像质量是否达到要求。部分检查还需做特殊图像重组以满足诊断要求。

(二) CT 图像诊断思维

在熟悉掌握正常影像基础上,识别并描述病灶的部位、大小、数目、边缘、密度、与周围组织关系等,在根据疾病的病理发生、发展作出确定或可能的影像诊断。部分复查影像检查则需描述、诊断病变的动态变化。影像描述主要包括病灶形态、密度、与周围脏器关系。

1. 形态的改变 形态改变包括组织、结构增大、减小、扭曲、缺失、新生等。如脾功能亢进时脾脏增大,肝脏发生肿瘤时局部轮廓增大,肠梗阻时肠管显著扩张。脑萎缩、肝硬化、肺不张表现为相应组织、器官体积减小。恶性肿瘤供血动脉表现为扭曲、增粗。在掌握正常解剖及各种变异基础上,双侧对照分析是观察形态变化的好方法。识别出病灶则要描述它的部位、大小、形态、数目和边缘,对进一步的分析、诊断具有重要意义。

2. 密度的改变 通过测量平扫图像上病灶 CT 值,可推测所含有的组织成分,如脂肪、钙化、出血、囊变等。通过对比增强前后 CT 值来了解病灶的血供情况,以利于进一步诊断。病灶强化程度包括无明显强化、轻度强化、中度强化、明显强化,强化形式包括均匀强化、结节样强化、环形强化、边缘强化等。不同疾病有不同强化特征,如肺内结核球常为边缘轻度强化或无明显强化,肺炎性假瘤常呈明显强化,肺内肿瘤常呈中等程度强化。脑脓肿常呈环形强化及分隔样强化,脑内血管瘤呈均匀明显强化。还要分析对比剂进入、廓清方式,如快进快出是肝细胞肝癌的强化特征、慢进慢出是肝内胆管细胞癌的强化特征、快进慢出是肝内海绵状血管瘤的强化特征。

3. 病灶与周围脏器的关系 主要观察肿瘤性病变与周围器官组织的关系,如受压移位、浸润、破坏等,还要观察是否有淋巴结节肿大、是否有器官或组织转移,对良恶性鉴别、临床分期具有重要意义。

十、CT 检查的临床应用

CT 由于高密度分辨力具有较强病灶检出能力。尤其随着 CT 设备的不断发展,CT 可检查人体几乎每一个部位,不仅可显示形态学变化,也可进行功能分析。CT 在各系统中的应用如下:

(一) 在中枢神经系统疾病中的应用

1. 脑血管疾病 CT 平扫能及时准确检出脑出血。对急性脑梗死的发现,CT 不如 MRI(magnetic resonance imaging)敏感,近年开展的脑灌注可提高其敏感性,但尚待普及。对脑血管畸形、动脉瘤、动脉狭窄或闭塞等病变,CT 血管成像结合血管后处理技术可取代大部分血管造影。

2. **颅内炎症、肿瘤** CT 平扫及增强扫描能发现绝大多数颅内炎症和肿瘤。但对垂体微腺瘤、脑微小转移灶、脑膜炎及某些脑变性疾病,CT 诊断能力不如 MRI。

3. **颅脑创伤** CT 是首选检查,其敏感度和特异度均最高(图 7-31),可清楚显示脑挫裂伤、颅内血肿、颅面骨骨折等。

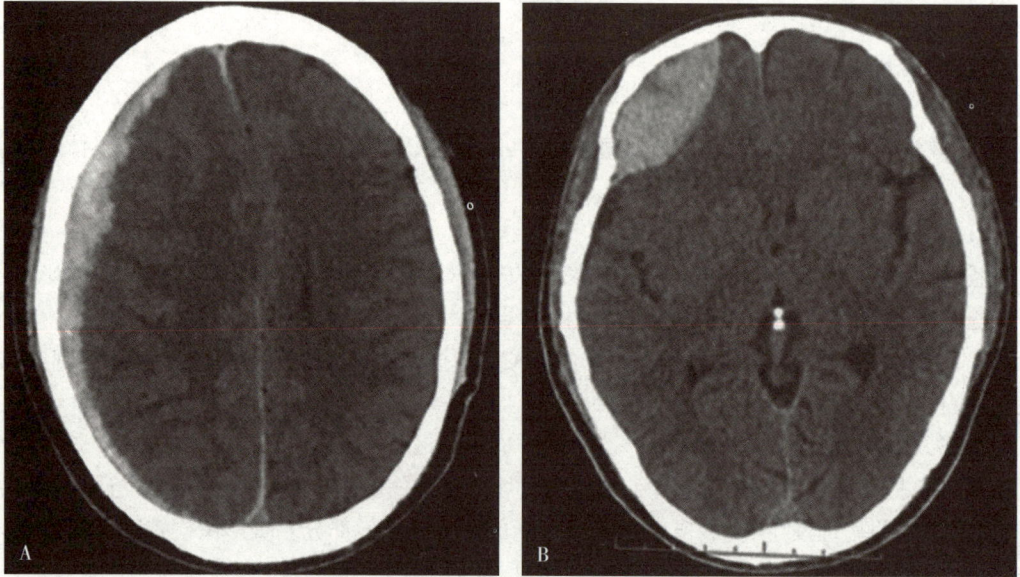

图 7-31 颅内脑外血肿
A. 右侧额颞顶部硬膜下血肿;B. 右侧额部硬膜外血肿。

(二)在颌面部和颈部疾病中的应用

CT 检查是头颈部疾病的主要检查技术,广泛应用于先天性、肿瘤性、炎性和外伤性等疾病检查,通常需做增强检查及图像后处理。

1. **在眼部疾病中的应用** CT 能准确显示眼球和眼眶病变的位置、大小、形态及密度,尤其是定位眶内异物以及显示眼眶骨质的细微改变。常规采用薄层重组技术获得横断位、冠状位、矢状位图像。外伤时可分别用骨窗和软组织窗观察。

2. **在耳部疾病中应用** 高分辨力扫描及三维重组对听小骨病变、内耳畸形等细微结构观察有很大价值。对耳镜检查无异常的搏动性耳鸣,CT 双期增强检查联合 CTA 及仿真内镜重组技术是首选检查方案。其他多种后处理技术如三维表面遮盖显示、迷路成像和听骨链成像等也具有重要价值(图 7-32)。

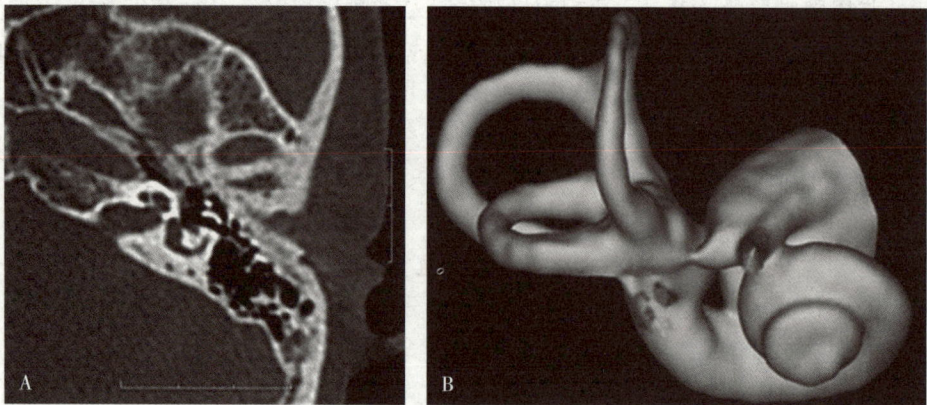

图 7-32 内耳结构
A. 高分辨力(HRCT)扫描左侧内耳;B. 表面遮盖法(SSD)显示内耳结构。

3. 在鼻及鼻旁窦疾病中应用 CT三维重组显示颌面部骨折、畸形细节具有重要的手术指导意义。CT对鼻及鼻窦炎症、外伤、肿瘤及腮腺肿瘤等具有重要诊断价值。

4. 在咽喉部疾病中的应用 CT是咽喉部肿瘤、炎症的主要检查方法。CT增强扫描联合MPR的检查方案能准确定位、定量病灶，显示细微骨质改变，评估与周围结构关系，观察淋巴结是否转移等。CT对甲状腺疾病的敏感度及特异度不如超声，未经治疗的甲亢患者禁行增强CT检查。

(三) 在胸部疾病中的应用

CT是胸部疾病的首选检查方法，采用肺窗及纵隔窗观察病灶，骨折、肿瘤等疾病需用骨窗观察，通常联合多种后处理技术如MPR、仿真内镜等分析病变。

1. 在肺内病变中的应用 CT检查对显示、诊断肺内病变具有远远超过X线、MRI检查的敏感度及特异度。并且CT检查对肺内良恶性肿瘤、结核、炎症具有很大鉴别诊断价值。HRCT是肺内间质性病变、支气管扩张、弥漫性粟粒性病灶的特异性检查方法。CT增强扫描及肺动脉CTA成像常用于肺栓塞的检查。(图7-33)。低剂量CT扫描常用于肺部肿瘤、间质性疾病筛查。部分CT后处理技术在肺内也具有较高诊断价值，如肺结节容积定量技术可用于肺结节倍增时间计算(见文末彩图7-34)，对鉴别结节良恶性提供依据。

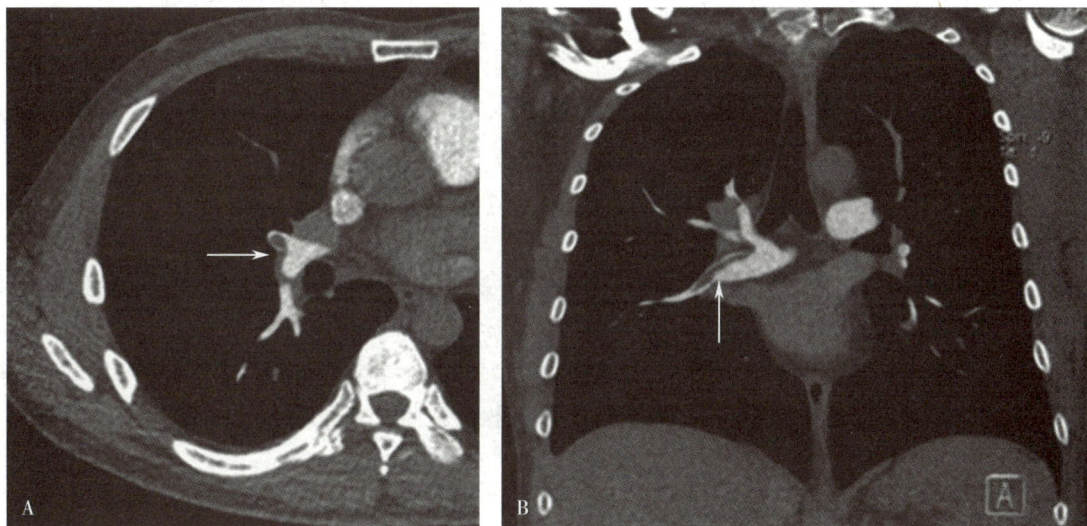

图 7-33 肺动脉栓塞
A. CT增强显示右侧肺动脉起始部及分支局部充盈缺损；
B. 冠状面多平面重组(MPR)显示肺动脉及分支内栓塞。

2. 在纵隔、胸膜病变中的应用 CT增强检查对纵隔血管源性病变、淋巴源性病变、肿瘤病变及胸膜病变等具有重要诊断及鉴别诊断价值。对于累及心脏、大血管的胸部外伤，CT是首选急诊检查。CT对乳腺病变的诊断能力不高，而常用钼靶检查乳腺。

(四) 在心脏及血管疾病中的应用

CT的快速发展使之在心脏的应用越来越成熟。由于不够理想的密度分辨力和空间分辨力，MSCT取代了电子束CT在心血管系统的检查。

1. 在冠状动脉疾病中的应用 MSCT对显示冠脉变异、狭窄，评估斑块，评估支架、搭桥术后情况等具有较高临床价值。采用心电门控技术，MSCT冠状动脉造影可无创显示冠脉软斑块，清楚观察冠脉的狭窄及程度，可作为冠脉介入检查的筛选手段(见文末彩图7-35)。

2. 在心脏及大血管病变中的应用 CT扫描联合三维重组技术可直观、全面观察先天性心脏、大血管疾病。CT是主动脉夹层、急性冠脉综合征等急危重症的首选检查方法。CT心肌灌注成像还可完成心肌灌注、心肌血流贮备等多种功能分析。

（五）在腹部和盆腔疾病中的应用

CT 是消化系统、腹盆部疾病最主要的检查,尤其是多期增强 CT 具有较高的诊断及鉴别诊断价值。

1. 在实质性器官疾病中的应用　①CT 对如肝细胞性肝癌、肝脏胆管细胞癌、肝脓肿、肝海绵状血管瘤等肝占位性病变及肝硬化具有较高诊断及鉴别诊断价值。对于先天性胆管囊肿、胆道梗阻、胆管肿瘤的诊断,CT 也是非常有效的检查方法。②CT 是胰腺癌诊断、分期、随访的主要检查方法(见文末彩图 7-36),也能清楚评估急性胰腺炎范围、有无假性囊肿形成等,对显示慢性胰腺炎的钙化、结石高度敏感。③CT 检查可用于脾脏肿瘤、弥漫性病变检查。④CT 是肾肿瘤定位、定性、侵犯范围及显示是否癌栓形成等的重要检查方法。CT 对肾及输尿管结石的诊断很敏感,但由于较高的辐射剂量,检查方法有待优化。⑤CT 对腹膜后肿瘤、肾上腺肿瘤也普遍适用。⑥CT 检查对男性生殖系统疾病诊断不具有足够敏感度及特异度,MRI 更具优越性。⑦由于较高的辐射剂量,CT 不适合育龄期女性生殖系统疾病的检查,孕妇当属禁忌。绝经后妇女若疑诊生殖系统肿瘤可选用 CT 检查,提供更为全面的诊断信息。

2. 在空腔脏器及急腹症中的应用　CT 检查是肠系膜病变的首选影像检查技术,对胃肠道穿孔、各种类型肠梗阻、消化道出血等疾病有重要诊断价值。CT 增强扫描联合图像后处理技术可以很好定位穿孔位置、显示梗阻点位置及原因、显示肠系膜的扭转及血供情况(见文末彩图 7-37)。

（六）在骨骼系统中的应用

CT 不是骨骼肌肉系统的首选检查方法。但由于 CT 检查的高密度分辨力、无重叠显像,CT 能清楚显示如骨折、骨肿瘤等病灶的细微改变,对钙化的显示也具有极高敏感度。

1. 骨折　CT 扫描联合三维重组技术对评估复杂骨折及术后随访具有不可替代的价值(见文末彩图 7-38)。

2. 在骨肿瘤、炎症中的应用　无重叠的 CT 断面图像对显示骨肿瘤、炎症造成的骨质破坏具有较 X 线成像更高的敏感度及特异度,也能更清楚评估累及关节及周围软组织的范围及程度。

3. 骨密度定量测量　由于组织对 X 线的衰减系数与组织本身密度呈线性关系,在利用已知密度模体,CT 扫描可用于骨密度的测定,通常是确定骨质疏松的常用方法。

十一、CT 成像的发展趋势

1. 扫描速度加快　从 CT 的发展可知提高扫描速度是最明显的改进。提高扫描速度不但可以减少运动伪影,还提高了机器的工作效率,同时减少了对比剂用量、无重叠及漏层成像。

2. 图像质量提高　影响图像质量的因素有:①X 线源特性和探测器的性能:它们直接影响原始数据的质量;②扫描的范围和速度:所得的数据越多,则重建的图像越准确;③重建所用的算法:简单图像重建算法的成像速度快,但图像质量差,复杂的重建算法能获得好的图像质量。提高图像质量仍然是 CT 发展的永恒主题和长期趋势。

3. 剂量降低　由于 CT 扫描所致的 X 线辐射损伤,如何在不降低 CT 图像质量的同时又尽可能降低 X 线剂量是该领域不懈努力的方向。CT 应该向着低 X 线扫描剂量、低对比剂剂量、低碘浓度方向发展。

4. 后处理技术发展　计算机系统的高速发展,不但实现了扫描、重建、处理、存盘、传输同时进行,还大大丰富、优化了图像的后处理技术。各种不断更新的二维和三维图像重组技术使得显示的图像更逼真和直观,并提供更多益于临床的诊断参数。

(李　康)

第三节 磁共振诊断学概论

一、磁共振成像的物理学基础

(一)概述

磁共振成像(magnetic resonance imaging,MRI)是利用射频脉冲对置于磁场中的特定原子核进行激发,发生核磁共振现象,用感应线圈采集信号,借助计算机技术获得重建图像的一种成像技术。

1946 年,美国加州斯坦福大学科学家 Bloch 和哈佛大学 Purcell 同时发现了核磁共振现象,为 MRI 技术的发展奠定了物理学基础。此两人于 1952 年同时获得诺贝尔物理学奖。1971 年,美国纽约州立大学的 Damadian 教授在《科学》杂志上发表了题为"MR 信号可检测疾病"和"癌组织中氢的 T_1、T_2 时间延长"等论文。1973 年,美国人 Lauterbur 用反投影法完成了 MRI 的实验室模拟成像工作。随后英国诺丁汉大学 Mansfield 进一步利用磁场梯度的快速变化来更加精准、快速地成像,这些发现使 MRI 技术在临床诊断和医学研究上作出巨大贡献,为此他们二人共同获得了 2003 年的诺贝尔生理学或医学奖。1978 年,第一套 MRI 系统在位于德国埃尔兰根的西门子研究基地诞生。1983 年,西门子在德国汉诺威医学院成功安装了第一台临床 MRI 设备。借助这台油冷式、场强 0.2 特斯拉(Tesla,T)的 MRI 设备,Heinz Hundeshagen 教授和他的同事为 800 多位患者进行了成像诊断。当时,完成一次检查需要一个半小时。同年,首台超导磁体在美国圣路易斯的 Mallinckrodt 学院成功安装。如今,MRI 设备已是目前医学领域中最先进的成像设备之一,其在影像诊断中具有重要的地位,临床应用日益广泛。MRI 技术的发展是多个学科领域研究的共同成果,代表着 21 世纪医疗技术的新进展。

(二)原子核共振特性

1. 原子核的结构 原子由位于其中心的原子核及绕核运动的电子构成。原子核由质子和中子组成,质子带正电荷,中子不带电荷,电子带有负电荷。质子数通常与原子核外的电子数相等,以保持原子的电中性。电子在原子核外快速运动,有轨道运动和自旋运动。其轨道运动产生轨道角动量和轨道磁矩,自旋运动产生自旋角动量和自旋磁矩。在许多情况下,轨道磁矩的贡献很小,电子的磁矩主要来自自旋。原子核中的质子数和中子数可以不同,质子和中子决定原子的质量,原子核主要决定了该原子的物理特性。质子和中子如不成对,将使质子在旋转中产生角动量,一个质子的角动量约 1.41×10^{-26}T,MRI 就是要利用这个角动量的物理特性来进行激发、信号采集和成像的。

2. 原子核的自旋 带有电荷的原子核以一定的频率围绕着自己的轴进行高速旋转运动,电荷的运动将产生磁效应,从而产生具有一定大小和方向的磁化矢量即核磁。这种原子核围绕着一个轴不停地转动的现象称为自旋,这个轴即磁轴。通过自旋可以产生核磁的原子核,称为磁性原子核。根据法拉第(Faraday)电磁原理,质子自旋将产生一个微小磁场,它的能量是一个有方向性的矢量,称为角动量(图 7-39),是磁性强度的反映,角动量大,磁性就强。原子核是否具有磁性取决于原子核内中子和质子的数目。当原子核内的质子数和中子数均为偶数时,这种原子核则不能自旋而产生磁场,称为非磁性原子核。当质子和中子不成对时,质子自旋运动产

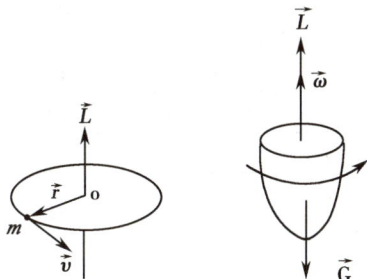

图 7-39 角动量

生的角动量将不能保持零状态。MR 成像是以磁性原子核为基础的,人体内有许多种磁性原子核,氢、碳、钠、磷原子都存在质子、中子不成对的情况,理论上都可用来做 MR 成像。

人体各种组织含量最丰富的是水和碳氢化合物,因此人体内含有较多的氢原子。氢原子核内仅有一个质子,没有中子,故又称为氢质子或质子。氢质子在人体内广泛存在,具有生物代表性,灵活度高且信号最强,所以 MRI 是一种利用人体内氢质子来成像的技术。人体不同部位的组织或处于不同的生化病理状态的同一组织,将产生有差别的 MR 信号。近年来关于利用人体内其他磁性原子核进行成像的研究也越来越多。

3. **原子核在外加磁场时的自旋变化**   正常情况下,人体内氢质子自旋轴的排列没有规律,处于杂乱无章的状态,质子产生的磁矩相互抵消,对外不显示磁性。根据电磁原理,质子自旋产生的角动量的空间方向总是与自旋的平面垂直。由于质子自旋的方向总是在变化的,因此角动量的方向也跟着变,在自然状态下,角动量方向随机改变。当人体处于一个强大的外加磁场时,体内的质子将发生显著的磁性改变。角动量方向将受到外加磁场的影响,趋向于与外加主磁场平行的方向,与外加磁场同方向时处于低能级状态,而与外加磁场方向相反时处于高能态,极易改变方向。经过一定的时间后,终将达到相对稳定的状态。约一半多一点的质子的角动量与主磁场方向一致,约一半少一点的质子的角动量与主磁场方向相反,方向一致与方向相反的质子的角动量综合之差就出现了角动量总的净值。这个净值我们把它称为磁矩,也叫宏观磁化矢量,它的方向总是与外加磁场(B0)的方向一致(图7-40)。这些质子的自旋轴将按磁力线的方向整齐排列,这个过程即为原子核的磁化。此时施加特定频率的射频脉冲,使氢质子受到激励,将发生磁共振现象。射频脉冲停止后,氢原子核将所吸收的射频脉冲的能量以电磁波的形式逐步释放出来,即发射所谓的磁共振信号,继而返回到激发前的能级状态,这个过程称为弛豫。

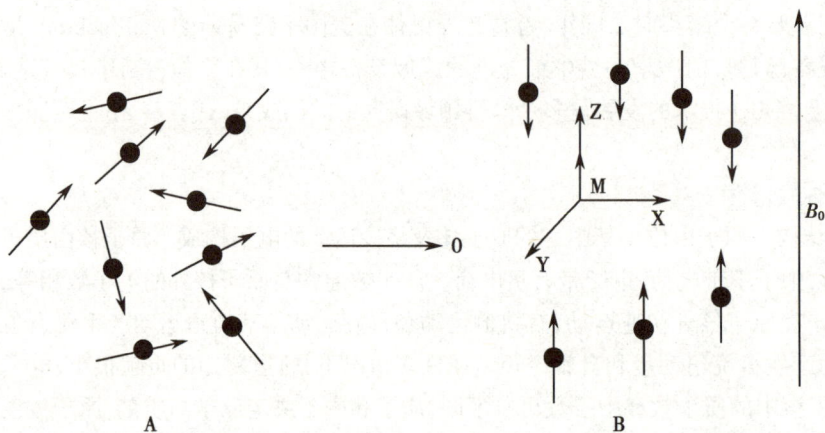

图 7-40   进入主磁场前后人体组织中氢质子的排列状态变化
A. 人体进入主磁场前,每个质子都产生一个小磁场,但排列杂乱无章,磁化矢量互相抵消,
没有宏观磁化矢量产生;B. 进入磁场后,质子自旋产生的小磁场与主磁场方向平行排列,同
向者略多于反向者,相互抵消后产生一个与主磁场一致的宏观磁化矢量 M。

4. **进动与进动频率**   当质子在静磁场中时,将围绕磁场力方向做快速的锥形旋转,从宏观上看,自旋的原子核会像陀螺一样围绕磁场方向前进,称为进动。进动频率即每秒质子进动的次数,也称拉莫尔(Larmor)频率。原子在 1.0T 的磁场中的进动频率称为该原子的旋磁比(γ),为一常数值。氢原子的旋磁比约为 42.58MHz。Larmor 方程如下。其中 ω 为拉莫尔频率,B_0 为外磁场场强,γ 为磁旋比。

Larmor 方程表示:

$$\omega = \gamma \cdot B_0 / 2\pi$$

其中原子核的进动频率 ω 与主磁场 B_0 成正比。

进动是磁性原子核自旋产生的小磁场与静磁场相互作用的结果,虽然氢质子有的处于高能级,有的处于低能级,但它们都存在进动,因而质子自旋产生的小磁场可以分解为两个部分,即纵向磁化分矢量和横向磁化分矢量。质子的纵向磁化分矢量的方向是与静磁场方向平行的,处于低能级者与静磁场方向相同,处于高能级者与静磁场方向相反,由于处于低能级者的数目多于处于高能级者,所以会产生一个与静磁场方向相同的宏观纵向磁化矢量。在质子进动的过程中,其横向磁化分矢量则以静磁场方向为轴,就像以一个点为圆心所画的圆,这个圆所在的平面与静磁场方向垂直,它有许多围绕圆心但指向不同方向的半径,横向磁化矢量就是由无数个大小相等、位于360°圆周中各个方向上的分矢量构成。由于横向磁化分矢量所处位置不同,即相位不同,横向磁化分矢量总体上相互抵消,因此没有宏观磁化矢量的产生。

5. **磁共振现象** 当向静磁场中的人体发射与质子进动频率相同的射频脉冲时,射频脉冲的能量将传递给处于低能级的质子,质子受到激励,由低能级吸收射频脉冲的能量跃迁到高能级,这种现象称为核磁共振现象。与此同时,处于低能级的质子数目将减少,引起纵向磁化矢量的减少,射频脉冲还使质子做同步、同速进动,即处于“同相位”,这样,质子在同一时间指向同一方向,其横向磁化矢量也在水平方向叠加起来,从而使横向磁化矢量增大。

(三) 核磁弛豫

1. **弛豫与弛豫时间** 原子核在外加的射频脉冲(radio frequency,RF)(B_1)的作用下产生共振后,吸收了能量,磁矩旋进的角度变大,偏离 B_0 轴的角度加大,实际上处在了较高的能态中,在 B_1 消失后将迅速恢复原状。这种终止射频脉冲后,质子由受到激励后的不稳定运动状态逐渐恢复到稳定的平衡状态的过程就叫作弛豫(relaxation),所需的时间叫作弛豫时间。

纵向弛豫与横向弛豫:当 RF 脉冲停止后,质子释放吸收的能量,逐渐由高能级状态返回到低能级状态,因此纵向磁化矢量逐渐增大,直至恢复到激发前的状态即平衡状态,此过程呈指数规律增长,称为纵向弛豫,即 T_1 弛豫;与此同时,质子将打破处于同相位的状态,在水平方向的进动方向存在差异,相互抵消,其横向磁化分矢量的叠加作用逐渐减弱,导致横向磁化很快减少到零,此过程亦呈指数规律衰减,称为横向弛豫,即 T_2 弛豫。

2. **纵向弛豫时间和横向弛豫时间** 纵向磁化由零恢复到平衡状态的 63% 时所需的时间,称为纵向弛豫时间,又称自旋 - 晶格弛豫时间,简称 T_1;横向磁化由最大值衰减到平衡状态的 37% 时所需的时间,称为横向弛豫时间,或自旋 - 自旋弛豫时间,简称 T_2。以 90° 脉冲为例,当施加 90° 脉冲后,纵向磁化矢量消失,终止发射后,纵向磁化矢量开始从零逐渐恢复到平衡状态,以纵向磁化矢量为零作为起点,以纵向磁化矢量恢复到最大值的 63% 为终点,起点到终点之间的时间间隔即为该组织的 T_1 值(图 7-41)。同样,从横向磁化矢量最大值(100%)为起点到横向磁化矢量衰减至 37% 为终点,两者之间的时间间隔即为该组织的 T_2 值(图 7-42)。

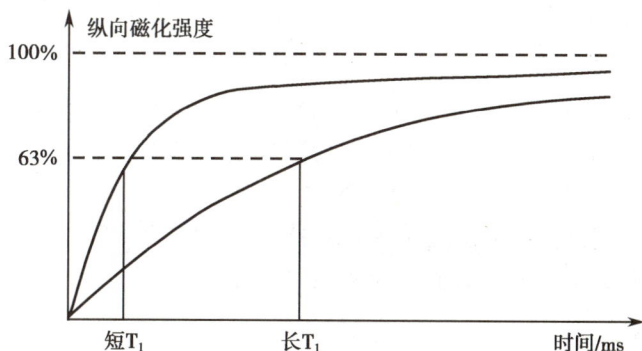

图 7-41 纵向弛豫时间

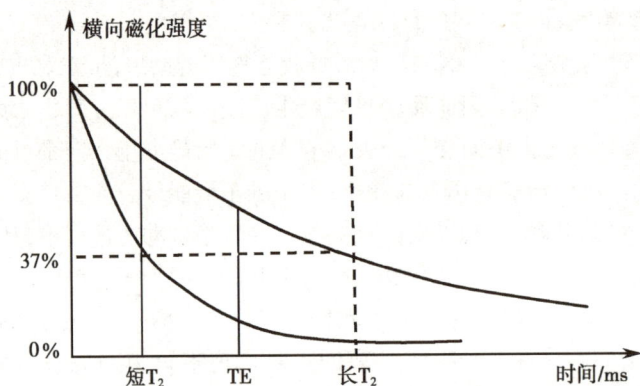

图 7-42　横向弛豫时间

T_1 和 T_2 的长短一方面反映组织成分、结构,另一方面与磁场强度等很多因素也有关系。在纵向弛豫过程中,处于高能级状态的质子释放出能量回到低能级状态。纵向弛豫实际上是原子核与周围环境之间的能量发生交换,高能级状态的原子核以热运动的方式把能量传递到周围,由高能级状态返回到低能级状态的过程。因此处于高能级状态的质子释放能量的速度与其周围分子的自由运动频率有关。在自然界中,所有的分子处于自由扩散的状态,小分子物质如水分子,有较快的自然活动频率。蛋白质之类的大分子活动速度较慢,其自然活动频率较小分子物质低。T_1 弛豫时间反映了分子自然活动频率和 Larmor 共振频率之间的关系,分子的自然活动频率与 Larmor 共振频率越接近,T_1 时间越短;反之,周围分子的自由运动频率明显高于或低于质子的进动频率,则这种能量的释放时间即 T_1 时间将延长。小分子的自然活动频率远远高于 MRI 的进动频率,大分子的自然活动频率远远低于 MRI 的进动频率,它们的 T_1 弛豫时间都较长,T_1 加权呈低信号。中等大小分子如胆固醇,其自然活动频率接近于 MRI 的进动频率,故它的 T_1 时间较短,T_1 加权呈高信号。高能级的原子核把能量传递给相邻的低能级原子核的过程,即横向弛豫时间,用 T_2 表示。T_2 时间是由共振质子之间的相互磁作用引起的,与 T_1 不同,它不涉及能量的传递,而与相位的变化直接相关。随着质子活动频率的增加,T_2 将延长。

人体内不同正常组织与病理组织的 T_1 和 T_2 是相对恒定的,并且相互之间存在一定差别,这种组织弛豫上的差别,是 MRI 能够区分不同组织的基础。

3. T_1 弛豫与 T_2 弛豫的关系　组织的 T_1 弛豫与 T_2 弛豫存在着一定的内在联系,但又是两个相互独立的不同过程,其发生的机制、表现形式及速度均有明显的差别。T_1 弛豫需要把质子内部的能量传递给质子周围的其他分子,所需要的时间较长;而横向弛豫的能量传递发生于质子群内部,即质子与质子之间,所需的时间较短,因此所有组织的 T_1 值都要比 T_2 值长很多。此外,静磁场的场强也会影响组织的 T_1 弛豫和 T_2 弛豫。一般情况下,随着场强的增高,组织的 T_1 值延长,而 T_2 值缩短。

二、常用脉冲序列

影响 MR 信号强度的因素很多,我们将射频脉冲、梯度场和信号采集时刻等相关参数的设置及其在时序上的排列称为 MRI 脉冲序列。脉冲序列控制着系统施加射频脉冲、梯度场和数据采集的方式,并由此决定图像的加权、图像质量及显示病变的敏感性,是 MRI 的重要组成部分。

目前常用的脉冲序列有自旋回波(spin echo,SE)序列、快速自旋回波(fast spin echo,FSE)序列、反转恢复(inversion recovery,IR)序列、梯度回波(gradient echo,GRE)序列、平面回波成像(echo planar imaging,EPI)序列等。

(一)自旋回波序列

自旋回波(SE)序列是目前 MRI 最基本、最常用的脉冲序列。SE 序列采用 90° 和 180° 的组合脉冲形式对人体进行激发。该序列先使用一次 90° 激励脉冲,间隔一段时间后再发射一个 180° 重聚相位脉冲,产生自旋回波信号。从 90°RF 脉冲开始到下一次 90° 脉冲开始的时间间隔为重复时间(repetition time,TR)。从 90° 脉冲开始至获取回波的时间间隔称为回波时间(echo time,TE)。

通过对 SE 序列的 TR 和 TE 调整,可以决定在 MR 图像中所含的 T_1 弛豫和 T_2 弛豫成分,获得不同的加权图像。在 SE 序列中,如果在 90° 脉冲后使用一次 180° 重聚相位脉冲,则取得一次回波(单回波)(图 7-43A),常用于获取 T_1WI,如在 90° 脉冲后使用两次 180° 重聚相位脉冲,则产生两次回波(双回波)(图 7-43B),其中使用短 TE、长 TR 取得的第一次回波产生 PDWI,使用长 TE、长 TR 取得的第二次回波用于产生 T_2WI。

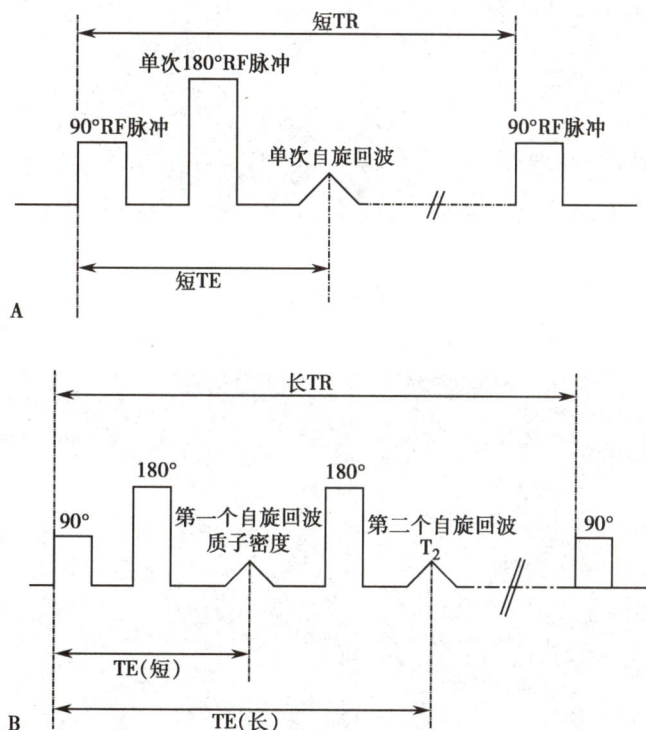

图 7-43 单回波与双回波 SE 序列
A. 单回波 SE 序列,用于获取 T_1WI;B. 双回波 SE 序列,短 TE 获取的
第一次回波产生 PDWI,长 TE 获取第二次回波产生 T_2WI。

1. T_1 加权成像 主要反映组织纵向弛豫的差别。在 T_1WI 上,组织的 T_1 值越小,其 MR 信号强度越大。在人体各种组织中,水样结构如脑脊液、尿液、胆汁等,T_1 值最大,因此在 T_1WI 上信号强度很低;而脂肪组织的 T_1 值最短,因此在 T_1WI 上其信号强度最高。对于脑组织,正常灰质的 T_1 值大于白质,因此在 T_1WI 上灰质的信号强度低于白质(图 7-44A)。在腹部 T_1WI 上,正常脾脏的信号强度低于肝脏(图 7-45A),正常肾脏髓质的信号强度低于皮质(图 7-46)。

SE 序列的 T_1WI 的 TE 一般为 1~20ms,TR 一般为 300~600ms。在一定的范围内 TR 越短 T_1 权重越重,但并不是 T_1 权重越重组织的 T_1 对比越好,在临床应用中应该根据不同需要选择合适的 TR,产生合适权重的 T_1WI。如果要最大程度地区分两种组织的 T_1 弛豫差别,SE 序列的 TR 选择在这两种组织 T_1 值的平均值附近的 T_1 对比最好。

2. T_2 加权成像 主要反映不同组织间横向弛豫的差别。在 T_2WI 上,组织的 T_2 值越大,其 MR 信号强度越大。人体各种组织中,水样结构如脑脊液、尿液、胆汁等,T_2 值最大,因此在 T_2WI 上信号强度最高。对于脑组织,正常灰质的 T_2 值大于白质,因此在 T_2WI 上灰质的信号强度高于白质(见图 7-44B)。在腹部的 T_2WI 上,正常脾脏的信号强度高于肝脏(见图 7-45B)。

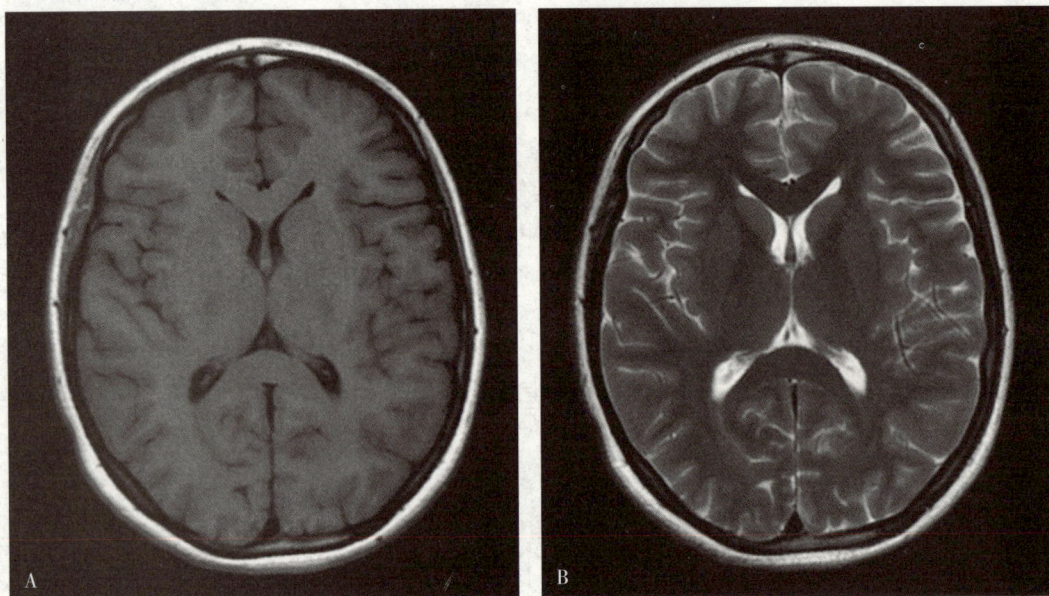

图 7-44　头部 MRI 图像
A. T_1WI；B. T_2WI。

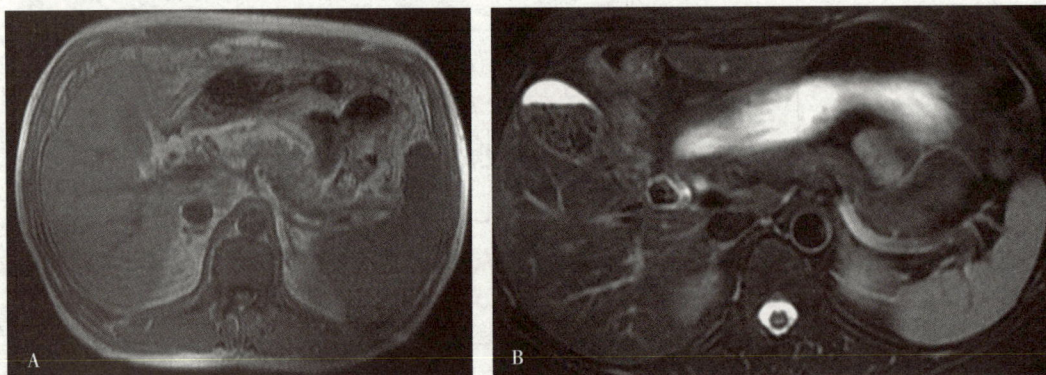

图 7-45　正常肝脏 MRI 图片
A. T_1WI，肝组织表现为均匀中等信号，其信号高于脾脏信号；B. T_2WI（脂肪抑制）序列，
肝脏信号明显低于脾脏信号，图示胆囊中含有多发结石影。

　　一般磁共振场强在 0.5T 以下时，TR 选择 1 500~2 000ms，当场强为 1.0~1.5T 时，TR 一般选择 2 000~2 500ms。选择不同的 TR 则可得到不同权重的 T_2WI。TE 一般为 50~150ms，TE 越长 T_2 权重越重。但 T_2 权重越重并不代表组织的 T_2 对比越好，应该根据需要选择合适的 TE 得到不同权重的 T_2WI，以便获得最佳的 T_2 对比。在 SE 序列中要想使两种组织的 T_2 对比最好，TE 应该选择在这两种组织 T_2 值的平均值附近。在 T_2WI 上，组织的 T_2 值越长，其信号强度越高。

　　3. 质子密度加权成像　质子密度加权成像（proton density weighted imaging，PDWI）：采用长 TR、短 TE 得到质子密度加权成像。质子密度加权成像主要反映单位体积不同组织间质子含量的差别。我们以甲、乙两种组织为例，甲组织质子含量高于乙组织，进入静磁场后，质子含量高的甲组织产生的纵向磁化矢量大于乙组织；射频脉冲如 90° 脉冲激发后甲组织产生的旋转横向磁化矢量就大于乙组织，这时马上检测 MR 信号，甲组织产生的 MR 信号将高于乙组织，即质子密度越高，MR 信号强度越大，这就是质子密度加权成像。

　　在人体 MRI 中，质子密度加权成像主要反映组织中水分子的多少。人体中如脑脊液、胆汁、尿液等水样结构的水分子含量最高，因此在质子密度加权成像上这些结构的信号强度最高（图 7-47）。

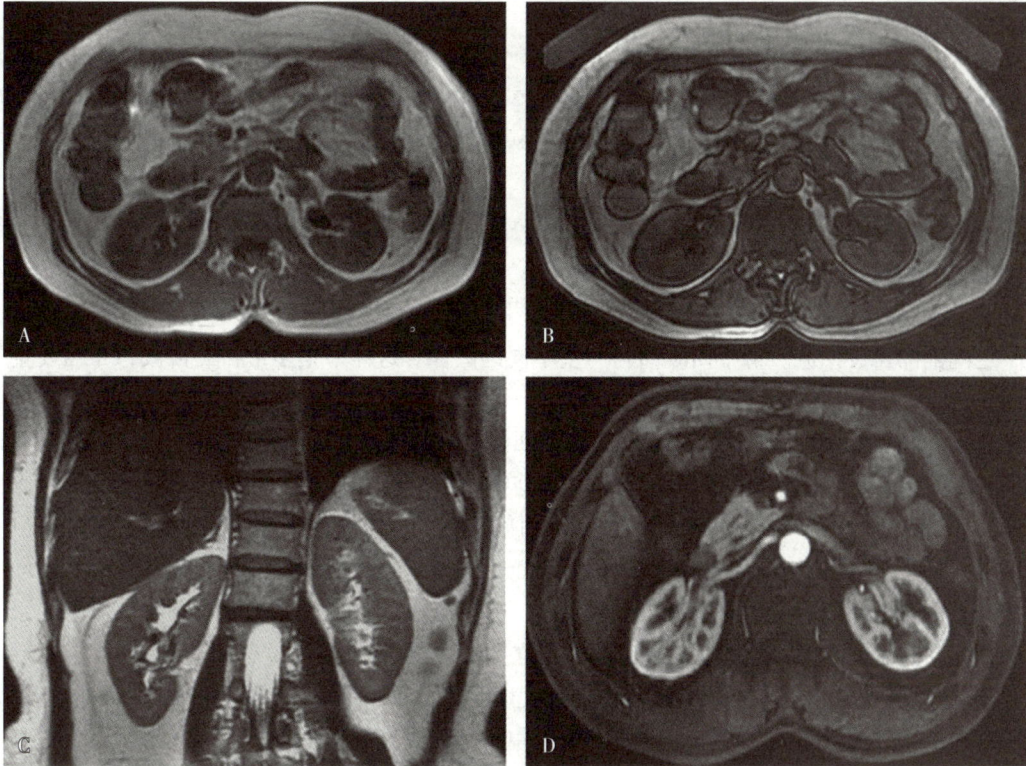

图 7-46 正常肾脏 MRI 表现

A. T$_1$WI;B. 化学位移反向位,肾脏边缘可见黑边;C. T$_2$WI,皮髓质信号强度相似,
分辨不清;D. 增强后脂肪抑制 T$_1$WI,可见皮质明显强化。

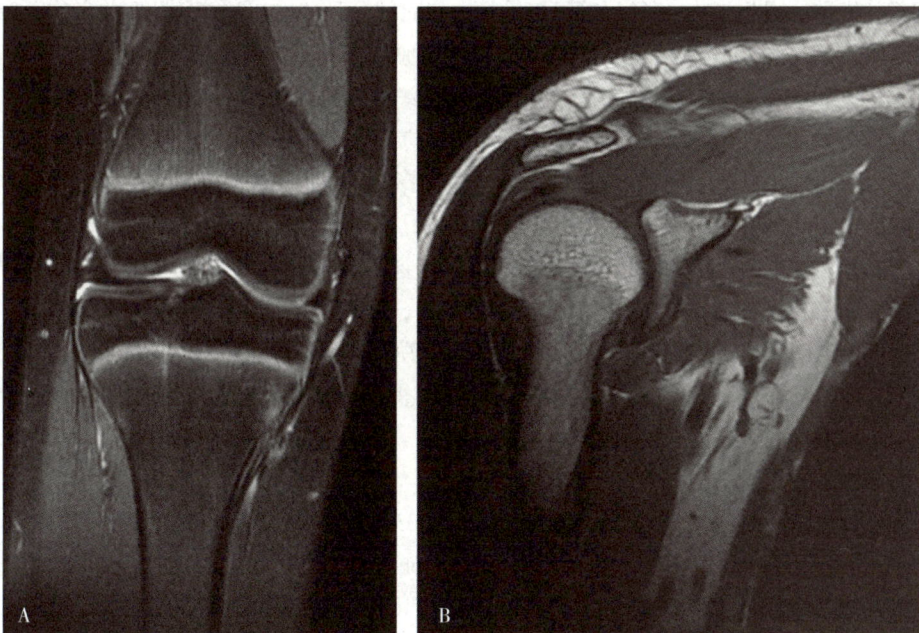

图 7-47 质子密度加权成像

A. 膝关节脂肪抑制质子密度加权;B. 肩关节质子密度加权。

4. SE 序列的特点及临床应用 特点及临床应用:SE 序列是 MRI 的经典序列,在临床上具有较广泛应用。其主要优点有:①序列结构较为简单,信号变化容易解释;②图像具有良好的信噪比;③图像的组织对比良好;④对磁场的不均匀敏感性低,因而磁化率伪影很轻微;⑤利用 SE 序列进行

T_1WI 扫描,采集时间一般为 2~5min。

SE 序列的缺点:①90° 脉冲能量较大,纵向弛豫需要时间较长,需采用较长 TR(尤其是 T_2WI),且一次激发仅采集一个回波,因而序列采集时间较长,T_2WI 常需要 10min 以上;②由于采集时间长,容易产生伪影;③采集时间长,因而难以进行动态增强扫描;④为减少伪影,采集次数(NEX)常需要 2以上,进一步增加了采集时间。

SE 序列目前多用于获取 T_1WI,用于颅脑、头颈部、骨关节、软组织、脊柱脊髓等部位的常规 T_1WI 成像。

(二) 快速自旋回波序列

快速自旋回波(FSE)序列是指在发射一次 90° 脉冲后,连续发射多个 180° 聚焦脉冲,从而形成多个有一定间隔的自旋回波。每个回波参与产生不同的图像。这样采集多个自旋回波,TR 需要重复的次数明显减少,从而可以加快成像速度。

在一个 90° 射频脉冲后采集到的一串连续的回波称为回波链(echo train),回波链中的回波数目即为回波链长度(echo train length,ETL),其中回波链中相邻的两个回波中点的时间间隔被称为回波间隙(echo spacing,ES);回波链中每个回波的回波时间不同。回波链中任何一个回波填充在 K 空间的中心区域,以决定图像的对比,有效回波时间(effective echo time)指 90° 脉冲中点到填充 K 空间中央的回波中点的时间间隔。

FSE 序列是目前临床上应用最为广泛的序列之一,其主要特点如下:

(1)快速成像:FSE 序列使得 MRI 的采集速度明显加快,在其他参数不变前提下,ETL 越长,90°脉冲所需要的重复次数越少(即 TR 次数越少),采集时间将成比例缩短。

(2)回波链中每个回波信号的 TE 不同:第一个回波信号 TE 最短,最后一个回波信号 TE 最长。

(3)FSE 序列图像的模糊效应:如果不考虑相位编码梯度场对组织信号的影响,回波链中第一个回波信号最强,后面信号强度逐渐减弱,最后一个回波信号最弱。这种强度具有差别的回波信号填充在 K 空间中,在傅里叶转换时将发生相位错误,从而导致图像模糊。ETL 越长,填充 K 空间的回波信号强度差别越大,图像越模糊。因此,ETL 延长尽管可以缩短采集时间,但将增加图像模糊度,并影响图像对比。

(4)脂肪组织信号强度增高:在 SE 序列 T_2WI 上,脂肪组织呈现中等偏高信号,而在 FSE T_2WI 上,脂肪组织保持很高的信号。ETL 越长,ES 越小,脂肪组织信号强度的增加越明显。

(5)对磁场不均匀性不敏感:FSE 序列利用 180° 聚焦脉冲产生回波,可以剔除主磁场恒定不均匀,因而对磁场不均匀性不敏感。其优点为磁化率敏感伪影不明显,缺点为不利于一些能够增加磁场不均匀性的病变(如出血等)的检出。

(6)能量沉积增加:180° 脉冲能量很大,连续激发传递到人体组织的能量将在短时间内很快积聚,特殊吸收率(special absorption ratio,SAR)将明显升高,可以引起体温升高等不良反应,在高场强的MRI 仪中表现更为明显。ETL 越长,ES 越小,SAR 值增加越明显。

FSE 图像与常规 SE 图像非常接近。若选择短 TE,得到的是质子密度加权图像;若选择长 TE,得到的是 T_2 加权图像。

(三) 反转恢复序列

反转恢复(IR)序列由一个 180° 反转脉冲、一个 90° 激发脉冲与一个 180° 复相脉冲组成。180°脉冲与 90° 脉冲之间的时间间隔称为反转时间(inversion time,TI)。

IR 序列的成像参数包括反转时间 TI,以及 TE 和 TR。TI 是 T_1 对比的决定因素。IR 序列可形成重 T_1WI,可在成像过程中完全除去 T_2 的作用,可精细地显示解剖结构,如脑的灰白质,因而在检测灰白质疾病方面具有很大的优势。目前 IR 序列除用于重 T_1WI 外,主要用于两种特殊的 MR 成像,即脂肪抑制和水抑制成像序列。

短 TI 反转恢复(short TI inversion recovery,STIR)脉冲序列是 IR 脉冲序列的一个类型,特征是选择短的 TI 值(1.5T MR 设备时选用 150~175ms),恰好能使脂肪质子的纵向磁化恢复到 0 点或称转折点时施加 90° 脉冲,因此在 90° 脉冲后脂肪质子无横向磁化而无信号产生。主要用于脂肪抑制成像。

液体衰减反转恢复(fluid attenuated inversion recovery,FLAIR)脉冲序列是 IR 序列的另一个类型,特征是选择长的 TI 值(2 000ms),使脑脊液信号被抑制,机制与 STIR 中脂肪被抑制类似,不同的是 FLAIR 用于 T_2WI 和 PDWI 中抑制脑脊液的高信号,使与脑脊液相邻的长 T_2 病变显示得更清楚,在中枢神经系统中应用较多(图 7-48)。

(四) 梯度回波序列

梯度回波(GRE)序列又称为场回波(field echo,FE)序列,序列由一次小于 90°(或稍大于 90°,但不使用 90°)激励脉冲和读出梯度的反转构成(图 7-49)。读出梯度的反转用于克服梯度场带来的相位离散,使质子相位重聚产生回波。由于是梯度重聚相位产生回波,故称 GRE 序列。GRE 脉冲序列由于扫描速度快且能提供较满意的 SNR,因而成为目前临床应用最广泛的扫描技术之一。

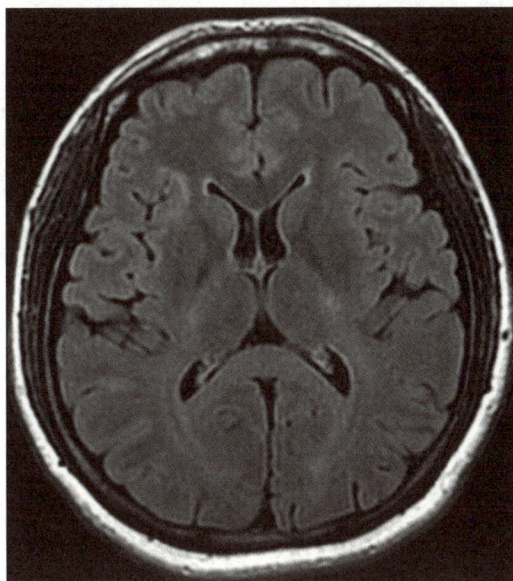

图 7-48 颅脑 T_2WI FLAIR 成像

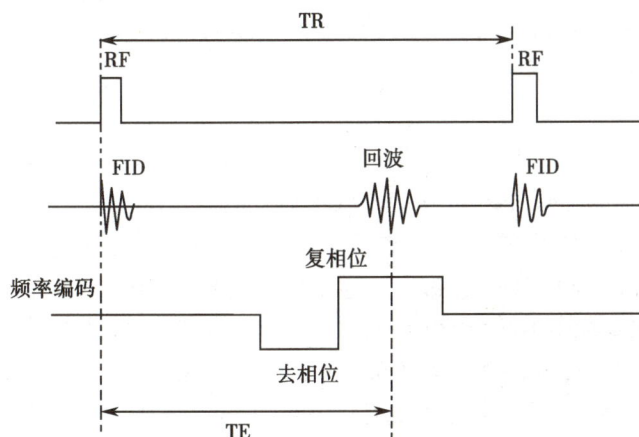

图 7-49 GRE 脉冲序列

1. GRE 序列的主要特点

(1)小角度激励技术:GRE 序列一般采用小于 90° 的射频脉冲对成像组织进行激发,即采用小角度激发,加快了成像速度。

(2)稳态的形成:GRE 类序列存在两种稳态,即纵向磁化矢量稳态和横向磁化矢量稳态。

1)纵向磁化矢量稳态:射频脉冲激发后,组织的宏观磁化矢量将偏离平衡状态,射频脉冲能量越大,宏观磁化矢量偏转角度也越大,射频脉冲关闭后,宏观纵向磁化矢量将逐渐恢复到平衡状态,即发生纵向弛豫。在经过数个小角度射频脉冲激发后,组织的纵向磁化矢量将达到一个稳定状态,在以后各个 TR 期间的同一时间点,组织中的纵向磁化矢量是相同的,即为纵向稳态。

2)横向磁化矢量稳态及稳态自由进动:梯度回波序列中由于连续使用小角度脉冲进行激发,在几个脉冲准备后,每一个小角度脉冲激发前,组织中都残留有稳定大小的横向磁化矢量,即横向稳态。

纵向磁化矢量和横向磁化矢量都达到稳态的 GRE 序列被称为稳态自由进动(steady state free precession,SSFP)序列。

2. 扰相 GRE 技术 施加扰相技术的 GRE 序列被称为扰相 GRE 或毁损 GRE(spoiled GRE),包含两种:

(1)梯度扰相(gradient spoiling)技术：施加扰相位梯度场，人为地增加磁场不均匀性，加快了质子失相位，从而消除这种残留的横向磁化矢量。

(2)射频扰相(RF spoiling)技术：施加扰相位的组合射频脉冲。扰相GRE序列可用于T_1WI、T_2^*WI和PDWI。扰相GRE序列一般选用较大的激发角度，如50°~80°，这时需要采用相对较长的TR，如100~250ms，当TR缩短时激发角度也随之调整到小角度。扰相GRE T_2^*WI具有如下特点：小角度激发和相对短的TR以及相对短的TE。

(五)平面回波成像序列

平面回波成像(EPI)技术是目前临床应用中扫描速度最快的MR成像技术，它可以在一次RF激励后的极短时间内(30~100ms)采集一幅完整的图像。由于EPI速度极快，因此对运动目标动态研究应用价值最大，如心血管运动、血流显示、脑的扩散成像、灌注成像、实时MRI等。这一技术最早由英国学者在1978年提出，由于EPI技术需要依赖高性能梯度线圈，因此在临床上直到20世纪90年代中后期才得以实现。

1. **EPI技术**　EPI技术是在梯度回波的基础上发展而来，它在一次射频脉冲激发后，利用读出梯度场的连续正反向切换，每次切换产生一个梯度回波，因而将产生多个梯度回波组成的梯度回波链，即一次射频脉冲激发采集多个梯度回波。

EPI序列按照一幅图像需要进行射频脉冲激发的次数分为多次激发EPI和单次激发EPI。单次激发EPI成像速度明显快于多次激发EPI，更适用于对成像速度要求很高的功能成像；由于ETL相对较短，多次激发EPI图像质量较优，因此伪影较少。EPI序列按准备脉冲可分为三类，梯度回波EPI序列，这是最基本的EPI序列；自旋回波EPI序列；反转恢复EPI序列。

2. **临床应用**

(1)单次激发GRE-EPI T_2^*WI序列：主要用于：①MR对比剂首次通过灌注加权图像；②基于血氧水平依赖(blood oxygenation level dependent, BOLD)效应的脑功能成像。

(2)多次激发SE-EPI T_2WI序列：其临床应用较少，一般用于腹部屏气T_2WI。

(3)单次激发SE-EPI T_2WI序列：主要用于：①脑部快速T_2WI，该序列图像质量不及FSE T_2WI，因此一般用于临床情况较差或不能配合检查的患者。②腹部屏气T_2WI，其成像速度快，即便不能屏气也没有明显的呼吸运动伪影，图像的T_2对比也较好；缺点在于磁敏感伪影较明显。③在该序列基础上施加扩散敏感梯度场，即可进行扩散加权成像(DWI)和扩散张量成像(DTI)。

(4)多次激发IR-EPI T_1WI序列：其临床应用较少，一般用于心肌灌注加权成像，也可用于腹部脏器的灌注加权成像。

(5)单次激发反转恢复SE-EPI序列：可作为脑部超快速FLAIR扫描，在此基础上施加扩散敏感梯度场也可进行DWI。

(六)脂肪抑制常用序列

在MRI中，由于人体内脂肪组织中的氢质子和其他组织中的氢质子所处的分子环境不同，使得它们的共振频率不同；当脂肪和其他组织的氢质子同时受到射频脉冲激励后，它们的弛豫时间也不一样。在不同的回波时间采集信号，脂肪组织和非脂肪组织表现出不同的信号强度。利用人体内不同组织的上述特性，选用合适的射频频率，可以在T_2WI或增强扫描时将脂肪的信号进行抑制后得到图像，表现在图像上，脂肪信号为黑色，其余组织信号不变。常用的脂肪抑制序列有三种：频率选择预饱和法、反转恢复序列(STIR)和化学位移成像。

1. **频率选择预饱和法**　在成像序列的激发脉冲施加前，先对所选择的层面施加共振频率与脂肪中质子进动频率一致的射频脉冲(饱和脉冲)，使脂肪的宏观磁化矢量翻转至横向平面，在激励脉冲之后，立即施加一个扰相(相位破坏)梯度脉冲，破坏脂肪信号的相位一致性，紧接着施加成像脉冲。由于回波信号采集与饱和脉冲之间时间很短(<100ms)，使脂肪质子无足够时间恢复纵向磁化矢量，没有信号产生，从而达到脂肪抑制的目的。

脂肪饱和序列最适合显示解剖细节,如有脂肪的软组织病变的显示(图7-50)、骨与关节成像、眼眶内病变的显示等。在对比增强扫描中,可用于对脂肪信号与增强病变之间的鉴别,特别是在含有大量脂肪组织的区域。脂肪饱和序列通常也可用于抑制或消除化学位移引起的伪影。

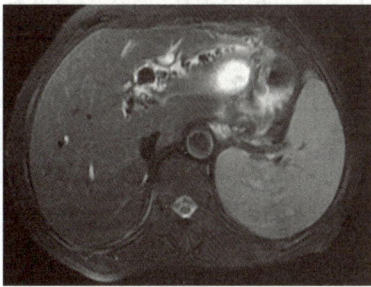

图 7-50 肝脏脂肪抑制成像

2. **反转恢复序列** STIR 序列是在脂肪组织弛豫曲线过零点时加入激励脉冲,此时大多数质子没有充分弛豫,仍然处于部分饱和状态,所得 MRI 信号中不含脂肪信号。但从另一方面看,与脂肪组织弛豫率相近的组织也可能处于部分饱和状态,这些组织会出现信号丢失,因此,一般来说,反转恢复序列的图像信噪比较低。在反转恢复序列中,信号强度与纵向磁化向量的绝对值有关,具有短 T_1 和长 T_1 的组织可能产生相同的信号强度,两种组织之间缺乏特征鉴别,也就是说 STIR 序列对脂肪信号的抑制缺乏特异性,当某些液体或组织的纵向磁化向量的绝对值与脂肪相近时,其信号也被抑制,例如黏液样组织、出血、蛋白样液体等。相反,脂肪浸润区域或含脂肪的肿瘤组织则因与纯脂肪组织的 T_1 值不一样,反而得不到充分抑制,因此 TI 应根据脂肪结构、解剖部位及个体间差异合理选择。

STIR 不但可抑制全部脂肪组织信号,还可抑制部分水信号,它是目前唯一对磁场非均匀性不敏感的脂肪抑制技术。STIR 序列常用于盆腔病变的检测及鉴别,如直肠瘘、脂肪瘤、卵巢畸胎瘤等。

3. **化学位移成像** 也称同相位/反相位成像,其成像原理是根据水和脂肪在外磁场的作用下,共振频率不一样,质子间的相位不一致,在不同的回波时间可获得不同相位差的影像这一基本原理而开发的脂肪抑制序列。当脂肪质子和水质子处于同一体素中时,由于它们有不同的共振频率,在初始激发后,这些质子间随着时间变化相位亦发生变化,但在激励后的瞬间,脂肪质子和水质子处在同一相位,即它们之间的相位差为零,而水质子比脂肪质子进动频率快,经过数毫秒后,两者之间的相位差变为180°,再经过数毫秒后,相对于脂肪质子,水质子完成360°的旋转,它们又处于同相位,因此通过选择适当的回波时间,可在水和脂肪质子宏观磁化矢量相位一致或相位反向时采集回波信号。

化学位移成像技术简单、成像时间短,多用于腹部 MR 成像。其最大优点是可用于证实少量脂肪以及脂肪和水的混合组织。另外该技术由于只与脂肪和水质子进动频率有关,与进动频率的绝对值无关,因此受静磁场非均匀性影响较小,因此,可用在各种 MR 成像系统上。临床中化学位移成像通常用于抑制脂肪含量较少的病变组织,如肾上腺瘤、局限性脂肪肝及脂肪浸润、骨髓腔肿瘤、卵巢畸胎瘤等。

本文所介绍的几种主要脂肪抑制序列,各有优缺点,临床应用各有侧重,我们应深刻理解各序列的优点及适用范围,在临床实践中根据不同解剖部位、组织结构及脂肪含量、病灶与相邻组织间的对比等实际因素选用相应的脂肪抑制序列。

三、磁共振成像系统的组成

MRI 系统主要由以下四部分构成:主磁体系统、梯度磁场系统、射频系统、计算机及图像处理系统。各系统间互相连接,由计算机控制、协调。各系统组成及功能分述如下。

(一)主磁体及磁场

1. **磁体系统**

(1)磁体系统性能:主磁体是 MRI 系统的核心部分之一(图7-51),其功能是提供主磁场。磁体的主要性能指

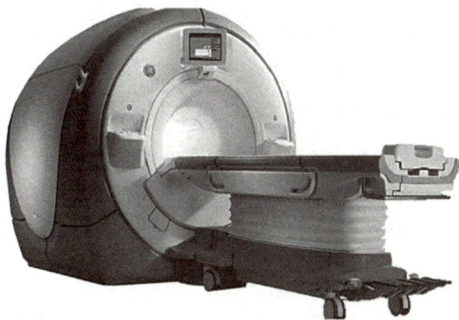

图 7-51 3.0T MR 扫描仪

标有很多,这些性能指标直接影响图像质量。我们主要介绍磁场强度和磁场均匀度等。

1)磁场强度:应用于临床的 MRI 扫描仪主磁体强度大多为 0.1~3.0T(Tesla)。磁场强度越高,组织的磁化程度越高,产生的磁共振信号强度越强。在一定范围内,磁场强度越高,影像的信噪比越大,信噪比近似与磁场强度呈线性关系。但高场强也有一些不利因素,例如在高场强中化学位移伪影较明显,对运动较敏感而更易产生伪影。

2)磁场均匀度:MRI 对磁场的均匀度要求很高,在成像范围内的磁场均匀度决定图像的空间分辨力和信噪比。磁场均匀度大于 100ppm(part per million,ppm,为磁场均匀度单位,即最大场强与最小场强之差除以平均场强再乘以一百万),将会使图像模糊和失真。磁场均匀度由磁体本身的设计和外部环境决定,磁体的成像区域越大,所能达到的磁场均匀度越低。

(2)主磁体类型

1)永磁性磁体:由具有铁磁性的永磁材料构成,其磁场强度衰减较慢,几乎永久不变,且运行维护简单,无水电消耗,磁力线闭合,磁体漏磁少,磁力线方向与人体长轴垂直。射频线圈制作简便,线圈效率高。但是其磁场强度较低,目前最大场强仅能达到 0.5T,且磁体庞大、笨重,磁场均匀度受环境温度影响大,磁场稳定性较差。周围环境发生变化就会导致磁场均匀度的破坏,使图像质量下降。

2)常导型(阻抗性)磁体:由电流通过导线产生磁场,其磁力线与受检人体长轴平行。此型磁体可分为三种:空心磁体、铁心磁体和电磁永磁混合型磁体。常导型磁体制作安装容易,造价低廉,但磁场均匀性和稳定性较差,受室温影响大,开机后耗电量大并使磁体产生较多热量,必须使用大量的水冷却维持其运行,故运行费用高,且其磁场强度亦较低,一般不超过 0.5T。新研制的铁芯(混合)阻抗磁体具有永久磁体和阻抗磁体的特征,综合了它们的优点。

3)超导性磁体:超导性磁体是由电流通过导线产生磁场,其导线由超导材料制成并将其置于液氦之中,超导体的电磁线圈的工作温度在绝对温度 4.2K 的液氦中获得的超低温环境,达到绝对零度(-273℃),此时线圈处于超导状态,没有电阻。超导磁体配有一个励磁电源,励磁电流从励磁电源发出通过超导磁体线圈循环流动,当电流上升到使磁场建立起预订的场强时,超导磁体开关闭合,励磁电源断开,电流在闭合的超导线圈内几乎无衰减地循环流动,产生稳定、均匀、高场强的磁场。

超导磁体的优点:磁场强度高,最高可到 10T 以上,临床常用的一般为 0.15~3.0T,超导磁体的磁场稳定而均匀,几乎不受环境温度波动的影响,成像质量高,能进行磁共振波谱分析及功能性磁共振成像等一些研究项目。当然超导磁体也有一些缺点:如维持运行费用较高,需要消耗一定量的液氦,工艺复杂,造价昂贵,特殊情况下可能发生失超的危险。所谓失超,即当线圈温度超过 8K 时,超导体变成导体,温度急剧升高,液氦大量挥发,磁场强度迅速下降,不过,现代磁体的设计使运行中失超的可能性极小。

2. **磁屏蔽**　MR 成像仪为强大磁场,明显影响周围环境。磁屏蔽可防止磁场影响附近的电子设备。

通常磁屏蔽采用足够厚度的铁组成,铁像海绵一样吸收磁力线。目前磁体均采用自屏蔽方式,简化了机房的磁屏蔽要求,磁场屏蔽的标准一般为 5Gs,即在 0.5MT 距离。

3. **匀场线圈**　任何磁体都不会产生绝对均匀的磁场,故使用一组匀场线圈,以补偿因不可控制的环境因素及其他不可避免的因素所引起的主磁场的非均匀性和缺陷,从而使磁场更均匀。匀场线圈通常位于磁体中心,梯度线圈外,多由铌钛(NbTi)合金制成。机器安装励磁结束后,获得的磁场叫基础磁场,也就是说未经任何匀场处理,此时磁场的匀场度较差,为进一步补偿磁场的非均匀性,需要进行匀场(shimming)。匀场分无源和有源两种。

无源匀场(passive shimming)是指在安装阶段在磁体孔洞内壁贴补专用的小贴片,由工程师进行无源匀场的调整。

有源匀场(active shimming)又称主动匀场,是利用匀场线圈通以电流,产生小磁场来调节改善静磁场的不均匀来实现,在每次扫描前调整,以进一步提高磁场的均匀性。在实际应用中,有源匀场很常用,由操作技师完成。

(二)梯度系统

1. 梯度磁场的组成 梯度场包括梯度线圈和梯度电源两部分。

(1)梯度线圈:梯度线圈绕在主磁体和匀场补偿线圈内,它由三组线圈组成,梯度场的方向按三个基本轴线 X、Y、Z 轴方向设计,这三个方向的任何一个梯度场均可提供层面选择梯度、相位编码梯度、频率编码梯度三项作用之一,而这三个方向的梯度场的联合使用可获得任意斜面图像。

(2)梯度电源:每组梯度线圈都有它们各自的驱动电源,在计算机控制下随时开关,精确调节供给线圈的电源,以便获得精确的梯度磁场。

2. 梯度磁场性能指标

(1)梯度场强:梯度场的强度,用特斯拉或高斯表示。

(2)切换率:切换率是指单位时间及单位长度内的梯度磁场强度变化量,常用每秒每米长度内磁场强度变化的毫特斯拉量[mT/(m·s)]来表示,切换率越高表明梯度磁场变化越快,也即梯度线圈通电后梯度磁场达到预设值所需时间(爬升时间)越短。

3. 梯度磁场的作用 梯度磁场是 MRI 系统核心之一,它利用梯度场线圈来产生相对主磁场来说较微弱的在空间上变化的磁场,这个随空间位置变化的磁场叠加在主磁场上。

(1)梯度磁场的功能:对 MR 信号进行空间编码,以确定成像层面的位置和成像层面厚度;产生 MR 回波(梯度回波);施加扩散加权梯度场;进行流动补偿;进行流动液体的流速相位编码。

(2)梯度磁场应具备的条件:所形成的梯度场在成像范围内具有良好的线性特征;切换时间及梯度场从零上升至预定的稳定值所需时间亦即响应时间要短,响应时间长短会限制成像系统最小可用的回波时间;功率损耗小,建立梯度场需要驱动电源电路中所有高功率元件产生强大电流,并需要给高功率元件散热,因此在达到预定梯度场强的条件下,电源功耗尽可能小;最低程度涡流效应,涡流效应可致影像失真,因此必须尽量降低涡流效应的影响。

梯度线圈性能的提高对于 MR 超快速成像至关重要,可以说没有梯度线圈的进步就不可能有超快速序列。SS-RAGE、Turbo-GRE 及 EPI 等超快速序列以及水分子扩散加权成像对梯度场的场强和切换率都有很高的要求,高梯度场及高切换率不仅可以缩短回波间隙加快信号采集速度,还有利于提高图像的 SNR,因而近几年快速或超快速成像技术的发展可以说是直接得益于梯度线圈性能的改进。

当然,由于梯度磁场的剧烈变化会对人体造成一定的影响,特别是引起周围神经刺激,因此梯度场强和切换率不是越高越好。

(三)射频系统

1. 射频系统的组成 射频系统主要由发射和接收两部分组成,其中包括发射器、功率放大器、发射线圈、接收线圈和低噪声放大器等。射频系统的作用是发射射频脉冲,使磁化的质子吸收能量产生共振,并接受质子在弛豫过程中释放的能量,而产生 MR 信号。

2. 表面线圈 表面线圈形状各异,用于激励和接收小容积组织内部的信号,如眶部线圈,乳腺线圈等。用于显示靠近体表或较小的解剖结构,如眼眶和脊柱等。表面线圈由圆形或矩形组成。该类线圈在成像野内灵敏度不均匀,越靠近线圈灵敏度越高,距线圈越远灵敏度越低,且其有效成像范围通常比全容积线圈的有效成像范围小。

3. 射频屏蔽 MR 扫描仪使用的射频脉冲对邻近的精密仪器产生干扰,同时由于人体磁共振信号非常微弱,易于受到外界射频信号如电视广播信号、无线电及各种噪声等的干扰。因此,必须安装射频屏蔽,以避免相互干扰。射频屏蔽由铜铝合金或不锈钢制成,并密封地安装于扫描室墙壁、天花板及地板,窗口用铜网,拉门接缝贴合紧密,整个屏蔽间与建筑物绝缘,只通过一根电阻符合要求的导线接地。

(四)计算机及数据处理系统

MRI 系统的操作、控制、协调、安装和维护等均需计算机完成。MR 信号的采集、处理、显示及储存亦需靠数字计算机完成,且患者扫描得到的数据和图像较多,因此其计算机要求大容量、大内存、有快速的运算能力及良好的软件支持。MRI系统中多采用高档小型计算机,它主要由硬件和软件两部分组成。

硬件包括主机和外部设备。主机由中央处理器(CPU)和主储存器组成,外部设备包括存储器、输入、输出设备等。

软件包括系统软件和应用软件两大部分。系统软件是计算机厂家设计用来支持计算机运行的程序,如实时磁盘操作系统和资源分享执行程序等操作系统;应用软件是由磁共振厂家设计并用于MRI系统诊断和现场调整的程序,以及用户操作软件程序等。

四、磁共振成像质量控制

(一)磁共振成像的质量控制指标

比较常用的MRI图像质量控制指标有空间分辨力(spatial resolution)、信号噪声比(signal-to-noise ratio,SNR)、图像对比度及对比噪声比(contrast and noise ratio)。这三种因素既不相同又互相联系,把握好这三种因素之间的关系才能有效地提高图像质量。

1. **空间分辨力**　空间分辨力是指影像设备系统对组织细微解剖结构的显示能力,空间分辨力越高,图像质量越好。空间分辨力大小除了与MRI系统的磁场强度、梯度磁场等有关以外,也受到扫描参数所选择体素大小影响。

MRI图像的分辨力是通过每个像素表现出来的。像素是构成矩阵相位和频率方向上数目的最小单位。在MRI图像平面内像素的大小是由FOV和矩阵的比值确定的。矩阵是频率编码次数和相位编码步码数的乘积,即矩阵=频率编码次数×相位编码步码数。

体素是像素与层厚的乘积。它的物理意义是MR成像的最小体积单位(立方体)。层厚越厚,体素越大,空间分辨力越低。当FOV确定后,矩阵越大,体素越小,空间分辨力越高;当矩阵确定后,FOV越小,空间分辨力越高。因此,体素的大小与层面厚度和FOV成正比,与矩阵成反比。

2. **信号噪声比**　SNR是指感兴趣区内组织信号强度与噪声信号强度的比值。信噪比是衡量图像质量的最主要参数之一。在一定范围内,SNR越高越好。SNR高的图像表现为图像清晰,轮廓鲜明。影响信噪比的因素,除了MRI系统设备性能和工作环境外,主要有被检组织的特性、体素大小、扫描参数(TR、TE、翻转角、平均采集次数等)和射频线圈。

(1)被检组织对SNR的影响:感兴趣区内组织的质子密度影响信号强度,质子密度高的组织,如脑灰质和脑白质能产生较高信号,SNR高;质子密度低的肺组织产生低信号,因此SNR低。具有短T_1和长T_2值的组织在不同加权像上信号强度均较高,从而可获得高SNR。

(2)体素大小对SNR的影响:体素越大,体素内所含质子数量越多,所产生的信号强度就越大,图像的SNR越高。层厚越厚,体素越大,SNR越高;FOV越大,体素越大,SNR越高。相反,矩阵越大,体素越小,SNR越低。

(3)扫描参数对SNR的影响:影响SNR的扫描参数主要是重复时间(TR)、回波时间(TE)、翻转角、信号采集次数以及层间距和接收带宽。

TR越长,各种组织内的质子可以充分弛豫,纵向磁化矢量增加,信号强度也增加,SNR高;TR短时,SNR降低。TE是横向磁化矢量衰减的时间,它决定进动质子失相位的多少,TE越长,采集信号前横向磁化的衰减量越大,回波幅度越小,产生的信号量也越少,SNR就会下降。翻转角的翻转角度决定了有多少纵向磁化能转变成横向磁化。翻转角越小,产生的信号越弱,SNR就越低。信号采集次数越多,SNR越高。层间距越大,SNR越高。接收带宽越小,SNR越高。不同类型的线圈中,表面线圈的SNR最高,在操作中尽量选择合适的表面线圈以提高SNR。

（二）磁共振成像的伪影

伪影是指在 MR 扫描或信息处理过程中，由于某种或几种原因出现了一些人体本身不存在的图像信息，致使图像质量下降的影像。根据伪影的产生，可分为设备伪影、运动伪影和金属异物伪影。

1. 设备伪影　设备伪影是由机器设备系统本身产生的伪影。它包括机器主磁场强度、磁场均匀度、软件质量、电子元件、电子线路以及机器的附属设备等所产生的伪影。设备伪影主要取决于生产厂家设计生产的产品质量以及某些人为因素，如机器设备的安装、调试以及扫描参数的选择相互匹配不当等。与机器设备有关但主要由操作者掌握的各种参数，如 TR、TE、矩阵、观察野等出现偏差也可出现伪影。

（1）化学位移伪影：化学位移伪影是由人体内脂肪与水的化学环境的差异引起的（图 7-52）。脂肪中的质子进动频率慢于水中的质子，两者进动频率上的差异与主磁场场强成正比，因此这种差异在高场强设备比较显著。化学位移伪影仅发生在频率编码方向上，表现为沿含水组织和脂肪组织界面处，表现为无信号的黑色和高信号的白色条状或月牙状伪影（图 7-53）。

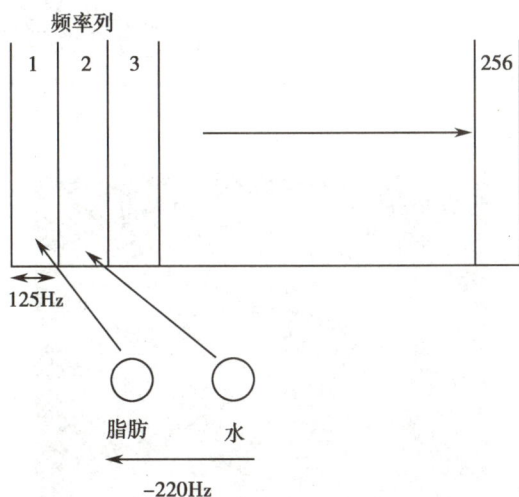

图 7-52　1.5T 设备的化学位移伪影

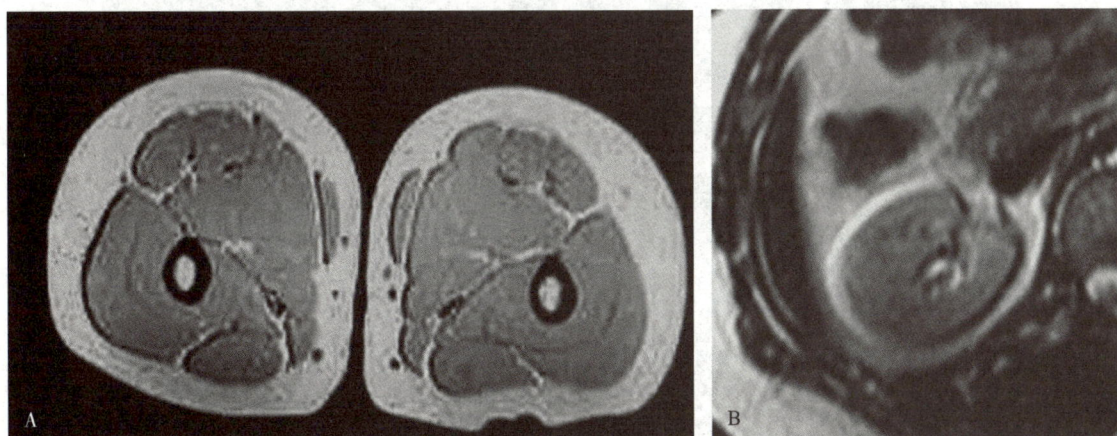

图 7-53　化学位移伪影
A. 肌肉与皮下脂肪之间可见一带状黑边影；
B. 肾周脂肪与肾实质之间存在一带状高信号条状及低信号黑边影。

补偿方法：①增加接受带宽可减轻化学位移伪影；②采用预饱和技术；③改变频率编码的方向；④采用低场强的设备扫描。

（2）卷褶伪影：卷褶伪影主要出现于相位编码方向上。被检查的解剖部位的大小超出了观察野（FOV）的范围，即选择 FOV 过小，而使观察野范围以外部分的解剖部位的影像移位或卷褶到图像的另一端（图 7-54）。相位编码方向不同，卷褶伪影的位置也不同。

补偿方法：如增大 FOV、改变相位编码方向、施加空间预饱和带等。

（3）截断伪影：截断伪影常出现在空间分辨力较低的图像上，相位编码方向显著，是因数据采集不足所致。在图像中高、低信号差别大的两个组织的界面，如颅骨与脑表面，脂肪与肌肉界面等会产生信号振荡，出现环形黑白条纹，此即截断伪影（图 7-55）。截断伪影可以通过增加矩阵来避免数据采集不足。

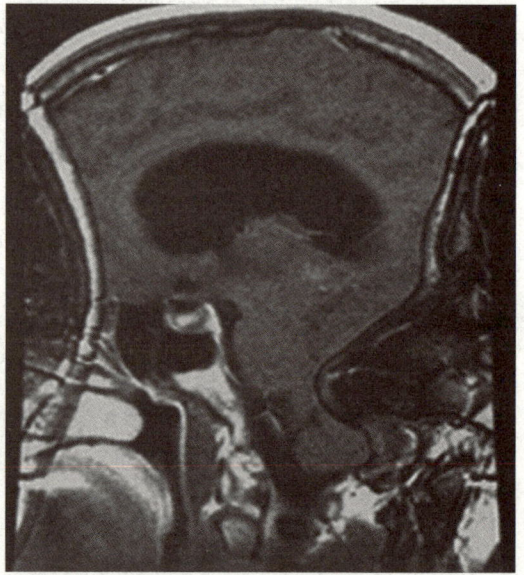

图 7-54   卷褶伪影

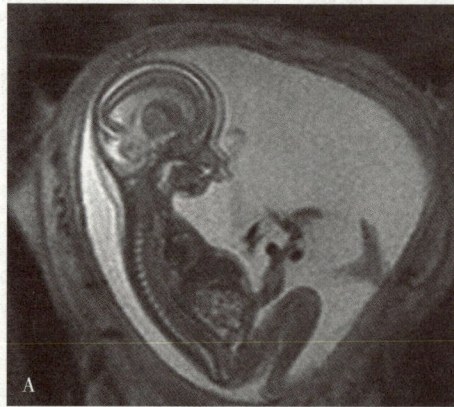

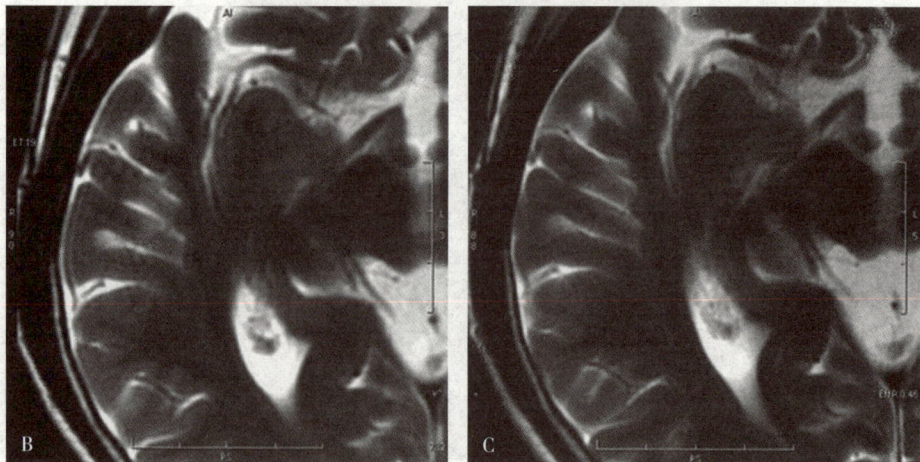

图 7-55   截断伪影

A. 胎儿颅骨、背部皮肤与羊水之间可见黑白交替的带状影；B. 右侧颞叶颅骨与脑表面可见黑白交替的带状影；C. 采用螺旋桨技术，去除 B 图中右侧颞叶的带状影。

（4）部分容积效应：当选择的扫描层面较厚或病灶较小且又骑跨于扫描切层之间时，周围高信号组织掩盖小的病变或出现假影，这种现象称为部分容积效应（图7-56）。

补偿方法：部分容积效应可以通过减小层厚来避免。

（5）交叉对称信号伪影：交叉对称信号伪影也是由于设备原因造成的一种伪影。常出现于自旋回波序列 T_2WI 或质子密度加权像，主要因磁场的不均匀性引起，低场强的设备更容易出现（图7-57）。

（6）磁敏感伪影：不同组织成分的磁敏感性不同，它们的质子进动频率和相位也不同。平面回波成像（EPI）由于使用强梯度场，对磁场的不均匀性更加敏感，在组织磁敏感性差异较大（如空气和骨）的交界处，会因失相位出现信号丢失或几何变形的磁敏感伪影（图7-58）。

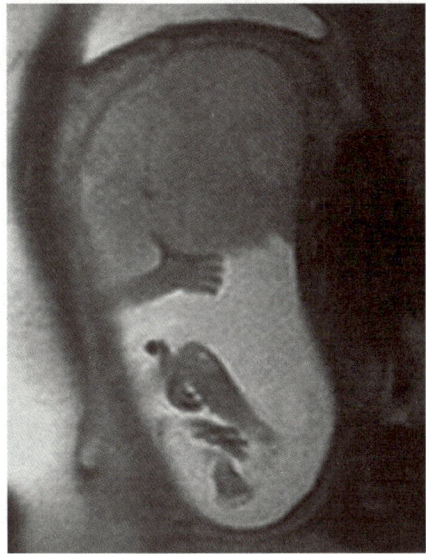

图 7-56　部分容积效应
胎儿手与胎盘之间由于部分容积效应，易将一条静脉误认为过度外展的大拇指。

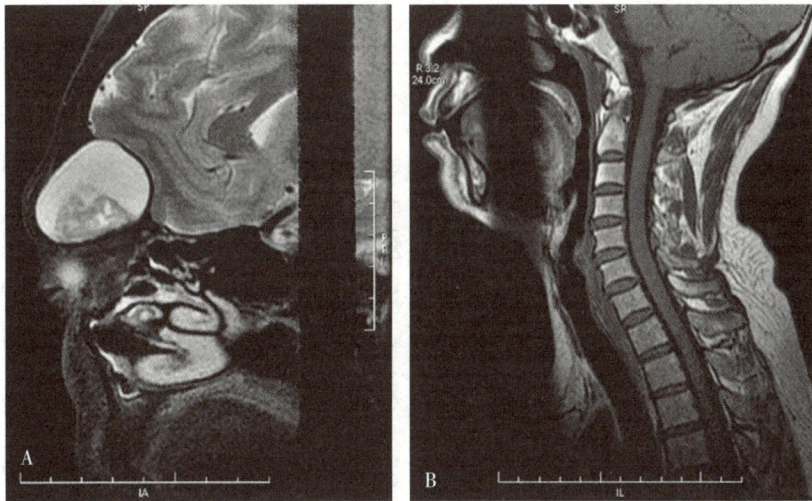

图 7-57　交叉对称信号伪影
A. 眼眶矢状位 T_2WI 序列眼眶后部组织采用预饱和带，呈条带状低信号；
B. 颈椎矢状位 T_1WI 序列颈椎前部组织采用预饱和带，呈条带状低信号。

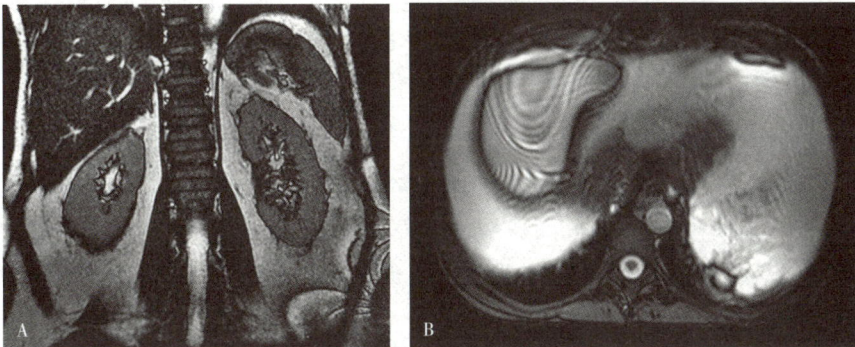

图 7-58　磁敏感伪影
A. 肾脏冠状位 T_2WI 序列肾脏周围线状低信号磁敏感伪影；
B. 肝脏轴位 T_2WI 序列肝脏病变周围线状低信号磁敏感伪影。

2. 运动伪影　运动伪影包括人体生理性运动和自主性运动所产生的伪影。主要包括心脏大血管搏动、呼吸运动、血液流动、脑脊液流动，或者患者吞咽运动、躁动等产生的伪影(图 7-59)。

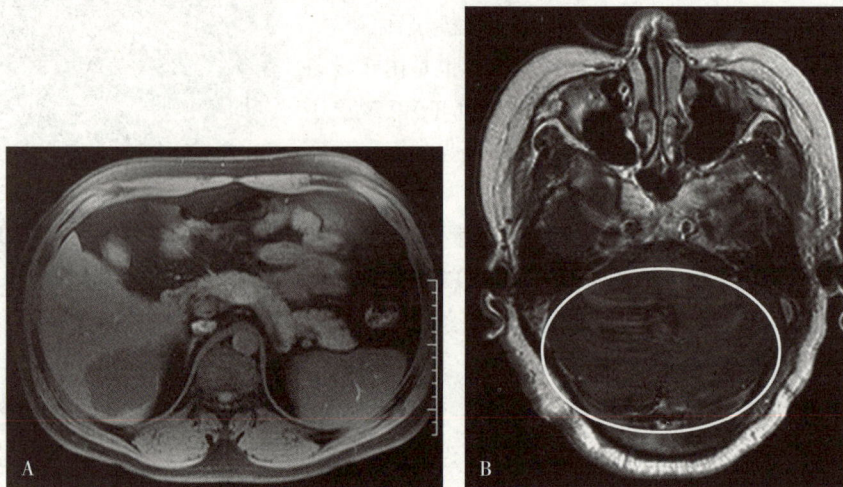

图 7-59　运动伪影

A. 胰体部一类圆形稍高信号影，系主动脉搏动伪影所致；B. 患者头动，导致颅底部可见条带状运动伪影。

3. 金属异物伪影　主要的金属异物有发夹、金属纽扣、针、胸罩钩、各种含铁物质的睫毛膏、口红、外科用金属夹、固定用钢板及含有金属物质的各种标记物、避孕环等(图 7-60)。

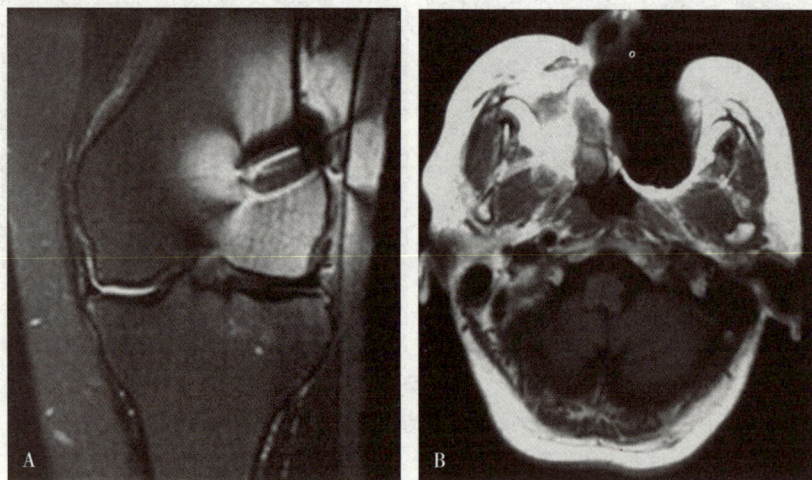

图 7-60　金属伪影

A. 膝关节处因金属伪影，导致股骨下端局部结构显示不清；B. 患者因左侧有假牙金属伪影，
致左侧眶部结构显示不清，呈现较大范围信号缺失。

(三) 磁共振成像主要技术参数

1. **重复时间(repetition time,TR)**　是指脉冲序列相邻的两次执行的时间间隔。在 SE 序列中 TR 指相邻两个 90° 脉冲中点间的时间间隔；在梯度回波 TR 是指相邻两个小角度脉冲中点之间的时间间隔；在单次激发序列(包括单次激发快速自旋回波和单次激发 EPI)中，由于只有一个 90° 脉冲激发，TR 等于无穷大。

2. **回波时间(echo time,TE)**　是指产生宏观横向磁化矢量的脉冲中点到回波中点的时间间隔。在 SE 序列中 TE 指 90° 脉冲中点到自旋回波中点的时间间隔。在梯度回波中指小角度脉冲中点到梯度回波中点的时间间隔。

3. **有效回波时间(effective echo time)** 在快速自旋回波(fast spin echo,FSE)序列和平面回波成像(echo planar imaging,EPI)序列中,一次射频脉冲激发后有多个回波产生,分别填充在K空间的不同位置,而每个回波的TE是不同的。这些序列中,射频脉冲中点到填充K空间中央回波中点的时间间隔称为有效TE。

4. **回波链长度(echo train length,ETL)** 回波链长度的概念出现在FSE序列或EPI序列中。ETL是指一次90°脉冲激发后所产生和采集的回波数目。回波链的存在将成比例减少TR的重复次数。在其他成像参数保持不变的情况下,与相应的单个回波的序列相比,具有回波链的快速成像序列的采集时间缩短为原来的1/ETL,因此ETL也被称为快速成像序列的时间因子。

5. **回波间隙(echo spacing,ES)** 回波间隙是指回波链中相邻两个回波中点之间的时间间隙。ES越小,整个回波链采集所需时间越少,可间接加快采集速度。

6. **反转时间(inversion time,TI)** 反转时间仅出现在具有180°反转预脉冲的脉冲序列中,这类序列包括反转恢复序列、快速反转恢复序列、反转恢复EPI序列等。一般把180°反转预脉冲中点到90°激励脉冲中点的时间间隔称为TI。

7. **激励次数(number of excitation,NEX)** 激励次数也称信号平均次数(number of signal averaged,NSA)或信号采集次数(number of acquisitions,NA),是指脉冲序列中每一个相位编码步级的重复次数。NEX增加有利于减少伪影并增加图像信噪比,但同时也增加了信号采集时间。一般的序列需要两次以上的NEX,而快速MRI脉冲序列特别是屏气序列的NEX往往是1,甚至小于1(部分K空间技术)。SNR大小与NEX的平方根成正比,当激励次数从1提高到4时,SNR可提高到原来的2倍,而扫描时间要增加到4倍。

8. **采集时间(acquisition time,TA)** 采集时间,也称扫描时间,是指整个脉冲序列完成信号采集所需要的时间。在不同序列中TA的差别很大,一幅图像的TA可以在数十毫秒(如单次激发EPI序列),也可以是数十分钟(如SE T$_2$WI序列)。

9. **层厚(slice thickness)** MRI的层厚是由梯度场强和射频脉冲的带宽决定的。在二维图像中,层厚即被激发层面的厚度。层厚越薄,图像在层面选择方向的空间分辨力越高,但由于体素体积变小,图像的信噪比降低。因此在选择层厚的时候既要考虑到空间分辨力,也要考虑到图像信噪比。

10. **层间距(slice gap)** 层间距是指相邻两个层面之间的距离,即不成像层面。选用一定带宽的射频脉冲激励某一层面时,必然影响邻近层面的信号,为了杜绝成像层面之间的干扰,通常采用以下解决办法:①增加层间距:一般要求层间距不小于层厚的20%。层间距过大,容易漏掉微小病变;层间距越大,图像信噪比越高。②如果扫描部位或病变较小,不能选择过大层间距或无层间距时,应采用各层扫描而不是连续扫描法,以克服相邻层间的相互干扰,提高信噪比。从这一点上来说,MR的层间距与CT的层间距(slice interval)概念不同。CT的层间距是指相邻的两个层面厚度中心的间距,如层厚和层间距均为1cm,实际上是一层接着一层,两层之间没有间隔。而MR的层间距指的是从上一层的下缘到下一层的上缘之间的距离,即不成像的层面厚度,如果层厚为1cm,层间距为0.5cm,则两层之间有厚度为0.5cm的组织没有成像。

11. **矩阵(matrix)** 矩阵是指MR图像层面内行和列的数目,也就是频率编码和相位编码方向上的像素数目。频率编码方向上的像素多少不直接影响图像采集时间;而相位编码方向的像素数目决定于相位编码的步级数,因而数目越大,图像采集时间越长。矩阵包括采集矩阵(原始资料矩阵)和显示矩阵(影像矩阵)。显示矩阵是经过傅里叶变换显示在显示屏上。MRI系统为了提高显示屏上的图像分辨力,一般显示矩阵大于采集矩阵。采集矩阵是指频率编码采样数目与相位编码步码数的乘积。常用的采集矩阵是256×256。MR图像的像素与成像体素是一一对应的。在其他成像参数不变的前提下,矩阵越大,成像体素越小,图像层面内的空间分辨力越高。

12. **扫描野(field of view,FOV)** 或称有效视野,是指扫描前设定的可扫描范围,即图像区域在频率编码方向和相位编码方向的实际尺寸,如30cm×30cm。在矩阵不变的情况下,FOV越大,成像体素越大,图像层面内的空间分辨力降低。检查部位超出 FOV 时,会产生卷褶伪影。因此选择 FOV 要根据检查部位决定。

13. **偏转角度(flip angle,FA)**　在射频脉冲的作用下,组织的宏观磁化矢量偏离平衡状态,其偏离的角度称为偏转角度或激发角度。宏观磁化矢量偏转的角度取决于射频脉冲的能量,能量越大偏转角度越大。而射频脉冲的能量取决于脉冲的强度和持续时间,增加能量可通过增加脉冲的强度和/或持续时间来实现。MRI 常用的偏转角度为 90°、180° 和梯度回波序列常用的小角度(<90°),偏转角度越小,所需要的能量越小,激发后组织纵向弛豫(释放能量)所需要的时间越短。

14. **接收带宽**　指 MRI 系统采集 MR 信号时所接收的信号频率范围。MRI 使用的是频率波,其频率范围又称射频带宽。射频脉冲越短,其带宽越宽。层厚与带宽成正比,层厚越厚,带宽越宽。减少带宽,可提高 SNR,但可使图像对比度下降。带宽越宽,噪声越大。

15. **相位编码和频率编码方向**　相位编码方向应放在成像平面最小径线方向,这样既能节省扫描时间,又可避免产生卷褶伪影,而图像质量不受影响,如做腹部、胸部横断位扫描时,相位方向应放在前后方向,相位编码方向 FOV 可减少 25%,能节省 1/4 的扫描时间。

选择的相位编码方向应放在能避开相位编码方向的运动伪影,不在主要观察区。如在肝脏扫描时,要观察肝左叶病变,为了避开主动脉伪影对肝左叶的影响,相位编码方向应放在左右方向,此时不能减小 FOV,避免产生卷褶伪影。一般会将组织运动度大的方向选为频率编码方向,以减少运动伪影。

16. **预饱和技术**　预饱和技术可用于各种脉冲序列,以抑制各种运动伪影。在感兴趣外最多可放置 6 个饱和带。饱和带越多,抑制伪影的效果越好,但要减少扫描层数或增加扫描时间。饱和带越窄,越靠近感兴趣区,抑制伪影效果越好。

17. **门控技术**　门控技术包括心电门控、脉搏门控和呼吸门控。心电门控是通过肢体导联,以心电图 R 波作为 MRI 测量的触发点,选择适当的触发时间可获得心电周期任何一个时相的图像,常用于心脏、大血管检查。脉搏门控是通过压力-电压传感器与手指接触能获得脉搏信号来控制射频脉冲触发,常用于大血管检查。呼吸门控是通过压力-电压传感器获得呼吸信号来控制射频脉冲触发,常用于胸、腹部呼吸运动伪影大的扫描部位。

(四) 磁共振成像对比剂

MRI 对比剂根据磁性的不同可以分为抗磁性物质、顺磁性物质、铁磁性物质和超顺磁性物质。按其构成可以分为铁磁性微粒、脂质体、稳态自由基、金属小分子螯合物和金属大分子螯合物五种类型。按其作用机制可分为纵向弛豫(T_1)增强对比剂和横向弛豫(T_2)增强对比剂两大类。按其对比信号强度的增强或减弱分为阳性对比剂和阴性对比剂。按其在体内分布特点,可分为非特异性和特异性对比剂。

MRI 对比剂多选择铁(Fe)、锰(Mn)、钆(Gd)等顺磁性介质进行增强成像,这些元素含有很多核外的不成对电子,具有很强的顺磁性,可干扰邻近水质子的弛豫过程,导致 T_1 和 T_2 时间缩短,增加图像对比度。其中应用最广泛也最安全的是钆对比剂。其最终造成 MRI 中信号改变的程度与一系列因素相关,包括局部对比剂浓度、对比剂在体内的弛豫特性、组织的弛豫特性和 MRI 序列的参数设置等。MRI 对比剂根据检查目的和用途,有很多不同的类型,每种 MRI 对比剂的原理、特点和用法亦有所不同。

1. **钆螯合物**　钆与芳香环的螯合物有较高的亲脂性,能被肝细胞摄取并经胆汁排泄。对比剂分子进入肝细胞后,与细胞内的蛋白质相互作用,使组织的 T_1 值缩短。

2. **锰螯合物**　主要是锰福地吡三钠注射液,被肝细胞摄取后分解出来的锰,能产生很强的缩短 T_1 的效应,最后也经胆汁排泄。使用剂量为 5mmol/kg 体重,该对比剂副作用较明显,可引起恶心、呕吐、血压升高等,实验证明高剂量使用时可引起胎儿畸形,因而不能用于孕妇。

3. **肝细胞受体性对比剂**　这类对比剂具有特殊的分子结构,能被肝细胞特异性地摄取。该类对比剂的核心成分为极小超顺磁氧化铁颗粒,表面用阿拉伯半乳聚糖或无唾液酸基胎球蛋白等进行包裹,可通过肝细胞表面的无唾液酸糖蛋白受体转运到肝细胞内,进入肝细胞后,在肝细胞的微粒体内分解出氧化铁颗粒,产生很强的短 T_2 效应。该类产品的代表是 AG-USPIO。临床上,肝细胞特异性对比剂主要用于提高肝脏肿瘤的检出率,对鉴别肿瘤是否肝细胞来源也有较大价值。

(五) 磁共振增强扫描

MR 增强扫描成像基础主要依赖于 MRI 对比剂可缩短周围质子的 T_1 和 T_2 弛豫时间,进而提高图像对比度。MRI 对不同组织间的分辨率较高,不仅可区别 T_1 和 T_2 弛豫特性的差别,并且可以进一步通过各种技术手段,如脂肪抑制、磁化传递等来提高组织之间的对比,绝大部分病变依靠平扫即可检出,部分甚至可以确诊。但是许多病变仍需要通过增强扫描来获得更多的诊断信息。进行 MR 增强扫描的目的在于:①通过向静脉内快速注入对比剂,改善 MRI 影像的固有对比;②通过向静脉内快速注入对比剂,在不同期相和时间点观察病变或器官的信号变化,从而判断相应组织的血供信息;③通过使用特异性对比剂,根据该对比剂在不同组织内进行选择性分布的特点,从而判断病变的生物乃至分子学水平的信息。

在 MR 增强检查中,目前临床上最常采用的对比剂是二乙烯五胺乙酸钆(Gd-DTPA)。Gd-DTPA 可以缩短局部组织的 T_1 弛豫时间,使之在 T_1WI 呈高信号。在不同部位、不同疾病时,Gd-DTPA 的使用方法也有所不同。

1. **常规 MR 增强技术** 常规增强扫描是中枢神经系统的主要增强检查方法。此种增强检查方式主要侧重于强化行为和增强效果的观察,病变的强化表现可在注射钆对比剂后持续较长时间。例如,在绝大多数中枢神经系统病变的 MR 增强时,注射后 20~30min 内都可以很好地观察强化的效果(图 7-61)。钆剂在中枢神经系统中的增强机制和对比剂浓度、血管结构、局部血流灌注状况以及血 - 脑脊液屏障(blood-cerebrospinal fluid barrier)即血脑屏障(blood brain barrier, BBB)的完整性有关。

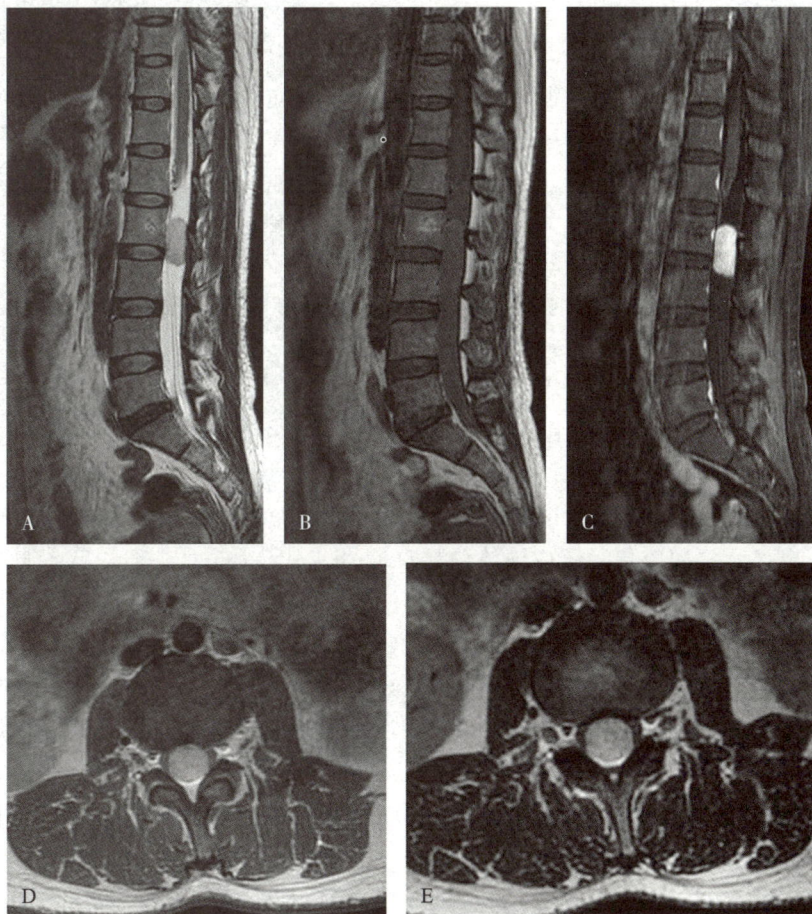

图 7-61 椎管内肿瘤的 MR 平扫与增强扫描

A. T_2WI,发现腰 2 椎体水平可见一类圆形肿块影,其信号略高于椎体;B. T_1WI 矢状位,肿块信号略高于脑脊液;C. T_1WI 增强扫描,可见肿块显著强化;D. T_2WI 轴位,肿块呈稍高信号;E. T_1WI 轴位增强后,见肿块充满椎管,明显强化。术后证实为椎管内神经内分泌癌。

2. **动态增强技术（DCE-MRI）**　在腹部脏器、垂体及乳腺等软组织病变时，常规增强检查由于没有不同时间点的信息，对此类疾病的诊断价值有限，需要采用 MRI 动态增强（dynamic enhancement MRI, DCE-MRI）的检查方式，通过多期动态增强扫描，对对比剂的浓度进行药代动力学分析，得到反映组织血管渗透性和血流量等参数。

（1）序列选择与扫描方式：DCE-MRI 扫描序列宜选择快速的 T_1WI 序列，首选扰相 GRE 序列，腹部检查时需要采用屏气扫描方式。注射对比剂后在病变部位的相同位置的数个层面反复进行动态扫描，垂体首选冠状位扫描，体部首选轴位扫描方向。

（2）对比剂的使用与扫描期相：DCE-MRI 为保证扫描时间的准确，宜使用高压注射器进行对比剂推注。如采用人工手推方式，则要注意控制注药后到启动扫描的时间，避免因准备时间过长而延误动脉期的扫描。

为排除患者的血液循环等其他因素的影响，也可采用测量循环时间的方法或采用智能触发技术来启动扫描。各期相的时间掌握应该根据具体患者或疾病的不同要求，进行适当的个体化设置。也可以利用快速的扫描序列，进行连续的动态扫描，获得感兴趣的时间信号强度曲线，通过该时间 - 信号强度曲线可以更加细致地观察兴趣结构在注射对比剂后随时间变化的强化行为特征。

五、磁共振特殊成像序列及其临床应用概论

（一）MR 水成像

MR 水成像指的是利用静态液体具有长 T_2 弛豫时间，使用重 T_2 加权技术使实质器官及流动的血液呈低信号，而流动缓慢或相对静止的液体呈高信号，从而使含液体的器官显影。

MR 水成像技术在临床上主要用于下列成像：

1. **MR 胆胰管成像（MR cholangiopancreatog-raphy, MRCP）**　是临床上最为常用的水成像技术，用于胆囊、胆管、胰腺疾病的显示，如胆道结石（图 7-62）、胆道肿瘤、胆道炎症、胰腺肿瘤、胰腺炎症、胰管病变等。胆囊、胆管、胰管内为液体充填，周围则为实质和脂肪组织，为静置液成像提供了很好的背景对比。

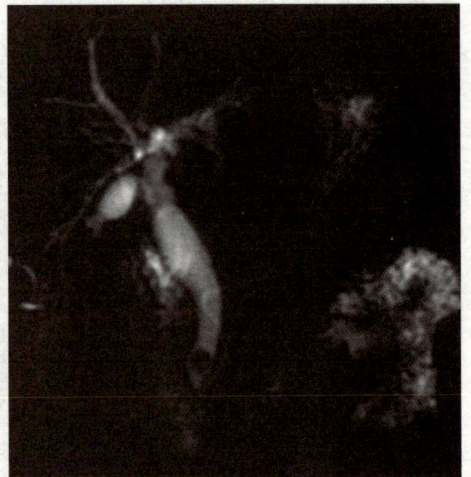

图 7-62　MRCP 图像 - 胆总管下端结石
胆总管下端可见一较大类圆形低信号影，为胆总管结石，此外胆总管、肝总管及左、右肝管扩张。

2. **MR 尿路成像（MR urography, MRU）**　通过重 T_2 加权图像突出显示泌尿收集系统内液体（尿液）信号。MRU 对尿路梗阻性病变的部位、梗阻程度判断具有较高的敏感性和特异性，例如在 MRU 图像上，结石引起的梗阻在局部表现为无信号的充盈缺损，扩张肾盏内结石或肾盂内结石表现为局灶无信号缺损区，周围被高信号液体包绕（图 7-63）。MRU 仍具有一定局限性，不能用于梗阻肿块的性质判断，对于鉴别梗阻性扩张、反流性尿路扩张、感染后输尿管无张力等也较困难。因此，需要结合常规 MRI 图像综合评价。

3. **MR 内耳迷路成像**　采用 MR 水成像技术，重 T_2 加权突出膜迷路内淋巴液和内耳道内脑脊液的信号，使之呈高信号，骨性结构呈低信号。

除此之外，尚有 MR 脊髓成像（MR myelography, MRM）、MR 唾液腺成像（MR sialography）和 MR 输卵管成像（MR salpingography）等，这些成像方式在临床上不常用，这里不做赘述。

（二）MR 血管成像

磁共振血管成像（magnetic resonance angiography, MRA）目前在临床上应用广泛，已经成为 MR 检查常用技术手段之一。较 CTA、DSA 成像的优点在于无创、简便、无须对比剂、不存在电离辐射等。

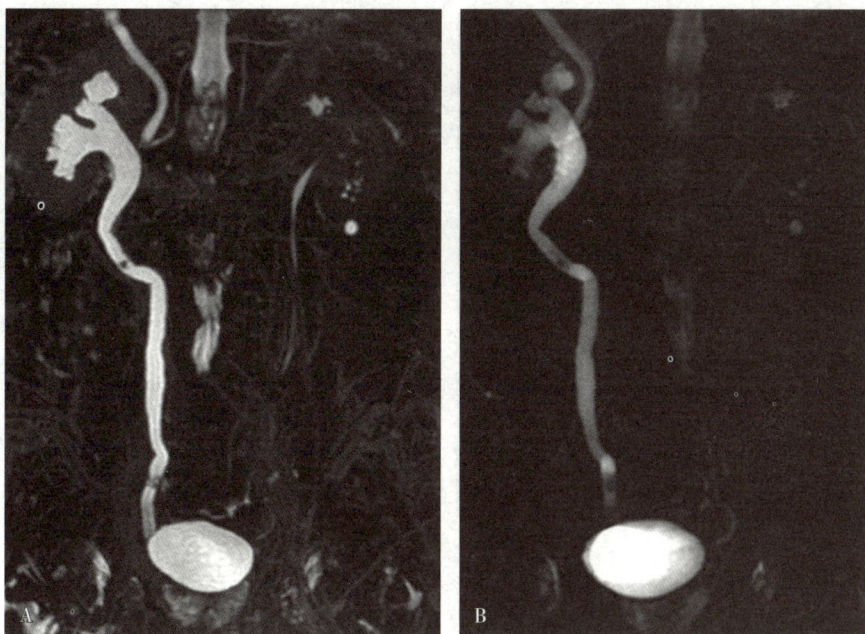

图 7-63　MRU 图像

右侧输尿管结石,右侧输尿管全程,右肾盂肾盏扩张显影;左侧输尿管节段显影,为正常表现。

目前常用的磁共振血管成像技术主要包括:时间飞跃法(time of flight,TOF)MRA、相位对比法(phase contrast,PC)MRA 和对比剂增强法 MRA(contrast enhanced MRA,CE-MRA)。

1. **时间飞跃法 MRA**　临床上应用最为广泛的 MRA 方法,基于血流的流入增强效应。一般采用 TR 较短的快速扰相 GRE T_1WI 序列进行采集,成像容积或层面内的静止组织被反复激发而处于饱和状态,磁化矢量很小,从而抑制静止背景组织,而成像容积之外的血液没有受到射频脉冲的饱和,当血流流入成像容积或层面时就具有较高的信号,与静止组织之间形成较好的对比。

主要用于脑部血管(图 7-64)、颈部血管、下肢血管等的检查。

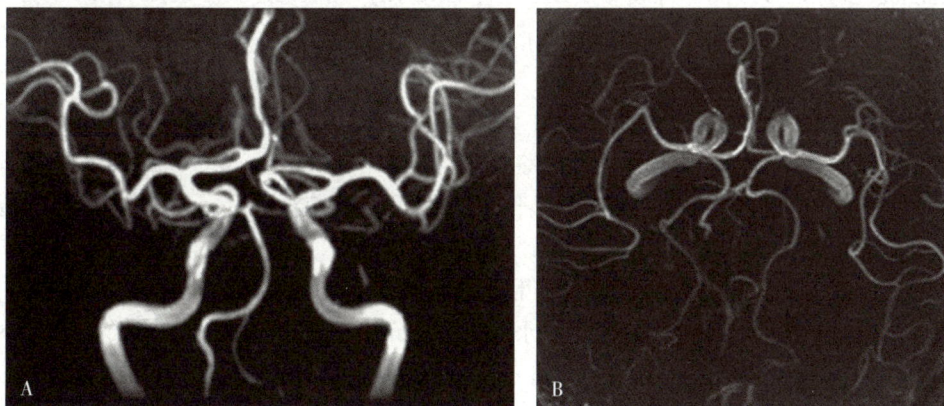

图 7-64　头颅 MRA

A. 正常脑动脉 3D TOF MRA 冠状位最大强度投影观察;B. 正常脑动脉 3D TOF MRA 轴位最大强度投影观察。

2. **相位对比 MRA**　利用流动所致的宏观横向磁化矢量的相位变化来抑制背景、突出血管信号。与 TOF-MRA 相比,相位对比 MRA 具有以下优点:①背景组织抑制好,有助于小血管的显示;②有利于慢血流的显示,适用于静脉的检查(图 7-65);③有利于血管狭窄和动脉瘤的显示;④可进行血流的定量分析。

主要用于静脉病变的检查(图 7-65)、心脏及大血管的血流分析、脑脊液流速分析等。

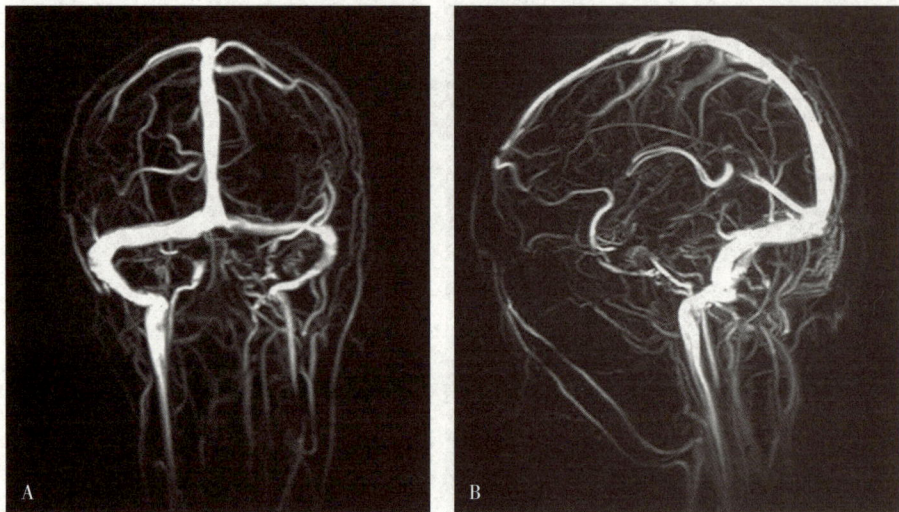

图 7-65　头颅 MRV

A. 正常脑静脉 MRV 冠状位最大强度投影观察；B. 正常脑静脉 MRV 矢状位最大强度投影观察。

3. 对比剂增强法 MRA　通过在静脉内注团注顺磁性对比剂，对比剂在血管内短时间的高浓度状态能使血液形成明显的高信号，即缩短 T_1 弛豫时间。其优点如扫描时间短、可选择动脉或静脉进行成像，解决在慢血流的血管中血流对比不佳的问题，可利用团注前后采集减影提高图像对比，对血液流动不敏感，流动相关伪影小。

主要用于小血管、生理运动区血管、搏动、纡曲等复杂血流，区分动、静脉，动静脉畸形及动静脉瘘等。

(三) 扩散加权成像

扩散加权成像 (diffusion weighted imaging, DWI) 是指将不同生物组织中水分子的扩散差异转变为 MR 信号，并获得可视图像的过程。DWI 与传统的 MRI 技术不同，它反映水分子的微观运动情况，可以从细胞及分子水平来反映疾病状况，是目前检测活体组织中水分子扩散运动的最理想方法。DWI 在中枢神经系统中的应用较为成熟。随着 MRI 硬件及软件的发展，尤其是平面回波成像 (echo planar imaging, EPI) 及多线圈并行成像如 SENSE (sensitivity encoding) 技术的出现，DWI 已逐渐用于全身各系统的肿瘤性病变、肿瘤、感染疾病的诊断，在肿瘤的鉴别诊断及确定肿瘤范围方面明显优于传统方法，为临床治疗提供重要信息。

1. DWI 在中枢神经系统中的应用　DWI 对脑缺血性疾病尤其是超急性期脑梗死的诊断及鉴别、颅内外肿瘤及囊肿诊断以及颅内环形病灶的鉴别诊断具有重要价值，此外，对于脱髓鞘病变如多发性硬化、部分脊髓疾病等也具有重要的临床诊断价值。下面以 DWI 对脑梗死及颅内病变的诊断价值进行举例说明。

(1) DWI 对脑梗死诊断价值：脑缺血发生几分钟后，脑组织能量代谢受到破坏，大量细胞外水进入到细胞内，引起细胞内水分子增加、细胞内外水分子失衡，导致细胞内外扩散的降低。在 DWI 呈显著高信号，而在表观扩散系数 (apparent diffusion coefficient, ADC) 图上为低信号。脑血流阻断 30min 即可在 DWI 上显示，ADC 值在 8~32h 达到最低点，并在随后的 3~5d 保持显著低水平。ADC 图在脑梗死 1~4 周可逐渐恢复基线，DWI 信号改变可持续 14d 以上。

DWI 可鉴别急性和慢性脑梗死，尤其 ADC 图可清楚显示病变的发展演变过程。脑软化灶由于液化性坏死，其性质接近于脑脊液，DWI 表现为低信号，ADC 图呈高信号。

(2) DWI 对于颅内病变的诊断价值：DWI 对颅内病变可以提供更多诊断信息。如蛛网膜囊肿和表皮样囊肿的鉴别，在常规 T_1WI 呈低信号，T_2WI 呈高信号，增强后无强化，鉴别困难。而表皮样囊肿由于存在 T_2 穿透效应，两者在 DWI 上表现出比正常脑组织更高的信号，ADC 值类似于或稍高于正常脑组织。蛛网膜囊肿内容物为囊液，扩散不受限，ADC 值和 DWI 信号均类似于脑脊液。DWI 在鞍旁海绵状血管瘤的诊断中具有较大的价值,DWI 为等或稍低信号,而 ADC 值显著升高(图 7-66)。

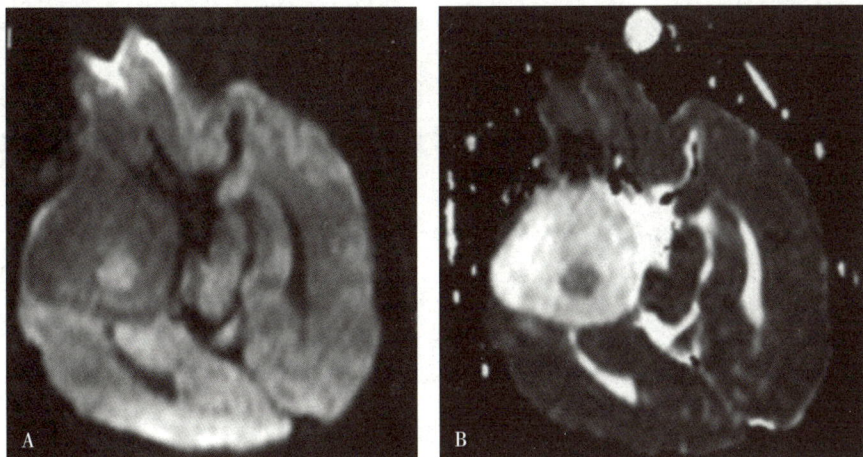

图 7-66 右侧鞍旁海绵状血管瘤
A. DWI 图像显示右侧鞍旁有一较大类圆形肿块影,呈稍低信号,
其中心见一类圆形稍高信号影;B. ADC 图像,肿块呈显著高信号。

2. DWI 在腹部、盆腔脏器中的应用 在腹部,DWI 为肝脏占位性病变的鉴别诊断提供了信息。DWI 可利用肝脏不同占位性病变 ADC 值的不同,对病变的性质进行定量评估。例如,肝囊肿的 ADC 值明显高于肝海绵状血管瘤,而肝海绵状血管瘤又高于肝实质性肿瘤。因此,DWI 对肝占位性病变的诊断较传统 FSE 序列优越。在肾脏,由于肾脏组织的绝大部分为水,并且富含血管,其肾脏扩散值高于自由水,当慢性肾衰竭时,肾单元减少,肾皮质的 ADC 值可下降。在盆腔脏器如女性子宫、附件、男性前列腺及生殖器等盆腔脏器 DWI 在背景信号抑制图上均呈高信号。DWI 有助于区分正常子宫颈和宫颈癌组织,协助评价宫颈癌侵犯范围,并显示放疗后宫颈组织的改变情况。

(四) MR 波谱成像

磁共振波谱成像(magnetic resonance spectroscopy, MRS)是一种无创性检测人体正常和病变组织细胞代谢变化的技术。

在特定的均匀的外加静磁场中,同一原子核位于不同的化学结构中时,其进动频率也有差别。由于环绕原子核运动的电子云的结构及运动方式不同,产生不同的局部磁场强度,引起该原子核的进动频率发生变化。这种在相同环境条件(温度、pH、均匀外磁场等)下,由于所处的分子结构不同所致的同一原子核进动频率出现差异的现象被称为化学移位现象。化学移位是 MRS 的基础,正是由于不同化合物之间存在频率差别,MRS 才可能将不同的化合物分辨开来。目前最常用的是 ^{1}H-MRS。人体内还有多种原子核如 ^{13}C、^{17}O、^{31}P 等用于 MRS 成像。

1. 空间定位技术 即准确采集感兴趣容积(volume of interest, VOI)体素内的信号,而不被 VOI 以外的信号污染,是 MRS 成功的关键前提。在体磁共振波谱的空间定位技术一般分为单体素技术和多体素技术。

(1)单体素技术:磁共振波谱单体素空间定位技术的基本原理通常应用三个互相垂直的层面选择脉冲,采集的仅为与三个层面均相交的点(或体素)内的回波信号(见文末彩图 7-67)。常用的技术包括活体影像选择波谱(image selected in-vivo spectroscopy, ISIS)、激励回波采集模式(stimulated echo acquisition mode, STEAM)以及点分辨波谱(point resolved spectroscopy, PRESS)。其中 STEAM 主要用于 ^{1}H-MRS,对短 T_2 代谢物显示好,可以更好抑制水的共振峰,但对场强均匀性要求高,信噪比低,谱线基线不稳定,造成代谢物含量测定时系统误差较大。PRESS 优点是其信号强,谱线稳定,但不能检测短 T_2 代谢产物。

(2)多体素技术:多体素采集技术又称化学位移成像或磁共振波谱成像,其优点是一次采集覆盖的范围较大,在选定的空间分布中,可以得到多个体素的代谢物谱线(图7-68),比单体素的方法效率更高。但多体素波谱采集较单体素费时,且由于采集范围大,更容易受到磁场不匀的影响,因此谱线的质量及稳定性不如单体素技术可靠,谱线的校正、拟合也更复杂。

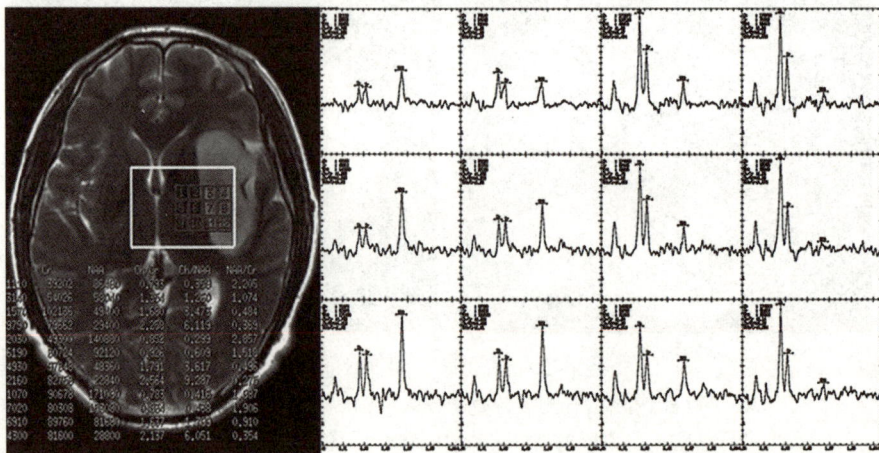

图 7-68   头颅多体素 MRS 图片

2. ¹H 质子波谱技术在临床中的应用   ¹H 质子波谱技术在神经系统应用时脑组织的 ¹H-MRS 谱线中各代谢物质及其意义如下(图7-69):

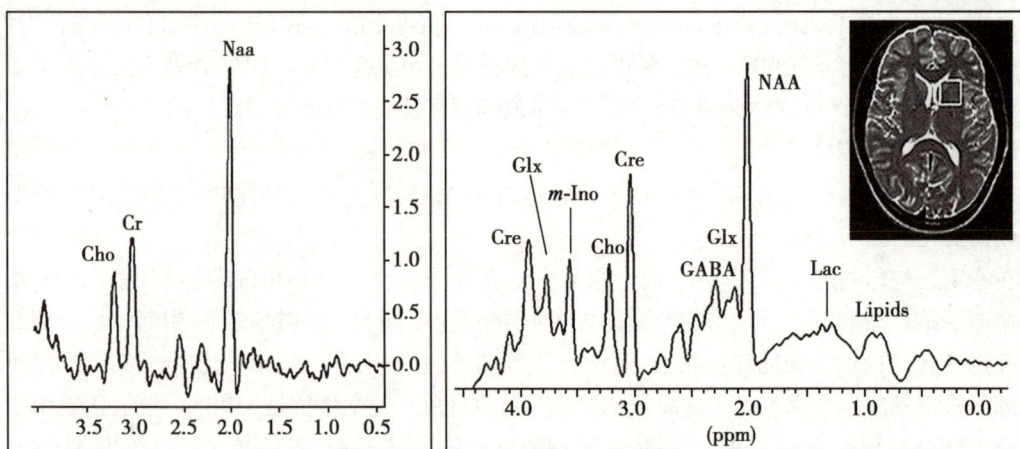

图 7-69   正常颅脑 MRS 的图片

N- 乙酰天冬氨酸(N-acetyl aspartic acid,NAA)主要位于 2.02ppm,是正常神经元的标志物,仅见于神经组织,存在于神经元胞体及轴索中。确切生理作用不明,升高仅见于 Canavan 病;降低常见于非特异的神经元脱失或功能异常,包括缺血、创伤、炎症、感染、肿瘤、痴呆、胶质增生等。

胆碱化合物(choline,Cho)位于 3.20ppm,是细胞膜的标志物,在白质中其含量高于灰质。升高见于肿瘤、炎症、慢性缺氧;降低见于卒中、脑病(肝性脑病、AIDS)等。

肌酸(creatine,Cr)主要位于 3.05ppm,是能量利用、储存的重要化合物,代表细胞的能量状态。肌酸在肝脏、胰腺、肾脏中合成,经血液转运到骨骼肌、心肌、大脑等需要利用磷酸肌酸的组织。婴儿含量低,随年龄而升高;病理性升高见于创伤、高渗状态;降低见于缺氧、卒中、肿瘤等。

肌醇(myo-inositol,mI)主要位于 3.56ppm[仅在短 TE(35~44ms)序列可见],是胶质细胞的标志物,反映渗透压的异常。升高见于新生儿、阿尔茨海默病、糖尿病等;降低见于恶性肿瘤、慢性肝性脑病、卒中等。

谷氨酸类化合物(glutamate,Glu/glutamine,Gln,称为Glx)(仅在短 TE 序列可见)Glu 与 Gln 常常存在重叠,难以区分开。Glu 为兴奋性神经递质,Gln 为一致性神经递质,升高见于肝性脑病、严重缺氧等。

乳酸(lactate,Lac)位于 1.33~1.35ppm,为双峰,正常脑组织中不可见,为无氧呼吸的终产物。升高见于缺血、先天代谢异常、肿瘤、脓肿、炎症等。

脂质(lipids,Lip)位于 0.9~1.3ppm(见于短 TE 序列,显著升高时可见于长 TE 序列),正常脑组织中不可见,细胞膜崩解时脂滴形成,其出现可能早于组织学中所观察到的坏死。升高见于高级别的肿瘤、脓肿、急性炎症、急性卒中等。

氨基酸波:琥珀酸盐(succinate)位于 2.5ppm,醋酸盐(acetate)位于 1.92ppm,氨基酸(amino acid)包括亮氨酸(leucine)、异亮氨酸(isoleucine)和缬氨酸(valine)位于 0.9ppm,正常时探测不到,为细菌代谢产物,常见于化脓性脓肿。

丙氨酸(alanine)位于 1.47ppm,为双峰,见于脑膜瘤、脓肿。

乙酰乙酸(acetoacetate)、丙酮(acetone)是中间代谢产物,见于先天性代谢异常。

甘露醇(mannitol)位于 3.8ppm,乙醇(ethanol)在 ^{1}H-MRS 谱线多个频率上出现其代谢物峰,主要位于 1.16ppm,呈三峰。

(五) 磁敏感加权成像

磁敏感加权成像(susceptibility weighted imaging,SWI)是一种较新的 MRI 技术,与传统的 T_1WI、T_2WI 及 PDWI 不同,SWI 通过三维采集,完全流动补偿,具有高分辨力的薄层重建的梯度回波序列,可以充分显示组织间内在的磁敏感特性的差别,如显示静脉血、出血(红细胞不同时期的降解成分)、铁离子沉积等,目前此项技术主要应用于中枢神经系统。

由于 SWI 对去氧血红蛋白等顺磁性成分比较敏感,因此在显示小静脉(图 7-70)、微出血、退行性神经变性疾病中具有优势。

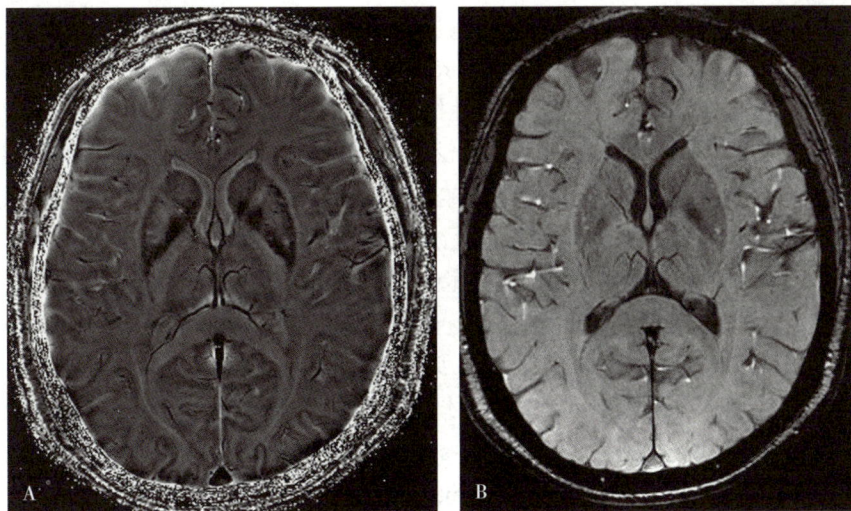

图 7-70　正常颅脑磁敏感加权成像
A. 相位图;B. 幅度图。两幅图中都可以清楚地显示丘脑小静脉。

(1)脑外伤伴随弥漫性轴索损伤:脑外伤之后,由于损伤引起的小血管撕裂,造成小灶性出血。临床上轻者出现脑震荡,重者则出现昏迷等严重症状。SWI 可以显示出弥漫性轴索损伤伴发的小血管出血。

(2)小血管畸形:SWI 在显示含静脉血的小血管上较常规 MRI 扫描具有优势,如毛细血管扩张症、静脉瘤、海绵状血管瘤等。

（3）脑血管病：SWI可以显示脑梗死伴随的微出血以及梗死区域小静脉的情况，对临床采取具体的治疗方案提供影像学依据。

（4）退行性神经变性病：一些退行性神经变性并在病理上表现为某些神经核团中铁的沉积异常增加，如帕金森病（Parkinson disease，PD）、多系统萎缩、阿尔茨海默病（Alzheimer disease，AD）、多发性硬化（multiple sclerosis，MS）、肌萎缩侧索硬化（amyotrophic lateral sclerosis，ALS）等疾病均可造成脑内铁的异常沉积。

（六）MR 灌注成像

MR 灌注加权成像（perfusion weighted imaging，PWI）可以通过描述血流通过组织血管网的情况，通过测量某些血流动力学参数，评价组织的血流灌注状态。临床上最常用的是脑部 PWI。

1. 首过法磁共振 PWI 技术　首过法 PWI 利用团注顺磁性对比剂，当血-脑脊液屏障完整时，则认为首过的对比剂仅位于血管内，不向血管外间隙扩散。常用的序列包括 EPI 的 T_2 加权序列。其中，GRE-EPI T_2^*WI 是目前脑部首过法 PWI 最常用的序列（见文末彩图 7-71）。

2. 动脉自旋标记技术　动脉自旋标记（arterial spin labeling，ASL）技术无须引用外源性对比剂，是一种利用血液作为内源性示踪剂的磁共振 PWI 方法。根据标记方法分为连续性 ASL（continuous ASL，CASL）和脉冲式 ASL（pulsed ASL，PASL）。

ASL 已经是一种研究生理和病理生理状态下血流变化的重要方法。它能在常规序列了解形态学特征的基础上检测局部血流，完全无创，具有可重复性，具有临床广泛应用的潜力（见文末彩图 7-72）。

（七）其他 MR 成像新技术

1. 扩散张量成像　扩散张量成像（diffusion tensor imaging，DTI）通过改变扩散敏感梯度方向测量体素内水分子在各个方向上的扩散强度，在三维空间内定量分析组织内水分子的扩散运动，利用所得多种参数值进行成像。DTI 主要是采用单次激发 EPI 序列（single shot EPI），并且至少要在 6 个方向施加扩散敏感梯度。

DTI 可以通过多个参数来反映疾病状态：主要参数有 FA 值（fraction anisotropy，FA），也叫部分各向异性分数，是指水分子各向异性成分占整个扩散张量的比例。此外，DTI 还有其他几个参数，如平均扩散率（mean diffusivity，MD）、相对各向异性（relative anisotropy，RA）（它是各向异性和各向同性成分的比例）、体积比（volume ratio，VR）和各向异性指数（anisotropy index，AI）等。

DTI 作为 MRI 中的一种高级成像技术已广泛应用于临床，特别是在颅内占位性病变中。DTI 技术可以在活体中显示神经纤维束的走行、方向、排列、髓鞘等信息，可以直观地显示脑白质纤维束与肿瘤的关系（见文末彩图 7-73）。在脑肿瘤术前进行 DTI 检查，明确肿瘤组织与周围重要神经纤维的关系可帮助神经外科医生制订手术路径并预估手术切除的范围。在手术中尽可能保护这些重要的神经纤维结构，患者的某些重要功能（如运动或语言）在术后可得以保存。在 T_1WI、T_2WI 表现正常时，就能发现白质早期损伤的病理改变。DTI 还可为临床治疗和预后提供重要参考价值。

DTI 由于张量模型本身的限制，描绘单个体素内交叉纤维走行的能力有限。因此人们又开发了更高级的扩散成像方式，如 q-空间成像（q-space imaging，QSI）、扩散谱成像（diffusion spectrum imaging，DSI）、扩散峰度成像（diffusion kurtosis imaging，DKI），然后这些新兴的成像方式对机器要求很高，加上成像时间较长，目前只是处于科研阶段，尚未用于临床。

2. 血氧水平依赖功能磁共振成像　血氧水平依赖（blood oxygenation level dependent，BOLD）功能磁共振成像（functional magnetic resonance imaging，fMRI）是利用脑活动区域局部血液中氧合血红蛋白与去氧血红蛋白比例的变化所引起的局部组织 T_2 的改变，从而在 T_2 加权像上可以反映出脑组织局部活动功能的一种 MR 成像技术，可用来研究大脑的皮质活动。

BOLD-fMRI 由于具有无创、时间和空间分辨率高的特点，逐渐应用于神经科学的多个领域。如研究人脑神经活动的时间和空间特异性，用于康复医学中研究中枢神经系统的可塑性；用于外科术中进行导航以最大限度切除功能皮质病变并减少手术并发症；了解脑肿瘤的分化程度和预后判断；揭示神经和精神疾病皮质功能异常改变等方面。

BOLD-fMRI 目前已成为研究脑功能的强有力的技术手段。利用 BOLD-fMRI 可以在术前无创地进行脑肿瘤患者大脑皮质功能区的定位，为神经外科医生制定最优化的手术方案提供准确的信息，从而最大限度地切除病灶，最大限度地减少对邻近重要功能皮质的损伤，进而避免正常功能的丧失并对手术的风险进行准确的评估（见文末彩图 7-74）。

（麻少辉）

本章小结

一般说来，高速运行的电子群被物质阻挡即可产生 X 线。X 线具有与临床医学成像相关的重要特性包括穿透性、荧光效应、摄影效应、电离效应、生物效应。X 线之所以能使人体在荧光屏或胶片上成像，一方面是基于 X 线的特性，即其穿透性、荧光效应和摄影效应；另一方面是基于人体组织存在着密度和厚度的差别。自然对比与人工对比：依靠自然对比所获得的 X 线图像，常称为 X 线片。根据人体组织密度的高低即比重的大小，可概括分为骨骼、软组织（包括液体）、脂肪和体内气体四类，其影像密度不同。通过人工对比方法进行的 X 线检查即为 X 线造影检查。不同 X 线设备的成像性能各异，它们具有不同的应用范围和应用价值。传统 X 线成像，目前临床应用很少。数字化 X 线成像检查技术根据成像原理和应用不同，分为 CR、DR、DSA。X 线检查方法可分为普通检查、特殊检查和造影检查三类。普通检查包括透视和 X 线摄影，是 X 线检查中最基本和应用最早且最广泛的检查方法。后来，在普通检查方法的基础上又创造了多种特殊摄影检查和各种造影检查方法。X 线检查中的防护受到重视，目前已有很多防护方法。高压注射器临床上主要应用于心血管造影检查、CT 增强扫描、MR 增强扫描。

CT 成像基础部分主要介绍了 CT 成像的主要优势、CT 图像特点及 CT 后处理技术、CT 的检查方法和临床应用范围。通过本节的学习，要求掌握 CT 值的定义以及在影像诊断中的重要价值；CT 常用的检查方法，主要介绍了平扫、增强检查、CTA 血管成像等；CT 的临床应用范围，特别是在脑外伤、颈部病变、肺部疾病、腹盆腔脏器、各关节病变及骨外伤、心脏和周围大血管中的临床应用。熟悉 CT 图像的特点，如高的密度分辨力、时间分辨力、部分容积效应等基本概念；熟悉 CT 的后处理技术以及 CT 检查的安全性以及辐射副作用，熟悉 CT 增强所用碘对比剂的副作用、各种过敏反应以及处理方法。了解 CT 成像的原理以及 CT 的新技术如能谱成像、双源 CT 检查技术的优势及临床应用。

磁共振成像是多参数成像，与 X 线成像原理差异巨大，它是利用特定频率的射频脉冲对置于静磁场中的特定原子核进行激发，发生核磁共振，用感应线圈采集信号，借助计算机技术获得重建图像的一种成像方式。磁共振成像脉冲序列众多，常用序列包括自旋回波序列、快速自旋回波序列、反转恢复序列、梯度回波序列、平面回波成像等。磁共振成像系统主要由四部分构成：主磁体系统、梯度磁场系统、射频系统、计算机及图像处理系统。影响 MRI 图像质量的因素主要有三种：空间分辨力、信号噪声比、图像对比度及对比噪声比。磁共振扫描过程中会产生各种伪影，主要有设备伪影、运动伪影和金属异物伪影，通过适当调节成像参数可以消除或减轻伪影。磁共振特殊序列成像有助于从形态学、功能学及代谢方面提供更多有价值的诊断信息，它包括 MR 水成像、MR 血管成像、扩散加权成像、MR 波谱成像、磁敏感加权成像、MR 灌注成像、扩散张量成像、血氧水平依赖功能磁共振成像等。

思考题

1. 简述 X 线与临床医学成像有关的特性。

2. 简述人体组织结构的密度与 X 线影像密度的关系。

3. 简述数字化 X 线成像的优点。

4. 简述 DSA 的成像原理及优点。

5. X 线防护的意义和措施是什么?

6. 简述碘对比剂的不良反应及处理。

7. 什么是 CT 高分辨力扫描? 临床应用主要在哪些方面?

8. 在应用 CT 的图像后处理技术时,如何合理选择最佳的后处理技术对病变进行显示和分析?

9. 心脏冠状动脉的 CT 血管成像(CTA)检查,如何减少患者的辐射剂量?

10. CT 检查的临床应用范围是什么? 在临床应用 CT 检查时,需要注意哪些环节?

11. 什么是低剂量 CT 扫描? 其应用范围是什么?

12. 什么是 CT 的部分容积效应? 克服的方法有哪些?

13. 磁共振检查有哪些适应证和禁忌证?

14. 磁共振成像的常用序列有哪些?

15. 什么是扩散加权成像? 主要用于哪些疾病的检查?

16. 磁共振设备由哪些硬件和软件组成?

17. 磁共振增强扫描在临床上主要用于哪些方面?

18. 什么是磁敏感加权成像? 其主要临床应用是什么?

第八章
超声诊断学基础

超声诊断学是利用超声波和人体组织器官相互作用后产生的回波信号,将其接收、放大和处理后形成图形(声像图、血流图)、曲线(M 型、频谱)或其他数据,显示人体脏器和病变的形态、轮廓、大小及结构等形态学性质及其功能和血流状态等,从而对疾病进行显示和诊断的学科。由于超声检查与诊断具有安全、经济、无创伤、可移动、实时成像、重复性强等优势,还可引导对某些病灶进行诊断性或治疗性穿刺,所以在临床上应用越来越广泛和深入。目前超声技术已成为临床诊断和治疗中必不可少的方法和手段。

第一节　超声波的定义及其物理特性

一、超声波的定义和原理

超声波属于广义的声波范畴,本质上是一种机械波。广义的声波因频率不同而分为次声波、可闻声波和超声波。通常把超过人耳听觉阈值上限,即频率 >20 000Hz 的声波称为超声波(ultrasonic wave),简称为超声(ultrasound)。

超声波有三个基本物理量,即波长 λ、频率 f 和声速 C,它们之间的关系为 C=λ×f。①λ 是指在波动的同一传播方向上,相对平衡位置的位移时刻相同的相邻两个质点之间的距离,即一个完整波的长度,单位为米(m);②f 为单位时间内声源振动的次数,单位为赫兹(Hz);③C 为超声波在某种介质中的传播速度,即单位时间内的传播距离,单位为米 / 秒(m/s)。声速与介质的弹性和密度有关,而与超声的频率无关。用于临床诊断的超声频率范围在 1~60MHz 之间,其中心脏及腹部成像的超声频率范围在 2~6MHz 之间;浅表器官成像的超声频率范围在 7~12MHz 之间;皮肤及血管内成像的超声频率范围在 10~40MHz 之间;生物超声显微镜成像的超声频率范围则高达 40~60MHz。目前诊断最常用的超声频率是 2~12MHz。另外还有一个表征介质的声学特性的重要物理量即声阻抗 Z,等于介质中任意点的密度 ρ 与该点处声波的传播速度 C 之积,即 Z=ρC。

二、超声波的物理特性

(一) 方向性

一个不大的声源,在超声的频率范围内,就可发射近似的平面波,有很好的指向性,可在较小的目标上产生有规律的反射信号,这就是利用超声波进行无损伤探测的原理。对声波来说,频率越低,其波长越长,波动的特性越显著,而方向性却越差。同样,对超声波而言,其频率越高,波长越短,波传播的方向性越显著。

（二）反射与透射

超声波属于声波，具有声波的共同物理性质，如必须通过弹性介质进行传播，传播方式为纵波，也有波的入射、反射、折射、散射、绕射以及吸收、衰减等特性。平面波在均匀介质中传播时，将沿原来的传播方向作直线传播。当声波从一种介质向另一种传播时，如果两者的声阻抗不同，在其分界面上就会有一部分能量返回第一种介质，另一部分能量穿过界面进入第二种介质，继续向前传播。前者称为反射（reflection），后者称为透射（transmission），若入射声波不垂直于界面，透射的声波会改变方向传播，称为折射（refraction）。

反射和透射是超声诊断的基础，被界面反射回来的声波可提供界面位置和形状等重要信息，而透射进去的那一部分声波，将在第二种介质中继续传播，并可能在深部组织中的多个界面反复发生反射和透射，使得探索更深处组织的情况成为可能。并且界面反射非常敏感，只要两种介质间的声阻抗差别达到 0.1% 就可产生反射。两种介质的声阻抗差别越大，反射则越强（图 8-1）。

（三）散射

在传播过程中，当声波遇到线度远远小于波长的粒子，粒子吸收声波能量后再向四周各个方向辐射，这种现象称为散射（scattering）。其中，朝向探头方向（即与入射方向相反）的散射称为背向散射。探头接收背向散射所带来的信息是超声研究组织内部细微结构的重要依据，尤其在研究血液中红细胞运动规律时起到了重要作用。超声波遇到红细胞后可产生散射，散射强度与入射强度成正比，与频率的 4 次方成正比，与距离的平方成反比（图 8-2）。

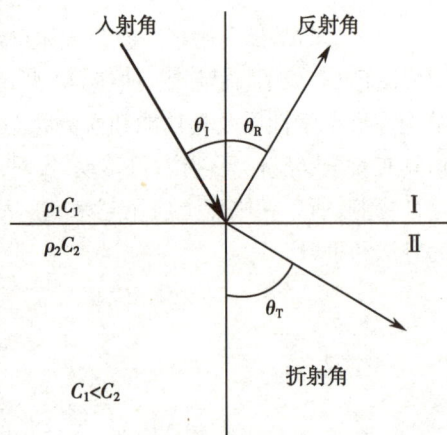

图 8-1　超声波的反射与折射示意图

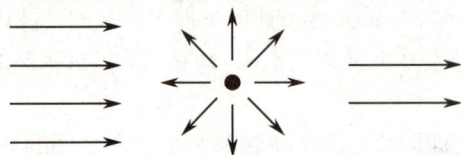

图 8-2　超声波的散射示意图

（四）绕射

当声波遇到一个直径等于或小于 1/2 声波长的障碍物时，声波可绕过该障碍物后继续按直线传播，此时反射回波很少，这种现象称为绕射（diffraction），亦称衍射（图 8-3），因此波长越短超声波的分辨力越好。

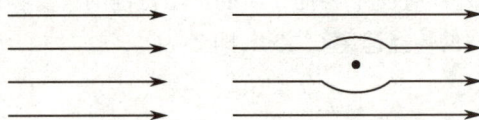

图 8-3　超声波的绕射（衍射）示意图

（五）声场

介质中有声波存在的区域，即有声能占据的空间，也就是发射超声在介质传播时其能量所达到的空间，称为声场。超声换能器发出的声波，由于有指向性而在某个方向上形成集中传播的束状超声波。这种声场也称为声束。

声束由一个大的主瓣和许多小的旁瓣组成。声源所发射的声束具有一最大的主瓣,一般位于声源的中心,其轴线与声源表面垂直,称为主瓣,主瓣周围具有对称分布的数对小瓣,称为旁瓣。离主瓣最近的为第一旁瓣,依次为第二旁瓣、第三旁瓣……旁瓣也称副瓣。旁瓣声轴与主瓣声轴间形成大小不同的角度。极大部分的声能都集中在主瓣中,主瓣的形状代表了声束在空间的扩散情况。主瓣越尖锐,表示声束在空间的扩散越小(图 8-4)。

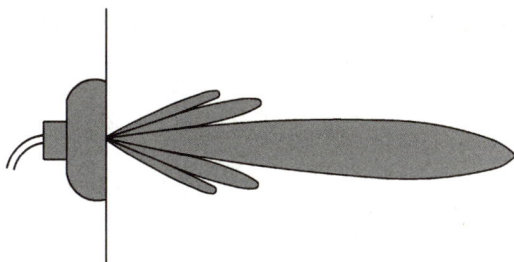

图 8-4 超声波声束的主瓣与旁瓣示意图

声束的形状、粗细及能量分布随探头的形状、大小、阵元数及其排列、频率、聚焦的方式等有很大不同,同时声束还受组织不同的吸收、衰减、反射、折射及散射等因素的影响,因此,声束是复杂多变的。超声成像主要依靠主瓣并接受回声反射和散射,旁瓣容易产生伪差。所以要求仪器尽量增强主瓣、抑制旁瓣,才能提高性能。

声场可分为近场和远场两部分。由于旁瓣的作用,近场横断面上的声能分布很不均匀,甚至可以影响诊断。远场声束扩散,其直径不断增加,但横断面上的声能分布比较均匀(图 8-5)。

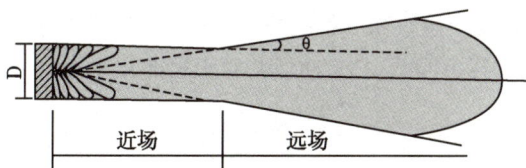

图 8-5 超声波的声场(近场、远场、扩散角 θ)示意图

(六) 衰减

声波在介质中传播时,声能随传播距离增大而减小,这种现象称为声衰减(attenuation)。声波衰减以后,入射方向的声波能量减少,显示的反射也较弱。造成衰减的主要原因有介质对声波的吸收、小界面的散射、大界面的反射和声束的扩散等。衰减的程度与超声频率、介质的黏滞性、导热性、温度及传播的距离等因素有密切关系,如超声频率越高,衰减越大。

组织中钙质成分和蛋白质成分是组织声衰减的主要因素,组织中钙质成分或蛋白质成分越高,衰减越明显;不含蛋白质的水,几乎可视为无衰减,因此,组织中水分含量越多,衰减越少。人体组织衰减的程度规律为:骨 > 软骨 > 肌腱 > 肾 > 肝 > 脂肪 > 血液 > 尿液 > 胆汁 > 水。由于衰减随传播距离的增加而增大,为了清楚显示深部组织,因此需使用距离增益补偿,也称时间增益补偿(TGC)来调节。

三、多普勒效应

多普勒效应(Doppler effect)由奥地利物理学家多普勒于 1842 年提出。当一定频率的超声波由声源发射并在介质中传播时,若遇到与声源做相对运动的界面,则其反射的超声波频率随界面运动的情况而发生改变,称之为多普勒效应。当声源和界面存在相向运动时,则接收的频率增大;当声源和界面存在背离运动时,则接收的频率减低。声波的发射的频率和接收到的频率之间的差别,称为多普勒频移(Doppler frequency shift)。因此,通过一定的计算公式,可利用多普勒频移计算出界面的运动速度(图 8-6)。

　　在超声医学诊断中,利用多普勒效应可检测出血流或组织运动方向及速度等信息。应当指出的是,多普勒频移受运动方向与声速的夹角影响,其夹角越大,检测到的频移越小,为获得最大血流信号,应使声束与血流方向尽可能平行。

四、生物学效应

　　超声在介质中传播时,会与介质产生相互作用。一方面,不同的介质对超声会产生不同的作用,这些作用可使超声产生不同的改变,正是利用这些改变来作为超声诊断的基础。另一方面,超声同样会对介质产生作用,而对生物组织的作用将引起生物学效应。

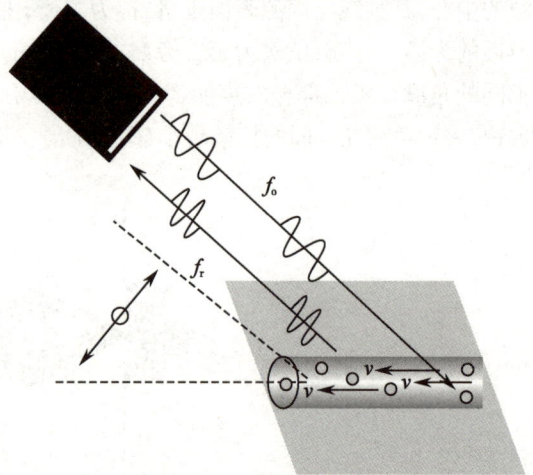

图 8-6　多普勒超声测量血流速度的原理示意图

　　一定强度的超声波在人体组织中传播时,通过相互作用,会产生如热效应、机械效应和空化效应,可以使组织功能和结构发生变化,合称为超声的生物学效应。人体不同组织对超声敏感程度不同,其中,胚胎和眼部较为敏感。

　　超声的生物学效应主要取决于声强和持续作用时间。1987 年美国超声医学学会生物学效应委员会提出:强度低于 $100mW/cm^2$ 的数兆频率的超声,目前未证实对哺乳动物组织有明显的生物学效应。另外,超声辐射时间短于 500s,只要强度与辐射时间的乘积小于 $50J/cm^2$,即使再高的强度也未见明显影响。因此,超声检查是一种安全性很高的检查方法。但是在临床超声检查中,仍应遵守以下原则:尽可能采用最低的输出功率和尽可能减少扫查时间,对于眼部和胎儿孕早期等检查尤其应严格遵循。

第二节　超声成像的基本原理

　　超声成像的基本原理是由高频脉冲发生器通过换能器将电能转变为高频声能,即超声波,向人体组织发射,超声波在不同深度的组织界面上发生反射,再由换能器接收后再将声能转变为电能,通过放大装置和图像处理系统转换后,在显示系统上显示为图像信息。换能器即为超声探头,既是超声波的发射装置,也是超声波接收装置。

一、超声波的发射和接收

　　在医学中应用超声波进行疾病的诊断和治疗,一个重要的问题是超声波的发射和接收。虽然目前已有了多种方法可以产生超声波,例如机械法、电声转换法、激光法等,但目前诊断用的超声波一般是应用压电元件所产生的压电效应,即电能与机械能的相互转换而发生。压电元件可为天然晶体(石英)、压电陶瓷(钛酸钡、钛酸铅、锆钛酸铅)或有机压电薄膜等。

　　当压电元件在某一固定方向上受到力的作用(压力或负压力)时,在某一对面上可产生电场,其符号(正负)相反。所加的力愈大,电场强度愈大。若将压电元件置于电场方向与晶体压电轴方向一致的交变电场之中时,则厚度会有所改变,并出现强烈的压缩或扩张。所加的电场强度愈大,厚薄的变化愈大。这种压力与电荷互相转换的物理现象,称为压电效应。前者由加力产生电场的变化,称为正压电效应;后者由电场产生厚度的变化,称为逆压电效应。超声波的发射利用逆压电效应,接收则利用正压电效应。

压电效应是可逆的,压电材料既具有正压电效应,又具有逆压电效应。医学超声设备中,通常采用同一压电换能器作为发射和接收探头,但发射与接收必须分时工作(图 8-7、图 8-8)。

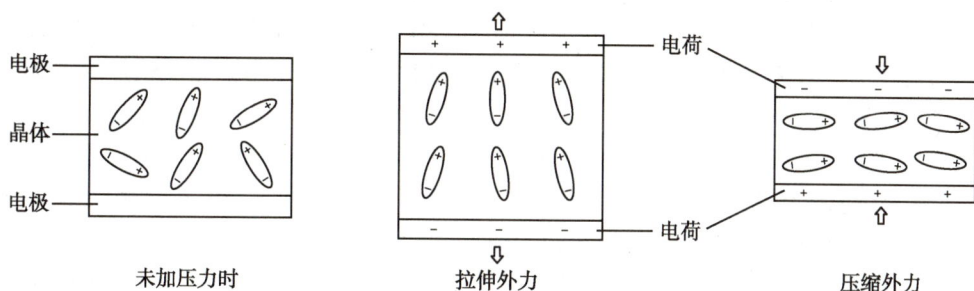

图 8-7　超声探头压电元件的正压电效应示意图

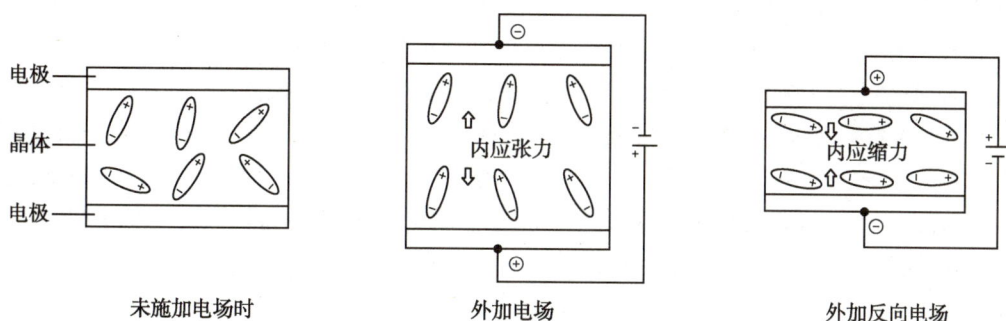

图 8-8　超声探头压电元件的逆压电效应示意图

二、二维图像的基本原理

二维超声成像(亦称二维灰阶成像)是采用灰度调制来显示声束扫查人体所得到的切面声像图的超声诊断法。其成像方式是应用超声回波原理,即向人体组织发射超声脉冲,然后接收各层组织界面的回波进行信息处理和显示。

二维超声能清晰、直观而逼真地实时显示脏器或病变组织的形态、大小、内部结构及周围组织表现等,并可将实质性、液性或含气性组织区分开来。因此,它是目前临床使用最为广泛的超声扫查方式,是超声诊断的基础。在妇产科超声诊断中,可以显示胎头、胎体、胎位、胎心、胎盘、子宫、盆腔肿块等,也可根据胎头及肢体的大小估计孕周;在腹部超声诊断中,可以显示肝脏、胆囊、脾脏、胰腺、肾脏和膀胱等的内部结构;还可鉴别肿块的性质,如浸润性病变往往无边界回声或边缘不整,良性肿块有包膜时其边界有回声且显示平滑;也可显示动态器官,如心脏瓣膜的运动情况等;在浅表器官的超声诊断中,可用于眼睛、甲状腺、乳腺、睾丸、浅表淋巴结等内部结构的探查。

超声波通过不同组织的密度不同,其回声强度不一样,一般来讲回声越高或越强,说明其组织密度越大或者界面两侧介质的声阻抗差别越大,在二维声像图上低回声超声图像比较暗,强回声超声图像比较亮,无回声的是黑色的。可以根据图像中不同灰阶将回声信号分为强回声、中等回声、低回声和无回声。液体为无回声,结石、钙化或气体为强回声,正常人体软组织的内部回声为中等回声或低回声,由强到弱排列如下:肾窦 > 胎盘 > 胰腺 > 肝脏 > 脾脏 > 肾皮质 > 皮下脂肪 > 肾髓质 > 脑 > 静脉血 > 胆液和尿液。组织的回声强度还受超声仪器或探头的灵敏度、时间增益补偿调节等多种因素的影响,因此,临床超声诊断应注意这些影响因素。

三、频谱多普勒的基本原理

多普勒超声在进行血管检查时表现为血流相对于声源的运动。血管壁、血流都是运动的,当超声波遇到时会产生多普勒效应。发射、接收换能器与人体组织之间存在着相对运动,接收到的超声信号的频率和发射信号的频率之间就有一定的差异,这种效应称为多普勒效应,接收信号的频率 fR 与声源的频率 fS 之差 fd,称为多普勒频移。

血液中含有大量的红细胞,能产生散射信号,当探头发射脉冲波时,超声探头是声源,红细胞是接收器;当红细胞反射脉冲波时,红细胞变为声源,超声探头变为接收器。在体外检测、处理、计算并显示由体内反射、散射回来的多普勒信号,就可以达到非侵入性检测血流状态的目的。

频谱多普勒是将血流的信息以频谱图的形式显示。频谱多普勒可提供血流速度与方向、血流时相以及层流、湍流等参数。根据发射和接收超声方式的不同可分为脉冲波多普勒(pulsed wave Doppler,PW)和连续波多普勒(continuous wave Doppler,CW)两种。

脉冲波多普勒(PW)采用收、发一体的单个换能器,在很短的脉冲期发射超声波,利用发射间隙接收频移信号。其具有距离选通能力,即可以准确地定位诊断,可设定取样容积的大小,一般为1~10mm。主要缺点是所测流速值受脉冲重复频率(PRF)限制,不能准确测量高速血流。单位时间内发射脉冲波的次数称为脉冲重复频率(pulse repetition frequency,PRF),一个脉冲波激发一组超声波发射到人体组织中,经过一定时间后,第 2 个脉冲波又激发一组超声波发射到人体中,以此方式进行血流信号的检测,每秒所发射的脉冲数即 PRF。若多普勒频移值超过 Nyquist 频率(1/2PRF),将产生混叠现象,即曲线高峰削平而移至基线另一侧,彩色发生了翻转(图 8-9)。

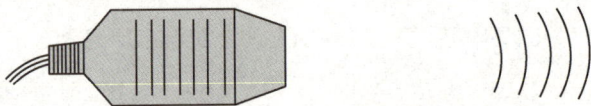

图 8-9　脉冲波多普勒(PW)换能器(一组)工作原理示意图

连续波多普勒(CW)采用收、发两组换能器,分别发射超声波和接收其反射波。其不受深度限制,可测高速血流。缺点是无距离选通功能,在声束方向上的血流和组织的多普勒信号将全部被接收显示出来,取样线上的符号标记仅仅表示声束与血流的焦点。因此,连续波多普勒主要用于高速血流的定量分析(图 8-10)。

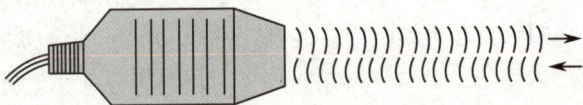

图 8-10　连续波多普勒(CW)换能器(两组)工作原理示意图

脉冲波多普勒和连续波多普勒技术互相补充,两者灵活地结合,既可测量高速血流,又可实现定位。

四、彩色多普勒血流成像的基本原理

多普勒成像(Doppler imaging)是通过多普勒技术获取的人体血流(或组织)的运动速度在组织平

面上分布,并以灰阶或彩阶方式形成的运动速度分布图。在二维超声图的基础上,用彩色图像实时显示血流的方向和相对速度的技术,称为彩色多普勒血流成像(color Doppler flow imaging,CDFI)。它是以 PW 为基础,通过运动目标显示(moving target indication,MTI)、自相关技术、彩色数字扫描转换及彩色编码得到的彩色血流与二维超声图像叠加而形成彩色血流图。

MTI 实际上是一种壁滤波器,它将血流信号成分分离出,而滤去心壁、瓣膜或血管壁等组织的信号。MTI 滤波器有高通滤波和低通滤波,它的性能决定显示血流图的质量。如果性能不佳,就会出现非血流成分(如心壁、瓣膜等)的伪像,致使整个图像带红色或蓝色,或低速血流不显示。自相关技术用于对比来自同一取样部位的 2 个以上的多普勒频移信号,分析相位差。计算平均多普勒血流速度、速度离散度以及平均功率。

在多点选通式多普勒基础上,将其所接收的信号经自相关技术处理和伪彩色编码后,在二维超声图基础上,用彩色图像将实时变化的血流方向、速度和血流状态等重要信息实时显示出来。采用红、蓝、绿三基色,三色相混将产生二次色。红色表示血流朝向探头方向,蓝色表示血流背离探头方向。它们的灰度(颜色的深浅)表示速度的大小,血流离散度显示也称方差方式,通常用叠加绿色。因而,朝向探头的湍流出现黄色(红 + 绿),背离探头的湍流产生湖蓝色(蓝 + 绿),明显的血流紊乱时,出现五色镶嵌的血流图。

第三节　超声仪器设备

一、超声仪器的类型

(一) A 型超声诊断仪

A 型超声诊断仪是较早发展的一类超声诊断仪,在超声发展史上有重大的历史意义,属于一维幅度调制型(amplitude mode),以波幅变化反映回波情况。主要用于生物测量和组织的定性,如进行眼轴长短的测量。目前已基本被淘汰,但在经颅多普勒和眼科检查方面仍具有一定诊断价值(图 8-11)。

(二) M 型超声诊断仪

采用辉度调制的方法,使深度方向所有界面的反射回波,用亮点形式在显示器垂直扫描线上显示出来,各点将随着脏器运动发生位置上的变动,定时地采样这些回波,使之按时间先后逐行在屏上显示出来,表现为移动的曲线,其对心脏运动结构的探查具有独特的优势。

(三) B 型超声诊断仪

B 型超声诊断仪是在 A 型超声的基础上发展起

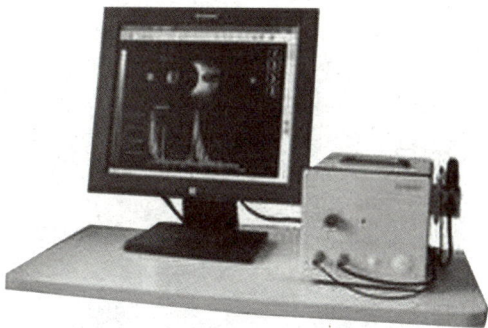

图 8-11　A 型(一维幅度调制型)超声诊断仪

来的,将幅度调制显示改为辉度调制型(brightness mode),并且垂直方向加入深度扫描,水平方向加入位移扫描,构成二维图,显示组织切面。因此 B 型仪器又称为切面显像仪或二维超声显像仪。目前已成为超声诊断最重要的技术(图 8-12)。

(四) D 型超声诊断仪

即多普勒超声诊断仪,是利用声学多普勒原理,对运动中的脏器和血液所反射回波的多普勒频移信号进行检测并处理,转换成声音、波形、色彩和辉度等信号,从而显示出人体器官血管内的血流状态(图 8-13)。

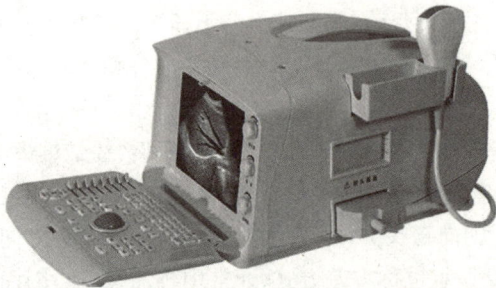

图 8-12　B 型(辉度调制型)超声诊断仪

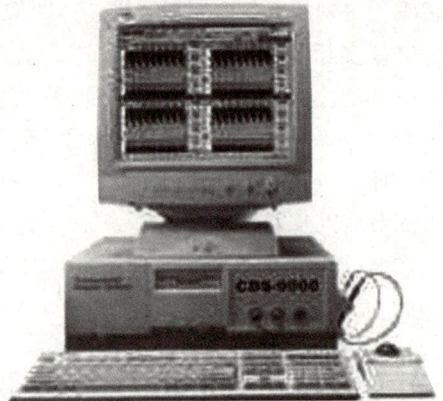

图 8-13　D 型(多普勒超声)超声诊断仪

(五) 彩色多普勒超声诊断仪

彩色多普勒超声诊断仪是在 B 型超声仪的基础上加用自相关技术,进行多普勒信号处理,把自相关技术获得的血流信号经彩色编码后,实时地叠加在二维图像上,形成彩色多普勒超声血流图像。由此可见,彩色多普勒超声既具有二维超声结构图像的优点,又可提供血流动力学的丰富信息,因此,其实际应用极为广泛,在临床上被誉为"非创伤性血管造影"(图 8-14)。

二、超声探头及其种类

超声仪器中发射和接收超声波的关键部件即为超声换能器(transducer),又称探头(probe)。探头的核心即为压电材料,如压电单晶体、压电陶瓷或复合压电材料等。其工作原理为主机通过电缆在阵元上施加电信号,使阵元振动,发出超声波,超声波经人体组织反射回来之后由探头接收作用在阵元上,使阵元两端产生电信号,通过电缆传送至主机处理和显示。超声探头的性能及种类对诊断质量起着决定性的作用(图 8-15)。

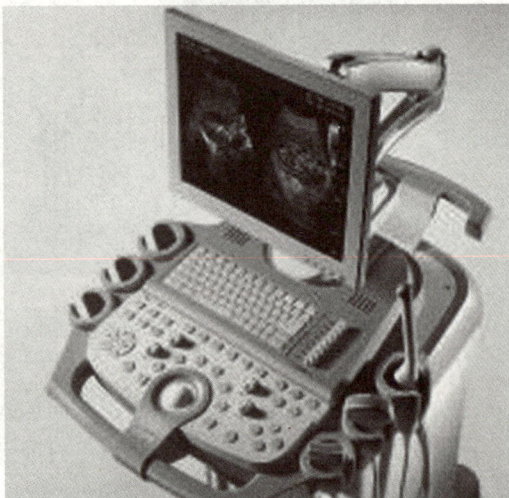

图 8-14　彩色多普勒超声诊断仪

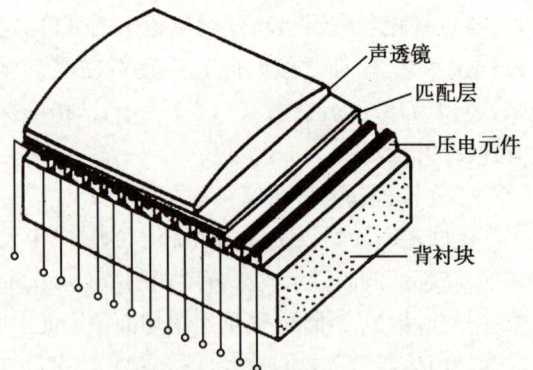

声透镜
匹配层
压电元件
背衬块

图 8-15　超声探头(超声换能器)的构造示意图

超声探头可按以下标准分类：①按诊断部位可分为：眼科探头、心脏探头、腹部探头和颅脑探头等；②按应用方式可分为：体外探头（最常用）、腔内探头、穿刺活检探头和术中探头；③按探头中换能器所用阵元数目可分为：单元探头和多元探头等；④按波束控制方式可分为：线阵探头、凸阵探头、相控阵探头、机械扇扫探头和矩阵探头等；⑤按探头的几何形状可分为：矩形探头、柱形探头、弧形（凸形）探头和圆形探头等（图 8-16）。

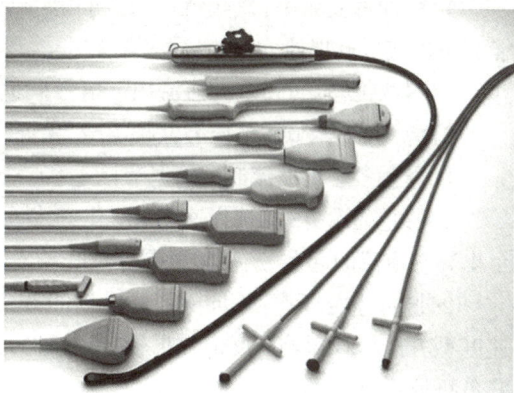

图 8-16 超声探头的种类

三、超声仪器的设置和调节

超声诊断仪是超声医师获取人体内部脏器结构及血流动力学信息的重要手段，为了得到高清晰的图像，最大限度地发挥超声仪器的先进技术，超声医师应尽可能多地掌握各类超声诊断仪的性能、特点、操作和调节技术，以提高图像质量和疾病诊断水平。

（一）探头的选择

1. **眼部超声检查** 选择电子线阵高频、变频或宽频探头，频率 ≥ 12.0MHz。
2. **经颅超声检查** 选择电子扇扫或机械扇扫探头，频率 ≤ 2.0MHz，宽频探头具备谐波技术更佳。
3. **心脏超声检查** 选择电子相控阵扇形或微凸扇形、机械扇形探头，以宽频或变频探头为佳，具备谐波技术，频率范围 1.0~5.0MHz。
4. **外周血管超声检查** 选择电子线阵高频、宽频或变频探头，具备谐波技术，频率范围 5.0~12.0MHz。
5. **腹部、盆腔超声检查** 选择电子凸阵宽频或变频探头，具备谐波技术，频率范围 2.0~5.0MHz。
6. **浅表组织与小器官超声检查** 选择电子线阵宽频或变频探头，具备谐波技术，频率范围 5.0~15.0MHz。
7. **腔内超声检查** 选择专用腔内超声探头，宽频或变频，频率范围 5.0~10.0MHz。
8. **血管内超声检查** 选择电子扇形或机械扇形探头，频率范围 20~30MHz。
9. **术中超声检查** 选择电子扇形或微凸探头，频率范围 5.0~9.0MHz。

（二）超声诊断仪的常用调节技术

超声诊断仪是一种集电子材料、计算机和机械等科学于一体的高科技设备，医师既要熟悉超声医学，又要了解一定的工程技术原理，才能正确使用超声诊断仪，将仪器调试至最佳的工作状态。

1. **灰阶图像调试**

（1）灰阶：从理论上讲，灰阶越多，颗粒越细，分辨力越高，现代高档设备均能达到 256 灰阶，但在使用时仅能取其中一段。对心脏的检查不必追求或使用较高的灰阶而更偏重于对比度，因为灰阶度越高，对比度则越低。

（2）回波强度：调节后能得到边界增强的效果，使图像线性化。

（3）动态范围：主要调节信号回波幅度，以分贝为单位，用字母 dB 表示，调节的结果可通过图像的对比度及图像颗粒的粗细来反映，一般来讲，动态范围小，对比度大，颗粒粗；反之亦然。

（4）抑制：可突出主信号，压缩无用的杂波，但如果使用过大，将丢失信号。

（5）深度增益补偿：检查心脏时，要求近区、远区降低，主要提高中区。

（6）显示器亮度与对比度：要依据医生的习惯及要求适当调节，合理的调节可以起到压缩噪声信号的作用。

以上为基础调节，需要各种条件互相配合使用才能使图像更加清晰和完美。

2. 频谱多普勒调节

(1)脉冲重复频率:影响流速探查的范围及深度,提高脉冲重复频率可增加检出高流速的能力,并能克服流速折返现象。

(2)基线位移:可使单向血流频谱信号显示完整,扩大单向频谱的显示范围及量程。

(3)滤波器:调节后可压缩低频信号,保证高频信号的显示质量。

3. 彩色多普勒血流成像的调节

(1)彩色显示方式:选择速度-变化方式可以较敏感地反映出速度差别的效果,能以不同的色彩显示出异常血流的起源、途径和范围等。

(2)脉冲重复频率:不同的仪器设计的方式不同,一般分为深度型和速度型。当用于心脏检查时,速度型方式尽管影响深度但效果较佳,此种方式可以明显地压缩不需要的低速血流,并能有效地克服彩色折返现象。

(3)滤波器:调节可提高显色敏感度。此外,调节壁滤波器可滤除低速血流,防止结构信号带色,保证血流显色质量。

(4)对比度:增加色强,使所显色彩鲜明,提高视觉印象,但与检出敏感度无关。

(5)平衡:通过调节平衡,使黑白图像及彩色血流两者均能显示适中,互不影响。调节过高或过低会影响其中一种方式的强度。

(6)深度、角度、帧频:三者相互矛盾,深度越深、角度越大则成像速度将下降,即帧频数将降低;反之则增加。因此,应以保持可视帧频及角度、视野为准则。标准显色角度为60°~70°,但帧频不能小于10帧,否则图像将失真。

总之,目前超声诊断仪的技术水平不断提高,实际应用超声诊断仪时,应根据其技术特性、使用目的、仪器自身特点及优缺点,进行综合分析,全面调试,才能达到最佳工作状态,得到最佳的图像效果。

第四节 超声诊断技术

一、M 型超声

M 型超声成像方式属辉度调制型,是将单声束超声波所经过的人体各层解剖结构的回声以"运动-时间"曲线的形式显示,图像纵轴代表人体组织自浅至深的空间位置,横轴代表扫描时间。主要特点是测量运动器官,主要用于心脏的超声检查,故称 M 型超声心动图(图 8-17)。

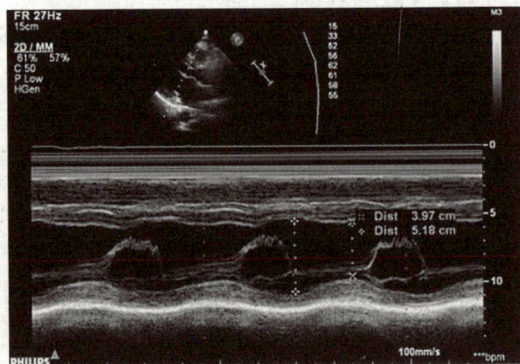

图 8-17 M 型超声成像

二、二维超声

二维超声成像(亦称为二维灰阶成像)方式也属于辉度调制型,系以辉度表示回波幅度大小,即明暗不同的光点反映回声变化,在显示屏上显示 9~64 个等级灰度的图像,强回声光点明亮,弱回声光点暗淡。其可直观、实时显示各脏器形态结构、空间位置、连续关系等,是目前使用最为广泛、最基本且最为重要的一种显像方式(图 8-18)。

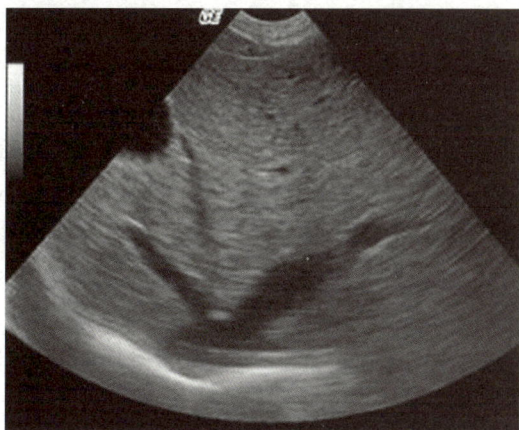

图 8-18　二维超声成像(二维灰阶成像)

三、频谱多普勒超声

运动结构(如心脏瓣膜)或散射子集合(如血管中的红细胞群体)反射回来的超声波束,检测出其中的多普勒频移,得到探查目标的运动速度信息,然后通过仪器分析,以图像或者影像的方式来显示人体内部器官的运动状态(图 8-19)。

四、彩色多普勒超声

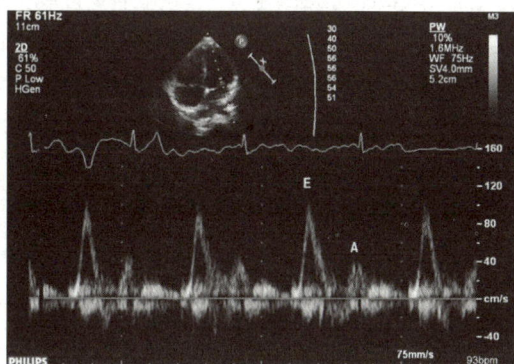

图 8-19　频谱多普勒超声

(一)彩色多普勒血流成像(CDFI)

彩色多普勒血流成像(color Doppler flow imaging,CDFI)是在脉冲多普勒技术基础上发展起来的新技术,把所得的血流信息经相位检测、自相关处理、彩色灰阶编码,把平均血流速度资料以彩色显示,并将其组合,叠加显示在 B 型灰阶图像上。能直观地显示血流,对血流在心脏和血管内的性质和流速较脉冲多普勒更快、更直观地显示,如对血流左向右分流以及瓣口反流等情况显示具有独到的优越性。此项技术可在心脏、腹部、小器官及外周血管的二维图像上实时显示人体血流动态信息,同时显示脏器及病灶内血流方向、速度和分布,为临床诊断与鉴别诊断提供重要的血流动力学和影像学资料(见文末彩图 8-20)。

(二)彩色多普勒能量成像(CDE)

彩色多普勒能量成像(color Doppler energy,CDE)是根据血管腔内运动散射体(主要是红细胞)的多普勒能量频谱的总积分,即多普勒信号的强度(振幅)或能量为成像参数,把获得的多普勒信号经自相关技术处理得到成像参数,并进行彩色编码后进行实时显示。色彩和亮度代表多普勒信号的能量大小(除去了血流方向的信息),此能量大小与产生多普勒信号的红细胞数有关。它们之间呈复杂的非线性关系,受诸多因素影响,如切变率、血流速度和血细胞比容等(见文末彩图 8-21)。

CDE 的噪声显示方式拓宽了显示血液状态的动态范围,提高了对血流的敏感性。CDE 增益的动态范围较 CDFI 增高了 10~15dB,提高了信噪比,增加了对血流显示的敏感性,从而使极低速度的血流灌注信号得到显示,甚至达到毛细血管的速度水平。

对于角度的依赖性,能量多普勒成像主要是显示血流的存在与否,且无混叠现象。当 CDFI 显示的频率超过 Nyquist 极限时将发生混叠现象,而 CDE 无论信号重叠与否,其能量 - 频率曲线下的面积是不变的,所以不受混叠现象的影响,可使高、低速血流同时显示,更好地估测组织的血流灌注量。

CDE 的优点是显示的血流速度范围大,但其缺点是不能用彩色信号表示血流方向、血流速度及血流状态等信息。

(三) 组织多普勒成像

组织多普勒成像(tissue Doppler imaging,TDI)原理为在多普勒回波信号中,通常包括血流中散射体的信息和运动组织的信息,血流产生的信息具有速度快、频移大、幅度小的特点,而运动组织产生的信息具有速度慢、频移小、幅度大的特点,通过阈值波系统等信息处理技术,从人体的多普勒信息中提取出运动组织的信息,经计算机处理后以速度、加速度或能量为参数,经彩色编码以二维、脉冲和 M 型等方式显示,从而实现定量检查器官的运动状态。

组织多普勒成像主要采取二维图像进行定性观察:①二维加速度图,其以 ECG 为参照物,观察心室壁运动加速度变化的起始点及分布范围;②二维速度图,可观察心室壁运动时色彩变化及强弱,反映室壁运动速度的方向及大小;③二维能量图,以色彩亮暗反映多普勒信号能量的高低;④M 型速度图,可精确反映心动周期不同时相室壁运动速度的大小及方向(见文末彩图 8-22)。

组织多普勒成像主要采取脉冲多普勒频谱进行定量观测,其定量指标包括:①心肌运动速度;②心肌运动速度阶差;③二尖瓣环运动速度;④时间间期。

组织多普勒成像弥补了二维超声灰阶显像无法准确判断心肌运动的缺点,主要用于无损伤地观察、评价心肌的运动功能,为临床心脏疾病的诊断与治疗提供了一种安全、简便、无创的检测手段。

五、三维超声

三维超声成像(three-dimensional ultrasound imaging,3-D ultrasound imaging)分为静态和实时动态三维成像,其显示的是组织器官的立体图像(三维图),通过建立一些定位指针后,二维扫查获得水平或垂直方向上一组所需部位的连续切面图,然后根据指针定位进行三维重建和显示(见文末彩图 8-23)。

三维超声成像既有逐层显示的剖面图部分,又保留了未经断层部分的三维表面成像图,从而真正地实现了立体成像。三维超声成像为深入了解病灶的内部结构特点和确定病灶的空间位置关系以及病灶的体积定量化等,提供更为丰富、更为客观的信息。目前,该技术主要应用于产科,在心脏、妇科、眼科和腹部等也有应用。

需要指出的是,清晰的三维成像依赖于二维图像的优劣,换言之,只有二维图像扫查清晰,才有可能获得清晰的三维超声图像。

六、超声弹性成像

生物组织都具有弹性或硬度,不同的组织之间和解剖结构之间均存在着细微的弹性差异,这种弹性差异用弹性系数来表示,从而可以客观地得到不同组织的弹性信息,来评价组织间的差异(见文末彩图 8-24)。

超声弹性成像(ultrasonic elastography)是对生物组织的弹性参数或硬度进行成像和量化,是一种反映组织硬度情况的无创性成像方法,实现了超声对人体内部组织的"触诊",在肿块的良恶性鉴别、血管斑块及肝纤维化方面具有重要作用。

目前临床中应用的主要类型有实时超声弹性成像、瞬时弹性成像、声辐射力脉冲弹性成像及剪切波弹性成像等。

七、超声造影

超声造影(ultrasonic contrast)又称声学造影(acoustic contrast),被称为超声医学史上的第三次革命,是利用造影剂使后散射回声增强,明显提高超声诊断的分辨力、敏感性和特异性的技术。随着仪器性能的改进和新型声学造影剂的出现,超声造影已能有效地增强肝、肾、心肌、脑等实质性器官的二维超声影像和血流多普勒信号,反映和观察正常组织和病变组织的微循环血流灌注情况,已成为超声诊断的一个十分重要和很有前途的发展方向。

超声造影原理:超声波遇见散射体(小于入射声波的界面)会发生散射,其散射的强弱与散射体的大小、形状及与周边组织的声阻抗差别相关。血液内尽管含有红细胞、白细胞、血小板等有形物质,但其声阻抗差很小,散射很微弱,在普通超声仪上无法显示。如果人为地在血液中加入声阻抗与血液截然不同的介质(微气泡),则血液内的散射增强,出现云雾状的回声,这就是超声造影的基本原理。目前使用的造影剂大多是能产生声学对比效应的、内含大量微气泡的物质。

超声造影可分为经外周静脉造影(包括肝脏、肾脏、心脏、子宫附件、浅表器官、外周血管等)、经直肠造影、子宫腔造影及输卵管造影、经胆管造影、经动脉造影、经皮穿刺门静脉造影等(见文末彩图 8-25)。

八、术中超声

术中超声(intraoperative ultrasonography,IOUS)是在超声显像基础上为进一步满足临床外科诊断和治疗的需要发展起来的一门新技术,已发展成为超声医学的一个重要分支。早在 20 世纪 60 年代,术中超声应用于外科手术,从开始的 A 型超声到 20 世纪 70 年代后期高频实时 B 型超声,术中超声逐渐成为手术中不可缺少的辅助手段,广泛应用于普外科、神经外科、心脏外科、妇产科手术等领域。20 世纪 80 年代以来,高分辨力实时超声显像设备的发展和术中专用探头的出现更新,使术中超声技术得到迅速发展。20 世纪 90 年代后,彩色多普勒、能量多普勒技术和腔镜超声开始应用于手术中,术中超声探头向微型、多功能、可变频等方向发展,包括笔式探头、I 型探头、T 型探头、穿刺探头等术中超声专用探头。术中超声的分辨力逐渐提高,穿透力逐渐增加。术中超声具有实时、方便灵活、安全无创、定位准确、费用低廉、可反复检查等优点,引起越来越多外科医师的重视。

近几年,随着三维超声和超声造影技术在手术中的应用,可为术者提供更加准确、清晰的立体图像,帮助术者了解病变的空间位置关系,术中超声已经发展成为指导手术、协助手术决策甚至协助治疗不可缺少的重要工具。

第五节　超声检查方法

一、检查前准备

在进行超声检查时,为了获得清晰的超声图像,作出准确的诊断结果,检查者(超声医生)和被检查者(患者)均应做好检查前准备工作。

(一)检查者准备

1. 对于检查者来说,检查操作前,超声医生应当详细询问有关病史,了解基本病情,明确诊断目的。使用适当检查手段(如采用体表或腔内探头等),必要时需与有关临床医生联系,综合进行检查。

如需进行介入性超声时,首先应了解患者凝血功能和是否有乙型肝炎等情况,并准备好相应的器械,做好消毒隔离和无菌操作,防止交叉感染。

2. 检查室内应该通风、干燥,需要安装空调,以保持室内温度在(25±3)℃范围内。一方面,患者检查时部分身体(胸、腹部)需裸露,因此气温较低时应采取提高室温的措施。另一方面,仪器的正常运转要求有适宜的环境温度,特别是当室温超过30℃时,仪器散热效率下降,可能导致机内温度过高而工作失常或元器件损坏。开机前必须检查电源以及仪器上的接地装置是否良好,以确保患者和医生的安全。

(二) 患者准备

患者应当注意:①腹部检查宜上午、空腹进行检查,以防止肠道内容物和气体干扰,平静均匀呼吸,并时而配合屏气等动作以利于扫查更大的范围,必要时可饮水充盈胃,以此作为"透声窗",进行胰腺、腹膜后肿物或腹内深部病变检查;疑有传染性肝炎者应在检查前做肝功能检查,以便加强消毒隔离措施,防止交叉感染。②胆道系统检查需前一天晚上清淡饮食,禁食6~8h以上,使胆囊充分充盈,以利于胆囊内病变的显示,在需要评价胆囊收缩功能或了解胆管有无梗阻时,则要求准备脂肪餐。③泌尿系统和经腹妇产科检查时,应使膀胱充盈,可清楚显示膀胱腔内以及膀胱壁的情况,另外,适度充盈的膀胱有利于排除周围气体及肠管,并以膀胱作为"透声窗",观察其后方的脏器,如女性的子宫、双侧卵巢及男性的前列腺等(图8-26)。④经直肠前列腺检查,需排空大便,膀胱有少量尿液即可;经阴式超声检查,则应排空膀胱尿液。⑤如果做胃、肠道超声检查,需提前进行空腹8h、清洁灌肠;并需要检查前吞服胃肠显影剂。⑥经胸超声心动图检查前应至少保持5min的相对安静,不要运动,充分暴露胸部。⑦经食管超声心动图检查应提前做好乙肝五项及心电图等检查,禁食、水8h,检查患者有无活动义齿,连接同步心电图,消毒探头,局部麻醉。

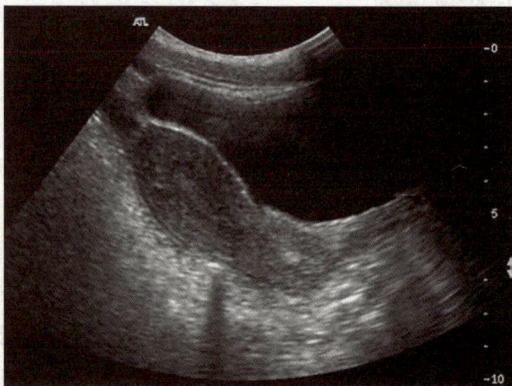

图8-26　以膀胱作为"透声窗",观察其后方的脏器:女性的子宫

⑧由于婴幼儿易哭闹,造成检查时超声探头不稳、易滑动,超声图像不清,导致无法作出正确诊断,因此,在给婴幼儿检查时,尽量选择在婴幼儿熟睡情况下或请儿科医生给予适量镇静剂后进行检查。⑨X线胃肠造影、胆系造影、胃镜、结肠镜检查可引起胃肠道等处造影剂的残存和气体的积聚、干扰检查结果,因此,超声检查一般不宜安排在此类检查之后进行,若已进行了此类检查,则超声检查应安排在2~3d后再予检查。

二、超声探测的方法

在进行超声检查时,必须掌握四个基本环节:①熟悉仪器的性能,正确地调节控钮,发挥机器功能,因此,在使用仪器前必须详读有关的说明书和操作手册;②掌握一些基本操作手法和程序,以获得某些理想的、规范化的图像;③全面正确地描述、记录和分析图像,确立诊断依据;④临床思维,综合分析提示诊断意见。

(一) 探测方式与途径

超声检查时,按探头与体表接触方式,一般将探测方式分为直接和间接两种探测方法。

1. **直接探测法**　探头与受检者的皮肤或黏膜直接接触,此为常规采用的探测方法。使用此法时必须在探头与皮肤之间涂抹耦合剂,目的是充填皮肤表面的微小空隙,避免空隙内的微量空气影响超声穿透,其次是耦合剂具有"导声"作用。

2. **间接探测法**　在探测时,探头与人体之间插入水囊、Proxon耦合(延迟)块或其他材料使超声发射到人体有时间上的延迟。主要用于特殊浅表器官检查。间接探测法目的有三个:①使待查部位落入声束聚焦区,且避免近区的干扰;②使表面不平整的待查部位得到耦合;③使某些娇嫩的被测组织(如眼角膜)不被擦伤。

近年来,由于高频探头技术的发展和新的探头材料的采用(如与皮肤阻抗匹配的探头等),直接探测时已能显示表层 3mm 以内的结构,故间接探测方式已很少使用。

超声探测的途径,常规采用经体表途径,亦可根据不同病变的需要采用腔内或术中途径,腔内包括经食管、经阴道、经直肠和血管腔内等。

(二)探测的操作方法

为了获得理想的图像,用各种不同切面识别脏器及病灶,除注意调节仪器,充分涂抹耦合剂以清除探头与皮肤间薄层气体,避免声路中气体的干扰,减少声能的衰减外,还必须注意一些基本手法。

1. **探头移动的手法**　无论以横向或纵向或移动扫查时,探头移动的手法主要有:

(1)顺序连续平行断面法或称"编织"式扫查法:即在选定某一成像平面后,依次将探头沿该平面平行移动,做多个平行的断面图像,并从各个连续的声像图中,观察分析脏器内部结构及病灶的整体情况(图 8-27)。

(2)立体扇形断面法:即定点摆动扫查法。在选定某一成像平面后,不移动探头在体表的位置,仅以探头面利用皮肤肌肉的弹性,按一定角度上下摆动,构成立体扇面图像,以观察分析脏器及病灶的整体情况(图 8-28)。

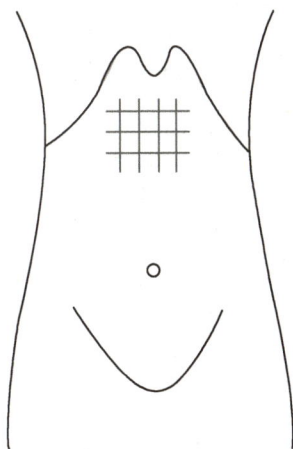

图 8-27　顺序连续平行断面法("编织"式扫查法)

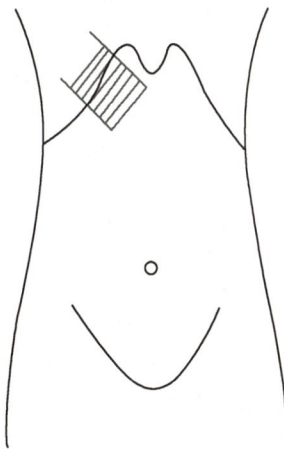

图 8-28　立体扇形断面法(定点摆动扫查法)

(3)十字交叉断面法:即纵横平面相交扫查法。对某一切面为圆形图像时,为了鉴别是圆球形还是管形,可采用此法予以纵横相交断面可资鉴别。此外,在对病灶中心定位穿刺引导时,亦可采用此法即十字交叉中心定位法(图 8-29)。

2. **操作注意事项**　为了获得理想的切面,超声医生应注意以下几点:

(1)利用某些生理特点进行观察,如利用 Valsalva 动作,可使胸腔内压力升高,减少静脉回流从而使肝静脉和下腔静脉显示清晰。

(2)利用不同切面观察脏器,如肺气肿患者,经胸骨旁超声心动图检查图像显示不清晰时,可采用剑突下扫查;利用纵切面、横切面等多个切面对同一目标进行观察,可鉴别形状是圆形还是不规则形等。

(3)加压检查,即通过探头对病变部位进行加压,根据回声、形态有无变化等可鉴别某些疾病并判断其软硬度。

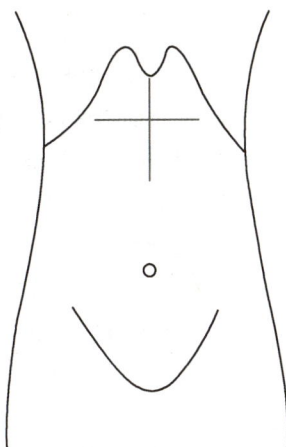

图 8-29　十字交叉断面法(纵横平面相交扫查法)

（4）双侧对比检查，即在患者疑似病变部位的对侧正常部位进行扫查，可以判断疑似病变部位是否存在异常。

三、超声图像方位

超声图像反映人体某一部位的断面结构，标准的图像有助于说明该部位的空间位置，便于比较观察，因此，超声医生应当正确掌握国内外通用的标准，探头标识侧要显示在显示器屏幕的右侧，探头标识侧始终保持朝向被检者的头侧或右侧，但在心脏检查中除外。

（一）扫查的切面

在超声扫查过程中为了观察病变的形态和位置，需以体表某些解剖标志为基准，取得各种不同方位的切面图像。如在腹部扫查时常见的解剖标志有腹部正中线、脐平面、髂嵴平面、剑突、肋缘、髂前上棘、耻骨联合等。背面以脊柱棘突、肩胛角、第12肋骨下缘以及髂嵴上缘作参考点、参考线以确定成像平面的方位与距离（图8-30）。

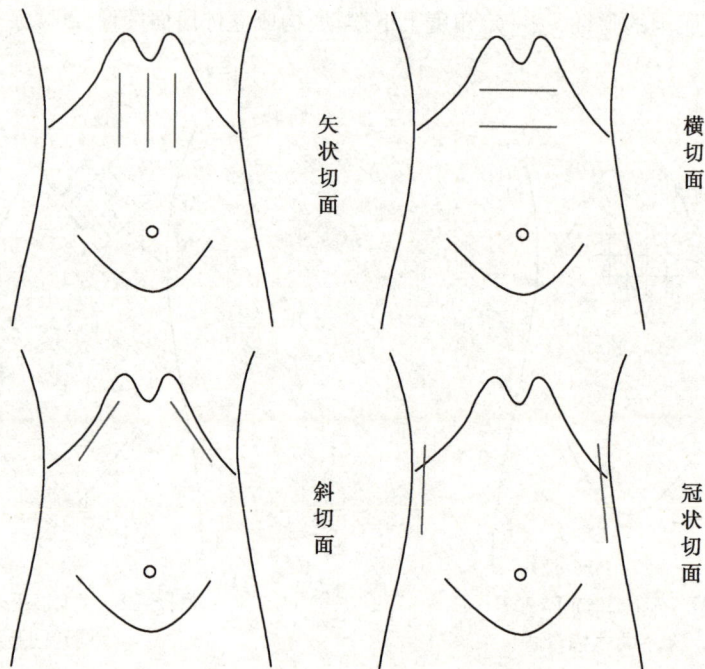

矢状切面　横切面　斜切面　冠状切面

图 8-30　常用的超声扫查切面示意图

在取得图像中常用的扫查切面有：

1. **矢状面扫查**（sagittal scan）**（纵切面的一种）**　即扫查面由前向后并与人体的长轴平行。

2. **横向扫查**（transverse scan）**（横切面、水平切面）**　即扫查面与人体长轴垂直。

3. **斜向扫查**（oblique scan）**（斜切面）**　即扫查面与人体的长轴成一定角度。

4. **冠状面扫查**（coronary scan）**（冠状切面或额状切面）**　即扫查面与人体侧腹部与人体额部平行，亦属纵切面的一种。

在各种切面扫查时，可根据不同的要求采取不同的体位，主要有仰卧位、俯卧位、左侧卧位、右侧卧位、坐位、半卧位和站立位等。

（二）图像方位的标准

超声图像反映人体某一部位的断面结构，因而应准确说明它们的空间位置，参照目前国内外通用的标准表述如下：图像上方代表邻近探头的人体表层，图像下方代表远离探头的人体深层。

1. 仰卧位扫查

(1)横断面:图像左侧示被检查者右侧结构,图像右侧示被检查者左侧结构(图 8-31)。

(2)纵断面:图像左侧示被检查者头部结构,图像右侧示被检查者足侧结构(图 8-32)。

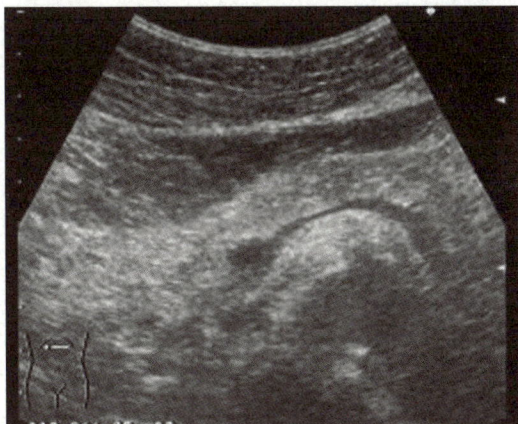

图 8-31　上腹部横切面声像图

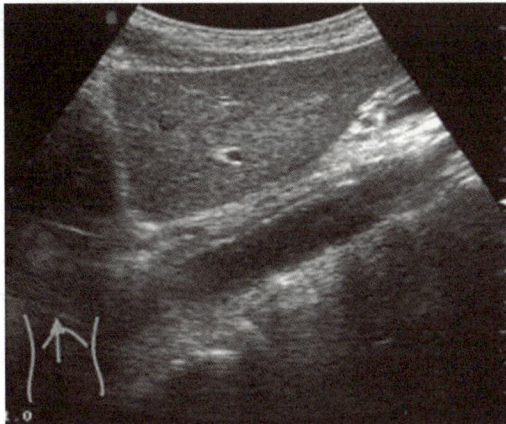

图 8-32　上腹部纵切面声像图

(3)斜断面:如斜断面近乎横断面(即探头倾斜角度不大),则以上述横断面所示为标准;斜断面近乎纵断面(即探头倾斜角度过大),则以纵断面所示为标准(图 8-33)。

(4)冠状断面:左、右侧冠状断面图像左侧示被检查者头侧结构,图像右侧示足侧结构(图 8-34)。

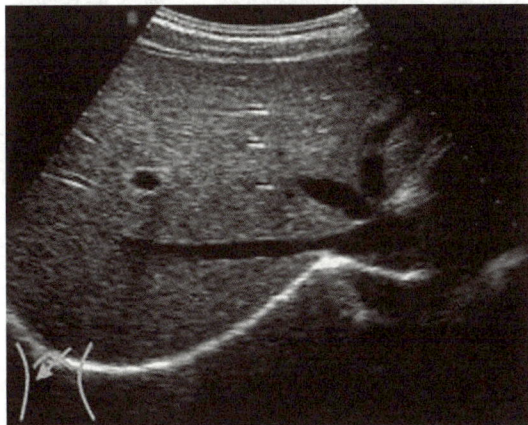

图 8-33　右上腹肋缘下斜切面声像图

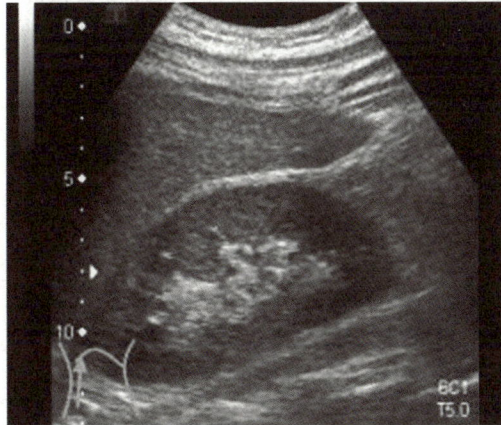

图 8-34　右上腹冠状切面声像图

2. 俯卧位扫查

(1)横断面:图像左侧示被检查者左侧结构,图像右侧示被检查者右侧结构。

(2)纵断面:图像左侧示被检查者头侧结构,图像右侧示被检查者足侧结构。

但俯卧位时,各断面图像内上方显示为背侧结构,下方显示为腹侧结构。

各个脏器探测时应根据上述方位标准,观察和拍摄图像,力求统一和规范化,以便比较观察和交流。

第六节   超声图像特点

一、二维回声特点

二维超声图像是根据探头所检查的部位构成的断层图像,改变探头位置可获得任意方位的超声图像。以解剖形态学为基础,依据各种组织结构间的声阻抗差的大小以明(白)暗(黑)之间不同的灰度,来反映回声之有无和强弱,从而分辨解剖结构的层次,显示脏器和病变的形态、轮廓和大小以及某结构的物理性质。

(一) 组织器官回声类型

根据组织内部声阻抗及声阻抗差的大小,将人体组织器官分为五种类型:

1. **无反射型**   无回声,为液性组织(如血液、尿液、胆汁、羊水等)(见文末彩图 8-35)。
2. **少反射型**   低回声,为基本均质的实质性组织(如皮下脂肪、急性期血栓等)(图 8-36)。
3. **中等反射型**   等回声,为相比均质、声阻抗差别略比少反射型大一些的实质性组织(如肝脏、肾脏、脾脏、心肌、瓣膜等)(图 8-37)。

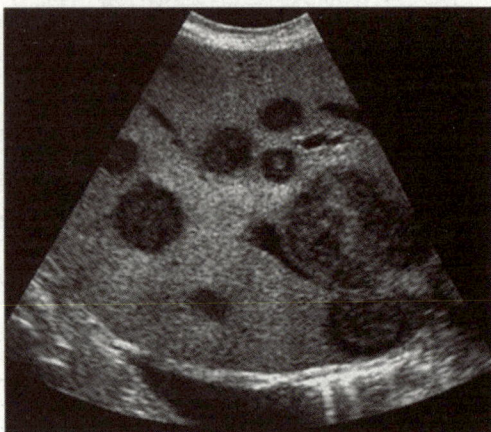

图 8-36   组织器官回声类型:少反射型

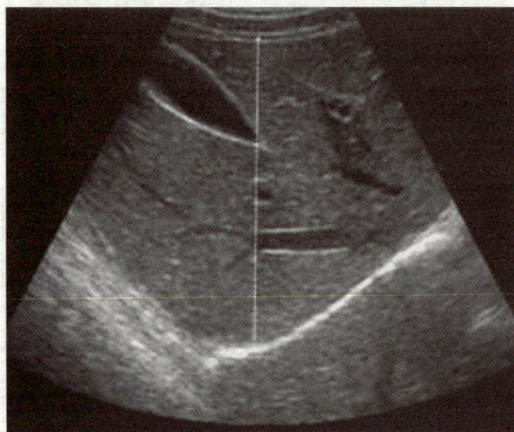

图 8-37   组织器官回声类型:中等反射型

4. **多反射型**   高回声,为结构较复杂、致密、排列无一定规律的实质性组织(如乳腺、心外膜、血管壁、肾包膜等)(见文末彩图 8-38)。

5. **全反射型**   强回声,含气组织后方伴声影或彗星尾征(如肺、胃、肠、骨骼等)。由于障碍物的反射或折射,声源不能到达的区域,即强回声后方的无回声区,称为声影,也见于结石、钙化及致密软组织回声之后(图 8-39)。

人体不同组织回声强度顺序:肾中央区(肾窦)>胰腺 > 肝、脾实质 > 肾皮质 > 肾髓质(肾锥体)> 血液

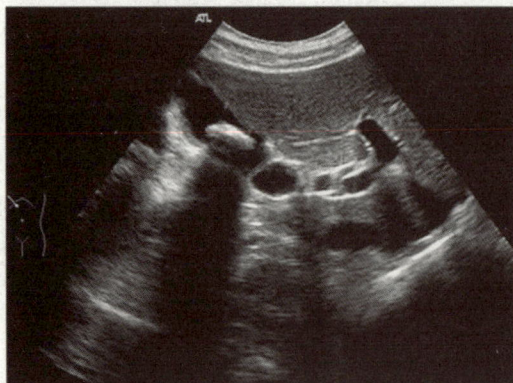

图 8-39   组织器官回声类型:全反射型

> 胆汁和尿液。

正常肺(胸膜—肺)、软组织—骨骼界面的回声最强;软骨回声很低,甚至接近于无回声。

(二) 二维超声图像分析

二维超声图像分析是超声医学应用于临床的最为基本的图像观察与分析。在临床实践中,对器官和组织的超声观察通常应当包含以下内容:

1. 形态及大小。

2. 边界或边缘回声。

3. 内部结构。

4. 后壁及后方回声。

5. 回声强度、均匀程度。

6. 毗邻关系。

7. 量化分析。

8. 功能性检测。

对二维超声图像进行分析将有助于各种占位病变的鉴别诊断,及区别占位病变的性质。超声图像容易受气体和皮下脂肪的干扰,影响图像的质量。此外,超声图像显示范围较小,其显示的范围亦不像 X 线、CT 或 MRI 图像那样能同时显示多器官或结构的整体关系,故仍有一定的局限性。

二、频谱特点

(一) 频谱多普勒种类

频谱多普勒是将血流的信息以频谱图的形式显示,主要被应用于血流和心肌力学状态的量化评价。频谱多普勒超声通过获取特定方向或特定位点的血流或组织运动频移信号,得到运动速度信息。其主要表现形式是多普勒速度时间频谱。频谱多普勒可提供血流速度与方向、血流时相以及层流、湍流等参数。其多普勒频谱曲线显示随时间变化的多普勒差频(频移)大小及分布。其纵坐标为频移轴,如将声束与血流间的夹角校正后(要求检查心脏 <20°,检查血管 <60°),可直接表达流速大小,横坐标为时间轴。

连续波多普勒是整个声束通道上全部血流信号的总和,速度分辨率强,可以获取声束方向上的高速血流信号,而不受尼奎斯特频率的影响,但是连续多普勒缺乏空间定位能力,没有距离分辨能力,所接收的是整个声束通过径路多普勒回声的混合频谱,不能判断回声的确切部位(见文末彩图 8-40)。

脉冲波多普勒主要用于获取声束方向上特定位点的速度信息,具有距离分辨能力,可定点测定心血管内某一小块区域(取样线)的瞬时血流频谱,因此可定位异常血流,并可鉴别正常、异常血流。但是易受尼奎斯特频率的影响,若流速超过最大显示频率,则在频谱上出现频谱混叠现象,因此不能定量测定高速血流(见文末彩图 8-41)。

(二) 多普勒频谱分析

频谱分析包括频移时相、频移幅值、频移方向、频谱辉度和频谱的离散度。

1. **频移时相** 即收缩期、舒张期或全心动周期,以频谱的横坐标(X 轴)的数值代表时间,单位为每秒。

2. **频移幅值** 以频谱的纵坐标(Y 轴)的数值代表血流速度的大小,单位为 cm/s 或 m/s,测定血流速度,包括最大流速、平均流速、加速度和减速度,计算跨瓣压差。

3. **频移方向** 以频谱的基线为准,基线上方频移为正值(正向),表示血流方向朝向探头;基线下方频移为负值(负向),表示血流方向背离探头。

4. **频谱辉度** 以亮度表示,反映取样容积或探查声束内具有相同流速的红细胞相对数量的多少。速度相同的红细胞数量越多,散射信号强度越大,频谱辉度也就越亮,反之,辉度越暗。

5. 频谱的离散度　以频谱在垂直方向上的宽度表示,指某一瞬间取样容积或探查声束内红细胞速度分布范围的大小。红细胞速度分布范围大,则频谱宽,反之,频谱窄,频谱宽度是识别血流动力学改变的重要因素。

(三) 不同血流状态的频谱特点

1. 层流　显示频谱窄,光点密集,频谱波形规整、单向,血流频谱和基线之间常呈现空窗。频谱信号音柔和、有乐感。正常人血管内及心腔内血流为层流。

2. 湍流　显示频谱宽,光点疏散,频谱波形不规整、双向,血流频谱和基线之间为充填状。频谱信号音粗糙、刺耳。异常血流时出现湍流(分流、反流),涡流本质上也是一种湍流(如动脉瘤内血流)。

3. 动脉血流频谱　频谱图形呈脉冲波形,收缩期幅度(速度)明显大于舒张期,舒张期开始可出现短暂的反向脉冲波形。频谱信号音呈明确的搏动音。

4. 静脉血流频谱　频谱呈连续的、有或无起伏的曲线。曲线的起伏是由于呼吸时静脉压力的变化所致,大的静脉如腔静脉更易出现起伏,对静脉远端部位加压也可产生同样的效果。频谱信号音呈连续的吹风样或大风过境样声音。

在临床定性观察中,层流表现为频带较窄的脉冲波多普勒速度频谱,湍流和涡流表现为较宽或充填的脉冲波多普勒速度频谱。连续波频谱多普勒速度频谱由于包含了声束取样方向上的所有速度信息,多始终表现为充填的血流频谱。

在临床定量评价中,频谱多普勒所获得的速度信息常被作为原始参数,用于计算反映血流动力学的指标。其中最为常用的指标是阻力指数(resistance index,RI)和搏动指数(pulsive index,PI)。其具体计算如下:

$$RI=(V_{max}-V_{min})/V_{max}$$
$$PI=(V_{max}-V_{min})/V_{mean}$$

式中,V_{max} 为心动周期中收缩期血流最大速度;V_{min} 为心动周期中舒张期血流最小速度;V_{mean} 为心动周期中血流平均速度。

三、彩色多普勒血流成像特点

彩色多普勒血流成像(CDFI)对判断血流的方向、血流速度和血流的性质等有重要意义。同时,对血管形态学的显示也有一定价值,包括血管的管径、分布和血管的丰富程度等,并且还可以观察血流的起始、路径和流向终点。

CDFI 已广泛地应用于心脏和血管疾病的诊断,是一种半定量分析。它是以红、蓝、绿三基色以及由三基色混合产生的二次色,来显示相应的血流信息。其颜色的不同和色温的高低分别代表了血流的方向和血流速度值的大小。通常规定彩色标尺上的红色代表血流方向朝向探头,而蓝色代表血流方向背离探头,绿色代表湍流。朝向探头的湍流出现黄色(红 + 绿),背离探头的湍流产生青色(蓝 + 绿)。频率混叠时血流方向反转,形成五色镶嵌。层流表现为均匀一致的相同颜色区域分布;涡流表现为五彩镶嵌的花色区域分布;旋流表现为两个相邻的流向相反的层流颜色分布。CDFI 的颜色代表该空间区域内的平均速度信息。彩色标尺两端亮中间暗,代表平行于探头发射声束的速度分量,红、蓝色的亮度与其相对应的血流速度成正比,流速越快,则色彩越明亮;流速越慢,则色彩越暗淡(见文末彩图 8-42)。

CDFI 可用以评价脏器血流灌注和病灶血供特点。在临床应用中高性能的彩色多普勒超声仪能显示直径为 2mm 以下细小血管以及 2~3mm/s 的低流速、低流量血流。但由于脏器和病灶内的血管其走行并非完全平直,加上受声束探测角度的影响,往往难以显示完整走行的血管,可能只观察到某一断面或某一部分。因此在图像上,其血管呈彩点状、短线状或树枝状分布,评价其丰富程度时亦根据其点状、短线状或树枝状血管显示的多少而定,较丰富的血流可显示更多的树枝状或网状血流,甚至呈火海状。

　　CDFI 直观、形象、检测速度快、诊断灵敏度和准确率高,但缺点是它对血流动力学无法定量分析,此外,这种方法同样具有脉冲多普勒的使用限制,即探查深度、血流速度和使用探头、角度的相互制约,当增加检测深度时,能检测的最大速度也随之下降。

第七节　超声检查的临床应用

一、超声诊断适应证

(一)心血管疾病

1. 先天性心脏病

(1)无分流型:如肺动脉狭窄、原发性肺动脉高压、原发性肺动脉扩张、永存左上腔静脉、主动脉瓣狭窄、右位主动脉弓、主动脉弓离断、右位心等。

(2)左向右分流型:如房间隔缺损、室间隔缺损、动脉导管未闭、心内膜垫缺损、肺静脉异位引流等。

(3)右向左分流型:如法洛三联症、法洛四联症、法洛五联症、大动脉转位、右心室双出口、永存动脉干等。

2. 心脏瓣膜病变　房室瓣狭窄及关闭不全(二尖瓣、三尖瓣)、大动脉瓣狭窄及关闭不全(主动脉瓣、肺动脉瓣)、瓣膜脱垂、感染性心内膜炎(赘生物形成)、先天性瓣叶发育畸形等。

3. 心肌病　扩张型心肌病、肥厚型心肌病、限制型心肌病、心肌致密化不全、继发性心肌病等。

4. 其他心脏疾病　高血压性心脏病、肺源性心脏病、冠心病、心包积液、缩窄性心包炎、主动脉夹层动脉瘤、真性动脉瘤、假性动脉瘤、心脏肿瘤、心腔血栓、川崎病等。

(二)消化系统疾病

1. 肝脏　肝囊肿、多囊肝、肝脓肿、肝血管瘤、肝棘球蚴病、原发性肝癌、转移性肝癌、脂肪肝、肝硬化、肝血吸虫病、肝外伤等。

2. 胆道　胆囊炎、胆囊结石、胆囊小隆起性病变、增生性胆囊疾病、胆囊癌、胆道出血、先天性胆道闭锁、胆管梗阻、胆管结石、胆管癌、胆管炎、胆道蛔虫病、胆道积气等。

3. 胰腺　急性胰腺炎、慢性胰腺炎、胰腺囊肿、胰腺脓肿、胰腺炎性假瘤、胰腺癌、壶腹癌、胰管扩张等。

4. 脾脏　无脾综合征、副脾、游走脾、脾结核、脾囊肿、脾梗死、脾弥漫性肿大、脾错构瘤、脾外伤等。

5. 胃　胃癌、胃平滑肌瘤、胃息肉、胃石症、胃溃疡、胃恶性淋巴瘤、幽门梗阻、贲门失弛缓症、胃底静脉曲张等。

6. 肠道　结肠癌、直肠癌、小肠肿瘤、急性阑尾炎、肠套叠、肠梗阻、肠系膜上动脉综合征等。

(三)泌尿生殖系统疾病

1. 肾脏　肾囊肿、多囊肾、肾结石、肾积水、肾肿瘤、肾发育不良、游走肾、肾结核、弥漫性肾病、肾周脓肿、肾外伤等。

2. 肾上腺　肾上腺皮质增生、肾上腺肿瘤、肾上腺囊肿等。

3. 输尿管　输尿管结石、输尿管囊肿、输尿管狭窄等。

4. 膀胱   膀胱结石、膀胱肿瘤、膀胱异物、膀胱结核、膀胱憩室等。

5. 前列腺   前列腺囊肿、前列腺增生、前列腺炎、前列腺结核、前列腺癌等。

6. 阴囊和睾丸   睾丸肿瘤、睾丸微石症、隐睾症、附睾炎、附睾结核、附睾囊肿、精索静脉曲张、鞘膜积液等。

(四) 妇科疾病

1. 子宫发育异常、子宫肌瘤、子宫肌腺病、子宫内膜癌、宫颈癌、宫颈囊肿等。

2. 葡萄胎、畸胎瘤、卵巢囊腺瘤、卵巢癌、卵巢囊肿(赘生性和非赘生性)、输卵管积液、盆腔积液等。

(五) 产前筛查及产科疾病

1. 正常胎儿的产前检查(胎儿生长发育情况等)、流产、异位妊娠、前置胎盘、胎盘早剥、胎盘肿瘤、羊水异常、脐带绕颈、单脐动脉、过期妊娠、胎死宫内、子宫肌瘤合并妊娠、卵巢肿瘤合并妊娠、胎儿宫内发育迟缓、胎儿水肿、巨大儿等。

2. **胎儿畸形**   脑积水、无脑畸形、脑膜膨出与脑膜脑膨出、脊柱裂、唇腭裂、单心腔、大动脉转位、永存动脉干、右心室双出口、心内膜垫缺损、法洛四联症、胎儿心包积液、胎儿心律不齐、胎儿四肢发育异常、胎儿泌尿系统畸形、胎儿消化道闭锁等。

(六) 腹腔及腹膜后疾病

1. 急性化脓性腹膜炎、腹腔脓肿、结核性腹膜炎、腹膜原发性肿瘤、腹膜继发性肿瘤等。

2. 腹膜后间隙肿瘤、腹膜后间隙血肿、腹膜后间隙炎症等。

(七) 浅表器官疾病

1. **甲状腺和甲状旁腺疾病**   甲状腺先天发育异常、甲状腺弥漫性改变、单纯性甲状腺肿、甲状腺功能亢进、甲状腺功能减退、亚急性甲状腺炎、桥本甲状腺炎、甲状腺囊肿、结节性甲状腺肿、甲状腺腺瘤、甲状腺癌、甲状旁腺增生、甲状旁腺腺瘤、甲状旁腺癌等。

2. **唾液腺(腮腺、颌下腺)**   唾液腺囊肿、唾液腺腺瘤、唾液腺炎症与结石、唾液腺良性肥大等。

3. **乳腺疾病**   乳腺炎、乳腺腺病、乳腺囊肿、乳腺脓肿、乳腺纤维腺瘤、乳腺脂肪瘤、导管内乳头状瘤、乳腺癌等。

4. **眼部疾病**   眼内肿瘤、白内障、晶状体脱位、视网膜脱离、脉络膜脱离、玻璃体混浊、积血、眼内出血、眼内异物、人工晶状体植入术前及术后监测等。

5. **肌肉骨骼疾病**   肌肉及韧带损伤、肌肉血肿、钙化性肌炎、肌肉萎缩、滑膜炎、滑膜囊肿、关节周围滑膜增生、关节腔积液、腘窝囊肿等。

(八) 血管疾病

1. **颈部血管**   颈动脉粥样硬化闭塞症、颈动脉瘤、多发性大动脉炎、锁骨下动脉盗血综合征、椎动脉狭窄与闭塞、颈内静脉血栓等。

2. **四肢血管**   动脉硬化闭塞症、血栓闭塞性脉管炎、肢体动脉瘤、急性动脉栓塞、四肢静脉血栓、下肢静脉瓣功能不全、四肢动静脉瘘等。

3. **腹部血管**   腹主动脉粥样硬化、腹主动脉真性动脉瘤、腹主动脉假性动脉瘤、腹主动脉夹层、多发性大动脉炎、布 - 加综合征、下腔静脉综合征、门静脉高压症、门静脉瘤、门静脉 - 肝静脉瘘、左肾静脉压迫综合征等。

(九) 颅脑疾病

脑积水、颅内出血、脑动静脉畸形、较大脑肿瘤(主要针对新生儿)等。

二、介入性超声诊断及治疗

介入性超声医学(interventional ultrasound)作为现代超声医学的一个分支,是在超声显像基础上,为进一步满足临床诊断和治疗的需要发展起来的一门新技术。目前主要应用有超声引导下细针抽取细胞学检查和穿刺组织活检、含液病变的穿刺抽吸与置管引流、超声引导经皮肝穿刺胆管造影术和置管引流术、经皮肾造瘘术、术中超声、腔镜超声、产科应用等。

（朱永胜）

本章小结

超声波是一种机械波，目前诊断最常用的超声频率是 2~12MHz。它具有的一些物理特性：方向性、反射与折射、散射、绕射、声场、衰减。超声波的多普勒效应和生物学效应是超声诊断的基础。

高频脉冲发生器通过换能器将电能转变为声能，在组织界面上发生反射，再由换能器将声能转变为电能，通过放大装置，在示波管的显示系统上显示图像信息。

超声诊断仪是超声医师获取人体内部脏器结构及血流动力学信息的重要手段。超声诊断仪及探头有多种类型，为了得到高清晰的图像，最大限度地发挥超声仪器的先进技术，超声医师应尽可能多地掌握各类超声诊断仪的性能、特点、操作和调节技术，以提高图像质量和疾病诊断水平。

超声诊断技术主要包括 M 型超声、二维超声、频谱多普勒超声、彩色多普勒血流成像（CDFI）、彩色多普勒能量成像（CDE）、组织多普勒超声成像（TDI）、三维超声成像、超声造影及术中超声等。

为了获得清晰的超声图像，作出准确的诊断结果，检查者（超声医生）和被检查者（患者）均应做好超声检查前准备工作。同时选择适合的超声探测的方法、超声图像方位及扫查的切面。

二维超声图像以解剖形态学为基础，依据各种组织结构间的声阻抗差的大小以明（白）暗（黑）之间不同的灰度，来反映回声之有无和强弱，从而分辨解剖结构的层次，显示脏器和病变的形态、轮廓和大小以及某结构的物理性质。频谱多普勒超声通过获取特定方向或特定位点的血流或组织运动频移信号，得到运动速度信息。彩色多普勒血流成像对判断血流的方向、血流速度和血流的性质等有重要意义。

掌握超声技术在各系统疾病中的适应证，有助于其在各种疾病中的恰当选择。目前主要的介入超声学技术有超声引导下细针抽取细胞学检查和穿刺组织活检、含液病变的穿刺抽吸与置管引流、超声引导经皮肝穿刺胆管造影术和置管引流术、经皮肾造瘘术、术中超声、腔镜超声、产科应用等。

思考题

1. 什么是超声波？
2. 何谓多普勒效应？
3. 试述组织器官回声类型。
4. 连续波多普勒与脉冲波多普勒的区别有哪些？
5. 何谓超声弹性成像？

第一节　核物理基本知识

一、原子和原子结构

原子(atom)是构成元素的基本单位,不同元素的原子具有不同的性质,但原子的基本结构大致相同。1896 年,法国科学家贝可勒尔(Becquerel)发现铀原子中发射出的高速电子流(β 射线),提示原子核不是不可分割的基本粒子。

原子由原子核和带负电荷的核外电子(electron)组成。电子环绕着原子核在特定轨道上高速旋转。核外电子先占据低能量状态,即称为基态(ground state)。当原子在加热或受射线照射时,内层电子获得能量而跃迁到较高能量的外层上,此称为激发态(excited state)。处于激发态的原子不稳定,会通过发出光子释放能量,外层电子跃迁到内层、整个原子从激发态回到基态。

原子核由质子(proton)和中子(neutron)组成,它们统称为核子(nucleon)。原子核的稳定性由核子之间的核力和质子之间的静电排斥力的相对大小决定,与核内质子数和中子的比例有关。通常采用 $^{A}_{Z}X_{N}$ 表示原子的结构,其中 X 代表元素符号,Z 代表质子数,N 代表中子数,A 代表原子的质量数(mass number)。因为元素符号本身就确定了质子数,N=A−Z,故原子结构亦可简便地只记元素符号和质量数 ^{A}X,如 ^{131}I、^{18}F。实验发现,在 107 种元素中,凡原子序数在 83 以下的,除锝、钷两种元素外,其他每种元素都有一个或几个稳定的同位素。而原子序数在 83 以上的元素则罕有稳定的同位素,所有的原子核都是放射性的。

质子带一个正电荷,中子呈电中性,核外电子带负电荷,原子核的正电荷数目与核外电子数相等,保持原子本身的电中性。

二、同位素、同质异能素、核素

(一) 同位素

质子数相同,而中子数不同的元素,互为同位素(isotope)。如 ^{125}I、^{131}I、^{132}I 均有 53 个质子,但中子数不同,在元素周期表中处于同一位置,是同一元素——碘元素。一种元素常有几种甚至几十种同位素。同一元素的同位素的化学和生物学性质几乎相同,但物理性质有所不同。

(二) 核素

具有一定质子数、质量数和能量状态的原子称为核素。原子核的质子数、中子数和原子核所处的能量状态均相同的原子属于同一种核素(nuclide)。例如 $^{11}_{1}H$、$^{12}_{6}C$、^{198}Au 表示不同的核素。同一种核素化学性质和核物理性质均相同,是某一原子固有的特征。

(三) 同质异能素

核内中子数和质子数都相同但能量状态不同的核素彼此称为同质异能素(isomer)。原子核与核外电子一样,也可以处于不同的能量状态,最低能量状态称基态,能量较高的状态称为激发态。对于激发态的核素,在原子质量数的后面加一小写的 m 来表示,例如 ^{99m}Tc 是 ^{99}Tc 的激发态, ^{99m}Tc 与 ^{99}Tc 互为同质异能素。

三、放射性核衰变

具有稳定的原子核,不会自发地发生变化的核素称为稳定性核素(stable nuclide)。能自发地放出各种射线同时变成另一种核素,称为放射性核素(radionuclide)。放射性核素的原子核自发地放出射线,同时转变成另一种原子核的过程,称为放射性核衰变(radiation decay),简称核衰变(decay)。所有的核衰变过程都严格遵循质量守恒、能量守恒、动量守恒、核子数守恒和电荷守恒等基本定律。用人工的方法改变质子与中子的比例,可以使稳定性原子核变成不稳定的放射性核素。

四、放射性衰变类型

不稳定的原子核能自发地放出射线并转变成另一种核素,衰变前不稳定的核素常被称为母核,放射性衰变产物称为子核。有的子核仍不稳定,将继续衰变,直至转变成稳定性核素。

(一) α 衰变

不稳定原子核自发地放射出 α 粒子(alpha particle)而变成另一个核素的过程称为 α 衰变(α decay)。

α 粒子的质量大,穿透力弱、射程短,很容易被物质吸收,因而不能用于核医学显像。但 α 射线对局部组织的电离作用强,有目的地引入体内后,可以对核素附近的生物组织产生破坏而不损害远处组织,容易防护。故 α 射线在体内恶性组织放射性核素的内照射治疗方面具有潜在的优势。

(二) β- 衰变

放射性核素的核内放射出 β- 射线的衰变方式称为 β- 衰变(β-decay)。多发生在质量较轻、中子数过多的原子核。

β- 射线的本质是高速运动的负电子流。β- 粒子穿透力弱,不能用于核素显像。核素治疗常用的放射性核素多是 β- 衰变核素,例如 ^{131}I、^{32}P、^{89}Sr 等核素。

(三) 正电子衰变

因核内中子缺乏,产生放射出正电子的衰变,称为正电子衰变,也叫 β$^+$ 衰变。

发生正电子衰变的核素都是人工放射性核素。β$^+$ 粒子是不稳定的,只能存在短暂时间。正电子射程仅 1~2mm,当失去全部动能的同时与其邻近的电子(β$^-$)碰撞而发生湮灭辐射(annihilation radiation),湮灭的同时,失去电子质量,转变成两个方向相反、能量相同皆为 511keV 的 γ 光子。正电子发射型断层显像仪(positron emission tomography,PET)通过探测方向相反的 511keV 光子,进行机体内的定量、定性和代谢显像。

(四) 电子俘获衰变

原子核内质子俘获一个核外轨道电子,使核内一个质子转变成一个中子和放出一个中微子的过程称为电子俘获衰变(electron capture,EC),最靠近原子核的内层电子被俘获的概率最大。

电子俘获衰变核素所发射的特征 X 射线、γ 射线可用于核素显像(如 ^{111}In、^{123}I、^{67}Ga、^{201}Tl 等),俄歇电子可用于核素治疗(如 ^{125}I 等)。电子俘获衰变的核素 ^{125}I 广泛用于体外放射分析中。

(五) γ 衰变

有些放射性核素在发生 α 衰变、β 衰变或电子俘获衰变之后,核仍处于不稳定的激发态,激发态或高能态的原子核以放出 γ 射线(光子)的形式释放多余能量而跃迁到较低能量级或基态的过程称 γ 衰变(γ decay),也称 γ 跃迁。或者将多余的能量转给一个核外电子,使之脱离原子核的束缚成为自由电子发射出去,这种现象称为内转换,放出的电子称为内转换电子(internal conversion electron)。

γ射线的本质是中性的光子流,电离能力很小,穿透能力强。在γ衰变的过程中核的原子序数和质量均不改变,仅能级改变,所以又称为同质异能跃迁(isomeric transition,IT)。

β衰变核素^{99}Mo,半衰期为66h,经β衰变后产生子体放射性核素^{99m}Tc,^{99m}Tc发射γ射线回复到基态^{99}Tc,半衰期为6.02h。^{99m}Tc发生γ衰变时放出单纯γ射线,适合于单光子发射式显像,如^{99m}Tc发生γ衰变时,发射能量为141keV的纯γ射线,已广泛用来标记各种显像剂。

五、放射性核衰变规律

(一) 基本定律

放射性核素的衰变是一种自发的过程,核衰变速度由核子组成的不稳定程度和不稳定核数目的多少决定。不同放射性核素有不同的衰变常数,以λ表示。

放射性核素单位时间内衰变的原子核数(即衰变率)与现有的原子核总数N成正比,即:

$$dN/dT=-\lambda N$$

λ为衰变常数,对于每种衰变类型和子体核状态,均有固定的λ值,λ是反映放射性核素衰变速率的特征参数。负号表示原子核由于衰变而逐渐减少。

将上式积分,得

$$N=N_0e^{-\lambda t}$$

式中N是经过时间t衰变后剩下的原子核数,N0则是t=0时的原子核数。

(二) 半衰期(half life)

放射性核素的衰变速率常以物理半衰期(physical half life,$T_{1/2}$)表示,$T_{1/2}$系指放射性核素数目因衰变减少到原来的一半所需的时间。λ与$T_{1/2}$之间的关系为:

$$T_{1/2}=\ln2/\lambda \approx 0.693/\lambda$$

衰变常数大的放射性核素衰变快,衰变常数小的衰变慢。两者都是描述放射性核素衰变速率的特征量。

每一种放射性核素有其特有的物理半衰期,可通过测定半衰期确定核素种类,甚至推断放射性核素混合物中不同种类的核素。

进入生物体内的放射性核素或其化合物,因生物代谢从体内排出到原来的一半所需的时间,称为生物半衰期(biological half life,T_b),其包括自身物理衰变及生物体代谢排出两种因素。由于物理衰变与生物的代谢共同作用而使体内放射性核素减少至原来一半所需要的时间,称有效半衰期(effective half life,T_e)。三者关系如下:

$$1/T_e=1/T_{1/2}+1/T_b$$

(三) 放射性活度

放射性活度(radioactivity,A)是表示单位时间内发生衰变的原子核数,过去习惯称之为放射性强度。放射性活度与放射性核数目N之间的关系为:A=λN

在新的国际制单位(SI)中,放射性活度的单位是贝可(Becquerel,Bq),定义为每秒一次衰变。即

$$1Bq=1s^{-1}$$

放射性活度的旧制单位是居里(Curie,Ci)。居里与贝可的换算关系是

$$1Ci=3.7 \times 10^{10}Bq$$

$$1Bq \approx 2.7 \times 10^{-11}Ci$$

常用单位:居里、毫居里(mCi,1mCi=10^{-3}Ci)、微居里(μCi,1μCi=10^{-3}mCi)等;贝可相对太小,通常用kBq(10^3Bq,kilo-becquerel)、MBq(10^6Bq,mega-becquerel)、GBq(10^9Bq,giga-becquerel)等。

$$1mCi=37MBq$$

$$1\mu Ci=37kBq$$

各种物质中的放射性核素含量,通常还采用比活度(specific radioactivity)及放射性浓度(radioactivity concentration)。

比活度定义为单位质量或单位摩尔物质中含有的放射性活度,单位是 Bq/g、MBq/g、MBq/mol。

放射性浓度定义为单位体积溶液中所含的放射性活度,单位是 Bq/ml、mCi/ml 等。临床核医学使用放射性浓度较多。

六、射线与物质的相互作用

(一) 带电粒子与物质的作用

1. **电离(ionization)作用** 是指 α、β 等带电粒子(charged particles)通过物质时与物质原子的核外电子发生静电作用,使物质中的原子失去轨道电子而形成自由电子和正离子的过程。入射粒子的电荷量越大,电离作用越强。所以,α 粒子的电离比 β 粒子大得多。

带电粒子电离作用的强弱常用传能线性密度(linear energy transfer,LET)度量,表示射线在其单位长度轨道上消耗的平均能量,单位是 keV/μm。

2. **激发(excitation)作用** 带电粒子通过物质时,如果原子的核外电子所获得的能量还不足以使其脱离原子,而只能从内层轨道跳到外层轨道,这时原子从稳定状态变成激发状态,这种作用称为激发作用。被激发的原子极不稳定,很快由激发态退回到稳定的基态,同时以发射特征 X 线的形式释放出多余的能量。

电离和激发作用是放射性核素治疗与放射性探测的基础,是射线引起物理、化学变化和生物效应的机制之一。

3. **散射(scattering)作用** β 射线由于质量小,行进途中易受介质原子核静电场的作用而改变原来的运动方向,这种现象称为散射。

4. **韧致辐射(bremsstrahlung)** 快速电子通过物质时,在原子核电场作用下,改变运动方向,急剧减低速度,电子的一部分或全部动能转化为连续能量的 X 射线发射出来,这种现象称为韧致辐射,其实质就是连续 X 射线的发生机制。

韧致辐射的强度和 β 粒子的反向散射的概率随屏蔽物质的原子序数增大而增大,还随 β 粒子的能量增加而增加。因此,β 射线的屏蔽要用原子序数低的材料制成,如铝、塑料、有机玻璃等。α 射线由于自身质量数大、运行速度慢,较少产生韧致辐射。

5. **吸收(absorption)作用** 带电粒子使物质的原子发生电离和激发的过程中,射线的能量全部耗尽,射线不再存在,称作吸收。粒子在物质中沿运动轨迹所经过的距离称为路径,而路程沿入射方向投影的直线距离称为射程(range)。带电粒子的能量损失与粒子的动能和吸收物质的性质有关,所以射程能比较直观地反映带电粒子贯穿本领的大小。

(二) 光子与物质的相互作用

γ 射线和 X 射线及韧致辐射等属于电磁辐射,都是呈电中性的光子流,与物质相互作用方式相同,只与光子的能量有关,主要产生三个效应:光电效应、康普顿效应和电子对效应。

1. **光电效应(photoelectric effect)** 当能量等于或略高于轨道电子的结合能的 γ 光子与物质原子中内层壳层电子相互作用,将全部能量交给电子,使之脱离原子成为自由电子发射出来,该过程称为光电效应。

2. **康普顿效应(Compton effect)** 随着光子能量的增加,γ 光子与原子中的电子作用时,只将部分能量传递给核外电子,使之脱离原子核束缚成为自由电子,该电子称为康普顿电子,而 γ 光子本身能量减少,改变方向继续运行。当光子能量在 0.8~4.0MeV 之间时,对任何物质来说康普顿效应的发生概率都占主导地位。

3. 电子对生成（pair production）　光子穿过物质时，光子与介质原子核电场的相互作用过程中突然消失而产生一对正、负电子，这种作用被称为电子对生成。这只有在 γ 射线的能量大于 1.02MeV 时才可能发生。当光子能量为 5~10MeV 时软组织中的主要效应为电子对效应。电子对效应的发生率与物质的原子序数的平方成正比，随光子的能量增大而增大，到极高能时趋于一个稳定值。

光子与物质的这三种作用形式与光子的入射能量和物质的原子序数有关。能量低的光子和高原子序数的物质作用中，以光电效应为主；中等能量的 γ 射线以康普顿散射为主；电子对效应主要发生在高能光子和高原子序数的物质的相互作用中。核医学常规显像诊断用的 γ 射线一般能量较低，不发生电子对效应。

第二节　核医学概论

核医学（nuclear medicine）是研究核技术在医学及生物学中应用及其理论的学科。而临床核医学则是应用放射性核素或稳定性核素诊断、治疗疾病和用于医学研究的学科。作为多学科相互融合的产物，核医学涉及核物理学、电子学、化学、生物学、计算机技术以及医学，是现代医学的重要组成部分。从应用看，核医学包括临床诊断、治疗及医学科学研究；从技术手段看，核医学代表了当今核技术、计算机影像技术等先进水平在医学及现代生命科学中的应用与探索；从学科内容看，核医学涵盖影像诊断、功能测定、体外分析、核素治疗及基础医学研究领域的各种示踪实验。因此，核医学不是一项简单的技术，而是涉及范围和研究领域都十分广泛的一门独立医学学科。

一、核医学的学科内容

核医学以其应用和研究的范围分为实验核医学和临床核医学两部分。实验核医学主要包括放射性药物学、放射自显影与磷屏成像技术、放射性核素示踪技术、体外放射分析、活化分析、放射性核素动力学分析、小动物正电子发射断层显像（microPET）及小动物 microPET-CT、小动物单光子发射断层显像（microSPECT）的应用、稳定性核素分析等。

临床核医学是利用核医学的各种原理、技术和方法来研究疾病的发生、发展，研究机体的病理生理、生物化学和功能结构的变化，达到诊治病的目的，提供病情、疗效及预后的信息。根据应用目的的不同，临床核医学又分为诊断核医学和治疗核医学两大部分，其中诊断核医学包括脏器或组织影像学检查、脏器功能测定和体外微量物质分析等；根据放射性药物是否引入到体内，诊断核医学分为体内诊断和体外测定两部分；治疗核医学分为内照射治疗和体表敷贴治疗两部分。

二、放射性药品

放射性药品（radiopharmaceuticals）是指含有放射性核素，用于医学诊断或治疗目的的一类特殊制剂。凡在分子内或制剂内含有放射性核素的药品都统称为放射性药品，是核医学诊断和治疗中最为关键的部分。放射性药品可以是放射性核素的无机化合物，如 $Na^{99m}TcO_4$、$^{201}TlCl$、$Na^{18}F$ 等，但大多数放射性药品一般由两部分组成：标记的放射性核素和被标记化合物、抗生素、血液成分、生物制剂（多肽、激素和抗体等），如 ^{18}F-FDG、^{11}C-MET、^{68}Ga-Octreotide、^{99m}Tc-HSA 等。

1. 放射性药物的特点　放射性药品是一类特殊药品。其不具有调节人体生理功能的作用，仅利用其示踪机体的功能特性,借助放射性核素发出的射线或粒子来达到诊断与治疗的目的。因此,在放射性药品中放射性核素发出的射线或粒子具有双重性,一方面,作为放射性药品的有效性;另一方面,在放射性药品生产、制备或使用不当时,这些放射性核素又会对生产人员、患者、医护人员等造成一定的影响,或对环境带来放射性污染。大多数放射性药品中的放射性核素,特别是诊断用放射性药品,如含 ^{99m}Tc 或超短物理半衰期的放射性核素 ^{18}F 等,因应用剂量较低,半衰期短,因此危害性很小,可忽略不计。

与普通药物的不同之处是,放射性核素的理化性质是不稳定的,按照一定的衰变规律变化,此过程称放射性核素衰变。因此,放射性药品从生产、制备、质量控制到临床使用,必须强调"记录时间"的概念。

2. **放射性药品的分类** 放射性药品有多种分类的方法:按放射性核素的物理半衰期可分为长半衰期、短半衰期和超短半衰期放射性药物;按放射性核素辐射类型可分为发射单光子、正电子、β粒子等的放射性药物;按放射性核素生产来源可分为核反应堆生产(包括裂变)、加速器生产和从放射性核素发生器得到的放射性药物;按放射性药物本身的剂型可分为注射液、颗粒剂、口服溶液剂、胶囊剂、气雾剂等,喷雾剂(气体、气溶胶)则因容易污染环境很少应用。通常是按临床核医学的用途分类,分为体内放射性药品和体外放射性药品,体内放射性药品又分为诊断用(包括显像和非显像药品)和治疗用两大类;体外放射性药物主要指放射性核素标记的免疫诊断试剂盒,本章只讨论体内放射性药物。

3. **放射性药物的摄取机制**

(1)功能性吸收与排泄过程:功能性吸收与排泄是指脏器的细胞能选择性地摄取某一放射性药物,经排泄或分泌的整个过程中放射性药物未发生代谢变化。如 ^{99m}Tc-IDA 类被肝细胞吸收,经胆道排泄,因而可用于肝胆显像;^{131}I- 邻碘马尿酸被肾小管吸收后由肾脏排泄,因而可用于肾功能测定和肾显像。

(2)特异性靶向结合:根据受体与配基、抗体与抗原结合具有高亲和力和特异性特点、用适当的放射性核素标记的配基或抗体,显示受体或抗原的靶器官和靶组织,达到显像或治疗的目的。如生长抑素受体(SSTR)显像对神经内分泌肿瘤的临床价值已经得到广泛认可,^{68}Ga 标记的生长抑素类似物(^{68}Ga-SSA)PET/CT 显像对神经内分泌肿瘤的诊断准确性较高(见文末彩图 9-1);^{99m}Tc 标记抗 CEA 单克隆抗体用于肠癌的放免显像;^{18}F/^{68}Ga/^{99m}Tc 标记的 PSMA 小分子抑制剂可以用于高表达前列腺特异性膜抗原的前列腺癌的特异性 PET 或 SPECT 显像;^{123}I-IBZM 是多巴胺 D2 受体阻断剂而显示脑内部位 D2 受体分布与数量等;^{18}F-AV-45 可特异性结合 β 淀粉样蛋白应用在早期发现阿尔茨海默病造成的脑损伤。近年来利用放射性核素标记的反义寡核苷酸可与相应的 mRNA 或 DNA 链的基因片段互补结合,可进行反义显像和基因显像。

(3)合成代谢:根据脏器和组织的代谢或合成功能需要某种元素或一定的化合物,若将该元素的放射性同位素或放射性核素标记的特定化合物引入体内,可被特定的脏器和组织选择性摄取。例如,甲状腺具有选择性摄取碘元素用以合成甲状腺激素的功能,利用放射性 ^{131}I 作为示踪剂,甲状腺内 ^{131}I 分布的影像可判断甲状腺的位置、形态、大小,以及甲状腺结节的功能状态;胆固醇是合成肾上腺皮质激素的共同前身物,能被肾上腺皮质细胞摄取,其摄取的数量和速度与皮质功能有关,因此放射性核素标记的胆固醇(如 ^{131}I-6-IC)或胆固醇类似物可用于肾上腺皮质显像;^{18}F 标记的脱氧葡萄糖(^{18}F-FDG)与一般葡萄糖一样,可作为能源物质被心肌细胞、脑细胞和肿瘤组织摄取,但却不能被其利用而在细胞内聚集,可以用 PET 观察和分析心肌、脑灰质和肿瘤的葡萄糖代谢状况(见文末彩图 9-1)。

(4)毛细血管阻塞:颗粒大于毛细血管直径的放射性颗粒,注入静脉后将栓塞于肺部微血管,如 ^{99m}Tc、^{111m}In 标记的大颗粒聚合白蛋白(MAA)或蛋白微球,常用于肺显像(见文末彩图 9-2)。

(5)细胞吞噬作用:肝、脾、骨髓的单核 - 吞噬细胞系统有识别和吞噬外来颗粒的功能。放射性胶体和微粒如 ^{99m}Tc- 硫化物胶体进行骨髓显像,^{99m}Tc- 植酸盐用于肝显像等。

(6)循环通路、弥散和分布：某些显像剂进入血管、蛛网膜下腔或消化道等生理通道时既不被吸收也不会渗出，仅借此解剖通道通过，经动态显像可获得显像剂流经该通道及有关脏器的影像。例如，以放射性核素标记的某些血液成分（如 ^{99m}Tc-RBC）为显像剂，静脉注射后可以显示心、肝、胎盘等脏器的血池分布情况（血池显像）；将放射性药物（如 ^{99m}Tc-DTPA）经腰椎穿刺注入蛛网膜下腔，显像剂将进入脑脊液循环，蛛网膜下腔间隙（包括各脑池）相继显影，可以测得脑脊液流动的速度、通畅情况以及脑脊液漏的部位；不被胃黏膜吸收的放射性显像剂（如 ^{99m}Tc-DTPA）标记的食物摄入胃内后，经胃的蠕动传送而有规律地将其从胃内排入肠道中，通过动态显像可以了解胃排空功能；放射性氙、氪气体弥散至肺泡内，可做肺功能测定及显像。

(7)选择性浓聚：病变组织对某些放射性药物有选择性摄取浓聚作用，静脉注入能浓聚于病变组织使其显像。如 ^{99m}Tc- 焦磷酸盐（^{99m}Tc-PYP）可渗入或结合于急性心肌梗死患者坏死的心肌组织中而不被正常心肌所摄取，据此可进行急性心肌梗死的定位诊断；利用某些亲肿瘤的放射性药物［如 ^{67}Ga、^{99m}Tc（V）-DMSA］与恶性肿瘤细胞有较高的亲和力，可进行恶性肿瘤的定位、定性诊断。

(8)离子交换和化学吸附：骨组织由无机盐、有机物及水组成，构成无机盐的主要成分是羟基磷灰石［$Ca_{10}(PO_4)_6(OH)_2$］晶体。^{89}Sr 和 ^{18}F 分别是钙和氢氧根离子的类似物，可与骨羟基磷灰石上的 Ca^{2+} 和 OH^- 进行离子交换，因此使晶体含量丰富的骨骼显像。^{99m}Tc 标记的膦酸盐类化合物（如 ^{99m}Tc-MDP）主要吸附于骨的无机物中，少量与有机物结合，因此，骨活性增强的区域显像剂摄取明显增加（图 9-3）。具有类似原理的铼 -188（^{188}Re）标记依替膦酸盐发射 β 射线不仅能缓解疼痛，还能抑制骨转移灶、使病灶缩小或减少，且骨髓抑制小、副作用小。

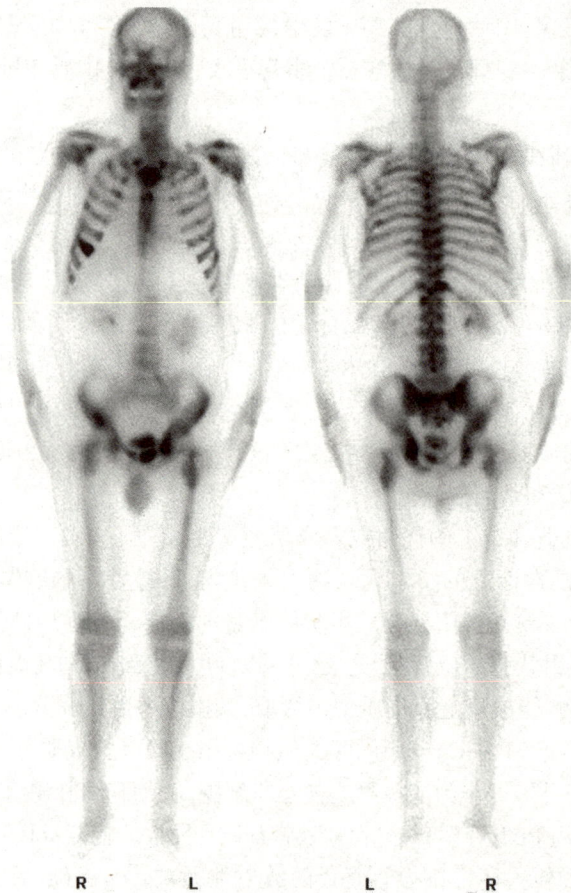

图 9-3   骨扫描
患者男，73 岁，全身疼痛，穿刺病理确诊为前列腺癌。^{99m}Tc-MDP 骨显像示
全身多骨异常放射性浓聚，考虑为转移灶。

三、核医学仪器

核医学的仪器设备是核医学的重要支柱之一,直接决定了诊断的方式与水平。通常按用途分类,核医学仪器包括活度计、放射防护监测仪器、显像设备、非显像功能测定仪器、放射性药物制备设备、体外分析仪器等,本文重点介绍核医学显像设备。目前,核医学中常用的显像设备有γ相机、SPECT、SPECT/CT、PET、PET-CT及PET-MRI等。

核医学仪器设备尽管其外形和功能千差万别,但其基本构成由三部分组成。一是探头,这是仪器设备最重要的部分,仪器设备的性能主要由探头决定,探头的功能为:利用射线和物质相互作用产生的各种效应(如电离电荷、激发等),将射线的辐射能转变为电信号;二是电子线路部分,根据不同的测量要求,对探头输出的电信号进行处理(例如,信号放大、能量甄别、信号定位、各种校正等);三是各种附加部件,该部分起辅助作用,按不同的检测目的和需要而配备的电子计算机数据处理系统、自动控制系统、显示、储存、传输、分析与评价系统等,进一步完善了仪器的性能。

1. **SPECT与γ相机结构** SPECT是核医学临床中使用最多、最普及的设备,其核心部件为γ相机,可用于获得人体内放射性核素的三维立体分布图像。SPECT由γ相机旋转构成,具有γ相机的所有功能,其性能高于普通γ相机,具有断层功能。

SPECT与γ相机系统均由硬件系统及软件系统组成。硬件系统由探头、电子线路部分、机架、扫描床及计算机组成;软件系统由采集软件、校正软件、图像处理软件及显示软件等组成。

(1)探头:主要由准直器、晶体、光电倍增管(PMT)组成。临床使用的γ相机通常只有一个探头,而SPECT通常配有两个探头或三个探头。

准直器置于探测晶体表面。其功能是限制进入晶体的γ射线的范围和方向,只允许一定入射方向及范围内的γ射线通过,阻挡其他入射方向和范围的γ射线,从而使人体内放射性核素的分布投影到探测晶体上。准直器吸收了来自患者体内的大多数γ光子,只允许小部分γ光子通过,这是造成γ相机及SPECT灵敏度低的主要原因。

晶体是探头核心部件,其功能有二:一为能量转换,把高能的γ光子转换成光电倍增管能接收的低能可见光(称为闪烁光或荧光);二为光子数放大,1个γ光子可变成成百上千个荧光光子,取决于晶体性能和γ光子的能量。目前临床γ相机和SPECT所用晶体均为NaI晶体。

光电倍增管是把晶体产生的微弱荧光信号转换成电信号并将之放大。γ光子入射到的光电倍增管的光阴极上转换成光电子,光电子经电子聚焦系统聚焦和加速后,打到倍增极上二次发射,产生更多的电子。有多个倍增极,各个倍增级上加有依次递增的电压。从阴极发射的电子逐级倍增,达到足够数量后,飞向阳极收集形成脉冲电流输出。此信号再由后续电子线路处理。

(2)SPECT与γ相机的电路:主要由放大电路、位置电路、能量电路、线性校正、能量校正及均匀性校正电路等组成。其中核心电路为位置电路和能量电路,前者功能为确定探测到的γ光子的位置、甄别γ光子的能量,使之形成图像。能量电路将各个光电倍增管探测到闪烁光的强度直接求和,将其进一步处理后形成能谱,由脉冲幅度分析器(PHA)分析,使满足设定能窗的γ光子被记录,剔除低能γ光子(例如,散射光子)及高能γ光子。对^{99m}Tc发出的140keV,能窗为±10%,只记录能量为126~154keV的光子。

(3)SPECT与γ相机的机架、扫描床与图像处理计算机系统:SPECT机架与γ相机的机架不同。γ相机机架的功能仅为固定支撑探头,并使之能在一定范围内移动及旋转方向。SPECT机架除了上述功能外还提供使探头绕扫描床旋转的功能。

γ相机通常没有专用的扫描床。SPECT配有专用的扫描床,扫描时,扫描床可移动,获得全身图像。

SPECT或γ相机的工作站为高性能的计算机,其功能为控制SPECT或γ相机的采集、处理、重建、存储及显示图像。

2. SPECT 与 γ 相机工作原理　将特定放射性药物注入患者体内,一定的时间后放射性药物聚集于体内特定部位达到显像的要求,开始进行 γ 相机或 SPECT 成像。从人体中发射出的 γ 光子首先到达准直器,准直器限制入射 γ 光子的方向,只允许与准直器孔方向相同的 γ 光子透过,以便于 γ 光子定位。到达晶体的 γ 光子与晶体相互作用,被晶体吸收并产生多个闪烁光子。闪烁光经过光导被各个光电倍增管接收。光电倍增管将闪烁光转变成电脉冲信号。该电脉冲信号经过特殊位置电路定位、能量电路甄别被记录,成为一个计数。成像装置记录大量的闪烁光点,经过处理、校正,形成一幅人体放射性浓度分布图像,即为一幅 γ 相机图像或 SPECT 平面图像。在 SPECT 断层成像采集时,探头围绕患者旋转。在旋转的过程中,探头表面总是与旋转轴平行,旋转轴与患者检查床平行。根据需要在预定时间内采集 360° 或 180° 范围内不同角度处的平面图像,任一角度处的平面图像称为投影图像(projection image)。利用在不同角度处获得的多幅投影图像,通过数据处理、校正、图像重建获得体内断层图像,即 SPECT 断层图像。

3. PET 工作原理　PET 全称为正电子发射计算机断层显像(positron emission tomography),通常简称为 PET。PET 与 SPECT 根本的不同有两点:一是采用正电子核素标记的放射性药物,使用的正电子核素 [例如,^{18}F(代替 H,性质相似)、^{15}O、^{13}N、^{11}C] 本身为人体组成的基本元素,可标记参与活体代谢的生物活性分子,提供分子水平上反映体内代谢、功能、血流、受体、基因等的影像;其原理由正电子核素发射出的正电子在周围介质(如人体组织)中减速并停滞,会俘获一个自由电子而形成正负电子对,并在毫微秒内发生质能转换,正、负电子的质量转变为两个能量相等(511keV)、方向相反的光子。这一过程称为正电子湮灭(也称电子对湮灭),PET 所探测的就是这两个能量相等方向相反的光子而重建的图像。二是不使用准直器,而采用符合探测,可以使分辨率及灵敏度同时得到大幅度提高。

PET 于 20 世纪 70 年代问世。20 世纪 90 年代前,PET 主要用于科研,安装在研究机构。20 世纪 90 年代后,正电子类示踪剂的独特生物学优势逐渐显露,PET 开始进入临床,尤其在肿瘤诊断、分期、疗效评价及预后判断等方面发挥独特作用,PET 装机量及临床应用范围越来越广,21 世纪初,美国及欧洲一些国家政府和保险公司已将多种 PET 检查列入医疗保险范围,我国从 20 世纪 90 年代中期开始引入 PET,目前已有 400 余台 PET-CT 应用于临床。

4. SPECT 及 PET 的新进展　近年,在 SPECT 探测器的新材料开发方面取得了一些进展,如新型的半导体射线探测器碲锌镉(CZT)可以直接将 γ 射线转化为电信号,改变了常规探测器的准直器、晶体、光电倍增管、电子线路结构,从 γ 射线到成像无须信号的多次转化、处理,因此避免了过程中信号的丢失、定位精确度的降低;有利于设计成各种专用的设备,如心脏专用 SPECT 及 SPECT/CT,乳腺专用 SPECT 等。新的系统设计如心脏专用机中每个探测器绕着自转轴旋转采集心脏信息,可以明显提高探测的敏感性。另外,引入了国际标准源的放射源,通过专用算法,能更准确地反映病灶的活度信息,更精确地还原事件发生的位置使得组织分割更为准确,从而能得到可靠的 Bq/mm^3 或 SUV 值,可实现误差 10% 以内的精准 SPECT 定量。

PET 探测器的晶体材料的发展保证了探测时间的缩短及 PET 检查过程的明显加快。锗酸铋(BGO)的探测敏感性高,但余晖时间长(300ns)、不利于 3D 采集,而硅酸镥(LSO)等快速晶体材料余晖时间短(40ns)、光输出量高,非常适合 3D 采集,使飞行时间(time of flight,TOF)技术得以加载到 PET 系统上。TOF 技术能提高 PET 系统有效灵敏度同时有效地降低了 PET 图像噪声,PET 在探测到一对方向相反的 γ 光子时,TOF 技术能精确探测出两个光子到达两个探测器的时间差,根据光子的飞行速度,精确计算出湮灭事件在符合线上的位置,得到湮灭事件发生位置的分步图像,因此,使得光子利用效率得到提升,获得更清晰、噪声更低的图像。目前用 TOF 增益来精确定义其临床效能,TOF 增益公式为 $G=2D/(c \times \Delta t)$,其中 D 为扫描物体的直径(20cm),c 为光速(3×10^8m/s),分母 Δt 即为系统的 TOF 数值。随着硅光电倍增管(SiPM)在 PET 探测器中的应用,TOF 技术从 500ps 水平大幅提升至 200ps 量级。200ps 量级 PET,TOF 增益为 6.7;相比 350~550ps PET 系统(TOF 增益在 2.4~3.8),

其增益提高近一倍多,全面提高 PET 系统性能,包括扫描时间、药物注射剂量、图像品质及小病灶探查力。

一体化 PET/MR 的研发需要设计一种既能在强磁场中正常工作,又不影响 MR 成像,还能承受磁共振射频影响的 PET 探测模块,但是传统的光电倍增管(PMTs)的探测能力即使在弱磁场中都被严重削减。新研发的雪崩光电二极管(APD)及数字化硅光电倍增管(SiPM)既能在强磁场中正常工作,又不会影响磁共振成像,还能承受梯度场与射频场的影响。2010 年,采用 APD 雪崩光电二极管的全身同步扫描的 PET/MR 系统,实现了 3T MR 与 PET 的一体化融合,成为首先实现同步数据采集的全身 PET/MR 成像系统。2014 年,基于 3T MR 系统,配合硅光电倍增管探测器(SiPM)技术和飞行时间(TOF)技术的全身同步一体化 PET/MR 系统成功推出。

四、核医学分子影像概述

核医学分子影像技术的目的就是对期望的人体内部特定分子靶点进行特异性标记成像。分子影像技术至少有两个关键部分,即分子探针和高灵敏的探测技术。

分子探针能与体内特异性分子靶点结合,使之显现并被探测,是实现分子影像的首要条件。分子探针的构建决定着分子影像的特异性,基本要求包括:①与靶分子有高度的特异性与高亲和力;②能够穿过人体内相关的生理屏障,高效、高浓度到达靶细胞,并实现信号放大;③具有生物相容性及稳定性,并能参与人体相应的生理代谢、免疫或受体结合、基因表达等相互作用及反应性过程。分子探针的构建是分子影像学研究的关键环节,涉及多个学科领域,是该领域最热点、最前沿的问题,也是最变化莫测、最能展现突破的研究课题,更是转化医学最为基础的应用工具。

核医学分子影像第二个关键部分是高灵敏的探测技术,目前常用的分子影像探测设备,主要是核医学的 SPECT-CT 和 PET-CT,可以对放射性核素释放出来的 γ 射线进行断层显像,其成像利用放射性同位素标记在参与人体活动所需的代谢底物(如葡萄糖、嘌呤或嘧啶、脂肪酸、氨基酸等)、特异性抗体或受体的配体或寡核苷酸等物质上,制成特异性探针,当此类探针引入人体后,可实时定量观察一定时间内同位素标记的相应物质在体内的分布、代谢、排泄等动态变化。目前的临床应用主要包括代谢显像和受体显像,基因表达分子显像(反义 PET 显像和报告基因显像)也已进入临床前研究。根据核医学分子成像设备的不同,以及特异性分子探针在生物机体中代谢模式或疾病病理生理过程中作用的不同,核医学基本成像技术可以分为以下几种类型:

1. **单光子成像和正电子成像**　根据显像设备和图像采集原理的不同,核医学成像技术可以分为单光子成像和正电子成像。

(1)单光子成像(single photo imaging):主要指通过 γ 相机或 SPECT 显像设备对发生 γ 衰变的放射性核素释放的 γ 射线进行采集的成像技术。目前,在单光子成像中应用最普遍的放射性核素是 ^{99m}Tc,其释放的 γ 射线能量约 140keV。

(2)正电子成像(positron imaging):主要指通过 PET 或双探头 SPECT 显像设备及符合采集原理,对发生正电子衰变的放射性核素经过湮灭辐射产生能量为 511keV 的一对 γ 射线进行同时采集的成像技术。由于发生正电子衰变的放射性核素多为生物体组成的基本元素如碳、氮、氧等元素,能够真实地反映生物体的生理、生化过程。因此,正电子显像技术在生命现象的研究中具有非常重要的价值。目前,在正电子成像中应用最为普遍的放射性核素是 ^{18}F 和 ^{11}C。

2. **平面显像、断层显像和全身显像**

(1)平面显像(planar imaging):即二维成像。是指通过成像设备(如 γ 相机或 SPECT)对靶器官单一方向所有释放的 γ 射线进行采集的成像技术。目前,平面显像在临床核医学中的应用仍是相当普遍。平面显像可以简单快捷的反映靶器官的功能表现。但是,平面显像对单一方向前后位置的放射性 γ 射线并不能在图像中进行甄别。在临床应用中,根据显像目的一般还需要进行多方位平面显像。

(2)断层显像(tomography)：是一种三维成像技术，是指通过成像设备(包括 SPECT、PET)对靶器官所释放的 γ 射线进行多平面采集，并应用计算机对所获得多平面采集信息进行投影、重建等图像处理技术进行处理，不仅可以获得靶器官的横断面、冠状面和矢状面等三维断层图像，还可以通过图像处理获得任意方向断层图像及三维立体图像，可以更为清晰、细微显示靶器官或靶病灶的功能。由于断层显像需要进行多平面采集，因此采集时间相对平面显像要长，对计算机的运行速度要求也更高。

(3)全身显像：是指通过成像设备对引入机体内的放射性核素所释放的 γ 射线进行全身采集的成像模式。全身显像也是一种连续位置平面图像采集处理后图像，在核医学中应用较为普遍，如全身骨显像、全身肿瘤显像等。其优势是可以通过一次成像了解放射性药物在全身的分布情况。

3. 阴性显像和阳性显像

(1)阴性显像(negative imaging)：又称"冷区"显像(cold spot imaging)。核医学图像中病灶显示为特定放射性药物摄取减低或缺损的一种成像方法。主要应用于显示功能减低或失去正常功能的局部组织。特定的靶向性放射性药物能够被正常功能的组织器官摄取，在图像中表现为高放射性背景；而功能减低或失去正常功能的组织不能摄取特定放射性药物，在图像中表现为冷区。目前，阴性显像主要应用在反映脏器功能和血流灌注等方面。

(2)阳性显像(positive imaging)：又称"热区"显像(hot spot imaging)。核医学图像中病灶显示为特定放射性药物摄取增加的一种成像方法。主要应用于显示病变组织。特定的靶向性放射性药物被病灶组织摄取，在图像中表现为热区；而病灶周围的正常组织或器官并不能摄取特定放射性药物，在图像中表现为低放射性或无放射性背景。目前，阳性显像主要应用在反映具有异常功能的病灶。

4. 静态显像和动态显像

(1)静态显像(static imaging)：指通过成像设备在一个时间点对靶器官所有释放的 γ 射线进行采集的成像技术。静态显像选择的时间点一般是在特定的靶向放射性药物被靶器官或靶病灶摄取达到高峰或相对稳定，且与非靶器官或靶病灶组织的放射性药物摄取比值(靶本比)达到足以在图像中清晰显示病灶的时候。由于静态显像可以根据需要采集足够的放射性计数，图像较为清晰，分辨率相对较高。

(2)动态显像(dynamic imaging)：指通过成像设备对靶器官所有释放的 γ 射线进行连续时间点采集的成像技术。动态显像是核医学成像的一个优势，可以反映特定放射性药物被靶器官随着时间变化进行摄取和洗脱的动态变化过程，非常适用于脏器功能的判断。而且，通过建立数学模型，还可以对动态显像数据进行定量分析。

门控显像是指通过机体生理信号触发模式采集进行门控。例如通过心电图的 R 波触发 R-R 间期内等时进行采集。这种门控采集一般需重复采集数百次，将各次采集到的相同时相的信息都按像素贮存，当计数足够时停止采集，从而重建出具有门控信息的图像。门控采集可以减少生理运动所带来的伪影，增加图像分辨率，并可以通过计算获得功能参数。如通过心脏门控采集可以在了解心肌缺血的同时获得左室射血分数等参数。

5. 早期显像和延迟显像

(1)早期显像(early imaging)：指靶向放射性药物引入体内后的第一个时间点进行图像采集的成像方式。显像的时间点与放射性药物的显像原理密切相关。

(2)延迟显像(delay imaging)：是相对早期显像而言。是指在靶向放射性药物引入体内第一个时间点进行显像后，经过一定时间后再次进行图像采集的成像方式。延迟显像的目的主要是改善早期显像对于病灶性质判断的不足(见文末彩图 9-1)。

6. 静息显像和负荷显像

(1)静息显像(rest imaging)：是指基础状态下，通过成像设备对靶器官所有释放的 γ 射线进行采集的成像技术。核医学大部分成像方法均是在静息显像。

(2)负荷显像(stress imaging)：也称为运动显像。是指在运动或药物介入状态下采集靶器官放射性分布的成像方式。一般与静息显像联合使用。负荷显像主要用于脏器储备功能的检查,可以检测静息显像时不能发现的病变。

五、核医学图像处理与分析

随着技术的发展,核医学图像目前已经成为一种集解剖、形态、功能、代谢等信息为一体的影像学方法。通过对图像的分析,可评价靶器官的形态、位置、大小和放射性的分布状况,也可定量分析计算靶向放射性药物在靶器官的摄取、洗脱等动态信息,获取反映脏器血流、功能和代谢状况的参数。真实而清晰的核医学图像是进行准确分析和定量的基础,也是实现应用核医学成像准确进行临床诊断的基础。因此,明确显像目的、必要的显像前的准备、合理选择显像药物、正确选择图像采集及图像处理参数等,均非常关键。

目前,图像分析方法主要包括视觉分析法、半定量分析法以及绝对定量分析法。

1. **视觉分析法** 视觉分析是最简单的方法,主要指临床医生通过目测观察核医学图像中靶器官或靶病灶摄取放射性药物的分布,以及与周围组织的对比情况。但主观性太强,并不适用于需要客观定量评估方法的临床试验。

2. **半定量分析法** 半定量分析方法主要是利用感兴趣区技术对靶器官或靶病灶的放射性摄取程度进行分析,包括靶病灶/非靶组织的放射性药物摄取比值(T/NT)和标准摄取值(standardized uptake value, SUV)两种方式。其中 SUV 是目前 ^{18}F-FDG PET 显像临床应用最常用的半定量分析法。

3. **绝对定量分析法** 根据放射性药物在体内的清除特征,建立房室模型和动态采集可以在体内进行组织内示踪剂的放射性活度绝对测量,灵敏度高,能够在很短的时间内对放射性分布的变化进行准确定量,获得显像剂反映的生化、生理和药理特征。如葡萄糖类似显像剂 ^{18}F-FDG 在体内清除规律符合三房室四参数模型,通过动态采集后可以获得靶器官的绝对葡萄糖代谢率,并能够观察葡萄糖代谢的不同环节。如葡萄糖转运、磷酸化与去磷酸化等。但由于绝对动态定量分析需要动态采集模式,显像所能够覆盖病灶的区域也仅仅是一个床位(15~20cm),还需要有创采集动脉血样,因此,目前临床实践中受到限制。

六、与其他影像技术比较

核医学影像与 X 线、CT、MRI 和超声成像的基本原理与方法不同,但均是以图像分析达到诊断和鉴别诊断疾病的目的。因此,了解各种其他影像技术的优势,对于综合应用影像学技术对疾病最终诊断具有重要的临床意义。

核医学影像是一种通过放射性核素标记示踪特异性靶分子(分子探针)进行成像的一种分子影像技术。因此,特异性定位、动态显示、定量分析成为其主要特点。但分辨率较低是其主要局限。

X-CT 显像技术是以不同组织密度对 X 线的衰减为基础,图像分辨力高是其成像的主要优势。

MRI 是利用原子核固有的自旋特性,在射频场的作用下产生磁共振。各种器官组织及病变组织均具有一定纵向弛豫时间(T_1)、横向弛豫时间(T_2)和质子密度(P)的差别,可获得多参数成像和多方向切层成像。其优势在于高空间和时间分辨率,可同时获得三维解剖结构及生理、病理、代谢、血流灌注等信息。MRI 不仅可以组织的多种物理、生理特性作为成像对比的依据,而且,MRI 可以把在 MRI 图像上可显像的特殊分子作为成像标记物,对这些分子在体内进行定位,从而达到分子水平的诊断。而与核医学影像相比,其分辨率较高,但受到灵敏度的限制。

超声影像是应用超声波在组织中传播时,与机体不同形态、结构作用后的声学信息,经计算机处理后获得的声像图。其应用相对简单,分辨率高,在小器官的诊断以及筛查方面具有优势。近年来靶向性微泡造影剂及纳米级微粒造影剂已成为该领域的热点,并试用于心血管、肿瘤等的靶向诊断,血栓、动脉粥样硬化斑块等的治疗和药物基因的输送等。

光学分子成像具有无创伤、无辐射、高敏感、可实时成像等优点,对浅表软组织分辨高,可凭借软组织对光波的不同吸收与散射识别不同成分,获得功能影像信息。主要包括弥散光学断层成像、共聚焦成像、表面聚焦成像、表面加权成像、近红外线光学断层成像和双光子成像等。但因组织穿透能力较低,目前主要用于小动物的分子影像研究、评价抗原和抗体结合、转基因以及基因表达等。

七、分子影像技术的融合——多模式显像将成为趋势

上述分子影像技术各有优势,但也存在相应的局限性,而彼此优势的融合已成为当今分子影像设备发展的潮流。图像融合(imaging fusion)是将不同显像模式获得的同一个受检对象的图像数据进行空间配准,然后采用一定的算法将各图像数据中所含的信息进行整合,形成新的图像数据的新技术。SPECT-CT 和 PET-CT 是图像融合技术的成功范例,将核医学设备 SPECT、PET 分别与 CT 安装在同一个机架上,核医学设备与 CT 的定位坐标系统相互校准,分别扫描时受检者处于同一个检查床上且保持体位不变,以防止因为受检者移动位置产生的误差和不一致。通过图像融合技术,可以弥补不同显像方法的不足,如单纯核医学 SPECT 和 PET 空间分辨率较低、定位不准确、衰减校正时间较长等不足,将核医学 SPECT 和 PET 反映组织器官生理、生化和功能变化的高灵敏性与 CT 提供高空间分辨率和精细解剖结构的优势相结合,提供的诊断信息更加全面、准确,可以更精准地指导临床。

SPECT-CT 和 PET-CT 一体机是图像融合技术的最成功应用,有效解决了 PET 及 SPECT 对代谢与功能异常部位的精确解剖定位;同时通过 CT 的衰减校正,明显提高了 PET 及 SPECT 图像质量与定位精确性,使之成为新世纪当之无愧的革命性技术,并成为多模式显像设备研究的成功典范,获得广泛的市场认可,在临床肿瘤、心血管以及神经系统和精神疾病等领域的诊断和治疗指导中产生了不可替代的作用。但是,PET-CT 和 SPECT-CT 仍有其明确的缺陷,即两种图像的采集是分别而不是同时进行的,图像采集过程中受检者的体位、功能状态的变化容易造成融合图像信息的不一致和偏差;而且,PET-CT 和 SPECT-CT 检查与单纯核医学检查比较,其中的 CT 辐射剂量较大,以全身 PET-CT 扫描时显著,必须采用低剂量 CT 扫描技术并掌握检查的适应证以避免可能的副作用。

PET-MR 图像融合技术由于研发难度大,近几年全身一体化的 PET-MR 技术才逐步成熟并进入临床。与较成熟的 PET-CT 技术比较,PET-MR 成像技术具有以下特点和优势:①MRI 比 CT 具有更好的软组织对比度,同时具备 CT 所没有的功能显像和分析能力。可以说,PET-CT 是真正的双模式显像,而 PET-MR 则成为最具潜力的多模式显像技术,因为它除了融合 MRI 技术在软组织高分辨率方面的显著优势,同时将 PET 的功能、代谢、分子显像功能与 MR 的功能显像能力相结合,如血氧饱和度(BOLD)MR 成像、MR 功能成像、MR 弥散成像、MR 灌注成像、MR 弥散张量成像以及活体磁共振能谱(或称 MR 波谱成像)等。②PET-MR 与 PET-CT 图像采集的方式不同,MRI 与 PET 同步采集全身各部位图像信息,对于脑功能显像等同步信息采集、对比分析,较 PET-CT 的分步采集具有独特的优势。③PET-CT 图像采集的辐射剂量主要来源于 CT,而 PET-MR 的 MR 没有辐射,因而检查的总辐射剂量大大降低,特别适合于对射线敏感的人群如儿童、妇女、多次复查的患者。当然,目前临床应用的 PET-MR 图像融合技术还存在不足,如 MRI 的图像采集时间较长,导致全身 PET-MR 检查的总时间较长,设备的费用较贵等。随着探测器的更新换代、新的 TOF 技术应用等不断的改进和革新,PET-MR 图像融合技术将不断进步。

此外,核医学 SPECT、PET 作为分子影像中最重要的设备,将可能与 CT、MRI、超声(US)、光学显微图像(OI)、荧光显像和生物发光显像等显像技术顺序或同步地互补信息和影像融合,为在体研究提供更多、更重要的实时立体化信息。如 SPECT 和 PET、PET 和 OI 或 MRI,或三种及四种设备融为一体,实现真正意义上的多模式实时分子显像设备。

第三节　核医学的临床应用

一、肿瘤显像

肿瘤是危害人类健康的常见病,近年来发病率明显上升。肿瘤的诊疗及预防已成为医学上亟待解决的重大难题之一。核医学显像是肿瘤早期诊断的重要手段之一,随着 PET 及 PET-CT 的发展和普及,在肿瘤的临床应用中起到越来越重要的作用。

正电子发射型电子计算机断层(positron emission computed tomography,PET)是利用人体正常组织结构含有的必需元素——^{11}C、^{13}N、^{15}O、^{18}F(与 H 的生物学行为相似)等正电子发射体标记的葡萄糖、氨基酸、胆碱、胸腺嘧啶、受体的配体、寡核苷酸及血流显像剂等药物为显像剂,以解剖图像方式,从分子水平显示机体及病灶组织细胞的代谢、功能、血流、细胞增殖、受体分布与基因表达状况等,为临床提供更多的生理和病理方面的诊断信息,因此,称之为分子显像或生物化学显像。PET 的应用使核医学迈入分子核医学的新纪元。

(一) PET 常用显像剂及显像原理

^{18}F 标记的脱氧葡萄糖(^{18}F-2-fluoro-2-deoxy-D-glucose,^{18}F-FDG)是 PET 临床最常用的显像剂,作为葡萄糖的类似物,静脉注射 ^{18}F-FDG 后,在细胞膜上的葡萄糖转运蛋白帮助下通过细胞膜进入细胞,细胞内的 ^{18}F-FDG 在己糖激酶(hexokinase)作用下磷酸化,生成 6-PO$_4$-^{18}F-FDG,因其 2- 位碳原子上的羟基被 ^{18}F 取代,不能进一步代谢,同时 6-PO$_4$-^{18}F-FDG 不能通过细胞膜流出细胞,因此只能滞留在细胞内。在葡萄糖代谢平衡状态下,6-PO$_4$-^{18}F-FDG 滞留量大体上与组织细胞葡萄糖消耗量一致,因此,^{18}F-FDG 能反映体内葡萄糖利用状况。

绝大多数恶性肿瘤细胞具有葡萄糖高代谢特点,尤其是糖酵解作用明显增强,因此,肿瘤细胞内可积聚大量 ^{18}F-FDG,经 PET 显像可显示肿瘤的部位、形态、大小、数量及肿瘤内的放射性分布。同时肿瘤细胞的原发灶和转移灶具有相似的代谢特性,一次注射 ^{18}F-FDG 就能方便地进行全身显像,了解肿瘤的全身累及范围,对于恶性肿瘤的诊断及良恶性的鉴别诊断、临床分期、评价疗效、复发监测、预后评价等有关键性作用。除 ^{18}F-FDG 外,还有许多代谢与特异靶点显像剂用于肿瘤各生物环节的定位显像。

氨基酸代谢显像在肿瘤诊断中有明确作用,其基于两个方面的机制,一是肿瘤组织氨基酸转运体高表达,使氨基酸进入肿瘤细胞的速度加快;二是肿瘤细胞增殖快,对氨基酸需求量增加。常用的氨基酸代谢显像剂有 ^{11}C- 蛋氨酸(^{11}C-methionine,^{11}C-MET)和 ^{11}C- 酪氨酸(^{11}C-tyrosine,^{11}C-TYR)等,与 ^{18}F-FDG 联合应用可弥补其不足,提高肿瘤的鉴别能力。

核酸类代谢显像,常用 3'- 脱氧 -3'-^{18}F- 氟胸腺嘧啶(3'-deoxy-3'- [^{18}F]fluoro thymidine,^{18}F-FLT)是胸腺嘧啶的异构体,能反映胸腺嘧啶激酶 -1 的活性及肿瘤细胞增殖活性。

^{11}C- 胆碱(^{11}C-choline,^{11}C-CH)主要反映细胞磷脂代谢水平,恶性肿瘤增殖快,细胞膜成分代谢高,摄取胆碱增加。

^{18}F-fluoromisonidazole{^{18}F-MISO,1-(2'- 硝基 -1'- 咪唑基)-3- [^{18}F]氟 -2- 丙醇 }是一种硝基咪唑化合物,与乏氧细胞具有电子亲和力,可选择性地与肿瘤乏氧细胞结合,是一种较好的乏氧显像剂,恶性肿瘤内多存在乏氧组织,是肿瘤侵袭性及对放化疗抵抗的重要原因之一。乏氧显像可以显示肿瘤乏氧状态,为制订肿瘤放疗计划提供客观依据。

(二) ^{18}F-FDG/PET 肿瘤显像适应证

1. 肿瘤的临床分期及治疗后再分期。
2. 肿瘤治疗过程中的疗效监测和治疗后的疗效评价。
3. 肿瘤的良、恶性鉴别诊断。
4. 肿瘤患者随访过程中监测肿瘤复发及转移。
5. 肿瘤治疗后残余与治疗后纤维化或坏死的鉴别。
6. 已发现肿瘤转移而临床需要寻找原发灶。
7. 不明原因发热、副癌综合征、肿瘤标志物异常升高患者的肿瘤检测。
8. 指导放疗计划,提供有关肿瘤生物靶容积的信息。
9. 指导临床选择有价值的活检部位或介入治疗定位。
10. 肿瘤高危因素人群的肿瘤筛查。
11. 恶性肿瘤的预后评估及生物学特征评价。
12. 肿瘤治疗新药与新技术的客观评价。

(三) 主要临床应用

1. **肺癌**　是全世界目前发病率和死亡率最高的恶性肿瘤。^{18}F-FDG PET-CT 诊断恶性肺结节的灵敏度和特异性分别为 93.9% 和 85.8%。PET-CT 融合图像能更清楚显示病灶大小及周围组织侵犯情况,对术前准确判断分期、评估手术切除范围及手术难度有很大帮助(见文末彩图 9-4)。资料显示,PET 和 CT 定性纵隔淋巴结的中位敏感度分别为 90% 和 85%,特异性分别为 79% 和 61%。^{18}F-FDG PET-CT 已经成为纵隔淋巴结分期的标准影像技术;远处转移的检测中,^{18}F-FDG PET-CT 探测灵敏度、特异性和准确度分别可达 94%、97% 和 96%;而检测肺癌复发的敏感性达 97.1%,特异性为 90%。改变了将近 20% 肺癌患者的治疗决策。

2. **乳腺癌**　是女性最常见的恶性肿瘤。^{18}F-FDG PET-CT 显像可以通过提供乳腺肿块葡萄糖摄取的信息,帮助诊断和鉴别诊断。特别是对经 X 线钼靶检查或超声检查仍难以确诊的疑似乳腺癌病灶,^{18}F-FDG PET-CT 可提供有价值的代谢信息,减少或避免无谓的创伤性组织活检。大部分乳腺癌均表现为局灶性 ^{18}F-FDG 摄取增高,资料显示,^{18}F-FDG PET-CT 在探测乳腺肿块的敏感性可达 89.5%~96%,特异性 75%~100%;能够克服常规方法通常不能检测出的一些区域淋巴结转移,改变乳腺癌患者的分期和临床决策。在常规 CT 和 ^{18}F-FDG PET 显像的比较研究中发现,^{18}F-FDG PET 探测淋巴结转移的敏感性、特异性和准确性分别为 85%、90% 和 88%,而 CT 探测的敏感性、特异性和准确性分别为 54%、85% 和 73%。另一份与 MRI 相对照的资料也显示,^{18}F-FDG PET-CT 鉴别乳腺癌患者手术或放疗后局部瘢痕形成与复发的特异性(94% 和 72%)、准确性(88% 和 84%)均较 MRI 要高。

3. **淋巴瘤**　^{18}F-FDG PET-CT 目前已经在国际指南建议作为恶性淋巴瘤的初始分期、再分期及疗效随访的标准影像技术(见文末彩图 9-5)。^{18}F-FDG PET-CT 可以通过"一站式"显像发现全身几乎所有被侵犯的淋巴结和结外器官,包括小于 1cm 而具有高摄取 ^{18}F-FDG 的受侵犯淋巴结。临床资料显示,^{18}F-FDG PET-CT 对恶性淋巴瘤分期的准确性较 CT 可以增加 10%~20%,改变 10%~20% 的治疗计划。

4. **结直肠癌**　结直肠癌是人类常见的消化道肿瘤,居癌症死因第 3 位。癌胚抗原(CEA)普查是筛查结直肠癌最常用的方法,简便易行。内镜检查是目前诊断结直肠癌最有效、最可靠的检查方法,可直接观察到病变,同时采取活体组织做病理诊断。但在结直肠癌复发与转移的检测中,^{18}F-FDG PET-CT 具有明显优势,与 CT 比较,^{18}F-FDG PET-CT 敏感度为 93%(CT:60%),特异度 97%(CT:79%),准确度 95%(CT:68%)。相比 CT 和超声,^{18}F-FDG PET-CT 改变了 16% 的患者的治疗方案。

5. **胃癌**　胃癌是最常见的恶性肿瘤之一,在所有的恶性肿瘤中占第 3~4 位。^{18}F-FDG PET-CT 探测胃癌原发灶的敏感性可达 94%,平均 SUV 为 7.0(0.9~27.7)。^{18}F-FDG PET-CT 探测胃癌的敏感性与病灶大小、病理类型和分级具有密切关系。与 CT 比较,^{18}F-FDG PET-CT 在淋巴结转移检测中具有更高的特异性(92% vs 62%),能改变 15% 的患者分期。

6. **食管癌**　^{18}F-FDG PET-CT 对于食管癌具有较高的探测敏感性,其探测敏感性在 83%~96%,已经被认为是确认可手术的食管癌患者最具价值的影像分期手段,可改善对远处转移病灶的探测效率和对纵隔淋巴结探测的特异性,比 EUS 和 CT 具有更高的阳性预测值。

7. **头颈部肿瘤**　^{18}F-FDG PET-CT 对头颈部原发肿瘤的灵敏度与特异性分别为 95%、92%,而 CT 显像的灵敏性与特异性分别为 68%、69%,超声为 74%、75%。在转移性淋巴结探测方面,^{18}F-FDG PET 探测的灵敏度可达 90%,特异性可达 94%,而 MR 探测的灵敏度和特异性为 80% 和 79%,CT 仅为 82% 和 85%。在复发检测中,^{18}F-FDG PET-CT 的敏感性达 94%,准确性达 82%~95%,而 CT/MRI 显像仅为 45%~66%。

8. **前列腺癌**　我国前列腺癌的发病率及死亡率持续增长。CT、MRI 等常规影像学检查在前列腺癌危险度分层、分期及检测低水平前列腺特异抗原(PSA)的生化复发检出等方面存在不足;^{18}F-FDG PET/CT 显像对前列腺癌检出、局部复发、淋巴结转移的敏感度低。前列腺特异性膜抗原(prostate specific membrane antigen,PSMA)是一种细胞表面的跨膜蛋白,其表达水平与肿瘤分期、Gleason 评分及治疗前 PSA 水平呈正相关,表达增高是前列腺癌复发与转移的独立危险因素。镓(Gallium,^{68}Ga)标记 PSMA 抑制剂作为新型受体型示踪剂在前列腺癌诊断中的临床应用发展迅速,^{68}Ga-PSMA-11 PET/CT 对前列腺癌生化复发和转移灶的检出率较高,且随中位血清 PSA 水平升高而升高。多项大型研究表明,^{68}Ga-PSMA-11 PET/CT 对前列腺癌生化复发的检测率为 79.5%~90%,对前列腺癌的生化复发和转移灶检出的较常规影像方法的临床潜力更高,对指导 ^{177}Lu-PSMA 放射性配体治疗前列腺癌,实现诊疗一体化(theranostics)有较高临床价值。

9. **PET 与放射治疗计划制订**　最近综合 6 份 PET-CT 的研究报道,与以 CT 计划为基础放疗相比较,有包括 26%~100% 的 NSCLC 患者改变了放疗决策,15%~64% 的 PTV 增加,21%~36% 的 PTV 减少。而与单独 CT 勾画靶区相比较,基于 PET-CT 勾画靶区的变异也较小,尤其在肺不张肿瘤患者中,PET-CT 改变了 53% 的靶体积。通过 PET-CT 显像可减少正常肺组织接受较高的辐射吸收剂量,从而降低放射性肺炎的发生率。V20 是指肺组织至少接受 20Gy 的体积,与放射性肺炎的发生具有直接相关性,与 CT 比较,PET 计划 V20 减少了 27%。

10. **PET 与肿瘤早期治疗反应监测**　随着对肿瘤生物学行为及其分子机制的研究深入,新的特异性抗肿瘤药物不断出现,除传统的化疗药物外,目前涌现出许多针对肿瘤靶向治疗的药物。但由于恶性肿瘤的异质性,临床上常发现患同种类型肿瘤的不同患者对同一化疗药物及生物靶向药物的敏感度常不相同,甚至同一个体在不同的阶段,效果差别都很大。因此,对于患者化疗或生物治疗的敏感性筛查,早期的疗效预测和评估以及是否存在化疗药物的耐药等问题就显得尤其重要。^{18}F-FDG PET-CT 能够在体无创情况下灵敏地反映出肿瘤组织葡萄糖的摄取程度,往往在解剖结构出现变化之前就能准确反映肿瘤治疗后的效果,因此,可作为肿瘤在体监测化疗敏感性与耐药性的影像标志物,预测肿瘤化疗反应性,指导个体化用药方案的选择。化疗后进行 ^{18}F-FDG PET 检查能高度预测霍奇金淋巴瘤(HD)和侵袭性 NHL 的无进展生存期(progression-free survival,PFS)和总生存期(overall survival,OS)。前瞻性研究显示,在化疗 2 周期后进行 ^{18}F-FDG PET 检查,早期 ^{18}F-FDG PET 阴性结果的患者 2 年 PFS 为 82%,2 年 OS 为 90%;而早期 ^{18}F-FDG PET 阳性结果的患者 2 年 PFS 为 43%,2 年 OS 为 60%。在评价食管癌早期疗效中发现,在顺铂化疗开始后 2 周,^{18}F-FDG PET 就能通过代谢改变预测组织病理学改变,平均 SUV 减低率超过 35%,能预测疗效的灵敏度和特异性分别为 93%、95%,而化疗后 2 周代谢无改变的患者可尽早改变治疗方案。在肺癌疗效的评价中,^{18}F-FDG PET 评估的代谢反应与肿瘤组织病理反应密切相关,最大 SUV 减少超过 80% 预测完全病理反应的准确性为 96%。乳腺癌在首次化疗的第 1、2 个疗程后,行 ^{18}F-FDG PET 检查预测组织病理学反应的准确率分别为 88% 和 91%。在宫颈癌患者生存率评价中,治疗后 ^{18}F-FDG PET 有反应组的平均总体存活率为 38~39 个月,而无反应组的平均生存时间为 20~23 个月。

二、心脏显像

(一) 心肌灌注显像

心肌灌注显像 (myocardial perfusion imaging) 是心肌显像中最常用的一种方法,心肌灌注显像最有价值的临床应用是与负荷试验相结合评价缺血性心脏病。负荷心肌灌注显像结果与冠状动脉造影的结果有较好的一致性,更重要的是负荷心肌显像能反映冠状动脉狭窄的血流动力学和功能价值,能获得比其他诊断方法更直接的心肌血流信息,对早期诊断、治疗决策、疗效和预后判断等意义重大。心肌灌注显像是利用正常或有功能的心肌细胞选择性摄取某些碱性阳离子或核素标记化合物的作用,应用 γ 照相机或 SPECT 进行心肌平面或断层显像,从而达到诊断心肌疾病和了解心肌供血情况的目的。由于心肌局部放射性药物的蓄积量与局部心肌血流量 (myocardium blood flow) 成比例关系,而且心肌细胞摄取心肌灌注显像剂依赖于心肌细胞本身功能或活性,因此,心肌灌注显像不仅能准确反映心肌局部的血流分布,而且是心肌细胞存活 (viability) 的重要标志。

1. **显像剂**　目前常用心肌灌注显像剂有两类:一类是单光子发射显像的药物,如 ^{201}Tl 和 ^{99m}Tc-甲氧基异丁基异腈 (^{99m}Tc-sestamibi 或 ^{99m}Tc-MIBI) 等;另一类为正电子发射显像的心肌灌注显像药物,如 ^{13}N-NH3、^{82}Rb 和 ^{15}O-H$_2$O 等。

2. **心肌灌注显像的适应证**

(1) 冠心病的诊断、危险分层、治疗方案的制定以及治疗疗效的动态监测。

(2) 冠状动脉病变 (包括心肌缺血及心肌梗死) 范围和程度的判断以及预后的评估。

(3) 血运重建 (PTCA 或 CABG) 术前后的评价、疗效判断及术后再狭窄的监测。

(4) 与心肌代谢显像结合检测存活心肌。

(5) 室壁瘤的诊断。

(6) 急性胸痛患者的诊断及评估。

(7) 冠状动脉造影存在 50% 以上的狭窄,评估冠状动脉狭窄的血流动力学意义。

(8) 异常静息心电图和潜在假阳性介入心电图患者冠状动脉血流供应的评估。

(9) 冠状动脉造影正常,怀疑有小血管异常所致的心肌缺血的判定。

(10) 心肌病的辅助诊断。

(11) 其他心血管病术前检测心肌有否缺血,例如瓣膜病、高血压、主动脉瘤等。

3. **负荷心肌灌注显像**　对于可疑的冠心病或心肌缺血患者,需常规进行负荷心肌灌注显像 (stress myocardial imaging),以提高诊断的敏感性和特异性。心脏负荷试验通常分为生理运动负荷试验 (exercise stress test) 和药物负荷试验 (pharmaceutical interventional test) 两类,其目的是增加心脏的血流需求,诱发异常供血区的心肌缺血,提高正常供血区与病灶区血流分布的差别,并通过心肌显像显示出来。而在冠状动脉狭窄时,静息状态下,动脉狭窄区的心肌仍可能维持其供血,因此,心肌显像时其显像剂分布与正常区可能无明显差异或仅轻度减低。但在心脏负荷试验中,供血正常的心肌血流量呈 3~5 倍的增加,放射性药物的摄取也随之增多,而冠脉狭窄区的心肌,则不能随运动相应的增加血液灌注,使病变区与正常区的心肌显像剂分布的差异增大,有利于显示缺血病灶并鉴别缺血病变是可逆性还是不可逆性。运动负荷试验最广泛使用的是分级式次极量踏车运动。药物负荷试验常用的药物包括双嘧达莫、腺苷、硝酸甘油和多巴酚丁胺等。

4. **主要临床应用**

(1) 冠心病心肌缺血的评价:冠状动脉造影是了解冠状动脉有否狭窄等形态学改变的最好方法,但它不能反映心肌局部的血流灌注与心肌细胞的活性,也不能提供冠脉狭窄的病理生理学意义。而心肌灌注显像不仅可以诊断有无心肌缺血,而且还可帮助确定缺血是否可逆以及冠状动脉的储备功能,为冠心病的临床治疗决策提供重要依据。

大量研究显示,心肌灌注显像是早期诊断冠心病心肌缺血简便、准确、无创伤性的方法,其灵敏度和特异性可达到90%以上。心肌缺血的典型表现是负荷试验心肌灌注影像出现显像剂分布稀疏或缺损,而静息或再分布影像呈正常或明显充填,提示为可逆性心肌缺血。负荷试验心肌灌注显像其诊断冠状动脉狭窄的敏感性和特异性明显高于静息显像,其敏感性随着病变血管的数目增加而提高。

(2)冠心病危险度分层:在已确诊为冠心病的患者,负荷心肌灌注显像有效评估进一步心脏事件(cardiac events)发生的危险性,冠状动脉病变愈严重,运动心肌灌注显像异常愈明显,通常高危(high-risk)冠心病的心肌灌注影像具有如下特征:①静息检测LVEF降低;②在两支以上冠状动脉供血区出现多发可逆性缺损或出现较大范围的不可逆性灌注缺损,尤其是左主干冠状动脉分布区的可逆性灌注缺损;③运动负荷后左心室立即呈暂时性扩大或右心室暂时性显影,并有心肌显像剂肺摄取增加。在高危和低危患者,心肌显像结果可以帮助合理选择冠状血管造影患者,避免不必要的心导管检查,因此,可作为冠状动脉造影检查的“筛选试验”。当负荷心肌灌注显像正常,即使冠状动脉造影证实为冠状动脉狭窄,也提示以后心脏事件(例如死亡和非致死性心肌梗死、再发型心绞痛等)的年发生率低于1%,其预后良好。负荷心肌灌注显像正常与否及心肌灌注缺损的范围大小,其生理学价值和独立的预后信息优于冠状血管造影所获得的解剖学信息。在有多支血管病变的冠心病和有严重左心室功能障碍的患者,常常出现心绞痛或心力衰竭,这些患者如果两个以上的邻近功能障碍的心肌节段有可逆性缺血,往往适合于行血管再通手术治疗,而心肌灌注显像可以为血管造影确定这些高危患者,估计心肌缺血的严重程度和范围,提供低危不稳定型心绞痛和急性胸痛患者的预后信息。

(3)冠心病疗效评价:心肌灌注显像不仅能准确、灵敏、无创伤地反映心肌的供血情况,还可进行相对定量分析,因此,是评价冠心病疗效的首选方法。目前已应用于经皮腔内冠状动脉成形术(percutaneous transluminal coronary angioplasty,PTCA)、冠状动脉搭桥手术(coronary artery bypass surgery)、常规药物及溶栓等治疗前后心肌血流量的改善情况的评价。比较治疗前后的心肌灌注显像结果,可以准确获得治疗后心肌血流改善程度等相关信息。早期静脉溶栓治疗(thrombolytic therapy)是当今治疗急性心肌梗死的有效方法之一。当血管栓塞发生在1~2h内进行溶栓,可救活更多的心肌,因此,迅速地溶栓治疗是非常必要的。^{99m}Tc-MIBI对于心肌血流和活力的估计具有独立的价值。动态的心肌灌注显像能证明心肌灌注缺损范围随着患者成功的再灌注而缩小。尤其是^{99m}Tc-MIBI显像无明显的再分布现象,允许在溶栓治疗开始之前注射显像剂,再进行溶栓治疗,其后再进行心肌显像,随着闭塞的动脉成功的溶栓治疗,心肌灌注显像也显示缺损缩小,对准确评价溶栓效果有独特价值。

(4)治疗后冠脉再狭窄的预测:PTCA治疗后再狭窄的预测有重要的临床意义,在PTCA后,约有1/3~1/2的患者发生再狭窄,其中半年的再狭窄率达30%~40%。术后适当时间的负荷心肌显像能够提供手术是否成功的证据,通常在冠脉成形术后4周左右,负荷诱发心肌灌注异常是再狭窄的重要征象。

(5)微血管型心绞痛的认识:微血管型心绞痛已成为临床高度关注的问题。在临床上有许多典型的心绞痛患者,冠脉造影是正常的,但运动心电图和^{201}Tl心肌显像有异常,人们常将这类情况称为“微血管型心绞痛”(microvascular angina)。如X综合征,该病的特点是心绞痛的症状较明显,但左心室功能不全较轻,这与冠心病不同,其发病机制主要与冠状微循环障碍有关,这些患者有不同程度的心肌灌注显像异常。由此可见,心肌灌注显像异常不仅见于由于大的冠状动脉狭窄所致的心肌缺血患者,也可见于冠状动脉造影正常的冠状微血管的病变,过去人们常把这类病例当成假阳性,事实上,心肌灌注显像是真实的反映了心肌微循环的异常,包括大的冠状动脉狭窄和微小的冠状微循环的功能障碍所致的心肌缺血改变。

5. **心肌血流灌注显像与其他诊断方法的比较**　心肌血流灌注显像的独特价值:①直接反映局部心肌的血流分布及储备能力,为疾病的诊断提供生理学意义认识;②能够提供独立的预后信息,其价值优于其他临床资料和对比血管造影;③其影像是以计数值为基础,可方便地行定量分析,结果具有高度可重复性。

心肌血流灌注显像的不足主要是由于心肌血流灌注减低,可以是冠心病所致,也可以是其他非冠心病因素所致,因此心肌灌注显像显示的心肌局部异常并非冠心病所特有,但该法对于确定是否存在缺血或血流减低以及评价心肌血流的贮备功能是非常准确、特异的。

与冠状动脉造影的比较,心肌灌注显像反映的是局部血流分布及动力学参数。根据临床经验,在动脉血管造影时,冠状动脉的直径狭窄大于 50% 才可能有血流动力学意义(hemodynamic significance)。在某些患者,虽有严重冠脉的狭窄,但因丰富的侧支血管可以维持充分的静息时狭窄区心肌末梢的血流灌注,因此局部心肌缺血程度可能与冠脉狭窄无平行关系;同时,负荷心肌显像能够对这种侧支可逆性灌注给予一个清晰的概念。

与负荷超声心动图比较,心肌血流灌注显像具有更高的心脏事件预测准确性,一个正常的心肌灌注显像,预示缺血事件的发生率仅为 1.8%,而一个正常的负荷超声显像结果预示心脏事件的发生率为 8%。

(二) 心肌代谢显像

心肌具有利用多种能量底物的能力,其中葡萄糖和脂肪酸是心肌细胞代谢的重要能量底物。目前用于心肌代谢显像最常用的放射性核素有两类,一是发射正电子的放射性核素,主要有 ^{18}F、^{11}C、^{15}O 和 ^{13}N 等,常用的是 ^{18}F-FDG,需使用 PET 进行显像;另一类为发射单光子的放射性核素,如 ^{123}I 标记的脂肪酸等,可应用 SPECT 显像。

1. 显像剂与原理 ^{18}F-FDG 是目前最常用的心肌代谢显像剂。空腹时,游离脂肪酸是心肌的主要能量底物。而进餐后,正常心肌细胞则主要利用葡萄糖。但在心肌缺血时,葡萄糖则是关键能源。当心肌细胞坏死后,局部代谢活动均停止。^{18}F-FDG 作为葡萄糖类似物,与葡萄糖一样能被己糖激酶催化,变成 ^{18}F-FDG-6-磷酸(P),由于 ^{18}F-FDG-6-P 不是糖酵解的底物,不参与进一步代谢,而以 ^{18}F-FDG-6-P 的形式滞留在心肌细胞内。^{18}F-FDG 心肌葡萄糖代谢显像可检测心肌葡萄糖在正常与异常状态下的代谢分布变化,客观反映心肌的缺血程度及范围,可准确鉴别正常、缺血和坏死心肌状态,了解存活心肌情况。

2. ^{18}F-FDG 心肌葡萄糖代谢显像的适应证

(1)心肌梗死区存活心肌的判断。

(2)冠状动脉血管重建术前适应证选择。

(3)冠心病心肌缺血的诊断及心肌缺血范围、程度的客观评价。

(4)冠心病预后估价。

(5)心肌病的鉴别诊断。

3. 主要临床应用 心肌葡萄糖代谢显像是判断心肌细胞存活准确而灵敏的指标,当心肌灌注缺损区 ^{18}F-FDG 摄取正常或增高时,提示心肌细胞存活;而血流灌注缺损区 FDG 代谢显像无显像剂摄取,则提示心肌坏死。通常根据心肌灌注显像的局部血流分布与葡萄糖代谢显像结合判断心肌活性。常见的血流-代谢显像双模式显像表现有三种:一是血流与代谢显像心肌的显像剂分布均匀,提示为正常;二是局部血流灌注减低,而葡萄糖摄取正常或相对增加,这种血流-代谢不匹配表现在有心室功能障碍区域,是局部心肌存活的有力证据;三是局部心肌血流与葡萄糖代谢呈一致性减低,呈匹配图像,为心肌瘢痕和不可逆损伤的标志。

葡萄糖代谢显像对于术前预测血管再通术后室壁运动异常的改善有很高的准确性,能够为冠心病的临床治疗决策提供有力的依据。代谢/血流不匹配的特征对冠脉血管再通术后收缩功能改善的阳性预测值为 78%~85%,阴性预测值达 78%~92%。文献比较了 ^{18}F-FDG 代谢显像判断的有活性与无活性心肌的患者,药物和手术治疗后随访中的死亡率差别,发现血流与 FDG 代谢显像呈不匹配的患者,接受了血管再通治疗后随访中死亡率明显低于药物治疗者(8% 和 41%),提示缺血区心肌存活者血管再通治疗仍是有效的治疗手段;而缺血区心肌无活性的患者,采用两种方法治疗的死亡率没有差别。

(三) 急性心肌梗死显像

某些标记化合物静脉注射后能迅速被急性梗死的组织所摄取,使急性梗死的心肌以"热区"显示,而正常心肌及陈旧性梗死的心肌则不显影,称为心肌热区显像(myocardial hot spot imaging)或亲心肌梗死显像(infarct-avid imaging)。由于该显像主要显示急性梗死的心肌,故也称为急性心肌梗死显像。亲心肌梗死显像的优点是可以鉴别急性与陈旧性心肌梗死,在多数患者,急性心肌梗死的诊断可以根据简便而低花费的检查如心电图和心肌酶谱分析等获得,但部分不能确诊的患者需要应用亲心肌梗死显像帮助诊断与定位。

1. **显像剂与显像原理** ^{99m}Tc-焦磷酸盐(^{99m}Tc-pyrophosphate,^{99m}Tc-PYP)是最早用于亲心肌梗死显像的显像剂,其被急性梗死心肌摄取的机制可能是由于急性心肌梗死后钙离子迅速进入病灶,并在坏死心肌细胞的线粒体内形成羟基磷灰石结晶沉积下来,而^{99m}Tc-PYP通过与该结晶进行离子交换或化学吸附或者与钙离子相似的方式而聚集在仍有残留血液灌注但已是不可逆性损害的心肌细胞内,从而使梗死病灶显影。

2. **适应证**

(1)有胸痛症状,但心电图和酶学不能确诊的急性心肌梗死(AMI)。

(2)胸痛症状不典型的心肌梗死,特别是糖尿病和老年患者。

(3)怀疑右心室梗死。

(4)陈旧性心肌梗死基础上发生再梗死的鉴别诊断。

(5)急性心肌梗死同时伴有完全性左束支传导阻滞患者。

(6)冠状动脉搭桥术后怀疑围术期心肌梗死。

(7)急性冠脉综合征,为明确是否有心肌梗死者。

(8)心脏移植后排异反应的诊断。

(9)急性心肌梗死的预后判断。

3. **主要临床应用** 急性心肌梗死显像主要用于临床症状和常规检查不典型的急性心肌梗死(myocardium infarction)的诊断。对已确诊的心肌梗死患者,心肌显像有助于进一步判断梗死范围、侧支循环建立情况以及心肌细胞是否存活。心肌梗死时,典型的影像变化为梗死心肌的心肌灌注影像在负荷试验时为放射性分布缺损,而静息或再分布影像该区域无放射性充填。而急性心肌梗死为负荷试验的禁忌证,只能做静息心肌显像或亲梗死心肌显像。在急性心肌梗死显像中则表现为梗死心肌对显像剂有特异性摄取,而正常心肌无明显显影。应用^{99m}Tc-PYP显像对于急性心肌梗死的探测的灵敏度取决于梗死后显像的时间,通常在发生胸痛后4~8h即可出现阳性,48~72h阳性率最高,两周左右转为阴性,在发病后两周内的阳性率为95%左右,特异性大于90%。但对于较小的和非穿透性(如心内膜下)梗死的阳性率较低。估计梗死面积大小对了解急性心肌梗死患者的病情及预后有重要价值。^{99m}Tc-PYP急性心肌梗死显像其浓聚灶的大小可直观地反映梗死面积的大小,应用^{99m}Tc-PYP显像计算的梗死面积与组织学测量的梗死重量之间有良好相关(r=0.96)。

三、内分泌系统显像

(一) 甲状腺显像

临床上最早应用放射性核素显像的器官是甲状腺。放射性核素甲状腺显像(radionuclide thyroid imaging)不仅反映了甲状腺的大小、位置、形态和结构,更重要的是反映了甲状腺的血流、功能、代谢状况。临床常用于多种甲状腺疾病诊断,如结节性甲状腺肿、甲状腺炎、小儿先天性甲状腺发育异常、异位甲状腺、颈部和纵隔肿物的定位诊断和鉴别,分化型甲状腺癌转移灶的发现,也可用于计算甲状腺功能组织的重量,为^{131}I治疗剂量确定及疗效评估提供依据。

1. **显像剂与显像原理**　甲状腺常用显像剂有三种，^{131}I、^{123}I 和 $^{99m}TcO_4^-$。正常甲状腺组织具有选择性摄取和浓聚碘的能力。将放射性 ^{131}I 或 ^{123}I 引入体内后，即可被有功能的甲状腺组织所摄取。在体外用显像仪（γ照相机或 SPECT）探测 ^{131}I 或 ^{123}I 所发出的γ射线的分布情况，可观察甲状腺或有甲状腺功能组织的位置、形态、大小及功能状态。锝与碘属于同一族元素，也能被甲状腺组织摄取和浓聚，只是 $^{99m}TcO_4^-$ 进入甲状腺细胞后不能进一步参加甲状腺激素合成。^{131}I 用于甲状腺扫描，使用方便，适合诊断异位甲状腺或甲状腺癌转移灶。但因物理半衰期较长，又伴随β衰变，使甲状腺接受的辐射剂量较高，衰变时产生的主要γ射线的能量又较高，图像的分辨率差且欠清晰，故目前逐渐被 $^{99m}TcO_4^-$ 所取代（图 9-6）。^{123}I 为纯γ射线发射体，物理半衰期较短，能量适中，对患者辐射剂量小，是理想的显像剂。但 ^{123}I 需要回旋加速器生产，价格昂贵，目前国内尚不能作为常规显像剂。

2. **甲状腺显像的介入试验**

（1）甲状腺激素抑制显像：是鉴别诊断甲状腺结节功能自主性的有效方法。正常生理情况下，甲状腺摄取碘的功能受腺垂体分泌物 TSH 调节。当给予外源性甲状腺激素时，血中甲状腺激素浓度升高，通过负反馈作用抑制腺垂体分泌 TSH，使甲状腺摄 ^{131}I 功能暂时受到抑制或降低，而功能自主性甲状腺瘤的摄碘功能则不受垂体 TSH 的控制。因此，口服甲状腺激素后，甲状腺结节部位摄取 ^{131}I 几无变化。

（2）TSH 兴奋显像：正常情况下，甲状腺摄取碘和合成、分泌甲状腺激素的功能受 TSH 调节。当给予外源性 TSH 时，通过正反馈作用甲状腺组织，可使被抑制的正常甲状腺组织受到 TSH 的刺激，使甲状腺功能恢复而显影。

3. **适应证**

（1）了解甲状腺的位置、形态、大小及功能状态。

（2）甲状腺结节功能的判定与鉴别诊断。

（3）异位甲状腺的诊断。

（4）寻找甲状腺癌转移灶，以助选择治疗方案，评价 ^{131}I 治疗效果。

（5）推算甲状腺组织的重量。

（6）判断颈部包块与甲状腺关系的鉴别。

（7）了解甲状腺术后残余组织及其功能评估。

（8）各种甲状腺炎的辅助诊断。

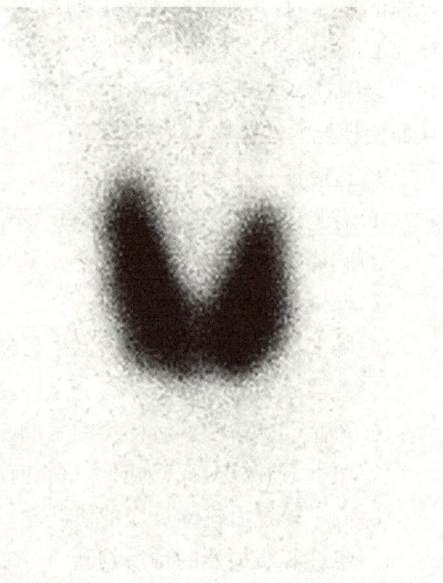

图 9-6　甲亢

患者男性，37 岁，心慌手抖半年。静脉注射 $^{99m}TcO_4^-$ 15min 后显像，示甲状腺略肿胀，放射性浓聚较高。临床确诊 Graves 病甲亢。

4. **主要临床应用**

（1）观察甲状腺位置、大小和形态：Graves 病患者甲状腺可弥漫性增大，腺体内显像剂分布增浓但均匀，而唾液腺常显影不清；单纯性甲状腺肿患者，腺体往往失去正常形态，腺体内显像剂分布可增高或正常；结节性甲状腺肿时，腺体外形可增大变形，腺内放射性分布不均匀；先天性无甲状腺或甲状腺一叶缺如者，在显像图上可表现为完全不显影或一侧叶不显影。

（2）甲状腺结节的功能判断：甲状腺结节（thyroid nodule）是甲状腺最常见的病变。根据甲状腺结节摄取显像剂的能力，将甲状腺结节分为高功能结节（hyperfunctioning nodule）、功能正常结节和低功能结节（hypofunctioning nodule）。高功能结节和功能正常结节统称为功能结节（functioning nodule）。通常称高功能结节为"热结节"，功能正常结节为"温结节"，低功能结节为"凉结节"或"冷结节"。约 90% 的甲状腺结节核素显像时表现为低功能结节。"热结节"绝大部分为良性病变，多见于甲状腺高功能腺瘤，恶性病变的概率很小，约为 1%。"温结节"多见于甲状腺腺瘤、结节性甲状腺肿、慢性淋巴性甲状腺炎、亚急性甲状腺炎恢复期、甲状腺癌也可表现为"温结节"。"温结节"的恶性病变概率约为 4.0%。甲状腺"冷结节""凉结节"无本质区别，均可见于甲状腺囊肿、甲状腺腺瘤囊性变或出血、甲状腺癌、结节性甲状腺肿、亚急性甲状腺炎急性期、慢性淋巴性甲状腺炎、甲状腺结核等。一般单发"冷结节""凉结节"的恶性发生率为 7.2%~54.5%，多发"冷结节""凉结节"的癌发生率为0~18.3%。

(3) 异位甲状腺的诊断：先天性异位甲状腺(ectopic thyroid gland)常呈球形或卵圆形，不分叶。^{131}I 和 ^{123}I 显像可用于舌根部及颈部、纵隔、卵巢等部位的异位甲状腺的诊断。有时，肿大的甲状腺以向胸骨后伸延为主，常规 X 线检查常难以判断胸骨后肿物与甲状腺的关系，此时，甲状腺显像可显示肿大的甲状腺与周围脏器间的关系。

(4) 寻找甲状腺癌的转移灶：当甲状腺癌行根治手术后，75%~80% 的分化型甲状腺癌的复发或转移病灶浓聚 ^{131}I，其中至少 50% ^{131}I 治疗有效。转移灶的好发部位为颈部淋巴结、两肺和全身骨骼。^{131}I 局部和全身显像可为分化型甲状腺癌转移或复发病灶的诊断、治疗方案的制定提供主要依据。

(二) 甲状腺功能测定

1. 示踪剂及其原理　甲状腺摄 ^{131}I 试验(thyroid ^{131}I uptake test)的示踪剂是 ^{131}I，与稳定性碘具有相同的生化性质和生物学特性。碘是甲状腺合成甲状腺激素的重要原料之一，甲状腺具有选择性摄取和浓聚碘的功能。其摄取碘的速度和数量与甲状腺功能状态相关。口服 ^{131}I 后可被甲状腺滤泡上皮细胞摄取、浓聚。在体外，利用甲状腺功能仪探测甲状腺 ^{131}I 发射的 γ 射线，获得不同时间甲状腺部位的放射性计数率，根据甲状腺摄取 ^{131}I 的数量和速度、释放的速率来判定甲状腺功能状态。目前主要用于指导甲亢患者 ^{131}I 治疗前用药剂量的计算。

2. 适应证

(1) 甲状腺功能亢进症 ^{131}I 治疗前治疗剂量的计算。

(2) 甲状腺功能亢进症和甲状腺功能减退症的辅助诊断。

(3) 亚急性甲状腺炎或慢性淋巴细胞性甲状腺炎的辅助诊断。

(4) 了解甲状腺的碘代谢或碘负荷情况，鉴别诊断高碘和缺碘性甲状腺肿。

(5) 用于甲状腺激素抑制试验和甲状腺兴奋试验。

3. 主要临床应用

(1) 甲状腺功能亢进症(简称"甲亢")的辅助诊断：本法对甲亢诊断符合率在 90% 以上。未经治疗的甲亢患者摄 ^{131}I 率通常高于正常值。摄 ^{131}I 率高低并不代表甲亢的病情轻重程度，故不能利用本试验结果作为治疗过程中判断病情是否好转的指标。典型甲亢患者由于合成甲状腺激素需要的碘增加、速度加快，导致摄 ^{131}I 高峰提前出现，呈"高峰前移"曲线，重症患者可在 2h 出现。

(2) 甲状腺功能减退症(简称"甲减")的辅助诊断：甲减时，其各次摄 ^{131}I 率均低于正常值下限，且高峰延至 48h 后出现。甲减时的摄 ^{131}I 率与正常范围交叉较大，故诊断准确率不如甲亢。用甲状腺摄^{131}I 率诊断甲减时需要参考血清 TSH 和 T_4 值等进行综合分析。

(3) 辅助甲亢 ^{131}I 治疗剂量的计算及疗效预测：^{131}I 在甲状腺内蓄积足够的剂量并停留足够的时间才能达到预期的照射剂量，获得满意的治疗效果，因此，测定甲状腺最高摄 ^{131}I 率及 ^{131}I 的有效半衰期具有重要意义。

(三) 甲状旁腺显像

甲状旁腺的功能主要是分泌甲状旁腺素(parathyroid hormone, PTH)，以维持体内钙的平衡。PTH分泌过多，即发生甲状旁腺功能亢进症(hyperparathyroidism, HPT)。手术是治疗甲状旁腺功能亢进症的有效方法，术前对病变的准确定位不仅可缩短术中寻找病灶的时间，而且也可避免因术中漏诊而进行再次手术。近年，多种核素显像方法为甲状旁腺功能亢进症患者的病变定位提供了有效的诊断手段。

1. 显像剂与显像原理　用于甲状旁腺显像(parathyroid imaging)的显像剂主要有 ^{201}Tl 和 ^{99m}Tc-

MIBI。^{201}Tl 能在功能亢进或增生的甲状旁腺组织聚集而使其显影,其原理与病变甲状旁腺组织血流丰富、Na$^+$,K$^+$-ATP 酶活性增高有关。利用甲状腺能摄取 ^{99m}TcO$_4^-$,而甲状旁腺不能摄取的特点,将 ^{201}Tl 的图像减去 ^{99m}TcO$_4^-$ 的图像,能获得较清晰的功能亢进的甲状旁腺影像。^{99m}Tc-MIBI 作为非特异肿瘤显像剂,在病变组织中聚集的机制之一被认为与病变组织细胞内线粒体丰富有关。研究显示,功能亢进或增生的甲状旁腺组织细胞内线粒体非常丰富,因此,^{99m}Tc-MIBI 也能用于甲状旁腺显像,且 ^{99m}Tc-MIBI 具有显像剂容易获得、^{99m}Tc 的物理特性更适合进行 SPECT 断层显像的特点,有利于纵隔及甲状腺深部病灶的显示(见文末彩图 9-7)。

2. 适应证

(1)甲状旁腺功能亢进的诊断与甲状旁腺腺瘤的术前定位。

(2)异位甲状旁腺腺瘤的定位诊断。

3. 临床应用   原发性甲状旁腺功能亢进时,多为单发的甲状旁腺腺瘤(约 80%)或主细胞增生(约 1.5%)引起。继发性甲状旁腺功能亢进时,通常四个腺体均增大而显影。约有 2% 的原发性甲状旁腺功能亢进症可由甲状旁腺癌引起,从核素显像上不易与腺瘤相鉴别,诊断时须与临床相结合。

(四) 肾上腺髓质显像

1. 显像剂与显像原理   肾上腺髓质显像剂主要是 ^{131}I- 间位碘代苄胍(metaiodobenzylguanidine,MIBG)或 ^{123}I-MIBG,是肾上腺素能神经元阻滞剂溴苄铵和胍乙啶的类似物,也是去甲肾上腺素(norepinephrine,NE)的功能类似物。静脉注射 ^{131}I-MIBG 或 ^{123}I-MIBG 可进入肾上腺髓质细胞的嗜铬储存囊泡(chromaffin storage vesicles)内而浓聚于肾上腺髓质;在肾上腺素能神经(adrenergic nerves)末梢,^{131}I-MIBG 或 ^{123}I-MIBG 可通过再摄取(reuptake)进入其儿茶酚胺储存囊泡(catecholamine storage vesicles)而浓聚于富含交感神经组织或病变中。应用 γ 照相机或 SPECT 可进行肾上腺髓质显像(adrenal medullary imaging),使富含交感神经组织或病变显像,为嗜铬细胞瘤、肾上腺髓质增生等病变的定性诊断和功能判断,特别是肾上腺髓质以外的嗜铬细胞瘤的定位诊断、恶性嗜铬细胞瘤转移范围的确定和疗效观察等提供了简便、有效的手段,尤其是全身显像更是核医学检查的独特优点。

2. 适应证

(1)嗜铬细胞瘤的定位诊断。

(2)检出恶性嗜铬细胞瘤转移灶的部位及范围。

(3)嗜铬细胞瘤术后残留病灶或复发病灶的探测。

(4)肾上腺髓质增生的辅助诊断。

(5)CT 或超声显像有可疑的肾上腺病变,需进一步提供病变性质和功能状态者。

(6)恶性嗜铬细胞瘤 ^{131}I-MIBG 治疗后随访观察。

(7)神经母细胞瘤、副神经节细胞瘤及其转移病灶的辅助诊断。

(8)不明原因的高血压的鉴别诊断。

3. 主要临床应用

(1)嗜铬细胞瘤:^{123}I 或 ^{131}I-MIBG 可明显浓聚于嗜铬细胞瘤组织,一般注射 ^{131}I-MIBG 后 24h 肿瘤即可显影,随着本底的降低,影像会更加清晰,其灵敏度为 85.5%~88.9%,特异性为 97.1%~100%,准确性为 89.5%。肾上腺髓质显像为肾上腺嗜铬细胞瘤,特别是肾上腺髓质以外的嗜铬细胞瘤的定位诊断提供了简便、有效的手段,尤其是全身显像更是核医学检查的独特优点。在嗜铬细胞瘤中,约 10% 为恶性,通常在早期即可转移至肝、骨、肺、淋巴结等处。^{123}I-MIBG 和 ^{131}I-MIBG 局部和全身显像可确定恶性嗜铬细胞瘤转移范围;判断其摄取 ^{131}I-MIBG 的能力,并观察其疗效。

(2)肾上腺髓质增生:一般注射 ^{131}I-MIBG 48h 后出现双侧肾上腺髓质显影清晰,提示肾上腺髓质功能增强,有时也可呈单侧肾上腺显影。

(3)神经母细胞瘤:^{131}I-MIBG 显像的敏感性为 81.3%(13/16),特异性为 100%(9/9),准确性为 89.5%(22/25)。另外,在副神经节细胞瘤、甲状腺髓样癌、Sipple 综合征等肿瘤的诊断中 ^{123}I 或 ^{131}I-MIBG 显像也有较高的价值。

(五)肾上腺皮质显像

1. 显像剂与显像原理　显像剂主要有 ^{131}I-6- 碘甲基 -19- 去甲基胆固醇(NP-59)。胆固醇是合成肾上腺皮质激素的原料。将放射性核素标记的胆固醇类似物 ^{131}I-NP-59 引入体内后,可被肾上腺皮质摄取,其摄取的数量与肾上腺皮质的功能状态相关。因此,通过核素肾上腺皮质显像(adrenocortical imaging)可以显示肾上腺皮质的位置、形态、大小及其功能状态,有助于诊断及鉴别诊断肾上腺皮质增生或肾上腺皮质腺瘤等疾病。

2. 适应证

(1)肾上腺皮质腺瘤的诊断。

(2)肾上腺皮质增生的诊断与鉴别诊断。

(3)原发性醛固酮增多症的诊断。

(4)异位肾上腺的定位。

(5)肾上腺皮质腺癌的辅助诊断。

3. 临床应用

(1)皮质醇增多症的辅助诊断:皮质醇增多症患者核素肾上腺皮质显像可有四种表现:①双侧对称性显像剂摄取增强;②单侧显像剂摄取增强;③非对称性显像剂摄取增强;④双侧不显影。对称性显像剂摄取增强见于依赖 ACTH 的皮质醇增多症,如皮质醇增多症和分泌 ACTH 的肿瘤;单侧显像剂摄取增强见于肾上腺皮质腺瘤;非对称性显像剂摄取增强见于非依赖 ACTH 的肾上腺皮质增生结节病;应用地塞米松抑制试验可以辅助临床鉴别肾上腺皮质腺瘤和增生,肾上腺皮质腺瘤(adrenocortical adenoma)可不受抑制,抑制前后影像几无变化,而肾上腺增生可受地塞米松的抑制,肾上腺皮质对显像剂的摄取被抑制。因此,抑制试验有助于鉴别皮质功能亢进的病理学类型,并作出定位诊断,有助于临床制定正确的治疗方案。

(2)肾上腺皮质癌的辅助诊断:绝大多数肾上腺皮质癌显像表现为患侧肾上腺皮质不显影,健侧轻度显影或不显影。

(3)核素肾上腺皮质显像有助于临床对肾上腺术后残留组织功能的判定和复发灶的检出,异位肾上腺的定位诊断,其他影像学检查发现的病灶定性诊断。

四、骨显像

骨显像是核医学最常用的显像检查之一,由于它能敏感反映骨骼的血液供应和代谢情况,较为清晰地显示骨骼形态,常在骨骼疾病的早期就有异常表现,因而,对临床上各种骨骼疾病的诊断、监测和疗效观察具有十分重要价值。

骨显像方法主要包括骨血流显像、全身与局部静态显像、断层显像。

(一)显像剂与显像原理

骨显像剂最常用的有 ^{99m}Tc 标记的磷酸盐类,主要有亚甲基双膦酸盐(^{99m}Tc-MDP)和亚甲基羟基双膦酸盐(^{99m}Tc-HMDP)。骨组织含有有机物、无机盐和水等化学成分。有机物包含骨细胞、胶原、黏多糖等,无机盐包括羟基磷灰石晶体及磷酸钙等。其中羟基磷灰石晶体类似于离子交换树脂,能与体液中可交换的离子或化合物发生离子交换或化学吸附作用。骨显像剂经静脉注射随血流到达全身骨骼,与骨骼组织中的羟基磷灰石晶体通过离子交换或化学吸附作用而分布于骨骼组织,局部骨骼对显像剂的摄取,与该局部血流量和骨盐代谢水平成正比。静脉注射后 2~3h 约 50%~60% 的放射性聚集在骨骼中,其余经肾脏排出,骨 / 软组织放射性比值较高,骨显像质量好。在小儿和青少年的骨骺、骨折修复、骨肿瘤以成骨性病变为主的病灶等,显像剂的摄取增多而形成放射性浓聚的"热区";而在血流量减少和/或成骨活性低的部位,如骨梗死、溶骨性病变为主的肿瘤病灶等,则显像剂摄取少而表现为放射性稀疏缺损的"冷区"。

(二)适应证

1. 有恶性肿瘤病史,早期寻找骨转移灶及治疗后随诊。
2. 评价不明原因的骨痛和血清碱性磷酸酶升高。
3. 已知原发骨肿瘤,了解其他骨骼受累情况以及转移病灶。
4. 临床怀疑骨折。
5. 早期诊断骨髓炎。
6. 临床可疑代谢性骨病。
7. 诊断缺血性骨坏死。
8. 骨活检的定位。
9. 观察移植骨的血供和存活情况。
10. 探查诊断骨、关节炎性病变和退行性病变。
11. 评价骨病治疗前后的疗效。

(三)主要临床应用

1. **转移性骨肿瘤**　全身骨显像探测转移性骨肿瘤(metastatic tumor of bone)是最常用而灵敏的方法。由于骨骼是恶性肿瘤好发转移部位,因此,早期发现转移灶对患者的治疗决策具有重要影响。骨显像较X线检查提早3~6个月发现骨转移灶,因此临床上全身骨显像被作为恶性肿瘤患者诊断骨转移灶时首选的筛选检查(图9-3)。在恶性肿瘤的患者,早期、动态连续地进行骨显像追踪监测,对于及时正确的诊断、治疗及疗效随访十分重要。一般而言,治疗过程中病灶范围缩小、显影变淡、病灶数量减少等提示转移病变改善。

2. **原发性骨肿瘤(primary bone tumor)**　不论是恶性还是良性在骨显像上均可表现为放射性浓聚,就鉴别病变良恶性而言,骨显像意义有限,但骨显像的意义在于:①及早检出病变;②清楚显示原发肿瘤浸润的实际范围,骨显像显示的肿瘤浸润范围往往较X线检查的范围大,这有助于确定手术范围;③有助于检出远离原发肿瘤部位的转移灶,改善肿瘤分期;④有助于术后复发与转移的复查。

3. **骨髓炎(osteomyelitis)**　是常见的骨科感染性疾病,X线检查是常规诊断方法,但X线发现骨破坏、新骨形成等阳性征象往往要到病程2周乃至更长时间之后。而骨显像可对骨髓炎进行早期诊断,敏感性很高。通常急性骨髓炎在发病12~48h病变部位即可出现放射性异常浓聚的表现,当临床出现骨髓炎症状时,骨显像几乎都能探测到病变部位放射性摄取增加。

4. **骨创伤及缺血性骨坏死(ischemic osteonecrosis)**　骨显像对于骨折而言,主要应用于两个方面:一是隐匿性骨折,X线摄影片常难以发现,如胸骨、骶骨、肩胛骨、手、足等处的隐匿性骨折,骨显像则更为灵敏;二是监测和评价骨折的修复和愈合过程。通常骨折愈合早期骨显像表现为放射性浓聚,随着骨折的愈合而放射性浓聚逐渐减少,60%~80%的患者一年内骨显像恢复正常,延迟愈合可表现为骨折处持续放射性异常浓聚。

缺血性骨坏死(ischemic osteonecrosis)又称无血管性骨坏死(avascular osteonecrosis)。多数情况下,缺血性骨坏死的骨显像诊断优于X线,在症状早期甚至在出现症状之前骨显像即可发现一些特征性的异常改变。

5. **骨移植(bone transplantation)**　骨移植术后利用三相骨显像监测能及时了解移植骨的血供和新骨形成情况,评价移植骨成活。一般骨移植后2周至3个月,在三相骨显像上移植骨处放射性不低于周围正常骨组织,与骨床连接处放射性浓聚,提示血供良好,移植骨存活。相反,如果呈放射性缺损区则移植骨无成骨活性。

五、神经系统显像

神经系统,特别是大脑,是人体最重要而复杂的器官,脑神经科学是当今生物科学研究领域的前沿。神经影像学主要分两类:第一类是提供解剖形态与功能的影像,如 CT、MR 等;另一类是反映功能和代谢影像的 SPECT、PET 等,可从分子水平上展示脑内生理、病理变化状态。两类手段各具特色,目前呈现融合趋势(如 SPECT-CT、PET-CT、PET-MR 等)。由此可见,利用不同影像学的优势,才能对神经系统疾病有较为完整的认识,为脑神经系统的临床应用与研究提供更重要的信息。临床上常见的阿尔茨海默病、帕金森病等,尚缺乏病因及发病机制的认识,且不伴有或在早期缺乏形态影像结构异常征象,核医学脑显像以功能、代谢见长,在反映疾病早期的病理生理变化、肿瘤的生物学行为、探讨发病机制以及高级神经活动研究方面具有优势。

(一)脑血流灌注显像

1. **显像剂与显像原理**　常用 SPECT 脑血流灌注显像有 ^{99m}Tc-ECD(双半胱乙酯)、^{99m}Tc-HMPAO(六甲基丙胺肟),国内以前者应用最为普遍;PET 脑血流灌注显像剂有 ^{15}O-H$_2$O、C^{15}O、^{13}NH$_3$·H$_2$O。理论上 ^{15}O-H$_2$O 最理想,而实际工作中最常用的是 ^{13}NH$_3$·H$_2$O。这些显像剂可通过正常血 - 脑脊液屏障,在脑内的放射性分布与局部脑血流(regional cerebral blood flow,rCBF)成正比;当 ^{99m}Tc-ECD 进入脑细胞后,在酶的作用下,发生水解、脱羧,失去电中性或构型转化等,不能反向通过血 - 脑脊液屏障而在脑细胞内稳定滞留。因此,脑血流灌注显像不仅反映局部血流分布,而且能展示局部的脑细胞活性。

2. **适应证**

(1)脑血管疾病,短暂性脑缺血发作、脑梗死等。

(2)癫痫,如癫痫灶定位诊断、良性癫痫的鉴别诊断等。

(3)痴呆,主要是阿尔茨海默病(Alzheimer disease,AD)和血管性痴呆(vascular dementia,VD)。

(4)脑肿瘤定位诊断、复发发现、疗效评价及预后判断等。

(5)脑功能测定与评价。

3. **主要临床应用**

(1)短暂性脑缺血发作和可逆性缺血性脑病的诊断:短暂性脑缺血发作(transient ischemic attack,TIA)和可逆性缺血性脑病(prolonged reversible ischemic neurological defect,PRIND)患者神经系统检查及 CT 和 MRI 检查结果多为阴性,而核素脑血流断层显像可发现近 50% 患者脑内存在缺血性改变,阳性检出率高于 CT 或 MRI。脑 SPECT 显像发现 TIA 于其发作 24h 内的敏感度约为 60%,一周后下降至约 40%,如使用 CO$_2$、乙酰唑胺和双嘧达莫等反映脑血管储备能力的物质进行介入试验可显著提高敏感性,有助于慢性低灌注状态病灶的检出。

(2)脑梗死的诊断:脑梗死发病早期 rCBF 断层显像即可检出,而此时组织结构改变尚不明显,CT 和 MRI 常不能显示异常,rCBF 断层显像诊断的灵敏度高于 CT 和 MRI。脑梗死一旦引起组织结构的变化,CT 和 MRI 即可作出明确诊断,且准确率较高。rCBF 断层显像可检出难以被 CT 和 MRI 发现的交叉性小脑失联络(crossed cerebellar diaschisis)征象,该征象表现为病变对侧小脑放射性减低;发病数日后若侧支循环丰富,在 rCBF 断层显像中还可出现过度灌注(luxury perfusion)表现,即病变的放射性减低区周围出现异常的放射性增高区。目前,rCBF 断层显像在脑梗死的早期诊断、疗效评价和预后估测等方面有较高的临床应用价值。

(3)阿尔茨海默病(AD)的诊断与鉴别诊断:阿尔茨海默病是一种弥漫性大脑萎缩性退行性疾病。AD 患者 rCBF 断层显像的典型表现是双侧顶叶和颞叶为主的大脑皮质放射性对称性明显减低,一般不累及基底节和小脑。其他类型的痴呆在 rCBF 断层显像中的影像表现各有特点。多发性脑梗死性痴呆表现为大脑皮质多发性散在分布的放射性减低区,基底节和小脑常常受累。

(4)癫痫灶的定位诊断：脑电图检查对于本病的诊断阳性率可达 85%，但在定位诊断方面价值有限；CT 和 MRI 检查对癫痫灶的阳性检出率仅为 30%~50% 和 50%~70%；而 rCBF 断层显像的检出率可达 70%~80%，借助诱发试验可进一步提高癫痫灶的检出率。癫痫发作期病灶区的血流增加，rCBF 断层显像表现为病灶区放射性增浓；而发作间期癫痫病灶则呈现放射性减低区，CT 检查常为阴性。这种表现可定位癫痫病灶，为癫痫诊治决策和疗效判断提供科学依据。

(二) 脑代谢显像

1. 葡萄糖代谢显像剂与显像原理 人脑代谢活跃，功能活动极其复杂。葡萄糖几乎是脑组织的唯一能源物质，脑内葡萄糖代谢率的变化能够反映脑功能活动情况。^{18}F-FDG 为葡萄糖类似物，是临床常用的脑代谢显像剂，具有与葡萄糖相同的细胞转运及己糖激酶磷酸化过程，但转化为 ^{18}F-FDG-6-P 后就不再参与葡萄糖的进一步代谢而滞留于脑细胞内。观察和测定 ^{18}F-FDG 在脑内的分布情况，就可以了解脑局部葡萄糖代谢状态。

2. 适应证

(1)癫痫的定位诊断与疗效判断。

(2)AD 诊断、病程分期与预后评价。

(3)帕金森病（Parkinson disease，PD）的诊断及鉴别诊断。

(4)脑肿瘤的诊断、分期、复发或残存病灶的发现、疗效监测和预后判断。

(5)脑生理功能和智能研究。

(6)精神分裂症、抑郁症等疾病的探索。

3. 主要临床应用

(1)癫痫：^{18}F-FDG 显像对癫痫灶进行诊断和定位，发作间期癫痫灶葡萄糖代谢表现为低代谢状态。这一表现对发作期癫痫灶定位诊断的灵敏度达 90% 以上，发作间期诊断灵敏度为 70%~80%。而癫痫灶往往没有明显的形态结构变化，常规 CT 和 MRI 常不能检出。脑葡萄糖代谢显像对癫痫灶的定位诊断与皮质脑电图的一致性约为 95%，与病理结果的符合率为 90%，脑葡萄糖代谢显像为癫痫灶手术或 γ 刀治疗提供了相当可靠的定位信息，也可用于癫痫病灶切除后的疗效随访。

(2)阿尔茨海默病（AD）：脑葡萄糖代谢显像对 AD 的诊断灵敏度和特异性均明显高于脑血流断层显像。AD 患者脑葡萄糖代谢的损害主要发生在皮质，^{18}F-FDG 显像中出现低代谢的区域主要在顶叶、颞叶和额叶，多为双侧对称性分布。病理学研究显示这些区域均存在神经细胞的退行性变，颞顶叶低代谢是诊断 AD 的特征性影像，灵敏度可达 90% 以上。病情较轻或病程较早的患者，多表现为单侧、非对称性低代谢病变。双侧受累时，两侧受累的轻重程度与患者认知及行为异常的情况一致。脑葡萄糖代谢显像还可用于痴呆严重程度的评价。随着病情发展，脑内低代谢区数目增加，范围扩大。利用 ^{18}F-FDG 显像可以对 AD 痴呆程度进行评价。

(3)帕金森病（PD）：^{18}F-FDG PET 显像可用于原发性 PD 和不典型帕金森综合征的鉴别诊断。PD 和不典型帕金森综合征具有各不相同的脑葡萄糖代谢特点：PD 主要表现为顶枕叶和额叶代谢减低，多系统萎缩（Multiple System Atrophy，MSA）主要表现为双侧壳核和小脑代谢减低，进行性核上性麻痹（Progressive Supranuclear Palsy，PSP）主要表现为前额叶、尾状核和中脑代谢减低，皮质基底节变性（corticobasal degeneration，CBD）主要表现为不对称性的皮质和壳核代谢减低。而近几年，通过对 ^{18}F-FDG PET 脑显像进行特殊后处理获得的疾病相关脑代谢模式具有更高的诊断准确性，可以通过计算模式表达值进行定量分析，在个体水平上实现对 PD 的诊断与鉴别诊断。PD 相关脑代谢模式的特点是：苍白球 / 壳核、丘脑、脑桥和小脑代谢增高，而运动前区和后顶叶代谢减低；MSA 相关脑代谢模式的特点是：双侧壳核和小脑代谢减低；PSP 相关脑代谢模式的特点是：双侧内侧前额叶、腹外侧前额叶、额叶眶区、尾状核、内侧丘脑和中脑代谢减低；CBD 相关脑代谢模式的特点是：双侧大脑皮质和基底节代谢分布不对称。

(4)脑肿瘤：^{18}F-FDG PET 显像可用于脑肿瘤良恶性鉴别、分期和分级、疗效和预后判断以及复发或残存病灶的诊断。在治疗后复发或残留病变与坏死灶的鉴别方面,脑葡萄糖代谢显像较 CT 和 MRI 更有优势。此外,^{18}F-FDG PET 检查有助于术前活检穿刺部位的定位选择,避免造成组织学级别的低估。

(5)精神系统疾病:脑代谢在抑郁症、强迫症、厌食症及成瘾等精神系统疾病中,可以作为评价的客观标准,各自具有一定的特征性表现。同时,对于探讨疾病的发病机制有着一定的研究价值,对于这些疾病往往有眶额皮质 - 纹状体 - 丘脑环路的异常参与其中。

(6)脑生理功能和智能研究:脑代谢显像可用于人脑生理功能和智能研究,包括智力的神经学基础研究,如语言、数学、记忆、注意力、计划、比较、思维、判断等涉及认知功能的活动,同时还能够研究大脑功能区的分布、数量、范围及特定刺激下上述各种活动与能量代谢之间的内在关系。尽管近年来功能性 MRI 依靠血氧合水平成像的方法在脑功能研究方面成绩斐然,但脑代谢显像作为一种无创性的方法,能够在人体生理条件下进行人脑功能探索和智力开发研究,仍具有广阔的应用前景。

(三)氨基酸代谢显像

^{18}F-FDG PET 已经在脑胶质瘤的诊断、分级、鉴别复发与假性进展中有了一定应用。但 ^{18}F-FDG PET 在诊断胶质瘤方面存在不足:①由于正常脑组织与低级别胶质瘤的 ^{18}F-FDG 摄取值差异不大,使得 ^{18}F-FDG PET 在低级别胶质瘤成像中敏感度不高;②因为 ^{18}F-FDG 摄取增加在炎性占位中也可被观察到,所以 ^{18}F-FDG 摄取增加无特异性;③ ^{18}F-FDG 在灰质有较高的摄取,所以很难显示肿瘤确切的边界以及侵入正常细胞的肿瘤部分。为了弥补 ^{18}F-FDG PET 的不足之处,以氨基酸代谢为基础的示踪剂被用于颅内病灶 PET 诊断。细胞增殖和蛋白质合成有着密切关系,而氨基酸是蛋白质合成的重要底物,因此氨基酸的跨膜运输也是表达细胞增殖的一个重要特征,氨基酸跨膜运输和糖代谢升高一样被发现与早期致癌作用密切相关。此外,由于氨基酸在正常脑组织的吸收偏低,核素标记的氨基酸在肿瘤组织与正常脑组织之间的对比性优于 ^{18}F-FDG PET 显像。^{11}C-MET、^{18}F-FET 作为当前普遍使用的 PET 核素标记氨基酸示踪剂,在不同的研究中皆表现出优势。

(四)神经递质、受体及蛋白显像

神经受体显像(neuroreceptor imaging)是神经核医学的研究前沿,能够观察到 CT 和 MRI 等其他影像学方法无法发现的脑内微量受体的存在及其变化,具有独特优势。基于受体与配体的特异性结合特性,将发射正电子或单光子的放射性核素标记到特定的配体上,利用 PET 或 SPECT 可以定量测定人脑特定部位的受体结合位点,获得受体的分布、密度与亲和力等参数,进行定位、定量、动态的受体功能评价。对某些神经递质或受体相关性疾病作出诊断、治疗决策、疗效评价和预后判断,从活体分子水平上阐明各种神经精神疾病的发病机制及相关药物在体内引起的生理、病理变化及其作用部位。

1. 多巴胺神经递质、受体及转运蛋白显像　目前 PD 临床诊断和研究最常用的核医学方法是多巴胺能神经递质系统显像,2015 年国际帕金森和运动障碍协会(International Parkinson and Movement Disorder Society,MDS)PD 诊断标准将突触前多巴胺能指标正常列为 PD 的绝对排除标准,具有很高的阴性预测价值。

显像原理如下:左旋多巴在多巴脱羧酶的作用下生成多巴胺,后者经 2 型囊泡单胺转运体(vesicular monoamine transporter,VMAT2)储存到突触囊泡内,并最终由囊泡释放到突触间隙。释放到突触间隙的多巴胺与突触后膜的多巴胺受体(dopamine receptor,DR)结合发挥作用后,一部分被降解,一部分被突触前膜上的 DA 转运体(dopamine transporter,DAT)摄取回收。评价多巴脱羧酶、VMAT2 和 DAT 功能属于突触前多巴胺能显像,评价 DR 功能属于突触后多巴胺能显像。

^{18}F-FDOPA PET 显像主要反映纹状体多巴胺能神经元末梢的密度和多巴脱羧酶的活性,在 PD 患者表现为纹状体摄取减低,其摄取水平反映了黑质残存多巴胺能神经元的数量,但在病程早期,可能会因为多巴脱羧酶活性的代偿性上调而低估神经变性的严重度。DAT 仅见于多巴胺能神经元的树突和轴突末梢,因此也反映了黑质纹状体神经投射的完整性。DAT PET 显像的表现与 ^{18}F-FDOPA 相似,

早期诊断 PD 的敏感度约为 90%。但与 ^{18}F-FDOPA 相反,在病程早期,DAT 水平的代偿性下调可以造成高估神经变性的严重度。VMAT 2 显像结果介于上述两者之间,目前被认为可能最可靠地反映了多巴胺能神经元的存活情况。所有突触前多巴胺能显像在 PD 均表现为:病程早期,纹状体对显像剂的摄取呈不对称性减低,通常起病肢体对侧的壳核后部减低最明显,但同侧、即无症状肢体对侧壳核后部亦出现轻度减低,表明其具有早期诊断价值;病程中晚期,双侧壳核对显像剂的摄取均明显减低,尾状核亦可出现减低。特发性震颤(essential tremor,ET)患者 DAT 显像结果正常,可以与 PD 相鉴别;而 MSA 和 PSP 患者均可出现突触前多巴胺能显像异常,难以与 PD 相鉴别。多巴胺 D2 受体显像表现为:显像剂在 PD 早期摄取增高,然后恢复到正常水平,而在 MSA 和 PSP 摄取减低,这一点可以鉴别 PD 和不典型帕金森综合征,但不能进一步区分 MSA 和 PSP。而 18F-FDG PET 显像可用于 PD 和不典型帕金森综合征的鉴别诊断。

2. **乙酰胆碱受体显像**   乙酰胆碱受体包括 M(毒蕈碱)和 N(烟碱)两种。^{11}C- 或 ^{123}I- 奎丁环基苯甲酸(^{11}C- 或 ^{123}I-QNB)作为 M 受体显像剂、^{11}C- 尼古丁(11C-N)作为 N 受体显像剂已用于人体 PET 和 SPECT 乙酰胆碱受体显像。^{11}C- 或 ^{123}I-QNB 显像可观察到 AD 患者的大脑皮质和海马 M 受体密度明显减低,脑皮质摄取 ^{11}C-N 亦显著降低,并得到尸解结果印证,在 AD 的早期诊断、脑功能损害程度、动态监测疾病进展、并研究各种治疗方法的作用机制与疗效中有潜在意义。

3. **苯二氮䓬(BZ)受体显像**   BZ 受体是脑内主要的抑制性受体。^{11}C-Ro-15-1788(苯二氮类药物中毒的解毒剂)和 ^{123}I-Ro-16-0154(Ro-15-1788 类似物)经大量实验证实为较理想的 BZ 受体显像剂,并已用于活体显像。HD、AD、狂躁症和原发性 EP 等神经精神疾病均与 BZ 受体的活性减低有关。

4. **阿片受体显像**   已用 ^{11}C-DPN(^{11}C- 特培洛菲)、^{11}C-CFN(^{11}C-4- 碳 - 甲氧基 - 芬太尼)和 ^{123}I-DPN 或 ^{123}I-O-IA-DPN(^{123}I-O- 碘烷 - 特培洛菲)进行人脑阿片受体显像,发现颞叶癫痫灶阿片受体密度增加,呈现明显异常放射性浓聚灶。同时阿片受体显像还可用于吗啡类药物成瘾与依赖性以及药物戒断治疗的临床研究,^{11}C-CFN 阿片受体显像可直接观察美沙酮治疗阿片成瘾患者时美沙酮占据阿片受体位点的程度,从而提供一种监测美沙酮药效和合理用药的有效手段。

5. **异常蛋白沉积显像**   神经退行性疾病的发生与脑内异常蛋白的沉积密切相关,其中最重要的是淀粉样蛋白 β-amyloid(Aβ 蛋白)、Tau 蛋白、α-synuclein、TDP-43 等。淀粉样蛋白成像是目前公认的评估活体大脑淀粉样蛋白沉积的方法,是 AD 的一个病理特征。除了诊断之外,Aβ 蛋白 PET 显像还可以运用于选择合适的 AD 治疗的对象。而且在研究以淀粉样蛋白靶向的治疗药物时,Aβ 蛋白 PET 显像可以提供客观的评估标准。对于那些在疾病早期甚至在认知功能正常但淀粉样蛋白阳性受试者,Aβ 蛋白 PET 显像更是作为判断病情的重要指标。Aβ 蛋白 PET 显像主要包括 11C 标记的放射性示踪剂匹兹堡化合物 B(PiB)(^{11}C-PiB)、^{18}F 标记的氟倍他吡(florbetapir)、氟倍他本(florbetaben)、氟替莫尔(flutemetamol)。

以病理性异常折叠 Tau 的沉积为特征的神经退行性疾病,包括最常见的 AD,进行性核上性麻痹(PSP)、皮质基底节变性(CBD)、唐氏综合征(DS)、PD、DLB、慢性创伤性脑病(CTE)。为了探索 Tau 蛋白在疾病的发生发展过程中的病理机制,近年来多种以 tau 蛋白为靶点的 PET 显像剂逐步发展,并且应用于临床,结合患者的淀粉样蛋白沉积情况和认知功能情况为多种疾病的精确诊断与治疗药物的研发提供了新的方向。Tau 蛋白显像表明在认知功能正常的老年人可出现 Tau 蛋白沉积,主要局限于内侧颞叶(MTL)的异常 Tau 蛋白沉积,但其表现多样且沉积程度相对较低,或完全无异常 Tau 蛋白。但是 AD 患者在颞叶(海马、内嗅皮质、海马旁、下丘脑和中回)、内侧额叶和下顶叶皮质中显示出更高的 Tau 蛋白沉积。在不同的神经退行性疾病中,Tau 蛋白在脑内的沉积部位有所不同,其中 AD 主要分布在内侧颞叶、颞叶皮质或者广泛的大脑皮质;CBD 主要分布在初级运动皮质、基底节及白质区;PSP 主要分布在基底节、齿状核、中脑;CTE 是由反复头部损伤引起的神经退行性疾病,临床主要表现为行为、情绪和思维的异常,特征性的表现为神经元、星形胶质细胞和皮质沟深处 Tau 异常积聚引起的不规则病变。

（五）核医学的神经功能研究与脑科学

脑是神经系统中最重要的部分。人脑功能活动，包括记忆、注意、理解、分析综合和运动操作等一系列综合信息的加工处理，是人们正确感知周围环境、判断及处理解决问题的基础。长期以来，人们对脑与精神间的关系知之甚少，然而脑成像技术如 PET、SPECT、MRI 和事件相关电位（event related potentials，ERP）等提高了观察工作脑的能力，发现了完成认知作业所涉及的脑区域。认知科学的进展使得人们对完成精神活动的脑功能结构有了更好的了解，通过脑影像研究可更好地理解认知和脑结构的关系。

随着核医学仪器的发展和新的脑显像剂的研制成功，为探索神经精神疾病的发病机制、诊断与鉴别诊断、指导治疗、观察疗效和判断预后等方面提供了一种新的手段，在神经精神疾病临床诊治中的地位已得到肯定，相信神经核医学功能影像的质量通过与 CT、MRI 影像的融合得以改善，实现精确地定位和定量，从分子水平上展示脑内生理、病理变化状态。

六、呼吸系统显像

呼吸系统核医学涉及的内容很多，包括肺通气功能测定、肺通气／灌注显像、呼吸门控显像、肺切除术前后肺功能的评价与预测、肺上皮细胞通透性测定、呼吸道纤毛运动显像和肺部肿瘤显像等。但主要基于肺灌注显像和肺通气显像进行（见文末彩图 9-2）。因此重点介绍肺灌注显像（pulmonary perfusion imaging）和肺通气显像（pulmonary ventilation imaging）。

（一）肺灌注显像

1. 显像剂及显像原理 ^{99m}Tc 标记的大颗粒聚合人血清白蛋白（macroaggregated albumin，MAA）颗粒直径为 10~90μm，是目前临床应用较为普遍的肺灌注显像剂。静脉注射 ^{99m}Tc-MAA 后，因其颗粒大于肺毛细血管直径（9~60μm），这些颗粒与肺动脉血混合均匀并随血流随机地一过性嵌顿在肺毛细血管或肺小动脉内，其在肺内的分布与局部肺血流量成正比，通过 SPECT 显像获得肺内放射性分布即可反映局部肺血流灌注情况，故称为肺灌注显像。因常规显像注入的颗粒数仅占全部肺毛细血管的 1/1 500，不会引起血流动力学改变。当肺血管出现狭窄或栓塞时，该血管辖区的肺血流减少或无血流，放射性颗粒不能随血流进入该区域，则在肺影像的相应区域出现放射性分布稀疏或缺损。通过对图像肺血流灌注分布状态的分析，结合临床症状、体征和其他检查结果，可以协助诊断肺栓塞等多种肺部疾病。

2. 适应证

（1）肺动脉血栓栓塞症的诊断与疗效判断，结合肺通气显像及下肢深静脉核素造影可明显提高诊断的准确性。

（2）慢性阻塞性肺部疾病（COPD）等肺部疾病肺减容手术适应证的选择、手术部位和范围的确定。

（3）肺叶切除术适应证的选择和术后肺功能预测。

（4）原因不明的肺动脉高压或右心负荷增加。

（5）先天性心脏病合并肺动脉高压以及先天性肺血管病变患者，了解肺血管床受损程度及定量分析，药物与手术疗效的判断，手术适应证的选择。

（6）全身性疾病（胶原病、大动脉炎等）可疑累及肺血管者。

（7）判断成人呼吸窘迫综合征（ARDS）和 COPD 患者，肺血管受损程度与疗效判断。

（8）肺部肿瘤、肺结核、支气管扩张等患者，观察其病变对肺血流影响的程度与范围，为选择治疗方法提供适应证以及对疗效的判断。

（二）肺通气显像

1. 显像剂及显像原理 常用显像剂是放射性气溶胶 ^{99m}Tc-DTPA 和锝气体（Technegas）。经呼吸道吸入一定量的放射性微粒之后，由于微粒直径的不同，将使之分别沉降在喉头、气管、支气管、细支气管以及肺泡壁上,由于放射性气体或气溶胶在肺内的分布与肺的通气量成正比,用γ照相机或 SPECT 可使气道及肺显影,经影像数据处理计算局部通气功能参数,评估肺的局部通气功能、气道通畅及肺泡气体交换功能状况。当呼吸道某部位被阻塞,雾化颗粒不能通过阻塞部位,则阻塞部位以下呼吸道至肺泡出现放射性缺损区。应用气溶胶显像,还可对支气管黏膜纤毛廓清功能、肺上皮细胞通透性等进行评估。

2. 适应证

(1) 与肺灌注显像结合鉴别诊断肺栓塞或 COPD。

(2) 评估药物或手术治疗前后的局部肺通气功能,观察疗效和指导治疗。

(3) 了解呼吸道的通畅情况及各种肺疾病的通气功能变化,诊断气道阻塞性疾病。

(4) COPD 患者肺减容手术适应证选择、手术部位和范围确定。

(三) 主要临床应用

通常情况下,肺通气与灌注显像联合应用,才能有效反映肺部功能及病理生理状态。

1. 肺血栓栓塞症(pulmonary thromboembolism,PTE)　一直以来肺动脉造影被认为是诊断 PTE 的"金标准"。但其为有创性检查,有一定危险性,并发症 6%,死亡率 0.5%,且技术要求高。放射性核素肺灌注显像反映的是肺毛细血管血流灌注情况,任何影响肺毛细血管血流灌注的因素,均可使病变区域出现放射性稀疏或缺损。这一显像特性决定了其对 PTE 检出的高灵敏度和低特异性。肺灌注显像与肺通气显像联合应用可明显提高诊断的特异性。多中心肺核素显像研究显示:肺通气/灌注显像在肺栓塞的总检出率为 93.3%,非大面积栓塞组检出率为 98.2%,大面积栓塞组检出率为 86.9%。对肺血栓栓塞症患者溶栓治疗前后进行肺灌注显像,可以用于疗效的评价。

2. 慢性阻塞性肺部疾病(COPD)　在肺灌注显像中表现是弥漫性散在的与通气显像基本匹配的放射性减低区或缺损区,与血流分布无一定关系。此类患者中,90% 以上合并有不同程度的肺动脉高压,且左侧出现频率明显高于右侧。由于血流动力学的改变导致肺灌注不正常,即为两肺上部的肺血流灌注增加,甚至超过两肺下部,形成"八"字形分布。肺灌注显像对 COPD 患者肺血管床损害的部位、范围、程度及药物疗效的判断有一定价值。

七、肾动态显像

肾动态显像是泌尿系统疾病的常规核素检查方法,包括肾血流灌注显像(renal perfusion imaging)和肾功能动态显像(dynamic renal function imaging)两部分,可以为临床提供双肾血流、大小、形态、位置、功能及尿路通畅情况等信息。

(一) 显像剂与显像原理

肾动态显像的显像剂根据聚集与排泄机制不同,分为肾小球滤过型和肾小管分泌型两类,^{99m}Tc-喷替酸(二乙三胺五醋酸,^{99m}Tc-diethylenetriaminepentaacetic acid,^{99m}Tc-DTPA)是肾动态显像最常用的显像剂,属肾小球滤过型显像剂;^{99m}Tc-巯基乙酰基三甘氨酸(^{99m}Tc-mercaptoacetyltriglycine,^{99m}Tc-MAG$_3$)、^{99m}Tc-双半胱氨酸(^{99m}Tc-ethulenedicysteine,^{99m}Tc-EC)和 ^{131}I-邻碘马尿酸钠(sodium ^{131}I-orthoiodohippurate,^{131}I-OIH)均属肾小管分泌型显像剂。静脉注射经肾小球滤过或肾小管分泌而不被重吸收的放射性药物,用 SPECT 或 γ-照相机快速连续动态采集包括双肾和膀胱区域的放射性分布影像,可依序观察到显像剂灌注腹主动脉、肾动脉后迅速聚集在肾实质内,随后由肾实质逐渐流向肾盏、肾盂,经输尿管到达膀胱的全过程。

(二) 适应证

1. 了解双肾大小、形态、位置、功能及上尿路通畅情况。

2. 评价肾动脉狭窄程度及双肾血供情况,协助诊断肾血管性高血压。

3. 了解肾内占位性病变区域的血流灌注情况,用以鉴别良、恶性病变。

4. 诊断肾动脉栓塞及观察溶栓疗效。

5. 监测移植肾的血流灌注和功能情况。

6. 肾外伤后，了解其血运及观察是否有尿漏存在。

7. 腹部肿物的鉴别诊断，确定其为肾内或肾外肿物。

8. 肾实质病变主要累及部位(肾小球或肾小管)的鉴别。

9. 急性肾衰竭病变部位的鉴别。

(三) 主要临床应用

1. **肾实质功能的评价**　肾动态显像是评价肾实质功能非常灵敏、简便、无创的检查方法，明显优于肾盂静脉造影(IVP)，尤其对于严重肾盂积水或其他原因所致的残余肾功能评价方面。肾功能指标肾小球滤过率(GFR)、肾有效血浆流量(ERPF)(见文末彩图 9-8)，不仅可以评价肾功能损害程度、指导临床治疗，而且还可提示慢性肾衰竭患者的透析治疗时机及判断透析患者的残余肾脏功能。当测得 GFR 为 15ml/min 以下时，则应开始透析治疗。对于透析患者，肾动态显像有助于判断病情的演变情况。肾动态显像可以评价分肾功能，明显优于实验室生化检查结果，特别是在肾积水和肾肿瘤的治疗策略中具有重要的指导价值。肾恶性肿瘤接受肾全切除术的患者，术前残留肾 GFR 大于 30ml/min 时，术后肾功能基本保持正常；而残留肾 GFR 低于 30ml/min 时，则往往出现肾衰竭。

2. **上尿路梗阻的诊断**　上尿路梗阻的原因很多，包括机械性梗阻和功能性(或动力性)梗阻。肾动态显像可显示双侧上尿路通畅情况。上尿路梗阻时，因梗阻程度、时间、部位不同，影像表现有所不同。

3. **肾血管性高血压的筛查**　肾血管性高血压是由单侧或双侧肾动脉主干或主要分支狭窄引起，狭窄的肾动脉经外科方法矫正后，其高血压可恢复正常或缓解。肾动态显像是无创性筛选肾血管性高血压的理想技术，其影像特点：患侧肾血流灌注减低，影像延迟，肾实质影像小，多伴有不同程度的肾功能受损，典型肾图曲线呈小肾图形。

4. **肾移植中的应用**　肾动态显像可以检测供者的总肾及分肾功能状况，在活体供肾的术前评估中占有非常重要的地位。同时在移植肾功能监测方面也具有独特的优势。功能良好的移植肾影像表现与正常肾脏相似；肾血管性病变在血流灌注相中肾影出现延迟，影像模糊，轮廓不清。急性肾小管坏死的肾血流灌注仅轻度减少，但肾皮质摄取和清除显像剂明显延缓。尿路梗阻时，肾盏肾盂内可见明显放射性滞留；发生尿漏时在泌尿系影像外出现异常的放射性浓聚影并随时间延长而增浓，形状不规则，外缘边界不清。超急性排斥反应通常于术后即刻出现，表现为移植肾无血流灌注和功能丧失，显像剂分布缺损。急性排斥反应多发生于术后的 5~7d 内，移植肾血流灌注减低，皮质摄取减慢，清除延缓。慢性排斥反应可发生于移植术后半个月到半年，可出现各种肾功能受损表现，肾影缩小。

八、其他系统显像

(一) 胃肠道出血显像

胃肠道出血显像对胃肠道出血，尤其是小肠出血的定位诊断具有较大的优势，也是核医学急诊内容之一。^{99m}Tc- 红细胞和 ^{99m}Tc- 硫胶体等。正常情况下，静脉注射 ^{99m}Tc- 红细胞和 ^{99m}Tc- 硫胶体等显像剂后，显像剂滞留于血管中，腹部可见大血管及血容量丰富的器官显影，而胃肠壁含血容量相对低，一般不显影。当肠壁出现破损出血时，显像剂可随血液在出血部位不断渗出进入肠腔内，导致局部放射性显像剂异常浓聚，通过 γ 相机或 SPECT 显像可以在体外判断出血的部位和范围。胃肠道出血显像在诊断胃肠出血的灵敏度均可达 85%~90% 以上，能探测出血率低达 0.1ml/min 的消化道出血，其敏感性高于 X 线血管造影检查，尤其是可用于间歇性肠道出血的诊断。

(二) 异位胃黏膜显像

正常胃黏膜具有快速摄取高锝酸盐(^{99m}TcO$_4^-$)的特性，异位的胃黏膜同样具有这种特性，故在静脉

注射 $^{99m}TcO_4^-$ 后异位胃黏膜可很快聚集 $^{99m}TcO_4^-$ 形成放射性浓聚灶,通过 γ 相机或 SPECT 显像可以进行诊断和定位(见文末彩图 9-9)。本方法在 Meckel 憩室 Barrett 食管的诊断准确率约为 75%~85%。

(三)胃排空功能测定

胃排空功能测定(gastric emptying study)是在生理状态下准确了解胃排空功能较为理想且常用的方法。可提供胃的生理学与病理学资料,对判断病情与观察疗效有一定临床价值,该方法是一种无创性、重复性好、具有定量和符合生理特点的检查。将不被胃黏膜吸收的放射性核素显像剂标记的食物摄入胃内,经胃的蠕动传送而有规律地将其从胃排入肠腔,用 γ 照相机或 SPECT 连续记录在此过程中胃的影像和胃区放射性计数下降的情况,计算出胃排空时间,以反映胃的运动功能。

(四)肝胆动态显像

肝细胞(多角细胞)自血液中选择性地摄取放射性肝胆显像剂,如二乙基乙酰苯胺亚氨二醋酸(^{99m}Tc-EHIDA)和吡哆 -5- 甲基色氨酸(^{99m}Tc-PMT)等,并通过近似于处理胆红素的过程,将其分泌入胆汁,继而经由胆道系统排泄至肠道,可使胆道系统显影。应用肝胆动态显像可观察药物被肝脏摄取、分泌、排出至胆道和肠道的过程,取得一系列肝胆动态影像,了解肝胆系的形态,评价其功能。其临床价值是反映肝胆摄取与排泄功能状态。在黄疸的鉴别诊断中有重要意义。肝细胞性黄疸患者肝细胞受损、功能降低,对显像剂的摄取也低下,肝脏显影不清晰,而心影放射性持续存在。梗阻性黄疸在肝功能未严重损害的情况下呈现为肝影持续浓聚不消退,而肠道不显影或显影延迟。肠道显影延迟,伴梗阻上段胆管扩张,考虑为不完全梗阻,若 24h 肠道仍不显影为完全性梗阻。在新生儿胆道疾病的鉴别诊断中,放射性核素肝胆动态显像能有效地诊断先天性胆道闭锁,并与新生儿肝炎相鉴别。此外,肝胆显像剂通过延迟显像能有效鉴别诊断原发性肝癌,利用肝胆显像剂能在肝癌组织中大量浓聚的特征,以放射性浓聚区(热区)显示肝肿瘤病灶,直接显示肝癌病变组织,并显示其部位、大小、数量和形态,对于原发性肝细胞癌的定性、定位诊断具有特殊意义。

(五)骨髓显像

骨髓间质中的单核巨噬细胞能吞噬和清除放射性胶体物质,静脉注射放射性核素标记的胶体后,除了大部分被肝脾浓聚外,骨髓的单核巨噬细胞也能选择性摄取。由于单核巨噬细胞吞噬功能和骨髓的造血功能是平行一致的,因此,通过胶体骨髓显像可以间接观察红骨髓的分布情况及其功能状态。临床用于再生障碍性贫血的病程分级,当全身骨髓显像普遍稀疏,骨髓活性分级低于 2 级,甚至骨髓完全不显影,提示造血组织总量减少,其结果造血组织的造血功能衰竭的临床和病理特征一致,一般预后较差;当全身中心骨髓受到不同程度抑制的同时,外周骨髓出现活性扩张或灶状放射性浓聚影(灶状显影的原因尚不清楚,可能具有一定代偿性增生的意义),提示预后较好。

(六)淋巴显像

淋巴显像(lymphatic imaging)是一项了解淋巴系统走向、淋巴结形态和摄取胶体颗粒功能的核素显像技术(图 9-10),在诊断恶性肿瘤淋巴转移、疾病分期、决定手术范围、确定放射治疗视野以及估计预后、乳糜症和肢体淋巴性水肿查因等方面,都有重要的临床价值。

九、呼气试验

在消化系统核医学的临床应用中,出现了一些非影像学检查方法,通过各项功能参数的定量或定性测定,了解消化道的功能状态和疾病。其中多种呼气试验特别引人注目。随着测定技术的完善,已用于测定幽门螺杆菌、肝脏功能、乳糖酶缺乏症、脂肪代谢等,这也是消化系统核医学的一个重要组成部分。评价肝功能是呼气试验临床应用的重要方面。可采用 ^{14}C- 氨基比林呼气试验(amidopyrine breath test)、^{13}C- 美沙西丁(methacetin)呼气试验、^{14}C- 非那西丁试验、^{14}C 半乳糖呼气试验等测定肝功能。

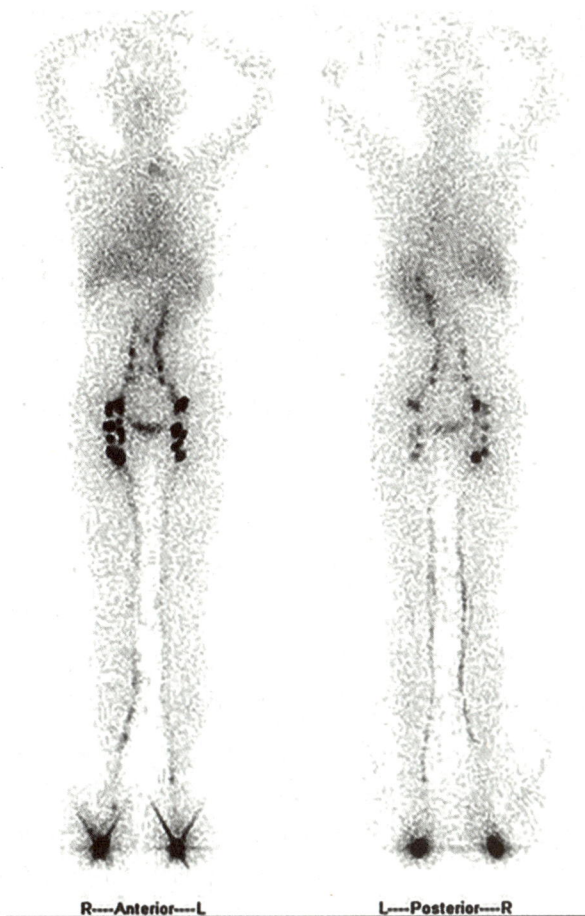

图 9-10 淋巴显像

患者女性,71 岁,下肢反复凹陷性水肿。

双侧第 1、2 趾蹼间注射 ^{99m}Tc-Dx 行淋巴路显像,动态采集 30min,示双侧淋巴路通畅对称,向心回流。双侧腹股沟及盆腔淋巴结生理性放射性浓聚。

(一) 尿素呼气试验

幽门螺杆菌(Helicobacter pylori,Hp)是急性与慢性胃炎、消化性溃疡的重要致病因素,并与胃癌的发生和发展有密切关系。由于幽门螺杆菌能产生活性较强的尿素酶,尿素酶可分解尿素产生氨和 CO_2,没有被水解的尿素吸收后以原型从尿液排出,而水解产生的 CO_2 进入血液,经肺排出体外。当口服一定量的 ^{14}C- 尿素后,如果胃内存在幽门螺杆菌时,示踪尿素被幽门螺杆菌产生的尿素酶分解,示踪碳以 $^{14}CO_2$ 形式经肺呼出。采集呼出的气体经仪器定量测出其中的 $^{14}CO_2$ 含量,以此可判断胃内有无幽门螺杆菌感染。此外,目前也可采用非放射性的 ^{13}C- 尿素测定,其原理与 ^{14}C- 尿素相同,只是检测的仪器不同。临床应用显示,尿素呼气试验检测幽门螺杆菌的敏感性可达 90%~97%,特异性为 89%~100%,作为一种简便、无创伤、无痛苦、敏感而可靠的诊断幽门螺杆菌感染的方法,尿素呼气试验已广泛应用于临床。

(二) 呼气试验评价肝功能

^{14}C- 氨基比林在肝细胞微粒体内代谢,其代谢过程反映肝细胞微粒体功能。氨基比林进入体内后即经肝脏代谢被 P450 酶氧化产生甲醛,甲醛进一步氧化变成甲酸,最后以 $^{14}CO_2$ 的形式呼出体外。氨基比林的代谢与 P450 酶的数量和活性有关,主要取决于肝细胞的数量。肝细胞数量的多少直接反映肝脏储备功能。^{14}C- 氨基比林的清除率主要与肝脏代谢功能有关,而不受肝血流的影响。产生的二氧化碳量反映肝脏对氨基比林的代谢率,故可作为评价肝微粒体酶活性的指标。慢性肝炎肝细胞损害、

肝纤维化二氧化碳排出率降低。排出率降低数值与肝组织炎症、纤维化分级和 Child-Pugh 评分明显相关。慢性活动性肝炎较慢性迁延性肝炎降低更明显。

十、体外标记免疫分析技术

核医学体外分析法（in vitro radioassay）以放射免疫分析（radioimmunoassay，RIA）为代表，可以测定极微量的生物活性物质，解决了以往的化学分析、生化分析和仪器分析解决不了的超微量分析的难题。放射免疫分析法充分利用了放射性测定的高灵敏度和免疫反应的高特异性的优点，可以获得生物样品中微量生物活性物质的含量。主要用于测定患者血清或其他体液样品内的激素、受体位点数、基因调控相关物质、肿瘤标记物、病毒、酶、神经递质、药物浓度等，在临床诊断、分期、疗效判断及预后等方面具有定量评价作用。

（一）检测分析原理

检测分析原理分两类，一是竞争性免疫结合反应，以放射性核素标记的抗原为示踪剂，以非标记抗原（标准抗原或待测抗原）为检测对象，共同与限量的特异性抗体进行竞争性免疫结合反应。由于标记抗原与抗体的结合量（因变量）与非标记抗原的含量（自变量）之间，存在竞争抑制的函数关系，依据反映这一函数关系的标准曲线，求出被测抗原的含量。二是非竞争性免疫结合分析，代表方法是免疫放射分析。基本原理是用过量标记抗体与待测抗原形成复合物，分离除去多余的游离抗体，测量抗原抗体复合物的放射性。以抗原抗体复合物的放射性求出非标记抗原的量。荧光、酶、化学发光、稀土元素标记、荧光极化免疫分析等的基本原理也与此相同或相似。非竞争性结合分析的原理还可以用于直接测定组织中的受体。受体放射配基结合分析方法利用放射测量灵敏度高、放射性核素标记配基后不改变配基构型等特点，可以直接测定受体在组织中的结合位点数和受体动力学参数等。

（二）体外标记免疫分析技术的进展

20 世纪 60 年代初，Berson 和他的同事们观察到 ^{131}I 标记的胰岛素与胰岛素抗体的结合与该体系中存在的非标记胰岛素的量呈一定的相关关系，从而建立了 RIA 法，并于 1977 年获得诺贝尔生理学或医学奖。核医学体外分析法对现代医学的发展起到了极大的促进作用，经过几十年的发展，技术方法的作用原理深入阐明，检测灵敏度不断提高，质量控制体系已完整确立；在 RIA 的基础上发展了非竞争性结合分析法及非放射标记免疫分析法，后者逐步取代了放射性核素标记，其灵敏度更高，主要有荧光、酶、化学发光、稀土元素标记、荧光极化免疫分析等；多种技术互相融合与补充，例如将酶免疫分析技术与荧光技术或化学发光技术结合，建立的荧光酶免疫分析及化学发光酶免疫分析等，极大地提高了灵敏度，增大检测范围，加快检测速度；计算机数据处理的应用大大地促进了体外分析法的发展和自动化水平的提高；试剂盒商品化，复杂的原理用简单快速的操作实现。

十一、放射性核素治疗

1936 年 Lawrence 用 ^{32}P 治疗白血病，1942 年 Hertz 和 Roberts 用 ^{131}I 治疗甲亢，经过半个多世纪的研究探索，放射性核素内照射治疗已成为临床最主要的治疗手段之一。放射性核素治疗（radionuclide therapy）是以核素衰变过程中发出的射线治疗疾病。射线粒子在组织中运动，发生能量传递和电离作用。射线直接作用于生物大分子，如核酸和蛋白质等，使其化学键断裂，导致分子结构和功能的改变，起到抑制或杀伤病变细胞的作用。DNA 是对射线最敏感的物质，DNA 的断裂和合成障碍可导致细胞周期阻滞或细胞凋亡；射线的作用可引起水分子的电离和激发，形成各种活泼的自由基，自由基的细胞毒性作用是内照射治疗的机制之一；放射性核素治疗主要包括放射性核素靶向治疗（如 ^{131}I 治疗甲亢及甲状腺癌、放射免疫治疗、受体介导放射性核素治疗等）、放射性核素介入治疗（放射性胶体腔内治疗、放射性粒子植入治疗等）和放射性核素敷贴治疗。利用载体或介入措施将用于治疗的放射性药物或放射性制品靶向运送到病变组织或细胞,或病变组织与细胞能主动摄取放射性药物,使放射性核素在病变部位大量浓聚,照射剂量主要集中于病灶内,发挥最大的治疗作用,尽可能减小对周围正常组织的损伤。

(一) 治疗常用的放射性核素

第一类是发射 β 射线的核素,如 ^{131}I、^{32}P、^{89}Sr、^{90}Y 等。第二类是发射 α 射线的核素,射程短,但在短距离内释放出巨大能量,约为 β 粒子的 400 倍,如 ^{211}At(砹)和 ^{212}Bi(铋)、^{223}Ra(镭)和 ^{225}Ac(锕)等。第三类核素通过电子俘获或内转换发射俄歇电子或内转换电子,如 ^{125}I 衰变位置在 DNA 附近比在细胞膜上杀死细胞的效率要高 300 倍。

(二) 放射性核素内照射治疗的特点

1. **靶向性** 病变组织高度特异性浓聚放射性药物是开展内照射治疗的前提条件,如 ^{131}I 甲状腺显像与 ^{131}I 治疗甲亢,放射免疫显像与放射免疫治疗等,已广泛应用于临床。

2. **持续性低剂量率照射** 浓聚于病灶的放射性核素在衰变过程中发出射线对病变细胞进行持续的低剂量率照射。与外照射治疗相比,持续照射使病变组织无时间进行修复,所以疗效好。同时对病灶周围的剂量限制器官有良好的保护作用。

3. **高吸收剂量** 内照射治疗的吸收剂量决定于病灶摄取放射性核素的多少和放射性药物在病灶内的有效半衰期。如 ^{131}I 治疗甲亢,甲状腺的吸收剂量可高达 200~300Gy,这是内照射治疗疗效好的主要原因之一。

(三) ^{131}I 治疗 Graves 病

用 ^{131}I 治疗 Graves 病(Graves diseases,GD)已有 60 多年历史,国内外大量临床应用证明 ^{131}I 治疗 GD 具有简便安全、疗效确切、复发率低、并发症少和费用较低等优点,是放射性核素治疗学最成熟和应用最广泛的方法。

1. **治疗原理** 碘是合成甲状腺激素的物质之一,甲状腺细胞通过钠/碘共转运体(Na^+/I^- symporter,NIS)逆电化学梯度从循环血液中浓聚 ^{131}I。GD 患者甲状腺滤泡细胞的 NIS 过度表达,对 ^{131}I 的摄取明显高于正常甲状腺组织。^{131}I 衰变发射的 β 射线在组织内平均射程为 1mm,所以 β 粒子的能量几乎全部释放在甲状腺组织内,对甲状腺周围的组织和器官影响较小,给予适当剂量的 ^{131}I,则可利用放射性"切除"部分甲状腺组织而又保留一定量的甲状腺组织,达到治疗目的。

2. **适应证与禁忌证**

(1) 适应证

1) Graves 甲亢患者。

2) 特别适用于对抗甲状腺药物(ATD)过敏或出现其他不良反应者;ATD 疗效差或多次复发者;有手术禁忌证或手术风险高者;有颈部手术或外照射史者;病程较长者;老年患者(特别是有心血管疾病高危因素者);合并肝功能损伤者;合并白细胞或血小板减少者;合并心脏病患者。

(2) 禁忌证:妊娠和哺乳期的 GD 患者禁忌用 ^{131}I 治疗。

3. **临床疗效** 口服 ^{131}I 后,一般要 2~3 周才逐渐出现疗效,症状缓解,甲状腺缩小。随后症状逐渐消失,甲状腺明显缩小,功能恢复正常。临床可见部分病例 ^{131}I 的治疗作用持续到半年以上。一个疗程的治愈率 52.6%~77.0%,有效率 95% 以上,无效率 2%~4%,复发率 1%~4%。一般 GD 的疗效较好,治愈率较高,结节性甲状腺肿或甲状腺过大过硬患者,常需几个疗程才能治愈。患者经 ^{131}I 治疗后,一般 2~3 个月随访,重点观察甲亢症状和体征变化,血清 TT_3、TT_4、FT_3、FT_4 的动态表现。根据随访结果安排以后的随访时间。如治疗前就有突眼的患者,应每月随访 1 次,当血中甲状腺激素降至正常水平,就可以给予外源性甲状腺素,防止突眼加重。

(四) ^{131}I 治疗分化型甲状腺癌

1. **治疗原理** 分化型甲状腺癌(differentiated thyroid carcinoma,DTC)起源于甲状腺滤泡上皮细胞,主要包括甲状腺乳头癌和甲状腺滤泡癌。采用 ^{131}I 治疗 DTC 主要包括去除 DTC 术后残留甲状腺组织即"清甲"和治疗 DTC 转移灶即"清灶"治疗。进行"清甲"治疗的意义包括：①清除手术残留或无法切除的正常甲状腺组织,有利于对 DTC 患者进行血清 Tg 监测,有利于早期发现复发或新转移灶,并提高 ^{131}I 全身扫描(^{131}I-WBS)诊断摄碘性 DTC 复发及转移灶的敏感性；②术后残余正常甲状腺组织对 ^{131}I 摄取要高于 DTC 病灶,清甲治疗有利于术后更为有效地实施 ^{131}I 清灶治疗；③清甲后的 ^{131}I 全身显像(^{131}I-WBS)可发现部分摄碘性颈淋巴结转移甚至远处转移灶,有利于 DTC 术后的再分期及复发风险分层,且为后续的 ^{131}I 清灶治疗及随访计划提供依据；④辅助治疗潜在 DTC 病灶如隐匿于术后残留甲状腺组织中的微小癌病灶、隐匿转移灶或因病情不允许或手术无法切除的潜在 DTC 病灶等。

2. 适应证和禁忌证

(1)适应证

1)"清甲"治疗：根据美国甲状腺协会(ATA)指南 DTC 复发危险分层有高危、中危和低危。结合 ATA 复发风险分层及相关 ^{131}I 治疗推荐,并结合国内的实际情况及临床经验,建议对术后的 DTC 患者进行实时评估,选择性进行 ^{131}I 治疗。高危、中危 DTC 患者,均应采用 ^{131}I 清甲治疗。低危患者中如果病灶大小均小于 1cm,可不行清甲治疗,其他情况下为了便于临床随诊观察,患者可以进行清甲治疗。

2)"清灶"治疗：适用于 DTC 患者经手术切除原发灶,^{131}I 去除残留甲状腺组织以后,复发灶或转移灶不能手术切除,经 ^{131}I 显像显示病灶可浓聚 ^{131}I,一般状况良好的患者。残留甲状腺组织已被完全去除的 DTC 患者,随访中血清 Tg 水平持续升高(大于 10ng/ml,须考虑 TgAb 对 Tg 水平的影响),而 ^{131}I 显像及其他影像学检查均未发现病灶者,可经验性地再次行 ^{131}I 治疗。

(2)禁忌证：包括妊娠期、哺乳期及计划短期(6 个月)内妊娠者；术后伤口创面未完全愈合者；无法依从辐射防护指导者。

3. 疗效评价

(1)"清甲"治疗效果评价：当患者血清甲状腺激素水平低于正常,TSH 高于正常水平的情况下,诊断剂量的 ^{131}I 甲状腺显像无甲状腺组织显影者为完全去除,否则为去除不完全。一般应在 ^{131}I"清甲"治疗后 3~6 个月复查,以评价治疗效果。如随访甲状腺去除完全,未发现另外的功能性转移灶,则 1 年以后随访；1 年后仍为阴性,则 2 年后再随访；2 年后随访阴性,以后可每 5 年随访 1 次。每次随访应进行常规的体检、X 线胸片、血常规、血清甲状腺激素、TSH、Tg、TgAb 测定、^{131}I 全身显像及颈部超声检查。复查前应停用甲状腺激素 2~3 周,使 TSH 升高。如随访发现残留甲状腺去除不完全,应进行第二次"清甲"治疗。如随访发现有功能性转移灶,则应用 ^{131}I 进一步治疗转移病灶。

研究显示,女性患者一次完全"清甲"率为 84.2%,男性为 65.5%；^{131}I 活度小于 3.7GBq(100mCi)完全去除率为 63.3%,等于或大于 3.7GBq 的完全去除率为 85.3%。

(2)"清灶"治疗效果评价：对于 DTC 转移的患者,一般应在 ^{131}I 治疗后 3~6 个月之间进行复查为宜。^{131}I 全身显像如发现转移灶摄取 ^{131}I 功能明显降低或完全消失,或发现的转移灶数目比治疗前减少,为治疗有效。与治疗前比较出现新的转移灶,或转移灶数目增加,或旧的转移灶长大或摄 ^{131}I 功能增强,则为无效或加重。Tg 和 TgAb 的水平降低或消失,是治疗有效的标志,反之则是病情恶化的信号。多篇文献报道认为,DTC 患者的预后与年龄、性别、原发灶大小、是否转移、转移部位及治疗方案的选择有关。年龄大于 40 岁,男性,原发灶大于 3cm,发生转移,特别是骨转移等,是预后不良的因素。DTC 患者如单纯手术治疗,复发率为 32%；手术加甲状腺激素治疗,复发率为 11%；手术、^{131}I 再加甲状腺激素治疗,复发率为 2.7%。单纯手术治疗 DTC 患者的死亡率是手术加 ^{131}I 治疗的 3.8~5.2 倍。

(3)临床治愈的标准：①无 DTC 存在的临床证据；②无 DTC 存在的影像学证据：初次放射性碘去除残余甲状腺组织后进行的全身显像没有发现甲状腺床外异常摄取碘,新近的诊断性 ^{131}I 全身显像和超声检查无肿瘤存在证据；③^{131}I 全身显像没有发现甲状腺床和全身其他部位异常摄取 ^{131}I；④无

TgAb 的影响,TSH 抑制和刺激时均未检测到 Tg(低于 1μg/L)。

(五) 转移性骨肿瘤的核素治疗

1. 治疗放射性药品及原理 用于治疗转移性骨肿瘤的放射性药物与骨组织具有较高的亲和性,骨组织代谢活跃的部位可摄取更多的亲骨性放射性药物。常用有 $^{89}SrCl_2$,在骨转移病灶区能很快聚集,其聚集量约是正常骨的 2~25 倍;^{153}Sm-EDTMP 在骨转移肿瘤病灶与正常骨组织摄取量比值可达 16:1;^{188}Re-HEDP 既有 β 射线用于治疗,也有 155keV 的 γ 射线可进行骨显像。骨转移肿瘤病灶部位因骨组织受破坏,成骨修复过程非常活跃,故能浓聚大量亲骨性放射性药物。放射性药物发射 β 射线,对局部病灶发挥内照射作用,所产生的辐射生物学效应,如病灶内毛细血管扩张、细胞水肿、细胞核固缩、炎症细胞浸润、肿瘤细胞核空泡形成或消失、肿瘤病灶坏死或纤维化形成等,可起到不同程度地抑制、缩小或清除肿瘤病灶的作用。镭-223(^{223}Ra)的 α 粒子的质量大,对局部组织的电离作用强,在转移性骨肿瘤内照射治疗方面具有优势,其穿透力弱、射程短的特点,对病人的骨髓抑制风险小、耐受性好,医护人员也易于防护。

放射性药物治疗骨肿瘤转移灶同时缓解骨痛的机制尚不完全明确,可能与以下因素有关:①肿瘤组织受 β 射线照射后,病灶缩小,减轻了骨膜张力和骨髓腔压力,也减轻了对周围神经的机械性压迫;②病灶缩小后,受肿瘤侵蚀的骨骼重新钙化;③电离辐射作用影响神经末梢去极化过程,干扰疼痛信号转导;④电离辐射作用抑制了缓激肽、前列腺素等疼痛介质的分泌。总之,缓解骨痛的因素诸多,有待于进一步研究。

2. 适应证与禁忌证

(1)适应证

1)恶性肿瘤骨转移并伴有骨痛患者。

2)核素骨显像示骨转移性肿瘤病灶有异常放射性浓聚者。

3)恶性骨肿瘤未能手术切除或手术后有残留癌灶,且骨核素显像证实有较高的放射性浓集的患者。

4)白细胞不低于 3.0×10^9/L;血小板不低于 10×10^9/L 者。

(2)禁忌证

1)近 6 周内进行过细胞毒素治疗的患者。

2)化疗和放疗后出现严重骨髓功能障碍者。

3)骨显像仅见溶骨性冷区,且呈空泡者。

4)严重肝肾功能损害者。

5)妊娠及哺乳期妇女。

脊柱破坏伴病理性骨折和 / 或截瘫的患者以及晚期和 / 或已经历多次放化疗且疗效差者,应慎用本疗法。

3. 临床疗效 $^{89}SrCl_2$:^{89}Sr 已被用于前列腺癌、乳腺癌、肺癌、肾癌、鼻咽癌等所致骨转移疼痛的治疗,对前列腺癌和乳腺癌疗效尤为显著,有效率分别为 80% 和 89%,疼痛缓解维持时间 3~12 个月(平均 6 个月),行为评分(Karnofsky 评分)改善增加 20% 以上,止疼药用量减少 25% 以上。疼痛轻度改善者占 40.7%,明显改善占 47.5%,其中 10% 患者疼痛消失,7.6% 无效。与 $^{89}SrCl_2$ 相比,^{153}Sm-EDTMP 缓解疼痛快而明显,但维持作用时间较短。综合国内外文献报道,^{153}Sm-EDTMP 对癌性骨痛的总有效率为 65%~92.7%,止痛效果出现时间为 (7.9 ± 6.8) 天,疼痛缓解维持时间 1~11 个月(平均 2.6~3 个月)。^{188}Re-HEDP 也显示了良好的缓解骨痛效果。一组 61 例骨转移癌患者使用 ^{188}Re-HEDP 治疗,随访一年的结果显示,80% 的患者的骨痛在治疗后出现迅速而显著的减轻,20% 的患者可以停用止痛药。

(六) 放射免疫治疗

用放射性核素标记肿瘤相关抗原的特异性抗体,以抗体作为核素载体,与肿瘤相应抗原结合,使肿瘤组织内浓聚大量的放射性核素,并滞留较长时间。放射性核素衰变过程中发射射线的照射作用破坏或干扰肿瘤细胞的结构或功能,起到抑制、杀伤或杀死肿瘤细胞的治疗作用。放射免疫治疗主要适用于非实体肿瘤、术后残留的较小病灶、复发或转移形成的亚临床微小病灶、全身较广泛转移的患者。美国 FDA 已批准两种放射性核素标记的抗 CD20 鼠源性单克隆抗体用于治疗 NHL,分别是 ^{131}I-tositumomab(托西莫单抗,Bexxar)和 ^{90}Y-ibritumomab(替伊莫单抗,Zevalin)。用 Zevalin 或冷抗体治疗 143 例复发或对化疗耐受的 NHL 患者的前瞻性随机对照临床试验结果显示,反应率分别为 80% 和 56%,CR 分别为 30% 和 16%。另一研究纳入 211 例接受 Zevalin 治疗的 NHL 患者,反应率为 83.7%,完全缓解(complete response,CR)为 37%,部分缓解(partial response,PR)为 46.7%,平均无进展期(time to progression)为 9.4 个月。

基于锕 -225 等核素的 α 衰变放射免疫疗法,即靶向 α 粒子疗法(TAT)较现有 β 核素治疗有着明显优势。α 粒子(氦 -4 原子核)具有比自由电子大得多的冲击力,由于 α 粒子穿透力相对较弱,因此其释放的能量只会辐射到周围十微米级的范围,因此所造成的癌细胞 DNA 损伤也更难被修复。

(七) 受体介导放射性核素治疗

利用放射性核素标记的特异配体,通过配体与受体之间的特异结合,使大量放射性核素浓聚于病灶,达到内照射治疗的目的。研究较多的有生长抑素受体(SSTR)、血管活性肠肽受体、叶酸受体、肿瘤坏死因子受体等介导的放射性核素治疗。生长抑素受体介导的放射性核素靶向治疗,早期使用 ^{111}In-DTPA-octreotide 治疗晚期神经内分泌肿瘤,有效率 28.5%(CR+PR),反应率 66.6%(有效率 + 病情稳定)。近年来,广泛使用 ^{68}Ga 标记生长抑素类似物(SSA)PET/CT 成像,较早期的 ^{99m}Tc 或 ^{111}In 标记奥曲肽(octreotide)成像效果好,^{177}Lu 标记的生长抑素类似物 ^{177}Lu-DOTATATE 属于肽受体放射性核素治疗(peptide receptor-radionuclide therapy,PRRT),已经获得 FDA 批准应用于胃肠胰神经内分泌肿瘤的临床治疗,对于不能手术或转移性的胃肠胰神经内分泌肿瘤显示出良好的效果,可以单独或与化疗、靶向治疗联合应用,大多数患者表现出部分反应或疾病稳定,少部分患者达到完全反应,仅约 30% 患者疾病进展。总的来说 ^{177}Lu-PRRT 治疗控制疾病、改善生活质量的效果明显,骨髓抑制等并发症发生率低,比较安全。

PSMA 介导的放射性核素配体治疗(PSMA Radio-ligand Therapy,PRLT)是核素治疗去势抵抗前列腺癌治疗的重要手段。通常以 ^{68}Ga-PSMA PET 显像诊断原发性和复发性前列腺癌,并评估 ^{177}Lu-PSMA 疗效;^{177}Lu-PSMA 治疗具有诊疗一体化、高度靶向、不良反应小等特点,是前列腺癌诊疗的新方向,应用前景良好。以 PSA 下降水平 >50% 为标准,^{177}Lu-PSMA 对 30%~60% 的患者有效。由于唾液腺等的摄取,治疗过程中可能出现口干、呕吐等常见不良反应。

(黄　钢　左长京)

本章小结

原子序数在 83 以上的元素罕有稳定的同位素,所有的原子核都是放射性的。不稳定的原子核能自发地放出射线并转变成另一种核素。质子数相同,而中子数不同的元素,互为同位素。具有一定质子数、质量数和能量状态的原子称为核素。核内中子数和质子数都相同但能量状态不同的核素彼此称为同质异能素。能自发地放出各种射线同时变成另一种核素,称为放射性核素。放射性核素的原子核自发地放出射线,同时转变成另一种原子核的过程,称为放射性核衰变,简称核衰变。核衰变主要有 α 衰变、β- 衰变、正电子衰变、电子俘获衰变、γ 衰变。核衰变遵从其基本定律,但每一种放射性核素具备特有的半衰期和放射性活度。带电粒子与物质相互间有电离、激发、散射、韧致、吸收作用,是放射性核素治疗与放射性探测的基础,是射线引起物理、化学变化和生物效应的机制。光子与物质主要产生三个效应：光电效应、康普顿效应和电子对效应。

临床核医学分为诊断核医学和治疗核医学两大部分，其中诊断核医学包括脏器或组织影像学检查、脏器功能测定和体外微量物质分析等；根据放射性药物是否引入到体内，诊断核医学分为体内诊断和体外测定两部分；治疗核医学分为内照射治疗和体表敷贴治疗两部分。放射性药品按临床核医学的用途分类，分为体内放射性药品和体外放射性药品。核医学仪器包括活度计、放射防护监测仪器、显像设备、非显像功能测定仪器、放射性药物制备设备、体外分析仪器等，本章重点介绍核医学显像设备。目前，核医学中常用的显像设备有 γ 相机、SPECT、SPECT-CT、PET、PET-CT 及 PET-MRI等。核医学影像是一种通过放射性核素标记示踪特异性靶分子(分子探针)，进行成像的一种分子影像技术。因此，特异性定位、动态显示、定量分析成为其主要特点。多模式显像融合技术可以弥补不同显像方法的不足，优势互补，成为核医学显像发展趋势。

核医学的临床应用范围较广，主要有：肿瘤显像、心脏显像、内分泌系统显像、骨显像、神经系统显像、呼吸系统显像、肾动态显像、胃肠道出血显像、异位胃黏膜显像、肝胆动态显像、骨髓显像、淋巴显像；呼气试验；体外标记免疫分析技术；放射性核素治疗。

思考题

1. 简述放射性衰变的类型。
2. 简述放射性药物的分类及摄取机制。
3. 核医学甲状腺显像的适应证和主要临床应用有哪些？
4. 简述 ^{131}I 治疗 Graves 病的原理、适应证、禁忌证以及临床疗效。

第十章
医学影像学图像分析与合理应用

医学影像（medical imaging）在常见病、多发病和重大疑难疾病诊治和研究中发挥着重要和不可或缺的作用，在临床使用十分广泛。随着计算机、电子、生物化学、核技术等的发展，医学影像设备、显像剂、数据处理、图像分析等得到了迅猛发展，传统的单一显像方法正在向着集解剖结构、功能和代谢于一体的多模态影像设备和方法发展，通过各种影像方法的互补，在临床疾病诊疗中发挥越来越重要的作用。

第一节　各影像学诊断技术的特点和限度

一、X线诊断技术临床应用的价值和限度

自X线发现以来，医用X线诊断技术在医学研究、临床疾病诊治等方面发挥了巨大作用，但与不断发展的新型影像技术比较，其应用价值与限度（value and limitation）并存。

（一）临床应用的价值

1. **头颈部**　X线技术的应用价值主要体现在观察骨质轮廓、结构、密度的改变，以及软组织异常密度的显示方面，如颅骨及颈椎骨折、增生硬化、破坏及软组织钙化等。

2. **胸部**　X线技术因肺组织具有良好的天然对比，广泛应用于肺部病变的筛查。近年来数字化X线摄影（digital radiography，DR）已成为肺部、心脏、胸壁及纵隔病变最常用的首选检查方式，尤其在肺部常见病变如炎症、结核、肿瘤、血管性病变及胸部损伤等方面成为常规检查，并发挥着巨大作用。

3. **胃肠道**　X线技术在急腹症如肠梗阻、胃肠穿孔和胆道结石等方面有优势。胃肠道气钡双对比造影检查，可较清晰地显示胃肠道轮廓、黏膜改变，观察胃肠道蠕动异常及分泌异常等功能性改变，是消化道炎症、溃疡、肿瘤等病变的基本检查手段。另外在小儿先天性幽门狭窄（congenital pyloric stenosis）、先天性巨结肠（congenital megacolon）等疾病诊断中仍有不可替代的诊断价值。

4. **泌尿系统**　X线检查能较好地显示肾脏轮廓，也能显示泌尿系结石、微小钙化等。X线静脉肾盂造影不仅能够显示肾脏、输尿管及膀胱的轮廓异常，还可同时对泌尿道分泌排泄功能及梗阻程度进行评价。

5. **骨关节系统**　X线片依然是首选和最重要的检查方法。尤其是DR拍片，因为其强大的后处理能力，敏感性高于传统X线片，在骨折、骨质疏松、骨质增生、骨质破坏、软组织病变等方面有明显的优势。

6. **软组织病变**　X线检查在乳腺病变诊断方面有较广泛的应用。数字乳腺摄影能清晰地显示乳腺增生、炎症及肿瘤，是乳腺疾病常规筛查及随访的重要手段。

(二) X 线检查技术的限度

1. 组织结构的影像重叠会掩盖病变或造成假象。影像重叠会影响组织结构和病变的全面和真实观察,可能会出现病变遗漏或误诊,从而对疾病的正确评估造成困难。比如颌面部、寰枢椎等部位隐匿骨折的显示,前后心膈角或肺门、纵隔较小病变的显示等,现代医学必须依靠断层成像技术如计算机 X 线摄影(computed tomography,CT)和磁共振成像(magnetic resonance imaging,MRI)等进一步检查确定。

2. 对于细微结构及软组织的显示能力较差。由于 X 线本身的组织分辨能力较低及影像重叠的原因,对小的骨裂、骨质破坏、肺内小结节、小灶性玻璃样病变,以及软组织肿块、炎症等病灶的内部结构和境界,X 线检查往往不能准确地显示,需要借助 CT 或 MRI 来明确诊断。

3. 对早期病变的显示存在巨大缺陷。早期病灶由于病理改变较轻,X 线检查无法及时准确显示,如早期的骨质缺血性坏死、早期关节炎以及骨挫伤,X 线摄片经常没有阳性显示,这是因为这类病变早期主要表现为骨髓的水肿或小灶性出血,或者关节滑膜或软骨的改变,要等到出现骨质密度改变,X 线检查才能发现异常。因此这类病变的早期诊断,必须依靠 MRI 检查。

4. 因为 X 线有射线辐射,不适于特殊人群如孕妇的检查,需要借助于超声影像。

5. X 线检查因为配合不同摄片体位需要搬动患者,不适于被动体位的患者,如脊椎损伤、关节损伤的患者检查,现多采用被动体位行 CT 扫描并重建成像。

二、CT 诊断技术临床应用的价值和限度

CT 是继 X 线成像之后,医学影像学史上的又一次重大革命,其断层成像的特点和密度分辨率的提高大大拓展了 X 线检查的适用范围。随着扫描速度不断提高和重建技术的日趋完善,使疾病的定位和定性诊断得到显著提高。当前的高端 CT 已解决了 CT 检查中诸如无创性心血管检查、胸痛三联征、儿科低剂量检查及大范围的全脏器灌注等领域的很多难点。近年开发使用的能谱 CT 成像(spectral CT imaging)除了能进行病变形态学成像外,其强大的能谱分析工具,使 CT 进入了多参数、双能量及功能成像(functional imaging)的新时代。

(一) 临床应用的价值

1. **中枢神经系统**　CT 几乎普遍应用于中枢神经系统各类疾病的检查。颅脑外伤时 CT 为首选检查方法,因为 CT 对出血及骨折有其他影像设备不可代替的敏感性。同时,CT 对颅脑肿瘤、感染性病变、寄生虫病、脑梗死、脑出血及椎管内肿瘤等病变诊断较为可靠,增强 CT 根据对比剂在病变内分布程度的不同,推断肿瘤血供情况以及血 - 脑脊液屏障破坏情况从而进一步确定病变性质。颅脑 CT 血管成像(CT angiography,CTA)技术对脑动脉瘤、动脉粥样硬化性血管狭窄及闭塞、脑血管畸形等血管性病变有独特的诊断优势,同时能明确肿瘤与邻近血管的关系,如血管移位、受侵、侧支循环以及显示肿瘤滋养血管等,有利于术前定位及手术方案选择。脑 CT 灌注成像(CT perfusion imaging,CTPI)可定量反映脑组织血流动力学变化,目前的宽体探测器可获得全脑灌注及动态 CTA 图像,多模式 CT 已越来越多地应用于脑缺血、癫痫、脑肿瘤鉴别及术后随访等脑功能和疾病状态的评价。

2. **头颈部**　CT 技术用于对眶内、鼻窦、颌面部、耳部、咽喉、唾液腺、甲状腺及甲状旁腺的检查,常对头颈部间隙的肿瘤、炎症,以及外伤、发育异常等疾病作出诊断,多平面重组(multiplanar reformation,MPR)技术有助于显示病变细节及周围关系,对肿瘤性病变的全面评价有更大价值。CTA 可确诊头颈部血管变异及血管畸形,对受累血管及病变范围显示明确。

3. **胸部**　CT 的诊断优势在于以下方面:①发现隐匿性病灶。如心后区、纵隔旁及肋膈角区病变,肺内的磨玻璃样病变和微小结节等,其显示肺组织结构的分辨率几乎近于大体解剖。②明确肺癌诊断并分期。胸部低剂量 CT 筛查可大大提高早期肺癌的检出率,常规 CT 可明确显示肺内肿块,以及病灶内出血、钙化、坏死、脂肪沉积等改变,是 X 线筛查后进一步明确诊断肺内肿块需首选的检查

技术。CT 增强联合多种后处理显示技术,对绝大多数肺内病变能作出明确定性诊断。CT 还可确定肿瘤与纵隔及胸壁胸膜的关系、有无肺内转移灶、纵隔及肺门淋巴结增大的范围等。③高分辨率 CT 对弥漫性间质病变诊断具有不可替代的价值。④对纵隔病变进行明确定位,明确病灶内有无出血、坏死、囊性变等细节情况,从而帮助作出定性诊断及鉴别。⑤对肺外病变的显示,CT 对胸膜及胸膜下、胸壁、膈肌及肋骨病变的敏感性和准确性高于其他影像技术。

另外,CT 对心脏及大血管病变有优势,平扫对发现心包病变、血管壁及心脏瓣膜钙化有意义,增强后纵隔及心包肿瘤显示更明确。CTA 检查对大多数先天性及后天性循环系统病变可作出明确诊断,如主动脉瘤、主动脉夹层、肺栓塞、复杂性心内外畸形及冠状动脉硬化性心脏病等。

4. 腹部　CT 检查在全腹部大多数疾病的诊断中有重要作用,尤其对肝、胆、胰、脾、腹膜腔及腹膜后间隙实质性脏器及血管性病变的诊断与鉴别诊断优势显著,对胃肠道病变的壁外受侵、淋巴结增大以及远处转移的评估有价值,对治疗方案的选择有重要意义。多层螺旋 CT(multi-slice spiral CT,MSCT)容积扫描可快速获得大范围的容积数据,可消除器官的运动伪影,可精确得到脏器的动脉期、门脉期及延时期图像,辅以 CTA 和 CT 灌注成像技术,还可获得除形态学信息以外的病变组织器官的功能信息,为检出病变及定性诊断提供更多的影像学证据。

5. 泌尿系统　CT 平扫能很好地显示肾脏及膀胱的轮廓及内部密度,而且能显示泌尿系结石、微小钙化及占位性病变等。CT 平扫及增强后曲面重建 CTU,不仅能够清楚显示肾盂输尿管膀胱病灶的精确位置及病变性质,还可同时对泌尿系梗阻情况及手术方案的制定进行评估,已经逐渐取代了传统 X 线摄影和静脉肾盂造影。

6. 骨骼肌肉系统　骨关节 CT 检查不如其他系统应用普遍,经济、快捷的常规 X 线摄影仍是目前临床常用的行之有效的方法技术。骨关节疾病的诊断多是结合 X 线片、MRI 及病理而作出最终诊断。但对一些早期不典型病变、因组织重叠多而显示不佳或较为隐蔽的病变,CT 检查有独到之处,其优势在于 CT 的高分辨率、无重叠断面图像、可进行图像后处理和 CT 值定量,从而准确判断病变内的脂肪、气体、积液、软组织和钙化等,对于细小钙化和骨质破坏的发现尤为敏感。

(二) CT 检查技术的限度

CT 检查在软组织分辨力和空间分辨力较 MRI 逊色,CT 对神经系统及软组织病变的境界及内部成分显示欠精确,对椎管内、鞍区以及眶内等小空间区域肿瘤的显示以及对肌肉间隙、血管周围软组织肿瘤的显示价值较小,对病变内部特征性成分及一些神经系统和软组织肿瘤的诊断及鉴别价值有限,对比如颅内生殖细胞肿瘤、黑色素瘤及软组织黏液性纤维瘤的鉴别方面较 MRI 缺乏特征性。还有,对一些轻微或早期病变的显示,比如骨挫伤、早期骨缺血、膝关节半月板及交叉韧带的损伤等,CT 检查明显有限,需要 MRI 进一步检查。另外,CT 检查还有 X 线辐射及对比剂毒副反应等不可避免的缺陷。

三、MRI 诊断技术临床应用的价值和限度

MRI 因为其特殊的成像原理,加上近年来设备的不断更新完善,使其软组织和空间分辨力不断提升,具有能够早期发现微小病变、确切显示病变大小和范围、观察病灶内部成分且定性诊断准确率高等优点,在广阔的应用前景的基础上同时应该认识它的限度。

(一) 临床应用的价值

1. 中枢神经系统疾病及头颈部　在中枢神经系统疾病的诊断中,MRI 除对部分颅骨病变及颅内急性出血不敏感外,其他如对脑部肿瘤、颅内感染、脑血管病变、脑白质病变、脑发育畸形、脑退行性病变、脑室及蛛网膜下腔病变、脑挫伤、颅内亚急性血肿以及脊髓的肿瘤、感染、血管性病变及外伤的诊断中,均具较大的优势。MRI 不产生骨伪影,对后颅凹、颅颈交界区及椎管内病变的诊断优于 CT。MRI 具有软组织高分辨特点及血管流空效应,可清晰显示咽喉、甲状腺、颈部淋巴结、血管及颈部肌肉

等器官及组织的病变。

2. 胸部 由于纵隔血管的流空效应及纵隔内脂肪的高信号特点,形成了纵隔MRI图像的优良对比。MRI对纵隔及肺门淋巴结肿大和占位性病变的诊断具有较高的价值,但对肺内钙化及小病灶的检出不敏感。运用心电门控触发技术,可对心肌、心包病变、某些先天性心脏病作出准确诊断。MRI可显示心脏大血管内腔,故对心脏大血管的形态学与动力学的研究可在无创的检查中完成。特别是MR电影、MRA的应用,使得MRI检查在对心血管疾病的诊断方面具有良好的应用前景。

3. 腹部 MRI多参数技术及呼吸门控技术的应用使其在腹部病变的诊断和鉴别诊断中具有重要价值,有时不需对比剂即可通过T_1加权像和T_2加权像直接鉴别诊断肝脏囊肿、海绵状血管瘤、肝癌及转移癌。MRCP对胰胆管病变的显示具有独特的优势。胰腺周围有脂肪衬托,采用抑脂技术可使胰腺得以充分显示。MRI对肾脏疾病的诊断具有重要价值,肾与其周围脂肪囊在MRI图像上形成鲜明的对比,肾实质与肾盂内尿液也可形成良好对比,MR尿路成像(MR urography,MRU)可直接显示尿路,对输尿管狭窄、梗阻具有重要诊断价值。MRI多方位、大视野成像可清晰显示盆腔的解剖结构,尤其对女性盆腔疾病诊断有价值,对盆腔内血管及淋巴结的鉴别较容易,是盆腔肿瘤、炎症、子宫内膜异位症、转移癌等病变的最佳影像学检查手段。MRI也是诊断前列腺癌,尤其是早期癌的有效方法。

4. 骨骼肌肉系统 MRI对早期骨髓炎、软组织内炎症、肿瘤及血管病变有良好的显示效果,可明确显示骨髓及软组织早期的病变,清晰显示病变范围、轮廓以及内部成分,为早期准确诊断疾病提供依据。MRI对关节软骨损伤、韧带损伤、关节积液等病变的诊断具有其他影像学检查所无法比拟的价值,可清晰显示软骨破坏、关节滑膜增厚、膝关节半月板损伤、关节周围及内部韧带撕裂伤等。MRI在诊断骨挫伤、早期骨缺血、关节炎早期关节面附近骨髓水肿(bone marrow edema)方面,明显优于其他影像学方法。

(二) MRI 检查技术的限度

1. 对质子密度低的结构如肺和皮质骨显示不佳,对钙化的显示远不如CT,难以对成骨为主的骨骼病变及以病理性钙化为特征的病变作出诊断,比如对成骨性及成软骨性骨肿瘤的诊断、对增生为主的慢性骨髓炎后期的诊断较CT缺乏特征性。

2. 常规扫描时间较长,对急诊患者以及胸腹部有较强频率不自主运动的患者检查受限,有些患者出现幽闭恐怖症。

3. 扫描参数多,技术选择复杂,不同病变不易做到有针对性的显示。

4. 对带有心脏起搏器或体内有铁磁性物质的患者不能进行检查,需要监护设备的危重患者不能进行检查。

5. 设备价格昂贵,维护、运行费用高。

四、超声诊断技术临床应用的价值和限度

超声(ultrasound)设备相对廉价、体积小、轻便、易操作、可移动性及便携性强,对危重患者可行床旁检查和介入治疗,这是其他影像学技术无法替代的。在临床应用中有巨大价值,也有一定的缺陷。

(一) 临床应用的价值

1. 头颈部 头颈部血管超声可以了解动脉粥样硬化管腔情况、评估颈动脉斑块的易损性。经颅超声可以显示颅内血管、血流速度及方向,弥补DSA的不足。超声还可以观察颈部淋巴结的大小、形态、内部结构、血流状态及其周边情况,对鉴别淋巴结的性质有意义。新生儿经囟门超声可初步判断颅内缺氧或出血、积液及先天畸形等异常,可与MRI检查互为补充。

2. 胸部 超声在心血管疾病的诊断中优势明显,能同时对心脏结构和功能情况进行评估。在胸腔积液探查和引导穿刺、靠近周围部位肺占位性病变的引导活检等方面也有较大的应用价值。

3. 腹部 超声可以多方位观察脏器或病变组织,尤其三维超声的临床应用,避免了不同脏器或组

织等的相互重叠及容积效应,能够显示细节解剖,以及显示病变或组织器官的形态、大小、毗邻关系,定量分析准确,多数病变可获得定性诊断。常用于腹部实质器官疾病筛查,对于结石、囊肿等疾病有明确诊断价值。

4. 妇产科　超声对于子宫形态、子宫畸形、子宫内膜及附件病变的诊断有较大价值,在早孕诊断、异常妊娠、胎儿宫内发育情况及先天性畸形的筛查方面等有独特价值,是产前胎儿检查最常用的影像学检查技术。

5. 浅表器官　超声对于浅表器官,如乳腺、甲状腺及眼球疾病的诊断有较大的价值,不仅可以显示病变的形态学信息,还可以观察病变血供情况。

6. 骨骼肌肉系统　超声在骨骼肌肉系统疾病诊断中的应用日趋广泛,特别是在肌腱、滑囊、滑膜及关节囊疾病诊断方面,可以准确地区分积液和软组织水肿,并能显示韧带内部结构,还可以动态观察关节的活动功能。

(二) 超声检查技术的限度

1. 超声扫描的空间分辨力不及 CT、MRI。

2. 超声检查反映的是病变形态学改变和血流动力学改变,对于极早期以及部分早期病变功能上的改变,超声不如有些影像学检查方法,如 PET-CT。

3. 超声虽然检查适应证广泛,但在胸部疾病、胃肠疾病、骨骼系统疾病及颅脑疾病等方面诊断能力有限,临床价值不如 X 线、CT 和 MRI。

4. 超声图像的清晰程度受超声设备性能、患者合作程度、肥胖、病变部位及范围、肺气、肠气等诸多因素的影响。

5. 超声图像显示的是正常组织之间、正常组织与病变之间声阻抗差改变,缺乏特异性,许多病变的定性诊断需要与其他影像学表现和临床资料相结合。

6. 超声技术比较依赖操作人员的手法,其检查结果的准确性与操作人员的经验和操作手法有很大关系。

五、核医学诊断临床应用的价值和限度

核医学显像是将发射 γ 射线的放射性核素或其标记的化合物作为生物探针或显像剂引入体内,通过单光子发射计算机断层显像仪(single photon emission computed tomography,SPECT)或正电子发射型断层显像仪(positron emission tomography,PET)显示生物探针在靶细胞、病变组织或器官的摄取、分布、通过、代谢,反映其血流、功能、代谢特征,特殊的成像原理决定了其在功能成像和分子成像(molecular imaging,MI)领域有着重要的地位。

(一) 临床应用的价值

1. 头颈部　脑血流灌注断层显像是广泛应用于脑血管疾病、癫痫、脑变性疾病及脑肿瘤的诊断,其脑代谢、脑受体显像是脑科学研究的重要工具。

2. 循环系统　核素心肌显像特别是心肌灌注显像在临床上被广泛用于各类心脏疾患的诊断和功能评价,除能评价心肌血流灌注外,核素显像还在动脉斑块显像、血栓显像、心肌神经受体显像、乏氧显像及凋亡显像中发挥更大作用。

3. 骨骼肌肉系统　由于核医学全身骨显像一次成像范围大及诊断敏感度高的特点,使其在恶性肿瘤骨转移的早期诊断及恶性肿瘤的分期诊断中有着广泛的应用。在缺血性骨病、骨代谢性疾病、原发性骨肿瘤及骨密度测定方面有价值。

4. 呼吸系统　核素肺血流通气显像能定量评估肺血流及通气功能,在肺栓塞及通气障碍性疾病影像学评估有重要价值,对淋巴结性质的判断也有独特价值,可对肺癌术前分期作出较准确的判断。

5. 消化系统　主要应用于肝胆疾病、异位胃黏膜(ectopic gastric mucosa)及消化道出血的诊断,

尤其是对后两者的诊断敏感度要高于其他影像学检查技术,在新生儿先天性胆道发育异常方面有较高的临床使用价值。

6. **泌尿系统** 核医学的肾动态显像具有无创、安全、操作简便等优点,对于双肾位置形态、肾血流及分肾功能的评估准确客观,都有重要价值,尤其 GFR 测定是临床不可或缺的技术手段,成为临床判断患肾取舍的主要依据。

7. **内分泌系统** 核素显像对于甲状腺病变的检出、功能状态甚至良恶性及预后的判断以及异位甲状腺有着其他影像学手段不可替代的地位。

8. **新进展** 近年,核医学显像进入了多模态显像新时代。SPECT 和 PET 同机配置 CT 和 MR 装置,即 SPECT-CT、PET-CT 和 PET-MR,能同时反映活体功能代谢和精细的组织结构信息,迈入融合显像(fusion imaging)的新纪元。

(二) 核医学显像检查技术的限度

1. 由于单位面积的光子通量比 CT 小 10^3~10^4 倍,单模态核医学显像的空间分辨力(spatial resolution)较差,显像时间较长,对细微结构的精确显示不及 CT、MRI 和超声检查。

2. 常常灵敏度高,特异度低。

第二节　图像分析要点

一、客观审阅和评价图像技术的合格性和诊断价值

在进行疾病影像诊断时,客观把握 X 线、CT、MRI、超声及核医学等各种图像的合格性,反映其诊断价值尤为重要。审阅图像时,除对照原始检查结果,常规了解患者的病史、检查目的,核对姓名、性别、年龄、片号、左右等基本信息是否正确,有无部位遗漏及体外异物等外,应依各成像技术的不同对其图像进行评估。特别是 X 线、CT 检查,需要选择最优化的成像参数、最合适的检查范围,做到最大限度的图像质量的达标与辐射剂量的降低,为准确的影像诊断提供保障。

各部位的 X 线片都要有合适的投照条件,显示适当的影像密度和清晰的对比度,组织层次分明,无污染、损坏,并且符合各部位检查的特殊要求。比如颅骨 X 线片除观察常规正侧位是否标准外,一些凹陷性的骨折还需要加照切线位。颈椎除常规正侧斜位片,外伤患者要拍张口位观察寰、枢椎。腰椎椎弓骨折要照斜位才能显示。胸部 X 线片要注重深吸气相,使肺野充分充气以增加对比度,注重侧位胸片在肺部病灶检出及定位的价值,观察肺及肋骨时投照条件要有一定的调整,支气管异物的检查要有深吸气及深呼气相的对照等。腹部 X 线片强调站立位的重要性,图像应包括膈顶和盆腔。泌尿系 X 线片须包括两侧肾脏、输尿管和膀胱,图像应能清晰显示肾脏轮廓及腰大肌等软组织,肾区阳性结石与胆结石影不易鉴别时要加照侧位片。排泄性尿路造影检查前要清洁肠道,禁水禁食,对肾积水的患者要根据情况延迟摄影。骨关节 X 线片位置准确,四肢检查至少包括一侧关节,有正侧位参照,特殊部位加照轴位和斜位补充。

各部位 CT 图像要有良好的空间分辨率、密度分辨率及时间分辨率,且噪声要小、没有运动及金属伪影等,扫描参数、扫描范围及重建算法合乎要求,窗宽、窗位的选择恰当,同时还要充分考虑射线剂量的问题,做到图像质量与射线剂量的合理取舍。增强 CT 造影剂注射时间及扫描时相的把握要准确,结合各部位的特殊要求进行合理的检查,做到图像质量达到诊断需求。CTA 图像要求清晰地显示血管腔全貌,冠状动脉 CTA 不能有错层,图像能够有层次的显示血管壁的钙化、斑块及正常管壁,能

够准确测量管腔径及管壁斑块的 CT 值,重建血管的病变区一定做到与原始图像的对应和一致。消化道 CT 检查要保证消化道的充分充盈及壁的舒展,检查前喝水及注射低张性药物是必要的,规范的动态增强扫描对准确评估消化道肿瘤的分期很重要,结合三维重建进行观察也是不可或缺的。腹部实性脏器如肝、胰及肾脏病变的动态增强分期应更加细致,特殊情况要充分考虑,如泌尿系统 CT 增强要有精准的肾皮质期、皮髓质期及分泌期,延迟期 CTU 及曲面重建对输尿管病变价值大,要保证图像质量达标。CT 在骨关节价值重在轴位图像结合重建图像,可以很好展示骨骼的全貌,对于下肢 CT 检查必要时双侧同时扫描以对照。

MRI 图像为多参数、多序列、多方位成像,具有 MR 水成像、MR 血管成像、MRI 功能成像及 MR 波谱成像等多项技术,评价图像质量时要了解设备类型、扫描条件及检查范围,观察是否有好的信噪比、空间分辨率、对比度及有无伪影,特别是金属异物(节育环或心脏起搏器)的干扰等。根据不同部位及疾病的需求要注意有无检查项目的缺少,比如在颅脑缺血性疾病方面,除了常规序列图像,是否有 Flair 及 DWI 序列,增强图像的时期把握是否准确,MRA 图像质量是否达到诊断要求。MRI 在心脏和大血管疾病的检查应用有较高的诊断价值,其图像评价主要包括扫描体位准确和成像序列的恰当选择,标准心脏长、短轴位像规范,各心腔及心肌壁显示量化,可以准确进行心脏各径线的测量和心功能测定。腹部 MRI 图像在胆道、泌尿系及肠道除常规图像外,增加水成像技术来全面展示和评估意义重大,必须保证水成像图像的清晰,并能够多角度旋转观察。妇科方面的 MRI 应用越来越有价值,矢状位和横断位必不可少,发现病灶可通过 MRI 增强进行进一步确定及进行肿瘤的分期。前列腺病变特别是对前列腺癌的诊断,除需常规序列外,一定要增加 MRS 进行分析,保证 MRS 谱线的稳定及准确。骨关节系统需要质子加权像及 T_2 压脂序列显示早期或渗出性病灶,对于肌腱韧带的扫描注重扫描方向及角度的价值,并且要最大限度地显示肌腱韧带的全貌。

核医学显像尽管具有其独特的自身特点,在显像技术上有多种显像方式,但在审阅图像时仍需对患者的基本信息进行核准,确认患者注射显像剂的时间、方式、判断注射、体位、图像采集时间是否合格等,了解是否有影响显像剂摄取和分布、排泄的特殊因素。要确认使用的显像剂类型,因为当同一器官使用不同的显像剂进行显像,图像上信息的变化反映的是截然不同的生物学变化。显像技术也是影响影像质量的重要因素,良好的显像应该是图像清晰、轮廓完整、对比度适当、病变部位显示清楚、解剖标志准确以及图像失真度小等。显像剂的制备、显像技术性等诸多原因都可产生图像伪影,阅片时要能够准确辨认。

声像图的图像质量主要与操作医生有关,熟悉受检区域的解剖学,熟练掌握待查脏器或组织的标准超声切面,按顺序进行多角度、多切面连续动态扫查非常重要。先进行二维超声和 CDFI 检查,然后进行频谱多普勒检查。要注意超声发射功率必须限制在安全剂量阈值内,特别是检查胎儿、眼球等娇嫩组织。确定超声图像方位应当按照国内外通用标准,即探头标识侧显示在超声图像右侧(即相对于操作者左侧),探头标识侧尽可能保持朝向被检者的头侧或右侧,但心脏超声检查时除外。超声检查深度以待检查脏器或组织位于超声图像 1/3~2/3 为宜,相同脏器或组织检查时,每次检查尽量保持在同一深度,聚焦深度应尽可能与待检查脏器或组织保持同一深度。二维灰阶图像质量可通过动态范围、穿透力、高对比空间分辨率、低对比分辨率、均匀性、噪声、伪像、帧频八项进行评价。彩色多普勒血流成像(color Doppler flow imaging,CDFI)及频谱多普勒图像质量评价,除二维图像质量的评价指标外,另包括空间分辨率、速度分辨率、敏感度等。

二、不同影像技术图像观察注意点

观察各种图像应了解每一种检查技术对不同部位的结构和病变的显示能力,熟悉各部位 X 线、CT、MRI、超声及核医学图像的正常解剖及类型、个体发育的变异表现等。发现病变着重观察其部位、范围并详细观察病变的数目、大小、形态、边缘、范围、内部结构及邻近组织变化等,在进行定位、定量诊断的同时尽可能做到定性诊断。

X线片是黑白不同的灰度成像,观察要有一定的顺序,特别是重叠较多的部位要注意细微结构的变化,同时熟悉正常解剖和变异。如颅骨要从外到里、从上到下观察软组织、颅骨、颅缝、蝶鞍、血管蛛网膜粒压迹以及生理病理性钙化等。观察颅底、耳、口腔颌面部时注重正常骨结构与气腔有无改变。颈椎X线片外伤患者重点观察齿状突的位置,颈椎病患者要着重观察钩突关节的形态,因其增生常影响到椎动脉和臂丛神经根。胸部X线片要观察图像对比度是否清晰、胸廓有无对称、纵隔位置是否居中、横膈高度是否正常的同时,要尽量排除因体位、投照条件、运动伪影及异物等因素的干扰。循环系统要掌握各种测量,特别是心胸比率,熟悉心脏的各种正常和异常形态等,比如不能把横位心看成心影增大,乳腺病变要有两侧对照。胃肠道要按食管、胃、十二指肠、小肠、大肠的顺序逐项进行观察,熟悉正常解剖和变异,特别是一些正常切迹或压迹不能误认为是病变,比如气管与主动脉球对食管的压迹有时很明显,食管钡透时可见憩室样改变,要注重胃肠道蠕动、分泌及柔软等功能改变。对称性的骨和关节,要注重小儿骨发育的特点,若病变不确定时加照对侧会有帮助。

CT图像除观察一般的扫描参数、扫描范围、扫描方法(平扫、增强)、窗宽窗位以及病变的常见特征外,要着重观察CT值的变化、强化程度及方式,了解病变密度及与周围组织之间的关系。比如,颅底主要观察骨质和颅底孔道与病变的关系,颌面部使用CT后处理技术进行重建会有价值,颈部病变增强扫描能增加软组织及各解剖间隙的诊断信息。胸部要对断面、重建图像、平扫及增强图像结合起来全面观察,发现病灶后着重观察病灶本身特点,观察病灶与支气管血管束的关系,其他肺野有无更多的病灶,胸膜有无结节及胸腔积液,肺门、纵隔、腋窝及锁骨上窝有无淋巴结增大,胸壁有无特殊改变等。肝脏、胰腺、脾及双肾都需要CT平扫和增强检查观察,准确的扫描期相对确定病灶的性质意义重大,肝脏肿瘤重在鉴别诊断,胰腺肿瘤需要了解与周围血管的关系和肿瘤可切除性评估,肾脏肿瘤的诊断要求扫描分期更细,必要时行CTU检查。骨骼系统CT图像观察要结合X线片,并调节窗宽窗位来观察软组织情况。心脏大血管CTA的评价要了解它的检查和重建技术,做到重建图像和轴位图像的一致和对应。

MRI图像观察常规注意点和CT类似,但因其检查序列及方法丰富,所以在各系统的应用非常有优势。中枢神经系统能清晰而逼真地显示其解剖,因各种组织的MRI信号不同,特别是可借血管流空效应分析病变同血管的关系;如发现肿瘤,我们要通过肿瘤的形态、坏死囊变、增强程度及周围组织结构变化等对肿瘤进行分级分期评估;对于急性期脑梗死DWI图像显示有优势,要重点观察以早期诊断。颈部MRI应进行多参数、多方位成像,全面观察其解剖结构和病变的形态特点、信号强度、强化程度及与毗邻关系等,并可作为CT的补充诊断。胸部病变特别是囊肿性病变的信号特征随组织成分不同而表现各异,可根据不同信号、血管流空、出血性病变的不同时间等进行观察;心脏MRI重点观察心房室及大血管的解剖位置关系,测量各房室大小及大血管径线;乳腺病变主要观察MRI的形态学改变、信号强度及内部结构以及增强后时间-信号曲线类型等,对良恶性病变进行鉴别。胆道、泌尿系要注意水成像和常规图像作对照评价。骨骼系统的MRI图像要注重对坏死、出血、纤维、脂肪以及附近有无水肿、积液及骨髓改变等的准确判断,结合X线片和CT了解钙化及骨质增生。

观察核医学图像时,首先要注意显像剂在组织和病变中的摄取和分布状态。核医学显像使用的显像剂多具有某一组织或病变的特异性摄取。使用的显像剂是否被摄取、摄取是否随时间出现分布变化多有助于鉴别病变的性质和特征。其次,要注意观察显像剂摄取的多少及随时间是否出现量的变化。显像剂摄取的多少往往与组织和器官的功能、病变的生物学特征有密切关系,测量半定量、定量参数往往有助于更好的发现摄取量的动态变化。SPECT-CT和PET-CT融合影像技术的广泛应用,使得核医学影像同时也获得了CT及融合图像。PET和SPECT功能显像与CT解剖形态影像从不同角度揭示病变的不同病理生理和生化改变,两种影像相互补充、相互印证,可提高诊断的准确性。

观察超声图像应注意脏器的形态轮廓是否正常,有无增大或缩小,有无形态异常如局部异常膨出。发现病变,应观察形状、边界回声、有无包膜、内部结构特征、后壁及后方回声,要根据局部解剖关系判断病变与周围脏器的连续性,有无压迫、粘连或浸润。当实质性脏器内出现占位性病变时,可导致病灶周围回声的改变,若是膨胀性生长的病变,周围回声可呈均匀性增强或有血管挤压移位;若是浸润性生长的病变,周围回声可强弱不均或血管走行中断;而脓肿,则在其边缘与正常组织之间出现从高回声向正常回声过渡的"灰阶梯度递减区"。这些都要详细观察并测量脏器、组织大小,或病变所在位置、数目、范围、大小,通过多普勒技术,分析血流分布、方向、速度、时相、性质、压力阶差和反流面积等进行量化分析。

三、图像征象分析诊断的基本原则

各种成像技术和检查方法的诊断都是以图像变化为基础的,因此熟悉图像的正常表现,发现和辨认异常表现是作出正确诊断的前提条件。当发现异常后,还要进行分析归纳,明确异常表现所反映的病理变化。最后,综合各种异常表现,广泛结合临床资料,进行逻辑推理,才有可能提出比较客观、正确的诊断。

(一) 熟悉各种正常影像表现

熟悉不同成像技术和检查方法的正常影像特点,是识别异常、准确诊断的基本条件。人体各系统各部位常常存在一些解剖上的变异,在不同性别和年龄组的器官和结构之间亦可存在差异。如头部 CT 检查时,位于额骨中间的永存额缝为正常解剖变异,若对其不认识,就有可能将其误认为骨折线;胸部 X 线后前位检查时,女性乳房在两下肺野形成对称性密度增高影,而在肌肉发达的男性,胸大肌可于两肺中野外带形成扇形均匀致密影,右侧常较明显,如果对这些表现都认识不足,就有可能误认为相应部位肺的渗出性病变;在青少年,椎体的环状骨骺及横突、上下关节突和棘突顶端的骨骺尚未愈合,勿误认为骨折。此外,在不同成像技术和检查方法中,图像上还可产生不同程度和不同形式的图像伪影,如 X 线硬化伪影、金属异物伪影、运动伪影、肠道超声检查的空气伪影及腹部 MRI 检查时腹主动脉产生的搏动性伪影等,初学者极易将其误为病灶,要注意区别。一些伪影可以加以避免,如干扰超声图像质量的伪影可通过改变患者体位、调整扫描角度及声束方向、尽量减少待检部位气体、增大或减少增益等措施尽可能消除伪影。核医学图像上实性器官的位置、形态、大小与该器官的体表投影非常接近,放射性分布大致均匀,但较厚的组织显像剂较浓密,相反,薄的组织显像剂较淡,要熟悉不能误认为是异常;例如甲状腺左、右两叶显像剂较均匀,而两叶边缘及峡部较薄,显像剂较稀疏。如果对这些情况不熟悉、不认识或认识不足,就有可能将图像上的正常表现误认为异常表现,从而导致错误的诊断。因此,作为一名影像诊断医师,不但要熟悉各种成像技术和检查方法的典型正常表现,而且还应学习和掌握诸如上述所谓"不典型"正常表现,避免将他们误为异常而导致错误诊断。

(二) 详细辨认异常影像表现

辨认图像上的异常影像表现是以熟悉正常影像表现为前提条件的。在此基础上,发现受检器官的结构和形态、密度、回声和信号强度、显像剂分布等是否发生改变。当发现图像有不正常表现时,应进一步运用所掌握的知识确定是否代表病理改变所引起的异常表现。例如,胸部 CT 平扫时,由于部分容积效应的影响,第一肋软骨钙化常显示向后突入肺野内,肺窗观察时,类似肺内结节,然而,连续层面观察、改变窗技术或通过重建图像,不难确定其并非为真的异常表现;相比较,若肺内有一类圆形软组织密度影,周围有含气肺组织包绕,且直径明显大于邻近血管、支气管径线,则可确定为异常表现,即肺内结节性病变。为了不遗漏图像上的异常表现,应有序、全面、协同地进行观察,并养成良好的读片习惯。例如,在阅读胸片时,应由外向内依次观察胸壁、肺、肺门、纵隔、心脏,在观察肺部时亦应自肺尖至肺底、自肺门到肺周有序地进行观察。否则,很容易遗漏某些重要的异常表现,例如忽略胸壁的软组织异常或肋骨的骨质破坏,这在临床上并不少见。CT 和 MRI 检查时,获得为数众多的图像,对每幅图像都需要认真、仔细地观察,即使是通过图像后处理所获得的重组图像和三维图像,阅读时也要参考原图像,只有这样才不至于遗漏和忽略明显或不明显的异常表现。核医学图像上要注意被观察器官与邻近器官、器官内不同组织间的显示位置是否与正常解剖和组织结构有差异,区别正常变异,如移位、异位或反位等,避免误认为病变而导致假阳性。

(三) 异常表现的分析归纳

在图像上确定异常表现后,要进行分析和归纳,明确它们所反映的病理变化和意义。分析病变时应注意:①位置和分布:不同病变有一定的好发部位。例如颅内脑膜瘤多位置浅表、位于脑外,转移瘤易发生在脑内皮、髓质交界区,而胶质瘤、淋巴瘤常位于脑内较深的部位;核医学图像上显像剂摄取的部位有助于疾病的鉴别,例如恶性肿瘤骨转移病灶往往分布在中轴骨骨骼;显像剂分布是否随时间出现分布变化多有助于鉴别病变的性质和特征,比如 ^{18}F-FDG PET 显像中延迟显像判断病变组织糖代谢是否持续升高可用于鉴别病变的良恶性。②数目:病变的单发或多发有一定价值。肺内单发结节可能为肿瘤或结核球等,而多发结节则常见于转移瘤。③形状:反映了病变的大体表现。例如在胃肠道,良、恶性肿瘤均可产生充盈缺损,良性者常呈圆形或椭圆形,而恶性肿瘤者多为不规则形。④边缘:一般而言,良性肿瘤、慢性炎症或病变的愈合期,边缘锐利;而在恶性肿瘤、急性炎症或病变进展阶段,边缘常模糊不清;核医学图像上观察和测量被检器官、病变显像剂分布形成的边界轮廓是否清晰完整有助于疾病的诊断。⑤密度、回声和信号强度:在一定程度上反映病变的组织类型。例如,钙化灶在 X 线片和 CT 上均呈高密度,超声上为后方伴有声影的高回声灶,而 MRI 上表现为长 T_1、短 T_2 信号。⑥邻近器官和组织改变对诊断的帮助较大:例如,周围肺野内有肿块,若同时发现肺门和 / 或纵隔淋巴结增大,常提示肿块为肺癌并已有淋巴结转移;CT 检查肝内低密度灶呈环状强化,合并有右侧胸腔积液,应考虑肝脓肿的可能性。⑦器官功能的改变:观察器官功能如心脏大血管的搏动、膈肌的呼吸运动和胃肠道蠕动等改变,对诊断常有帮助,有时甚至是疾病早期发现的主要依据。例如,在胸膜炎早期,可能只出现患侧膈肌运动受限。

患者进行影像学检查时,可能仅应用一种成像技术中某一种检查方法,也有可能应用一种成像技术中的多种检查方法,还有可能应用多种成像技术的不同检查方法。归纳就是将这些检查图像上所观察到的异常影像表现归纳在一起,进一步对照和分析,评估它们所反映的病理变化及意义,以利最后的综合诊断。例如,肾上腺腺瘤在病理上为富含脂类物质的良性肿瘤,有完整被膜,呈类圆或椭圆形,极少有钙化、坏死、囊变和出血。患有肾上腺腺瘤的患者可能已进行了超声、CT、MRI 等多种成像技术检查,均能发现肾上腺区有类圆形肿块,边缘清楚锐利,密度、回声、信号强度均匀,而 MRI 反相位检查显示肿块信号强度明显减低,以上所有异常影像表现均反映出肾上腺腺瘤的大体病理所见,其中最有意义的是反映肾上腺腺瘤(adrenal adenoma)富脂特征的反相位检查表现。

(四) 结合临床资料进行疾病的综合诊断

依据各种图像上的异常表现,通过评估这些异常表现所反映的病理变化,可以提出初步的影像学诊断,但是,不论 X 线、CT、MRI、超声及核医学图像本身都不能提供直接的疾病诊断和病因诊断,而且病变的异常表现常常缺乏特异性,同样的异常表现可在不同的疾病中出现,即"异病同影"。例如,CT 检查时,早期肝脓肿与肝细胞癌可有许多相似的异常表现,但两者的临床和实验检查所见有很大差别,结合这些临床资料,不难作出诊断。此外,同一疾病也可因发展阶段不同或类型不同而有不同的异常表现,即"同病异影"。例如,肾癌多数呈实质性肿块,内部常有不规则坏死,但少数肾癌亦可呈囊性表现,进一步确定还需要密切结合生理、病理、解剖学知识及临床资料进行综合分析后作出诊断。所以,一个准确影像诊断的确立,必须建立对病变的影像特征与患者的临床信息及疾病流行病学的合理解释,从而作出符合逻辑性及疾病发生发展规律的正确诊断。

第三节   各系统常见病影像学检查方法的综合利用和合理选择

综合利用和合理选择在各系统疾病的影像学检查中,不同的影像检查技术均有各自的优缺点和适用范围,所以,不同成像技术的合理选择和综合应用就十分重要,做到取长补短、相得益彰,这样就可以更敏感地发现病变、显示病变的特点、明确病变范围及确认病变与周围组织的关系,可以很好地提高病变的诊断准确率和正确评估病变的分期,更是合理、有效地制定临床治疗方案的保障。这种综合应用既包括 X 线、超声、CT、MRI 及核医学检查等不同成像技术间的综合使用,也包括每一种成像技术中不同检查方法的综合使用。

在中枢神经系统的检查中,X 线、CT 和 MRI(平扫、增强)检查经常综合及交叉应用,CT 平扫常常是快速筛选,MRI 及增强扫描往往进行深入检查。如颅脑外伤,X 线片仅仅对明显骨折有一定价值,而头颅 CT 检查可以对颅骨不同部位的骨折细节、硬膜下或硬膜外血肿,蛛网膜下腔出血及脑挫伤等及时作出诊断,具有很大价值(图 10-1)。但对创伤性脑梗死,甚至轻型的弥漫性轴索伤,需要借助于 MRI 高分辨率和高敏感度的特性进行检查。对急性脑血管病症状患者的检查,先行平扫 CT 来确定颅内有无出血,当发现出血时,根据出血位置、影像特征以及相关临床资料,可以明确诊断高血压性脑出血,而当怀疑为脑动脉瘤或脑血管畸形所致的出血时,进一步进行 CTA、MRA 及 DSA 检查,以明确出血原因;若 CT 检查未发现有急性脑内出血表现,则应注意有无脑梗死所引起的密度变化,当密度变化不明显时则有可能为超急性期脑梗死,这时需要进一步行 MRI 常规及 DWI 序列检查(图 10-2),或者通过 SPECT 检查了解脑血流灌注情况(见文末彩图10-3)。对于颅脑肿瘤性疾病,CT 主要观察密度及颅骨改变,而进一步的检查需要 MRI 平扫及 MRI 增强,确切显示病变的大小、范围及与周围血管和神经纤维的关系(图 10-4),能够对绝大多数肿瘤作出准确评估。

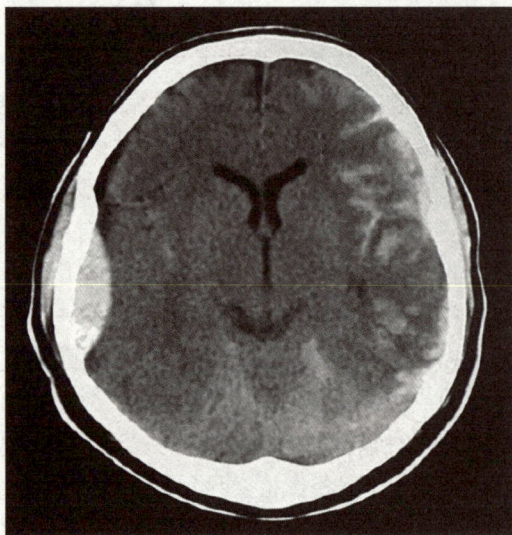

图 10-1   头颅 CT

在呼吸系统,疾病的最佳影像检查技术是 X 线胸部摄影和 CT 检查。X 线胸片可检出大部分胸部病变,如炎症、结核、肿瘤、血管性病变及胸部损伤、胸廓畸形等,是筛选和动态观察疾病的最有效价比的方法,其缺点为对小病灶和被重叠的病灶有时容易漏诊,结合多方位透视检查可提高疾病的诊断率,但因为分辨率低还是有不足。CT 检查因为密度分辨率高,无前后结构重叠,能发现直径大于 2mm 的病灶,同时 CT 对病变内部密度改变显示清楚,结合 CT 增强,能对大部分胸部病变作出较明确的诊断,如不能诊断,应结合 PET-CT 检查进行病灶性质确定及分期评估。例如,在 X 线胸片检出肺部阴影后,CT 扫描可以确定是否为肺癌,同时对肿瘤大小、轮廓及侵犯周围血管和支气管、纵隔、胸膜腔及锁骨上下窝淋巴结转移情况作出评估。当 CT 平扫不能明确病灶的性质及与邻近血管的关系时,CT 增强扫描可以从血流动力学角度对肿瘤进行评估,可以更确切的显示肿瘤特征及其与血管的关系。

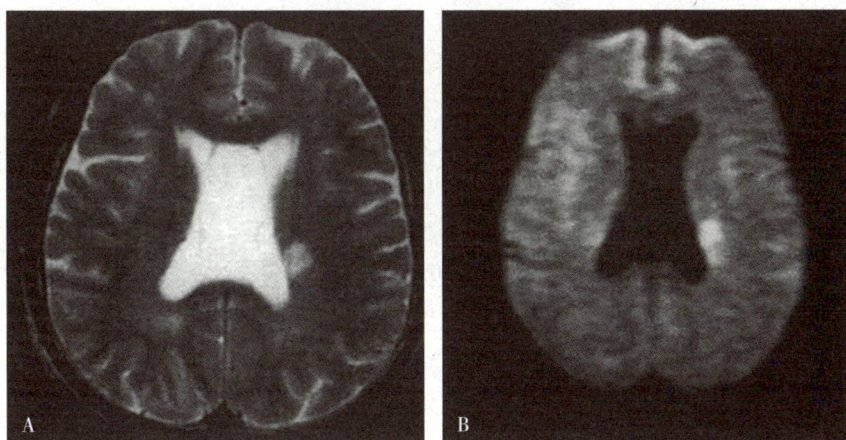

图 10-2　MRI 常规及 DWI 序列检查

超急性期脑梗死 CT 检查密度变化不明显,需要进一步行 MRI 常规及 DWI 序列检查及时作出诊断。

A. MR 平扫 T_2WI 图像;B. DWI 图像。

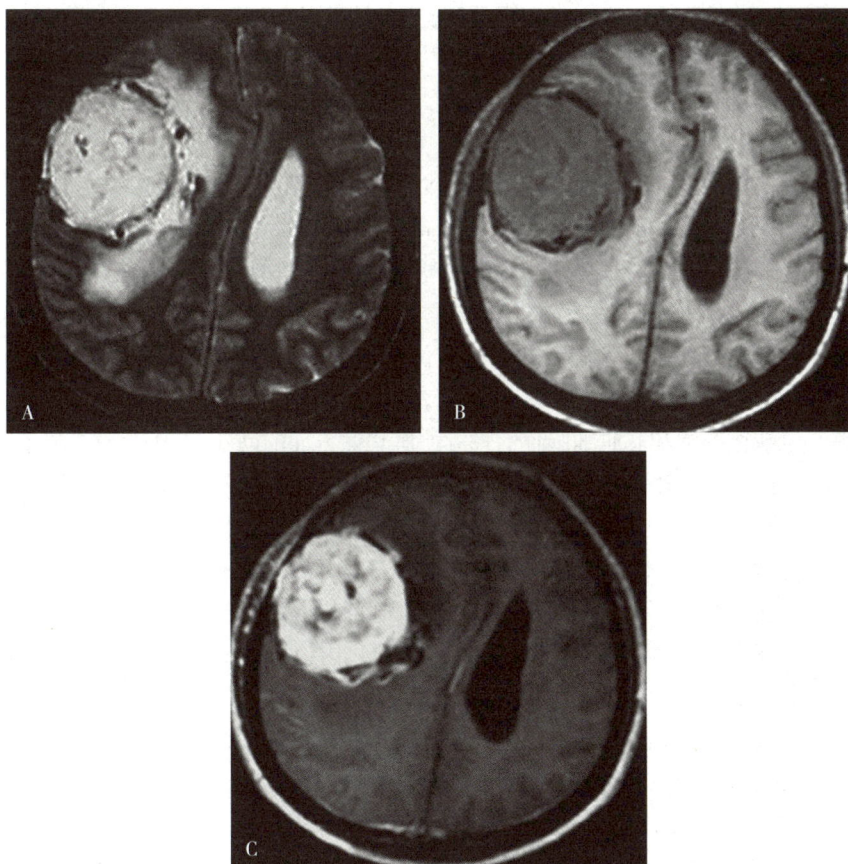

图 10-4　MRI 平扫及 MRI 增强

MRI 平扫及 MRI 增强可确切显示颅脑肿瘤性病变的大小、范围及与周围血管和神经纤维的关系。

A. MR 平扫 T_2WI 图像;B. MR 平扫 T_1WI 图像;C. MR 增强图像。

当 CT 平扫和增强仍不能确定病灶性质时,PET-CT 技术能够从代谢角度对病灶的代谢情况及淋巴结性质进行评价,从而确定肿瘤及分期情况(见文末彩图 10-5)。在呼吸系统检查中,MRI 更多地用于纵隔病变的检查和诊断,特别是不使用对比剂就可清楚显示肺门及纵隔内淋巴结的情况,但对肺部病灶的价值有限。对于临床怀疑肺栓塞患者,CT 平扫可发现肺野血管纹理或肺泡渗出性改变,CTA 技术可以立体形象地显示血管全貌从而直接找到肺动脉栓子,MRI 在显示血管内栓子方面也有价值,而 SPECT 可以明确栓塞范围(图 10-6)。超声一般不用于肺部常见病变的检查,但它对胸腔及心包积液敏感,常作为穿刺引流的最佳导向工具。DSA 血管造影对肺部病变价值有限,但常作为导向工具用于肿瘤的介入和止血治疗。

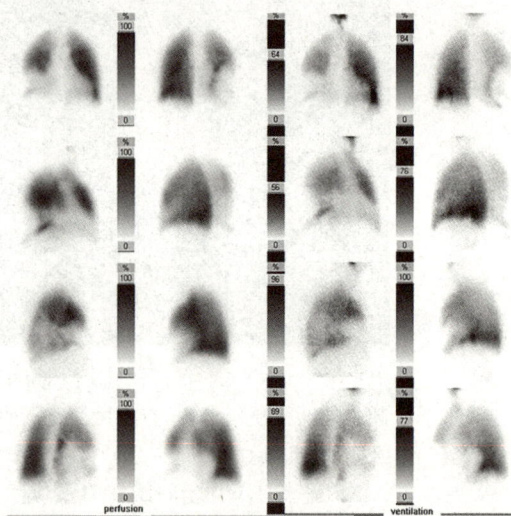

图 10-6　肺通气灌注显像

在心血管系统,心脏 X 线片和透视是先天性和后天性心脏病的筛查方法,可初步了解心脏的大小、形态、位置、搏动和肺门及肺血管改变。超声心动图检查不仅可以直观地观察心脏及大血管的解剖结构,而且可以动态的观察心肌和瓣膜的运动情况,CDFI 和频谱多普勒可以实时观察血流动力学情况,其方便、快捷、可重复性强,因此,在心血管系统疾病的检查中具有很大优势,特别在先天性心脏病、心脏瓣膜病、心肌病、冠心病、心包疾病、心腔肿瘤及人工瓣膜等疾病的诊断中,是首选的影像学检查方法(图 10-7)。对于先天性大动脉畸形及后天性大血管病变,如大血管转位、主动脉夹层动脉瘤及肺动脉栓塞等,由于超声存在一定区域的扫描盲区而不如 CTA。对于冠状动脉本身的病变评价,CTA 的价值越来越大,有时候都超过了冠状动脉造影,CTA 技术不仅可以显示血管腔情况,还可以显示管壁病变并对斑块成分进行分析(见文末彩图 10-8),是在进行 DSA 及介入治疗之前非常安全的冠状动脉评估手段,对冠心病的诊断及治疗有非常大的指导意义。MRI 可清楚显示心脏及大血管结构,其成像分辨率高于超声,可以通过对心肌厚度、心肌信号及心肌活性等方面的评估来诊断心肌病及冠心病,目前也在临床发挥着重要作用。对于冠心病患者,如需要了解心肌缺血范围和心肌细胞存活性等心脏代谢方面的问题,核医学检查技术则更具有优势。MRI 心脏电影由于无影像重叠,也可以对心肌功能作出评估,有较好的效果,可以与核医学技术互补使用。

在消化系统,除急腹症外,腹部 X 线片和超声技术一般不用于胃肠道疾病的检查。在胃肠道病变的检查中,气钡双重对比造影曾经发挥了巨大作用,但目前主要用于病变的筛查,当在消化道造影中发现了病变,特别是肿瘤性病变时,接下来往往进行消化内镜检查及活检,同时辅助使用超声内镜判断肿瘤侵及的层次、范围及周围淋巴结转移的情况,进一步进行的 CT 检查主要用于了解肿瘤与主体胃腔的关系、肿瘤大小、肿瘤范围、侵及层次及肿瘤与周围脏器的关系,了解周围各组淋巴结转移情况,了解腹部器官有无肿瘤转移情况等,从而更准确地对肿瘤进行分期,对临床治疗计划与治疗效果进行评估及指导。在胆道病变诊断中,超声通常作为首选的筛查方法,特别是对胆囊疾病成为一种简便而敏感性很高的检查手段,对发现胆囊结石具有快捷、敏感和准确的效果(图 10-9)。在接下来的深入检查中,MR 及 MRCP 会更具有价值,主要作用是对整体的胆道系统进行评估,对手术进行针对性的指导意义重大。对于腹部实质脏器检查,一般首选超声或 CT 平扫,发现病灶后进一步进行 CT 或 MRI 增强检查,通过动态观察增强各期变化的特点对肿瘤作出明确诊断,并通过 CTA 或 MRA 对血管系统进行评价,明确肝血管瘤、肝细胞肝癌及转移瘤等的鉴别诊断,同时通过对肿瘤分期评估进行手术可切除性及预后判断(图 10-10)。当确定肿瘤性质仍有困难时,进一步进行 PET/CT 检查会有帮助,其分期评估也会更有价值。DSA 主要用于某些血管性疾病如肝海绵状血管瘤、动静脉畸形和动脉瘤

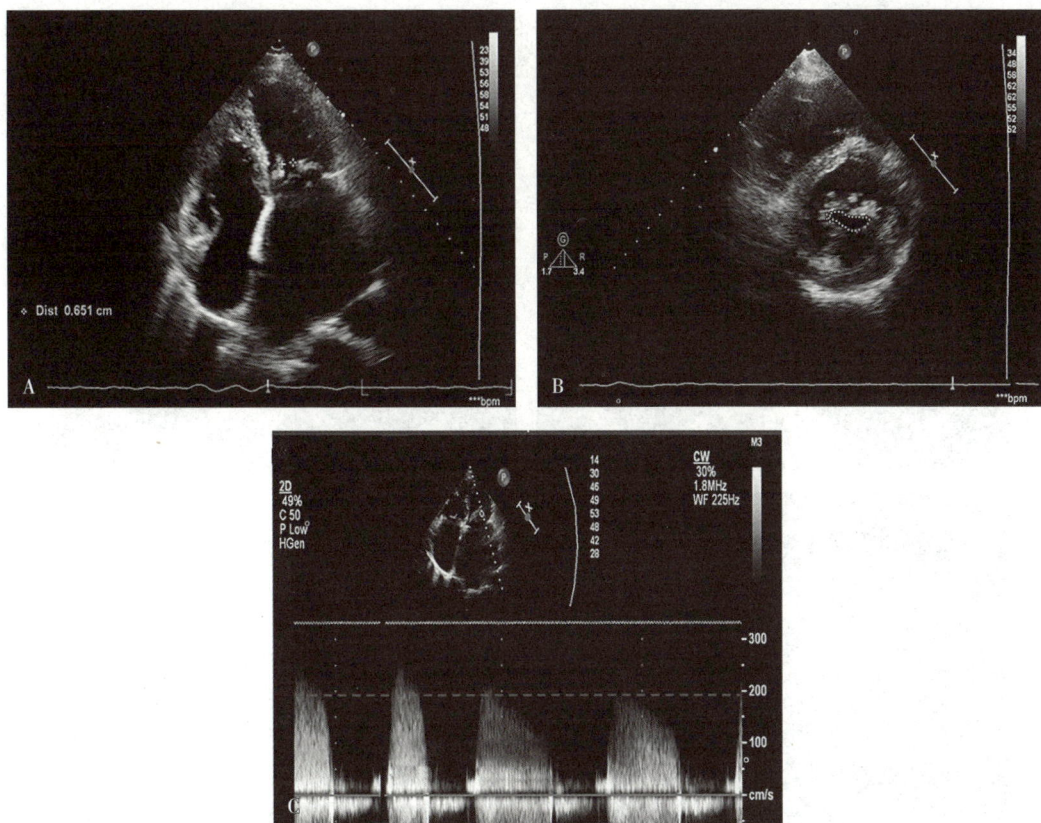

图 10-7　超声检查心血管系统

超声心动图检查不仅可以直观地观察心脏及大血管的解剖结构,而且可以动态的
观察心肌和瓣膜的运动情况。CDFI 和频谱多普勒可以实时观察血流动力学情况。
A. 超声心动图四腔心切面;B. 超声心动图左室短轴切面;C. 二尖瓣血流频谱。

的鉴别诊断以及腹部肿瘤的介入治疗,也经常用于寻找和制止消化道的出血,从而发现胃肠道血管性病变。另外,肝胆核素动态显像技术在判断胆道系统梗阻、胆囊和括约肌功能状况方面具有价值,是核医学显像在消化系统较常用的检查方法。

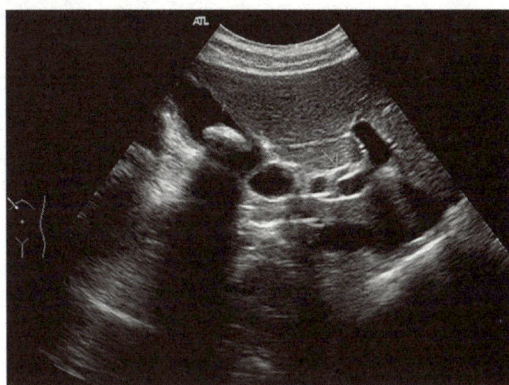

图 10-9　超声检查胆囊结石

对内分泌系统的甲状腺和甲状旁腺等浅表性器官的检查,超声检查是重要的筛查手段,进一步进行 CT 和 MR 检查对腺体多数良恶性肿瘤的鉴别有价值,然而确定肿瘤性质更有价值的检查技术是核素扫描。甲状腺静态显像是判断甲状腺和甲状腺结节功能状态较好的显像技术,主要用于判断甲状腺整体和结节的功能状态、甲状腺位置异常、测定甲状腺重量等(图 10-11)。以甲状腺结节为例,当结节摄取的显像剂高于周围正常甲状腺组织,图像上表现为结节处的显像剂分布高于周围甲状腺组织称为热结节(hot nodule),从而很好地对结节的良恶性作出准确判断。

在泌尿系统,腹部 X 线片仅用于显示泌尿系阳性结石,静脉肾盂输尿管造影既可显示肾盂输尿管系统的解剖学形态,又可判断肾排泄功能,曾经在泌尿系统疾病的检查中发挥了重要作用,但目前增强 CTU 的价值更大。超声检查在泌尿系统的应用同样是筛查价值,对于尿路结石敏感性更高,有助于尿路梗阻程度的评价。CT 和 MR 在泌尿系是更进一步的检查,通过结合 CTU、MRU 对泌尿系统整体情况的评价更准确,尤其是多期增强扫描,对肿瘤的定性诊断和分期评估有很大价值(图 10-12)。

核医学肾动态显像主要对肾血流灌注状况、肾脏形态和功能、上尿路通畅情况以及排尿过程中尿路功能等多方面的信息进行评价,是对上述泌尿系统形态学影像检查的重要补充。

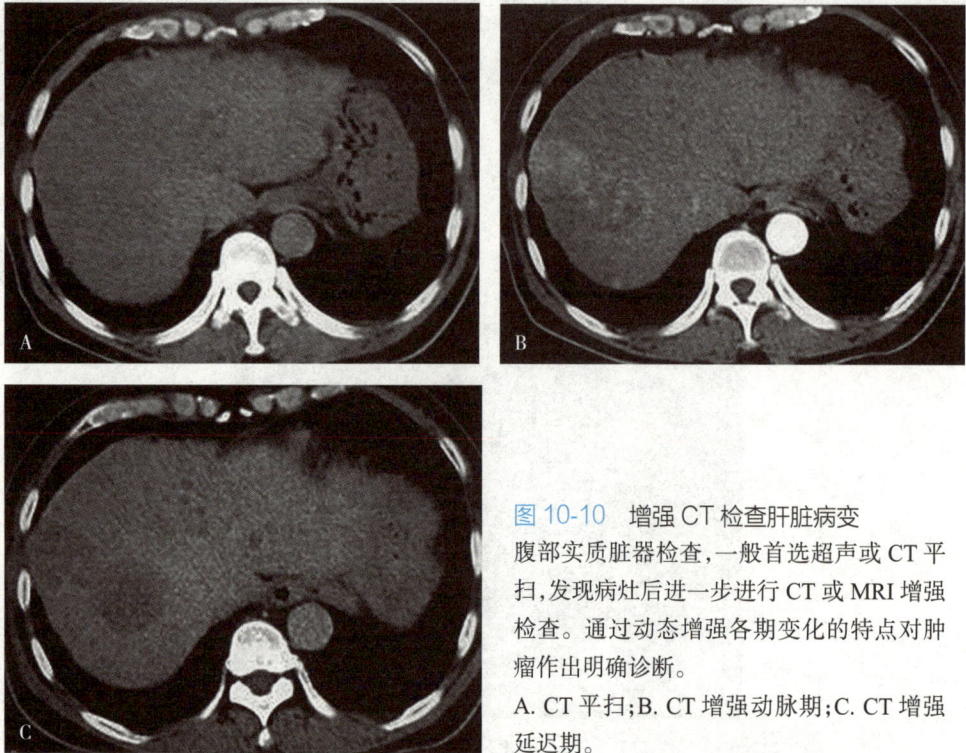

图 10-10　增强 CT 检查肝脏病变
腹部实质脏器检查,一般首选超声或 CT 平扫,发现病灶后进一步进行 CT 或 MRI 增强检查。通过动态增强各期变化的特点对肿瘤作出明确诊断。
A. CT 平扫;B. CT 增强动脉期;C. CT 增强延迟期。

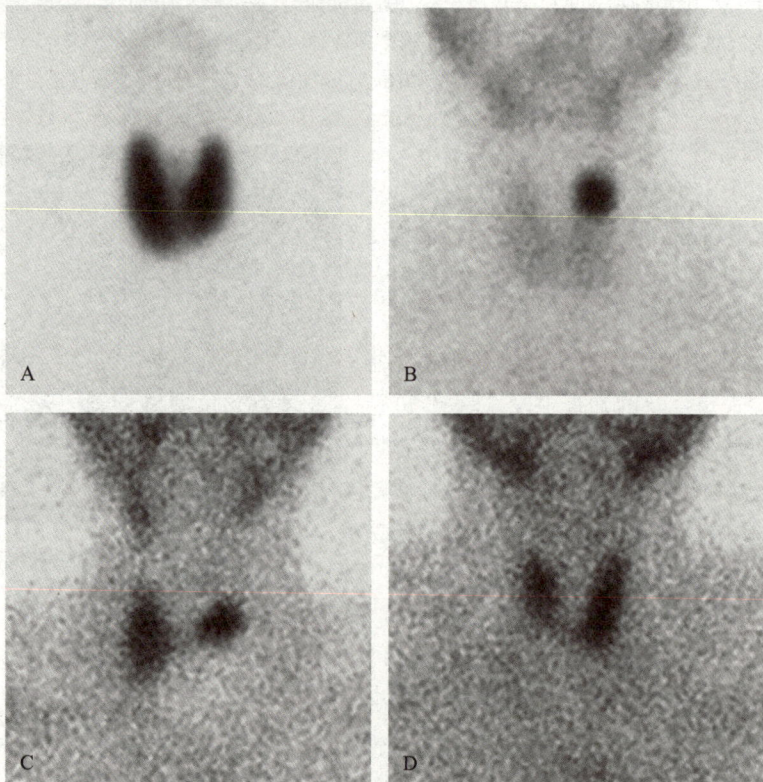

图 10-11　甲状腺静态显像
甲状腺静态显像是判断甲状腺和甲状腺结节功能状态较好的显像技术,主要用于判断甲状腺整体和结节的功能状态、甲状腺位置异常、测定甲状腺重量等。
A. 甲状腺功能亢进;B. 甲状腺"热结节";C. 甲状腺"冷结节";D. 甲状腺"凉结节"。

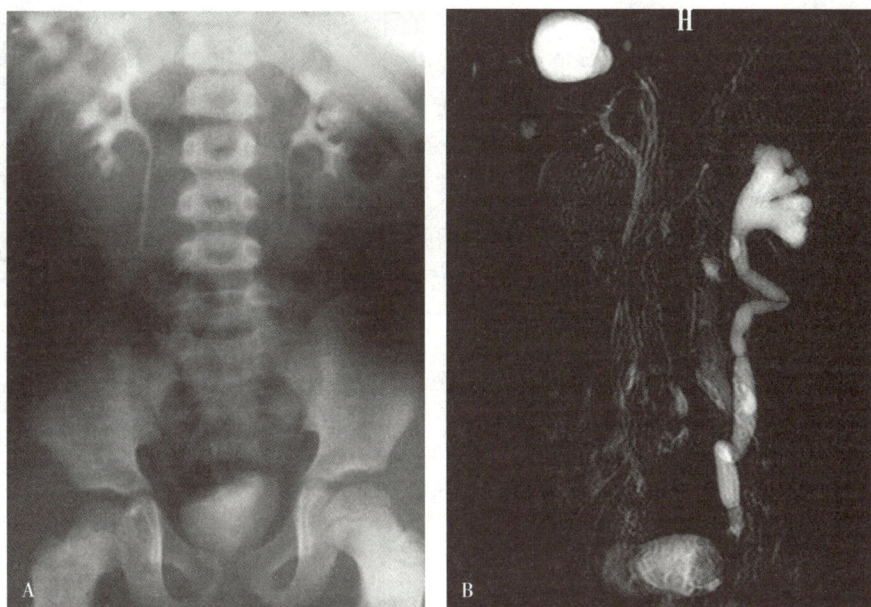

图 10-12 IVP 及 MRU

静脉肾盂输尿管造影既可显示肾盂输尿管系统的解剖学形态,又可判断肾排泄功能,通过结合 CTU、MRU 对泌尿系统整体情况的评价更准确,尤其是多期增强扫描,对肿瘤的定性诊断和分期评估有很大价值。A. IVP;B. MRU。

在生殖系统,超声技术仍是首选的筛选检查方法,能够对男性前列腺增生、附睾囊肿、睾丸微石症、精索静脉曲张、睾丸扭转、附睾炎等病变进行快速准确的诊断,而对于前列腺及睾丸内实性占位性病变的良恶性鉴别需结合 MRI 检查,特别是对于前列腺癌,磁共振波谱(MRS)更有价值。MRI 对病变范围的清晰显示和丰富的组织信号对比是重要的诊断依据,而 MRS 通过谱线枸橼酸盐波峰变化能够进一步明确肿瘤的性质,同时还有助于肿瘤范围和肿瘤分期的评价,对于肿瘤治疗后的疗效评价 MRS 也有价值(见文末彩图 10-13)。超声检查也常用于年轻女性卵泡发育情况的监测、先天性子宫发育异常及卵巢囊肿的诊断等方面,对于大多数肿瘤良恶性的鉴别仍需要借助 MRI 检查进一步确定(图 10-14)。另外,超声在产科产前检查的应用非常广泛,包括超声引导下羊膜穿刺、脐带穿刺等进行胎儿宫内染色体疾病的检测,但 MRI 检查的作用越来越受到重视。

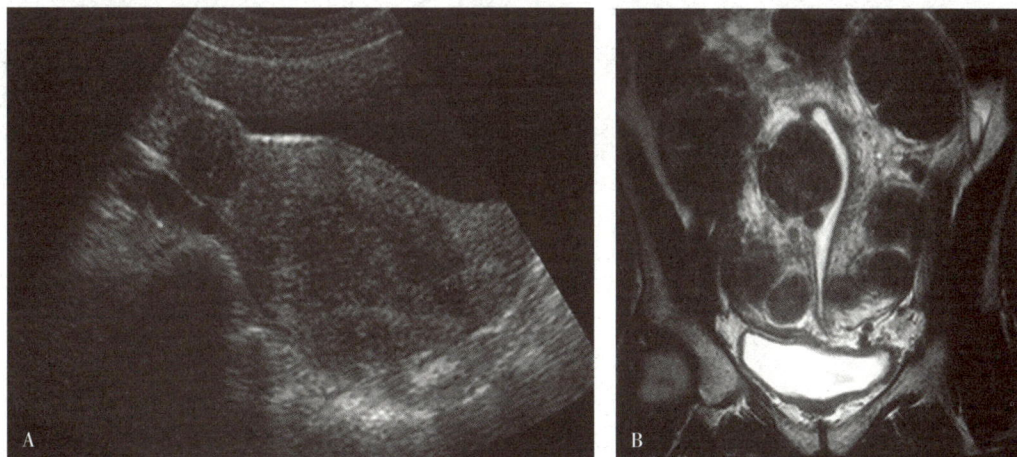

图 10-14 超声及 MRI 检查女性生殖系统

超声检查常用于年轻女性卵泡发育情况的监测、先天性子宫发育异常及卵巢囊肿的诊断等方面,对于大多数肿瘤良恶性的鉴别仍需要借助 MRI 检查进一步确定。A. 超声;B. MRI。

在运动系统,骨骼疾病仍然以 X 线片检查为主,它不仅能显示骨折、骨质增生和疏松、骨质破坏等病变的范围和程度,绝大多数能作出定性诊断(图 10-15)。深入进行 CT 检查,主要是为了显示细微的骨质改变、重叠区域以及骨病变内部的骨质异常,对骨骼外伤、早期病变诊断以及肿瘤鉴别意义大。如果需要进一步显示肌肉、肌腱、半月板和椎间盘等软组织病变,以及显示骨关节和软组织的早期病变,进行 MRI 检查是必不可少的(图 10-16)。MRI 在显示软组织病变,如肿块、出血、水肿、坏死等方面明显优于 CT,但在显示骨化和钙化方面不及 CT。核医学全身骨显像在骨骼运动系统的应用,主要用于恶性肿瘤骨转移的早期诊断及恶性肿瘤分期的评价,也常常用于骨骼缺血性疾病如股骨头无菌性坏死的早期评估,是CT 和 MRI 在此的重要补充,彼此综合应用及合理选择意义重大。

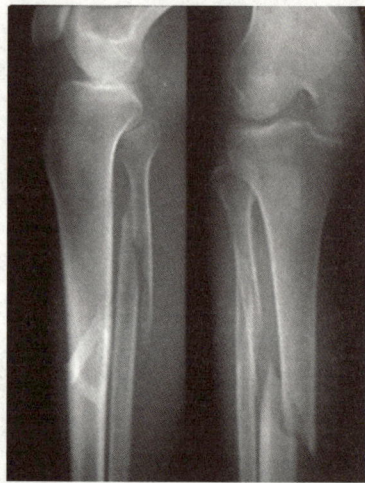

图 10-15　X 线检查骨折

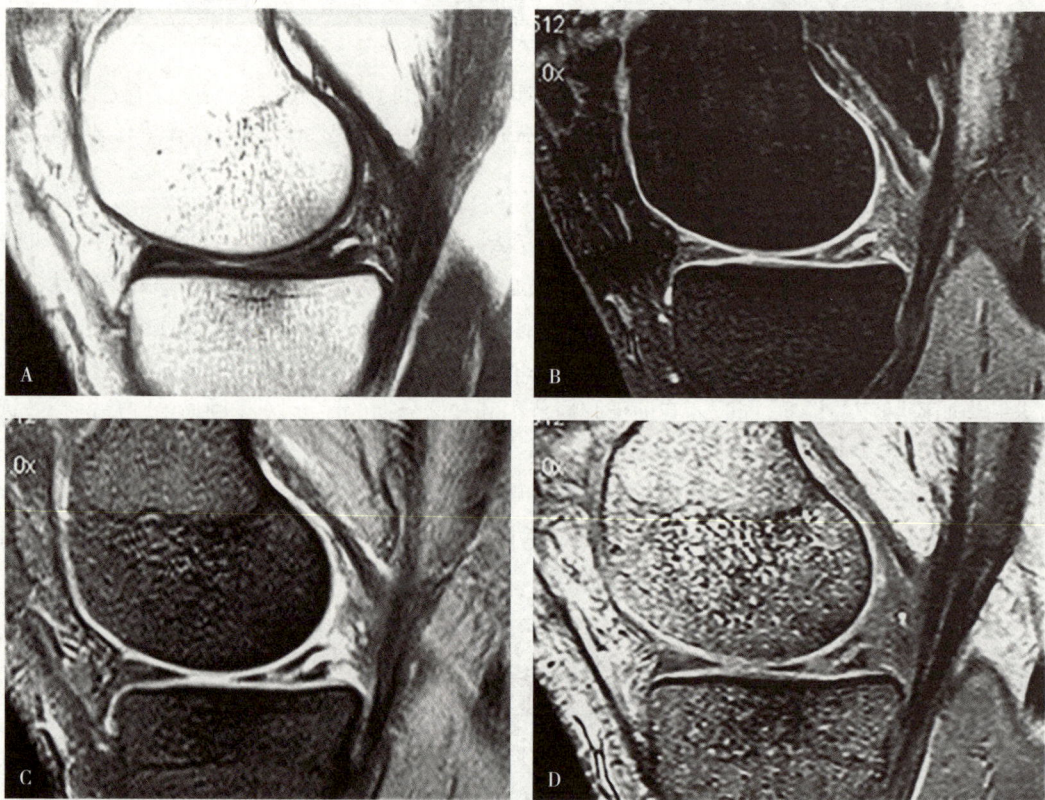

图 10-16　MRI 检查膝关节

MRI 检查对显示肌肉、肌腱、半月板和椎间盘等软组织病变,以及显示骨关节和软组织的早期病变是必不可少的。

A. MR 平扫 T_1WI 图像;B. MR FS PDWI 图像;C. MR FS T_2WI 图像;D. MR T_2^*WI 图像

综上所述,各种成像技术及不同检查方法的综合应用和合理选择,可以做到各取所需、取长补短,将影像检查的性价比大大提高,这对于疾病的诊断和评估具有重要意义。

(李亚明)

本章小结

医学影像学是应用医学成像技术对人体疾病进行诊断和部分治疗的医学学科,主要包括 X 线、超声、核医学显像、CT 和 MRI 成像,涉及设备较多,各种成像手段相互交叉又不能替代,因此涵盖的技术和诊断、治疗内容广泛,是临床医学重要的组成部分。换句话说,现代医疗是无法离开医学影像学而完成诊疗工作的。

X 线从透视、X 线片,甚至造影都给最初的体检和疾病筛选以及治疗后复查带来了简洁有效的影像资料,在日常临床工作中仍然是应用最多的检查手段。尽管有重叠或者对比度不够的限度,但成熟的优点还是其他设备无法代替的,譬如对肺疾病的初查、对骨骼疾病的诊断等。CT 诊断开创了精确断层影像诊断的先河。经过近 40 年的发展,CT 已发展到如今的 MSCT 时代,从 8 排到 320 排的 CT 大量地应用于各种级别的医疗机构。因为其成像速度快,成像层面超薄,对高速跳动的心血管、对不同密度的组织和器官扫描后可以进行不同平面、曲面以及立体的重建,同时能进行增强对比,因此对疾病的定位诊断和定性诊断能达到相当精准的程度。注入血管内的造影剂可以作为血流的示踪剂,这一原理使 CT 能进行灌注成像,和核素显像一样能部分进行功能成像。CT 能谱成像的出现让疾病能在连续单能量 X 线束下成像,有些不同的疾病会有规律地出现不同的能谱,为 CT 诊断疾病又带来新的思路。但对于神经系统和组织密度较接近的软组织疾病,CT 成像需要结合像 MRI 等其他影像技术综合评价。MRI 是又一种高端的断层成像影像设备。因为特殊的成像原理,对于软组织结构具有非常高的分辨力,近年来设备不断完善,扫描方法及序列的不断发展,MRI 在神经系统和软组织疾病诊断上,能更早期、更精确地发现病灶,同时能更精准地做到定性诊断;另外,因为设备场强增强,扫描速度改善,使 MRI 能做到类似 CT 的动态增强扫描,还能进行弥散成像、弥散张量成像、波谱分析,以及增强后的灌注等功能成像。超声设备相对廉价,体积小,易操作,同时便携性强,对液体、软组织能清楚地显示境界及回声强度,同时能进行多普勒显像,对浅表的器官或腹部实质性脏器、妇科生殖器官和胎儿的疾病诊断、心脏和血管疾病的诊断、引导介入治疗有着独到的优势,同时无放射线的安全担忧。核医学显像因为其标记的放射性核素参与代谢的特点,可以作为生物探针进行分子方面的显像,也可以进行功能方面的显像,反应组织血流、功能及代谢特征,因此应用范围很大,前景广阔。SPECT、PET 的单独应用以及像 PET-CT、PET-MRI 这种多模态显像设备的大量应用,更是把疾病的诊断从形态改变和功能显像同时结合起来,对评价病灶范围以及进展情况达到前所未有的精准程度。但因为成本相对较高,在普及应用上仍然受限。

总之,医学影像学是临床医学诊疗工作中不可或缺的辅助工具,各种设备有其自身的成像优势和限度,只有我们对其正确地认识、掌握和合理地应用,才能既对临床疾病做到有效的诊断和治疗,又能在合理的医疗消耗下保障患者的生命安全。

思考题

1. 请简要说明各影像技术在缺血性脑卒中诊断中的应用价值及限度。
2. 请以肝脏肿瘤为例,阐述影像学分析观察要点。
3. 请阐述肋骨骨折、周围性肺癌、主动脉夹层动脉瘤影像学检查的优选及合理利用。

临床诊断是临床医生将临床资料进行综合分析,推理判断,而对疾病作出的符合逻辑的结论。诊断的过程是一个复杂的思维过程,需遵从一定的原则和步骤。

第一节　临床诊断概述

一、临床诊断过程

(一) 调查研究,收集资料

1. 资料内容　诊断的首要步骤就是通过询问患者的症状及诊治过程来采集病史资料。症状是病史的主体,是患者主观感觉到不适或痛苦的异常感觉或某些病态客观改变。例如,头痛、呕吐和肢体麻木等。症状不是疾病,而是疾病的某一种改变,如胸前区痛,并放射至左肩。病史对诊断可起到定向作用,能提示诊断的线索。医生利用感官检查患者的身体所获得的资料为体征。体征,是医生亲自获得的客观资料,不受患者主观意识的影响。体格检查有助于验证症状的存在,辨别症状的性质和查明症状的由来,还有助于发现患者未曾觉察到的异常。医生根据症状可以得出初步诊断,再根据体格检查结果排除、保留或补充该诊断。实验检查所提供的资料多属问诊和体检所不能察觉的患者身体内在改变,如体液成分的变化、病原体和组织结构改变等。且可用以确定症状和体征的性质,有时还可作为某些疾病的主要诊断依据。

2. 收集资料原则　在搜集资料时,应该重视其真实性、系统性和全面性。

(1)真实性:询问病史和进行各种检查时,必须从患者的自觉症状和客观体征的实际出发,实事求是,严肃认真。切勿主观臆测和先入为主。主观、片面和不准确的资料是导致错误诊断的常见原因。例如有时患者的体温、脉搏、呼吸和血压等不是当时测得的结果,而是来自患者自己的陈述或系医务人员的主观猜测。

(2)系统性:患者述说病史时,常常缺乏条理性。医生应随时考虑可以引起所述症状的发展过程和相互间的联系,逐一深入询问。在进行体格检查时,既要从一般状态到头、颈、胸和腹部等部位进行系统、细致的检查,又要注意体征与症状之间的关系,找出进一步检查的线索,全面而有重点地进行必要的检查,以保证资料的系统性。例如,一名女患者,因心悸、气短、下肢水肿 1 个月余就诊。查体示两颊发绀、颈静脉怒张、心尖部可听到双期杂音、肝大、肝 - 颈静脉回流征阳性、双下肢有凹陷性水肿。其既往曾数次有咽病、发热症状,诊断为"扁桃体炎"。可初步诊断为风湿性心脏病、二尖瓣狭窄兼关闭不全、慢性心力衰竭等。

(3)全面性:调查不仅要客观,而且要全面。病史应能反映疾病的发生和发展经过的全部变化,体格检查也要全面细致,查清整个身体的健康状况。然后根据症状和体征提示的线索,进行必要的实验室检查、器械检查和功能检查,借以了解患者的整体情况。从患者的整体出发,才能作出全面而正确的诊断。对病史和各种客观检查不宜有所偏废或忽视。例如,一名心悸、失眠的患者,由于医师忽略了检查甲状腺及有关的实验检查和功能检查,结果遗漏了主病"甲状腺功能亢进",误诊为"神经衰弱"。

3. **病史收集举例** 一名新入院的患者自述:"本月初感觉身体易劳累,胸前区闷气,心脏跳得特别快,感到很害怕,晚上睡觉不安,出气觉得很累,近一个星期来,上述症状越来越明显,发现双下肢有水肿,走路感觉下肢很沉。"

作为医生,完善本患者病史资料收集应注意以下方面:

(1)该患者姓名、性别、年龄、职业等一般资料收集。

(2)该患者就医的主要表现,主要症状出现的时间、诱因及急缓。

(3)该患者主要不适症状的变化特点及有无医院(诊所)就诊的情况。

(4)该患者有无其他相关重要或具鉴别意义的症状(发热、咳嗽、呼吸困难、胸痛、盗汗、头痛、恶心或呕吐、眩晕等)及特点。

(5)患者患病后的一般状态(睡眠、大小便、进食及饮水、精神状态、体重)变化。

(6)重点询问该患者既往史有无风湿性疾病、先天性心脏病、高血压、冠心病,病前数周有无病毒感染史。

(7)该患者家族史中有无遗传性疾病等。

病史资料收集后整理:张××,男性,43岁,装运工人。主因"胸闷、心悸2周,加重伴水肿1周"入院。患者于2周前无明显诱因出现胸闷、心悸,夜间加重,伴有咳嗽,无发热、咳痰、盗汗,无胸痛、咯血、呼吸困难,无头痛、恶心、呕吐等症状。先后两次在当地医院就诊,未作明确诊断,给予对症治疗(具体不详)后,病症无明显好转。患者于1周前,上述症状进一步加重,并出现双下肢水肿。为求进一步治疗入我院。患者患病以来,精神、食欲尚可,睡眠差,大小便正常,体重无变化。平素健康,否认有风湿性疾病、高血压、内分泌及组织代谢病、先天性心脏病及各种急慢性传染性疾病史,无药物过敏史。个人史无特殊,家族史无特殊。

(二)归纳分析,形成印象

患者所提供的资料,往往较零乱,缺乏系统性,有些可能与现病无关。要想完全反映疾病的本质,医生就必须将调查所得到的资料进行归纳整理。去粗取精,去伪存真,由表及里,由此及彼,加以分析,然后予以综合、推理,考虑哪种病比较接近患者的实际情况,逐一进行鉴别,最后得出初步诊断。在进行分析、综合、推理和判断病情的过程中,要运用辩证的观点,特别要注意以下几个问题:

1. **临床表现与疾病本质的关系** 患者的症状、体征和其他检查结果都是疾病的临床表现。某种临床表现提示某些临床意义。如心尖部听到隆隆样舒张期杂音,是一种临床表现,其疾病本质是二尖瓣狭窄。而二尖瓣狭窄的常见病因是风湿病。疾病的临床表现往往比较复杂,如何透过复杂的临床表现去认识疾病的本质,这就要求我们必须掌握各种症状、体征及检查结果与疾病本质的关系。只有这样,才能作出正确的判断。

2. **主要表现与次要表现的关系** 疾病的临床表现一般比较复杂,常常包括有许多症状、体征和检查结果。这就要求在复杂的现象中,分清主次,找出其主要表现,进而抓住本质。例如患者主要症状为纳差、腹胀、腹泻、心悸、气短,查体发现发绀、颈静脉怒张、心尖部可闻隆隆样舒张中晚期杂音、肝大、肝-颈静脉回流征阳性、双下肢水肿。其中纳差、腹胀、腹泻是消化系统症状,心悸、气短是循环系统症状,结合患者心尖部杂音、肝大、双下肢水肿等体征,说明循环系统的临床表现是主要的,而消化系统症状是次要的。

3. **局部病变与全身系统的关系** 人体是由多种组织和器官组成的统一整体。整体活动是靠各个组织和器官发挥其特有的功能,并相互配合、相互制约而完成的。局部病变可以影响全身系统,而全身系统的异常也可以突出于某一局部。例如,局部脓肿可引起寒战、发热等全身症状,而风湿热是全身性疾病,却可以突出表现为心脏、关节及神经系统等局部病变。所以,对疾病的诊断必须结合整体来考虑,要防止片面地、孤立地对待临床表现。

4. **共性与个性的关系**   不同的疾病可有相同的征象,即这些疾病的共性;这些病又各有其独特的临床特点,即该病的个性。例如水肿,是共性;但水肿又分为心源性、肝源性和肾源性,每种病因导致的水肿各有其特点,这就是个性。如心源性水肿因受重力的影响,常开始于下肢,并与体位有关;而肾源性水肿则首先出现于皮下的疏松组织如眼睑等处;肝源性水肿主要伴有腹腔积液。在分析临床资料时,既要注意共性,又要注意个性,以提高诊断准确率。

5. **典型与不典型的关系**   大多数疾病的临床表现为人们所熟知,不难诊断。但某些疾病可存在多种表现,不易明确诊断。其实所谓典型病例只占少数,相当多患者的临床表现并不典型。如某些突发心肌梗死的患者主诉为上腹痛。当患者因腹痛而就诊时,如果医生考虑不周全,很可能造成误诊。临床症状如此多变,体征和实验室材料也可因病情不同而异乎寻常。如腹膜炎患者一般应有腹痛和腹肌紧张,但某些老年慢性病的患者腹痛症状不典型,常不易发现。

6. **原发病与继发病的关系**   原发病在某一部位而首发症状表现在另一部位的病例很常见。辨明病变的性质对正确处理原发病有重要意义。对已经确诊的疾病,如肺炎或胃溃疡等,如经治疗而未见预期效果,应考虑有新的情况并进行必要的其他检查,慎防有癌变的可能,切勿轻易放过。

7. **器质性疾病与功能性疾病的关系**   患者出现症状就医,医生通过检查明确病变。有时可以诊断某些器质性疾病,有时通过检查,并无异常发现,考虑为功能性疾病。医生在诊治过程中应注意,对一些主诉较多而一时无客观发现者,如果不是很有把握,切勿草率诊断为功能性疾病。如颅外伤患者可在受伤数天至数周之后才出现硬膜下出血症状。对短暂发作而原因未明的疾病,也要尽可能在其发作时仔细观察,再得出结论。当鉴别器质性疾病与功能性疾病有困难时,应多考虑器质性疾病。在有充分根据可以排除器质性疾病后,才可诊断为功能性疾病,以免漏诊。

8. **常见病与少见病的关系**   根据患者的主要症状或体征作出诊断时,应首先考虑产生该症状或体征的常见病、多发病,并结合其他资料一起考虑,如患者的性别、年龄、职业、发病季节和地区等。例如咽痛的常见病因是咽喉炎,但如咽痛发生在白喉流行季节,或查体发现红肿的扁桃体有假膜覆盖,则必须慎重考虑有无白喉的可能,应做必要的细菌学检查,以明确诊断。要结合发病的时间、地点及患者来考虑所患何病。如南方血吸虫病多见,北方却少见;有些疾病,男性患病率高,女性却少见。

9. **一元论与多元论的关系**   在临床诊断疾病时,最好能用一个诊断来解释全部临床现象,这是诊断的一元论观点。但如有两种或几种疾病同时存在,则不应受此限制,应将所患疾病分清主次,先后排列,这就是多元论。切忌用一个疾病的诊断勉强解释许多临床现象,一定要实事求是,如实反映客观存在的疾病。

10. **病原性疾病与药源性疾病的关系**   除通常所指的病原性疾病之外,还有一些病是因为滥用抗生素、激素、解热止痛、磺胺类、杀虫剂药物等引起的。这些药物不仅能掩盖或改变病情,还能引起药物热、皮炎和皮疹等过敏反应,引起感染加剧、二重感染,以及造血系统、消化系统、神经系统和感觉器官的各种反应和中毒症状。所以,在调查病情时,必须了解用药情况。

(三) 验证或修正诊断

初步诊断提出后,还需要在医疗实践中反复验证它是否正确。符合疾病本质的才是正确的诊断,据此进行治疗,可以收到预期的效果。但由于搜集的资料并不一定完整无缺,综合分析也不一定完全合乎客观情况,或由于疾病本身的特点还没有充分表现出来等原因,初步诊断可能不够完善,甚至是错误的。疾病过程常常处于不断变化中,一些临床表现出现,另一些可能消失;也可能一个疾病痊愈后,另一个发生了;或者疾病内部的主次要矛盾相互转化;而且每一次的诊断都只能看到疾病全过程中某一阶段的一个片段,往往要分析、综合多个片段,才能对疾病获得较完整和明确的认识。因此,必须用发展的观点进行分析。提出初步诊断后,必须在医疗实践过程中不断地观察思考,验证诊断,及时补充或更正初步诊断,使诊断更符合客观实际,直至最后确定诊断。这种动态的观察,对于明确疾病的诊断是必不可少的。总之,准确掌握病情是正确诊断的前提,缜密思考分析是正确诊断的关键,临床动态观察对诊断进行验证是正确诊断的保证。

在分析整合资料,根据客观情况变化修正诊断的过程中,医生应注意以下要点:

1. 分析局部疾病由解剖入手,分析全身疾病由病理生理入手。
2. 诊断有几个可能时,应首先考虑常见病和多发病。
3. 对构成本次就诊原因的临床表现,尽可能用一个诊断来解释。
4. 先考虑器质性病变,后考虑功能性疾病。
5. 主病、并发病和伴同病并存时,应以判明主病为首要目标。

二、临床诊断文件的内容与格式

(一) 诊断文件的内容与格式

1. 诊断文件的内容

(1)病因诊断:根据临床的典型表现,明确提出致病原因和本质。病因诊断对疾病的发展、转归、治疗和预防都有指导意义,因而是最重要的,也是最理想的诊断内容。疾病的原因很多,需了解常见病因,并根据病史推断病因。

以消化道出血为例。消化道出血是临床常见症状,可由多种原因导致,如消化道本身的炎症、机械性损伤、血管病变和肿瘤、邻近器官的病变和全身性疾病。急性消化道出血时,患者病情较重,不宜接受具体问诊及查体。医生应抓住要害,突出重点,根据病史及症状、体征,对患者作出初步病因诊断。具体过程如下:

1)消化道溃疡:出血是溃疡病的常见并发症。溃疡病出血以十二指肠球部溃疡居多。部分病例可有典型的周期性、节律性上腹疼痛,出血前数日疼痛加剧,出血后疼痛减轻或缓解。这些症状,并非特异性,但对溃疡病的诊断很有帮助。

2)食管、胃底静脉曲张破裂:肝硬化后曲张静脉破裂出血是上消化道出血常见病因。临床上往往出血量大,呕出鲜血及血块,病情凶险,病死率高。如若体检发现有黄疸、肝掌、蜘蛛痣、脾大、腹壁静脉怒张和腹腔积液等体征,诊断肝硬化不难。

3)急性胃黏膜损害:主要包括急性应激性溃疡和急性糜烂性胃炎。①急性应激性溃疡:是指在应激状态下,胃和十二指肠以及偶然在食管下端发生的急性溃疡。应激因素常见有烧伤、外伤或大手术、休克、败血症、中枢神经系统疾病以及心、肺、肝、肾衰竭等严重疾患;②急性糜烂性胃炎:应激反应、酗酒或服用某些药物(如阿司匹林、吲哚美辛、利血平、肾上腺皮质激素等)可引起糜烂性胃炎。

4)胃癌:多数情况下伴有慢性、少量出血,但当癌组织糜烂或溃疡侵蚀血管时可引起大出血。患者一般在 45 岁以上,出血前常有食欲缺乏及消瘦,贫血与出血的程度不相当,出血后上腹疼痛不减轻,有时反而加剧。假如上腹触及包块、左锁骨上窝及直肠四周触及淋巴结肿大,则胃癌已属晚期。

5)食管裂孔疝:多属食管裂孔滑动疝,病变部位胃经横膈上的食管裂孔进入胸腔。由于食管下段、贲门部抗反流的保护机制丧失,易并发食管黏膜水肿、充血、糜烂甚至形成溃疡。食管炎以及疝囊的胃出现炎症可出血。以慢性渗血多见,有时大量出血。食管裂孔疝好发于 50 岁以上的人。患者平时常有胸骨后或剑突下烧灼痛症状,向左肩、颈、前胸放射,伴反酸、嗳气。在饱食后、负重、弯腰或平卧时易发作,站立走动后缓解。有以上表现的上消化道出血患者,应高度怀疑为本症,并做相应的检查,及时确诊。

6)食管-贲门黏膜撕裂症:本症是上消化道出血的重要病因。多数发生在剧烈干呕或呕吐后,造成贲门或食管下端黏膜下层的纵行性裂伤,有时可深达肌层。常为单发,亦可多发,裂伤长度一般 0.3~2cm,出血量有时较大甚至发生休克。

7）胆道出血：肝化脓性感染、肝外伤、胆管结石、癌及出血性胆囊炎等可引起胆道出血。临床表现特点是出血前有右上腹绞痛，若同时出现发热、黄疸，则常可明确为胆道出血。胆道出血有间歇发作倾向。此时有可能触及因积血而肿大的胆囊，积血排出后，疼痛缓解，肿大的胆囊包块亦随之消失。

8）大肠癌：直肠或左半结肠癌多伴有血便或脓血便、里急后重及大便习惯的改变。后期可出现肠梗阻。右半结肠癌粪便可呈酱红色甚至黑色。有时患者突出表现为贫血。病变部位往往有压痛，有时可扪及包块。

9）肠息肉：肠息肉便血多数为间歇性，量少，个别有大出血。有时息肉自行脱落后，蒂部血管出血可致休克。由于肠息肉多分布在左半结肠及直肠，因此排出的血色鲜红或暗红。

10）炎症性肠病：此类疾患在下消化道出血病例中占相当比重，仅次于大肠癌及肠息肉。其中，非特异性溃疡性结肠炎最常见，临床症状特点除便血外，往往伴腹泻、腹痛。

11）肠血管畸形：是造成慢性或急性消化道出血的一种不可忽视的原因。可分为血管扩张（angiectasis）、血管发育不良（angiodysplasia）及遗传性出血性毛细血管扩张症（hereditary hemorrhagic telangiectasia，HHT）三型。这些病例往往是经过常用检查手段，而仍然原因未明的消化道出血患者。

（2）病理诊断：病理诊断学是指临床上由于诊断和治疗的需要，对取自患者活体内的病变组织、细胞，进行病理诊断的一门医疗实践科学。作为一个学科，它是病理学的一个分支，它的研究对象是患者，目的是确诊和治疗疾病，同时也有提供判定疗效和预后信息的作用。

随着临床检验技术和影像医学的发展，有不少疾病在经过临床有关检查后就能作出临床诊断。然而，除功能、代谢紊乱为主的疾病外，对大多数有明确器质性病变的疾病而言，无论目前的临床检查技术多么先进，病理诊断仍然是无法取代的、最可靠和最后的诊断。如对任何可触及的肿块或经影像学检查出的占位性病变，包括内镜中见到的各种病变，都需经病理活检才能确诊，借助病理对病变的性质、种类及程度等作出正确的判定。例如，一位40多岁的女性子宫颈肥大伴有糜烂，是慢性炎症还是癌？无论是临床医生物理检查，还是做超声诊断、CT或MRI，都无法确诊是不是癌，如果是癌，是鳞癌还是腺癌？是原位癌还是早期浸润癌？唯有进行病理学检查，如宫颈病理活检，才能明确是否是癌、是哪种癌，还能判定是原位癌还是原位癌累及腺体，还是早期浸润癌，而且对后者可判明浸润深度和广度。

病理诊断为临床选择治疗方案提供依据。对患者疾病进行诊断的直接目的是治疗，所以治疗的正确与否关键在于诊断是否正确。前面已述及病理诊断是最可靠的诊断，所以正确的病理诊断对临床采取有效、合理的治疗就显得尤为重要，特别是对恶性肿瘤等重大疾病的治疗更是关键。例如上述的宫颈癌，如病理诊断为原位癌或累及腺体，临床只做宫颈锥切术治疗，治愈率近100%，且可不影响生育；如癌浸润深度>5mm、宽度>7mm，则不属早期癌，应当全切子宫甚至扩大切除其他组织器官。病理诊断提供疾病的严重程度和预后的信息。病理诊断对许多疾病，特别是恶性肿瘤，能提供许多形态学参考（如肿瘤的组织学类型、浸润的程度和有无转移等），均能作为判定疾病程度和预后的指标，帮助临床判定病情取向及疗效。同一患者通过两次以上的病理活检可对疾病发展的取向和治疗效果作出更确切的判断。

（3）病理生理诊断：病理生理是疾病引起的机体功能改变。它不仅是机体和脏器功能判断所必需的，而且也可由此作出预后判断和劳动力鉴定。

以循环系统为例。不同类型的循环系统疾病可引起相同或不同病理生理变化，产生不同诊断，常见的有：

1）心力衰竭：心脏排血的能力减弱，不能将心腔内的血液排出，造成动脉系统供血不足，心房和静脉系统淤血，严重的左心衰竭可导致急性肺水肿。

2）休克：周围循环血液灌注不良造成的内脏和外周组织缺血、微循环障碍等一系列变化，可由急性心脏排血障碍、循环血容量不足或调节血管的神经障碍等引起。

3）冠状循环功能不全：冠状动脉供血不足造成心肌缺血，可引起各型心绞痛。

4）乳头肌功能不全：二尖瓣或三尖瓣乳头肌病变，不能正常调节瓣叶的开闭，引起瓣膜关闭不全。

5）心律失常：心脏的自律、兴奋或传导功能障碍，引起心动过速、过缓和心律不规则等。

6）高动力循环状态：心排血量增多，血压增高，心率增快，周围循环血液灌注增多，见于神经体液调节障碍，也见于器质性心脏病、贫血性心脏病等。

7）血压异常：体循环动脉收缩压和／或舒张压增高超过正常水平者，称为高血压。动脉血压降到正常水平以下称为低血压。肺动脉血压高于正常则称为肺动脉高压。

8）血液分流：血液从左侧心脏或大血管不经过正常循环途径直接流入右侧心腔或大血管，称左至右分流，若血液从右侧异常地流向左侧称右至左分流，主要见于先天性心血管病，外伤或其他侵蚀性病变引起的大循环动静脉瘘也可导致左至右分流。

9）心脏压塞：心包腔大量积液或短时间迅速积液、积血或积水，妨碍心脏充盈和排血，可引起静脉淤血。

（4）疾病的分型与分期：不少疾病有不同的型别和程期，其治疗及预后意义各不相同，诊断中应予以明确。

例如，结核病分为五型。1 型为原发型肺结核：为原发结核感染所致的临床病症，包括原发综合征及胸内淋巴结结核。2 型为血行播散型肺结核：包括急性血行播散型肺结核（急性粟粒型肺结核）及亚急性、慢性血行播散型肺结核。3 型为继发型肺结核：是肺结核中的一个主要类型，包括浸润性、纤维空洞及干酪性肺炎等。4 型为结核性胸膜炎：临床上已排除其他原因引起的胸膜炎，包括结核性干性胸膜炎、结核性渗出性胸膜炎、结核性脓胸。5 型为其他肺外结核：按部位及脏器命名，如骨关节结核、结核性脑膜炎、肾结核、肠结核等。而肺结核又根据痰结核菌检查情况分为菌阴肺结核和菌阳肺结核，菌阴肺结核为至少 3 次痰涂片及 1 次痰培养阴性的肺结核，若有 1 次为阳性则为菌阳肺结核。

又如，糖尿病肾病主要包括五个分期。Ⅰ期：以肾小球滤过率增高和肾体积增大为特征。这种初期病变与高血糖水平一致，但是可逆的，经过胰岛素治疗可以恢复，但不一定能完全恢复正常。Ⅱ期：该期尿白蛋白排出率正常但肾小球已出现结构改变。这期尿白蛋白排出率（UAE）正常（<20μg/min 或 <30mg/24h），运动后 UAE 增高组休息后可恢复。Ⅲ期：又叫早期糖尿病肾病。尿白蛋白排出率为 20~200μg/min，患者的血压轻度升高，开始出现肾小球的荒废。Ⅳ期：临床糖尿病肾病或显性糖尿病肾病。这一期的特点是大量白蛋白尿（每日大于 3.5g）、水肿和高血压。糖尿病肾病水肿比较严重，对利尿药反应差。Ⅴ期：即终末期肾衰竭。糖尿病患者一旦出现持续性尿蛋白发展为临床糖尿病肾病，由于肾小球基膜广泛增厚，肾小球毛细血管腔进行性狭窄和更多的肾小球荒废，肾脏滤过功能进行性下降，最终导致肾衰竭。

（5）并发症的诊断：并发症是指原发疾病的发展导致机体、脏器的进一步损害。虽然与主要疾病性质不同，但在发病机制上有密切关系。

糖尿病并发症是一种常见的慢性并发症，是由糖尿病病变转变而来，后果相当严重。足病（足部坏疽、截肢）、肾病（肾衰竭、尿毒症）、眼病（模糊不清、失明）、脑病（脑血管病变）、心脏病、皮肤病、性病等是糖尿病最常见的并发症。而对于肝硬化患者来说，上消化道出血为最常见的并发症，而肝性脑病是肝硬化最常见的死亡原因。

很多患者均死于原发病的并发症，所以并发症是诊断中不可或缺的内容。

（6）伴发疾病的诊断：伴发疾病指同时存在的，与主要诊断的疾病不相关的疾病，其对机体及主要疾病可能发生影响。

以呼吸系统疾病伴发的精神障碍为例。呼吸系统疾病常常伴发程度不等的精神障碍如抑郁、焦虑、紧张、恐惧等，这些心理障碍长期存在不仅降低了患者的生活质量，使原有的躯体功能进一步恶化，而且是诱发支气管哮喘、高通气综合征和神经性咳嗽等心因性疾患的重要危险因素。诊断原则：临床上表现为意识障碍、智能减退或遗忘综合征者，均应考虑到器质性疾病伴发精神障碍的可能，但单凭精神障碍不能作出器质性精神病的定性或定位诊断，必须要作出病因学、分类学的诊断。诊断的确立必须具备以下几点：有躯体疾病的依据；明确精神症状的存在与否；精神症状的出现与躯体病的进展有时间上的联系；精神症状常随基础疾病的缓解而改善，或因其加剧而恶化；精神症状不能归因于其他精神疾病，即排除引起意识和精神障碍的其他疾病。

2. **诊断的格式**   对于列出的临床综合诊断应该按照重要性排列，传统上安排在病历记录末页的右下角，诊断之后要有医生签名。

(二) 诊断书写的基本要求

1. 符合 ICD-11 标准，病因＋病理＋部位＋表现，如脑膜炎、结核性胸膜炎。

2. 先写病名，若需要再写类型、部位和侧别。如血栓形成，大脑中动脉，左侧；高血压，Ⅲ期；先天性肌强直病，Ⅰ型。

3. 填写顺序以主要治疗疾病在前，未治或陈旧性在后；严重在前，轻微在后；本科在前，他科在后；复杂疾病，病因在前，症状在后；并发症列在相应主病之后，伴随病列于最后。一时难于肯定，病名后加"？"若以症状待查、待诊，后列一两个可能性较大或待排除病名，并加"？"。如发热待查，肺结核？

4. 诊断必须全面、系统，不要遗漏专科以外疾病的诊断。

例1：

慢性支气管炎

慢性阻塞性肺气肿

慢性肺源性心脏病

肺性脑病

例2：

冠状动脉粥样硬化性心脏病   缺血性心肌病型

　心脏扩大

　窦性心律   频发室性期前收缩

　心功能3级

肺部感染

第二节   临床诊断思维

一、临床诊断思维的基本原则

正确的诊断过程一定要经过三个阶段：调查研究，搜集临床资料；归纳整理，分析综合，提出初步诊断；临床验证，确定最后诊断。搜集、整理和验证这三个阶段相辅相成，构成了完整的诊断思维过程。要使诊断思维过程纳入优化循环，应当遵循以下原则。

(一) 及时性原则

及时性原则要求医生对疾病能够及时诊断和早期诊断。早期诊断是早期治疗、及时治疗的基础。如果未能及时诊断，延误了患者的治疗时机，影响了患者的预后，将造成极为严重的后果。及时诊断需要医生对疾病有深入的了解，并时刻保持警惕性。

以常见的肿瘤大肠癌为例。大肠癌早期无症状或症状不明显，仅感不适、消化不良等，不易诊断。随着癌肿发展，症状逐渐出现，表现为大便习惯改变、腹痛、便血、腹部包块及肠梗阻等，伴或不伴贫血、发热和消瘦等全身症状。患者就医时多为晚期,严重影响预后。

及时诊断是提高大肠癌治疗水平的关键,但我国目前结直肠癌早期诊断率低于10%。要想提高结直肠癌早期诊断率,需从下面三个方面入手:

1. 对大肠癌的早期症状保持警觉 大肠癌的早期症状不明显,临床症状各异。对有以下症状或情况的患者,必须给予进一步检查:

(1)不明原因的贫血、乏力、消瘦和骶尾部疼痛。

(2)便血、黏液血便或粪便潜血阳性。

(3)排便习惯改变,便次增多,便不成形,便不尽感或近期出现的便秘。

(4)结肠部位腹部隐痛及压痛不适。

(5)结肠部位出现包块。

2. 对可疑病例进行有步骤的确诊检查

(1)粪便潜血试验:可作为大规模普查或对结直肠癌高危人群的初筛方法,潜血阳性需进一步行肠镜检查。

(2)肿瘤标志物:目前尚无诊断结直肠癌的特异性抗原标志,癌胚抗原是较常用的标志物。

(3)直肠指检:是诊断直肠癌最简便有效的方法。对凡有大便习惯改变、便血或肛门坠胀症状的患者,均应进行常规指检。

(4)内镜检查:结肠镜可为早期癌诊断提供大体及组织病理依据。内镜检查已在我国多数基层医院普遍开展。亦有少数研究尝试将结肠胶囊内镜用于结直肠癌筛查,目前暂不作为诊断的首要方法。

(5)钡餐造影:是结肠镜广泛应用前诊断结肠癌的主要方法,目前不作为诊断的首要方法。

(6)超声内镜:可测定肿瘤的部位、范围及深度,同时还可测定淋巴结及远处脏器有无转移。

(7)CT检查:增强CT检查对于判断肿瘤是否侵犯近器官、有无淋巴结转移及肝脏转移有较大帮助。

(8)结肠CT重建影像:用CT对结肠各角度所得的数据成像,此种检查无痛苦,易为患者接受。

3. 有条件的地区可逐步开展对高危险人群的筛查 大肠癌的高危险人群是指符合以下任何1项或1项以上的人群:

(1)一级亲属有结直肠癌史。

(2)本人有癌症史(任何恶性肿瘤病史)。

(3)本人有肠道息肉史。

(4)同时具有以下2项及2项以上者

1)慢性便秘(近2年来每年便秘在2个月以上)。

2)慢性腹泻(近2年来腹泻累计持续超过3个月,每次发作持续时间在1周以上)。

3)黏液血便。

4)不良生活事件史(发生在近20年内,并在事件发生后对调查对象造成较大精神创伤或痛苦)。

5)慢性阑尾炎或阑尾切除史。

6)慢性胆道疾病史或胆囊切除史。

自2012年起,我国北京、天津等城市均启动大肠癌筛查项目。以社区为单位,对40~75岁居民进行大肠癌问卷调查及粪便常规+潜血检查。粪便潜血阳性患者再至当地医院行内镜检查。该项目大大提高了大肠癌的早期诊断率。

(二)准确性原则

临床诊断的准确性是临床治疗有效性的可靠保证。在临床工作中,很多疾病并未呈现典型的症状,或不足以通过现有的症状明确疾病的本质,这都影响了诊断的准确性。要得出准确的诊断,需要具有扎实的基础知识,对患者病史进行充分的挖掘,采用有效的检查手段,在诊治过程中对初步诊断进行反复验证及修正。

以临床最常见的发热为例。引起发热的疾病很多,最常见的是感染(包括各种细菌感染、病毒感染和支原体感染等),其次是结缔组织病和恶性肿瘤等。发热很少是单一的病理过程。肿瘤与结缔组织病在发热过程中可夹杂感染因素,致使临床表现复杂,诊断难度增大。但大多数情况下,医生根据患者临床特点与检查结果,仍可明确诊断。

原因不明发热的诊断原则是对临床资料要综合分析。详细询问病史(包括流行病学资料)和认真系统的体格检查非常重要。起病缓急、发热期限、体温的高度和变化以及伴随症状均需特别关注。询问流行病学史如发病地区、季节、年龄职业、生活习惯、旅游史、与同样病者密切接触史、手术史、输血及血制品史、外伤史、和牛羊接触史等,在诊断上均有重要意义。有时一点的发现即可提供重要的诊断线索。

判断热程长短对诊断具有较大的参考价值。按照热程、热型与临床特点,可将发热分为急性发热(热程小于 2 周)、长期发热(热程超过 2 周且多次体温在 38℃以上)和反复发热(周期热)。感染性疾病热程相对短。感染以细菌引起的全身性感染、局限性脓肿、泌尿系感染和胆道感染为多见,结核病居第二位。恶性肿瘤以发热为主要表现者,依次为淋巴瘤和各种实质性肿瘤,热程短呈渐进性消耗衰竭。而热程长无中毒症状,发作与缓解交替出现者,则有利于血管 - 结缔组织病的诊断。

在原因不明发热诊治过程中,要密切观察病情,重视新出现的症状和体征并据此做进一步检查,对明确诊断很有意义。有明显寒战常见于严重的细菌感染(肺炎双球菌性肺炎、败血症急性肾盂肾炎、急性胆囊炎等)、疟疾、输血或输液反应等。在结核病、伤寒、立克次体病与病毒感染则少见,一般不见于风湿热。发热同时常伴有头昏、头晕、头痛、乏力和食欲减退等非特异症状,无鉴别诊断意义。但是定位的局部症状有重要参考价值,如发热伴有神经系统症状,如剧烈头痛呕吐、意识障碍及惊厥、脑膜刺激征等则提示病变在中枢神经系统,应考虑脑炎、脑膜炎。

(三) 层次性原则

在鉴别不同的疾病时,必须抓住疾病发展过程中的主要矛盾、关键层次。此外,人体的整体统一是多层次的统一,各个层次功能的互相作用、互相影响综合成整体的功能。疾病过程也是如此。

(四) 整体性原则

所谓整体性原则,就是在临床诊断过程中,坚持从普遍联系的观点出发,把人体看成是一个有机的整体。这不仅是诊断的要求,也是医学科学本身发展规律的要求。世界上没有孤立存在的事物,任何事物都同周围其他事物互相联系着,都是统一联系网上的一个部分或环节。人体生命活动最突出的表现,就是它的联系性和整体统一性。人体是一个由许多细胞、组织和器官组成的整体,它们的组织结构、代谢过程和生理功能虽然各有不同,但并不彼此孤立,而是处于相互联系、相互作用和相互制约之中,这种联系是客观实在的。因此,在临床诊断思维过程中,应该把诊断治疗的对象看作是一个有机联系或者处于联系中的整体,并从整体的观点出发,着重了解机体与环境、局部与整体、结构与功能以及精神与机体的相互联系、相互作用、相互制约的关系,综合、准确地考察疾病发生发展的规律。只有这样,才能得出较正确的诊断。

(五) 具体性原则

具体性原则,就是在诊断过程中,要在一般理论指导下,着眼于机体和疾病的特点。对于个体的差异性和发病情况进行具体分析,针对其特点进行诊断,拟定相应的治疗方案,采取相应的治疗措施,努力防止千篇一律的教条化、公式化的倾向。简言之,即具体问题具体分析的思维原则。因此,依据具体性原则,要求在诊断疾病时,必须在通晓疾病发生、发展和转归的一般规律的基础上,充分考虑患者在机体反应性方面的差异,注意其所患疾病及其表现的特殊性,防止思想僵化,把基本理论当作教条和公式去生搬硬套。

(六) 动态性原则

动态性原则,就是要求用发展、变化的观点看待疾病,不能用静止的、僵化的形而上学的观点对待疾病。这是因为,一方面,人体作为一个有联系的整体,时刻都处在运动变化之中。生命活动中各方面相互联系的特性,只有在运动中才能显示出来。疾病是人体生命活动中的一个方面,也有一个发生发展和变化的过程,不能用静止的眼光去看待。另一方面,临床诊断也要不断验证,随着病程的发展和治疗、疗效的变化,也许要改变诊断,也许要增加诊断,有的甚至要重新认识、重新诊断。总之,疾病不是静止不变的,而是处于运动变化过程之中,因此,临床诊断思维必须坚持动态的原则,注意病情变化,及时对疾病作出科学的诊断。

二、临床思维步骤

(一) 应用基本知识进行对比、演绎

临床思维既是书本上疾病的典型描述,也是个人经验的概括。但应认识到具体病例与典型表现之间存在差异。长期实践与临床经验可及时发现这种区别,并能清楚地预测各种检查可能的结果及将要付出的代价。

(二) 推理、整合

由临床经验和典型表现来对比患者的临床表现,对各种主要表现的概率予以权衡。深入其病理本质,即深层次的病理过程的思维,对疾病的诊断提出各种假设。

(三) 检验诊断

挑选具有诊断意义的主要问题予以复验、比较、核实。可能需要再度询问病史、重复体检或进行特殊检查,以获取进一步的资料作为佐证,得出可能性最大甚至是最后的诊断。在诊断明确后,还应注意其严重度和预后。这种全面的临床判断对治疗具有指导意义。

三、临床诊断的经验解析

临床诊断是医生的基本实践活动,是将搜集的材料加以分析综合、推理判断得出的结论。临床诊断是治疗疾病的基础和前提。只有通过细致的询问与检查,结合医学知识和经验进行全面思考,才能建立正确的临床诊断,避免漏诊误诊。这就需要我们拥有良好的职业态度、丰富的医学知识、熟练的临床技能和正确的思维方法。

以临床常见的上消化道出血为例。

首先,我们要早期识别出血。若上消化道出血引起的急性周围循环衰竭征象的出现先于呕血和黑便,就必须与中毒性休克、过敏性休克、心源性休克、急性出血坏死性胰腺炎、子宫异位妊娠破裂、脾破裂和动脉瘤破裂等其他病因引起的出血性休克相鉴别。有时尚须进行上消化道内镜检查和直肠指检,借以发现尚未呕出或便出的血液,而使诊断得到及早确立。上消化道出血引起的呕血和黑便首先应与由于鼻出血、拔牙或扁桃体切除而咽下血液加以区别,也需与肺结核、支气管扩张、支气管肺癌和二尖瓣狭窄所致的咯血相区别。此外,口服禽畜血液、骨炭、铁剂、铋剂和某些中药也可引起粪便发黑,需与上消化道出血引起的黑便鉴别,可行胃液、呕吐物或粪便隐血试验。

其次,估计出血量。上消化道出血量达到约20ml时,粪便潜血试验可呈现阳性反应。当出血量达50~70ml以上,可表现为黑便。持续性出血指在24h之内的两次胃镜所见均为活动性出血,出血持续在60h以上,需输血3 000ml才能稳定循环者。再发性出血指两次出血的时间距离至少在1~7d。如果出血量不超过400ml,轻度的血容量减少可由组织液及脾脏贮血所补充,多不引起全身症状。出血量大于400ml,失血又较快时,患者可有头晕、乏力、心悸和血压偏低等表现。随着出血量增加(大于1 000ml),症状更加显著,甚至引起出血性休克。对于上消化道出血量的估计,主要根据血容量减少所致周围循环衰竭的临床表现,特别是对血压、脉搏的动态观察。根据患者的血红细胞计数,血红蛋白及血细胞比容测定,也可估计失血的程度。

然后,进行出血的病因和部位的诊断。可结合如下内容进行诊断:

1. **病史与体征** 消化性溃疡患者 80%~90% 都有长期规律性上腹疼痛史,并在饮食不当、精神疲劳等诱因下并发出血,出血后疼痛减轻,急诊或早期胃内镜检查即可发现溃疡出血灶。呕出大量鲜红色血而有慢性肝炎、血吸虫病等病史,伴有肝掌、蜘蛛痣、腹壁静脉曲张、脾大、腹腔积液等体征时,以门静脉高压食管静脉曲张破裂出血为最大可能。有服用消炎止痛或肾上腺皮质激素类药物史或严重创伤、手术、败血症时,其出血以应激性溃疡和急性胃黏膜病变为可能。黄疸,发热及腹痛者伴消化道出血时,胆道源性出血不能除外,常见于胆管结石或胆管蛔虫症。

2. **诊断技术** 近年来消化道出血的临床研究有了很大的进展,除沿用传统钡剂检查之外,内镜检查已普遍应用。X 线钡剂检查仅适用于出血已停止和病情稳定的患者,其对急性消化道出血病因诊断的阳性率不高。内镜检查、血管造影、放射性核素显像是近年来常用的诊断方法。

(王邦茂)

本章小结

在疾病的临床诊断过程中,首先要调查研究,收集资料。收集临床资料时,应该重视其真实性、系统性和全面性。其次要归纳分析,形成印象。初步诊断提出后,还需要医疗实践中反复验证它是否正确。诊断书写需符合所规定的基本要求,准确书写。

正确的临床诊断过程一定要经过三个阶段:搜集、整理和验证。要将诊断思维过程纳入优化循环,除了遵从临床思维步骤,还应当遵循以下原则:及时性原则,准确性原则,层次性原则,整体性原则,具体性原则,动态性原则。

思考题

1. 收集病史应询问哪些情况?
2. 完整的诊断应包括哪些部分?
3. 临床诊断思维的基本原则是什么?

第十二章

循 证 医 学

本章的学习目标,是掌握循证医学的核心理念、证据等级、循证临床实践的目的和基本步骤,熟悉常用数据库和检索方法;可以提出恰当的结构化临床问题并通过检索获得证据;掌握各种研究设计类型的关键方法学要素和适宜使用条件,熟悉基本的质量评价方法;掌握临床实践指南和临床路径的概念和用途;通过上述诸环节的联动,可以基本上回答待解决的临床问题。了解循证医学的起源和发展,了解各种临床研究类型的具体设计方法及其常见偏倚,了解系统综述、指南和临床路径的制作方法。

第一节　基本概念与起源

一、基本概念

循证医学(evidence-based medicine,EBM)是指在进行医疗卫生决策的过程中,审慎地、客观地依据当前最佳的、可获得的研究证据。这样的决策包括临床各类疾病的病因、诊断、治疗、预防、预后和卫生经济学以及医学教育和卫生决策等。循证医学的核心理念为"慎重、准确和明智地应用当前所能获得的最好的研究依据,同时结合临床医师个人专业技能和多年临床经验、考虑患者价值和愿望,将二者完美地结合制定出患者的诊断和治疗措施。"早期的循证医学主要侧重于临床医疗决策需要遵循的研究证据,随着循证医学的发展,人们将循证医学的理念及方法广泛地应用到医学的其他领域,如社会医学、心理学、医学教育学、药学、医疗保险等。

二、起源及发展

随着医学科研的发展,西方医生在 20 世纪 70 年代末期开始意识到日益增加的研究成果导致医生越来越无法学习并应用到实践中去。在这样的背景下,1979 年英国流行病学家 Archie Cochrane 在其专著中首次论述了如何才能获得既有疗效,又有效益的医疗卫生决策,这一论著得到了全球医学界的积极响应。

20 世纪 80 年代,McMaster 大学 David Sackett 教授领导的团队(包括 Drummond Rennie,Andy Oxman,Gordon Guyatt 等)率先带领其院内的年轻医师举办学习班。他们提出临床出现的实际问题,然后大量的检索并收集相关的文献资料,经严格评价后,将得到的最新成果应用于临床。这一培训课程取得了很好的效果。

1991 年,加拿大 McMaster 大学 Gordon Guyatt 教授在其团队前期工作基础之上进一步总结提出"循证医学"（evidence-based medicine）一词，1991 年该词首次正式刊载于 *American College of Physicians' Journal Club*（*Ann Intern Med*）。

此后，首个循证医学工作组（Evidence-Based Medicine Working Group）得以成立，并先后在美国医学会杂志（*Journal of American Medical Association*，*JAMA*）和加拿大医学会杂志（*Canadian Medical Association Journal*，*CMAJ*）上发表了系列文章来向医生和读者传播临床医学科研文章的严格评价方法，以及如何将临床研究证据应用于临床实践。循证医学通过在全世界范围内收集各临床专业和专业分支所对应的所有临床研究结果，进行统计分析和系统评价，并不断收集新的结果以更新这些评价，从而为临床治疗实践提供可靠依据。

1993 年国际上成立了 Cochrane 协作网，将有价值的研究证据整合，推荐给临床实践者学习应用。1995 年，英国建立了循证医学中心，相继出版了循证医学专著和多学院联合创办的循证医学杂志。现今全世界共有 14 个 Cochrane 中心，23 个分中心及 60 多个专业协作组织。循证医学的理念和方法渗透到医疗卫生各个行业，形成了以循证思维为主体的多个分支学科群，产生了诸如循证护理（evidence-based nursing）、循证心理学（evidence-based psychology）、循证药学（evidence-based Pharmacy）、循证儿科学（evidence-based pediatrics）等。

循证医学的概念引入中国后，得到临床医学界的大力认可，我国连续派出数批临床医师到加拿大、美国、澳大利亚等地学习进修。2001—2006 年我国相继发行了《中国循证医学杂志》《循证医学》及《中国循证儿科杂志》三本循证医学杂志，并通过建立多家循证医学网上合作中心等组织加大了循证医学在国内的普及。经过近二十年的学习实践，循证医学在国内得到迅速发展传播，并已经获得了广泛认同。许多省、直辖市、自治区内的高校、科研院所和医院相继成立了循证医学中心或研究所，如北京、上海、成都、香港、广州、兰州、天津、河南等；许多高等医学院校为研究生、本科生开设了循证医学课程。循证医学的发展也大大促进了中国临床实践指南和临床研究的质量，循证临床实践的开展，提升了医护人员临床水平，并提供了自我继续教育的良好方法，促进了最佳临床决策。2020 年，Cochrane 中国协作网（Cochrane China Network）成立。

三、实践及应用

循证医学对于临床实践和临床科研的贡献既包括提高医学证据的总结及转化速度，如通过制定循证临床实践指南以促进临床研究结果向临床实践的转化，也包括促进临床研究方法学质量的提高以产出高质量的证据。基于此，循证医学对于医学、科研管理部门的政策制定提供了重要参考依据。

（一）循证医学与传统经验医学

循证医学与传统经验医学有着本质的区别，传统经验医学是指临床医疗决策者凭借自身的实践经验，高资历上级医师的指导、教科书及医学期刊上获得的零散研究证据来处理临床实际问题。一定程度上造成真正有效的干预措施未能及时应用于临床，而一些实际无效甚至有害的疗法却长期、广泛地使用。循证医学来自传统经验医学，但又有别于传统经验医学。循证医学的出现并不是去取代原来的专业教科书，去否定医生的临床经验，而是将医生临床经验与现有的、最佳的证据相结合，二者缺一不可。从而使决策更科学、更合理、更完善、更与时俱进。

（二）循证医学与临床流行病学

临床流行病学是将流行病学及统计学等原理和方法应用于临床医学的研究，解决临床问题的一门临床方法学。其重在创造最佳的研究成果。循证医学收集并应用这些最佳的研究证据，解决临床的具体问题。临床流行病学是"创证"，循证医学是"用证"。二者是理论联系实际、高度统一的临床医学方法学体系。

(三) 循证医学常用方法和成果形式

1. **系统综述和 meta 分析** 系统综述(systematic review)是指针对某一临床问题,系统、全面地收集现有的临床研究,筛选出符合质量标准的文献,逐个进行严格评价,定性或定量合成(meta-analyses, meta 分析),得出综合可靠的结论。meta 分析又称荟萃分析,是一种定量的统计学汇总分析方法。它采用适当的统计学方法,将多个独立研究中收集的资料进行合并分析与概括。系统综述不一定采用 meta 分析,而 meta 分析的应用也不限于系统综述。

在繁复的文献资料中,系统综述或 meta 分析将具有临床应用价值的信息进行合成,为临床决策者提供科学依据,为科研工作提供信息及研究方向,并为医疗教育提供新资源;综合考虑各个研究的样本量大小及研究质量,从而减少偏倚的影响,增强研究结果的真实性、准确性及统计效能。

2. **循证临床实践指南和临床路径** 循证临床实践指南(evidence-based clinical practice guideline)是指针对特定的临床情况,在广泛收集临床证据的基础上,按照循证医学的方法,系统地制定出指导意见,具有规范临床行为的重要指导意义。它与传统临床实践指南的区别在于:传统指南是基于专家共识形成,易受个人经验和主观判断的影响。循证指南在此基础上,更强调对临床证据进行科学分析及严格评价,若缺乏相应证据,需要通过严格共识达成一致性推荐意见。

临床路径(clinical path way)是指针对某一疾病建立一套标准化治疗模式与治疗程序,以循证医学证据为指导,达到规范医疗行为,减少变异,促进治疗组织和疾病管理的方法。相对于指南来说,其内容更简洁,适用于多学科多部门具体操作,突出了时间性、协同性与疗效性。临床路径可以理解为科室针对某一具体疾病制定的标准化操作程序。内容涵盖从接诊患者进入路径(如入院),到给患者诊断、治疗,直到离开路径(如出院)的全过程。涉及人员包括医生、护士和其他可能相关的科室(如检验科、营养科等等)。临床路径强调各个团队按照既定的标准化操作程序密切配合,按照路径规定的每日医护工作内容来看护患者。患者需要符合进入临床路径病情要求,并且完成知情同意后方可进入路径。医护及相关科室工作人员,按照每日的表单规定(通常包括当日诊疗目标、诊疗工作项目、重点医嘱、护理工作项目、变异记录),为进入路径的患者提供诊疗服务,并及时在表单上勾选已经完成的规定项目,解释出现偏离的情况和原因,并签字确认。临床路径的文本体系包括临床路径表单(医护表单、患者告知单)、临床路径流程图、变异记录单、质量控制单、疾病特异性诊疗用量表或表单。对于临床路径的实施情况,需要进行跟踪评价。主要包括医疗效果类指标(如疗效、不良事件等),医疗效率类指标(如住院天数、费用等)、路径质量类指标(纳入率、流程符合率、变异率、合理性评价、填写质量等)和综合评估类(如各团队对路径的满意度、团队间协调度、患者满意度等)。临床路径是非常本土化的工作流程。即便依据相同的临床实践指南,但相同疾病的临床路径在不同医院间要根据具体医院的条件、管理制度、科室人员结构等进行适应性调整,也不会完全一致。一个科室也可以根据自身情况为多个疾病分别制作临床路径。总之临床路径的目的是更加精心、全面规划患者的诊疗管理,全方位为患者着想,同时将最优化的诊疗流程在科室内贯彻,增强诊疗的规范化,提高医疗效率,降低医疗风险,尽量节约成本。

3. **循证临床实践** 循证临床实践(evidence-based clinical practice)是以临床具体问题为出发点,带着问题有目的地检索、分析、评价及运用证据,并关注运用于临床后的效果,不断地调整诊疗策略。其核心内容并不是评价文献,而是找出相应问题目前存在的最佳证据,并把最佳证据与病人的实际情况和临床经验结合起来,尊重病人的意愿,制定出最佳诊治方案。完整的循证临床实践包括五个步骤(5A 步骤):①把所需的信息转化为一个可以回答的问题(Ask);②查找可回答这一问题的最佳证据(Acquire);③严格评价证据的真实性、有效性及适用性(Appraise);④把严格评价的结果、病人的实际情况和临床经验相结合(Apply);⑤认真评价前四步过程的效果和效率,并尽力去改善以求今后更好地应用(Assess)。

第二节   循证临床实践方法

循证临床实践（evidence-based clinical practice）是指临床医生在处理患者的诊断、治疗和预后等方面时，有意识地、明确地、慎重地利用现有最好的研究证据、临床经验，并充分考虑患者的意愿来进行临床决策。因此，循证实践的基础主要包括四个方面：①高素质的临床医生；②最佳的研究证据；③临床流行病学的基本方法和知识；④患者的参与。而在落实一套完整的循证实践时还需遵循以下五个步骤：①提出问题（ask）指提出可回答的临床问题；②获得证据（acquire）指通过检索获得最佳证据；③评价证据（appraise）指对所获得的证据进行严格评价；④应用证据（apply）指应用最佳证据指导临床决策；⑤效果评估（assess）指对临床实践的效果进行评价。

一、提出临床问题

提出临床问题，并且将其构建成可回答的临床问题是解决问题的第一步。临床问题主要来源于医生在诊治病人时常见的实际问题。例如，怎样恰当地采集病史，解释体格检查中的发现；如何认识疾病的病因，区分不同疾病的临床表现及鉴别诊断；如何为患者制定治疗方案，并估计其预后；如何进行疾病的控制和预防等等。除了解答问题，在科研方面，不同的研究问题对应着不同的研究方法，清楚地表明临床问题是指导科研设计的首要因素（表 12-1）。

表 12-1   临床问题与常用研究方法

临床问题	常用科研设计
评价干预措施效果和常见药物不良反应	随机对照试验
病因学研究，治疗性研究，预防性研究和疾病预后研究	队列研究
致病因素，危险因素，药物有害作用及影响疾病预后因素探讨	病例对照研究
了解疾病的现况，描述疾病分布，了解影响疾病分布和健康状况的相关因素，衡量人群患病程度和健康水平	横断面研究

临床问题大致可分为两类，一类是对疾病一般知识的问题，称为"背景"问题（background questions），另一类通常来源于医疗人员关于处理、治疗患者的专业知识问题，称为"前景"问题（foreground questions）。这些问题关系到病人生理学、心理学及社会学等方面。背景问题通常是基本的或比较公认的医学知识，如"急性心力衰竭应该如何治疗？""乙肝相关的肝纤维化失代偿期应该如何治疗？""坐骨神经痛应该如何诊断？"等等。背景问题可以通过学习经典的教科书找到答案。提出背景问题往往是因为没有掌握必要医学知识。前景问题则不同。前景问题是针对当前患者的独特之处而提出来的，如非同寻常的病情、病因、身体状况等。前景问题不能被常规知识解决，需要进行一定的"研究"才能够解决。

循证临床实践过程中提出的临床问题应该是前景问题。一个完整的，可以解决的前景问题通常包括四个成分，即我们常说的 PICO，患者（patients）、干预措施（interventions）、对比措施（comparisons）

以及主要结局(outcomes)。比如,我们可以用 PICO 将一个宽泛的背景问题细化为一个前景问题,如"用胰岛素能否有效治疗糖尿病?"这样的问题太过宽泛,不能够有效地进行检索和解答,我们可以按照 PICO 的顺序更加详细地规划其内容,如"哪一型的糖尿病患者?""哪一代胰岛素?""口服的还是注射的?""什么叫有效治疗? 有什么样的标准?"综合起来可以细化该问题为"注射用门冬胰岛素比口服二甲双胍是否能更快降低 2 型糖尿病患者的血糖水平?"根据实际情况的不同,问题中的 C(对照措施)也可以缺失。

对于临床医生来讲,随着经验和能力的增加,背景问题逐渐得到解答,而关注点会更长远的落在前景问题上。医生既需要拥有必要的医学知识同时也需要培养提出合适前景问题的能力,以促进临床实践水平的不断提升。

二、检索医学证据

在确定要解决的临床问题后,要对初始的临床问题进行构建,转化成 PICO 的形式,以方便快速获取相关证据。在检索相关医学文献时,首先要选择数据库,然后确定有关检索词,构建合理的检索策略,再进行文献检索。获取文献后进行初步分析,确定与临床问题最相关的研究证据作为下一步评价证据时使用。

(一) 证据来源

医学研究证据的来源有很多,大致可分为两方面,即一级证据来源(primary resources)和二级证据来源(second resources),或称为原始研究证据和二次研究证据。

1. **一级证据来源** 是指对患者进行的单个研究所得的一手数据,经过分析,得出结果和结论。如随机对照试验、病例对照试验、横断面研究等。收集这些证据的著名数据库为美国医学索引在线(Index Medicus Online,Medline)、欧洲 Embase 数据库(Embase Database)、中国知网、中国生物医学文献数据库、维普数据库、万方数据库等。

2. **二级证据来源** 是对原始研究证据进行了处理的二次研究证据,与循证医学相关的二次研究证据与临床决策直接相关。如系统综述、临床指南等。收集这类证据的专门数据库有 Cochrane 图书馆(Cochrane Library)、NGC 指南数据库(National Guideline Clearinghouse,NGC)、DynaMed、Best Evidence 等。

(二) 国内常用数据库

1. **中国知网**(National Knowledge Infrastructure,CNKI) "知识资源数据库"出版工程,以学术、技术、政策指导、高等科普及教育类期刊为主,内容覆盖自然科学、工程技术、农业、哲学、医学、人文社会科学等各个领域。收录自 1915 年至今出版的期刊,部分期刊回溯至创刊。

2. **重庆维普——中文科技期刊数据库**(VIP) 重庆维普资讯有限公司的前身为中国科技情报研究所重庆分所数据库研究中心,是中国第一家进行中文期刊数据库研究的机构。收录 1989 年至今的中文科技期刊,收集期刊总数约为 12 000 余种,是《中国科学引文数据库》(CSCD)、《中国生物医学文献数据库》(CBMdisc)唯一全文链接数据库。检索方式多样,功能强大。

3. **万方数据库**(WANFANG DATA) 万方数据库是由中国科技信息研究所万方数据股份有限公司在 1992 年推出的数据资源系统,主要收录学位论文,会议论文,数字化期刊群、科技信息、专利技术、标准法规等。其中"中国学位论文文摘数据库"是国内最早、最全的学位论文数据库,收录超过 120 万篇学位论文的相关信息,学科覆盖理、工、农、医、生物、人文社科,在全国范围内产生了深远的影响。

4. **中国生物医学文献服务系统**(SinoMed) 由中国医学科学院医学信息研究所 / 图书馆开发研制的中国生物医学文献服务系统(SinoMed),整合了中国生物医学文献数据库(CBM)、西文生物医学文献数据库(WBM)、北京协和医学院博硕学位论文库等多种资源,是集检索、免费获取、个性化定题服务、全文传递服务于一体的生物医学中外文整合文献服务系统。

（三）国外常用数据库

1. PubMed　是由美国国家医学图书馆（National Library of Medicine，NLM）所述的国家生物技术信息中心（National Center for Biotechnology Information，NCBI）及国家卫生研究院（National Institutes of Health，NIH）开发的免费网络生物医学信息检索系统，收录自 1950 年至今生物医学各领域的文献。具有收录范围广，内容全，检索途径多，检索体系完备等特点，部分文献还可以在网上直接免费获得全文。主要包括 MEDLINE，Pre-MEDLINE，Publisher-Supplied Citations 三个部分。

2. Embase　是爱思唯尔（Elsevier）推出的全球最大最具权威性的生物医学与药理学文献数据库，是 EMBASE 与 MEDLINE 强强联合而成的生物医学与药理学信息专业检索引擎。它将 EMBASE（1974 年以来）的 1 100 多万条生物医学记录与 700 多万条独特的 MEDLINE（1966 年以来）的记录相结合，囊括了 70 多个国家 / 地区出版的 7 000 多种期刊，覆盖各种疾病和药物信息，尤其涵盖了大量欧洲和亚洲医学刊物。

3. Cochrane Library　Cochrane 协作网是 1993 年正式成立的一个国际性非营利组织，由英国牛津 Update Software 公司出版发行，该数据库是以医护人员为对象，提供高质量的系统评价，旨在通过制作、保存、传播和更新医学各领域的系统评价为临床治疗实践和医疗卫生决策提供可靠的科学依据。其主要产品是 cochrane 图书馆（Cochrane Library，CL.Cochrane 图书馆以光盘（cd-rom）形式一年四期向全世界发行。其包含七个子数据库：Cochrane 协作网系统评价数据库（The Cochrane Database of Systematic Reviews，CDSR），效果评价文摘库（The Database of Abstracts of Reviews of Effects，DARE），临床对照试验中心注册数据库（The Cochrane Central Register of Controlled Trials，CENTRAL），Cochrane 方法学注册资料数据库（The Cochrane Methodology Register，CMR），卫生技术评估数据库（The Health Technology Assessment Database，HTA），英国国家卫生服务部卫生经济评价数据库（The NHS Economic Evaluation Database，NHSEED），Cochrane 协作网、协作网各专业组、网络和中心（About The Cochrane Collaboration，About）。

4. Web of science　Web of Science 是美国 Thomson Scientific（汤姆森科技信息集团）基于 WEB 开发的产品，是大型综合性、多学科、核心期刊引文索引数据库，包括三大引文数据库（科学引文索引（Science Citation Index，SCI）、社会科学引文索引（Social Sciences Citation Index，SSCI）和艺术与人文科学引文索引（Arts & Humanities Citation Index，A & HCI））和两个化学信息数据库（Current Chemical Reactions，CCR 和 Index Chemicus，IC），以及科学引文检索扩展版（Science Citation Index Expanded，SCIE）、科技会议文献引文索引（Conference Proceedings Citation Idex-Science，CPCI-S）和社会科学以及人文科学会议文献引文索引（Conference Proceedings Citation index-Social Science & Humanalities，CPCI-SSH）三个引文数据库，以 ISI Web of Knowledge 作为检索平台。共包括 8 000 多种世界范围内最有影响力的、经过同行专家评审的高质量的期刊。

（四）循证临床实践中医学信息的检索过程

1. **明确临床问题**　正如第一部分所讲述，一个明确的临床问题最好包括 PICO 四个要素，然而由于其特异性较强而无法在数据库中得以很好体现，或者因检索策略不完善，实际检索时可能会出现检索到的文章数量极少，甚至为零。因此，实际进行检索时，可根据实际需求选取其中重要的要素进行检索。

2. **选择数据库**　结合临床问题或研究目的选择数据库。循证临床实践过程中的检索与制作系统综述的检索要求不同。循证临床实践的目的是解决当前特定患者的特异性问题而不是消耗大量的时间求全责备。因此，循证临床实践过程中的检索是快速找到与当前患者情况最为贴近的高质量研究证据以解决实际问题。因此，在数据库的检索顺序上，提倡先检索二级证据（如指南、证据综合、系统综述等），再无果的前提下，再耗费时力去检索一级证据（原始研究，如单个随机对照试验、队列研究、病例对照研究等等)。

3. 制定检索策略 需考虑检索词,检索范围,逻辑连接词等方面。

(1)检索词:主要基于 PICO 四个要素,同时还要考虑每一个检索词的别名,如治疗肿瘤的吉非替尼是由音译过来的,中文商品名为易瑞沙;如检索小儿疾病时,还需考虑"儿童""少儿"等。

(2)检索范围:包括①检索词所在文章范围,如在标题检索,在摘要检索,在关键词检索,或者主题词检索,或者全文检索;②时间范围,根据具体需求选择时间范围,可减少筛选时的工作量,如寻找最新信息,则可限定近 5 年甚至近 1 年时间;如果进行系统评价,那么可不限定时间;③文献来源,作者和单位等信息也得相应限定,便于快速查找所需文献。

(3)逻辑连接词:逻辑连接词有 AND、OR、NOT。A AND B 表示检索同时含有 A 和 B 的文献,A OR B 表示检索至少含有 A 或 B 其中一个的文献,A NOT B 表示检索排除 B 内容的含有 A 内容的文献。此外,每一条检索策略有前后包含或优先连接词的逻辑,检索时需注意具体数据库特点。

4. 分析判断检索结果,优化检索策略 通过以上步骤可检索到一定数量的文献,首先要看其是否符合自己所需要的内容,能否满足检索目的。如果太多或太少,那么需要相应修改检索策略;如果与检索目的的符合程度较低,那么可尝试修改检索词或逻辑连接。检索策略是个不断优化的过程,在检索结果上没有绝对的全面或绝对的正确,检索者一定遵循检索目的,在尽量查全的基础上保证检索效果。

5. 结果输出 当得到满意的检索结果后,可将检索结果按照一定格式输出,通常可输出题录、摘要、全文、网页等等。

(五) 检索过程举例

1. 中文数据库以 CNKI 为例

(1)明确临床问题:以"与使用卡铂化疗相比,使用顺铂化疗能否更好地提高非小细胞肺癌患者的临床疗效?"为临床问题。在这里 P:非小细胞肺癌患者,I:顺铂,C:卡铂,O:临床疗效。选择数据库:选择 CNKI 为例。拟定检索词:"顺铂","卡铂","非小细胞肺癌(NSCLC)""non-small cell lung cancer"。拟定检索途径:主题词、题目、摘要等。

(2)进入数据库网页:点击右上角的"高级检索"。所在位置如图所示红色方框内(图 12-1)。

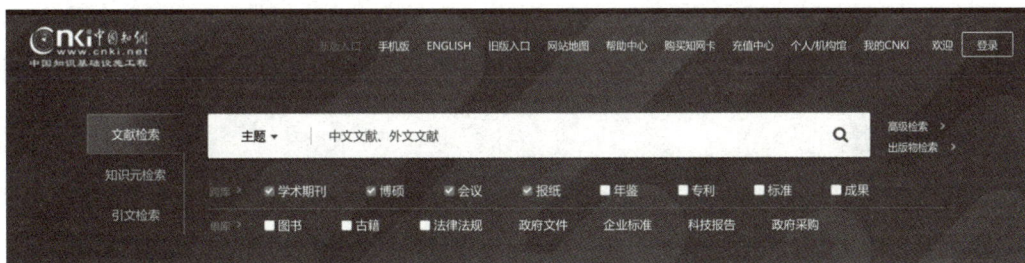

图 12-1 CNKI 检索主页

(3)输入检索词:检索策略拟定为("顺铂"并含"卡铂")并且("非小细胞肺癌"或含"NSCLC",)输入到相应位置,本次检索选择主题词检索(CNKI 中主题词包含篇名,文摘和关键词),未限定检索时间,默认勾选左侧全部文献分类目录,亦可单独勾选"医药卫生科技"(会减少一些检出文献,医学相关性会更强),点击"检索"按钮即可进行检索,结果找到 899 条结果(仅勾选"医药卫生科技"时检索到 887 条)。如图 12-2,标识"检索范围"的相关位置以及初步检索结果。

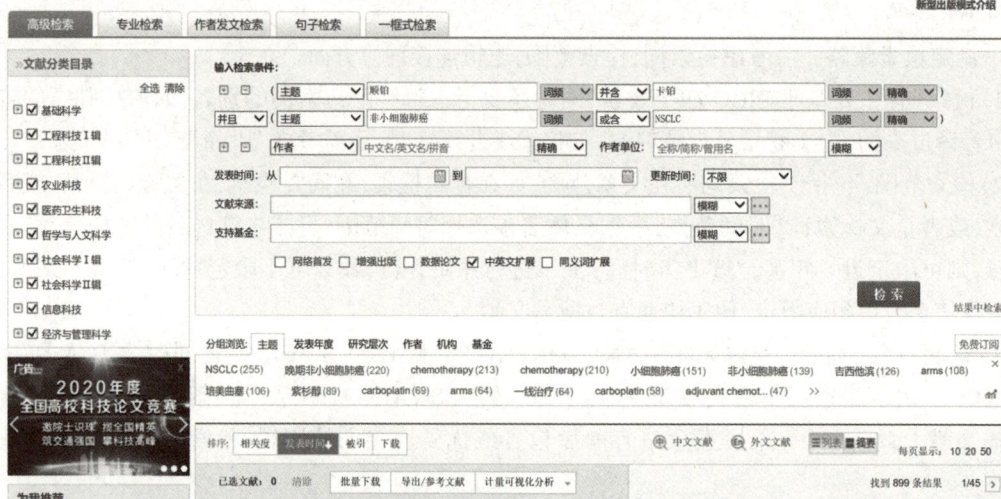

图 12-2　在 CNKI 高级检索界面检索顺铂、卡铂和非小细胞肺癌相关的文献

（4）初步浏览结果：认为篇目过多，希望得到最新信息。打算限定时间为 2015 年 1 月 1 日至今，可以选择"检索"进行检索，同样地，如果增加了检索词或者检索条件，也可以选择"在结果中检索"进行二次检索。图 12-3 显示限定"发表时间"的二次检索举例。本次检索得到结果为"169 条"。同时可以在分组浏览的发表年度中看到每年发表的文献数量，在右侧可以选择每页显示的文献数量等。

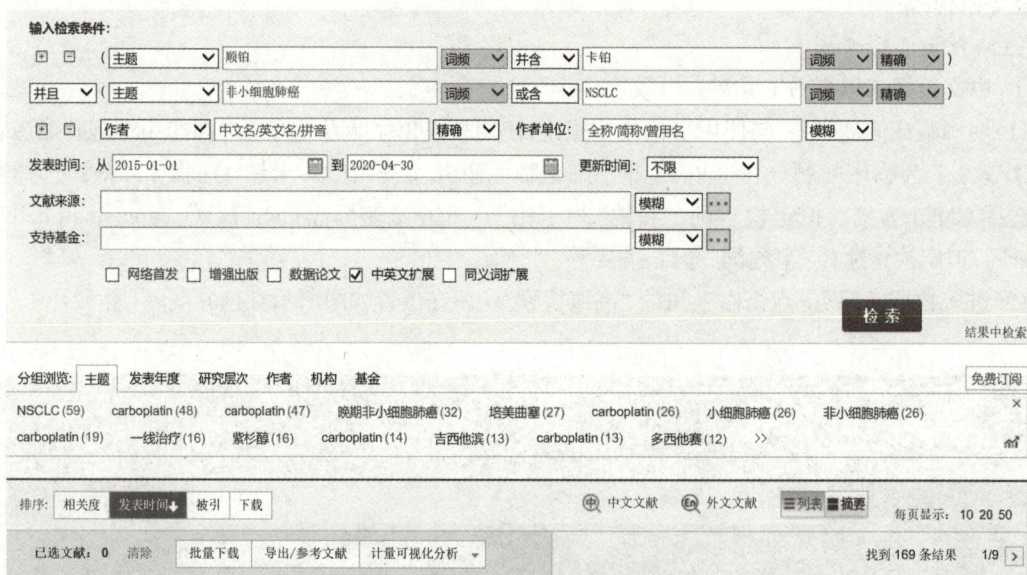

图 12-3　在 CNKI 检索到的顺铂、卡铂和非小细胞肺癌相关文献结果中进一步限定检索时间

（5）导出参考文献：如果认为目前的检索结果已经满足问题需求和检索目的，那么可以进行文献筛选。倘若需要的信息仅阅读少量文献就能够很快得到答案，则可以在网页上进行全文在线阅读。但如果文献量较多，在网页中逐篇进行筛选既浪费时间又无法保存筛选信息，则可以将其题录导出。本次检索将 169 篇全部选中，选择"导出参考文献"，进入文献管理中心，此处可点击"生成检索报告"，将以 word 形式保存检索策略和检索结果，同时也可继续点击"导出 / 参考文献"，进入文献输出，在这里可以选择导出"excel""word""Endnote""NoteExpress"等相关版本。图 12-4 为导出文献举例，标识为"已选中的文献数量"及"导出 / 参考文献"所在位置。图 12-5 标识为"文献管理中心 - 文献输出"的"导出"功能的各种形式，以及多种能够导出的文本格式，例如适应 NoteExpress 等文献管理软件。

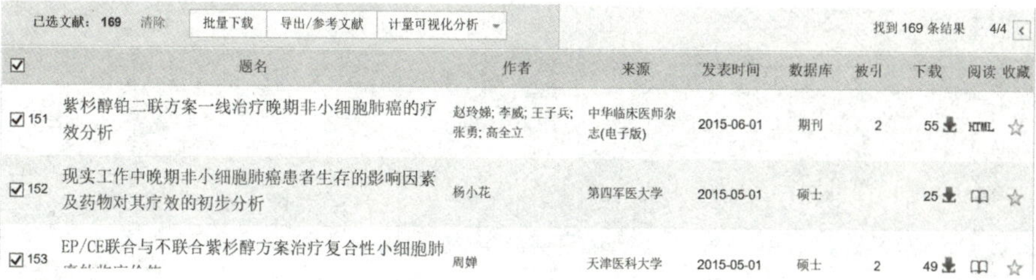

图 12-4　从 CNKI 检索结果中导出选定文献

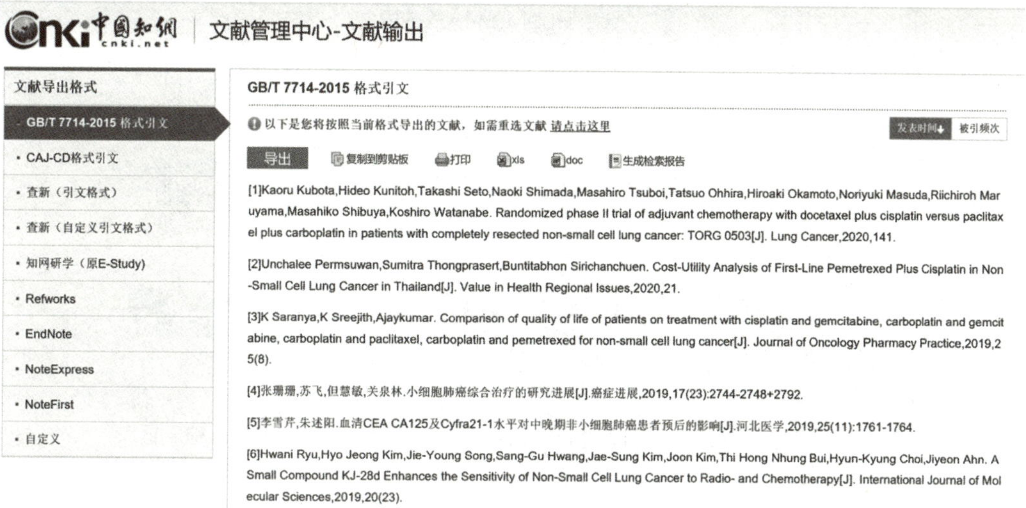

图 12-5　从 CNKI 检索结果中选择文献导出格式和导出的文本方式

（6）下载到本地磁盘后可根据题目，摘要进一步文献筛选。

2. 英文数据库以 PubMed 为例

（1）以同样的临床问题及检索策略在 PubMed 上进行检索。

（2）进入检索页面，选择 "advanced" 进行高级检索。将检索词 "Cisplatin" "Carboplatin" 以 AND 的形式进行连接，构建检索式 #1；"non-small cell lung cancer" "NSCLC" 以 OR 的连接，构建检索式 #2；将 #1 与 #2 以 AND 的形式进行连接，在 PubMed 中选择在 "Title/Abstract" 中检索。注意：需要在 "MeSH" 中搜索检索词的标准用语及相关的同义词。

图 12-6 PubMed 检索举例，标识为 "高级" 检索所在位置。图 12-7 为在 "题目 / 摘要" 中添加检索词 "cisplatin"，并选择 "ADD"，将其加入检索历史。图 12-8 为输入 carboplatin，选择检索逻辑为 "Add with AND"，将其加入检索历史。图 12-9 为 "cisplatin" 与 "carboplatin" 以 AND 为连接构成检索式 #1。图 12-10 在 "题目 / 摘要" 中检索 "non-small cell lung cancer"，点击 "ADD"，以后，重新在 "题目 / 摘要" 中输入 "NSCLC"，点击 "Add with OR"，构建二者以 OR 为连接的检索式 #2。图 12-11 Query box 里出现了构建的检索式 #2，选择添加到检索历史。图 12-12 在检索历史中，#1 检索式的 "Actions" 中，选择 "Add query"，将检索式 #1 添加回检索框中。图 12-13 在检索历史中，#2 检索式的 "Actions" 中，选择 "Add query"，将检索式 #2 以 "Add with AND" 的逻辑关系添加回检索框中。图 12-14 在 "Query box" 中出现检索式 #1 AND 检索式 #2 的新的复杂检索式，点击 "Search"，进行最后一步检索。图 12-15 检索到 835 条结果，并显示 "Send" 的导出功能。

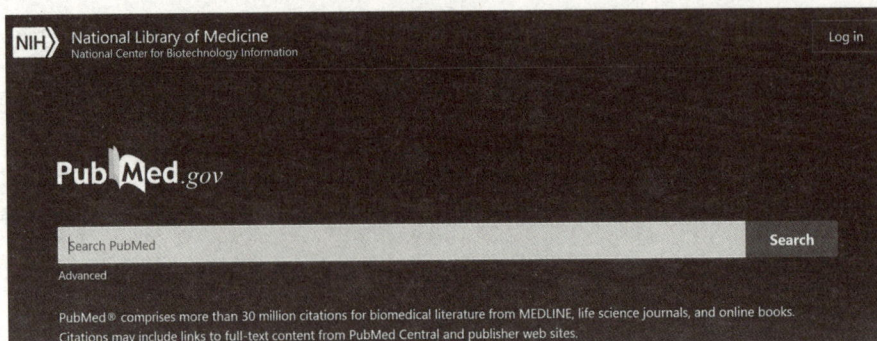

图 12-6 PubMed 检索主界面

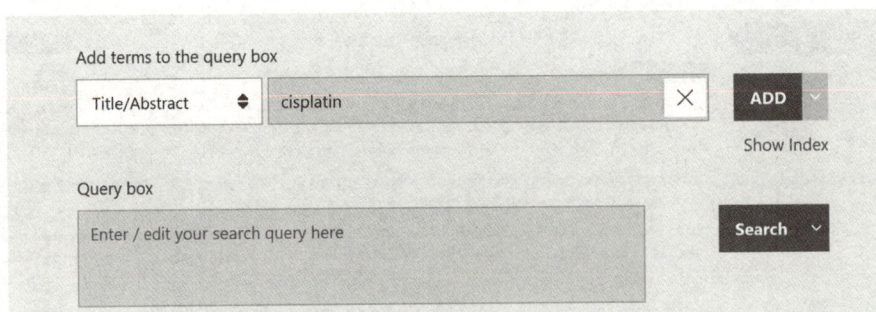

图 12-7 将 PubMed 题目 / 摘要检索 cisplatin 检索词的命令加入检索框

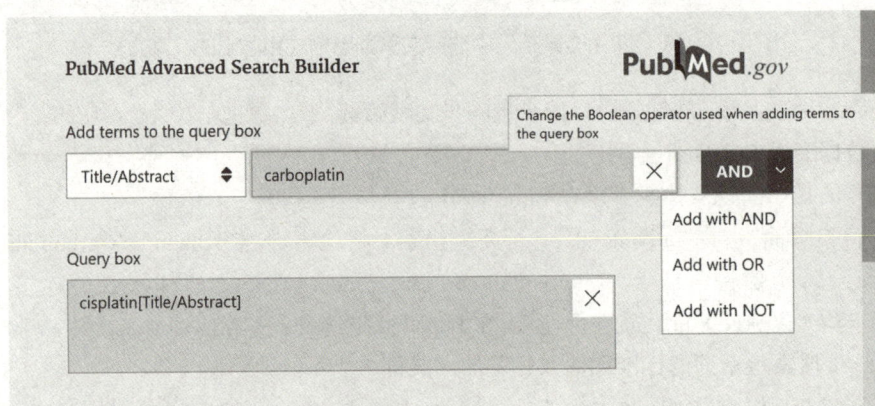

图 12-8 在 PubMed 中将 carboplatin 检索词以"并且"的逻辑关系加入 cisplatin 检索框

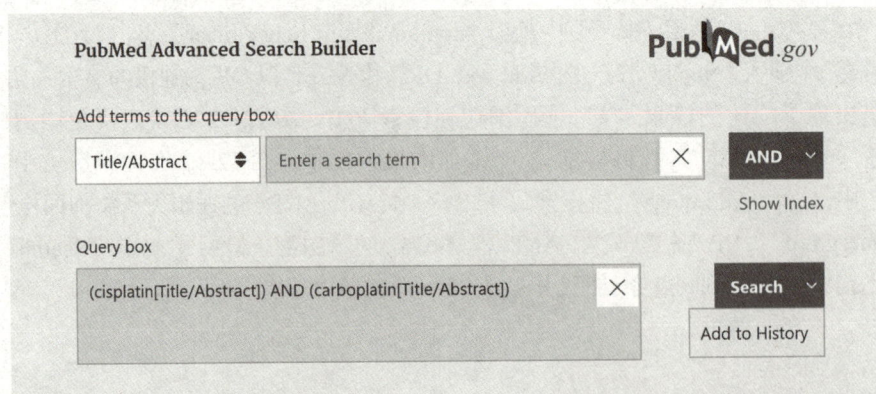

图 12-9 检索里出现了构建的检索式 #1 并将其添加到检索历史

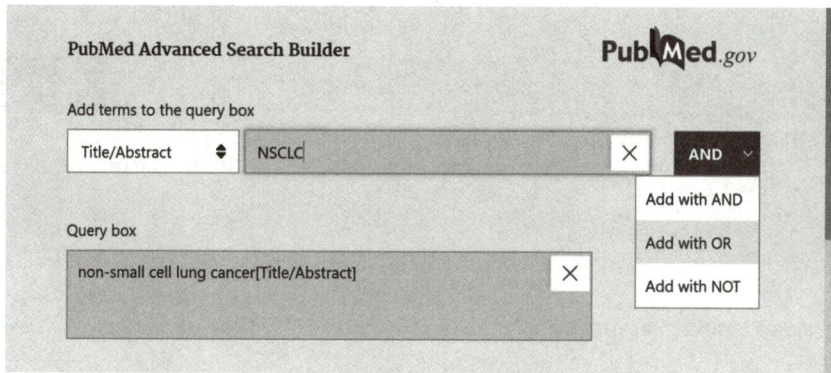

图 12-10 将 PubMed 题目 / 摘要检索 "non-small cell lung cancer" 或 NSCLC "检索词的命令依次加入检索框

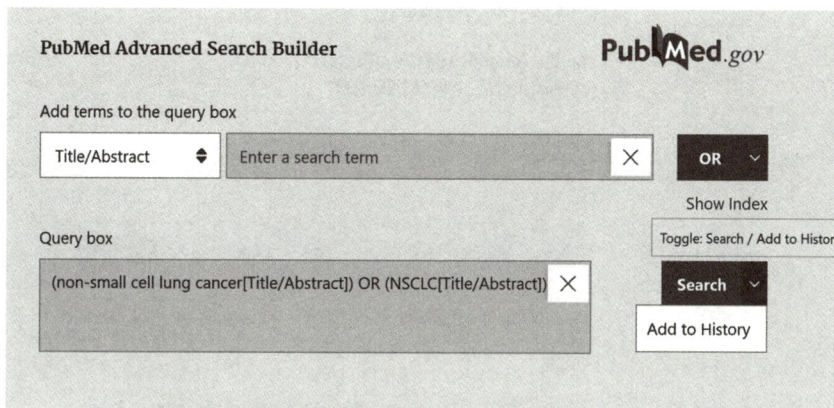

图 12-11 检索框里出现了构建的检索式 #2 并将其选择添加到检索历史

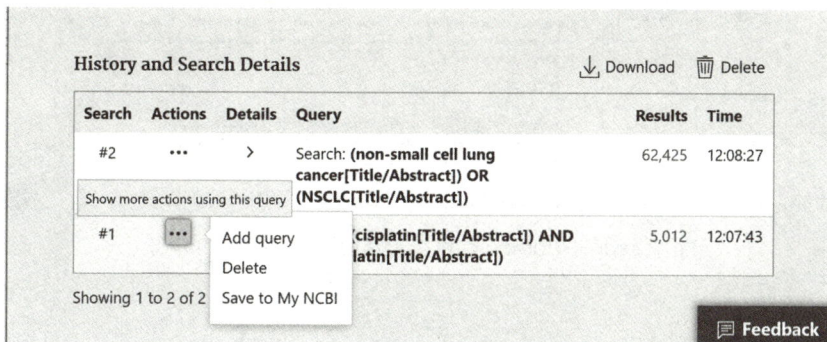

图 12-12 在检索历史中将检索式 #1 添加回检索框中

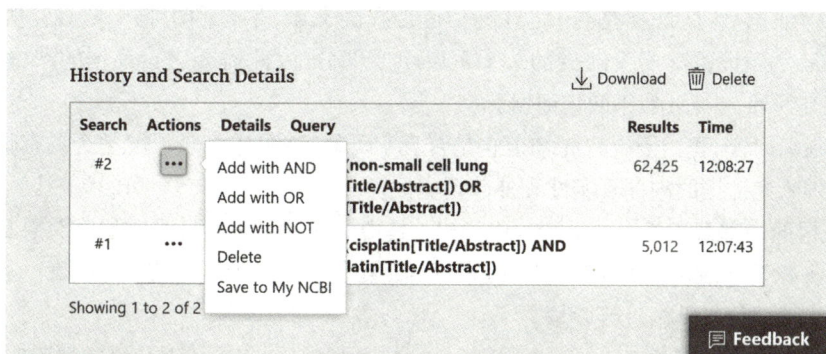

图 12-13 在检索历史中将检索式 #2 以 "Add with AND" 的逻辑关系添加回检索框中

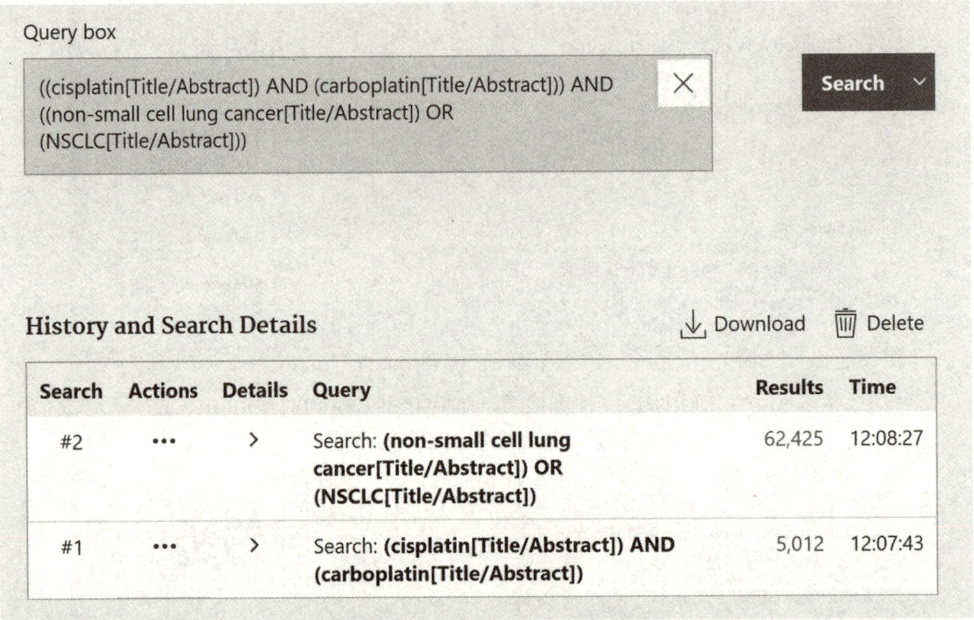
Query box
((cisplatin[Title/Abstract]) AND (carboplatin[Title/Abstract])) AND ((non-small cell lung cancer[Title/Abstract]) OR (NSCLC[Title/Abstract]))
Search
History and Search Details
Download
Delete
Search
Actions
Details
Query
Results
Time
#2
Search: (non-small cell lung cancer[Title/Abstract]) OR (NSCLC[Title/Abstract])
62,425
12:08:27
#1
Search: (cisplatin[Title/Abstract]) AND (carboplatin[Title/Abstract])
5,012
12:07:43

图 12-14　在检索框中出现检索式 #1 AND 检索式 #2 的新的复杂检索式并进行最后一步检索

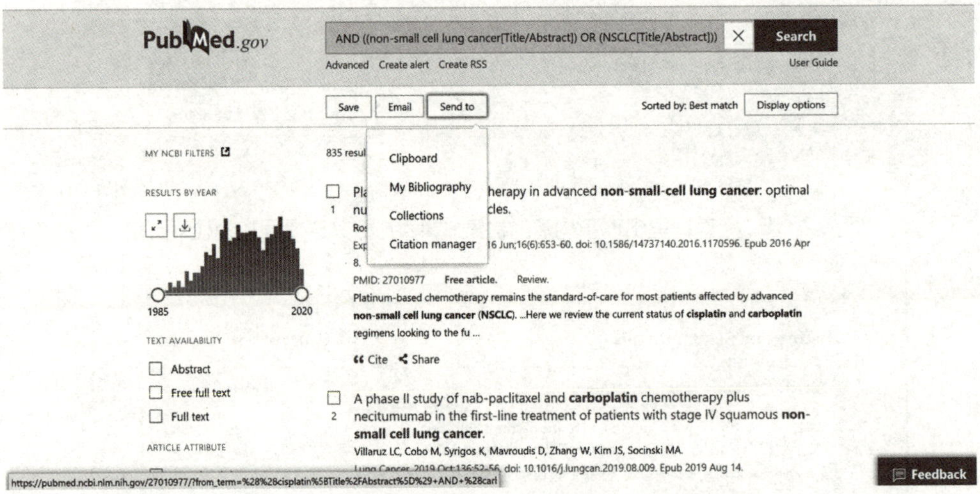
PubMed.gov
AND ((non-small cell lung cancer[Title/Abstract]) OR (NSCLC[Title/Abstract]))
Search
Advanced
Create alert
Create RSS
User Guide
Save
Email
Send to
Sorted by: Best match
Display options
Clipboard
My Bibliography
Collections
Citation manager
MY NCBI FILTERS
RESULTS BY YEAR
1985
2020
TEXT AVAILABILITY
Abstract
Free full text
Full text
ARTICLE ATTRIBUTE
PMID: 27010977
Free article.
Review.
Platinum-based chemotherapy remains the standard-of-care for most patients affected by advanced non-small cell lung cancer (NSCLC). ...Here we review the current status of cisplatin and carboplatin regimens looking to the fu ...
Cite
Share
A phase II study of nab-paclitaxel and carboplatin chemotherapy plus necitumumab in the first-line treatment of patients with stage IV squamous non-small cell lung cancer.
Villaruz LC, Cobo M, Syrigos K, Mavroudis D, Zhang W, Kim JS, Socinski MA.
Feedback

图 12-15　PubMed 检索结果及可以发送存储的形式

三、证据严格评价

当我们获得证据后，此证据是否真实可信，是否准确无误，是否利于临床实践？遵循最佳的证据进行临床决策是循证医学不可缺少的一个重要组成部分，因此需要进行证据的严格评价（critical appraisal），用一定标准来衡量临床最佳证据。

对于一个临床研究，我们需要首先知道它是否真实可靠，然后进一步了解是否具有临床价值和意义。也就是评价研究证据的内部真实性和外部真实性。

1. **研究证据的内部真实性（internal validity）**　是指研究结果正确反映被研究对象真实状况的程度。主要包括研究设计是否合理、统计分析是否正确、结果是否支持研究结论等因素。通常可以通过国际公认的方法学评价工具来进行衡量。

2. **研究证据的外部真实性（external validity）**　是指研究结果与推论对象真实情况的相符合程度，多指研究结果和结论在不同人群、不同地点和针对具体病例的推广应用价值。其影响因素包括：研究人群与其他人群在特征上的差异,研究对象的类型以及社会环境和经济条件等。在进行循证临床实践时,评价证据的外部真实性时主要考虑拟应用该证据的患者与人群在 PICO 四个方面是否均能满足等。

在循证临床实践的过程中,为了节省时间,可以先比较检索到文献与当前患者的人口学和病情相似度,再进一步评价文献的方法学质量。

四、应用最佳证据

经过严格评价的文献以及评价的具体结果可以应用于临床决策和卫生管理决策,这也是循证医学的一个直接目的。但临床实践总会受到卫生政策、社会经济、患者文化背景和医疗资源的影响,因而,即使获得了比较可靠且有临床应用价值的证据,还需要结合临床经验、医疗条件,患者接受相关诊治时的意愿和价值观,将三者统一才可使最佳决策得以实施。应用证据时务必遵循个体化原则,要具体情况具体分析,切不可生搬硬套,违反了循证医学的根本原则。

五、循证实践后效评估

通过这样一个过程的实践之后,还要对实践效果和效率进行后效评价,以累积经验教训,提高个人认知水平和医疗水平,促进学术进步,或为开展进一步的临床研究提供线索和证据。这也是循证医学最终的目的。

六、临床实践实例

我们以某医生通过循证临床实践解决临床诊疗问题,并给予患者有效治疗为例:

某位老年女性,66 岁,主诉是有 20 多年无痰干咳,曾经使用过抗生素无效,目前没有再吃任何药物。尽管夜间会时常出现气喘,但拥有很好的运动耐力。无吸烟史,也不和吸烟者共同生活。胸部 X 线检查正常。实验室检查:肺活量正常,最大呼气峰流速为 500(预测值为 380),并且对 β 受体激动剂反应微弱。尽管如此,医生认为由于哮喘是咳嗽的常见原因,也因为该患者总是抱怨夜间气喘,因此医生决定先给她用 β 受体激动剂雾化剂。患者离开后,医生开始通过循证临床实践的方法寻找可能造成该患者咳嗽的原因。

首先拟写一个可回答的临床问题。在这里首要的临床问题是鉴别诊断:慢性咳嗽的可能原因和频率。该医生选择了其最喜欢的《初级保健医学》,并检索到导致慢性咳嗽的 20 种可能性,包括:吸烟、肿瘤导致的下呼吸道问题、慢性鼻炎、鼻窦炎导致的上呼吸道问题,动脉瘤导致的压缩伤,还有其他如心理疾病,反流性食管炎等。鉴于该患者没有检查到存在器质性病变,故初步判断以上原因不是该患者咳嗽的原因。医生不满意目前找到的病因,他希望能够找到一个贴合实际情况的高质量证据。于是在 Medline 中进行检索,检索词为 "chronic non-productive cough",在过去 5 年中有 343 个文献,考虑文献数量过多,因此将检索式限定为 "chronic near cough" "investigat*or diagnos*or cause*"and "consecutive or follow up"。最后共检索出 4 篇文章。位列前三的诱因为:哮喘、鼻后滴流和胃酸反流,其次还有传染病后遗症,慢性支气管炎和未明确诊断。

一周后,当患者再次来就诊时,医生发现 β 受体激动剂的治疗无效。经过进一步询问,患者承认有反酸现象,因此该医生判断胃酸反流最有可能是导致咳嗽的原因,鉴于食管 pH 监测价格昂贵而且很困难,因此他想凭借经验用很简单的方法控制胃酸反流。通过谈话后,该患者认为没有足够的时间配合 pH 食管检测,所以愿意尝试使用简单的方法。该医生让该患者睡觉时抬高床头,并且晚上吃 20ml 镁铝合剂。最后,该患者的咳嗽在几天之内得到了很好的控制,并且随访了 6 个月没有复发。

可以看到,这位医生的诊治过程就是循证临床实践的过程——该医生遇到问题后首先选择查阅书籍,并且根据患者的特点进行更个性化的检索,得出可能的结论后,考虑了现有的医疗水平和条件,与患者交谈征求意愿,最后为患者作出了最佳决策。食管反流是导致慢性咳嗽的一个原因,可能很少会有人想到这一点,因此检索查阅文献是必要的。此外,医生很关注患者的诉求,很大程度上为医生的诊断提供了线索。然后医生也结合了临床经验、目前的医疗水平和患者的意向,没有要求患者做食管 pH 监测,而是选择简单可行并且节约成本的方法。最后该医生还提出了可以进一步做临床研究的计划。这个例子是我们临床医生进行循证实践的典范。

第三节　研究证据的评估

一、样本量对随机对照试验结果和结论的影响

(一) 为什么要计算样本量

当我们要进行一项随机对照试验(randomized controlled trial,RCT)以确证某一干预措施的临床疗效时,我们往往需要对样本量(sample size)进行估算,即确定该试验所需要的研究对象的个数。样本量估算是临床科研中的一个很重要内容。是否估算样本量及样本量的大小对于试验结果和结论有着本质上的影响。

总的来讲,RCT 计算样本量是为了保证研究下结论的把握度。样本过小,往往使把握度下降,结论缺乏依据;样本过大,又会造成人力、时间和经济上的过度耗费。

把握度(power)又被称为检验效能,其意义是若两总体确有差别,试验能发现他们有差别的能力。用 $1-\beta$ 表示其概率大小。此处,β 为 II 类错误发生概率,即假阴性错误概率。把握度为 90%,意味着若两总体确有差别,则理论上有 90% 的可能性能够得出差异有统计学意义的结论。

为什么即便两总体确有差别,还是有可能得出无差别的错误结论呢?因为我们用来判断两总体是否有差别的依据是统计推断的 P 值。统计推断是一种推断,用两组样本的情况来估计其所来自的两个总体的情况。既然是估计,就有一定的犯错误的概率,即我们通常所说的 I 类错误(type I error)和 II 类错误(type II error)。I 类错误和 II 类错误是假设检验的两类错误。假设检验是利用小概率反证法思想,从问题的对立面(H_0)出发间接判断要解决的问题(H_1)是否成立。即,小概率事件 H_1 在一次试验当中是不应该发生的,我们就假设它发生(H_0),通过是否拒绝它来判断 H_1 是否成立。

理论上,H_0 在客观实际中成立,我们就应当接受它,反之则拒绝。但是在实际中,小概率反证法是根据 P 值作出的推断,推断结论为估计值,因此结论可能产生 I 类错误和 II 类错误(表 12-2)。

表 12-2　I 类错误和 II 类错误

客观实际	假设检验的结果	
	拒绝 H_0	接受 H_0
H_0 成立	I 类错误(α)	推断正确($1-\alpha$)
H_0 不成立即 H_1 成立	推断正确($1-\beta$)	II 类错误(β)

若 H_0 本身成立,最后推断结果却将其拒绝,这类错误称为 I 类错误,即"弃真"。I 类错误概率大小用 α 表示。研究者可以根据研究目的决定 α 值的大小。

　　若 H_0 本身不成立,最后推断结果却将其接受,这类错误称为Ⅱ类错误,即"取伪"。Ⅱ类错误的概率大小用 β 表示,其大小并不能准确估计。

　　只要有抽样,就会有Ⅰ类错误和Ⅱ类错误的产生。只有研究总体全部纳入,才能避免Ⅰ类错误和Ⅱ类错误。因此,当样本量增加时,往往把握度会随之增加。样本量太小时,即便真实存在的差异也有比较大的可能无法被检验到,而非常大的样本可以使非常小的差异也出现 $P<0.05$ 的检验结果,而此时的差异可能小到没有临床意义。因此,确证性研究必须计算样本量。

(二) 如何计算样本量

　　样本量的估算是研究设计的一项重要内容。样本量估算既可以通过公式计算,也可以查表得到。常用样本量估算的统计学参数有Ⅰ类错误的概率 α,检验效能 1-β,差值 δ,总体标准差 σ 或总体率 π。

　　通常计算样本量需要考虑如下参数:Ⅰ类错误的概率为 α,即检验水平。α 值越小,所需的样本量越多。α 通常取 0.05 或 0.01。Ⅱ类错误的概率为 β,检验效能 1-β 越大,所需样本量越多。β 通常取 0.20 或 0.10。差值 δ,指所比较的两总体参数相差多大以上才有专业意义,可以是率也可以是均数加减标准差的形式。不同的研究设计类型有不同的样本量计算公式。详细估算公式请参阅临床流行病学教材。

二、临床疗效的客观评估

　　临床研究的疗效主要有综合性疗效和特异性疗效两种模式,临床试验根据这两种模式可以分为实用性试验和解释性试验。实用性试验是测量干预效果的研究,是在真实的治疗条件下观察所施加干预的综合疗效,其结果具有外推性。解释性试验是测量干预效力的研究,一般是在理想的试验环境中完成,目的是观察干预的特异性疗效,内部真实性高,结果外推受限。

　　1. **效果和效力的区别**　效果(effectiveness)是指某种医学干预措施、方法、某种医疗保健或服务在常规条件下应用于某特定人群时所产生的预期效果。效力(efficacy)是指在理想条件下,一个药物或一项干预措施可以产生的最大效果。也可以阅读 FLAY BR.Efficacy and effectiveness trials(and other phases of research)in the development of health promotion programs.Prev Med,1986,15(5):451-474. 或 DAVID M,GEORGIOS KITSIOS.Against pragmatism on efficacy,effectiveness and real word. Trials,2009,10:48. 获得更多信息。评价效力的临床试验有时被称作解释性试验,这些试验一般只纳入可以完全合作的病人。效果和效力的区别根据试验设计的 PICO 原则分别列举。

　　(1)受试者(participant):临床评价效果的实用性研究希望能够反映临床实际中的干预治疗的实际情况,所需受试者能够反映出接受所研究干预措施的所有人群,因此受试者的合格性标准比较宽泛,合格的受试者仅代表干预治疗某种疾病的人群,但并不会因为患有与研究干预措施不相关的其他疾病或服用了其他药物而被排除,与临床的治疗方式一致,不作过多限制,以反映出临床常规条件下的治疗情况。

　　临床评价效力的解释性研究希望能够解释干预措施的特异性,所需的理想条件需要严格要求,受试者为理想人群,合格性标准比较狭窄。需要纳入依从性较好的同质人群,即年龄范围、病种、病程等相似的人群。尽可能减少对结果有影响的变量,如排除伴有并发症,服用其他药物的人群。

　　(2)干预措施(intervention):实用性的研究是在常规条件下完成的研究,最终评价的是所有复杂干预的总疗效,因此干预措施较为灵活,医生临证处方时可以根据病情随时调整治疗方式。解释性研究的目的是解释干预的效力,对施加的干预必须简单化,即所有的受试者施加同一治疗。除去所要研究的干预措施,其他措施严格控制。对研究措施的设计和形式的实施需要标准化,如临床病人静脉给药,则每人每次给药时间、方式、剂量等都要保持固定不变。

　　(3)对照措施(control):实用性研究的对照组很少用到安慰剂治疗,一般都是将试验组与未施加干预措施的常规治疗相比较。对病人不施用盲法,力求病人的协作观察整体疗效。解释性研究的对照组必须要使用安慰剂治疗,用来对比试验组干预措施的特异性疗效,从而解释干预措施的研究机制。一般会采用盲法,以避免资料采集过程中受到患者和研究人员的主观因素的影响,使研究结果客观有效。

(4)结局(outcome):实用性研究的结局以患者为中心,结局的测量具有临床日常性,即在日常临床中就可以测量,不需要专门的检测和培训就可以完成。实用性研究的主要结局指标是可以客观测量的,如可以通过量表将疼痛、疲劳等主观感觉客观化评分进行测量。解释性研究的结局更为客观化,一般是与干预措施已知的、直接相关的立效结局,即由干预措施可以直接导致该结局并由该结局可以解释干预措施。常见解释性研究的结局指标为可直接测量的生物学指标、化学指标等客观指标,结局测量可能会需要特殊培训或者检测才能完成,在日常临床当中很少用到。

2. **解释性随机对照试验和实用性随机对照试验的特点**   随机对照临床试验,是使用随机方法将患者分到治疗组/干预组或对照/安慰剂组,并对治疗结果进行观察和比较,差别的大小显示干预措施效果的大小,是测量评估干预有效性的"金标准"。根据干预措施疗效评价的两种模式,分为实用性随机对照试验(pragmatic randomized controlled trial,PRCT)和解释性随机对照试验(explanatory randomized controlled trial,ERCT)两类,通过 effectiveness 和 efficacy 加以区分。

实用性 RCT 和解释性 RCT 的特点比较与效果和效力的区别内容大致相似,实用性 RCT 其特点比较见下表(表 12-3)。

表 12-3   实用性随机对照试验和解释性随机对照试验的特点比较

实用性 RCT	解释性 RCT
常规医疗环境	实验性环境
评价总体疗效	评价特异性疗效
非安慰剂对照	安慰剂对照
不对患者施盲使协同作用最大化	对患者施盲使信息偏倚最小化
目的在于最大限度提高总体疗效	目的在于鉴别特异与非特异性效应
常规治疗,复杂性干预	标准化治疗,简单手段
干预实施者熟练掌握常规治疗	干预实施者熟练掌握标准化方案
通常随访期较长	通常随访期较短
外部真实性通常更高,内部真实性受限	内部真实性高,外部真实性低
与临床实践相关性/影响度高	与临床实践相关性/影响度低
要求有差异的代表性受试人群	要求同质性好的受试人群
要求的样本量相对较大	要求的样本量相对较小

三、临床研究真实性的评价

(一)样本变异性

在随机对照试验(RCT)中,每个试验都不可能将整个患者群体全部纳入,而只能是研究者自己能力范围内可以获得的符合要求的自愿的非随机抽样的样本。

与追求研究结果具有人群代表性的横断面研究不同,随机对照试验追求的是入组患者的随机分组,保证两组在试验干预开始前的可比性,以保证治疗结束后的疗效差异可以归因于干预措施的不同。所以,随机对照试验的样本量计算方法是基于两组可能存在的疗效差异,及研究者对研究结果准确性(Ⅰ类、Ⅱ类错误)的要求高低来决定的,并不是以研究结果对人群的代表性有多大为目的的。所以,随机对照试验的样本量(几十人至几百人)通常小于横断面研究(通常上千、上万人)的样本量。

同样的研究设计,同时在甲乙两家医院开展试验,我们也可能得出不同的结果和结论。这是因为,虽然甲乙两家医院所纳入的患者数量一样多,但是他们却是不一样的个体。个体与个体之间存在差异,这是个体之间的变异。个体变异累积成群体变异。所以,甲乙两家医院的入组患者是两个不太一样的群体。故而,即便都是严格执行的两个相同设计的高质量RCT,样本变异也会导致两项研究结果的差异。当研究对象等于总体个数的时候,研究结果就是总体的实际情况。但是这样的极限,在实际研究中是几乎无法实现的。

我们通常希望能够利用最小的样本,推断出总体的情况。但是,样本的变异会影响到结果对总体的代表性。而且,样本量越少,个体变异对于结果的影响就会越大。

(二) 研究的机遇和偏倚

机遇(chance)是指随机抽样研究中由于个体间差异导致样本值与总体值间的误差,又称为随机误差。随机误差的大小可以估计。

偏倚(bias)是指在研究推理过程的各个阶段,由于其他因素的影响,设计的失误、资料获取的失真、分析方法不正确或推断不符合逻辑等所引起,使得所获得的结果系统地偏离真实值,从而得出了错误的结果或结论。又被称为系统误差。

偏倚按其性质及产生的阶段可分为:选择偏倚,信息偏倚和混杂偏倚。

1. **选择偏倚(selection bias)**　在研究对象的选取过程中,由于选取的方式不当,导致入选对象与未入选对象、不同比较组的基线水平之间存在系统差异,由此造成的偏倚称为选择偏倚。选择偏倚产生的原因很多,在试验当中研究对象的纳入排除标准不统一,选择抽样人群时抽样方法不随机,研究对象的自愿接受调查,无应答或失访等,都会产生选择偏倚。选择偏倚在研究的设计、实施和分析各个阶段都可以产生,主要发生在研究的设计阶段。选择偏倚一旦发生,再消除或校正其对结果的影响都很困难,因此,我们用以下四点来控制选择偏倚的发生。

(1)采用科学的研究设计:在研究设计阶段,对可能发生的选择偏倚有充分的了解和掌握,这样才能在研究初期,对可能的偏倚发生进行避免。

(2)严格制定研究对象纳入与排除的标准:尽可能选择国内外公认的标准。标准一旦确定,选择研究对象时必须严格遵守,不能随意更改。

(3)随机化:随机化包括随机抽样和随机分配,尽量使比较各组之间除了研究因素以外,其他各种条件都基本一致。

(4)应当采取相应的措施提高应答率,减少失访。如果出现了无应答或者失访,要寻找可能的原因,尽量补救。无应答率或者失访率超过10%,研究结果的推论就应当慎重。

2. **信息偏倚(information bias)**　信息偏倚又称为测量偏倚(observation bias)或观察偏倚(measurement bias),是指由于测量方法或资料收集方法的问题,在资料获取时产生的系统误差。

信息偏倚主要来自资料收集过程中的不正确信息,如研究者对研究对象的诱导性提问或错误归类,研究对象对过去经历的回忆偏差等。控制信息偏倚就是要在研究实施的不同阶段尤其是资料收集阶段控制和消除影响信息准确性的各种因素。信息偏倚主要发生在资料收集阶段。

(1)应当尽量使用客观的研究指标:对各种指标作出严格的定义,最好使指标完全量化,便于收集、分析和处理。研究方法也需标准化,对研究对象的归类尽量采用"金标准"进行分类判断。

(2)应当使用统一的标准收集资料:一旦将标准确立,研究进行过程当中,最好不要随意更改标准。最好采用盲法收集资料,即由不参与研究的第三方收集资料,以消除研究者和研究对象主观因素的影响。

(3)在资料收集之前,应当对临床资料收集者进行统一的培训,减少研究者之间的差别。

(4)为了避免回忆偏倚,最好选择新发病例的患者作为研究对象,也可以将同一内容换种方式重复询问等。

3. 混杂偏倚(confounding bias)　流行病学研究中,由于一个或多个外来因素的存在,掩盖或夸大了研究因素与疾病的联系,从而部分或全部地歪曲了两者间的真实联系,称之为混杂偏倚,或混杂。引起混杂的因素称为混杂因子(confounder)。

(1)混杂因子有以下特点:混杂因子一定是所研究疾病的危险因素;混杂因子和暴露因素之间存在统计学联系;混杂因子必须不是研究因素与疾病的因果关系通路上的中间途径;混杂因子可以在研究的设计、分析阶段得到控制。

(2)混杂偏倚的控制:①限制(restriction),就是将可能的混杂因素在研究最初就直接排除掉。例如高血压可能是一个混杂因素,那么在研究中就只纳入不患有高血压的患者。②匹配(matching),就是在研究当中,每一个带有混杂因素的研究对象都会有与之相匹配的带有同样混杂因素的对照。③随机化(randomization),即随机抽样和随机分配。④统计处理。⑤灵敏度分析。

(三)观察性研究的真实性评价

观察性研究是在自然条件下,研究者对疾病或者现象的自然进程进行观察的研究。研究中的试验组和对照组是自然形成的,研究人员只能尽可能地控制非研究因素对结果的影响。常见的观察性研究有病例 - 对照研究(case-control study)、队列研究(cohort study)和横断面研究(cross-sectional study)。

我们以队列研究和病例对照研究为例评价观察性研究的真实性,其常用工具是 NOS 量表(the Newcastle-Ottawa Scale,NOS)。

1. 队列研究　队列研究,是将一个范围明确的人群按是否暴露于某可疑因素及其暴露程度分为不同的亚组,追踪其各自的结局,比较不同亚组之间结局的差异,从而判定暴露因子与结局之间有无因果关联及关联大小的一种观察性研究方法。又称为定群研究、前瞻性研究、随访研究或者纵向研究等。

队列研究的要点要求:①研究人群在研究开始前均未发病;②尽量使两组基本条件相似;③确定研究因素:研究因素包括暴露因素和其他影响结局的因素;④足够长的观察和随访时间;⑤所有研究对象都要进行随访,并且进行同期随访;⑥确定研究结局:结局的确定需要全面、具体、客观。

(1)研究人群的选择:选择人群能否代表暴露在总体人群的分布情况。入选受试者人群的选择需要有完整性,即在一个地区、一个时间段所有合格的研究对象都应该纳入研究。没有被纳入的研究对象,都必须分析没有被纳入的原因。并且,需要尽量避免"某类人群"的选择,即研究人群在一些重要因素方面与一般人群或待研究的总体人群存在的差异。例如:在进行职业流行病学研究时,由于被选择作为暴露组的工人的健康状况优于一般人群,导致暴露组的发病率或死亡率低于一般人群,即发生了所谓的健康工人效应(health worker effect)。发生这种选择偏倚的研究常会低估暴露与疾病的联系。

(2)组间可比性:设计和统计分析时考虑暴露组和未暴露组的可比性。随访研究对象之前,研究人员要获得有关研究对象的多种必要的确实材料作为判断研究终点和分析比较的基础,这称为基线资料。基线资料包括研究对象暴露与研究因素的情况。

(3)结果测量:如果最初选定的参加研究的受试者中有人主动退出或找他人代替,或者有些受试者的入组时相关资料丢失或者记录不全等,都可能导致两组基线不可比,缺失数据的分析方法应该有明确交代。若研究对象是以死亡作为临床结局,是否采取措施确保没有遗漏死亡报告。在整理资料时,对于有缺项或漏项的对象是否及时进行补查等。

如果想要测量出的临床结局足够客观,结局评定人员需要对该项研究的暴露因素和所关注疾病不知情,最好是在不知道暴露的情况下进行结局的测量,才能够客观的评定暴露和疾病的因果关系。

在对研究对象的随访中需要注意,针对不同疾病的病程特点或药品的起效时间,必须要保证足够长的随访时间。如观察某药物对肿瘤的治疗,往往需要随访数月至数年。如果只是随访了一个月或者更短,则很难看到预期结果,拿到真实的数据。

2. 病例对照研究　病例对照研究选择一组患有所研究疾病的人作为病例组,选择一组不患有所研究疾病的人作为对照组,调查这两组人既往暴露于某个(某些)因素的情况,比较两组暴露率的差异,以判断暴露因素与所研究疾病有无关联及关联强度的大小。

(1)研究人群的选择:病例对照研究要求,选择的病例必须恰当,不是隐性病例,也不是处于潜伏期的病例。对照不能患有所调查的疾病,或与研究疾病病因相关的疾病。如肺癌、慢性支气管炎、肺结核均可能与吸烟有关,不能相互对照。对照组与病例组应有统一的排除和纳入标准。所选择的对照组必须来自有条件产生病例的总体。

(2)组间可比性:匹配是要求对照组在某些因素或者特性上与病例组保持相同,从而排除匹配因素对研究结果的干扰。一般与疾病及所怀疑的病因因素都有联系的因素(可能是混杂因素)可选为匹配因素。匹配分为个体匹配和成组匹配。应慎重选择匹配因素,避免过度匹配(overmatching)。常见匹配因素有年龄、性别等。

(3)暴露因素的测量:暴露因素的确定应当由专业人士根据固定的档案记录进行确定。对照组和病例组的诊断手段相同,采用相同的方法确定病例和对照组暴露因素。理想的情况下病例和对照组无应答率相同,对无应答的研究对象应当描述其原因和情况。

3. 横断面研究　横断面研究是通过对特定时点(或期间)、特定人群中因素与疾病或健康状况关系的调查,描述所研究的疾病或健康状况以及有关因素在目标人群中的分布,比较分析具有不同特征的暴露与非暴露组的患病情况或患病与非患病组的暴露情况,为研究的纵向深入提供线索和病因学假说。

横断面研究分为普查和抽样调查。于一定时间内对一定范围的人群中每一个成员所做的调查称为普查。普查的调查对象为全体目标人群,不存在抽样误差,但是由于工作量太大,耗费人力物力,并且调查质量难以保障,一般横断面研究常用抽样调查。为了对人群某种疾病的患病率或其他特征作出估计,揭示疾病的分布规律等,只对一部分有代表性的人群进行调查称为抽样调查。抽样调查是对特定时点、特定范围内人群的一个代表性样本进行调查,以样本的统计量来估计总体参数所在范围,即通过对样本中的研究对象的调查研究,来推论其所在总体的情况。随机抽取样本是降低抽样误差,提高样本代表性的最佳方法。有时针对特殊人群,随机抽样无法实现,可以采取其他非随机抽样的方法来实施,如连续病例、雪球抽样、目的性抽样、便利性抽样等。对于横断面研究质量的严格评价目前没有比较公认的标准,在评价时建议主要考虑样本量、样本代表性、应答率、有效应答率、调查时长、统计分析方法、结论与结果的符合程度等。

(四) 试验性研究的真实性评价

试验性研究是指在人为严格设定的试验条件下进行的临床研究,与观察性研究相对应。试验过程中的试验条件、干预措施、观察指标和结局指标等,都严格按照既定试验方案实施。常见的试验性研究有:随机对照试验(randomized controlled trial,RCT),交叉试验(cross-over design)和前后对照试验(before-after study)。

我们以最常用的随机对照试验为例,对试验性研究的真实性进行评价。一般来说,单个的随机对照试验可以根据 Cochrane 协作网推荐的 ROB 量表(Table of Risk of Bias)来评价研究的方法学质量,即每一条偏倚存在的风险高、低或不清。

1. 选择偏倚(selection bias)　包括随机序列的生成(generation of random sequence)和随机序列的隐藏(concealment of random sequence)。

(1)随机序列的生成:在随机对照试验中,为了使每一个研究对象都可以有平等的机会被分到不同的干预措施组,并最大限度实现组间基线的均衡可比,研究对象的组别分配必须得实现随机化。而随机序列生成的办法需要详细描述,以便于评价者可以判断该方法是否可以保证分组的随机性。随机序列即按照预定的受试者入组编号顺序,生成与之一一对应的随机数字,进而再通过随机数字的分组规则,将受试者与组别一一对应。生成随机序列的方法主要有简单随机、区组随机、分层随机、分层区组随机、整群随机、动态随机等,可以通过查随机数字表或利用 SPSS、SAS 等统计软件来实现。

(2)随机序列的隐藏:经筛选合格的受试者需要按照随机序列的要求被分配到相应的组别中,在分组的过程中,为了避免研究人员和患者"看着组别安排"而不按照既定顺序跳着"挑选"自己想去的组别,研究者需要将随机分组信息隐藏起来,不让负责分组的人员和患者事先看到。在安慰剂盲法的试验中,可以通过分发对应编号的药盒来实现随机隐藏(同时也做到了盲法);在没有盲法的开放性试验中,可以请不相关的第三方根据接收到的入组患者顺序编号而将随机序列中所对应的组别信息反馈给分组负责人和患者,或者采用不透光的密封信封法。入组患者的分组一旦确定后绝不更改。这样可以避免因为主观因素破坏随机分配结果。

2. **实施偏倚**(performance bias)　即受试者/工作人员盲法(blinding of participants/personnel)。在临床试验研究中,为了避免来自研究对象和研究人员的主观因素对所施干预措施效果的影响,应当尽可能使用盲法。受试者盲法的目的是使受试者不清楚自己所在的组别和所接受的干预措施是什么,目的主要在于防止试验组和对照组受试者对于疗效的期待不同而导致对结局数据的影响。工作人员,此处主要指代干预措施实施者(如医生)。工作人员盲法的目的是防止医生在实施干预措施时主观倾向于某一组而导致结局数据受到影响。对于此条的评价应该根据每一个主要结局指标的特点酌情进行。具体说明请参见 Cochrane 系统评价手册。

3. **监测偏倚**(detection bias)　即结局评价者盲法(blinding of outcome assessors)。请不知道试验受试者分组信息的专业人员对每一位受试者的结局进行采集和测量。目的在于防止结局信息在采集过程中受到人为因素的干扰,如诱导、倾向性更加详细检查或忽略某一组别的受试者等。对于此条的评价应该根据每一个主要结局指标的特点酌情进行。具体说明请参见 Cochrane 系统评价手册。

4. **报告偏倚**(reporting bias)　即选择性报告结局所带来的偏倚。试验开始之前,研究的主要结局和次要结局需要被明确界定出来,并且带有具体的测量时点和统计分析方法。研究报告撰写的时候,需要按照方案,对事先规定的主要结局进行全面的报告。主要结局报告的数量少于、多于研究方案,或者测量时点、统计分析方法与方案不符,均属于高偏倚风险的情况,提示存在对结局的选择性报告。这种选择性报告,可能原因在于研究方案不科学、研究实施过程存在严重问题,或者结果不理想而故意隐瞒不报或找其他指标替代。

5. **磨损偏倚**(attrition bias)　即不完整结局数据(数据不完整)所带来的偏倚。理想的情况是,所有的研究对象在研究过程中,都没有失访(loss-to-follow-up),都应当全部完成试验并且有相应的数据。但是实际上在研究过程中,由于研究对象的死亡、主动退出、失联等原因,结局数据往往不能完整。

6. **其他偏倚**(other bias)　不包括以上评价内容但也有可能产生重要偏倚的其他原因。

(五)诊断性研究的真实性评价

诊断性试验(diagnostic test)是对疾病进行判断的试验方法。狭义上是指实验室所做的试验和检查;从广义上来说,也包括从病史、体格检查或 X 线检查所获得的临床资料或临床所见。其目的是把病人与可疑有病、但实际无病的人区别开来,以便对确诊的病人给予相应的治疗。

实施诊断性试验的目的,是为了能够判断诊断对象患病可能性大小,评价疾病的严重程度,预测疾病的预后,以及评价治疗的效果。

评价诊断性研究的质量常用的是 QUADAS(Quality Assessment of Diagnostic Accuracy Studies)量表,当前更新到第 2 版。

QUADAS-2 较之早先版本变化较大。主要分为四个领域,即病例选择、待评价试验、"金标准"和病例流程和进展情况。每一个领域又分为描述、标志性问题、偏倚风险和临床适用性四个方面。

诊断性试验和"金标准"之间的结果的检测应当是互不影响,因此,诊断性试验的结果,不应当让进行"金标准"试验的人员知道。例如,进行组织活检的病理医生是不应当知道研究对象在组织活检之前诊断性试验的结果。这样才能避免病理医生将试验结果向诊断试验阳性结果可能出现的病因解释,从而使结果更加真实可靠,此即盲法的应用。

四、证据等级

依据内部真实性从高到低的依次下降,设计和实施良好的随机对照试验,特别是安慰剂对照的盲法试验被列为一级设计,往下依次为队列研究、病例对照研究、病例系列、个案报告和专家意见(图 12-16)。

五、个体化原则

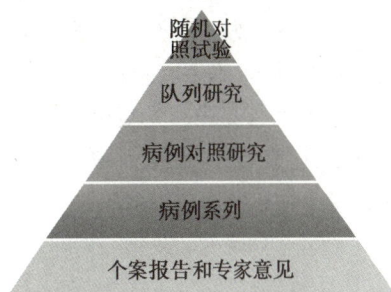

图 12-16　证据金字塔

临床研究证据的实践性转化推崇个体化原则,即将最佳证据与病人的实际病情、医疗条件、医务人员的知识水平、患者的接受能力、社会文化背景及经济发展水平等相结合应用。而个体化原则应用的可行度主要取决于最佳证据的外部真实性。研究证据的外部真实性(external validity)又称适用性,是指研究证据结果在不同人群、不同地点和对不同具体病例的推广应用价值。

研究证据的外部真实性受多重复杂因素的影响,对临床推广应用造成影响。因此,在临床应用时需严格评价其外部真实性:

1. **研究证据的具体环境**　研究证据产生的具体场所及特定环境与临床推广应用密切相关。如由于不同国家的医疗条件和保障系统差别明显,被证明安全有效的新型药物也会因其价格昂贵,难以在临床推广。另外,如果研究证据单纯产生于高水平医院,因其医疗技术条件、设备仪器及医生水平皆有明显优势,会使一些不良事件的发生大为减少,导致严重低估了实际发生率。临床试验的实施场所特异性越高,与临床实际的差别越大,其外部真实性也就会越低。因此,评价研究证据时应着重考核产生证据的具体环境能否适应当前具体的临床实际情况。

2. **研究证据的对象**　研究证据的适用性受试验对象代表性的影响,若人群的代表性不足,研究证据的推广会受到明显限制。研究对象的代表性常受样本量大小、来源以及纳入与排除标准等影响。若研究对象的纳入和排除标准合适,样本量足够且来源广泛,则样本的代表性强。评价纳入与排除标准是否合适,取决于符合此标准的人群在同类诊治患者中所占的比例及实际入选者在符合此标准的患者中所占的比例。如果所占比例过小,则表明样本的代表性差,研究证据的外部真实性弱,从而限制了临床的推广应用。此外,患者的病情程度、文化水平、经济条件及社会背景等都会对样本的代表性产生不同程度的影响。因此,需要具体分析实际入选样本的代表性,进而评估其对研究证据外部真实性的影响程度。

3. **研究干预措施**　研究证据产生过程中采取的干预措施,设备仪器和技术手段等会对研究证据的推广应用造成影响。例如临床试验中多采用先进的技术与设施、安排经验丰富的医生参与等,从而减少不良事件的发生率。而在推广应用时,发生不良事件的概率将可能会增加,限制其适用性。

4. **研究证据的结局指标**　研究证据设置的结局指标应与实际临床应用相结合,否则会降低研究证据的外部真实性。如药物干预高血压,实际临床治疗中医生及患者往往倾向于观察心、脑、肾等重要器官受损的发生率、受损程度及病死率等长效指标,而临床研究多提供以血压下降值等短效指标为主的研究证据。又如现今医生及患者更加关注生存质量等结局指标,而临床试验中,往往缺少此类结局指标,同时由于研究者所用的量化标准缺乏规范,直接限制了研究证据在临床实践中的推广应用。

(费宇彤)

本章小结

　　本章简要介绍循证医学的核心理念、起源及发展,重点介绍循证临床实践方法以及临床研究的方法学严格评价方法。循证医学的核心理念是将当前的最佳临床研究证据与医生的技能和患者的选择性偏好相结合,为患者提供最佳的诊疗方案。循证医学最根本的目的在于促进最佳临床研究证据及时转化为临床实践。为实现这个目的,需要利用临床流行病学、统计学的知识,利用文献检索与质量评价工具,来查找、筛选、评价现有的临床证据。最终,符合要求的最佳证据还需要与现实的医疗条件和患者个体化特征(如病情、选择性偏好等)相结合,才能实现真正意义上的最佳诊疗方案。

思考题

1. 循证医学的核心理念是什么? 请谈一下循证医学与经验医学的差别。
2. 请思考循证临床实践与在循证医学指导下的临床科研的关系。
3. 请阅读本章所列各严格评价工具的原文及说明性文件,以加深对上述知识的全面、深入理解。

OSBC

器官-系统
整合教材
OSBC

第三篇
手术相关基本技能

第十三章

外科学概论

外科学是临床医学的重要组成部分。无菌术的应用、止血输血技术的发展、围术期处理和营养支持的进展等促进了现代外科学的迅猛发展。外科感染、外科病人的体液失调与处理、外科休克和多器官功能障碍综合征等也是外科学重要的基本内容。

第一节　外科学基本概念

一、外科学的概念、现代外科学简史

（一）外科学的概念

外科学，英文名为"Surgery"，源于拉丁文"Chirurgia"，是由"cheir"和"ergon"两个词根组合而成，前者是"手"的意思，后者是"工作"的意思。由此可见，历史上外科是以手术或手法治疗为主要手段的临床学科。外科疾病（surgical disease）则是指那些只有通过手术或者手法处理才能取得最好治疗效果的疾病。动手的工作被看成是外科的特点，早期外科主要依靠换药、手术和手法进行治疗。手术虽然是外科工作中极其重要的组成部分，但是外科早已进入了不是单纯的手的工作时代。

外科学是医学科学的重要组成部分之一，是在整个医学发展历史中形成，并且不断发展更新的。随着医学的全面发展，我们对人体各系统、各个器官的疾病有了更深入的认识。同时由于诊断方法和手术技术的提高，现代外科学的范畴已经不仅仅局限于体表的疾病或者创伤，已经包含多种体内的疾病。根据病因的不同，外科疾病大致可以分为以下几类：

1. **损伤**　由暴力或其他致伤因子引起的人体组织破坏，例如内脏破裂、骨折、烧伤等，多需要手术或其他外科处理，以修复组织和恢复功能。

2. **感染**　致病的微生物侵入人体，导致组织、器官的损害、破坏，形成局限的感染病灶和脓肿，常常需要手术治疗，例如化脓性阑尾炎、肝脓肿等。

3. **肿瘤**　绝大部分良性肿瘤切除后可以获得良好的疗效；对恶性肿瘤，手术切除能达到根治、延长生存时间或者缓解症状的效果。

4. **畸形**　先天性畸形，例如唇裂腭裂、先天性心脏病、肛管直肠闭锁等，均需施行手术治疗；后天性畸形，例如烧伤后瘢痕挛缩，也多需手术整复，以恢复功能和改善外观。

5. **内分泌功能失调**　如甲状腺功能亢进、甲状旁腺功能亢进等。

6. **寄生虫病**　如胆道蛔虫症和肝棘球蚴病等。

7. **其他性质的疾病**　常见的有器官梗阻如肠梗阻、尿路梗阻等；结石形成如胆石症、尿路结石等；

血液循环障碍如下肢静脉曲张、门静脉高压症等,常常需要手术治疗。

外科学和内科学是医学的两大学科。外科一般以需要手术或手法为主要疗法的疾病为对象,而内科一般以应用药物为主要疗法的疾病为对象。然而,外科学和内科学的范畴是相对的,是两个既有分工又有联系,并且在不断相互转换的学科。随着疾病的发展,在不同阶段往往需要不同的治疗手段。例如,化脓性感染早期一般需要药物治疗,形成脓肿后却需要外科切开引流。又如胃、十二指肠溃疡,既往多需外科手术治疗,但随着新型药物的应用,现在多以药物治疗为主。但是,当胃、十二指肠溃疡引起穿孔或大出血时,常需要急诊手术治疗。近年来,随着介入放射学和内镜诊疗技术的迅速发展,外科和内科范畴的交叉还在不断深化。

(二) 现代外科学简史

外科学和整个医学一样,是人类在和伤病斗争的长期过程中形成的,其发展是由社会各个历史时期的生产和科学技术情况决定的。到 19 世纪初,外科学虽然有了比较坚实的基础,但是由于当时没有解决疼痛、出血和化脓等问题,死亡率仍然高达 40%~60%,外科实际上还没有形成名副其实的专业。现代外科学奠基于 19 世纪 40 年代,先后解决了手术疼痛、伤口感染和止血、输血等问题。

1. **麻醉**　手术疼痛曾是妨碍外科发展的重要因素之一。1846 年,美国牙科医生 W.T.G.Morton(1819—1868)首先采用了乙醚作为全身麻醉剂,并协助 Warren 用乙醚麻醉切除了颈部血管瘤。从此乙醚麻醉就被普遍地应用于外科手术。1847 年,苏格兰爱丁堡产科医生 J.Y.Simpson 介绍了氯仿的应用。1892 年,德国 Schleich 首先提倡用可卡因作局部浸润麻醉,不久即由普鲁卡因所代替,至今普鲁卡因仍为安全有效的局部麻醉药。由于解决了手术时疼痛的问题,手术成为一种实际可行的治疗方法,外科医生在手术台上可以充分发挥才能,速度不再是决定性因素。在随后的数十年中,麻醉的生理学和药理学都有了显著的发展,到 20 世纪 40 年代,麻醉学已经发展成为一个专业。

2. **无菌术**　100 余年前,伤口感染是外科医生所面临的最大问题之一。当时,截肢后的死亡率竟高达 40%~50%。1846 年匈牙利产科医生 I.P.Semmelweis(1818—1865)提出产褥热主要由医生的手不干净引起,进而要求医生在检查产妇前用漂白粉水清洗双手,使他们病房的产妇产褥热死亡率自 10% 降至 1%,这是抗菌技术的开端。

1867 年,英国外科医生 Joseph Lister(1827—1912)受到法国 Luis Pasteur(1822—1895)关于发酵是由微生物引起的理论启发,用苯酚(石炭酸)溶液浸湿的纱布覆盖伤口,并且用苯酚溶液冲洗手术器械,使截肢死亡率由 46% 降至 15%,奠定了抗菌术的基本原则,被称为是外科抗菌术的创始人。

1877 年,德国 Bergmann(1836—1907)在实际工作中发现有不少伤口经清洁包扎后即可以获得痊愈,从而认为,不能将所有的伤口都视为感染的,而不让这类伤口再被沾污更为重要。在此认识基础上,Bergmann 于 1886 年发明了高压蒸气灭菌法,对敷料和器械进行灭菌,外科才真正进入了无菌手术时代。

1887 年,波兰 Mikulicz-Radecki 提倡手术者戴口罩;1889 年,德国 Furbringer 提出手臂消毒法;1890 年,美国 Halsted 建议戴橡皮手套,从而使无菌术趋于完善。

3. **止血和输血**　手术出血曾经是妨碍外科发展的另一重要因素。1872 年,英国 Wells 发明了止血钳。1873 年,德国 Esmarch 在截肢时提倡用止血带,他们是解决手术出血的创始者。1901 年,美国 Landsteiner 发现 ABO 血型,1907 年,Jan.Jansky 研究输血术获得成功。此时主要采用直接输血法,但操作复杂,输血量不易控制。1915 年,德国 Lewisohn 提出了混加枸橼酸钠溶液使血不凝固的间接输血法。1937 年,在原列宁格勒输血研究所和美国芝加哥的医院先后建立了血库,40 年代以后,血库在多个国家普遍建立,至此输血才简便易行。

至此,由于解决了手术疼痛、伤口感染和止血、输血等问题,同时由于青霉素(1929)和磺胺类药物百浪多息(1935)等多种抗生素的研制和应用,为外科学的发展开辟了一个新时代。由于全球不断兴起新的技术革命、自然科学不断进展和新材料的不断出现,在 20 世纪 50 年代初期,外科学得以进入迅速发展阶段。在 20 世纪中,有 6 位外科医生获得了诺贝尔生理学或医学奖(表 13-1)。

表 13-1　获得诺贝尔生理学或医学奖的外科医师

获奖者	获奖年度	国籍	获奖成果
Theodore Kocher	1909	瑞士	甲状腺生理学、病理学和甲状腺外科手术
Alexis Carrell	1912	美国	血管缝合、血管和器官的移植
Frederick Banting	1923	加拿大	发现胰岛素
Werner Forssman	1956	德国	心导管术
Charles Huggins	1966	美国	雌激素治疗前列腺癌
Joseph Murray	1990	美国	器官移植

20 世纪 50 年代，低温麻醉和体外循环的研究成功为开展心脏大血管外科手术开辟了发展道路，各种先天性心脏病手术和冠状动脉主动脉旁路移植术得以在全球开展，并取得了良好的效果。

60 年代，显微外科技术的发展，推动了创伤、整复和器官移植外科的前进。器官移植是 20 世纪医学的一大进展，为外科在治疗上开辟了一个新的领域。自 20 世纪 60 年代肾移植获得成功后，心、肺、肝和肠等大器官移植都先后获得了成功。不但移植数量大幅增加，并且移植效果也不断提高，肾、心和肝移植术后 1 年成活率已经超过 90%，并有大量长期存活者。并且，单器官移植已发展到多器官移植，供体的获取也由尸体扩大到了活体。80 年代，第一例腹腔镜下胆囊切除术的完成标志着以腹腔镜为代表的微创外科（minimally invasive surgery, MIS）的开始。微创外科具有创伤小、并发症低、恢复快等优点，代表着 21 世纪外科技术的革命。随着影像学、新材料科学、信息科学和自动化控制技术等在医学领域的深入发展，微创外科得到了进一步迅速发展，机器人外科手术和远程微创外科手术取得成功。随着各种微创技术广泛用于各种外科领域中，微创的理念正渗透到各种外科技术中，影响着外科的发展。近数十年来，随着对疾病认识的不断深入和各种影像学检查技术不断进步，可以更加准确地确定疾病的性质和范围，使外科治疗计划更为周到和精准。

现代外科学传入我国已有百余年的历史。新中国成立后，在正确的卫生工作方针指导下，我国外科学进入了高速发展的时期。全国各省、自治区、直辖市分别建立了高等医学院校，外科队伍不断发展壮大，逐步建立了比较完整的外科体系，如麻醉科、腹部外科、胸心外科、骨科、整复外科、泌尿外科、神经外科以及小儿外科等专科均已先后成立。外科技术不但得到普及，并且在普及的基础上有了显著的提高。1963 年，我国完成了世界上首例断肢再植。自 20 世纪 80 年代中期，微创外科技术在我国得到广泛推广，目前已经在外科的各个专科中广泛应用，每年的手术总例数高居世界第一。在器官移植方面，我国心、肺、肝和肾等脏器的移植手术总例数位居世界第二位，手术效果达到世界先进国家的水平。

随着人工脏器与人工材料的研制以及循证医学、转化医学和精准医学等研究的不断进行，外科学正面临着前所未有的发展机遇和挑战。了解和学习外科学的发展历史，有助于每一位外科医生从外科前辈的贡献中得到启发和教育，在实际工作中，更好地发挥创造性和积极性，更好地为患者服务。

二、无菌术的概念、围术期处理与术后并发症的防治

（一）无菌术的概念

无菌术（aseptic technique）是临床医学的一项基本操作技术，是针对可能的感染来源和途径所采取的一系列预防措施，包括灭菌法（asepsis）、消毒法（disinfection）或抗菌法（antisepsis）、无菌操作规则及管理制度等。灭菌（sterilization）是指杀灭包含芽胞在内的一切活的微生物。消毒则是指杀灭病原微生物和其他有害微生物，并不要求清除或杀灭所有微生物（如芽胞等）。无菌操作规则及管理制度是在医疗实践过程中总结出来的规范，是为了防止已经灭菌或消毒的物品、已行无菌准备的手术人员或

手术区再次被污染所采取的措施。

1. 手术器械、物品、敷料的灭菌和消毒法 对于与手术区域或伤口接触的物品应按照灭菌的标准处理,一般预先用物理方法(如高温、电离辐射等)或者化学方法(如环氧乙烷、戊二醛),彻底消灭物品上所附微生物。对于某些特殊的器械、手术人员手臂、患者的皮肤和手术室的空气等按照消毒的标准进行处理,去除有害的微生物。

(1)灭菌方法

1)高温灭菌法:高温可以导致微生物的蛋白质及酶发生凝固或变性而死亡,广泛用于手术器械和物品的灭菌。

①高压蒸气灭菌法:高压可以增加高温的灭菌效果,是目前应用最广泛而有效的灭菌方法。适用于耐湿、耐热的器械和物品的灭菌,如金属器械、玻璃、搪瓷、敷料、橡胶制品等;不适用于油类和粉剂的灭菌。

根据排放冷空气的方式和程度不同,分为下排气压力蒸气灭菌器和预真空压力蒸气灭菌器两大类。下排气压力蒸气灭菌器蒸气压力达到104.0~137.3kPa时,温度可达121~126℃,在此状态下维持20~30min,即能达到灭菌的效果。预真空压力蒸气灭菌器蒸气压力可达182.41~199.08kPa,温度可达132~134℃,灭菌时间只需要4~6min,整个过程约需20~30min。物品经高压灭菌后,可保持包内无菌2周。

②煮沸灭菌法:适用于金属器械、玻璃制品及橡胶类等物品。在水中煮沸至100℃并持续15~20min,一般细菌即可被杀灭,但带芽胞的细菌至少需煮沸1h才能被杀灭。高原地区气压低,水的沸点降低,煮沸灭菌的时间需相应延长。海拔高度每增高300m,灭菌时间应延长2min。

③干热灭菌法:适用于耐热、不耐湿、蒸气或气体不能穿透物品(如玻璃、金属、陶瓷、粉剂和油剂等)的灭菌。多用干热灭菌箱进行灭菌。温度达到150℃,灭菌时间为150min,160℃为120min,170℃为60min,180℃为30min。

④烧灼灭菌法:在紧急情况下,将金属器械置于搪瓷或金属盆中,倒入少量95%乙醇,点火燃烧3~5min,即可灭菌。此法可使锐利器械变钝和失去原有的光泽,仅用于急需的特殊情况。

2)化学气体灭菌法:又称为低温灭菌法,适用于不耐高温和不耐湿热的医疗材料的灭菌,如电子仪器、光学仪器、内镜及其专用器械、心导管、尿导管及其他橡胶制品等物品。目前主要采用环氧乙烷气体灭菌法、过氧化氢等离子低温灭菌法和低温甲醛蒸气灭菌法。三种化学气体灭菌法原理和具体参数见表13-2。

表13-2 三种化学气体灭菌法灭菌参数

名称	气体浓度	灭菌温度	灭菌时间
环氧乙烷气体灭菌法	450~1 200mg/L	37~63℃	1~6h
过氧化氢等离子低温灭菌法	>6mg/L	45~65℃	28~75min
低温甲醛蒸气灭菌法	3~11mg/L	50~80℃	30~60min

3)电离辐射灭菌法:属于工业灭菌法,常用^{60}Co释放的γ射线灭菌,主要用于无菌医疗耗材(如一次性注射器、丝线)和某些药品(如抗生素、激素和维生素等)的灭菌。

(2)消毒方法:医院内环境表面和物体表面及皮肤黏膜、室内空气可采用下列消毒法。

1)药液浸泡消毒法:畏热耐湿的医疗物品,如锐利器械、内镜和腹腔镜等不适于热力灭菌的器械,可用化学药液浸泡消毒。临床常用2%中性戊二醛作为浸泡液,30min可达到消毒效果,10h达到灭菌效果。

2)紫外线消毒法:紫外线消毒法可用于被致病微生物污染的物体表面、水和空气的消毒。消毒使用的紫外线波长范围是200~275nm,杀菌作用最强的波段是250~270nm。紫外线穿透力弱,消毒时要求消毒表面必须充分暴露于紫外线下。

2. 手术人员和患者手术区域的准备

(1) 手术人员的准备

1) 一般准备：手术人员进手术室后，应更换穿手术室准备的清洁鞋和衣裤，戴好帽子和口罩。剪短指甲，去除甲缘下的积垢。手或臂部皮肤有破损或有化脓性感染及患有呼吸道感染者，不能参加手术。

2) 手臂消毒法：又称为外科洗手法，包含清洁和消毒两个步骤。

3) 穿无菌手术衣和戴手套：在手术过程中手臂皮肤深藏的细菌可转移到皮肤表面。因此在手臂消毒后，还需穿无菌手术衣和戴无菌橡胶手套，以防止这些细菌污染手术伤口。

(2) 患者手术区域的准备

1) 患者手术区的消毒：目的是消灭拟作切口处及其周围皮肤上的细菌，最大限度地减少手术部位相关感染。

目前多主张手术当日术前剃除手术区域毛发。传统的皮肤消毒法是用 2.5%~3% 碘酊涂擦皮肤，待其干燥后以 70% 乙醇涂擦两遍，脱除碘酊。其他可用 0.5% 碘尔康溶液或 0.1% 苯扎溴铵溶液涂擦两遍。皮肤消毒范围要包括手术切口周围 15cm 的区域。

2) 患者手术区的铺单：患者手术区消毒后需铺无菌巾单，目的是仅显露手术切口所必需的最小皮肤区，为手术操作提供无菌平面。手术切口周围必须覆盖四层或四层以上无菌巾单。

3. 手术进行中的无菌原则   在手术过程中，为了维护手术区域的无菌环境，所有参加手术的人员都必须认真执行以下无菌操作规则。

(1) 手术人员穿无菌手术衣和戴无菌手套之后，不能再接触未经消毒的物品，个人的无菌区为肩部以下，腰部以上的身前区和双侧手臂。背部、肩部以上和腰部以下等部位应视为有菌区，手不能再接触。

(2) 不可在手术人员的背后传递手术器械及用品。手术使用物品一旦坠落无菌区以外，不准拾回再用。可疑被污染物品一律按污染物处理。

(3) 手术中如手套破损或接触到有菌区，应更换无菌手套。如前臂或肘部触碰有菌区，应更换无菌手术衣或加套无菌袖套。如无菌巾、布单等已被湿透，其无菌隔离作用将不再完整，应加盖干的无菌布单。

(4) 同侧手术人员调换位置，一人应先退后一步，背对背地转身到达另一位置，以防触及对方背部不洁区。

(5) 手术开始前要清点器械、敷料。手术结束时，检查胸、腹等体腔，待核对器械、敷料数无误后，才能关闭切口，以免异物遗留体腔内，导致严重后果。

(6) 切口边缘应以无菌大纱布垫覆盖，手术过程中注意保护切口。

(7) 做皮肤切口以及缝合皮肤之前，需用 70% 乙醇再消毒皮肤一次。

(8) 切开空腔脏器前，要先用纱布垫保护周围组织，以防止或减少污染。胃或肠腔切开处应用 0.5% 安尔碘棉球擦拭；接触污染部位的器械应隔离专用，不可再用于无菌区。

(9) 参观手术的人员不宜超过 2 人，不可太靠近手术人员或站得太高，尽量减少人员在室内走动。

(10) 手术进行时不应开窗通风或用电扇，室内空调机风口不能吹向手术台。

4. 手术室的管理   任何进入手术室的人员都必须严格遵守以下手术室的管理制度。

(1) 手术室应将工作人员和患者出入通道分开。做到洁污物流分开，有专门的废弃物运送通道。

(2) 同一手术室连续进行多台手术时，先行无菌手术，后行污染手术。传染病患者的手术应安排在非传染病患者后面。

(3) 每次手术完毕和当天手术全部完成后，应对手术室进行清洁消毒处理，擦洗地面、桌面及无影灯,清除污液及敷料等杂物。每周对手术室进行一次大扫除。

(4)现代化的层流手术室采用空气洁净技术对微生物污染进行不同程度的控制,使进入手术室的空气经过层层过滤,并经过紫外线杀菌,按要求对温度和湿度进行控制,同时控制气流的方向,保证手术室内为正压环境。手术过程中应尽量减少手术室开门次数,严禁打开通向外走廊的门。

(5)特殊感染的消毒:破伤风、气性坏疽或铜绿假单胞菌等感染者手术后,用40%甲醛和高锰酸钾熏蒸手术室,每立方米空间用甲醛溶液2ml和高锰酸钾1g,12h后开窗通风。HBsAg阳性患者手术后,地面和手术台等可用0.1%次氯酸钠水溶液或0.5%过氧乙酸清扫擦拭。所用手术器械先用2 000mg/L有效氯溶液浸泡60min,然后清洗、高压蒸气灭菌。有条件时使用一次性敷料和手术衣;无条件时将用过的敷料和手术衣打包并作特殊标示后由洗衣房专人处理。

(二)围术期处理与术后并发症的防治

围术期(perioperative period)是指从确定手术治疗时起,到与本次手术相关治疗基本结束为止的一段时间,包括手术前、手术中和手术后三个阶段。围术期处理是以手术为中心而展开的各项处理措施,包括患者生理与心理的准备、手术方案制定、特殊情况处理、术中监护、术后并发症的预防处理等。完善的围术期处理是手术患者达到满意疗效的重要保证。

1. **术前准备** 患者的术前准备(preoperative preparation)与病情的轻重缓急、手术范围的大小关系密切。根据手术紧急与否,可以分为以下三种:①急症手术(emergency operation):例如急性阑尾炎并穿孔、影响血液循环的四肢外伤,在最短的时间内做好必要的准备后立即手术;②限期手术(confine operation):例如各种恶性肿瘤根治术,手术时间虽可选择,但拖延过久仍会延误手术时机,应在最短时间内做好术前准备;③择期手术(selective operation):例如良性肿瘤切除术、腰椎间盘突出症等,可在充分完善术前准备后进行手术。

(1)一般准备:包括心理及生理准备。

1)心理准备:患者在术前往往会恐惧、紧张及焦虑,对手术效果也存在多种顾虑。医务人员应以合适的言语和安慰的口气就疾病的诊断、手术的必要性及手术方式、可能取得的效果、手术的危险性及可能存在的并发症、术后恢复过程和预后等,向患者做适度解释,向患者家属做详细介绍,获得他们的信任和理解,签署授权委托书、手术同意书、麻醉知情同意书和输血治疗同意书等。

2)生理准备:调整患者身体状况,使他们可以在手术和术后的恢复过程维持较好的状态。

适应性锻炼:术前练习在床上大小便,教会患者正确的咳嗽和咳痰方法。吸烟患者术前2周应停止吸烟。

输血和补液:施行大中手术者,术前应做好血型鉴定和交叉配血试验,并备好一定数量的血制品。存在水、电解质紊乱及酸碱平衡失调和贫血、低蛋白血症的患者应在术前予以纠正。

预防感染:术前应积极处理患者已有感染,避免与罹患感染者接触。以下情况需预防性应用抗生素:涉及感染病灶或切口接近感染区域的手术;胃肠道手术;操作时间长、创伤大的手术;开放性创伤,创面已污染或有广泛软组织损伤,创伤至实施清创的间隔时间较长,或清创所需时间较长以及难以彻底清创者;癌肿手术;涉及大血管的手术;需要植入人工制品的手术;器官移植术。预防性抗生素应在术前半小时或麻醉开始时首次给药。

胃肠道准备:传统观点认为,术前8~12h应开始禁食,结直肠手术禁食时间可能更长,但随着"加速康复外科(ERAS)"理念的推广,目前提倡术前禁饮时间为2h,禁食时间为6h,但油炸、脂肪及肉类食物则需要更长的禁食时间。有幽门梗阻者,术前需洗胃并胃肠减压数天。对一般性手术患者,在术前一日酌情行肥皂水灌肠。结肠或直肠手术患者,须酌情术前进流质饮食、口服肠道抗菌药物,术前一日服泻药,术前当晚行清洁灌肠以减少术后并发感染的机会。

其他:术前一日应仔细清洗手术区域皮肤。手术前夜可给予镇静剂,以保证良好的睡眠。发现患者有与疾病无关的体温升高,或妇女月经来潮等情况,应延迟手术日期。进手术室前应排尽尿液;估计手术时间长,或是盆腔手术,宜留置导尿管,使膀胱处于空虚状态。

（2）重要脏器功能的检测及处理

1）营养不良：营养不良的患者常伴有低蛋白血症、贫血、血容量减少等，使其耐受低血容量的能力降低。营养不良导致抗感染能力下降，术后吻合口瘘及各种感染发生率高。术前应采用营养风险评分 2002（nutritional risk screening 2002，NRS 2002）进行全面的营养风险评估，对于严重营养风险的患者，应尽量予以纠正，可考虑术前肠内或肠外营养支持。一般来说，血红蛋白（Hb）>100g/L，可以不输血；Hb<70g/L，应考虑输血。

2）脑血管病：围术期脑卒中少见（一般 <1%，心脏手术约为 2%~5%）。80% 都发生在术后，常为低血压、心房纤颤的心源性栓塞所致。危险因素包括老年、高血压、冠状动脉疾病、糖尿病和吸烟等。对无症状的颈动脉杂音者，近期有短暂脑缺血发作的患者，应进一步检查与治疗。近期有脑卒中史者，择期手术应至少推迟 2 周，最好 6 周。

3）心血管病：高血压者应继续服用降压药物，避免戒断综合征。患者血压在 160/100mmHg 以下者，不必做特殊准备。血压过高者（>180/100mmHg），术前应选用合适的降血压药物（如钙通道阻滞剂等）加以控制，但不要求降至正常才做手术。应用利血平者可致患者出现术中顽固性低血压，术前需停用 2 周。冠心病患者行非心脏手术时应对患者作详细检查（心电图、超声心动图、24h 动态心电图），根据患者心脏功能状态制定合适的手术方案。冠状动脉支架术后或人工心脏瓣膜替换术后需口服抗凝药物（anticoagulant）的患者如行非心脏手术时，为避免抗凝导致的术中术后出血，需停用抗凝药物，必要时需其他药物替代。

4）呼吸功能障碍：有呼吸衰竭或预期行胸腔内手术者，术前应仔细评估肺功能。慢性阻塞性肺疾病、吸烟、年老、肥胖、急性呼吸系统感染、麻醉超过 3h 是易感因素。吸烟患者术前 2 周需停止吸烟，术前鼓励患者呼吸训练，增加肺通气量，排出呼吸道分泌物；急性呼吸系统感染者，择期手术应推迟至治愈后 1~2 周，如系急症手术，需用抗生素并避免吸入麻醉；阻塞性呼吸道疾病者，围术期应用支气管扩张药；经常发作喘息者可服用地塞米松等药物，控制不佳或正在发作者，择期手术应推迟。

5）肾疾病：麻醉、手术创伤都会加重肾的负担。急性肾衰竭的危险因素包括术前血尿素氮和肌酐升高，充血性心力衰竭、老年、术中低血压、夹闭腹主动脉、脓毒症、使用肾毒性药物（如氨基糖苷类抗生素和放射性造影剂）等。术前准备应最大限度地改善肾功能，如果需要透析，应在计划手术 24h 以内进行。存在肾衰竭的危险因素，选择对肾有毒性的药物如氨基糖苷类抗生素、非甾体抗炎药和麻醉剂时，应特别慎重。

6）肝疾病：肝炎和肝硬化是最常见的肝疾病。由于肝病患者可无明确的肝病病史及临床表现，术前应完善各项肝功能检查。肝功能轻度损害者不影响手术耐受力；肝功能损害严重甚至失代偿者，手术较难耐受，需长期调整肝功能，择期手术。Child-Pugh 分级标准通过对肝硬化患者的肝脏储备功能进行量化评估，指导肝硬化患者手术治疗选择（表 13-3）。肝功能严重损害者常伴有明显营养不良、腹腔积液、黄疸等，需给予高糖、高支链氨基酸饮食改善营养状况，并增加肝糖原储备。必要时需输注人血白蛋白、少量多次新鲜血浆及补充各种维生素等。

表 13-3 Child-Pugh 分级

项目	分数		
	1	2	3
肝性脑病（期）	无	I~II	III~IV
腹腔积液	无	易消退	难消退
胆红素 /（μmol/L）	<34	34~51	>51
白蛋白 /（g/L）	>35	28~35	<28
凝血酶原时间 /s	≤ 14	15~17	≥ 18

注：根据 5 项的总分判断分级，A 级 5~8 分，B 级 9~11 分，C 级 12~15 分。

7）糖尿病：对糖尿病患者的术前评估包括糖尿病慢性并发症（如心血管、肾疾病）和血糖控制情况，术前应尽量使血糖水平控制在 8~10mmol/L 以下，具体处理措施如下：①仅以饮食控制病情者，术前不需特殊准备；②口服降糖药的患者，应继续服用至手术的前一晚；禁食患者需静脉输注葡萄糖加胰岛素维持血糖轻度升高状态（5.6~11.2mmol/L）较为适宜；③平时用胰岛素者，术前应以葡萄糖和胰岛素维持正常糖代谢，在手术日停用胰岛素；④伴有酮症酸中毒的患者，需要接受急症手术，应当尽可能纠正酸中毒、血容量不足、电解质失衡（特别是低钾血症）。

8）凝血障碍：如果临床确定有凝血障碍，择期手术前应作相应的治疗处理。当血小板低于 $50 \times 10^9/L$ 时，建议输血小板；神经系统手术，血小板应不低于 $100 \times 10^9/L$。维生素 K 可以促进肝脏凝血因子的合成，凝血因子制品也可以选择性输注。冷沉淀物能促成血小板聚集和黏附，可减少尿毒症患者的失血。对于需要抗凝治疗患者及血友病患者的围术期相关处理，常需请相关专科医生协助。

2. 术后处理　术后处理（postoperative management）是围术期处理的一个重要阶段，是连接术前准备、手术与术后康复之间的桥梁。术后处理得当，能使手术应激反应减轻到最低程度。

（1）监护

1）生命体征：手术后多数患者可返回原病房，对于手术复杂、脏器功能差及年老体弱的患者可以送进外科重症监护室（intensive care unit，ICU）。最基本的生命体征监测包括体温、脉率、血压、呼吸频率、每小时（或数小时）尿量、出入水量。有心、肺疾患或有心肌梗死危险的患者应予无创或有创监测中心静脉压，肺动脉楔压及心电监护，采用经皮氧饱和度监测仪动态观察动脉血氧饱和度，危重患者应定期行动脉血血气分析测定。

2）体液平衡：手术时间长、组织创伤大，手术野不仅有很多不显性液体丢失，还有大量液体重新分布到第三间隙。因此，应详细观测失血量、入液量、尿量、胃肠减压及其他引流丢失量。术后输液的用量、成分和输注速度，取决于手术大小、患者器官功能状态和疾病严重程度。如果患者有产生体液失调的病因，应提高警惕，定期作血电解质、血气分析等检测，予以恰当的输液量。

3）特殊监护：根据原发病及手术情况而定。糖尿病患者需监测血糖，如血糖控制不稳定，可增加血糖监测频率；脊柱手术应监测肢体感觉肌力等；颅脑手术应监测颅内压及苏醒程度；涉及血管手术需检查肢端循环状况。

（2）卧位：手术后，患者体位安置需轻柔协调，保障气道通畅，利于体位引流。全身麻醉尚未清醒的患者除非有禁忌，均应平卧，头转向一侧直到清醒，使口腔内分泌物或呕吐物易于流出，避免误吸。蛛网膜下腔阻滞的患者，也应平卧或头低卧位 12h，以防止因脑脊液外渗致头痛。全身麻醉清醒后、蛛网膜下腔阻滞 12h 后，以及硬脊膜外腔阻滞、局部麻醉等患者，可根据手术需要安置卧式（表 13-4）。

表 13-4　不同类型患者体位安置

手术类型	体位安置
合并休克手术	下肢抬高 15°~20°，头部和躯干抬高 20°~30°
无休克或昏迷颅脑手术	15°~30° 头高脚低斜坡卧位
颈、胸手术	高半坐位卧式（便于呼吸及有效引流）
腹部手术	低半坐位卧式或斜坡卧位（减少腹壁张力）
脊柱或臀部手术	俯卧或仰卧位
腹腔内污染手术	尽早改为半坐位或头高脚低位（如病情允许）
肥胖患者	侧卧位（利于呼吸和静脉回流）

（3）饮食

1）非腹部手术：由手术大小、麻醉方法和患者的反应决定。局部麻醉、体表或肢体的手术及全身反应较轻者，术后即可进食；蛛网膜下腔麻醉和硬脊膜外腔麻醉者，术后 6h 可饮水或进食；全身麻醉者,应待麻醉清醒,恶心呕吐反应消失后,可酌情给予半流质或正常进食;手术范围较大,全身反应较明显者,需待2~4d后方可进食。

2)腹部手术:传统观点认为,胃肠道手术应待肠道蠕动恢复、肛门排气后才开始饮食恢复,但研究显示,择期腹部手术术后尽早恢复经口进食、饮水及早期口服辅助营养可促进肠道运动功能恢复,有助于维护肠黏膜功能,防止菌群失调和移位,还可以降低术后感染发生率及缩短术后住院时间。一旦病人恢复通气可由流质饮食转为半流质饮食,摄入量根据胃肠耐受量逐渐增加。

(4)活动:手术后,患者在镇痛满意条件下,原则上应该早期床上活动。如无禁忌,争取在短期内起床活动。早期活动有利于增加肺活量,减少肺部并发症,改善全身血液循环,促进切口愈合,减少因静脉血流缓慢导致深静脉血栓形成的发生率。同时还有利于减少腹胀和尿潴留的发生。存在休克、心力衰竭、严重感染、出血、极度衰弱等情况,以及施行过有特殊固定、制动要求手术的患者,则不宜早期活动。

(5)缝线:缝线的拆除时间可根据切口部位、局部血液供应情况、患者年龄来决定。一般头、面、颈部在术后4~5d拆线,下腹部、会阴部在术后6~7d拆线,胸部、上腹部、背部、臀部手术7~9d拆线,四肢手术10~12d拆线(近关节处可适当延长),减张缝线14d拆线。青少年患者可适当缩短拆线时间,年老、营养不良患者可延迟拆线时间,也可根据患者的实际情况采用间隔拆线。

对于初期完全缝合的切口,拆线时应记录切口愈合情况,可分为四类:①清洁切口(Ⅰ类切口),指手术未进入炎症区,未进入呼吸、消化、泌尿生殖道,及闭合性创伤手术,如甲状腺大部切除术等;②清洁-污染切口(Ⅱ类切口),指手术进入呼吸、消化、泌尿生殖道,但无明显污染,如胃大部切除术等;③污染切口(Ⅲ类切口),见于新鲜开放性创伤手术、手术进入急性炎症但未化脓区域、胃肠道内容物有明显溢出污染及术中无菌技术有明显缺陷者(开胸心外按压);④污秽-感染切口(Ⅳ类切口),有失活组织的陈旧性创伤手术、阑尾穿孔的阑尾切除术、肠梗阻坏死的手术等。

切口的愈合也分为三级:①甲级愈合,用"甲"字代表,指愈合优良,无不良反应;②乙级愈合,用"乙"字代表,指愈合处有炎症反应,如红肿、硬结、血肿、积液等,但未化脓;③丙级愈合,用"丙"字代表,指切口化脓,需要做切开引流等处理。应用上述分类分级方法,观察切口愈合情况并作出记录。如甲状腺大部切除术后愈合优良,则记以"Ⅰ/甲";胃大部切除术切口血肿,则记以"Ⅱ/乙",余类推。

(6)各种不适的处理

1)疼痛:麻醉作用消失后往往存在切口疼痛。其严重程度与手术部位、损伤范围及患者的耐受性相关。凡是增加切口张力的动作都会加重疼痛,可应用胸带、腹带减少伤口张力;口服止痛药物(非甾体抗炎药),对皮肤及急性轻、中疼痛都有较好的效果;对严重疼痛,则需要吗啡、哌替啶和芬太尼等麻醉类镇痛药。利用上述药物在达到有效镇痛作用的前提下,应逐渐减少药物剂量,延长用药间隔时间,及早停用。大中手术也可术中联合神经阻滞、术后应用镇痛泵以缓解疼痛。

2)头痛、恶心及呕吐:常见原因是麻醉反应,待麻醉作用消失后,即可停止。腹部手术后的胃扩张或肠梗阻可发生不同程度的恶心、呕吐。其他引起头痛、恶心、呕吐的原因如颅内压增高、糖尿病酸中毒、尿毒症、低钾及低钠、脑脊液漏等。应行血电解质、肾功能、监测血糖、酮体及血气分析等检查,根据结果予以针对性治疗。

3)眩晕:术后1~2d出现的眩晕大多为使用镇痛泵的麻醉反应,停用镇痛泵后即可消失。久卧患者体位变化过快可引起体位性低血压,对于此类患者应由平卧逐渐过渡到半卧、坐于床沿、站立及行走。同时还应排除脑血管意外、低血容量、颈椎病等其他原因。

4)腹胀:术后早期腹胀一般由于胃肠道蠕动受麻醉抑制,肠腔内积气不能排出所致。随着胃肠道蠕动恢复,肛门排气后,即可缓解。如手术后数日仍未排气,兼有腹胀,没有肠鸣音,可能是腹膜炎或其他原因所致的肠麻痹。如腹胀伴有阵发性绞痛、肠鸣音亢进,是早期肠粘连或其他原因(如腹内疝等)引起的机械性肠梗阻,应进一步检查和处理。严重腹胀需予及时处理。可应用持续胃肠减压,放置肛管等。如非胃肠道手术,可应用促进肠蠕动的药物,或脐周外敷芒硝直至肛门排气。对于因腹腔内感染引起的肠麻痹,或已确定为机械性肠梗阻,在严密观察下,经过非手术治疗不能好转者,需再次手术。

5)尿潴留:老年患者、盆腔手术、会阴部手术或蛛网膜下隙麻醉后排尿反射受抑制,手术后尿潴留较为多见,尤其是切口疼痛引起膀胱和后尿道括约肌反射性痉挛,以及患者不习惯床上排尿等,都是常见原因。凡是手术后6~8h尚未排尿,或者虽有排尿,但尿量甚少,次数频繁,都应在下腹部耻骨上区做叩诊检查,如发现明显浊音区,即表明有尿潴留,应及时处理。先可稳定患者情绪,如无禁忌,可协助患者坐于床沿或立起排尿。如无效,可在无菌条件下进行导尿。

3. 术后并发症的防治　术后并发症(postoperative complication)可分为两类:一类是各种手术均有可能发生的并发症,另一类是与手术方式相关的并发症。后一类将在有关章节内介绍。

(1)术后出血:术中止血不完善、创面渗血未完全控制、原痉挛的小动脉断端舒张、结扎线脱落以及凝血障碍等,都是造成术后出血的原因。术后出血可以发生在手术切口、空腔器官及体腔内。腹腔手术后24h之内出现休克,应考虑到有内出血,表现为心搏过速,血压下降,尿排出量减少,外周血管收缩。血细胞比容在4~6h内常无显著变化,对快速失血病例的诊断价值有限。B超检查及腹腔穿刺,可以明确诊断。临床上主要表现为非心脏疾患所致的心率加快、眼睑结膜及甲床发白,患者可出现烦躁或神志淡漠。中心静脉压低于0.49kPa(5cmH$_2$O);每小时尿量少于25ml;在输注足够的血液和液体后,休克征象和监测指标均无好转,或继续加重,或一度好转后又恶化等,都提示有术后出血,应当迅速再手术止血,妥善放置引流。

(2)术后发热与低体温

1)发热:发热是术后最常见的症状,非感染性发热通常比感染性发热来得早(分别平均在术后1.4d和2.7d)。

非感染性发热的主要原因:手术时间长(>2h),广泛组织损伤,术中输血,药物过敏等。如体温不超过38℃,可不予处理。高于38.5℃,患者感到不适时,可予以物理降温,对症处理,严密观察。感染性发热的危险因素包括患者体弱、高龄、营养状况差、糖尿病、吸烟、肥胖、使用免疫抑制药物或原已存在的感染病灶。预防性抗生素被忽视也是因素之一。感染性发热除伤口和其他深部组织感染外,其他常见发热病因包括肺膨胀不全、肺炎、尿路感染、化脓性或非化脓性静脉炎等。

2)低体温:轻度低体温也是常见的术后并发症,多因麻醉药阻断了机体的调节过程,开腹或开胸手术热量散失,输注冷的液体和库存血液等所致。患者对轻度低体温耐受良好,但明显的低体温会引起一系列的并发症:周围血管阻力明显增加,心脏收缩力减弱,心排血量减少,神经系统受抑制,由于凝血系统酶功能失常可致凝血障碍。术中应注意保暖,监测体温,用暖风机维持体温;大量输注液体和库存血液时,应通过加温装置,必要时用温盐水反复灌洗体腔。

(3)术后感染

1)切口感染:表现为伤口局部红、肿、热、疼痛和触痛,有分泌物(浅表伤口感染),伴有或不伴有发热和白细胞增加。处理原则:在伤口红肿处拆除伤口缝线,让脓液流出,同时行细菌培养。累及筋膜和肌肉的严重感染,需要急诊切开清创、静脉应用广谱抗生素(含抗厌氧菌)。

2)腹腔脓肿和腹膜炎:表现为发热、腹痛、腹部触痛及白细胞增加。如为弥漫性腹膜炎,应急诊剖腹探查。如脓肿局限,行腹部和盆腔B超或CT扫描常能明确诊断。并可在B超引导下作穿刺置管引流,必要时需开腹引流。可根据细菌培养的药敏结果针对性选用抗生素治疗。

3)泌尿道感染:下泌尿道感染是最常见的获得性医院内感染,尿潴留和各种泌尿道的操作是主要原因。急性膀胱炎表现为尿频、尿急、尿痛和排尿困难,有轻度发热;急性肾盂肾炎则有高热、腰部疼痛与触痛。中段尿有大量白细胞、脓细胞及细菌得以确诊。因此,术前就应积极预防和迅速处理泌尿系统污染,处理尿潴留,在无菌条件下进行泌尿系统的操作。治疗包括给予足量的液体,膀胱彻底引流和针对性地应用抗生素。

(4)切口并发症

1)伤口血肿:较为常见,绝大多数由于止血技术的缺陷。其他原因包括服用阿司匹林、小剂量肝素、原已存在的凝血障碍、术后剧烈咳嗽以及血压升高等。表现为切口部位肿胀不适、边缘隆起瘀斑、伤口局部渗血。小血肿能再吸收,但伤口感染概率增加。甲状腺、甲状旁腺或颈动脉术后血肿可迅速扩展,压迫呼吸道,引起窒息。可在无菌条件下剪除缝线,清除血块,结扎出血血管,再次缝合伤口。

2)血清肿(seroma):系伤口积聚的非血或脓液的液体,与手术切断较多的淋巴管(如乳房切除术、腹股沟区域手术等)有关。血清肿影响伤口愈合,增加感染的危险。皮下的血清肿可用空针抽吸,敷料压迫,减少淋巴渗出。腹股沟区域的血清肿多在血管手术之后,空针抽吸有损伤血管和增加感染的危险,可让其自行吸收。如果血清肿继续存在,或通过伤口外渗,在手术室探查切口,结扎淋巴管。

3)伤口裂开:切口裂开可以发生在全身各处,但多见于腹部及肢体邻近关节的部位。常见原因有:①营养不良,组织愈合能力差;②切口缝合技术有缺陷,如缝线打结不紧、组织对合不全等;③腹腔内压力突然增高的动作,如剧烈咳嗽或严重腹胀。切口裂开常发生于术后 1 周之内。往往在患者一次腹部突然用力时,自觉切口疼痛和突然松开,有淡红色液体自切口溢出。

预防和治疗:除根据具体原因采取适当措施外,对估计发生此并发症可能性很大的患者,可使用以下预防方法:①在依层缝合腹壁切口的基础上,加用全层腹壁减张缝线;②应在良好麻醉、腹壁松弛条件下缝合切口,避免强行缝合造成腹膜等组织撕裂;③及时处理腹胀;④患者咳嗽时,最好平卧,以减轻咳嗽时横膈突然大幅度下降,骤然增加的腹内压力;⑤适当的腹部加压包扎,也有一定的预防作用。切口完全裂开时,要立刻用无菌敷料覆盖切口,在良好的麻醉条件下重新缝合,同时加用减张缝线。切口完全裂开再缝合后常有肠麻痹,术后应放置胃肠减压。切口部分裂开的处理,按具体情况而定。

(5)呼吸系统并发症

1)术后肺炎及肺膨胀不全:常发生在胸腹部大手术的患者,老年、肥胖,长期吸烟和有呼吸系统疾病的患者更常见,最常发生在术后 48h 之内。除上述原因外,肺炎常好发于异物吸入及长期辅助呼吸患者。

预防和治疗:定期为患者拍背,鼓励咳嗽和深呼吸,经鼻吸引气道分泌物。严重慢性阻塞性肺疾病患者,雾化吸入支气管扩张剂和溶黏蛋白药物有效。有气道阻塞时,应行支气管镜吸引。确诊为肺炎后应根据药敏结果选择合适抗生素治疗。

2)肺栓塞(pulmonary embolism,PE):是由内源性或外源性栓子堵塞肺动脉主干或分支,引起肺循环障碍的临床和病理生理综合征,多由下肢深静脉血栓脱落导致。临床表现为:突发性呼吸困难、胸痛、咯血、晕厥;不明原因的急性右心衰竭或休克、血氧饱和度下降。治疗措施:①一般处理:重症监护、绝对卧床、适当应用镇静止痛药物缓解患者的焦虑和惊恐症状;②呼吸支持:吸氧、气管插管机械通气;③循环支持;④溶栓、抗凝治疗等。其预后与呼吸衰竭的严重程度相关。

(6)下肢深静脉血栓形成　发病率高达 30%~50%,下肢深静脉血栓形成后可引起急性肺栓塞、下肢深静脉功能不全。发病原因与静脉壁损伤、血流缓慢和血液凝固性增高有关。高危因素包括高龄、长期卧床、肥胖、口服避孕药、髋关节或盆腔手术、恶性肿瘤及静脉曲张。临床起初为腓肠肌疼痛及压痛,逐渐发展为下肢肿胀、皮肤发白,腘窝或股管部位压痛。严重者下肢深浅静脉广泛受累表现为股青肿,极易并发感染。

术中可用充气袖带或气靴挤压腓肠肌,术后抬高下肢、积极下肢运动、穿弹力袜促进下肢静脉回流等减少该病发生率。高危人群术后作预防性抗凝治疗。明确诊断后严格卧床,避免用力排便咳嗽等,防止血栓脱落。治疗主要是应用溶栓剂及抗凝剂、手术或 Fogarty 导管血栓摘除(病史 <72h)。

三、外科病人的营养支持治疗、输血的适应证及并发症

(一)外科病人的营养支持治疗

营养是指人体从外界获得各种营养素,维持代谢活动和机体功能的过程。营养支持治疗已经成为危重患者治疗中不可缺少的重要内容,维持机体的正常代谢及良好的营养状态是治疗效果的重要

保证。

1. 营养代谢与营养状态评估

（1）正常机体营养代谢：正常情况下机体每日所需热量为 7 531~8 368kJ（1 800~2 000kcal），相当于 25kcal/（kg·d）。机体所需热量的 15% 来自氨基酸，85% 来自碳水化合物及脂肪。正常机体的蛋白质（氨基酸）需要量为 0.8~1.0g/（kg·d），相当于氮量 0.15g/（kg·d）。

（2）饥饿对营养代谢的影响：饥饿 1 周以上时，机体不太重要的代谢逐步减少或停止，优先保证与生命密切关联的代谢活动。血糖在饥饿早期轻度下降，仅在长期饥饿死亡之前才有明显下降。肌肉组织蛋白质分解增加，尿氮增加。脂肪组织是体内最大的能源储备，饥饿时脂肪动员增加，体内酮体生成增多。

（3）应激对营养代谢的影响：应激状态下交感神经系统兴奋，胰岛素分泌减少，肾上腺素、胰高血糖素、促肾上腺皮质激素、肾上腺皮质激素及抗利尿激素分泌增加。应激时机体对糖的利用率下降，容易诱发高血糖。交感神经所致的高代谢状态，使机体的基础代谢率增加。高分解代谢情况下蛋白质分解增加，尿氮排出增加，出现负氮平衡，这种难以被外源性营养所纠正的分解代谢，称为自身相食（autocannibalism）现象。随着应激状态对代谢影响的认识深入，提出了代谢支持（metabolic support）的理念，通过增加供氮量，控制热量，降低热氮比，避免由于不当的营养支持加重器官功能障碍。

（4）营养状态的评估：对病人营养状态的评定，既可判别其营养不良程度，又是评估营养支持治疗效果的客观指标。

1）体重和体重指数可反映营养状态，但应排除脱水或水肿等影响因素。体重丢失 >10% 或 3 个月内体重丢失 >5%，即存在营养不良。体重指数（body mass index，BMI）是反映营养不良及肥胖的可靠指标，BMI= 体重（kg）/ 身高 ^{2}（m^2）。BMI 正常值为 18.5~24kg/m^2，小于 18.5kg/m^2 为营养不良，25~30kg/m^2 为超重，大于 30kg/m^2 为肥胖。

2）肱三头肌皮褶厚度是测定脂肪贮备的指标，正常参考值男性为 8.3mm，女性为 15.3mm，较正常值减少 35%~40% 为重度营养不良，25%~34% 为中度营养不良，24% 以下为轻度营养不良。

3）内脏蛋白是营养评定的重要指标，主要使用内脏蛋白包括白蛋白，前白蛋白和转铁蛋白。白蛋白的半衰期为 21d，转铁蛋白为 8d，前白蛋白为 2d。

4）免疫功能可反映机体营养水平，营养不良导致机体免疫功能下降，常用的有外周血淋巴细胞计数和延迟型皮肤超敏反应，外周血淋巴细胞计数小于 $1.8×10^9$/L 提示营养不良。

5）氮平衡试验可以反映体内蛋白质代谢状况，通过测定出氮量（尿液）和入氮量，可判断机体处于正氮或负氮平衡状态，指导营养支持治疗。

6）营养风险筛查工具（NRS 2002）是目前广泛使用简便易行的较客观的营养风险筛查方法，用于预测住院患者营养相关风险，对于高风险患者（NRS 2002 评分 ≥ 3 分）应进行营养支持，NRS 2002 评分 <3 分，应每周重复营养风险筛查，决定是否需要营养支持。

2. 肠内营养

对于需要营养支持患者，如胃肠道功能正常、能耐受肠内营养应首选肠内营养（enteral nutrition，EN）。肠内营养符合生理，有利于预防肠黏膜萎缩，保护肠屏障功能。

（1）肠内营养制剂的分类：EN 制剂含有碳水化合物、蛋白质、脂肪或其分解产物，也含有生理需要量的电解质、维生素和微量元素，能够全面均衡的补充营养。剂型包括粉剂及溶液。根据制剂成分的不同，EN 制剂大致可分成三类。

1）整蛋白型：此类制剂蛋白质源为酪蛋白或大豆蛋白，碳水化合物源为麦芽糖、糊精，脂肪源为玉米油或大豆油，适用于胃肠道功能正常患者。整蛋白型制剂种类较多，不同的制剂具有不同的能量密度及适应人群，临床使用应加以区别。此类营养制剂进入肠道需要进一步分解吸收。

2）短肽型：此类制剂蛋白质源为蛋白水解物（低聚肽），不含乳糖，易于机体利用，能避免乳糖不耐受引起的腹泻和脂代谢障碍，在肠道内几乎完全吸收，低渣。适于胃肠道功能部分障碍的患者，如炎症性肠病、放射性肠炎、短肠综合征患者等。

3）氨基酸型：此类制剂蛋白质源为游离氨基酸，一般为粉剂，临床常用的有维沃和适用于苯丙酮尿症的特殊氨基酸粉剂等。此类营养制剂不需消化或极少消化便可吸收，在肠道内完全吸收，无渣。适用于各种消化功能严重障碍的患者，如胰腺炎恢复期、短肠综合征及重度炎症性肠病患者。

（2）肠内营养的实施：肠内营养首选口服，对于不能口服或者口服不能足量的患者需经导管输入。肠内营养 4 周之内可采用鼻胃管、鼻十二指肠管或鼻空肠管，长时间肠内营养患者建议采用空肠造口、内镜辅助的胃造口（PEG）或空肠造口（PEJ）。营养液的输入应缓慢、匀速、加温，常需用输液泵控制输注速度。初用时可稀释后以 20~50ml/h 速度开始输入，逐渐增加浓度、速度，逐渐达到全天总量约 1 500~2 000ml（100ml/h）。

（3）肠内营养的并发症

1）误吸：误吸多见于年老体弱、昏迷、胃排空差患者，误吸可导致吸入性肺炎，是严重的并发症。预防措施是患者取 30° 半卧位，输营养液后停输 30min，若回抽液量大于 150ml，应暂停鼻胃管灌注，各种空肠管输入可显著减少误吸发生。

2）腹泻：腹泻发生率 30%~50%，与肠内营养制剂输入速度、浓度（渗透压）有关，可酌情稀释或使用阿片类药物以减轻症状。

3. 肠外营养　有营养支持指征而不能进行肠内营养支持或肠内营养支持不足时，是肠外营养（parenteral nutrition，PN）的适应证，包括不能或不宜经口进食超过 7d 的手术患者、消化道瘘、急性重症胰腺炎、短肠综合征、严重感染与脓毒症、严重炎症性肠病、大面积烧伤等。就一般外科住院病人而言，营养支持能量可按理想体重补给 25kcal/(kg·d)，氨基酸：脂肪乳剂：葡萄糖热量可按 20：30：50 配比，热氮比 100~150：1。对于严重应激患者（如大面积烧伤、严重败血症）可适当增加热量至 30kcal/(kg·d)，提高脂肪乳剂供能比例至 40%~50%，热氮比控制在 100：1 以下。肠外营养应避免由于热量过高导致的脏器损害，引起过度喂养（over feeding），过多能量输入会导致一系列代谢、感染并发症，通常每日能量不要超过 2 000kcal。

（1）肠外营养制剂

1）葡萄糖：葡萄糖是主要的能量来源，其能量密度为 4kcal/g，使用葡萄糖溶液时应警惕糖代谢紊乱，合理使用胰岛素，监测血糖水平。

2）脂肪乳剂：脂肪乳剂按脂肪酸碳链长度分为长链脂肪乳（LCT，C14-C24）及中链脂肪乳（MCT，C6-C12）。LCT 内包含人体的必需脂肪酸，如：亚油酸、亚麻酸；MCT 代谢不依赖肉毒碱，且极少沉积在器官和组织内，适用于肝功能不全患者，因此临床中多使用结构脂肪乳剂（LCT：MCT 为 1：1）。脂肪乳剂具有能量密度高、渗透压低的特点，其能量密度为 9kcal/g。根据热量需求选择脂肪乳剂使用量，每日使用剂量不要超过 2g/kg。使用脂肪乳剂的患者应监测脂肪廓清，定期监测血脂、肝功、血常规等，以免出现脂肪超载综合征。脂肪氧化过程中的生酮作用可能会引起酮症或酸中毒，糖尿病患者要慎重。对于血清甘油三酯浓度高于 3mmol/L、严重凝血障碍、休克、妊娠、急性血栓栓塞、伴有酸中毒的严重脓毒血症、脂肪栓塞、急性心肌梗死、糖尿病酮症酸中毒者禁忌使用脂肪乳。重症胰腺炎可适当使用脂肪乳剂，但对于高脂血症引起的胰腺炎患者或乳糜样血清患者应避免使用脂肪乳剂。脂类代谢障碍、肝功能不全、肾功能不全、网状内皮系统障碍者应慎用脂肪乳剂，避免脂肪超载。

3）复方氨基酸溶液：是按合理模式（人乳或鸡蛋白）配制的结晶左旋氨基酸溶液，是肠外营养的唯一氮源，临床常用的氨基酸溶液有 18 种复方氨基酸和谷氨酰胺制剂。氨基酸制剂的能量密度为 4kcal/g，含氮量为 16%。谷氨酰胺是小肠黏膜、免疫细胞的主要能源，对于保护肠道黏膜屏障，维持肠道功能有重要意义。肠外营养应遵循节氮原则，当葡萄糖和脂肪乳剂供能充分时，能减少自身蛋白质分解，减少糖异生作用，同时外源性输注的氨基酸制剂才能被机体利用合成蛋白质，即碳水化合物有节省蛋白质的作用。肠外营养主张全营养混合液的方式输注，避免单独使用氨基酸。

4)电解质:肠外营养时需补充钾、钠、氯、钙、镁及磷,磷在合成代谢及能量代谢中发挥重要作用,参与蛋白质、核酸和磷脂的合成,应注意补充。

5)维生素:用于肠外营养的维生素制剂有水溶性及脂溶性两种,体内无水溶性维生素的贮备,而肝脏和脂肪组织内储存有大量脂溶性维生素。因此肠外营养均应补充水溶性维生素注射液,短期禁食不会导致脂溶性维生素缺乏,对于禁食时间超过 2~3 周者应予以补充脂溶性维生素。

6)微量元素:微量元素包括锌、铜、锰、铁、铬、碘等,短期禁食不会导致微量元素缺乏,对于禁食时间超过 2~3 周者应予以补充微量元素。

(2)肠外营养支持方式:全营养混合液(total nutrients administration,TNA)是指将肠外营养所需各种营养素混合在特制塑料输液袋内,是目前广泛使用的肠外营养支持方式。TNA 符合节氮原则,简化输液过程,节省护理时间,降低与肠外营养有关的并发症发生率。全营养混合液渗透压不高、用量小、PN 支持不超过 2 周者可选择外周静脉;需长期 PN 支持者,以中心静脉导管输入为宜。

(3)肠外营养的并发症

1)中心静脉导管相关的并发症:包括气胸、血管神经损伤、空气栓塞等,长期留置中心静脉导管,可导致导管相关性败血症。

2)水电解质紊乱:常见的并发症包括低(高)钾血症、低(高)钠血症、低磷血症、低镁血症等。

3)微量元素缺乏:长期肠外营养可能致锌、铜、铬等微量元素缺乏,应在肠外营养液中常规加入微量元素注射液。

4)维生素缺乏:长期不能进食会导致维生素缺乏,产生相应临床症状,如维生素 B_1 缺乏会导致 Wernicke 脑病。

5)糖代谢紊乱:应激导致的"胰岛素抵抗"、糖尿病和胰岛素使用不当是引起糖代谢紊乱的主要原因。围术期血糖控制主要着眼于维持血糖稳定,避免代谢紊乱如严重低血糖、糖尿病酮症酸中毒以及非酮症高渗性昏迷。危重患者血糖应维持在合适的水平(7.8~10.0mmol/L),并尽量减少血糖波动。

6)肝功能损害:表现为血胆红素浓度升高及转氨酶升高,主要原因包括两方面:①葡萄糖的超负荷引起的肝脂肪变性,为减少此类因素引起肝功损害,应采用双能源,增加中长链脂肪乳供能比例;②长期禁食与肠外营养使得消化道缺乏食物刺激,胆囊收缩素等肠激素分泌减少,导致胆汁淤积。处理此类因素引起肝功损害应积极创造条件恢复肠内营养,使用腺苷蛋氨酸等药物减少胆汁淤积,避免使用影响胆汁排泄的药物,如生长抑素。

7)肠黏膜屏障功能减退:创伤和应激导致的肠道黏膜缺血和长期缺乏食物刺激可导致肠黏膜屏障功能障碍,引起细菌移位和肠源性感染。为减少此类并发症应积极创造条件恢复肠内营养,补充肠内益生菌,使用谷氨酰胺保护肠道黏膜。

4. 围术期营养支持 外科营养支持的目的不仅仅在于避免各种应激后的负氮平衡、维持体重,更着眼于脏器保护、免疫调节与功能恢复,最终改善临床结局如病死率、并发症发生率和住院时间等。合理的营养支持能改善手术患者的临床结局,但不合理营养支持(尤其是肠外营养)往往会带来严重后果。对于特殊患者如重症胰腺炎、急性肾功能不全、急性肝功能不全、恶性肿瘤应强调营养支持的合理性,避免不当营养支持带来的副作用。

围术期营养支持主要针对存在营养风险患者(NRS 2002 评分 ≥ 3 分),部分重度营养不良患者术前开始营养支持,并延续至术后。术前营养良好,但由于手术创伤大、术后摄入营养量不足时也需要营养支持。既往营养状况良好的病人可以耐受 7d 仅少许或无营养供给,所以外科病人术前如经口进食不足 7d,应给予营养支持治疗。对重度营养不良的择期手术患者,7~10d 的术前营养支持可使临床结局得到改善。而营养良好或仅有轻度营养不良者,非但不能从肠外营养支持中受益,反而会增加营养相关并发症的发生。围术期营养支持首选肠内营养,必要时肠内与肠外营养联合应用,对于有肠内营养禁忌患者可采用肠外营养,具体营养方式选择见图 13-1。

营养评估

存在营养支持指征：
NRS评分≥3分

肠内营养禁忌

肠道功能障碍，不能耐受肠内营养
肠外营养指征：
不宜经口进食超过7d的手术患者
消化道瘘
急性重症胰腺炎
短肠综合征
严重感染与脓毒症
严重炎症性肠病
大面积烧伤

否

是

不能经口进食
术前经口进食不足超过7d

肠外营养

否

是

肠内营养支持

预期肠外营养超过1~2周
使用的肠外营养制剂摩
尔浓度超过850mOsm/L

经口进食营养

预期不超过4周

预期超过4周

否

是

鼻胃管
鼻空肠管

空肠造瘘
胃造瘘

外周静脉途径

中心静脉途径

如口服营养能量
小于需求量的60%
超过10d，需要
重新评估决定营
养方式

肠内营养不能耐受或肠内营养
不能达到需求量的60%应重新
设计营养方式，如联合肠外营养

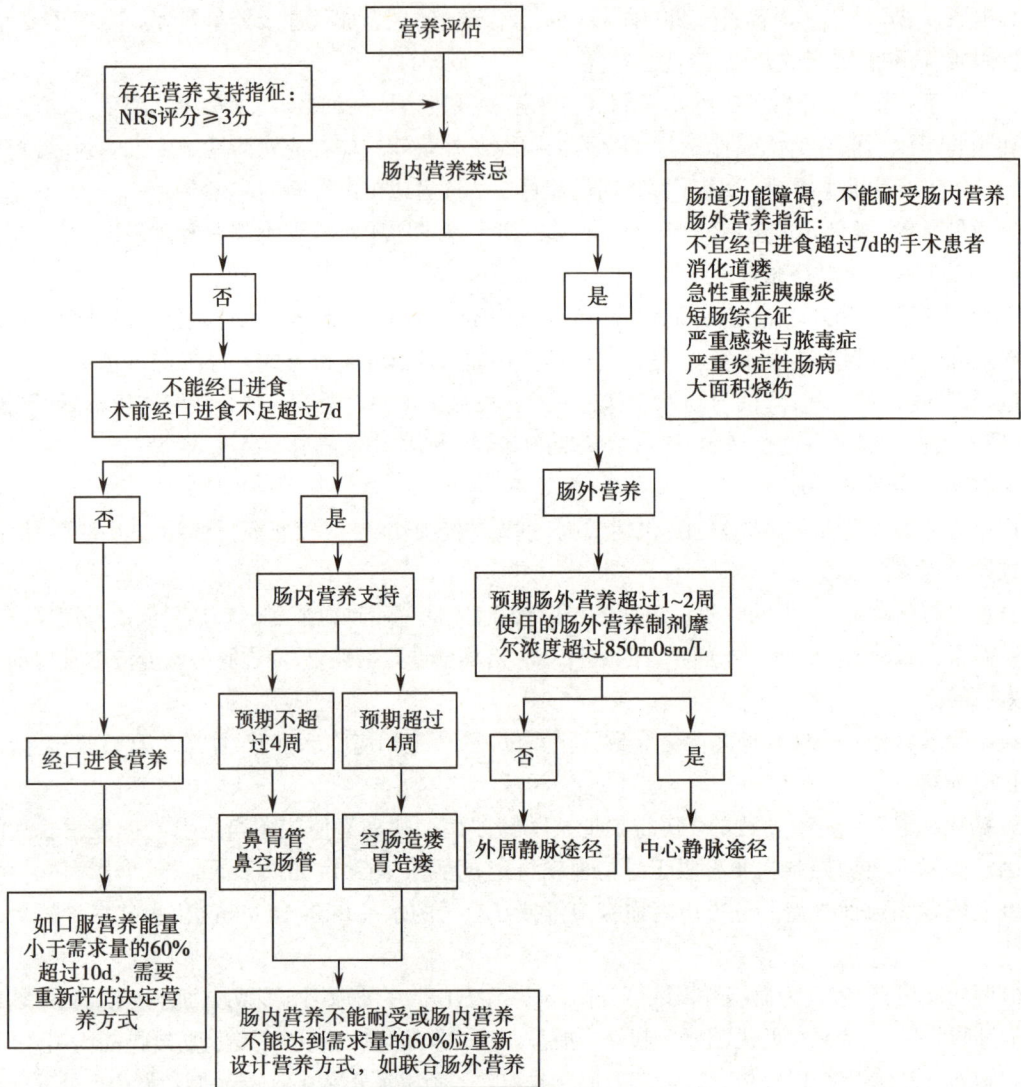

图 13-1　营养支持方式选择

(二) 输血的适应证及并发症

输血、麻醉和无菌术共同构成了促进外科发展的三大要素，使外科学得到了划时代的进步。严格把握输血指征，合理选用血液制品，避免输血并发症，对保证患者的安全有重要意义。

1. **输血适应证**　合理输血对于维持循环稳定、改善凝血功能具有重要意义，但是输血可能会带来微循环障碍、免疫负向调节等副作用，因此我们要严格把握输血指征，目前限制性输血（restrictive blood transfusion）策略成为了共识。

（1）大量失血是输血适应证：失血量低于血容量10%（500ml）者，可自身代偿；失血量达血容量的20%（1 000~2 000ml）时，应根据临床症状及循环情况，参照血红蛋白和血细胞比容（hematocrit，HCT）的变化选择治疗方案。大量失血患者要适当输入新鲜冰冻血浆及血小板，以维持凝血功能。急性出血早期血液稀释可不充分，血红蛋白下降不明显，如已出现血流动力学不稳定，可考虑输血。手术及创伤患者血红蛋白大于100g/L不需要输注红细胞制品，小于70g/L应输红细胞制品，对于血红蛋白在70~100g/L者根据患者全身状况、循环情况、疾病种类综合考虑。对于慢性贫血患者，外科术前血红蛋白应维持在100g/L以上，内科患者血红蛋白小于60g/L或HCT小于0.2应输红细胞制品。

（2）重症感染患者中性粒细胞低下和抗生素治疗效果不佳时，可考虑输入浓缩粒细胞以助控制感染。

（3）各种凝血因子缺乏所致的出血或出血倾向是输注新鲜冰冻血浆和凝血因子的适应证，如血友病者输Ⅷ因子，纤维蛋白原缺乏症者补充纤维蛋白原或冷沉淀制剂。

（4）应根据患者的疾病、出血倾向、黏膜损伤危险程度、是否需要进行侵入性操作或手术、是否合并凝血功能障碍综合考虑是否需要血小板输注，血栓弹力图有助于指导血小板输入。血小板显著降低时、血小板功能缺陷导致出血或合并明显出血倾向者可考虑输注血小板。严重出血患者应维持血小板 $>50 \times 10^9/L$；自发性脑出血、脑外伤或多发伤患者应维持血小板 $>100 \times 10^9/L$；出血不严重的患者应维持血小板 $>30 \times 10^9/L$。对于没有出血的、不需要侵入性操作的患者，预防性输注的阈值为血小板低于 $(10\sim20) \times 10^9/L$。侵入性操作时，腰部穿刺血小板应大于 $40 \times 10^9/L$，硬膜外置管及拔管血小板应大于 $80 \times 10^9/L$，经皮肝脏穿刺活检、大手术血小板应大于 $50 \times 10^9/L$，神经外科、涉及眼后节的眼科手术血小板应大于 $100 \times 10^9/L$。再生障碍性贫血或骨髓功能不全的病人在血小板持续低于 $10 \times 10^9/L$ 或甚至低于 $5 \times 10^9/L$ 时仍然可以没有出血，预防性输注血小板指征可适当放宽，避免长期反复输注血小板产生血小板抗体。血栓性微血管疾病（如血栓性血小板减少性紫癜）禁忌输注血小板，只有在发生危及生命的出血时才考虑输注血小板。

2. **血液成分制品**　早期输血多为输全血，20 世纪 70 年代以来成分输血已经成为输血的常规方式。与输全血相比，成分输血更安全、更有效，能最大限度地利用血液资源。常用的血液成分制品分为血细胞、血浆和血浆蛋白成分三大类。

（1）血细胞成分有红细胞、白细胞和血小板三类。

1）红细胞制品：红细胞制品主要包括悬浮红细胞、少白细胞红细胞、洗涤红细胞和冰冻红细胞。红细胞制品输注，成人一般 5ml/min，老年人或心功能不全者 1ml/min，小儿 10 滴 /min。一般情况下成人输注悬浮红细胞 2 个单位（400ml），能使血红蛋白水平提升 1g/dl。

2）白细胞制剂：主要有浓缩粒细胞，可用于伴有严重细菌感染的粒细胞减少症患者。浓缩粒细胞副作用较严重，包括过敏反应、移植物抗宿主反应、病毒传播（如巨细胞病毒、人类嗜 T 淋巴细胞病毒）和肺部感染加重，临床使用较少。

3）血小板制剂：根据来源分为多名随机供者血小板制剂的混合物（浓缩血小板）和单供者机采血小板（单采血小板），根据制备方法分为机器分离与手工分离，根据保存方法分为常温保存和冰冻保存，此外还有 γ 射线照射血小板、去白细胞血小板等。单采血小板制剂中血小板含量高，红细胞和白细胞污染量低。血小板输注的时间应当在 30min 以上，一般情况下成人输注单采血小板 1 个单位，能使血小板水平提升 $20 \times 10^9/L$。特发性血小板减少性紫癜（ITP）、门静脉高压脾功能亢进患者行脾切除手术，输注血小板应尽可能在术前进行。输注血小板制剂后引起的轻度发热反应，应避免使用水杨酸类药物如阿司匹林，以免影响血小板功能。治疗性输注血小板可以通过出血控制情况评估效果，预防性输注血小板可通过监测输血后血小板计数的增加来评估效果。血小板输注无效是指在 2 次及 2 次以上输血小板效果都不好，其原因分为免疫性和非免疫性两类。免疫性原因主要包括人类白细胞抗原（human leukocyte antigen，HLA）免疫反应和血小板特异性抗原（human platelet specific antigen，HPA）。非免疫性因素主要包括感染、抗生素、抗真菌药物、DIC 和脾大等。

（2）血浆：包括新鲜冰冻血浆（fresh frozen plasma，FFP）和冷沉淀（cryoprecipitate），主要用于补充凝血因子，如凝血因子缺乏症、肝胆疾病引起的凝血障碍、大量输注库存血引起的凝血功能障碍和华法林过量引起的出血倾向等。

1）新鲜冰冻血浆：FFP 是全血采集后 6h 内分离并立即置于零下 20~30℃保存的血浆，FFP 富含各种凝血因子，一般不作为扩充血容量及改善营养使用。新鲜冰冻血浆保存期满 1 年称为普通冰冻血浆。普通冰冻血浆含有全部稳定的凝血因子，但缺乏凝血因子Ⅷ和Ⅴ，不能用于血友病的治疗。

2）冷沉淀：冷沉淀是 FFP 在 4℃融解时不溶的沉淀物，富含纤维蛋白原、凝血因子Ⅴ、凝血因子Ⅷ及血管性假血友病因子。主要用于血友病、先天或获得性纤维蛋白缺乏症等。

（3）血浆蛋白：包括白蛋白制剂、免疫球蛋白及浓缩凝血因子。白蛋白制剂用于治疗营养不良性水肿,改善肝硬化或其他原因所致的低蛋白血症。免疫球蛋白包括人丙种球蛋白、乙肝免疫球蛋白、破伤风免疫球蛋白。浓缩凝血因子包括抗血友病因子、凝血酶原复合物和纤维蛋白原制剂等,用于治疗血友病及各种凝血因子缺乏症。

3. **输血的并发症及其防治**　输血可发生各种不良反应和并发症,严重者甚至危及生命。输血并发症关键在于预防,要求我们严格掌握输血指征,遵守输血操作规程,输血过程中严密观察病情变化。

(1)发热反应:发热反应是最常见的早期并发症之一,发生率约为 2%~10%。多发生于输血开始后 15min 至 2h 内。主要表现为寒战和高热,体温可上升至 39~40℃,同时伴有头痛、出汗、恶心、呕吐及皮肤潮红,症状持续 30min 至 2h 后逐渐缓解,严重时还可出现抽搐、呼吸困难、血压下降,甚至昏迷。术中输血时,全身麻醉状态下很少出现发热反应。发热反应常见原因包括反复输血引起的免疫反应、致热原污染和细菌污染,溶血反应早期也可表现为发热。对于症状较轻的发热反应可先减慢输血速度,病情严重者则应停止输血,保留血袋及剩余血液制品,上报输血不良事件登记表。发热反应使用非甾体抗炎药,伴寒战者可肌内注射异丙嗪 25mg,多次输血或经产妇患者可输注洗涤红细胞减少发热反应。

(2)过敏反应:多发生在输血数分钟后,也可在输血中或输血后发生,发生率约为 3%。表现为皮肤局限性或全身性荨麻疹,严重者可出现支气管痉挛、血管神经性水肿、会厌水肿,表现为咳嗽、喘鸣、呼吸困难,甚至过敏性休克乃至昏迷、死亡。过敏反应多由体内对于输注血液制品的某些成分存在抗原抗体反应导致。仅表现为局限性荨麻疹时,不必停止输血,可予以抗组胺药物、葡萄糖酸钙。严重时应立即停止输血,皮下注射肾上腺素和/或静脉滴注糖皮质激素,合并呼吸困难者应作气管插管或切开。对有过敏史病人,在输血前半小时使用抗过敏药和糖皮质激素。

(3)溶血反应:最严重的输血并发症,死亡率高。典型症状为输入十几毫升悬浮红细胞后,立即出现沿输血静脉的红肿及疼痛,伴寒战、高热、呼吸困难、腰背酸痛、头痛、胸闷、心率加快乃至血压下降、休克,随之出现血红蛋白尿和溶血性黄疸,严重者可因免疫复合物在肾小球沉积导致急性肾衰竭,术中溶血表现为不明原因的血压下降和术野渗血。延迟性溶血反应(delayed hemolytic transfusion reaction,DHTR)多发生在输血后 7~14d,表现为原因不明的发热、贫血、黄疸和血红蛋白尿,一般症状不严重。

最常见的原因是误输了 ABO 血型不合的血液,A 亚型或 Rh 及其他血型不合也会导致溶血,还可因供血者之间血型不合引起。受血者患自身免疫性贫血时,其自身抗体破坏输入的异体红细胞而导致溶血。输入有缺陷的红细胞后可引起非免疫性溶血,如血液贮存运输不当、输入前预热过度、血液中加入高渗或低渗溶液等。

考虑溶血反应时要核对输血信息及血型,抽取静脉血离心后观察血清色泽,若为粉红色即证明有溶血。尿潜血阳性及血红蛋白尿也有诊断意义。收集血袋内残余标本和受血者输血前后血样本,重新作血型鉴定、交叉配血试验及作细菌涂片和培养,以查明溶血原因。当发生溶血反应时,首先要停止输血,纠正休克。给予 5% 碳酸氢钠 250ml 静脉滴注,碱化尿液,促使血红蛋白结晶溶解,防止肾小管阻塞。尿量恢复后,可使用甘露醇等药物利尿以加速游离血红蛋白排出。避免溶血反应,关键在于预防,特别是要加强核查工作。

(4)细菌污染反应:细菌污染反应依细菌污染的种类、毒力大小和输入的数量表现不同,以革兰氏阴性杆菌多见,轻者可仅有发热反应,重者则输入后可立即出现休克和弥散性血管内凝血(DIC)。考虑细菌感染应立即中止输血并将血袋内的血液离心,取血浆底层及细胞层分别行涂片染色细菌检查及细菌培养检查,并采用有效的抗感染和抗休克治疗。为避免细菌感染应严格无菌操作,禁止使用有异常的血液制品。

(5)循环超负荷:常见于心功能不全、老年、幼儿及低蛋白血症病人,由于输血速度过快、过量而引起急性心衰和肺水肿。表现为输血中或输血后突发心率加快、呼吸急促、咳粉红色泡沫痰,出现颈静脉怒张,肺内可闻及大量湿啰音,胸片可见肺水肿表现。对有心功能不全、老年患者要严格控制输血速度及输血量。

(6)输血相关急性肺损伤:输血相关急性肺损伤(transfusion-related acute lung injury,TRALI)的发生与年龄、性别和原发病无关,其发生机制为供血者血浆中存在白细胞凝集素或 HLA 特异性抗体所致。表现为急性呼吸困难、严重的双侧肺水肿及低氧血症,可伴有发热和顽固性低血压。这些症状常发生在输血 1~6h 内,在及时采取有效呼吸支持治疗后,48~96h 内症状将明显改善。避免使用多次妊娠供血者的血浆作为血液制品,可减少 TRALI 的发生率。

(7)输血相关移植物抗宿主病:输血相关移植物抗宿主病(transfusion associated graft versus host disease,TA-GVHD)是由于有免疫活性的淋巴细胞输入有严重免疫缺陷的受血者体内以后,输入的淋巴细胞成为移植物并增殖,对受血者的组织产生的免疫损伤。患者常有免疫力低下、低蛋白血症、淋巴细胞减少或骨髓抑制等基础疾病,临床表现为发热、皮疹、肝炎、腹泻、骨髓抑制和感染,严重时可致死亡。TA-GVHD 无有效的治疗手段,应注重预防,如骨髓移植、放化疗患者所输注的含淋巴细胞的血液成分应经 γ 射线辐照等物理方法去除免疫活性淋巴细胞。

(8)疾病传播:病毒和细菌性疾病可经输血途径传播。病毒包括 EB 病毒、巨细胞病毒、肝炎病毒、人类免疫缺陷病毒(HIV)和人类 T 细胞白血病病毒等;细菌性疾病如布鲁氏菌病等,其他还有梅毒、疟疾等。

(9)免疫抑制:输血可使受血者的非特异免疫功能下降和抗原特异性免疫受到抑制,增加术后感染率,影响肿瘤预后。免疫抑制同输血的量和成分有一定的关系,3 个单位以下的悬浮红细胞对肿瘤预后影响较小。

(10)大量输血导致的内环境紊乱:大量输血是指一次输血量大于 2 500ml 或 24h 内输血量超过 5 000ml,多见于严重创伤、外科大手术及器官移植手术等情况,大量输血对患者内环境带来显著影响。严重创伤时大量输血会导致的低体温、酸中毒及凝血障碍,形成死亡三联征(lethal triad)。

4. 自体输血　自体输血(autologous blood transfusion)是指收集自身血液后在需要时进行回输,可以节约库存血,减少输血反应和疾病传播。目前常用的有三种方法,包括预存式自体输血、输血稀释式自体输血和回收式自体输血,以回收式自体输血最为常见。回收式自体输血是将收集到的创伤后体腔内积血或手术过程中的失血,经抗凝、过滤后再回输给患者的过程。主要适用于外伤性脾破裂、异位妊娠破裂等腹腔内出血;大血管、心内直视手术及门静脉高压症等手术时的失血回输和术后 6h 内所引流血液的回输等。自体输血的禁忌证包括:血液已受胃肠道内容物、消化液或尿液等污染;血液可能受肿瘤细胞污染;肝、肾功能不全的病人;已有严重贫血的病人,不宜在术前采血或血液稀释法作自体输血;有脓毒症或菌血症者;胸、腹腔开放性损伤超过 4h 或血液在体腔中存留超过 3d 者。

四、外科感染的概念、破伤风和气性坏疽

(一)概论
外科感染是指需要手术治疗的感染性疾病和发生在手术后和创伤后的感染,具有以下特点:常为多种细菌的混合感染、局部症状明显、多为器质性病变、常有组织化脓坏死而需外科处理。

外科感染按病菌种类和病变性质归类分为非特异性感染与特异性感染。非特异性感染亦称化脓性感染或一般性感染,占外科感染的大多数。常见有疖、痈、丹毒、急性淋巴结炎、急性乳腺炎、急性阑尾炎、急性腹膜炎等。特异性感染在致病菌、病程演变及治疗处置等方面与一般感染不同。包括结核、破伤风、气性坏疽、炭疽、念珠菌病等。按病程归类可分为急性感染、亚急性感染和慢性感染三种。病程在 3 周以内者为急性感染,超过 2 个月为慢性感染,介于两者之间为亚急性感染。其他分类包括伤口直接污染造成的原发性感染和伤口愈合过程中产生的继发性感染;病原体由体表或外环境侵入体内造成的外源性感染和由原存体内的病原体,经空腔脏器如肠道、胆道、肺或阑尾造成的内源性感染。感染也可按照发生条件归类,如条件性(机会性)感染、二重感染(菌群交替症)、医院内感染等。

外科感染的发生与致病微生物的数量与毒力有关。所谓毒力是指病原体形成毒素或胞外酶的能力以及入侵、穿透和繁殖的能力。皮肤黏膜的病变或缺损、留置血管或体腔内的导管的污染、管腔阻塞内容物淤积、局部组织缺血坏死均有利于病菌的入侵。全身性抗感染能力降低也是引发感染的条件。条件性感染常在机体抵抗力显著下降时发生。

(二) 破伤风

1. 病原学　破伤风(tetanus)的致病菌为破伤风杆菌,属于梭状芽胞杆菌属,为革兰染色阳性的专性厌氧菌。平时存在于人畜的肠道,随粪便排出体外,以芽胞状态分布于自然界,尤以土壤中为常见,对环境的抵抗力很强,芽胞在干燥的土壤和尘埃中可存活数年,在100℃的温度下持续1h才可被完全破坏。

2. 病因和发病机制　常见的病因包括:皮肤、黏膜有外伤史或破损史(如动物致伤、注射毒品等药物、分娩或流产等);皮肤、黏膜、软组织有细菌感染史(如慢性中耳炎、慢性鼻窦炎、牙周感染、肛周感染等);有消化道破损病史(如消化道手术、消化道穿孔等)。

各种类型和大小的外伤均可能感染破伤风杆菌。创伤时,如果伤口外口较小,伤口内有坏死组织、血块充塞,或填塞过紧、局部缺血等,就形成了一个适合该菌生长繁殖的缺氧环境。破伤风杆菌的芽胞在其中发育为增殖体,并大量繁殖,产生两种外毒素:破伤风溶血毒素和破伤风痉挛毒素,后者是引起破伤风临床表现的主要致病物质。破伤风痉挛毒素吸收至脊髓、脑干等处,与联络神经细胞的突触相结合,抑制突触释放抑制性传递介质。运动神经元因失去中枢抑制而兴奋性增强,致使随意肌紧张与痉挛。毒素还可影响交感神经,引起血压升高、心率增快、体温升高、自汗等。

3. 临床表现　破伤风的潜伏期多数为3~21d,也可短至1d内,潜伏期越短者,预后越差。还有在伤后数月或数年因清除病灶或异物而发病的。感染部位越接近中枢神经系统(如头颈部),潜伏期相对越短,而越远离中枢神经系统(如手或足),潜伏期相对越长。

破伤风的临床表现分为3种类型:全身型破伤风、局部型破伤风和头部型破伤风。

(1)全身型破伤风:全身型破伤风是最普遍和最严重的类型。前驱症状是全身乏力、头晕、头痛、咀嚼无力、局部肌肉发紧、扯痛、反射亢进等。典型症状是在肌紧张性收缩(肌强直、发硬)的基础上,阵发性强烈痉挛,通常最先受影响的肌群是咀嚼肌,随后顺序为面部表情肌、颈、背、腹、四肢肌,最后为膈肌。相应出现的征象为:张口困难(牙关紧闭)、咧嘴"苦笑"、颈部强直、头后仰;当背、腹肌同时收缩,因背部肌群较为有力,躯干因而扭曲成弓、结合颈、四肢的屈膝、弯肘、半握拳等痉挛姿态,形成"角弓反张"或"侧弓反张"。膈肌受影响后,发作时面唇青紫,通气困难,可出现呼吸暂停。

上述发作可因轻微的刺激,如光、声、接触、饮水等而诱发。严重者伴有自主神经过度兴奋的症状,可能在早期表现为易激惹性、躁动、出汗和心动过速。在疾病的晚期阶段,常出现大量出汗、心律失常、不稳定型高血压或低血压、发热。压舌板试验可诱发咬肌反射性痉挛。间隙期长短不一,发作频繁者,常示病情严重。发作时神志清楚,表情痛苦,每次发作时间由数秒至数分钟不等。强烈的肌痉挛,可使肌断裂,甚至发生骨折。膀胱括约肌痉挛可引起尿潴留。持续的呼吸肌和膈肌痉挛,可造成呼吸骤停。病人死亡原因多为窒息、心力衰竭或肺部并发症。病程一般为3~4周,如处理适当,症状可以逐渐减轻。痊愈后仍有一段时间的局部肌肉紧张或反射亢进。

(2)局部型破伤风:局部型破伤风较为少见。此类患者主要表现为伤口附近区域的单个肢体或身体某一部位发生强直性和痉挛性肌肉收缩。局部型破伤风可发展为全身型破伤风。

(3)头部型破伤风:头部型破伤风是一种特殊的局部型破伤风。头面部受伤或慢性中耳炎、慢性鼻窦炎的患者可能出现头部型破伤风。此类患者可能出现吞咽困难和脑神经麻痹表现,常伴有牙关紧闭。脑神经麻痹最常见为面神经麻痹,表现为面部表情肌的麻痹,也可因动眼神经、滑车神经、外展神经和舌下神经麻痹而出现相应的症状,如眼运动障碍和舌运动障碍。头部型破伤风可发展为全身型破伤风。

4. **实验室检查**

(1)取伤口处分泌物标本直接涂片后镜检,可以看到革兰染色阳性细菌,菌体细长,两端钝圆,无荚膜,鞭毛染色镜检可见周身鞭毛。

(2)取伤口处分泌物行厌氧菌培养或破伤风梭状芽胞杆菌的 PCR 检测。

(3)对于近期无破伤风人免疫球蛋白(HTIG)、马破伤风免疫球蛋白 F(ab')$_2$ 或破伤风抗毒素(TAT)注射史的患者,可行破伤风抗体检测。如果结果呈阳性,提示患者为破伤风的可能性小,有助于除外诊断。

5. **诊断和鉴别诊断** 破伤风的诊断主要依据典型的临床表现,需至少有以下两项表现之一:①牙关紧闭或苦笑面容;②疼痛性肌肉痉挛。外伤史不是诊断的必要条件。

对诊断有疑问的病例,可采用压舌板试验,方法为使用压舌板轻触患者咽后部,发生咬肌反射性痉挛,而非正常的反射性恶心为阳性,此检查方法的敏感性(94%)和特异性(100%)均较高。

本病与脑膜炎的区别是,脑膜炎虽有颈强直,但无阵发性痉挛;而破伤风一般无高热、无喷射性呕吐,神志与脑脊液无异常。狂犬病有动物咬伤史,以咽肌痉挛为主。扁桃体周围炎或咽后脓肿虽有牙关紧闭,但有局部感染的其他表现。伤口培养阴性不能否定诊断。

6. **预防** 破伤风是一种完全可以预防的疾病,创伤后早期彻底清创,改善局部循环是预防破伤风发生的关键。还可通过人工免疫产生较稳定的免疫力。人工免疫分为自动和被动免疫,临床常用被动免疫法。对伤前未接受自动免疫的伤员,皮下注射破伤风抗毒素 1 500~3 000U。因为破伤风的发病有一潜伏期,尽早注射有预防作用,但其作用短暂,有效期为 10d 左右,因此,对深部创伤,潜在厌氧菌感染可能的病人,可在一周后追加注射一次量。抗毒素易发生过敏反应,注射前必须进行皮内敏感试验。如过敏可使用人破伤风免疫球蛋白。

7. **治疗** 早期识别并给予科学的治疗是改善破伤风预后的关键。具体措施包含以下部分:

(1)伤口的正确处理:存在于伤口中的破伤风杆菌会持续释放外毒素,因此早期彻底清创能中断毒素的释放,是破伤风治疗的重要措施,建议在给予抗毒素血清后 1~6h 行清创术,以避免清创导致伤口中的毒素扩散。破伤风杆菌属厌氧菌,破坏其局部赖以生存的厌氧环境可明显加快控制病情。凡能找到伤口,伤口内存留坏死组织、引流不畅者,应在抗毒血清治疗后,在良好麻醉、控制痉挛下进行伤口处理、充分引流,局部可用 3% 过氧化氢溶液冲洗。有的伤口看上去已愈合,应仔细检查痂下有无窦道或无效腔。

(2)中和循环毒素:破伤风毒素与神经系统会发生不可逆的结合。尚未与神经系统结合的毒素为循环毒素,使用破伤风被动免疫制剂只能中和循环毒素并消除其致病性,因此需早期使用。HTIG 是首选制剂,应尽快一次性使用 HTIG 做多点肌内注射,推荐剂量为 3 000~6 000U。不能获得 HTIG 时,可于 F(ab')$_2$ 或 TAT 皮试阴性后,以 10 000~60 000U 一次性多点肌内注射或者以 0.9% 氯化钠溶液100ml 稀释缓慢输注,时间不低于 15min。F(ab')$_2$ 与 TAT 相比,发生过敏反应的概率低、安全性高。不推荐 HTIG、F(ab')$_2$ 或 TAT 进行鞘内注射。

(3)抗菌药物的应用:抗感染药物首选甲硝唑 500mg/ 次,每日 3~4 次,可口服或静脉。青霉素是备选药物,皮试阴性后,200 万 ~400 万 U/ 次,每日 4~6 次,静脉给药。也可与甲硝唑联合使用,疗程为7~10d。如果怀疑存在混合感染,可采用第二、三代头孢菌素或其他相应抗菌药物。

(4)肌肉痉挛的控制:病人应住隔离病室,避免光、声等刺激,以避免诱发肌肉痉挛。镇静剂可用于控制肌肉痉挛,常用苯二氮䓬类(如地西泮)等。地西泮的成人常规起始剂量为 10~30mg,按需口服或静脉给药。对于严重病例,可能需要高达 500mg 的日总剂量。大剂量使用地西泮,要警惕呼吸抑制,必要时使用机械通气支持。静脉用地西泮,可导致乳酸性酸中毒。病情稳定后,地西泮应逐渐减量至停用,以避免发生停药反应。

当单独使用镇静剂的效果不满意时,如果已使用机械通气,可考虑神经肌肉阻滞剂(如维库溴铵)。维库溴铵初始用量为 0.08~0.1mg/kg,维持剂量为 0.01~0.15mg/(kg·h)。硫酸镁可作为控制肌肉痉挛的辅助用药,不推荐作为常规使用。

(5)治疗自主神经功能障碍:充分镇静是纠正自律性不稳定的首要前提。首选阿片类药物(如吗啡)。吗啡可使用 0.5~1.0mg/(kg·h)持续静脉给药。硫酸镁也可作为纠正自律性不稳定的辅助用药,不推荐作为常规使用。α 和 β 受体阻滞剂可作为纠正自律性不稳定的辅助用药,不推荐常规使用。当存在低血压时应补充血容量,必要时静脉泵入多巴胺或去甲肾上腺素。

(6)并发症的防治:主要并发症在呼吸道,如窒息、肺不张、肺部感染。防止发作时掉下床、骨折、咬伤舌等。对严重病人,应尽早进行气管切开,以便改善通气,清除呼吸道分泌物,必要时可进行人工辅助呼吸。还可利用高压氧舱辅助治疗。气管切开病人应注意做好呼吸道管理,包括气道雾化、湿化、冲洗等。要定时翻身、拍背,以利排痰,并预防褥疮。必要时专人护理,防止意外;严格无菌技术,防止交叉感染。

(7)支持治疗:由于病人不断阵发痉挛,出大汗等,故每日消耗热量和水分丢失较多,因此要十分注意营养(高热量、高蛋白、高维生素)补充和水与电解质平衡的调整。必要时可采用鼻胃管给予肠内营养或中心静脉肠外营养。

(三) 气性坏疽

1. **病因**　气性坏疽(gas gangrene)是梭状芽胞杆菌,主要包括产气荚膜梭菌、水肿杆菌、腐败杆菌、溶组织杆菌等所致的肌坏死或肌炎,发展急剧,预后严重,且往往是混合感染。这类细菌在人畜粪便与周围环境中(特别是泥土中)广泛存在,但是在人体内生长繁殖需具备缺氧环境,因此如开放性骨折伴有血管损伤、挤压伤伴有深部肌肉损伤、上止血带时间过长或石膏包扎过紧,邻近肛周、会阴部位的严重创伤,继发此类感染的概率较高。

2. **病理生理**　产气荚膜梭菌在局部生长繁殖,产生多种外毒素和酶(α 毒素、胶原酶、透明质酸酶、溶纤维酶和脱氧核糖核酸酶等),一方面破坏周围组织的胶原纤维,使感染迅速扩散,沿肌束和肌肉群扩散,使肌肉色泽变暗红色,失去弹性;另一方面,这些酶具有强大的糖、蛋白分解作用,产生大量不溶性气体如硫化氢、氮等,在组织间积聚,蛋白分解,使得组织细胞坏死、渗出、水肿明显。积气和水肿使得局部压力骤升,血管受压引起血运障碍,加重组织缺血缺氧,更有利于细菌繁殖,使病情恶化。大量外毒素的吸收可引起严重的毒血症,直接侵犯心、肝、肾等脏器,引起休克、肾功能不全甚至多脏器衰竭。

3. **临床表现**　潜伏期一般为伤后 1~4d。患者多有明显的全身和局部表现。

(1)全身表现:主要表现为严重的毒血症状,体温可高达 40℃以上,病人极度虚弱,表情淡漠但神志清楚,面色苍白、呼吸急促、心率增快、进行性贫血,全身症状迅速恶化,晚期可出现溶血性黄疸、外周循环衰竭、多脏器衰竭。

(2)局部表现:最早的局部症状是受伤部位剧痛,呈胀痛感,一般止痛剂难以缓解。随后伤口周围肿胀,皮肤苍白,紧张发亮,伤口中有大量浆液性血性渗出物,有时可见气泡冒出。随着病情进展,局部肿胀加剧,静脉回流障碍,皮肤由红变白,再转为暗红、黑紫,表面呈现大理石样斑纹。组织分解、液化、腐败产生硫化氢气体,伤口恶臭,轻压之有捻发音。肌肉病变是梭菌性肌坏死的特点,肌肉失去弹性和收缩力,切割不出血,肌纤维肿胀、发黑。远端肢体苍白,厥冷,水肿,严重者整个肢体坏死。

4. **诊断与鉴别诊断**　本病病情发展急剧,早期诊断是改善预后的关键。

(1)早期诊断的三个特征

1)渗液涂片有革兰阳性染色粗大杆菌。

2)伤口周围触诊可及捻发感。

3)X 线可见软组织积气影。

(2)鉴别诊断

1)某些脏器如食管、气管因手术、损伤或病变导致破裂溢气,体检也可出现皮下气肿,捻发音等,但是不伴有全身中毒症状;局部的水肿、疼痛、皮肤改变均不明显,而且随着时间的推移,气体常逐渐吸收。

2）一些兼性需氧菌感染如大肠杆菌、克雷伯菌的感染也可产生一定的气体，但主要是 CO_2，属可溶性气体，不易在组织间大量积聚，而且无特殊臭味。

3）厌氧性链球菌也可产气，如链球菌蜂窝织炎、链球菌肌炎等，但全身中毒症状较轻，发展较缓。处理及时则预后较好。

5. 预防措施

（1）对容易发生此类感染需要尽早彻底清创，包括清除失活、缺血的组织、去除异物特别是非金属性异物。

（2）对深而不规则的伤口充分敞开引流（避免无效腔存在）。

（3）筋膜下张力增加者，应早期进行筋膜切开减张。

（4）对疑有气性坏疽的伤口，可用 3% 过氧化氢或 1∶1 000 高锰酸钾等溶液冲洗、湿敷。需要注意的是，挫伤、挤压伤的软组织在早期较难判定其活力，24~36h 后界限才趋明显，这段时间内要密切观察。

（5）对腹腔穿透性损伤，特别是结肠、直肠、会阴部创伤，也应警惕此类感染的发生。

（6）早期使用大剂量的青霉素和甲硝唑。

6. 治疗　一经诊断，需立即开始积极治疗。早期诊断和治疗是减少组织坏死、降低截肢率和死亡率的关键。

（1）紧急清创：术前应静脉应用青霉素和甲硝唑，输血、纠正水电解质失衡，手术范围应超过表面皮肤显示的范围，病变区作广泛多处切口，彻底清除变色、不收缩、不出血的肌肉，直达色泽红润，能流出鲜血的正常组织并行筋膜切开减压。对于限于某一筋膜的感染，应切除该筋膜腔内的所有肌群。若整个患肢已广泛的感染，应果断截肢。术中应用大量过氧化氢（双氧水）冲洗伤口并湿敷。清创后若感染仍无法控制，应再次清创。

（2）应用抗生素：首选青霉素，剂量宜大，每日应在 1 000 万 U 以上，大环内酯类和硝唑类也有一定疗效。氨基糖苷类抗生素对本病无效。

（3）高压氧治疗：高压氧舱可以提高组织间的含氧量，造成不适合细菌生长繁殖的环境，可提高治愈率，减轻伤残率。

（4）全身支持疗法：包括输血、纠正水电解质失调、营养支持与对症处理等。

第二节　外科病人的体液失调与处理

正常体液容量、渗透压及电解质含量是维持机体正常代谢、内环境稳定和各器官功能正常进行的基本保证。创伤、禁食、手术及许多外科疾病均可导致水、电解质紊乱和酸碱平衡失调，如何处理这些问题是外科病人治疗中一个重要的内容。

一、缺水分类与临床特点

体液的主要成分是水和电解质。成人体液总量约为体重的 60%，其中细胞内液约占体重的 40%，细胞外液约占体重的 20%。细胞外液中血浆约占体重的 5%，组织间液约占体重的 15%。细胞外液构成的内环境的稳定是人体新陈代谢正常进行的前提。正常情况细胞外液和细胞内液渗透压相等，为 280~310mOsm/L。机体通过神经 - 内分泌系统维持体液容量和渗透压的稳定。缺水是指水摄入不足或丧失过多,导致细胞外液减少引发新陈代谢障碍的一组临床综合征。细胞外液中最主要的阳离子是 Na^+,缺水常合并失钠。根据水钠丧失比例的不同及伴发的渗透压变化,缺水可分为等渗性缺水、低渗性缺水和高渗性缺水。

(一)等渗性缺水

等渗性缺水(isotonic dehydration)水钠成比例丧失,血清钠和血浆渗透压正常。

1. **病因**　主要病因有:①消化液的急性丧失,如肠外瘘、大量呕吐等;②体液丧失在感染区或软组织内,如腹腔内或腹膜后感染、肠梗阻、烧伤等。其丧失的体液成分与细胞外液基本相同。

2. **临床表现**　病人有恶心、畏食、乏力、少尿等,但不口渴。舌干燥,眼窝凹陷,皮肤干燥、松弛。若在短期内体液丧失量达到体重的 5%,病人会出现脉搏细速、肢端湿冷、血压不稳或下降等血容量不足表现。当体液继续丧失达体重的 6%~7%,则有更严重的休克表现。

3. **诊断**　依据病史和临床表现可诊断缺水存在。实验室检查血钠正常,有血液浓缩现象,包括红细胞计数、血红蛋白量和血细胞比容均明显增高,尿比重增高。动脉血血气分析可判别是否合并酸碱失衡。

4. **治疗**　原发病的治疗十分重要,若能消除病因,则缺水将很容易纠正。可静脉滴注平衡盐溶液或等渗盐水,使血容量得到尽快补充。对已有脉搏细速和血压下降等血容量不足表现者,需从静脉快速滴注以恢复其血容量。静脉快速输注上述液体时必须监测心脏功能,包括心率、中心静脉压或肺动脉楔压等。

平衡盐溶液的电解质含量和血浆内含量相仿,用来治疗等渗性缺水比较理想。目前常用的平衡盐溶液有乳酸钠和复方氯化钠溶液(1.86% 乳酸钠溶液和复方氯化钠溶液之比为 1:2)与碳酸氢钠和等渗盐水溶液(1.25% 碳酸氢钠溶液和等渗盐水之比为 1:2)两种。如果单用等渗盐水,因溶液中的 Cl^- 含量比血清 Cl^- 含量高 50mmol/L(Cl^- 含量分别为 154mmol/L 及 103mmol/L),大量输入后有导致血 Cl^- 过高引起高氯性酸中毒的危险。

在纠正缺水后,排钾量会有所增加,血清 K^+ 浓度也因细胞外液量的增加而被稀释降低,故应注意低钾血症的发生。

(二)低渗性缺水

低渗性缺水(hypotonic dehydration)失钠多于缺水,血清钠和血浆渗透压低于正常。

1. **病因**　主要病因有:①胃肠道消化液持续性丢失,例如反复呕吐、长期胃肠减压引流或慢性肠梗阻,以致大量钠随消化液而排出;②大创面的慢性渗液;③应用排钠利尿剂如呋塞米、依他尼酸(利尿酸)等时,未注意补给适量的钠盐,以致体内缺钠程度多于缺水;④等渗性缺水治疗时补充水分过多;⑤脑外伤或脑肿瘤致脑性耗盐综合征。

2. **临床表现**　低渗性缺水的临床表现随缺钠缺水的速度和程度而不同。一般均无口渴感,明显缺水时有头晕、软弱无力、起立时容易晕倒等表现。当循环血量明显下降时,肾的滤过量相应减少,以致体内代谢产物潴留,可出现神志淡漠、肌痉挛性疼痛、腱反射减弱和昏迷等。不伴明显血容量不足的轻中度低钠血症病人常见但很少有明显症状,重度低钠血症尤其是血钠迅速下降时,病人可因脑水肿出现头痛、抽搐、嗜睡、昏迷甚至脑疝、死亡。

根据缺钠程度,低渗性缺水可分为轻度(130 ≤ 血钠 <135mmol/L)、中度(120 ≤ 血钠 <130mmol/L)和重度(血钠 <120mmol/L)。

3. **诊断**　如病人有上述特点的体液丢失病史和临床表现,可初步考虑低渗性缺水。进一步的检查包括:①血钠测定:血钠浓度低于 135mmol/L,表明有低钠血症。血钠浓度越低,病情越重;②尿液检查:尿比重常在 1.010 以下,尿 Na^+ 和 Cl^- 常明显减少;③红细胞计数、血红蛋白量、血细胞比容及血尿素氮值均有增高。

4. **治疗**　首先应积极处理致病原因。针对低渗性缺水时细胞外液缺钠多于缺水的情况,应静脉输注等渗盐溶液或高渗盐水,以纠正细胞外液的低渗状态和补充血容量。选用何种浓度的含钠液要考虑血容量的高低。静脉输液原则是：输注速度应先快后慢，总输入量应分次完成。一般总是先补充缺钠量的一部分，以解除急性症状，并使血容量有所纠正。采取分次纠正并监测临床表现及血钠浓度的方法，包括血 Na^+、Cl^- 浓度，动脉血血气分析和中心静脉压等，随时调整输液计划。低渗性缺水的补钠量可按下列传统公式计算：需补充的钠量(mmol)＝［血钠的正常值(mmol/L) – 血钠测得值(mmol/L)］× 体重(kg) × 0.6(女性为 0.5)。另外，还可使用如下便捷公式计算 1L 液体预期提高的血钠浓度：血钠变化值(mmol/L)＝［输入钠浓度(mmol/L) – 血钠测得值(mmol/L)］/［体重(kg) × 0.6(女性为 0.5)+1］。

低钠血症出现休克者，应先补足血容量，以改善微循环和组织器官的灌注。晶体液(复方乳酸氯化钠溶液、等渗盐水)和胶体溶液(羟乙基淀粉、右旋糖酐和血浆)都可应用。但晶体液的用量一般要比胶体液用量大 2~3 倍。当重度缺钠或出现中枢神经系统症状时，可静脉滴注高渗盐水(一般为 3% 或 5% 氯化钠溶液)200~300ml，尽快纠正血钠过低。在脑外伤合并低钠血症病人因更易发生威胁生命的脑水肿，上述处理尤为重要。但是，血钠水平应缓慢纠正，即使伴有严重症状的病人，血钠浓度每小时上升也不宜超过 1~2mmol/L，每日的血钠上升水平不超过 8mmol/L。

(三) 高渗性缺水

高渗性缺水(hypertonic dehydration)，缺水多于失钠，血清钠和血浆渗透压高于正常。

1. **病因**　主要病因有：①摄入水分不够，如食管癌致吞咽困难，危重病人的给水不足，经鼻胃管或空肠造口管给予高浓度肠内营养溶液等；②水分丧失过多，如高热大量出汗(汗中含氯化钠 0.25%)、大面积烧伤暴露疗法、过度通气、尿崩症、高血糖导致的渗透性利尿等。

2. **临床表现**　缺水程度不同，症状亦不同。可将高渗性缺水分为三度：轻度缺水者除口渴外，无其他症状，缺水量为体重的 2%~4%。中度缺水者有极度口渴，有乏力、尿少、烦躁不安、唇舌干燥、皮肤失去弹性、眼窝凹陷，缺水量为体重的 4%~6%。重度缺水者除上述症状外，出现躁狂、幻觉、谵妄、甚至昏迷，缺水量超过体重的 6%。不伴缺水的中等程度高钠血症(<160mmol/L)，病人常能很好地耐受，而无明显症状；血钠 >160mmol/L 时，则出现神经精神症状。

3. **诊断**　病史和临床表现有助于高渗性缺水的诊断。实验室检查的异常包括：①尿比重高；②红细胞计数、血红蛋白量、血细胞比容轻度升高；③血钠浓度高于 150mmol/L。

4. **治疗**　解除病因同样非常重要。对没有胃肠道禁忌证的病人，可通过胃管注入适量的温开水。无法口服的病人，需要静脉补液。可选用 5% 葡萄糖溶液、低渗盐水(0.45% 氯化钠)或等渗盐水(0.9% 氯化钠或平衡盐溶液)。一般情况下，仅在高钠血症伴明显容量不足时使用等渗盐水。所需补充液体量的估计方法有：①根据临床表现，估计丧失水量占体重的百分比，按每丧失体重的 1% 补液 400~500ml 计算。②根据血钠浓度计算：需补充的水量(ml)＝［血钠测定值(mmol/L) – 血钠正常值(mmol/L)］× 体重(kg) × 4。式中的 "4" 为换算成细胞外液补水量的常数。③根据使用的液体含钠浓度计算：1L 液体预期降低的血钠浓度(mmol/L)＝［血钠测得值(mmol/L) – 输入钠浓度(mmol/L)］/［体重(kg) × 0.6(女性为 0.5)+1］。通常，无症状的高钠血症，血钠水平不应纠正过快，以防出现脑水肿。在急性高钠血症病人，血钠浓度每小时下降亦不应超过 1~2mmol/L；慢性高钠血症病人，每小时下降不超过 0.5mmol/L；每日的血钠下降水平不超过 8mmol/L。为避免输入过量而致血容量的过分扩张，计算所得的补水量，一般可分在两天内补给。应监测全身情况及血钠浓度，边治疗边观察，调整补液浓度和补液量。

应该注意，高渗性缺水者实际上也有缺钠，只是因为缺水更多，才使血钠浓度升高。如果在纠正时只补给水分，不补适当的钠，将不能纠正缺钠，可能反过来出现低钠血症。

二、电解质紊乱与临床特点

(一) 钾代谢紊乱

钾是细胞内最主要的阳离子，体内钾总含量的 90% 存在于细胞内。钾参与、维持细胞的正常代谢,维持细胞内液的渗透压和酸碱平衡,维持神经肌肉组织的兴奋性,以及维持心肌正常功能等。正常血清钾浓度为 3.5~5.5mmol/L。

1. **低钾血症**(hypokalemia)　血钾浓度低于 3.5mmol/L 为低钾血症。

(1)病因:常见原因有:①长期进食不足,或补液病人钾盐补充不足;②应用呋塞米、依他尼酸等利尿剂,或原发性醛固酮增多症以及肾素分泌性肿瘤,使钾从肾排出过多;③呕吐、持续胃肠减压、腹泻、高流量肠瘘或胰瘘等,钾从肾外途径丧失;④钾向细胞内转移,见于大量输注葡萄糖和胰岛素,或代谢性、呼吸性碱中毒时。

(2)临床表现:早期四肢软弱无力,有畏食、恶心、呕吐以及腹胀、肠蠕动消失等肠麻痹表现。血钾低于 2.5mmol/L,偶可发生横纹肌溶解;而在弛缓性麻痹病人,血钾低于 2.0mmol/L 时会累及呼吸肌,导致呼吸困难和窒息。低钾血症可导致心律失常,如房性或室性心动过速、房室传导阻滞等。典型的心电图改变为早期出现 T 波降低、变平或倒置,随后出现 ST 段降低、Q-T 间期延长和 U 波。低钾血症的临床表现有时可以很不明显,特别是当病人伴有严重的细胞外液减少时,表现的主要是缺水、缺钠所致的症状。但当缺水被纠正后,由于进一步稀释,此时即会出现低钾血症的症状。此外,低钾血症可致代谢性碱中毒,而尿却呈酸性(反常性酸性尿)。

(3)诊断:根据病史和典型临床表现应考虑低钾血症。测定血钾浓度低于 3.5mmol/L 可以确诊。心电图检查可作为辅助性诊断手段。

(4)治疗:积极处理病因,低钾血症易于纠正。临床上判断缺钾的程度很难。虽有根据血钾测定结果来计算补钾量的方法,但其实用价值很小。通常是采取分次补钾,边治疗边观察的方法。可口服或静脉补充。补钾量可参考血钾浓度降低程度,每日补钾 40~100mmol 不等。以每克氯化钾相当于 13.4mmol 钾计算,约每日补氯化钾 3~7.5g。需要注意,静脉补充钾有浓度及速度的限制,每升输液中含钾量不宜超过 40mmol(相当于氯化钾 3g),浓度过高会刺激外周静脉;溶液应缓慢滴注,输入钾量应控制在 10~20mmol/h,且应同时监测心脏情况。因为细胞外液的钾总量仅约 60mmol,如果含钾溶液输入过快,血钾浓度可能短期内迅速升高,有心搏骤停风险。紧急情况下或对需要限制补液量的严重低钾病人,可采用输注泵以较高浓度经中心静脉输注。如果病人伴有休克,应先纠正休克,尽快恢复其血容量,待尿量超过 40ml/h 后,再静脉补充钾。钾大量存在于细胞内,血清钾降低表明体内钾严重缺乏,故要纠正体内的缺钾,常需数天治疗。镁对细胞内钾的摄取和维持有协同作用,因此低镁血症可导致低钾血症难以纠正,故低钾血症病人宜同时监测血清镁。对低钾病例,若经补钾后仍无效,应考虑有低镁血症的存在。

2. **高钾血症**(hyperkalemia)　血钾浓度高于 5.5mmol/L 为高钾血症。

(1)病因:常见原因有:①肾排钾功能减退,如急性及慢性肾衰竭,这是住院病人最常见的高钾原因;应用保钾利尿剂如螺内酯(安体舒通)、氨苯蝶啶,以及盐皮质激素不足等;②进入体内的钾量太多,如口服或静脉输入过多的钾、大量输入保存期较久的库存血等;③细胞内钾的移出,如溶血、大面积组织损伤或坏死(如挤压综合征、横纹肌溶解症),以及酸中毒等。

(2)临床表现:高钾血症的临床表现无特异性,常被原发病掩盖。可有神志模糊、感觉异常和肢体软弱无力等。严重时可出现微循环障碍(如皮肤苍白、湿冷、青紫、低血压等)。常有心动过缓或心律不齐。最危险的是高血钾可致心搏骤停。血钾浓度超过 6mmol/L,出现高而尖并且对称的 T 波;血钾浓度超过 7mmol/L,出现 P 波波幅下降或消失,QRS 波增宽。

(3)诊断:有引起高钾血症原因的病人,当出现无法用原发病解释的临床表现时,应考虑到高钾血症。应立即做血钾浓度测定,血钾超过 5.5mmol/L 即可确诊。标本溶血可导致化验结果不可信,因此医生发现标本或检验结果可疑时,必须进行复查。心电图有辅助诊断价值。

(4)治疗:高钾血症有导致病人心搏骤停的危险,因此一经诊断,应予以积极治疗。首先应立即停用一切含钾的药物或溶液,并根据具体情况,采取下列几项措施:

心电图有 T 波高尖,P 波波幅下降或消失,QRS 增宽时,应立即采取如下措施:① 10% 的氯化钙或葡萄糖酸钙 10ml 静脉缓慢推注或点滴,对抗高钾导致的去极化,降低心律失常风险;②静脉滴注5% 碳酸氢钠溶液 50~100ml,促使 K^+ 移入细胞内或由尿排出,还有助于酸中毒的治疗;③ 10% 葡萄糖溶液 250~500ml,加入常规胰岛素 10U,静脉滴注,促使 K^+ 转入细胞内;④肾衰竭病人,血液透析和腹膜透析,前者对钾清除更为迅速。

高钾血症但尚未出现心电图改变时,应尽早采取如下措施:①应用袢利尿剂增加尿钾排出;②慢性肾衰竭病人应用阳离子交换树脂,可结合消化道的钾促使排出,直肠用药更为有效,同时,为防止便秘、粪块堵塞,可口服山梨醇或甘露醇以导泻。

(二) 钙代谢紊乱

机体内钙的绝大部分(99%)贮存于骨骼和牙齿中,细胞外液中钙含量仅占总钙量的 0.1%。钙生理功能包括参与凝血,调节酶活性,维持神经肌肉兴奋性等。正常血钙浓度为 2.25~2.75mmol/L。

1. **低钙血症**(hypocalcemia)　血钙浓度低于 2.25mmol/L 为低钙血症。

(1)病因:可发生在甲状旁腺功能减退、维生素 D 缺乏、肾衰竭、急性胰腺炎、消化道瘘、休克复苏后以及肿瘤溶解综合征的病人。后者常见于淋巴瘤或白血病,抗肿瘤治疗导致大量肿瘤细胞坏死溶解,导致多种代谢异常。

(2)临床表现:差异较大,轻者可无症状,严重者可威胁生命。病人可有口周和指(趾)尖麻木及针刺感、手足抽搐、腱反射亢进以及 Chvostek 征和 Trousseau 征阳性,严重时可导致喉痉挛甚至呼吸暂停。若病人有过度通气,可并发呼吸性碱中毒,进一步加重症状。低钙血症病人心电图有 Q-T 间期延长,并可进展为完全性传导阻滞和心室颤动。

(3)治疗:纠治原发疾病。急性低钙血症病人为缓解症状,可用 10% 葡萄糖酸钙 10~20ml 缓慢静脉注入(10~20min)。速度过快可致心律失常甚至心搏骤停。为减少静脉刺激,钙剂应溶入葡萄糖或生理盐水中使用。尽管相比氯化钙,葡萄糖酸钙滴注时溢出血管外所致的组织坏死较轻,给药仍以中心静脉途径更为安全。必要时 8~12h 后再重复注射。长期治疗的病人,以口服钙剂及维生素 D 替代。血钙水平亦可因镁严重缺乏而下降,故应同时纠正低镁血症。

2. **高钙血症**(hypercalcemia)　血钙浓度高于 2.75mmol/L 为高钙血症。

(1)病因:最常见于原发性甲状旁腺功能亢进,其次是溶骨性骨转移瘤、维生素 D 长期大量服用引起的中毒等。

(2)临床表现:高钙血症的症状和体征早期无特异性,血钙浓度进一步增高时可出现恶心、呕吐、便秘、严重头痛、肌无力、多饮多尿、嗜睡、谵妄甚至昏迷等神经精神症状。长期高钙可致尿路结石及骨骼疼痛、畸形或病理性骨折。

(3)治疗:原发病治疗很重要。甲状旁腺功能亢进者和恶性肿瘤病人应接受手术治疗。对骨转移瘤病人,可给予低钙饮食、补充水分、应用袢利尿剂以及使用双膦酸盐减少骨钙的释放;心肾功能不全者可使用透析。

(三) 镁代谢紊乱

约半数的镁存在于骨骼内,其余几乎都在细胞内,细胞外液中仅有 1% 左右。镁在神经活动的控制、神经肌肉兴奋性的传递、胰岛素释放等方面均具有重要作用。正常血镁浓度为 0.75~1.25mmol/L。

1. **低镁血症**(hypomagnesemia)

(1)病因:饥饿、长期静脉输液中不含镁、长时间的胃肠道消化液丧失(如肠瘘、慢性腹泻)、吸收障碍综合征、烧伤、长期使用利尿剂以及严重酗酒等都可导致镁缺乏。

(2)临床表现:ICU 病人中镁缺乏者可高达 65%,但通常无症状。血镁低于 0.5mmol/L,常会出现症状。临床症状与钙缺乏很相似,有肌震颤、手足搐搦等。但是,血镁水平常不能反映体内总镁情况,即体内镁缺乏而血镁浓度可正常。故只要有可能的诱因,就应疑有镁缺乏。镁负荷试验具有诊断价值。正常人在静脉输注镁 800mg 后,保留体内的镁在 20% 以下。而镁缺乏者则不同,输入量的 30%以上被保留在体内。

(3)治疗:可按 0.25mmol/(kg·d)的剂量静脉补充镁盐(氯化镁或硫酸镁),重症者可按 1mmol/(kg·d)补充镁盐。完全纠正镁缺乏需较长时间。

2. 高镁血症(hypermagnesemia)

(1)病因:主要发生在肾衰竭时;严重脱水、糖尿病酮症酸中毒、肾上腺皮质功能减退等也可引起血清镁增高。

(2)临床表现:有乏力、疲倦、肠麻痹、尿潴留、腱反射消失和心动过缓、血压下降等。血镁浓度明显增高时可发生传导阻滞,心电图改变与高钾血症相似。晚期可出现呼吸抑制、嗜睡和昏迷,甚至心搏骤停。

(3)治疗:停止补充镁剂,经静脉缓慢输注 10% 葡萄糖酸钙(或氯化钙)溶液 10~20ml,以对抗镁对心脏和肌肉的抑制。应用利尿剂利尿,同时积极纠正酸中毒和缺水。肾衰竭病人,透析是降低血镁的唯一手段。

(四)磷代谢紊乱

体内的磷约 85% 存在于骨骼中,其余以有机磷酸酯形式存在于软组织中,细胞外液中含磷仅约 2g。磷是核酸及细胞膜构成的基本成分,还参与蛋白质的磷酸化以及酸碱平衡等。正常血清无机磷浓度为 1.1~1.3mmol/L。

1. 低磷血症(hypophosphatemia)

(1)病因:发生于甲状旁腺功能亢进症、长期应用利尿剂、严重烧伤或感染、大量葡萄糖及胰岛素输入、以及饥饿、剧烈呕吐或腹泻等。

(2)临床表现:发生率并不低,轻症常因无特异性临床表现被忽略。低磷血症可有神经肌肉症状,如头晕、畏食、肌无力等。重症者可有抽搐、精神错乱、昏迷,甚至可因呼吸肌无力而危及生命。

(3)治疗:症状明显病人可静脉补充磷酸盐。对甲状旁腺功能亢进者,针对病因的手术治疗可使低磷血症得到纠正。采取预防措施很重要,长期静脉输液者应在溶液中常规添加磷 10mmol/d。

2. 高磷血症(hyperphosphatemia)

(1)病因:可发生于肾衰竭、甲状旁腺功能低下等,临床少见。

(2)临床表现:无特殊临床症状。由于高磷血症常继发于低钙血症,病人出现的是低钙的一系列临床表现,还可因异位钙化而出现肾功能受损表现。

(3)治疗:除治疗原发病外,可针对低钙血症进行治疗。急性肾衰竭伴明显高磷血症者,可透析治疗。

三、酸碱平衡失调

人体体液环境维持正常代谢和生理功能需要适宜的酸碱度,即保持稳定的 pH(动脉血 pH 为 7.40 ± 0.05)。人体对酸碱平衡的调节主要是通过体液的缓冲系统、肺的呼吸和肾的排泄完成的。血液中的缓冲系统以 HCO_3^-/H_2CO_3 最为重要。只要 HCO_3^-/H_2CO_3 的比值保持为 20:1,血浆的 pH 就能保持为 7.40。肺主要是通过改变 CO_2 排出量,从而调节了血中的 H_2CO_3,来维持酸碱度。肾通过改变排出固定酸及保留碱性物质的量,来维持正常的血浆 HCO_3^- 浓度,使血浆 pH 不变。肾调节酸碱平衡的机制可归纳为:①通过 Na^+-H^+ 交换而排 H^+;②通过 HCO_3^- 重吸收而增加碱储备;③通过产生 NH_3 并与 H^+ 结合成 NH_4^+ 后排出进而排 H^+;④通过尿的酸化过程而排 H^+。

临床上,许多外科疾病会导致机体出现酸碱平衡稳定性破坏,产生酸碱平衡失调。pH、HCO_3^- 及 $PaCO_2$ 是反映机体酸碱平衡的三大基本要素。其中,HCO_3^- 反映代谢性因素,HCO_3^- 的原发性减少或增加,可引起代谢性酸中毒或代谢性碱中毒。$PaCO_2$ 反映呼吸性因素,$PaCO_2$ 的原发性增加或减少,则引起呼吸性酸中毒或呼吸性碱中毒。有时可同时存在两种及以上的原发性酸碱平衡失调,为混合型酸碱平衡失调。

(一) 代谢性酸中毒 (metabolic acidosis)

临床最常见的酸碱失衡是代谢性酸中毒。由于酸性物质的积聚或产生过多,或 HCO_3^- 丢失过多,致 pH 和 HCO_3^- 降低,引起代谢性酸中毒。

1. **病因**　主要病因有:①碱性物质丢失过多:腹泻、肠瘘、胰瘘、胆道引流过多等引起 HCO_3^- 大量丢失;②酸性物质产生过多:任何原因引发的缺氧和组织低灌注致无氧糖酵解产生的乳酸酸中毒;糖尿病或长期不能进食,体内脂肪分解过多,可形成大量酮体,引起酮症酸中毒;治疗用氯化铵或盐酸精氨酸等摄入过多;③肾衰竭:内生性 H^+ 排出体外障碍,或 HCO_3^- 重吸收减少;④高钾血症:细胞外液 K^+ 与细胞内液 H^+ 交换,引起细胞外 H^+ 增加。

血液中增加的 H^+ 由血液缓冲系统进行缓冲,使 HCO_3^- 减少,H_2CO_3 相对过多。H^+ 浓度的增高刺激呼吸中枢,使呼吸加深加快,加速 CO_2 的呼出,使血液中 H_2CO_3 浓度降低,HCO_3^-/H_2CO_3 的比值重新接近 20∶1 而使血 pH 趋向正常。与此同时,肾小管上皮细胞中的碳酸酐酶和谷氨酰胺酶活性增加,增加 NH_3 和 NH_4^+ 的分泌,使 H^+ 排出增加,而 HCO_3^- 的回吸收亦增加。但是,这些代偿还是相当有限的。

2. **临床表现**　轻度代谢性酸中毒可无明显症状。重症病人可有疲乏、眩晕、嗜睡,可感觉迟钝或烦躁。最明显的表现是呼吸变得又深又快,呼吸肌收缩明显,呼吸频率有时可高达每分钟 40~50 次,酮症病人呼出气带有酮味。病人面颊潮红,心率加快,血压常偏低,可出现腱反射减弱或消失、神志不清或昏迷。病人常伴有缺水的症状。代谢性酸中毒可降低心肌收缩力和周围血管对儿茶酚胺的敏感性,病人容易发生心律不齐、急性肾衰竭和休克。一旦产生则很难纠治。

3. **诊断**　根据病人有严重腹泻、肠瘘或休克等病史,又有深而快的呼吸,即应怀疑有代谢性酸中毒。做血气分析可以明确诊断,并可了解代偿情况和酸中毒的严重程度。此时血液 pH 和 HCO_3^- 明显下降。代偿期的血 pH 可在正常范围,但 HCO_3^-、BE(碱剩余)和 $PaCO_2$ 均有一定程度的降低。血气分析中,标准碳酸氢盐(SB)、实际碳酸氢盐(AB)以及缓冲碱(BB)均降低,且 AB<SB。

4. **治疗**　病因治疗放在首位。只要能消除病因,再辅以补充液体,则较轻的代谢性酸中毒(血浆 HCO_3^- 为 16~18mmol/L)常可通过自身的调节自行纠正,不必应用碱性药物。低血容量性休克伴发的代谢性酸中毒,经补充血容量纠正休克后,也随之可被纠正。但要注意补充血容量时单纯使用生理盐水可能产生的"稀释性酸中毒"效应,应用平衡盐溶液更为适宜。

对血浆 HCO_3^- 低于 10mmol/L 的重症酸中毒病人,应立即输液和使用碱剂进行治疗。常用的碱性药物是碳酸氢钠溶液。该溶液进入体液后即离解为 Na^+ 和 HCO_3^-。HCO_3^- 与体液中的 H^+ 化合成 H_2CO_3,再离解为 H_2O 及 CO_2,CO_2 则自肺部排出,从而减少体内 H^+,使酸中毒得以改善。Na^+ 留于体内则可提高细胞外液渗透压和增加血容量。临床上根据酸中毒严重程度,首次可输注 5% $NaHCO_3$ 溶液 100~250ml,用后 2~4h 复查动脉血血气分析及血浆电解质浓度,根据测定结果再决定是否需继续使用和用量。边治疗边观察,逐步纠正酸中毒,这是治疗的原则。5% $NaHCO_3$ 为高渗性溶液,过快输入可致高钠血症,使血渗透压升高,应注意避免。酸中毒纠正时易导致低钾血症和低钙血症,要注意防治。

(二) 代谢性碱中毒 (metabolic alkalosis)

体内 H^+ 丢失或 HCO_3^- 增多,致 pH 和 HCO_3^- 升高,引起代谢性碱中毒。

1. **病因**　主要病因有:①胃液等酸性物质丧失过多:这是外科病人发生代谢性碱中毒最常见的原因;②碱性物质摄入过多:长期服用碱性药物,大量输注库存血等;③低钾血症:K^+ 从细胞内移至细胞外,H^+ 进入细胞内,引起细胞内的酸中毒和细胞外的碱中毒。同时,肾的 K^+-Na^+ 交换减少,H^+-Na^+ 交换增加,HCO_3^- 回吸收也增加,更加重了细胞外液的碱中毒。尿 H^+ 排出增加,出现反常性酸性尿;④利尿剂的作用:呋塞米、依他尼酸等能抑制近曲小管对 Na^+ 和 Cl^- 的重吸收,促进远曲小管内 Na^+ 与 H^+ 的交换,排 H^+ 增加,发生低氯性碱中毒。

代谢性碱中毒时呼吸代偿反应较快,H^+ 浓度下降,抑制呼吸中枢,呼吸变浅变慢,CO_2 排出减少,

使 $PaCO_2$ 升高,HCO_3^-/H_2CO_3 的比值可望接近 20:1 而使 pH 趋于正常。肾的代偿较慢,肾小管上皮细胞中的碳酸酐酶和谷氨酰胺酶活性降低,使 NH_3 生成和 H^+ 排泌减少,HCO_3^- 的重吸收减少,从而使血 HCO_3^- 减少。代谢性碱中毒时,氧合血红蛋白解离曲线左移,使氧不易释出,尽管病人的血氧含量和氧饱和度均正常,但组织仍然存在缺氧。

2. 临床表现 一般无明显症状,有时可有呼吸变浅变慢或精神神经方面的异常,如嗜睡、精神错乱或谵妄等,可有低钾血症和缺水的临床表现,严重时可因脑和其他器官的代谢障碍而发生昏迷。

3. 诊断 根据病史可作出初步诊断。血气分析可确定诊断及其严重程度。代偿期血液 pH 可基本正常,但 HCO_3^-、碱剩余(BE)和 $PaCO_2$ 均有一定程度的增高。失代偿时,血液 pH 和 HCO_3^- 明显增高。可伴有低氯血症和低钾血症。血气分析中,SB、AB、BB 均升高,且 AB>SB。

4. 治疗 纠正代谢性碱中毒不宜过于迅速,一般也不要求完全纠正。关键是解除了病因,碱中毒就很容易纠正。对丧失胃液所致的代谢性碱中毒,可输注等渗盐水或葡萄糖盐水,既恢复了细胞外液量,又补充 Cl^-,这种治疗即可纠正轻症低氯性碱中毒。另外,代谢性碱中毒时常伴低钾血症,故须同时补给氯化钾。补 K^+ 之后可进入细胞,将 H^+ 交换出来,并减少从尿中继续排 H^+,将利于加速碱中毒的纠正,但应在病人尿量超过 40ml/h 才可开始补 K^+。严重碱中毒时(血浆 HCO_3^- 45~50mmol/L,pH>7.65),为迅速中和细胞外液过多的 HCO_3^-,将 1mol/L 盐酸 150ml 溶入生理盐水 1 000ml 或 5% 葡萄糖溶液 1 000ml 中(盐酸浓度成为 0.15mol/L),经中心静脉导管缓慢滴入(25~50ml/h)。切忌将该溶液经周围静脉输入,因一旦溶液渗漏会导致软组织坏死的严重后果。每 4~6h 监测血气分析及血电解质,必要时第二天可重复治疗。

(三) 呼吸性酸中毒(respiratory acidosis)

CO_2 排出障碍或吸入过多,致血液 $PaCO_2$ 升高,pH 降低,引起呼吸性酸中毒。

1. 病因 主要病因有:①急性呼吸道梗阻:可由误吸、术后排痰困难引起;②脑外伤(抑制呼吸中枢)、气胸、多发肋骨骨折、术后切口疼痛、腹胀、胸腔积液等致通气不足;③全身麻醉过深、镇静剂过量或呼吸机使用不当;④肺组织广泛纤维化、重度肺气肿等慢性阻塞性肺部疾患,有换气功能障碍或肺泡通气-灌流比例失调者。

呼吸性酸中毒可通过血液的缓冲系统和肾代偿,但这种代偿有限,故急性呼吸性酸中毒常表现为失代偿状态。

2. 临床表现 病人可有胸闷、呼吸困难、躁动不安等,因缺氧可有头痛、发绀。随酸中毒加重,可有血压下降、谵妄、昏迷等。脑缺氧可致脑水肿、脑疝,甚至呼吸骤停。慢性呼吸性酸中毒病人多为阻塞性肺病引起,有持久的 $PaCO_2$ 增高,多能在长时间内很好地耐受,但最终可能发生严重肺功能不全,预后不佳。

3. 诊断 病人有通气功能受影响的病史,又出现上述症状,即应怀疑呼吸性酸中毒。血气分析中,pH 降低,$PaCO_2$ 增高,通过代偿后,SB、AB、BB 均可升高,AB>SB。慢性呼吸性酸中毒时,血 pH 下降可不明显,$PaCO_2$ 增高,血 HCO_3^- 亦有增高。

4. 治疗 急性呼吸性酸中毒应尽快纠正病因,采取积极措施改善病人通气功能,而非立刻补碱。因为补碱后产生的是 CO_2,如果通气未改善,会进一步加重呼吸性酸中毒。严重者做气管插管或气管切开术并使用呼吸机,能有效改善机体的通气及换气功能。引起慢性呼吸性酸中毒的疾病大多很难治愈,针对性采取控制感染、扩张小支气管、促进排痰等措施,可改善换气功能和减轻酸中毒程度。病人耐受手术的能力很差,术后易发生呼吸衰竭。

(四) 呼吸性碱中毒(respiratory alkalosis)

肺泡通气过度,体内生成的 CO_2 排出过多,致血液 $PaCO_2$ 降低,pH 升高,引发呼吸性碱中度。

1. 病因 引起通气过度的原因很多,例如中枢神经系统疾病、甲状腺功能亢进、水杨酸等药物、癔症、忧虑、疼痛、发热、创伤、低氧血症以及呼吸机辅助通气过度等。

急性呼吸性碱中毒主要通过体液缓冲系统代偿,慢性呼吸性碱中毒才会发挥肾的调节作用。

2. **临床表现** 多数病人有呼吸急促表现和心率加快,可出现手、足和口周麻木及针刺感,肌震颤及手足搐搦,甚至眩晕、意识障碍等神经系统功能障碍表现。危重病人发生急性呼吸性碱中毒常提示预后不良,或将发生急性呼吸窘迫综合征。

3. **诊断** 结合病史和临床表现可作出诊断,血气分析中,pH升高,$PaCO_2$降低,通过代偿后,SB、AB、BB均可降低,AB<SB。

4. **治疗** 原发疾病应予积极治疗,减少过度通气,如为精神因素所致的通气过度可使用镇静剂,或用纸袋罩住口鼻,这样反复吸回呼出的CO_2,提高血$PaCO_2$,症状可迅速控制。如系呼吸机使用不当所造成的通气过度,应调整呼吸频率及潮气量。危重病人或中枢神经系统病变所致的呼吸急促,可用药物阻断其自主呼吸,由呼吸机进行适当的辅助呼吸。手足抽搐者可适当补充钙剂。

(五)混合型酸碱平衡失调

临床工作中常能见到混合型酸碱平衡失调。例如,代谢性酸中毒与呼吸性碱中毒同时存在,这种情况在外科病人中最为常见,可发生于糖尿病酸中毒合并感染、脓毒症或肝肾综合征的病人;代谢性酸中毒与呼吸性酸中毒同时存在,典型病例见于呼吸心搏骤停的病人,既要改善通气纠正缺氧和CO_2潴留,又要给予碳酸氢钠纠正代谢性酸中毒;代谢性碱中毒与呼吸性酸中毒同时存在,可见于慢性阻塞性肺疾病病人因过度利尿而造成缺钾;代谢性碱中毒与呼吸性碱中毒同时存在,罕见,可由利尿剂过量合并人工通气过度。对单纯的代偿反应还是混合型酸碱平衡失调作出鉴别,是正确治疗的前提。可通过预计代偿范围的计算与实测值比较来判断有无多重的酸碱平衡失调。对混合型酸碱平衡失调的处理可将其拆分,按照单纯性失调分别处理。对代谢性酸碱平衡失调一般通过输液矫正,而对于呼吸性酸碱平衡失调主要是调整通气。

四、临床处理的基本原则

水、电解质紊乱和酸碱平衡失调是外科常见的病理生理改变。无论是哪一种平衡失调,都会造成机体代谢的紊乱,进一步恶化则可导致器官衰竭,甚至死亡。因此,如何维持病人水、电解质及酸碱平衡,如何及时纠正已产生的平衡失调,成为临床工作的首要任务。处理水、电解质及酸碱失调的基本原则是:

1. 充分掌握病史,详细检查病人体征。大多数水、电解质及酸碱失调都能从病史、症状及体征中获得有价值的信息,得出初步诊断。

(1)了解是否存在可导致水、电解质及酸碱平衡失调之原发病,如严重呕吐、腹泻,长期摄入不足,严重感染或脓毒症等。

(2)有无水、电解质及酸碱失调的症状及体征,如脱水、尿少、呼吸浅快、精神异常等。

2. 即刻的实验室检查

(1)血、尿常规,血细胞比容,肝肾功能,血糖。

(2)血清K^+、Na^+、Cl^-、Ca^{2+}、Mg^{2+}及P(无机磷)。

(3)动脉血血气分析。

(4)必要时行血、尿渗透压测定。

3. 综合病史及上述实验室资料,确定水、电解质及酸碱失调的类型及程度。

4. 在积极治疗原发病的同时,制定纠正水、电解质及酸碱失调的治疗方案。如果存在多种失调,应分轻重缓急,依次予以调整纠正。首先采取的措施如下:

(1)积极恢复病人的血容量,保证循环状态良好。

(2)缺氧状态应予以积极纠正。

(3)严重的酸中毒或碱中毒的纠正。

(4)重度高钾血症的治疗。

纠正任何一种失调不可能一步到位,用药量也缺少理想的计算公式可作依据。应密切观察病情变化,边治疗边调整方案。最理想的治疗结果往往是在原发病已被彻底治愈之际。

(付　卫)

第三节　外科休克与多器官功能障碍综合征

一、休克概论

(一) 休克概述和分类

"休克"一词最早于 1743 年由法国医生 Le Dran 提出,用来描述严重枪击伤后出现的循环与其他器官功能障碍的危重状态。1895 年,John Collins Warren 首先描述了休克的临床表现,认为休克是死亡过程中的暂停,特点如面色苍白、皮肤湿冷、脉搏细弱、尿量减少、神志淡漠等,至今仍具重要意义。1899 年,Crile 提出神经冲动学说,认为休克是创伤等引起的神经反射,使血管调节中枢失调,引发血管扩张所致。1930 年,Blalock 指出创伤所致的血液、血浆丢失足以引起血压下降和循环血容量减少,最终造成休克。1973 年 Tilney 首次提出"序贯性系统衰竭"的概念,提出继发功能障碍的器官可以是远隔器官,且不一定是最初受累的器官,随后 Baue 和 Eiseman 提出多器官衰竭(multiple organ failure,MOF)的概念,认为损伤引起休克或循环衰竭,达到一定程度可有肺、肾、肝、胃肠等两个或两个以上器官同时或相继发生衰竭。1991 年美国胸科医师学会/危重病医学会(ACCP/SCCM)联合提出全身炎症反应综合征(system inflammatory response syndrome,SIRS)的概念及诊断标准,并提出将 MOF 更名为多器官功能障碍综合征(multiple organ dysfunction syndrome,MODS)。

现代医学认为休克是机体有效循环血容量减少、组织灌注不足、细胞代谢紊乱和功能受损的病理生理过程,是由多种病因引起的综合征。休克的本质是组织细胞氧供给不足和需求增加(伴或不伴氧利用障碍),产生炎症介质是休克的特征,因此休克治疗的关键在于恢复组织细胞的氧供、促进其有效的利用,重新建立氧的供需平衡和保持正常的细胞功能。现代的观点将休克视为一个序贯性事件,是一个从亚临床阶段的组织灌注不足向 MODS 发展的连续过程,因此,应根据休克不同阶段的病理生理特点采取相应的防治措施。

休克的分类方法众多,现一般将休克分为低血容量性、感染性、心源性、神经源性和过敏性休克五类。临床上以低血容量性休克和感染性休克在外科最常见,本节将主要对这两种休克进行介绍。

(二) 休克的病理生理

各类休克共同的病理生理基础是有效循环血容量锐减和组织灌注不足,以及产生炎症介质。涉及的病理生理过程主要包括微循环障碍、细胞代谢障碍、炎症介质释放以及内脏器官的继发性损害等。

1. 微循环障碍　在有效循环量不足引起休克的过程中,占总循环量 20% 的微循环相应地发生不同阶段的变化,大致分为以下三期。

(1)微循环收缩期:又称休克早期、缺血缺氧期,临床上属于休克代偿期,该期微循环状态的主要特征是缺血。由于有效循环血容量显著减少,导致循环容量降低、动脉血压下降。

机体代偿机制:①主动脉弓和颈动脉窦压力感受器引起血管舒缩中枢加压反射,交感 - 肾上腺轴兴奋使大量儿茶酚胺释放入血以及肾素 - 血管紧张素分泌增加等,使心跳加快、心排血量增加以维持循环稳定。②选择性收缩外周（皮肤、骨骼肌）和内脏（如肝、脾、胃肠）的小血管，使循环血量重新分布，维持心、脑等重要器官的有效灌注。由于内脏小动、静脉血管平滑肌及毛细血管前括约肌受儿茶酚胺等激素的影响发生强烈收缩，动静脉间短路开放，结果使外周血管阻力和回心血量均有所增加；毛细血管前括约肌收缩和后括约肌相对开放有助于组织液回吸收，血容量得到部分补偿。在休克早期，交感神经强烈兴奋和缩血管物质大量释放，由于不同器官微循环反应的差异，会使得血液重新分布，对保证心、脑等重要脏器供血，维持有效循环血量、回心血量及血压有一定代偿意义。但微循环内因毛细血管前括约肌收缩而致"只出不进"，组织血容量减少，仍处于低灌注、缺氧状态。

（2）微循环扩张期：又称为休克进展期、淤血性缺氧期、可逆性失代偿期，是休克早期继续进展的结果。

机体代偿机制：微循环因动静脉短路和直捷通路大量开放，进一步加重原有的组织灌注不足，细胞因严重缺氧处于无氧代谢状况，并出现能量不足、乳酸类产物蓄积和舒血管物质如组胺、缓激肽等释放，这些物质可直接引起毛细血管前括约肌舒张，而后括约肌则因对其敏感性低仍处于收缩状态。微循环流出道阻力增加，毛细血管后阻力大于前阻力而导致血液淤滞于微循环中，结果微循环内"只进不出"，血液滞留使毛细血管网内静水压升高，并且因毛细血管通透性增加导致血浆外渗，液体丢失在第三间隙，使功能性细胞外液减少、血液浓缩和血液黏稠度增加；有效循环血量锐减引起回心血量减少，心排血量和动脉血压进行性下降，冠状动脉和脑血管灌流不足，组织缺氧加重，出现心脑功能障碍，休克加重而进入失代偿期。此时微循环的特点是毛细血管广泛扩张。

（3）微循环衰竭期：又称休克晚期或休克难治期、DIC 期。休克失代偿期持续进展，休克便进入微循环衰竭期，此时即使采取输血补液及多种抗休克治疗措施，休克状态仍难以纠正。

机体失代偿：严重的酸中毒、大量一氧化氮和局部代谢产物的释放以及血管内皮细胞和血管平滑肌细胞的损伤等，可使微血管麻痹性扩张，导致微循环衰竭。淤滞在微循环内的黏稠血液在酸性环境中处于高凝状态，红细胞和血小板容易发生聚集并在血管内形成微血栓，甚至引起弥散性血管内凝血（disseminated intravascular coagulation，DIC）。微循环血流瘀滞及微血栓形成，导致全身器官的持续低灌注，严重破坏机体内环境。此时细胞处于严重缺氧和缺乏能量的状态，细胞内的溶酶体膜破裂，溶酶体内多种酸性水解酶溢出，引起细胞自溶并损害周围其他的细胞，造成细胞功能和组织器官损伤，严重时可导致多器官功能障碍或衰竭，甚至死亡。

2. 细胞代谢障碍

（1）代谢性酸中毒：休克发生时，由于组织灌注不足和细胞缺氧，将发生无氧糖酵解，细胞无氧酵解增强使乳酸生成增多，丙酮酸浓度降低，血乳酸浓度升高和乳酸/丙酮酸（L/P）比率增高，此时因微循环障碍而不能及时清除乳酸等酸性代谢产物，同时由于肝脏代谢能力下降，使其不断堆积，发生代谢性酸中毒。当高乳酸血症为休克引起而非其他原因导致时，乳酸的含量和 L/P 比值，可以反映病人细胞缺氧的情况。发生重度酸中毒（pH<7.2）时，心血管对儿茶酚胺的反应性降低，表现为心跳缓慢、血管扩张和心排血量下降，还可使氧合血红蛋白离解曲线右移，呼吸加深、加快，以及意识障碍等。

（2）能量代谢障碍：创伤和感染使机体处于应激状态，机体儿茶酚胺和肾上腺皮质激素水平明显升高，从而抑制蛋白合成、促进蛋白分解，为机体提供能量和合成急性期蛋白的原料。应激状态下，当酶类等具有特殊功能的蛋白质被消耗后，则不能完成复杂的生理过程，导致多器官功能障碍综合征。上述激素水平的变化还可促进糖异生、抑制糖降解，导致血糖水平升高。应激时脂肪分解代谢明显增强，成为危重病人机体获取能量的主要来源。

3. 细胞损伤和炎症介质释放 严重创伤、感染、休克导致的代谢性酸中毒和能量代谢障碍可引起各种细胞膜的屏障功能破坏，导致通透性增加和离子泵的功能障碍，表现为细胞内外离子及体液分布异常。如：① Na^+-K^+ 泵障碍可致钠进入细胞内不能排出，钾在细胞外无法进入细胞内，导致血钠降低、血钾升高。细胞外液随钠离子进入细胞内，引起细胞外液减少和细胞肿胀、死亡。钙泵障碍导致大量钙离子进入细胞内后激活溶酶体、破坏线粒体。②溶酶体膜破坏不仅可释放使细胞自溶和组织损伤的水解酶,还可产生心肌抑制因子(MDF)、缓激肽等毒性因子。③线粒体膜损伤后,引起膜脂降解产生血栓素、白三烯等毒性产物,线粒体出现肿胀、嵴消失,细胞氧化磷酸化障碍而影响能量生成。机体内炎症介质包括白介素、肿瘤坏死因子、集落刺激因子、干扰素和血管扩张剂一氧化氮(NO)等过量释放,形成"瀑布样"连锁放大反应,通过自我持续放大的级联反应,产生大量促炎介质进入血液循环,并在远隔部位引起全身性炎症,成为全身炎症反应综合征(SIRS)。同时机体具有复杂的抗炎机制,也可产生一系列抗炎介质,防止炎症过度反应对组织的损伤。炎症反应中,血管内皮细胞通过调节血流、白细胞的黏附和聚集影响炎症应答过程。在炎症应答中中性粒细胞最先被激活,一方面分化形成多形核中性粒细胞(polymorphonuclear neutrophil, PMN)可以清除感染源,另一方面激活 PMN 介导的细胞毒作用,产生活性氧、蛋白水解酶、血管活性分子等物质,又加重细胞和组织损伤。

4. 内脏器官的损伤

(1) 肾脏:因血压下降,肾的入球血管痉挛和有效循环容量减少,肾小球滤过率锐减而发生尿量减少。休克时,近髓循环的短路大量开放,肾内血流重分布并转向髓质,因而不但滤过尿量减少,还可导致皮质区的肾小管缺血坏死,可发生急性肾衰竭。非少尿型肾衰竭的尿量并无明显减少,但尿钠排出明显增多。

(2) 肺:休克时,在低灌注和缺氧状态下,肺毛细血管内皮细胞和肺泡上皮均受到损害,血管壁通透性增加,表面活性物质减少,肺泡表面张力增高;复苏过程中,如大量使用库存血,则所含较多的微聚物可造成肺微循环栓塞。结果造成部分肺泡萎陷和不张、水肿,部分肺血管关闭或灌注不足,引起肺分流和无效腔通气增加。如肺功能障碍较轻,可称为急性肺损伤,病情进一步恶化可发展为急性呼吸窘迫综合征(ARDS)。ARDS 常于休克期内或稳定后 48~72h 内发生。

(3) 脑:休克早期,由于血液的重新分布和脑循环的自身调节可保证大脑血供,病人神志清楚,除了烦躁不安外没有明显的脑功能障碍的表现。随着休克的发展,血压进行性下降,导致脑灌注压和血流量下降,引起脑缺氧,甚至出现脑血管内 DIC,使脑供血严重不足。缺氧和酸中毒会引起脑血管壁通透性增高,进一步引起脑细胞和脑间质水肿,导致脑水肿和颅内压升高,甚至可形成脑疝。临床表现意识障碍,严重者可发生脑疝,昏迷。

(4) 心:休克早期一般无心功能异常。休克中晚期,冠状动脉血流减少,导致心肌缺氧和酸中毒,引起心肌损害;当心肌微循环内有血栓形成时,可引起心肌的局灶性坏死,导致心功能障碍,甚至发生心力衰竭;心肌含有丰富的黄嘌呤氧化酶,容易遭受缺血 - 再灌注损伤;电解质异常可导致心律失常,影响心肌的收缩功能。非心源性休克心功能障碍发生率较低。

(5) 胃肠道:因为肠系膜血管的血管紧张素 II 受体密度高,所以对血管加压物质特别敏感,休克时肠系膜上动脉血流量可减少 70% 以保证心脑等重要器官的灌注。胃肠黏膜因灌注不足而遭受缺氧性损伤,导致糜烂、坏死、出血等,形成应激性溃疡。受损的细胞可释放蛋白酶及多种细胞因子等具有细胞毒性的物质,导致休克恶化。此外,肠道内的细菌或其毒素因正常肠黏膜上皮细胞屏障功能受损经淋巴或门静脉途径侵害机体,称为细菌移位和内毒素移位,形成肠源性感染,导致休克继续发展和形成多器官功能障碍综合征,这是导致休克后期死亡的重要原因。

(6) 肝:休克引起的肝缺血、缺氧性损伤会影响肝实质细胞和 Kupffer 细胞的能量代谢,同时肝组织细胞中的黄嘌呤氧化酶含量丰富,容易发生缺血再灌注损伤,这些可破坏肝脏的合成与代谢功能。另外,来自胃肠道的有害物质可激活肝 Kupffer 细胞,从而释放炎症介质,造成对肝组织的损害,并损伤肝内的血管内皮细胞,促进微血栓形成。肝脏解毒和代谢能力均下降,可发生内毒素血症及各种代谢紊乱和酸中毒。主要表现为黄疸、白蛋白和凝血因子合成减少、肝功能指标的异常,甚至出现肝性脑病。此外,肝功能障碍使乳酸代谢受阻,加重组织微循环障碍引起的酸中毒和内环境紊乱,引起器官功能的损伤和障碍。

(7) 血液系统:休克常有凝血 - 抗凝血系统平衡紊乱,引起 DIC,休克早期血液高凝,通常不易察觉,后期因凝血因子大量消耗,继发纤溶亢进,可表现为明显和难以纠正的出血或出血倾向、血小板减少、纤维蛋白原减少伴有纤维蛋白(原)降解产物存在、凝血时间和凝血酶原时间延长等。凝血与抗凝血功能的紊乱主要与血管内皮细胞的损伤、肝功能障碍、单核巨噬系统功能障碍、坏死组织的产生等因素相关。

(三)休克的临床表现

按照休克的发病过程可分为休克代偿期和休克失代偿期,或称休克早期和休克期(表13-5)。

1. 休克代偿期 机体对有效循环血容量减少尚有一定的代偿能力,中枢神经系统兴奋性提高,交感 - 肾上腺轴兴奋。病人表现为精神紧张、兴奋或烦躁不安、皮肤苍白、四肢厥冷、心率加快、脉压小、呼吸加快、尿量减少等。此时,如处理及时、得当,休克可较快得到纠正。否则,病情继续发展,进入休克失代偿期。

2. 休克失代偿期 病人的意识改变明显,表现为意识神情淡漠、反应迟钝,甚至可出现意识模糊或昏迷;出冷汗,口唇肢端发绀;脉搏细速,血压进行性下降。严重时,全身皮肤、黏膜明显发绀,四肢厥冷,脉搏摸不清,血压测不出,尿少甚至无尿。

表 13-5 休克的分期与临床表现

分期	程度	神志	口渴	皮肤黏膜		脉搏	血压	体表血管	尿量	估计失血
				色泽	温度					
休克代偿期	轻度	神志清楚,伴有痛苦表情,精神紧张	口渴	开始苍白	正常或发凉	100 次 /min 以下,尚有力	收缩压正常或稍升高,舒张压增高,脉压缩小	正常	正常	20% 以下 (<800ml)
休克失代偿期	中度	神志尚清楚,表情淡漠	很口渴	苍白	发冷	100~200 次 /min	收缩压为 90~70 mmHg,脉压小	表浅静脉塌陷,毛细血管充盈迟缓	尿少	20%~40% (800~1 600ml)
	重度	意识模糊,甚至昏迷	非常口渴,可能无主诉	显著苍白,肢端青紫	厥冷(肢端更明显)	速而细弱,或摸不清	收缩压在 70mmHg 以下或测不到	表浅静脉塌陷,毛细血管充盈非常迟缓	尿少或无尿	40% 以上 (>1 600ml)

(四)休克的诊断

早期及时发现并准确分期休克是诊断关键。在遇到严重创伤、大量失血、重度感染以及过敏病人和有心功能不全病史的病人时,应警惕并发休克的可能;临床工作中,对于有出汗、兴奋、心率加快、脉压小或尿少等症状者,应疑有休克。若出现神志淡漠、反应迟钝、皮肤苍白、呼吸浅快、收缩压降至90mmHg以下及尿少或无尿者,则标志病人已进入休克失代偿期。

(五)休克的监测

1. 一般监测 包括精神和神志、毛细血管充盈状态、血压、脉率、尿量。

(1)精神和神志:能够反映脑组织血流灌注情况。如病人神志清楚,对外界的刺激能正常反应,说明循环血量已基本足够;相反若表情淡漠、不安、谵妄或嗜睡、昏迷,则说明脑组织因血循环不足而发生障碍。

(2)毛细血管充盈状态:是体表血管灌流情况的标志。如病人的四肢温暖,皮肤干燥,轻压指甲或口唇时,局部暂时缺血呈苍白,松压后色泽迅速转为正常,表明末梢循环已恢复,休克好转;反之则说明休克情况仍存在。感染性休克者有时会表现为四肢温暖,即发生"暖休克",注意不要疏漏。

(3)血压:血压是休克治疗中最常用的监测指标,但是由于休克时机体的代偿机制,休克时血压的变化并不十分敏感,血压并不是反映休克程度的唯一指标,还应兼顾其他的参数进行综合分析,并对血压动态观察。通常认为收缩压 <90mmHg、脉压 <20mmHg 是休克存在的表现;血压回升、脉压增大则提示休克好转。

(4)脉率:休克早期,脉率的变化多出现在血压变化之前,表现为脉率加快,血压正常;休克失代偿期,脉率加快,血压下降;当血压还较低,但脉率已恢复且肢体温暖者,常表示休克趋向好转。常用休克指数〔shock index,SI;脉率 / 收缩压(mmHg)〕帮助判定休克的有无及程度,正常值为 0.5,表示无休克;SI ≥ 1.0,提示有轻度休克;SI ≥ 1.5,提示有中度休克;SI ≥ 2.0,提示有重度休克。此外,应注意在有血管活性药物应用或者病人伴有心脏基础疾病的情况下,会影响脉率和血压对休克程度判定的原有临床价值。

(5)尿量:尿量是反映肾脏血液灌注情况的重要指标。尿少通常为早期休克和休克复苏不完全的表现。尿量 <25ml/h、比重增加表明仍存在肾血管收缩和血容量不足;血压正常但尿量仍少且比重偏低,提示急性肾衰竭可能。尿量维持在 30ml/h 以上时,提示休克得到纠正。应注意输注高渗溶液者可能产生明显的利尿作用,颅脑损伤可出现尿崩现象,尿路损伤可导致少尿与无尿,上述情况应予注意鉴别。

2. 特殊监测 包括中心静脉压、动脉血气分析、动脉血乳酸测定、DIC 的检测、肺毛细血管楔压、心排血量和胃黏膜内 pH 监测等。

(1)中心静脉压(central venous pressure,CVP):代表右心房或者胸腔段腔静脉内压力的变化,可反映全身血容量与右心功能之间的关系。CVP 的参考值为 0.49~0.98kPa(5~10cmH$_2$O)。CVP<0.49kPa(5cmH$_2$O)时,提示血容量不足;高于 1.47kPa(15cmH$_2$O)时,则提示心功能不全、静脉血管床过度收缩或肺循环阻力增高;若 CVP 超过 1.96kPa(20cmH$_2$O),则表示存在充血性心力衰竭。临床上强调对 CVP 进行连续测定,动态观察其变化趋势,可较为准确地反映右心前负荷。

(2)动脉血气分析:动脉血氧分压(PaO$_2$)参考值为 10.7~13kPa(80~100mmHg),反映血液携氧状态;动脉血二氧化碳分压(PaCO$_2$)参考值为 4.8~ 5.8kPa(36~44mmHg),是通气和换气功能的指标,反映病人呼吸性酸中毒或碱中毒的情况。休克导致肺换气不足时,二氧化碳积聚使 PaCO$_2$ 升高;相反,过度换气可使 PaCO$_2$ 降低。休克时若 PaCO$_2$ 超过 45~50mmHg 时,常提示肺泡通气功能障碍;PaO$_2$ 低于 60mmHg,吸入纯氧仍无改善者则可能是 ARDS 的先兆。动脉血 pH 正常为 7.35~7.45。通过监测 pH、碱剩余(BE)、缓冲碱(BB)和标准重碳酸盐(SB)的动态变化有助于了解休克时酸碱平衡的情况。碱缺失(BD)可反映全身组织的酸中毒情况。

(3)动脉血乳酸测定:乳酸是反映休克的一个敏感指标。休克时组织灌注不足可引起无氧代谢和高乳酸血症,监测动脉血乳酸的变化有助于估计休克及复苏的变化趋势,当没有其他原因解释乳酸升高时,往往存在组织缺血。参考值为 1~1.5mmol/L,危重病人可能增至 4mmol/L。乳酸 / 丙酮酸(L/P)比值在无氧代谢时明显升高,正常比值约 10∶1,高乳酸血症时 L/P 比值升高。乳酸的水平与病人的预后密切相关,持续的高乳酸血症常预示着病人死亡率增加。

(4)DIC 的检测:对疑有 DIC 的病人,下列五项检查中出现三项及以上异常,结合临床上有休克及微血管栓塞症状和出血倾向时,便可诊断 DIC,包括:①血小板计数低于 80×10^9/L;②凝血酶原时间比对照组延长 3s 以上;③血浆纤维蛋白原低于 1.5g/L 或呈进行性降低;④ 3P(血浆鱼精蛋白副凝)试验阳性;⑤血涂片中破碎红细胞超过 2%。

(5)肺毛细血管楔压(PCWP)和肺动脉压(PAP)监测:可应用 Swan-Ganz 漂浮导管测得,能够反映肺静脉、左心房和左心室的功能状态。PCWP 的参考值为 0.8~2kPa(6~15mmHg),接近左心房内压;PAP 参考值为 1.3~2.9kPa(10~22mmHg);PCWP 降低反映血容量不足,PCWP 增高反映肺循环阻力增高,如急性肺水肿。临床上当 PCWP 增高时,即使 CVP 尚属正常,也应限制输液量以免发生或加重肺水肿。应注意应用 Swan-Ganz 漂浮导管的肺动脉导管技术是有创性检查,严重并发症发生率约 3%~5%,应当严格掌握适应证。

(6) 心排血量(CO)和心排血指数(CI)监测：CO 是心率和每搏排出量的乘积,参考值为 4~6L/min；CI 为单位体表面积上的心排血量,参考值为 2.5~3.5L/(min·m²)。可经 Swan-Ganz 漂浮导管应用热稀释法测出。

(7) 胃肠黏膜内 pH(intramucosal pH,pHi) 监测：通过胃张力计可以测量胃黏膜 pHi。pHi 能较早反映该组织局部灌注和供氧的情况,及时发现有无由胃肠道休克时引起的细菌移位和内毒素休克,对各种危重病人的预后具有良好的预测价值。pHi 的参考范围为 7.35~7.45。

(六) 休克的治疗

对不同原因引起的休克和不同发展阶段的休克的临床表现采取相应的治疗,重点是恢复组织器官的灌注,目的是防止多器官功能不全综合征发生。

1. **紧急治疗** 包括及早建立静脉通路,并用药物维持血压；保证呼吸道通畅；采取头和躯干抬高 20°~30°,下肢抬高 15°~20° 体位,以利于呼吸和增加回心血量；及时控制活动性出血,同时予血制品及一定量的晶体液、人工胶体液扩容。尽量保持病人安静,避免人为搬动并且注意保温。

2. **液体复苏** 各型休克的大部分病人都会出现低血容量。因此,早期复苏的首要目标是恢复血容量。在连续监测动脉血压、尿量和 CVP 的基础上,结合病人皮肤温度、末梢循环、脉搏及毛细血管充盈时间等微循环情况,判断所需补充的液体量。动态观察十分重要,最好在漂浮导管监测肺动脉楔压的指导下输液。液体复苏时可以使用晶体液(等渗盐水或者乳酸林格液)和胶体液。必要时进行成分输血。早期、大量的补液能够用于治疗严重的休克的病人。输入液体的种类需要细心选择,主要目的是防止水电解质和酸碱平衡紊乱,防止系统和脏器并发症,维持能量代谢、组织氧合和胶体渗透压。但如果补液治疗不再能够改善循环系统功能,并超出了复苏的阶段,那么补液治疗是有害的。

3. **积极处理原发病** 外科疾病引起的休克,多存在需手术处理的原发病变,如内脏大出血的控制、坏死肠袢切除、消化道穿孔修补和脓液引流等。应在尽快恢复有效循环血量后,及时施行手术处理原发病变,才能有效地治疗休克。即使有时病情尚未稳定,为避免延误抢救的时机,应在积极抗休克的同时进行手术,以免延误抢救时机。

4. **纠正代谢紊乱** 休克状态下由于组织灌注不足和细胞缺氧常存在不同程度的代谢性酸中毒。酸中毒的情况下会引起高钾血症,应及时使用 10% 葡萄糖酸钙溶液和胰岛素等降低血钾。在休克早期,因过度换气呼出大量 CO_2 引起低碳酸血症、呼吸性碱中毒,可使病人的动脉血 pH 仍然在正常范围内。按照血红蛋白氧合解离曲线的规律,碱中毒使血红蛋白氧离曲线左移,氧不易从血红蛋白释出,可使组织缺氧加重,而酸性环境有利于氧与血红蛋白解离,从而增加组织供氧,故不主张早期使用碱性药物,如需使用碱性药物须首先保证呼吸功能完整,否则会导致 CO_2 潴留和继发呼吸性酸中毒。目前对酸碱平衡的处理多主张宁酸勿碱。但重度休克经扩容治疗后仍有严重的代谢性酸中毒时,仍需使用碱性药物。

5. **血管活性药物的应用** 在充分进行液体复苏的同时应用血管活性药物,可以有效地升高平均动脉压,维持舒张压,增加每搏输出量等。血管活性药物的选择取决于休克的病因和血流动力学参数(例如平均动脉压和心输出量),最终达到改善循环和维持足够的氧输送。理想的血管活性药物应能迅速提高血压,改善心脏和脑血流灌注,又能改善肾和肠道等内脏器官血流灌注。

(1) 血管收缩剂：有多巴胺、去甲肾上腺素和间羟胺等。目前主要用于部分早期休克病人,以短期维持重要脏器灌注为目的,也可作为休克治疗的早期应急措施,不宜长久使用,用量也应尽量减小。

多巴胺是最常用的血管活性药,兼具兴奋 α、β 和多巴胺受体作用,其药理作用与剂量有关。低剂量[<10μg/(min·kg)]时,主要是作用于 $β_1$ 和多巴胺受体,可增强心肌收缩力和增加心排血量,并扩张肾和胃肠道等内脏器官血管增加血流量；大剂量[>15μg/(min·kg)]时则作用于 α 受体,使血管收缩增加外周血管阻力并进一步增加血压。抗休克时宜采取小剂量,为提升血压,可将小剂量多巴胺与其他缩血管药物合用。

去甲肾上腺素是以兴奋 α 受体为主、轻度兴奋 β 受体的血管收缩剂,能兴奋心肌,收缩血管,升高血压及增加冠状动脉血流量,作用时间短。常用量为 0.5~2mg 加入 5% 葡萄糖溶液 100ml 内静脉滴注。

间羟胺主要通过兴奋 α、$β_1$ 受体起作用,对心脏和血管的作用同去甲肾上腺素,但作用弱,维持时间约 30min。常用量 2~10mg 肌内注射或 2~5mg 静脉注射;也可 10~20mg 加入 5% 葡萄糖溶液 100ml 内静脉滴注。

(2)血管扩张剂:主要扩张毛细血管前括约肌,以利于组织灌流,适用于扩容后 CVP 明显升高而临床征象无好转,临床上有交感神经活动亢进征象,心输出量明显下降,有心衰表现及有肺动脉高压者。在使用扩血管药时,前提是必须充分扩容,否则将导致血压明显下降,用量和使用浓度也应从最小开始。主要分为 α 受体阻滞剂和抗胆碱能药两类。前者包括酚妥拉明、酚苄明等,能解除去甲肾上腺素所引起的小血管收缩和微循环淤滞并增强左室收缩力;后者包括阿托品、山莨菪碱和东莨菪碱。临床上较常用的是山莨菪碱(人工合成品为 654-2),可使血管舒张,从而改善微循环。还可通过抑制花生四烯酸代谢,降低白三烯、前列腺素的释放而保护细胞,是良好的细胞膜稳定剂。目前多用于感染性休克的治疗。

(3)强心药:包括兴奋 α 和 β 肾上腺素能受体兼有强心功能的药物,如肾上腺素、多巴胺和多巴酚丁胺等,其他还有强心苷如毛花苷丙(西地兰),可增强心肌收缩力,减慢心率。在中心静脉压监测下,通常在输液量已充分但动脉压仍低,而 CVP 检测提示前负荷已经够(1.47kPa,15cmH_2O)的情况下使用。

休克时血管活性药物的选择应结合病人病情及症状,如休克早期主要病情与毛细血管前微血管痉挛有关;后期则与微静脉和小静脉痉挛有关。因此,应采用血管扩张剂配合扩容治疗。在扩容尚未完成时,如果有必要,也可适量使用血管收缩剂,但剂量不宜太大、时间不能太长,抓紧时间扩容。

6. DIC 的治疗　对诊断明确的 DIC,可用肝素抗凝。肝素的剂量应因人而异。一般首次用量为 0.5~1mg/kg,每 4~6h 给一次维持量,维持量一般为 0.25~0.5mg/kg。具体应根据试管法凝血时间的测定来监护肝素用量,使凝血时间控制在 20~30min,如小于 20min,可酌情加量;大于 30min,应及时减量或停用。同时严密观察临床病情进展和有无出血加重的倾向。有时还使用抗纤溶药如氨甲苯酸、氨基己酸,抗血小板黏附和聚集的阿司匹林、双嘧达莫和小分子右旋糖酐。

7. 糖皮质激素的应用　对于感染性休克,在经过充分的液体复苏及血管活性药物治疗后如果血流动力学仍不稳定,建议静脉使用氢化可的松,剂量为每日 200mg,不推荐大剂量使用激素。其作用主要有:①阻断 α 受体,使血管扩张,降低外周血管阻力,改善微循环;②保护细胞内溶酶体,防止溶酶体破裂;③增强心肌收缩力,增加心排血量;④增加线粒体功能和防止白细胞凝集;⑤促进糖异生,使乳酸转化为葡萄糖,减轻酸中毒。

休克纠正后可以考虑加强营养代谢支持和免疫调节和预防感染等。适当的肠内和肠外营养可减少组织的分解代谢。联合应用生长激素和谷氨酰胺具有协同作用,谷氨酰胺是肠黏膜细胞的主要能源物质,可以改善肠黏膜营养。

二、低血容量性休克

低血容量性休克(hypovolemic shock)在休克中最常见。是由于各种原因引起短时间内大量血液或体液丢失,或第三间隙液体积聚,引起有效血容量急剧减少所致的血压低降和微循环障碍。包括大血管破裂或脏器出血引起的失血性休克及各种外伤、闭合性损伤及大手术使血液、体液丢失引起的创伤性休克。

低血容量性休克血容量下降导致静脉回流、每搏输出量减少,最终导致心输出量和运氧量减少。

及时补充血容量、治疗其病因和制止其继续失血、失液是治疗此型休克的关键。

(一) 失血性休克

大量失血引起的休克称为失血性休克(hemorrhagic shock),常见于脏器或穿透性损伤引起的肝脾破裂、门静脉高压症所致的食管、胃底曲张静脉破裂出血、血胸等。严重的体液丢失可造成大量的细胞外液和血浆的丧失,导致有效循环血量的不足引起休克。

1. **临床表现** 在迅速失血超过全身总血量的 20% 时,即发生休克。主要表现为 CVP 降低、回心血量减少、CO 下降所造成的低血压,经神经内分泌机制引起的外周血管收缩、血管阻力增加和心率加快,以及由微循环障碍造成的各种组织器官功能不全和病变。不同年龄病人对休克的代偿能力差异大。年轻人心血管代偿能力强,即使大量出血,部分病人在一定的期限内血压仍能维持近正常范围;老年人常因伴随心血管疾病,大出血时往往发生心力衰竭,表现为失血性休克和心源性休克同时存在的状况。

2. **治疗原则** 主要包括扩容及补充血容量和积极处理原发病、制止出血两个方面。两方面治疗要同时进行,以免病情恶化引起器官损害。

(1) 补充血容量:输入液体的量应根据病因、尿量和血流动力学进行评估,临床上常以血压结合中心静脉压测定指导补液,见表 13-6。失血性休克时,快速建立补液通路非常重要,特别是建立中心静脉输液通路,必要时可建立几条通路同时补液,甚至进行加压输液,迅速补充丢失的血容量 2~3 倍,输注生理盐水或平衡盐溶液 1 000~2 000ml,再补充胶体,晶体和胶体比例一般为 2:1。其中,快速输入胶体液更容易恢复血管内容量和维持血液流力学的稳定,同时能维持胶体渗透压,持续时间也较长。一般认为,维持血红蛋白浓度在 100g/L,血细胞比容在 30% 为佳。若血红蛋白浓度大于 100g/L 不必输血;低于 70g/L 可输浓缩红细胞;在 70~100g/L 时,可根据病人出血是否停止、一般情况、代偿能力和其他重要器官功能来决定是否输红细胞。

表 13-6 中心静脉压与补液的关系

中心静脉压	血压	原因	处理原则
低	低	血容量严重不足	充分补液
低	正常	血容量不足	适当补液
高	低	心功能不全或血容量相对过多	给强心药物,纠正酸中毒,舒张血管
高	正常	容量血管过度收缩	舒张血管
正常	低	心功能不全或血容量不足	补液试验*

注:补液试验:取等渗盐水 250ml,于 5~10min 内经静脉注入。如血压升高而中心静脉压不变,提示血容量不足;如血压不变而中心静脉压升高 0.29~0.49kPa(3~5cmH₂O),则提示心功能不全。

在休克纠正过程中应重视纠正酸中毒,随着血容量补充和静脉回流的恢复,组织内蓄积的乳酸进入循环,应适时静脉给予碳酸氢钠。同时要注意电解质紊乱的发生,以免引起心律失常、心肌收缩力下降、酸碱平衡难以纠正、细胞水肿和脱水的情况。

(2) 止血:在补充血容量同时,如病人有出血,血容量将难以维持,休克也不易纠正。若病人对补液反应较差,很可能仍有活动性出血,应尽早行血管造影等检查方法查明病因,及时处理。对于肝脾破裂、急性活动性上消化道出血病例,应在恢复血容量的同时积极进行手术准备,实施紧急手术。

(二) 创伤性休克

创伤性休克(traumatic shock)是由于机体遭受暴力作用如交通事故伤、坠落伤、运动损伤等,引起的系统性反应导致重要脏器损伤、大出血,使有效循环血量锐减,微循环灌注不足,以及创伤后剧烈疼痛、恐惧等多种因素形成的机体代偿失调综合征。因此,创伤性休克和单纯的失血性休克相比病理生理变化更为复杂。

1. 临床表现　创伤时血液或血浆丧失,损伤处炎性肿胀和体液渗出,可导致低血容量。机体内出现组胺、蛋白酶等血管活性物质,引起微血管扩张和通透性增高,使有效循环血量减少,另外,创伤可刺激神经系统,引起疼痛和神经 - 内分泌系统反应,影响心血管功能,有的创伤如胸部伤可直接影响心肺,骨盆骨折引起大出血,颅脑损伤有时可使血压下降等。

2. 治疗原则　创伤性休克应快速找到并解除休克的病因,一般可按照 CRASHPLAN 顺序检查,其中,"C"指心脏(cardiac),"R"指呼吸(respiratory),"A"指腹部(abdomen),"S"指脊柱(spine),"H"指头颅(head),"P"指骨盆(pelvis),"L"指四肢(limbs),"A"指动脉(arteries),"N"指神经(nerves)。还要尽快控制全身炎症反应的进展恶化,补足失去的血容量,纠正心血管紊乱,纠正酸中毒。这样血压可恢复,循环衰竭也可得到纠正。

(1)液体复苏:应迅速建立至少 2 条静脉通路快速补充血容量,但补液量及种类应根据病人的症状、体征、创伤情况等估计。对于存在活动性出血的病人,补液过多会稀释血液,影响机体内环境,破坏凝血机制,对出血未行控制的病人没有益处。因此,将血压控制在收缩压 80~90mmHg(平均动脉压在 50~60mmHg)为宜。在病人休克得到初步纠正后,再转运或进行其他处理(包括手术)。

(2)止痛:创伤后剧烈疼痛是病人的主要症状之一,可加重休克,应及时予以止痛。适当给予镇痛、镇静剂,若病人存在呼吸障碍,则禁用吗啡。

(3)急救处理:对危及生命的创伤,如张力性气胸、连枷胸等,应先紧急处理。

(4)病因治疗:对出血部位明确的休克病人应立即手术,对尚未查明出血部位的休克病人应立即进行相关检查,如胸、腹、骨盆等部位的超声和 CT 检查。如果血流动力学不稳定,需紧急手术处理,尽快进行损伤控制性手术(damage control operation)以减少失血,这也体现了损伤控制外科(damage control surgery)的理念。所谓损伤控制外科是针对严重创伤的病人,改变以往一开始就进行复杂、完整的手术策略,而采用分期手术的方法,首先以快捷、简单的操作,维护病人的生理机制,控制伤情的进一步恶化,使遭受严重创伤的病人获得复苏的时间和机会,然后再进行完整、合理的手术或分期手术。

(5)监测血糖,预防感染:创伤性休克后部分病人因胰岛素抵抗而表现出高血糖,从而导致严重的感染、甚至死亡。因此,应严密监测病人血糖变化,早期使用抗生素预防感染。

三、感染性休克

感染性休克(infectious shock)是外科常见并且治疗较为困难的一类休克,亦称脓毒症休克,是指由微生物及其毒素等产物所引起,伴循环和细胞代谢功能障碍的休克。此类休克常由严重感染特别是革兰阴性杆菌感染引起,如急性腹膜炎、胆道感染、绞窄性肠梗阻及泌尿系感染等。革兰阴性杆菌内毒素与体内补体、抗体或其他成分结合,刺激交感神经引起血管痉挛,损伤血管内皮细胞,促使组胺、激肽、前列腺素及溶酶体酶等炎症介质释放,作用于机体各种器官、系统,引起全身炎性反应综合征(SIRS),最终导致微循环障碍、代谢紊乱及器官功能不全。

(一)临床表现及诊断

1. 感染性休克的临床表现按血流动力学分类有高动力型和低动力型两种。

(1)高动力型休克(hyperdynamic shock):高动力型休克指病原体或其毒素侵入机体后,引起高代谢和高动力循环状态,即出现发热、心排出量增加、外周阻力降低、脉压增大等临床特点,又称为高排低阻型休克或暖休克(warm shock)。病人临床表现为皮肤呈粉红色,温热而干燥,少尿,血压下降及乳酸酸中毒等。

(2)低动力型休克(hypodynamic shock):低动力型休克具有心排出量减少、外周阻力增高、脉压明显缩小等特点,又称为低排高阻型休克或称冷休克(cold shock)。临床上表现为皮肤苍白、四肢湿冷、尿量减少、血压下降及乳酸酸中毒,类似于一般低血容量性休克(表 13-7)。

表 13-7　感染性休克的临床表现

临床表现	高动力型休克(暖休克)	低动力型休克(冷休克)
神志	清醒	躁动、淡漠或嗜睡
皮肤色泽	淡红或潮红	苍白、发绀或花斑样发绀
皮肤温度	比较温暖、干燥	湿冷或冷汗
毛细血管充盈时间	1~2s	延长
脉搏	慢、搏动清楚	细速
脉压 /mmHg	较高(>30)	较低(<30)
尿量 /(ml/h)	减少(>30)	少尿或无尿(<25)

2. **诊断标准**　同时存在以下三种情况可诊断为感染性休克:

(1)全身炎性反应综合征(SIRS):SIRS 诊断标准是以下四点至少具备两点:①体温 >38℃ 或 <36℃;②心率 >90 次 /min;③呼吸急促 >20 次 /min 或过度通气,$PaCO_2<4.3kPa$;④白细胞计数 >12 × 10^9/L 或 <4 × 10^9/L,或未成熟白细胞 >10%。

(2)细菌学感染的证据:细菌培养阳性和 / 或临床感染证据。

(3)有休克的表现。

(二) 治疗原则

感染性休克的病理生理变化复杂,且治疗困难,纠正休克与控制感染应并重。休克未纠正以前,原则上应着重治疗休克,同时治疗感染;在休克纠正后,则应着重治疗感染。同时,还应积极地寻找感染源以及决定是否需要手术干预。2018 年国际上对感染性休克、脓毒血症的集束化治疗概念进行了修改,将原来的 3h 和 6h 集束化治疗建议合并为 1h,其目的是尽早开始液体复苏和管理(表 13-8)。

表 13-8　集束化治疗建议 2018 版

发病 1h 内应完成

1. 检测血清乳酸水平,检测初始乳酸是否 >2mmol/L
2. 应用抗生素前行血培养
3. 予以广谱抗生素治疗
4. 低血压或乳酸 ≥ 4mmol/L 时,尽快补充晶体液 30ml/kg
5. 如果病人在进行液体复苏期间或之后出现低血压,使用血管活性药以维持平均动脉压 ≥ 65mmHg

1. **液体复苏**　以尽快恢复心排血量、稳定循环功能和改善组织氧供为目标,以平衡盐溶液为主,适当输注胶体液、红细胞、血浆等,以保证正常的心脏充盈压、动脉血氧含量和较理想的血黏度。感染性休克病人,常有心肌和肾受损,故也应根据 CVP 调节输液量和输液速度,防止补液过多导致不良后果。

2. **控制感染**　主要是应用抗菌药物和处理原发感染灶。对病原菌尚未确定的病人,可采取经验用药,或选用广谱抗菌药。致病菌明确的情况下,则按药敏实验结果指导抗菌药物的选择。要注意的是细菌耐药越来越普遍,药物选择要紧密结合临床具体情况。此外在应用抗生素的同时,必须尽早处理原发感染病灶。对于脓肿或者感染组织,可以通过经皮引流或开放手术进行控制。

3. **纠正酸碱平衡紊乱**　感染性休克的病人往往存在严重的酸中毒,在复苏的过程中应注意检测血乳酸和动脉血气情况。血乳酸水平可作为感染性休克预后的重要判断指标,以降低血清乳酸的浓度为目标指导复苏。

4. **心血管活性药物的应用**　感染性休克病人通常需要血管活性药物支持以维持灌注压力,平均动脉压为 65mmHg 是合适的初始目标。去甲肾上腺素是首选的药物,与多巴胺相比,其功效增强且心律失常的风险降低。如果去甲肾上腺素效果不明显,可联合肾上腺素。

感染性休克常伴有心肌功能障碍,怀疑心功能不全伴有心输出量不足的病人可考虑使用正性肌力药,如予强心苷、毛花苷丙、多巴酚丁胺等。

5. 糖皮质激素的使用　糖皮质激素能抑制多种炎症介质的释放和稳定溶酶体膜,缓解 SIRS。在经过充分的液体复苏及血管活性药物治疗后如果血流动力学仍不稳定,建议静脉使用氢化可的松,对于无休克的病人,不建议应用激素。

6. 其他治疗　包括 DIC 的治疗、调节机体免疫、控制血糖及营养支持等。

四、多器官功能障碍综合征

多器官功能障碍综合征(multiple organ dysfunction syndrome,MODS)是指机体遭受严重创伤、休克、感染及大手术等急性损害后,短时间内同时或相继出现两个或两个以上系统或器官功能障碍的临床综合征。MODS 是临床危重病人死亡的重要原因之一,病人死亡率随着衰竭器官的数量增加而升高。其中,肾衰竭和肝衰竭对死亡率的影响较大。慢性病病人在原发器官功能障碍基础上继发另一器官功能障碍,如肺源性心脏病、肺性脑病、肝肾综合征等,均不属于 MODS。

(一) 病因

1. 感染性因素　70% 左右的 MODS 由感染引起。其中,严重的全身性感染引起的脓毒症、腹腔脓肿、急性胰腺炎感染期、创伤或烧伤病人的创面感染、肠道细菌移位和肺部感染等为常见病因。新型冠状病毒(COVID-19)引发细胞因子风暴,造成急性呼吸窘迫综合征(ARDS)和全身炎症反应综合征(SIRS)也可导致 MODS 的发生。

2. 非感染性因素　MODS 的非感染性因素主要包括:①严重创伤、烧伤和大手术等致组织严重损伤或失血、失液;②休克和休克后复苏;③急性胰腺炎早期、绞窄性肠梗阻、全身冻伤复温后;④大量输血、输液及药物使用不当;⑤原有基础疾病,如冠心病、肝硬化、慢性肾病等;⑥免疫功能低下,如糖尿病、营养不良和长期应用免疫抑制剂;⑦其他:如医疗诊治中的操作不当或判断失误、急性化学性中毒等。

(二) 病理生理

全身炎症反应失控是其最主要的发病机制,当炎症反应异常放大或失控时,炎症反应对机体的作用从保护性转变为损害性,导致自身组织细胞死亡和器官衰竭。其他机制包括肠道细菌移位及肠源性内毒素血症,以及缺血和缺血 - 再灌注损伤。

1. 全身炎症反应失控　当机体受到严重打击时,局部组织细胞释放炎症介质增多,诱导炎症细胞激活并向损伤部位聚集,出现局部炎症反应,有利于清除病原微生物和组织修复。但是,当炎症细胞大量激活以及炎症介质过量释放进入血液循环,可导致一种难以控制的全身瀑布式炎症反应,造成自身组织细胞的严重损伤和器官功能障碍。在 MODS 的发生发展中,体内的促炎反应和抗炎反应贯穿始终,两者如果取得平衡,并得到控制,可维持内环境的相对稳定,病情可能好转。如果该平衡被打破,当促炎效应大于抗炎反应,则表现为 SIRS 或免疫亢进;如若抗炎反应大于促炎效应,则表现为代偿性抗炎反应综合征(compensatory anti-inflammatory response syndrome,CARS)或免疫抑制。在体内,当 SIRS 和 CARS 同时存在,并且两者的反应同时增强时,会导致炎症反应失控,原先的保护性作用转为自身破坏性作用,炎症反应与免疫功能紊乱更为严重,这种现象称为混合性拮抗反应综合征(mixed antagonist response syndrome,MARS)。会对机体产生更为严重的损伤,不但损伤局部组织,同时打击远隔器官,更容易加速多个组织器官功能的衰竭。因此,SIRS、CARS、MARS 均是引起 MODS 的基础。

2. 肠道细菌移位与肠源性内毒素血症　肠道是机体最大的细菌和毒素库,肠黏膜上皮是防止细菌或毒素从胃肠道进入体循环的重要机械防御屏障。在肠黏膜持续缺血或继发浅表溃疡时,可引起肠黏膜上皮损伤,其天然防御屏障功能减弱,细菌和内毒素进入肠壁组织,通过肠淋巴管和肠系膜淋巴结进入门静脉和体循环,引起全身感染和内毒素血症,这种肠内细菌侵入肠外组织的过程称为肠道细菌移位。肠道可能是 MODS 病人菌血症的来源,在严重创伤、休克、缺血-再灌注损伤、外科手术应激等情况下,肠黏膜屏障功能破坏,导致肠道的细菌和毒素的移位,同时肝血供的减少导致 kupffer 细胞功能受到抑制,内毒素不能被清除而转移,吸收入血进入体循环,继而激活肠道及相关的免疫炎症细胞,导致大量炎症介质的释放,炎症反应持续发展,最终引起细胞损伤和器官功能障碍。

3. **缺血与缺血-再灌注损伤** 严重感染可直接损伤血管内皮细胞使促凝活性增强,导致微血栓形成,也可通过神经-内分泌反应使机体处于严重的应激状态,导致交感-肾上腺髓质系统和肾素-血管紧张素系统兴奋,内脏器官的血管收缩。上述因素均可引起微循环的血液灌流量显著减少,组织器官处于持续的缺血缺氧状态,进而导致多个组织器官功能代谢发生严重紊乱和损伤,在恢复血液供应后,触发细胞中氧自由基大量释放,破坏磷脂、蛋白质和核酸的结构,导致细胞变性坏死,组织器官功能不仅不能得到恢复,反而造成其功能障碍和结构破坏进一步加重,称为缺血-再灌注损伤。

(三)临床表现

1. **分类** 根据 MODS 的临床发病过程,将其分为两种类型:

(1)单相速发型(rapid single-phase):由损伤因子直接引起,原无器官功能障碍的病人同时或短时间内相继出现两个或两个以上器官系统的功能障碍。临床上多见于严重创伤、失血、休克后迅速发生,或在休克复苏后 12~36h 内发生的 MODS。此型病情发展较快,病变进程只有一个时相,器官功能损伤只有一个高峰,故又称原发型或一次打击型。

(2)双相迟发型(delayed two-phase):是指由原发性损伤因素引起的器官功能的轻度障碍经治疗后 1~2d 内缓解,或者休克得到复苏,经过一个相对稳定的缓解期,但 3~5d 后又发生全身性感染,迅速出现脓毒症,导致病人遭受炎症因子泛滥的第二次打击,此时病情急剧恶化,导致多个器官功能障碍。此型 MODS 并非由原始损伤因子直接引起,而要经历"二次打击",在病变进程中出现两个时相,器官功能损伤出现两个高峰,故又称继发型或二次打击型。此型病人病情较重,常有死亡危险。

2. **MODS 分期及临床表现** MODS 病人各组织器官功能障碍所出现的临床表现主要由于炎症介质泛滥损伤、组织缺氧和高代谢所致。其临床表现的个体差异很大,一般情况下,MODS 病程大约为 14~21d,并经历 4 个时期(表 13-9)。

表 13-9 MODS 的分期和临床表现

临床表现	1 期	2 期	3 期	4 期
一般情况	正常或轻度烦躁	急性病态,烦躁	一般情况差	濒死感
循环系统	需补充血容量	高动力状态,容量依赖	休克,心输出量下降,水肿	血管活性药物维持血压,水肿,SvO_2 下降
呼吸系统	轻度呼吸性碱中毒	呼吸急促,呼吸性碱中毒,低氧血症	严重低氧血症,ARDS	高碳酸血症,气压伤,呼吸性酸中毒
泌尿系统	少尿,利尿剂有效	肌酐清除率降低,轻度氮质血症	氮质血症,有血液透析指征	少尿,血透时循环不稳定
胃肠道	胃肠胀气	不能耐受食物	肠梗阻,应激性溃疡	腹泻,缺血性肠炎
肝脏	正常或轻度胆汁淤积	高胆红素血症,PT 延长	临床黄疸	转氨酶升高,重度黄疸
代谢系统	高血糖,胰岛素需求增加	高分解代谢	代谢性酸中毒,高血糖	骨骼肌萎缩,乳酸酸中毒
中枢神经系统	意识模糊	嗜睡	昏迷	昏迷
血液系统	正常或轻度异常	血小板降低,白细胞增多或减少	凝血功能异常	不能纠正的凝血障碍

（四）诊断标准

迄今，MODS 的诊断标准尚未统一，目前 MODS 诊断需要同时满足以下三个条件：

1. 诱发因素（严重创伤、休克、感染、延迟复苏以及大量坏死组织存留或凝血机制障碍等）
2. 全身炎症反应综合征（SIRS）（脓毒症或免疫功能障碍的表现及相应的临床症状）
3. 多器官功能障碍（两个以上系统或器官功能障碍），具体详见表 13-10。

表 13-10　器官功能障碍的诊断标准

器官	病症	临床表现	检验或监测
心	急性心力衰竭	心动过速，心律失常	心电图异常
外周循环	休克	无血容量不足的情况下血压降低，肢端发凉，尿少	平均动脉压降低，微循环障碍
肺	急性呼吸窘迫综合征	呼吸加快、窘迫，发绀，需吸氧和辅助呼吸	血气分析有血氧降低等，监测呼吸功能异常
肾	急性肾衰竭	无血容量不足的情况下尿少	尿比重持续在 1.010 左右，尿钠、血肌酐增多
胃肠	应激性溃疡　肠麻痹	进展时呕血、便血　腹胀，肠鸣音减弱	胃镜检查可见散在出血点或溃疡
肝	急性肝衰竭	进展时呈黄疸，神志异常	化验肝功能异常，血胆红素升高
脑	急性中枢神经功能衰竭	意识障碍，对语言、疼痛刺激等反应减退	
凝血功能	DIC	进展时有皮下出血瘀斑、呕血、咯血等	血小板减少，凝血酶原时间和部分活化凝血活酶时间延长，其他凝血功能试验也可异常

（五）治疗原则

对 MODS 的治疗主要是进行综合治疗和器官功能的支持，病人出现 MODS 时应立即进行干预和治疗。治疗的重点应放在首次打击阶段，采取早期去除或控制诱发 MODS 的病因，防止炎症失控、避免第二次打击的治疗原则。

1. **积极治疗原发病**　治疗 MODS 的关键是治疗原发疾病，早期识别器官功能不全，对其进行早期治疗，阻止 MODS 的进展，才有可能明显改善预后。对于存在严重感染的病人，必须积极引流感染灶并且根据致病菌和药物敏感试验选用有效抗生素。尽可能使感染病变局限化，减轻毒血症。若为创伤病人，则应积极清创，并预防感染的发生。明确感染灶液化时必须及时有效引流，彻底清除坏死组织。对于休克病人，则应尽快复苏，尽可能缩短休克时间，避免引起进一步器官功能损害。

2. **改善组织器官氧供**　在现场急救和住院治疗的过程中，应重视病人的循环和呼吸，及早纠正低血容量、组织低灌流和缺氧，及时处理失血、失液、休克、气道阻塞、换气功能低下等以改善组织器官氧供。ARDS 在 MODS 病人中最常见，及早纠正低氧血症，必要时给予机械通气。

3. **营养支持**　MODS 的病人处于高度应激状态，导致机体出现以高分解代谢为特征的代谢紊乱。在 MODS 的早期应给予营养支持，减轻营养底物的不足，防止细胞代谢紊乱，支持器官、组织的结构功能，参与调控免疫功能，减少器官功能障碍；而在 MODS 的后期，代谢支持和调理的目标是进一步加速组织修复，促进病人康复。加强全身支持治疗，尽可能采用肠内营养，添加食用纤维素和给予特殊营养物质，如谷氨酰胺和生长激素等。在较新的肠内营养配方中还含有精氨酸、核苷酸和 ω-3

多不饱和脂肪酸,可增强免疫功能和减少感染发生。

4. 清除或抑制炎性介质　炎症反应失控是导致 MODS 的根本原因,阻断介质的释放或削弱其作用,有可能阻断炎症反应发展,最终降低 MODS 病死率。内毒素、TNF 和 IL-1 被认为是最重要的炎性介质,可采用这些介质的特异性抗体和拮抗剂,如抗内毒素抗体、IL-1 受体拮抗剂、TNF 单抗、血小板激活因子受体拮抗剂和巨噬细胞特异性免疫调节剂等。糖皮质激素和非激素抗炎药,如布洛芬、吲哚美辛等有利于减少过度应激反应。还可采用血液净化措施去除血液循环中的细胞因子和炎性介质。

5. 控制血糖　加强胰岛素治疗能显著改善脓毒症和 MODS 病人的预后,在感染及脓毒症治疗过程中,将血糖水平控制在 $80\sim110mg/dl$($4.4\sim6.1mmol/L$)对于改善脓毒症和 MODS 病人的预后有重要的意义。

上述治疗原则并不是一成不变的,在实际临床应用中应根据具体临床问题具体分析。例如在 H7N9 等重症病人的救治中,国内提出的"四抗二平衡"救治方案在减少 MODS 病死率的临床实践中已发挥出重大作用。("四抗"包括抗病毒治疗、抗休克治疗、抗低氧血症以及多器官衰竭和抗继发感染,"二平衡"包括维持水电解质酸碱的平衡和维持微生态的平衡。)

(徐　骁)

本章小结

现代外科学奠基于 19 世纪 40 年代,在无菌术、围手术期处理、麻醉及输血等的基础上不断发展。无菌术是临床医学的一项基本操作技术,是针对微生物及其感染途径所采取的一系列预防措施,其应用大大减少了外科手术的感染。

围术期处理是围绕手术的一个全过程,从病人决定接受手术治疗开始,到手术治疗直至基本康复,包含手术前、手术中及手术后的一段时间,完善围术期处理使手术能够达到满意的治疗效果。术前不仅要维持病人良好的生理状态,以安全度过手术和手术后的过程,也要调整有特殊合并症病人的脏器功能状态,评估病人的手术耐受性及风险。根据病人的疾病、手术部位、手术范围等选择合适监护、体位、饮食等,在完善镇痛的条件下早期活动有利于病人功能恢复。及时处理病人术后的各种不适及并发症。对病人进行营养状态评估,合理选用肠外或肠内营养,维持机体的正常代谢及良好的营养状态是治疗效果的重要保证。

输血是由血液制备的各种有形或无形成分的输注,可以补充血容量、改善循环和凝血功能,严格把握输血指征,合理选用血液制品,避免输血并发症,对保证病人的安全有重要意义。外科感染包括从浅表组织感染到脓毒症等需外科处理的感染,外科医生应掌握抗生素的应用原则。

水、电解质代谢紊乱和酸碱平衡失调是临床常见问题。疾病和外界环境变化常引起水、电解质紊乱和酸碱平衡失调。从而导致体液容量、分布、电解质浓度变化及酸碱平衡失调。需要及时处理,否则会危及生命。临床处理首先治疗原发病,积极恢复血容量,并纠治酸碱和电解质失调,边治疗边调整方案,使水、电解质紊乱和酸碱失衡得以纠正。

休克的本质是氧供给不足和需求增加,特征是产生炎症介质。低血容量性休克在休克中最常见,由于各种原因引起短时间内大量血液或体液丢失,或第三间隙液体积聚引起。感染性休克由严重感染特别是革兰阴性杆菌感染引起,在休克未纠正前着重治疗休克,治疗休克后着重治疗感染,提倡早期液体复苏。MODS 是指急性疾病过程中两个或两个以上的器官或系统同时或序贯发生功能障碍,其发病基础是 SIRS。

思考题

1. 简述休克的概念、分类和诊治的原则。
2. 简述休克时微循环病理生理的改变。
3. 简述低血容量性休克的定义。
4. 简述感染性休克的诊断和治疗原则。
5. 简述 MODS 的病理生理。

第十四章

创 伤 总 论

第一节　创　伤　概　论

一、创伤的基础

创伤（trauma）主要是指机械力作用于人体所造成的损伤，也包括任何外来因素如高温、寒冷、电流、放射线、酸、碱、毒气、毒虫、蚊咬等对人体所造成的结构或功能方面的破坏，是人类最早开始认识的疾病之一。

（一）创伤的概念及流行病学

19 世纪末期之前，创伤导致的出血和感染造成的高死亡率仍是外科医生面临的难题。肢体开放性骨折甚至被认为是死亡的代名词，一般的处理原则是需要立即截肢，但截肢的死亡率高达 77%，其中大多患者死于术中大出血或术后感染。骨折尚且如此，更不用说外伤和战争造成的开放伤和复合伤了。随着人们止血观念和方法的进步、对细菌污染和交叉感染的认识逐步提高，以及拿破仑的医生 Paré 和 Larrey 所提倡的扩创术被广泛接受，术中出血及术后感染才大大减少。可以这样认为，战争在给人类带来灾难的同时，也某种程度上加快了人类对创伤的理解。现代医学的进步，使得严重创伤患者的救治成功率大大提高。现代社会，随着交通工具运行速度的提高及工业的发展，创伤显著增多，成为人类健康的重大威胁之一。在中国，创伤是导致死亡的第 5 大原因，仅次于恶性肿瘤、心脑血管疾病和呼吸系统疾病。据统计，全球每年受伤人数高达 3 000 万，因创伤死亡的人数超过 150 万，创伤是 18~44 岁年龄段患者首要的死亡原因。在中国，每年仅交通事故导致的死亡人数就超过 25 万，受伤人数高达数百万。因此正确认识创伤，积极开展创伤的诊断和救治，是当前医学研究的重要内容之一，了解创伤概念尤为重要。

（二）创伤的分类

创伤分类的目的是快速对患者作出诊断，同时也有利于不同医疗机构之间的交流和日后的资料分析、经验总结。常用的分类方法有以下几种：

1. 按伤口是否开放分类　根据体表结构完整性是否受到破坏，可将创伤分为开放性和闭合性创伤。一般来说，开放性创伤易于诊断，但容易发生伤口污染甚至感染，一般都需要清洁伤口甚至清创缝合。而闭合性创伤有时诊断困难，某些情况下，如肠破裂、肝脾破裂会导致腹腔感染、失血性休克等并发症，一旦漏诊将造成致命性后果，临床工作中必须给予重视。

常见的开放性损伤有擦伤（abrasion）、撕裂伤（laceration）、切割伤或砍伤（incised wounds or cut wounds）、刺伤（puncture wound）。常见的闭合性损伤有挫伤（contused wound, contusion）、挤压伤（crush injury）、扭伤（sprain, twisted wound）、关节脱位和半脱位、震荡伤（concussion）、闭合性骨折、闭合性内脏伤等。

2. 按损伤部位分类　人体致伤部位的划分与正常的解剖部位相同。一般分为颅脑外伤、颌面部伤、颈部伤、胸部伤、腹部伤、骨盆（包括阴臀部）伤、脊柱脊髓损伤、四肢伤等，不同部位的创伤各有其特点。多发伤(multiple injuries)是指两个或两个以上的解剖部位出现的损伤,且其中一处可危及生命,但也有学者认为只要有两个或两个以上解剖部位的损伤即可视为多发伤。而同一部位发生的多个损伤一般不称为多发伤。多发伤患者需详细检查,避免漏诊。

3. 按致伤因子分类   按致伤物性质或致伤机制,主要分为冷武器伤、火器伤、烧伤、冻伤、冲击伤、化学伤、放射性损伤等。两种或两种以上致伤因子同时或相继作用于机体所造成的损伤称为复合伤(combined injuries),应与多发伤相区别。

(三)创伤的病理生理

组织对损伤的反应是生物有机体保持组织完整性的本能反应,目的是清除外来物质及自身坏死组织,维持机体内环境的稳定。局部反应和全身反应往往同时存在。局部轻微损伤一般以局部反应为主,严重创伤如局部严重软组织损伤、内脏损伤,局部反应和全身反应可能都比较明显,两者甚至可相互促进,形成恶性循环。

1. 局部反应   在致伤因子的刺激下,伤后数小时就会出现炎症反应,如有细菌感染和异物残留,局部反应往往更重。局部反应表现为伤后毛细血管扩张、通透性增高,血浆和血细胞渗透至间质内,组织内压增高,炎症细胞局部浸润,使局部出现红、肿、热、痛的典型炎症症状。

2. 全身反应   严重创伤后机体免疫功能发生紊乱或失调,可能亢进,也可能低下。严重创伤早期,多种免疫细胞和体液介质参与炎症反应,免疫细胞处于一种激发状态,如病情稳定,炎症反应将逐渐消退,如再次出现致伤因素,可使处于激发状态的炎症细胞释放大量炎症介质,作用于某些靶细胞后又使靶细胞释放新的介质,这样多级的介质释放,形成瀑布样反应,最终导致全身炎症反应综合征(SIRS);当抗炎反应占优势时,则表现为"免疫麻痹",称为代偿性抗炎症反应综合征(CARS),此时机体对外来刺激反应低下,反而容易引起感染。SIRS、CARS均反映了机体的炎症反应失控,严重者可导致多器官功能障碍(MODS)。

除炎症反应之外,创伤还可引起一系列神经内分泌系统的变化,其中最为重要的是交感-肾上腺髓质、下丘脑-垂体和肾素-醛固酮三个系统。创伤后的疼痛、失血、紧张等因素启动神经内分泌系统,使儿茶酚胺、肾上腺皮质激素、抗利尿激素、血管紧张素Ⅱ、醛固酮等分泌和生成增加,有利于恢复血液循环容量和维持渗透压,维持组织灌注;同时胰高血糖素、生长激素等分泌增加,使胰岛素分泌减少或作用受抑制,在创伤早期出现高血糖,为脑组织提供了充分的能量,有利于机体对休克的耐受。受伤后脂肪和蛋白质的分解增加,以适应机体需求,蛋白质的合成代谢和肌细胞对氨基酸的摄取受抑制,产生负氮平衡。

创伤后机体主要脏器也会发生一系列的功能变化。胸部创伤如肋骨骨折、肺挫伤,可导致肺换气功能障碍产生低氧血症、高碳酸血症,引起呼吸性酸中毒;患者因疼痛、精神紧张出现浅慢呼吸,过度通气则可导致低碳酸血症,引起呼吸性碱中毒。创伤后胃肠道在应激下可因胃黏膜缺血、黏膜屏障破坏等改变而产生应激性溃疡。此外,脑、肝脏、肾脏、心脏等脏器可因缺血缺氧、神经内分泌改变等影响而产生相应的功能改变。

二、创伤的组织修复与愈合

创伤的修复是一个为了恢复局部内环境稳定而发生的包括细胞学、病理学和生物化学在内的有机、统一的过程,目的是快速实现纤维组织的合成。因此,从某种意义上说,损伤组织修复的主要过程就是瘢痕形成的过程。

(一)创伤愈合的过程

机体对损伤的反应是一个连续的链式反应,可分为以下三个阶段:①局部炎症反应期;②组织增生和肉芽形成期;③伤口收缩和瘢痕形成期,又称组织塑形期。三个阶段往往彼此重叠,无明显间歇期。

1. 炎症反应期   伤后立即发生,可持续3~5d。主要是血液凝固、纤维蛋白溶解、炎症细胞渗出和微血管通透性增加、免疫应答等,意义在于清除致伤因子和坏死组织,防止感染,为组织再生和修复奠定基础。

2. 组织增生和肉芽形成期 伤后24~48h开始有细胞增生和新生毛细血管。较小的浅表损伤通过上皮细胞增殖、迁移,即可完成创面的修复。大部分组织损伤的修复则需要通过肉芽组织的生成来修复。肉芽组织由增生的成纤维细胞和新生毛细血管组成,含有丰富的血供和炎性渗出物,除能填补和修复组织缺损外,还具有较强的抗感染能力。

3. 伤口收缩和瘢痕形成期 又称为组织塑形期,在伤后3~5d开始,伤口边缘开始向中心移动、收缩,创面逐步减小。随着愈合过程的进展,胶原纤维不断增加,成纤维细胞和毛细血管逐渐减少,最后转变为瘢痕组织。为适应局部功能和结构的要求,新生组织还需进一步改构和重建,以达到与伤前相似的结构和功能,包括胶原纤维种类、数量、交联和强度的变化,多余毛细血管网消退,伤口黏蛋白和水分减少等。这一过程可持续数周,部分组织持续时间更长。

(二)创伤愈合的类型

可分为两种:①一期愈合(primary healing):组织修复以原来的细胞为主,仅含少量纤维组织,不产生或甚少产生肉芽组织的愈合。一期愈合的伤口一般创口较小、清洁、无污染,类似外科手术切口的愈合。②二期愈合(secondary healing):又称间接愈合。创面需经肉芽组织填补缺损后方能愈合,其愈合需经过前文所述的炎症反应—肉芽增生—瘢痕形成的过程,愈合后将不同程度影响结构和功能的恢复。多见于创口较大、坏死组织多、合并感染或早期未经合理处理的伤口。因此,在创伤处理时应采取合理措施,努力创造一期愈合的条件。

(三)影响创伤愈合的因素

主要分为局部和全身两个方面。伤口感染是最常见的局部因素。感染和有异物残留的伤口局部炎症持久不退,甚至持续渗出和形成化脓性病灶,不利于组织的修复和创伤愈合。损伤范围大、坏死组织多的伤口边缘往往不能很好对合,只能依靠肉芽生长和伤口收缩达到二期愈合。此外,局部血液循环障碍使组织缺血缺氧也会影响伤口愈合。全身因素主要包括年龄、营养不良、免疫功能低下及全身严重并发症如MODS等,此外患者合并的全身性疾病或者使用影响细胞增生的药物等也可能影响伤口愈合速度,如糖尿病、自身免疫性疾病、贫血,细胞增生抑制剂等。因此,处理创伤时,对于开放性伤口,应注意充分清创、选择恰当的缝合时机和方式,并采取相应措施改善全身状况,促进创伤愈合。

(四)创伤的早期并发症

严重创伤后由于机体组织及器官损伤、休克、炎症反应等因素影响,易发生较多并发症,甚至影响伤情的发展和预后。因此,在创伤后应密切观察,尽力消除危险因素,对各种并发症做到早期诊断与治疗。创伤早期常见并发症主要有以下几种:

1. 感染 开放性损伤一般合并污染,如污染严重或未能及时处理、处理不当,容易发生感染。伤道较深、污染较重时还需注意厌氧菌感染的可能。闭合性损伤如累及消化道和呼吸道,也容易发生感染。初期主要为局部感染,重者可迅速扩散至全身,甚至引起感染性休克。

2. 休克 初期主要为创伤性休克、失血性休克、神经性休克,晚期合并感染可导致感染性休克。

3. 应激性溃疡 应激性溃疡是指在创伤应激状态下机体血液重新分布导致胃、十二指肠黏膜的急性损伤,主要表现为胃及十二指肠的糜烂、溃疡、出血。病变通常较表浅,严重时可发生穿孔或消化道大出血。应激性溃疡在严重应激原作用数小时内即可出现,发病率可达80%以上。

4. 脂肪栓塞综合征 常见于多发性骨折,是脂肪栓子阻塞肺毛细血管而导致的严重并发症。表现为呼吸功能不全、发绀,胸片有广泛肺实变。低氧血症可导致烦躁不安、嗜睡,甚至昏迷和死亡。

5. 创伤性凝血病 大出血引起血小板和凝血因子丢失、大量输液导致血液稀释,合并低体温和酸中毒时血小板和凝血因子功能受损、凝血相关酶活性降低等因素导致机体的凝血、止血系统各个部分的功能动态失衡,从而产生凝血功能障碍,称为创伤性凝血病(traumatic coagulopathy),表现为出血时间、凝血酶原时间、部分凝血活酶时间延长,甚至弥散性血管内凝血。凝血功能障碍、低体温和酸中毒被称为"死亡三联症",是重症创伤死亡的重要原因之一。

6. 器官功能障碍　创伤导致组织器官的直接损伤、损伤后产生大量的坏死组织、休克、应激、免疫功能紊乱等可导致器官功能损伤,如急性肾衰竭、急性呼吸窘迫综合征等;组织缺氧、毒性产物、炎症介质和细胞因子的作用还可导致心脏、肝脏功能损害。

第二节　创伤的检查与诊断

对创伤患者的检查,首先要注意患者的一般情况和生命体征,其次要明确受伤的部位、性质、严重程度,是否有相邻或远处部位的损伤,是否有并发症等。因此,需要详细了解受伤史、仔细的体格检查和必要的辅助检查才能得出全面、正确的诊断。对受伤史的了解和体格检查应贯穿院前急救和院内处理阶段,体格检查和辅助检查有时需要多次进行,以评估病情变化并及时发现异常。

一、受伤史

详细了解受伤过程、受伤机制和受伤前后的病情变化,对病情评估具有重要作用。患者神志清楚时,应尽量向患者了解第一手资料,如患者神志不清,应向目击者、护送人员和家属了解并详细记录。

首先要了解患者的受伤过程和受伤机制。对于肢体锐器伤患者,应详细了解致伤物、受伤时间、伤后是否合并肢体麻木和发冷等,如致伤物较为清洁,可初步判断伤口污染较轻;但如致伤物污染较重,如沾染泥土、有粪便或血液污染时,伤口污染较重,处理时应注射破伤风抗毒素、使用抗生素甚至延长抗生素使用时间等;伤后至就诊时间较短,可考虑清创后一期关闭伤口,如受伤时间较长,必要时应延期关闭伤口;如受伤后出现肢体麻木、发冷等,应详细检查是否合并神经、血管损伤。了解受伤机制对判断伤情、避免漏诊有重要作用。如车祸时,行人不同的撞击部位和摔倒着地方式、部位的不同,可能产生不同类型的损伤,没有系安全带的司机和乘客易发生头面部损伤,抵于方向盘常伤及胸腹部。如为高处跳下致伤的患者,则需注意是否有跟骨骨折、脊柱骨折甚至颅底骨折等。对伤后的处理情况、现场急救措施也需要了解。对于使用止血带的患者,应计算使用时间,以免肢体缺血时间过长产生组织坏死,对于填塞止血的患者,应了解填塞部位及填塞物数量,以免体内遗留异物。

其次应了解患者受伤前的精神状态、是否饮酒、使用特殊药物(如抗凝药、激素、甚至违禁药品等),了解过敏史、既往疾病史等,作为诊治时的参考,对预后的预判也有一定帮助。当患者出现用创伤无法解释的状态异常时,应考虑特殊药物甚至毒品的影响。

二、体格检查

首先应从整体上观察患者一般状态、生命体征、是否有特殊面容或体位等,初步评估患者的病情严重程度。在生命体征平稳的前提下,可做进一步仔细检查,如伤情较重,应先着手急救,再逐步检查。

体格检查除需对明确发现的受伤部位进行检查外,对其他部位也应按照一定的顺序检查,避免遗漏。多发伤患者遵循"crash plan"的检诊顺序,能最大限度避免漏诊。"crash plan"包含的内容为:C=circulation 心脏及循环,R=respiratory 胸部及呼吸系统,A=abdomen 腹部,S=spine 脊柱,H=head 头颅,P=pelvis 骨盆,L=limbs 四肢,A=arteries and veins 动静脉,N=nerves 神经。应注意腹部检查,必要时应包括直肠指检,如怀疑或证实下消化道出血、骨盆骨折时更应常规检查。

对开放伤的患者,必须仔细查看伤口和创面,应注意伤口的大小、形状、皮缘、深度、污染程度、伤口性状、异物、组织外露情况、实际创面与伤口大小的关系等。如伤口渗出较多、有异味,要考虑合并感染;枪弹损伤,应注意寻找入口和出口,同时注意弹道可能导致的内脏损伤;刀刺伤患者可能创口很小,实际刺入深度较深,甚至合并内脏损伤;头面部外伤后耳道、鼻腔流液提示有颅底骨折。必要时检查应在手术室进行,以保障患者安全和进行详细检查。

三、辅助检查

了解病史和详细体格检查后,应根据患者情况进行有针对性的检查,以进一步评估病情、明确诊断。

(一) 实验室检查

血常规和血细胞比容可判断失血或感染的情况,如发现血红蛋白进行性下降,提示可能存在活动性出血,尿常规可提示泌尿系统损伤和糖尿病,电解质检查可分析水、电解质紊乱情况,血气分析可评估患者氧合情况和酸碱平衡紊乱的情况,怀疑有胰腺损伤时,应做血和尿淀粉酶检查。外伤后凝血功能异常也常常提示病情危重。

(二) 诊断性穿刺

诊断性穿刺是一种简单、实用的方法,可在急诊室进行。如腹腔穿刺可用于明确腹腔是否有出血或消化道穿孔,胸腔穿刺可用于检查是否有气胸和血气胸。必要时可进行超声引导下穿刺,以提高安全性和阳性率。在有条件时,用穿刺针连接测压装置对肢体筋膜间室进行测压,可早期发现和诊断骨筋膜室综合征。

(三) 导管术

插入导尿管可用于诊断是否合并尿道、膀胱损伤,留置导尿后方便观察尿量、尿色,评估复苏效果。插入胃管可及时引流出上消化道的积血和消化液,可明确出血诊断,避免呕吐和窒息。胸部外伤留置胸腔闭式引流除可观察出血、气胸恢复情况,更能起到治疗作用。

(四) 影像学检查

创伤患者常用的影像学检查有 X 线、CT、超声等,部分患者则需要行磁共振、血管造影等。X 线对骨折脱位、金属异物、胸腹腔游离气体具有较好的显示作用。在 X 线诊断困难时,CT 平扫或三维重建可作为重要的补充。此外,CT 对于颅脑外伤、胸腹部及盆腔外伤的诊断和评估具有重要作用,在这些部位损伤时,CT 可显示实质脏器出血、积血、积液,对骨折如颅底骨折、骨盆骨折等也能同时进行诊断和评估。在怀疑主要血管损伤时,CT 血管造影可对动脉进一步显影,明确诊断和发现血管损伤的部位。超声对实质脏器的出血、局部积液的诊断具有无创、方便、快捷的优势,血管超声还能发现血管的损伤、血栓形成。怀疑或合并脊髓损伤时,应进行磁共振进一步明确病情。不明原因的消化道出血,在胃肠镜、CT 等检查无异常发现时,数字减影血管造影(DSA)可用于寻找出血部位,甚至同时进行出血动脉的栓塞止血。对尚未查明出血部位的休克伤员应立即进行相关检查,如胸、腹、骨盆等部位的超声和 CT 检查。

(五) 探查手术

对有些病情危重、变化快,高度怀疑内脏损伤而保守治疗效果不佳的患者,有时需要做急诊探查手术,不仅可明确诊断,也是抢救和确定性的治疗。如肠道损伤的探查术、开颅手术、肢体骨折合并大动脉损伤的探查手术等。

(六) 外伤的检查与诊断注意事项

外伤的诊断应综合考虑受伤史、体格检查及辅助检查,不能单纯依赖于辅助检查结果。如体格检查发现腹部局部压痛、肌紧张,但腹部 CT 检查阴性时,不能轻易排除腹腔脏器损伤,以免漏诊而造成严重后果,此时应按腹腔脏器损伤进行初步治疗,密切观察病情发展,必要时复查 CT 或加做其他检查(如腹腔穿刺、DSA 等)。部分颈椎外伤患者,急诊 X 线、CT 检查可无骨折及脱位征象,但如患者有脊髓损伤症状,查体也有异常发现,此时应高度怀疑颈椎过伸伤,加做颈椎磁共振往往有异常发现(图 14-1)。

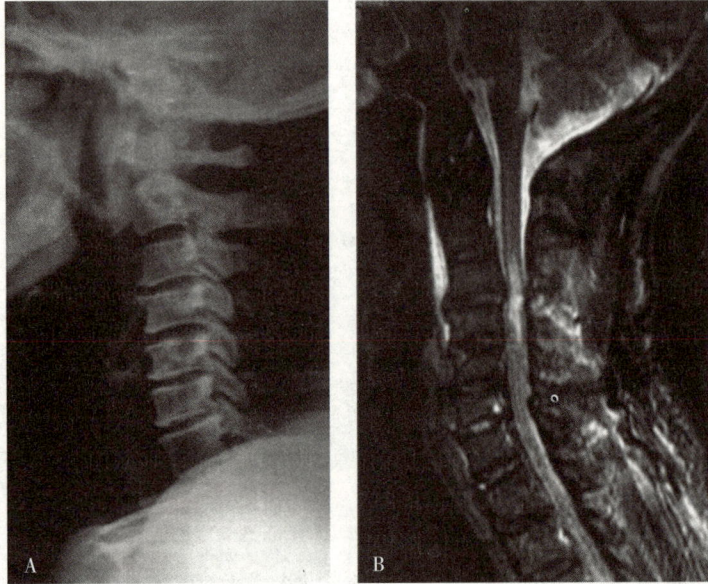

图 14-1　颈椎过伸伤
A. 颈椎侧位 X 线片;B. 颈椎 MRI。

摔伤患者,伤时面部着地,后出现双上肢麻木、疼痛,下肢肌力 3 级,X 线见颈椎退行性改变,未见骨折脱位,结合患者受伤机制以及症状体征,考虑颈椎过伸伤,行磁共振检查发现 C34、C45 节段椎间盘突出,伴脊髓高信号,咽后壁软组织高信号,提示颈椎过伸伤导致脊髓损伤。

第三节　创伤的处理原则

一、院前急救

院前急救是指急危重症患者进入医疗机构以前的医疗救护。目前认为,创伤发生后的第一个小时是创伤急救的“黄金一小时”。在院前阶段纠正威胁生命的事件可以使创伤患者死亡率大大降低,缩短患者住 ICU 的时间。加强院前急救,尤其是早期干预伤情,包括清理呼吸道、包扎止血,对改善创伤患者的结局具有重要的意义。发达国家如美国已经建立了较为完善的院前急救系统,称为急救医疗服务系统,并通过相关法案以保障院前急救系统的顺利运行。该系统包括经过良好培训的各级医疗急救技术人员、护士、医生、设备、通信及转运系统等。我国院前急救系统起步较晚,目前仍在不断完善之中。患者院前急救一般分为两种:基础生命支持(basic life support,BLS)和高级生命支持(advanced life support,ALS)。以下原则除适用于入院前的医疗救护,也适用于一部分自行入院、未经处理的创伤患者。

(一)基础生命支持(BLS)

基础生命支持指对需院前急救的患者采用无侵入性的急救处理手段。对创伤患者而言,主要包括初步心肺复苏术及通气、止血、包扎、固定、搬运等创伤的基本救治,其目的是在不造成任何进一步伤害的情况下转移患者至有条件的医疗机构。

1. 心肺复苏术 严重创伤可导致患者心跳呼吸骤停,对于该类患者,应强调早期心肺复苏。研究显示,心搏骤停后每过 1min,抢救成功率将降低 7%~10%,6min 以上将产生脑细胞不可逆死亡,因此,心肺复苏应越早越好。根据《2010 年国际心肺复苏和心血管急救指南及治疗建议》,心肺复苏的顺序已从ABC(开放气道、人工呼吸、胸外按压)更改为 CAB(胸外按压、开放气道、人工呼吸),即当发现患者意识无反应及没有呼吸时,首先施行胸部按压(C)30 次,然后再开始常规的开放气道(A),施行人工呼吸(B)。新指南强调进行高质量的胸外按压。即按压速率至少 100 次 /min;按压幅度成人至少为 5cm,儿童和婴儿至少为胸部前后径的 1/3(儿童约 5cm,婴儿约 4cm);保证每次按压后胸壁完全弹回;尽量减少过度的干扰或胸外按压的中断;避免过度通气。对于成人、儿童和婴儿(不包括新生儿),单人施救者按压与通气的比例建议维持在 30∶2。实施高级气道管理后,可继续进行胸外按压,速率至少 100 次 /min,且按压不必与呼吸同步。之后,按压持续进行,可按照每 6~8s 吹气 1 次的速率进行人工呼吸。

2. 创伤的基本救治 创伤的基本救治主要包括以下几方面:通气、止血、包扎、固定、搬运等。其目的是能快速、安全转运,进一步院内治疗,以达到抢救生命和康复的目的。

(1)通气(ventilation):指保证患者气道通畅,避免窒息。一般采取如下措施:①迅速清除患者口鼻、咽部的异物、凝血块、实物、痰液、呕吐物等;②对无颈椎损伤的患者,可采用仰头抬颌法使气道开放,存在颈椎损伤的患者,仅采用托颌法,避免将头后仰而加重脊髓损伤;③对于颅脑外伤舌根后坠者,应及时将舌拉出,有条件时可放置口咽通气道;④喉部损伤或者气道无法开放的患者,或特别紧急的患者,可采用环甲膜穿刺或环甲膜切开术;⑤气管插管;⑥气管切开。后面④ ~ ⑥的处理已属于高级生命支持阶段。

(2)止血(hemostasis):对于创伤出血的患者,应尽早迅速止血,避免休克甚至大出血导致死亡。出血性质主要分为动脉、静脉和毛细血管出血。动脉出血为鲜红色,喷射状,静脉出血为暗红色,呈持续涌出,毛细血管出血为渗血。对于小的出血点,如小动脉、小静脉或毛细血管出血,压迫即可止血;而对于较大的动静脉损伤和大面积的渗血,应进行有效的和有针对性的止血措施。常用的止血方法有以下几种:①指压法:用手指紧压出血动脉经过骨骼表面的部位以达到止血的目的,如头皮出血时用手指压迫颞浅动脉可减少出血。但该方法不是持久的应急措施,侧支循环的存在和血管变异常导致止血效果不理想。常用在头面部或四肢外伤时,使用者应熟悉这些部位的动脉体表位置。②加压包扎法:主要用于体表或四肢出血。应注意均匀加压,包扎范围大于出血范围,包扎时绷带下方应垫上厚敷料,避免用绷带直接加压包扎而使皮肤及组织局部缺血坏死。如外伤后肢体肿胀明显,出现包扎部位远心端缺血,应减少加压力量甚至解除加压包扎。当肘或膝关节远端出血,无骨折脱位时,可在肘窝或腘窝内垫上绷带或棉垫卷,将关节尽量屈曲,借衬垫物局部压迫肘部或腘窝部血管以达到止血目的,同时将关节固定于屈曲位以维持止血。③止血带法:通常只有在加压包扎不能控制的较大动脉损伤时才使用。开放性四肢损伤存在威胁生命的大出血,在外科手术前即可使用止血带。常用的有充气止血带和橡皮止血带。使用中应注意松紧适宜,一开始使用时就应开始计时,一般以不超过 2h 为宜,最长不能超过 3h,持续压迫时间过久会引起肌肉缺血坏死甚至危及生命。止血带压力在上肢为135~255mmHg,下肢为 175~305mmHg 即可达到较好的止血效果,在无压力表时,压力以刚好控制出血为宜。在松止血带前需补充有效血容量,并且采用逐步减压的方式松止血带,避免血压骤降。④结扎法:对于创面较大、肢体离断的患者,如能在现场找到出血残端并用止血钳夹住,可有效控制出血。⑤填塞法:在创伤后骨端和肌肉出血、体腔内大量出血、伤口较深而其他方法都无法止血时,可用清洁敷料填塞出血腔,再用绷带或三角巾加压包扎来控制出血。

(3)包扎(bandaging,dressing):伤口包扎目的是保护创面,避免再次污染、止血和止痛,常用包扎材料为绷带、三角巾、多头带等,如现场无上述材料可用清洁的毛巾、布料等代替。

(4)固定(fixation):固定目的是减轻疼痛、减少出血、避免搬动造成骨折端反复移位损伤血管神经、医源性脊髓损伤。肢体外伤固定时要包括受伤处的远近端关节。固定材料可就地取材,如木板、门板、树枝、书本等,受伤上肢可固定于胸前,下肢伤时可用健侧肢体来固定伤侧肢体。在怀疑脊柱外伤或无证据排除脊柱外伤时,应就地固定脊柱,避免随意搬动,以免造成医源性脊髓损伤。闭合性的骨折脱位应在记录骨折移位和脱位情况、血管神经损伤情况后尽量现场复位固定,开放骨折如骨折端戳出体外、伴有污染、未压迫到血管神经时,不能将骨折复位,以免将污染物带入伤口。

(5)搬运(transport):现场初步止血、包扎、固定后应尽快将患者运送至有条件的医疗机构进一步救治。创伤救治的时效性是影响创伤救治效果的重要因素。如何在尽量短的时间内将患者转送到有条件的医疗机构是创伤急救必须面对和解决的问题。搬运过程应在完善的固定状态下进行,避免二次损伤,应就地完成初步的紧急处理,如止血、包扎、开放气道、开始输液等,转运途中严密监测患者生命体征和病情变化。

(二) 高级生命支持(ALS)

高级生命支持是指包括侵入性治疗手段在内的医疗救治,是在基础生命支持(BLS)的基础上,继续 BLS 的同时,应用辅助设备和特殊技术(如心电监护、除颤器、气道处理、静脉穿刺和药物使用等)建立与维持更有效的通气和血液循环,需要有经验的医疗工作人来完成。除死于不可逆的器官严重创伤外,很多严重创伤患者主要死于重要器官组织的细胞没有得到充足的、氧合充分的血流灌注。因此,在进行初步心肺复苏的同时,应快速对气道进行评估和管理(图 14-2),其目的是提供充分的氧合和避免血液及反流的胃内容物进入下呼吸道。

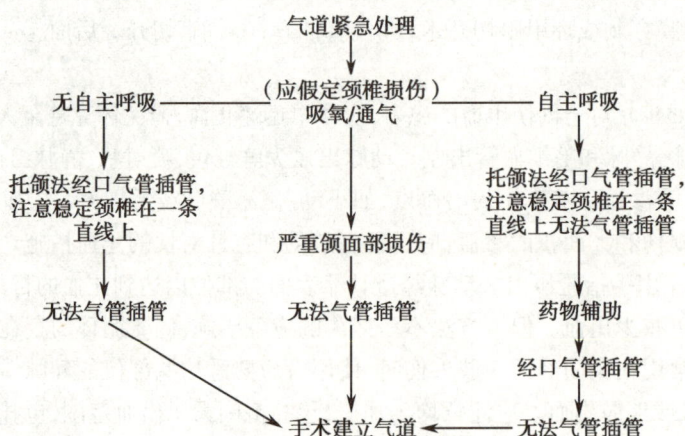

图 14-2   创伤患者的紧急气道处理程序

二、院内处理

患者经现场急救被送到一定的救治机构或入院进行初步处理后,应立即对伤情进行详细判断、分析,采取针对性的救治措施。

(一) 创伤严重程度评估

根据致伤机制、创伤分类及指标进行伤情判断和分类,可以将重症患者和一般患者区分开来,对重症患者进行重点救治以挽救生命。目前我国医院急诊通常采用分级诊疗制度,即根据患者的病情严重程度决定患者的优先治疗次序及所占用的急诊医疗资源的多少。医务人员应在一接诊患者就对伤情作出初步评估,进行相应处理和检查后还需再次评估。目前的分级诊疗主要分为 3 级:1 级为濒危患者,即病情随时可能危及生命,需要立即采取急救措施。出现以下情况要考虑属于濒危患者:气管插管患者、无呼吸 / 无脉搏患者、急性意识障碍患者,以及其他需要采取挽救生命干预措施患者,这类患者应立即送入急诊抢救室。如合并大出血、开放性气胸、张力性气胸等危重情况,只应做短时间的紧急复苏就急诊手术治疗。2级为危重患者，即病情有可能在短时间内进展至1级，或可能导致严重致残者，应尽快安排接诊，并给予患者相应处置及治疗，如急性意识模糊/定向障碍、复合力伤、颅脑外伤、开放性骨折等。急诊科需要立即给这类患者提供平车和必要的监护设备，一边复苏和观察，一边争取时间做好交叉配血、必要检查和术前准备，急诊或者限期手术。严重影响患者自身舒适感的主诉，如严重疼痛(疼痛评分≥7/10)，也属于该级别。3级为急症患者，即目前明确没有在短时间内危及生命或严重致残的征象，应在一定的时间段内安排患者就诊。患者病情进展为严重疾病和出现严重并发症的可能性很低，也无严重影响患者舒适性的不适，但需要急诊处理缓解患者症状。在留观和候诊过程中出现生命体征异常者，病情分级应考虑上调一级。需要注意的是，再次评估是连续性的，这样才能及时发现患者病情变化，作出进一步处理。

创伤评分是一相对量化的分类方法，是以计分的方式评估伤情的严重程度，指导合理治疗、评价治疗效果、创伤流行病学调查和比较不同救治机构的治疗水平。创伤评分的方法很多，主要分为院前评分和院内评分两大类，分别用于自受伤到医院确定性诊断前和医院内伤员伤情严重程度的判断。常用的有院前指数(prehospital index，PHI)、创伤指数(trauma index，TI)(表14-1)、简明损伤定级(abbreviated injury scale，AIS)、损伤严重度评分(injury severity score，ISS)等，以及评估颅脑外伤严重程度的格拉斯哥昏迷评分(GCS)，其包括睁眼、语言和肢体运动三方面。

表14-1 创伤指数(TI)

评分	1分	3分	5分	6分
受伤部位	四肢	躯干背部	胸腹部	头颈部
受伤类型	撕裂伤	刺伤	钝挫伤	弹道伤
循环状态	正常	SBP<100mmHg，P>100次/min	SBP<60mmHg，P>140次/min	SBP测不出，P<55次/min
呼吸情况	胸痛	呼吸困难	发绀	无呼吸
意识	倦怠	嗜睡	浅昏迷	深昏迷

注：5~9分为轻伤，10~16分为中度伤，>17分为重伤。

(二)创伤的局部处理

1. **闭合性创伤的局部处理** 临床上常见的闭合性创伤主要包括软组织挫伤、扭伤、血肿、闭合性骨折、内脏闭合伤等。

软组织挫伤、扭伤、血肿等因合并皮下组织的细胞受损、微血管破裂出血、炎症反应等，临床表现为局部肿胀、疼痛、活动受限、瘀青等。伤后初期局部可用冷敷，48~72h后可改用热敷。关节处、肌肉的软组织伤除冷敷外，应局部制动，甚至石膏、支具固定。需要注意的是，关节处的扭伤可能合并周围韧带和关节囊损伤，即使X线未见骨折脱位，也应局部制动，为关节周围的稳定结构提供较好的修复环境，避免残留关节不稳定、疼痛、功能障碍等后遗症。浅表部位受伤后有血肿形成时，可加压包扎，部分血肿较大时，可抽出积血再加压包扎。

四肢闭合性骨折和脱位应先给予复位及石膏、支具等局部制动，再根据情况选择进一步的治疗，如保守治疗、手术等。

头颈部、胸腹部、骨盆等部位的闭合性创伤，可能合并深部组织和器官的损伤，甚至危及生命，应详细检查和密切监测，必要时急诊手术。但有时对受伤部位进行局部处理也能起到稳定病情、避免损伤进一步加重的效果，如"连枷胸"引起反常呼吸时可加垫包扎或肋骨牵引限制胸廓浮动，肝、脾、肾脏等实质脏器的挫裂伤，如仅有少量出血，暂时不需要手术干预时，应绝对卧床，采用腹带行腹部适当固定，避免腹部活动引起出血进一步加重。对于有失血性休克的骨盆环破裂的患者，应立即采用关闭和稳定骨盆环的措施。

2. 开放性创伤的局部处理 擦伤、浅表的小刺伤和小切割伤,可在局部清洁和消毒后保守治疗,保持伤口干燥,数天后一般可自愈,如合并出血,可按压数分钟,出血一般能停止,如创缘有小的裂开,可用蝶形胶布牵拉固定周围皮肤,使创缘皮肤对齐,无菌敷料覆盖伤口,定期换药,10d 左右去除胶布。污染较轻的切割伤和较轻的挫裂伤,做必要的清创后缝合,一般可一期愈合。污染较重的开放伤口,应争取在 6~8h 内彻底清创,并一期缝合,如受伤时间较长、污染过重,应先彻底清创,二期缝合伤口。感染伤口应避免直接缝合,可考虑先清创后充分引流,待感染控制后二期缝合或留待二期愈合。应注意伤口污染较重、较深时,应尽早(一般以不超过 24h 为宜)注射破伤风抗毒素(TAT),皮试过敏者采用破伤风免疫球蛋白进行被动免疫。伤口内有异物残留时应尽量取出以避免感染和利于组织修复,如异物较多、位置较深时,一味追求完全取出异物势必造成组织损伤加重,此时应权衡利弊。

伤口清创术(debridement):开放伤口常合并感染,应充分清创后争取关闭伤口,清创时间越早越好,6~8h 内清创通常可一期关闭伤口,污染较轻、气温较低时可适当延长时限,伤口污染较重和时间较长时,可在伤口内留置引流盐水纱条,24~48h 后如无感染,可关闭伤口,少数污染较重、组织损伤范围较大的伤口,可能需要反复清创,甚至二期植皮或皮瓣转移。清创的一般步骤如下:

(1)清洁敷料覆盖保护伤口,无菌刷和肥皂水清洁周围皮肤,去除油污、皮脂、泥水等污染物。

(2)大量生理盐水冲洗伤口,清除凝血块、外来物质、坏死组织和细菌,污染较重时可加用 3% 过氧化氢溶液冲洗,再用生理盐水冲洗干净。

(3)常规消毒铺巾,注意含乙醇的消毒液应避免直接消毒伤口内组织以免损伤,但可用无乙醇的碘伏消毒和冲洗伤口。

(4)沿原伤口切除 1~2mm 皮缘,同时切除挫伤和污染皮缘,实际损伤的范围通常要大于伤口实际大小,必要时要扩大伤口。肢体部位应沿纵轴切开,经关节时应做"S"形切口。

(5)由浅至深清除伤口内的污染组织、失活组织,清除血肿、凝血块、异物,探查血管、神经损伤情况,肢体的主要血管断裂应争取一期修复,以免肢体缺血坏死,神经、肌腱断裂时应进行修复或用周围组织掩盖,必要时将其用黑丝线固定在周围组织上以免回缩,也有利于二期吻合时寻找,即使神经肌腱完整,也应用周围组织遮盖,不能裸露或直接置于皮肤下。

(6)彻底止血。对于皮下组织和肌肉的出血可以用双极电凝止血,尽可能限制使用单极电刀止血,容易损伤组织血供,对于较小的血管出血,可以采用结扎的方法止血,对于较大血管的出血,可以采用缝扎,重要的血管需要一期或者二期吻合,以便于保证重要部位的血供。

(7)大量的生理盐水再次冲洗,必要时 3% 过氧化氢溶液冲洗,特别是有深部间隙时,再用大量生理盐水冲洗。

(8)缝合伤口,或仅作减张缝合,污染较重或残留空腔时应放置引流,外加包扎,必要时固定制动,二期关闭伤口。如污染较重或预计渗出较多、皮肤缺损较多无法关闭伤口时,或脱套伤清创原位缝合及戳创引流后,也可选择负压封闭引流技术(vacuum sealing drainage,VSD)装置封闭创面,等待感染控制、肉芽新鲜后二期处理。

(三)创伤的系统处理

创伤的系统处理主要包括呼吸和循环支持、防治感染、ICU 监护、镇静止痛和心理治疗、支持治疗、原发损伤的手术治疗、康复治疗等。

1. 呼吸支持 创伤引起的呼吸道原发损伤、异物或痰液窒息、其他部位损伤后引起的继发效应,如 ARDS 和脂肪栓塞等均可引起急性缺氧,这是创伤后死亡的常见原因之一。低血容量休克引起的组织低灌注、组织缺氧也可导致组织器官衰竭。因此,创伤后的呼吸支持尤为重要。应时刻保持呼吸道通畅,采用鼻塞吸氧、面罩吸氧等无创方式增加氧供,必要时辅以鼻咽通气道、口咽通气道,甚至行气管插管或气管切开。张力性气胸应立即穿刺排气或闭式引流,开放性气胸应立即封闭伤口并行闭式引流。

2. 循环支持 主要是抗休克治疗。对循环不稳定或休克患者,需及时、快速扩容,恢复有效血容量,应建立一条以上的中心静脉输液通道,快速甚至全速补液,必要时可做颈内静脉或锁骨下静脉穿刺置管,或者周围静脉切开插管。首先选择使用晶体液。对于合并严重颅脑损伤的患者,应避免使用低渗溶液如乳酸林格液。如果选用胶体液,则应该在相应制剂规定的剂量范围之内[一般不超过1 500~2 000ml,一般情况下,晶体:胶体=(2~4):1]。对于钝性伤和颅脑损伤的患者,建议在早期可以使用高渗溶液,但与晶体液和胶体液相比并无明显优势。对于血流动力学不稳定的躯干穿透伤患者,可使用高渗液体,失血量较多时应考虑输血。在充分扩容的基础上或液体复苏无效的患者,可酌情使用血管活性药。对于没有脑损伤的患者,在严重出血控制之前应将收缩压维持在80~90mmHg。对于合并严重颅脑损伤的失血性休克患者,应该维持平均动脉压≥80mmHg。心搏骤停时应立即开始胸外按压,迅速给予药物或电除颤起搏,心脏压塞立即行心包穿刺。

3. **防治感染** 对创伤患者的任何有创操作均应遵循无菌原则。开放伤口较深、污染较重时除经验性使用抗生素外,应加用破伤风抗毒素或免疫球蛋白。对有感染风险或合并感染的患者也应使用抗生素,如能取得细菌学证据,应根据药敏试验结果调整抗生素。合并真菌感染者,应使用抗真菌药物。

4. **ICU 监测** 重症患者往往需进入ICU进行密切观察和监护,以利于及时发现病情变化和休克监测。手术完成后如病情仍然较重、生命体征不稳定也应进入ICU进行密切监护。一般临床监测,包括皮温与色泽、心率、血压、尿量和精神状态等监测指标。以往常用细胞比容来反应出血程度,近年来推荐应结合检测血清乳酸或碱剩余作为评估、监测出血和休克程度的敏感指标。在ICU中进行诸如收缩压变化率(SPV)、每搏量变化率(SVV)、脉压变化率(PPV)、全身和局部灌注指标的监测,对患者的休克及判断预后将具有重要意义。

5. **镇静止痛和心理治疗** 剧烈疼痛可诱发或加重休克,甚至影响康复,因此在不影响病情观察的基础上可选用药物镇痛,如无昏迷和瘫痪的患者可使用哌替啶或吗啡镇痛。患者可有恐惧、焦虑、懊恼等,甚至产生创伤后应激障碍综合征(PTSD),故心理治疗非常重要,必要时可辅以精神药物治疗。部分高龄患者创伤或手术应激后会产生谵妄症状,在排除脑部器质性疾病、电解质紊乱、低氧血症等异常后,也可给予药物治疗和加强心理支持。

6. **支持治疗** 主要是维持患者的水、电解质和酸碱平衡,保护重要脏器功能,并给予营养支持。创伤后的低体温应尽早复温,可采用体外加温装置、加温输液法等方式进行复温。创伤后凝血病患者根据不同的凝血异常类型,采取不同措施纠正异常,如给予输注冻干血浆、凝血酶原复合物、注射低分子量肝素等治疗,以免最终发展为DIC。

7. **确定性手术及治疗** 患者情况稳定、诊断明确后,应转入相应专科进行确定性手术和治疗。一些病情危重、需要急诊探查术的患者,在探查明确后可同时进行确定性治疗。

8. **康复治疗** 对骨折、脱位、神经损伤的患者,进行确定性治疗后还需要康复治疗,主要包括物理治疗、功能锻炼,有条件时可进行高压氧治疗以促进康复。

第四节 战伤的救治原则

战伤(military injury,war wound)是指战斗中由武器直接或间接造成的损伤。现代战争中,由于大量采用新式武器,甚至致命武器,使得战伤变得更为复杂,复合伤明显增多。

战伤早期及时治疗必须针对伤员的病理生理情况和损伤的严重程度,但有时更依赖于战术环境的自然状况、战斗发展程度等。由于不可能如平时创伤那样在同一个救治机构完成所有治疗,必须采用分级救治的组织形式进行,因此当地可用资源、后勤供给、后送可行性和下一级治疗机构的距离等因素对战伤的救治也有很大的影响。战伤的救治主要包括：火线救治、战地救治、后送救治三方面内容。总的基本原则是：①快抢快救，先抢后救；②全面检查，科学分类；③在后送中连续监测和治疗；④早期清创，延期缝合；⑤先重后轻，防治结合；⑥整体治疗。

战争中的常见创伤包括火器伤（firearm wound）、冲击伤（blast injury）、核武器损伤（nuclear weapon injury）、化学武器伤（chemical weapon injury）和复合伤。

火器伤是指以火（炸）药为动力的武器发射的投射物所致损伤，是战时最常见的损伤。火器伤的早期处理与一般创伤类似，也需要清创术，但需要注意的是高速投射物如弹丸、弹片等击中人体后，会形成"创伤弹道"，投射物直接挤碎组织，形成原发伤道，在运动过程中还挤压周围组织，形成挫伤区，围绕挫伤区，还存在冲击力导致的震荡区。投射物进入人体后会形成复杂的伤道和多部位、多器官损伤，清创时要充分显露伤道，清创后不宜一期缝合，宜保持伤口引流通畅，待创面清洁、肉芽新鲜、局部无红肿压痛后延期缝合。

冲击伤是指爆炸后巨大的能量释放所形成的冲击波作用于人体造成的损伤，主要是超压或负压引起的含气器官的损伤，如听器、肺部、胃肠道等。强超压甚至可导致内脏破裂和肋骨骨折，但一般较少造成体表损伤，表现为外轻内重的特点，容易漏诊误诊。听器损伤表现为耳聋、耳鸣、眩晕、耳痛、头痛、外耳道流液等，治疗原则为预防感染和促进鼓膜愈合，中耳损伤时禁止填塞和冲洗。肺部冲击伤主要造成肺水肿、肺出血，甚至肺破裂，表现为胸痛、胸闷，严重者出现呼吸困难、口鼻流出血性泡沫样液体，部分伤员可出现急性呼吸窘迫综合征，治疗上应注意呼吸支持、防治肺水肿、防治出血和感染。腹部冲击伤以肝脾损伤最为多见，肠道损伤时可出现出血、胃破裂和肠壁穿孔等，治疗上与一般腹部外伤相同。

核武器爆炸时产生光（热）辐射、冲击波、早期核辐射三种瞬时杀伤因素。核武器伤中，冲击伤和光辐射烧伤与一般创伤、烧伤无本质区别；而放射损伤是核武器的特殊伤类，要格外注意放射性物质残留与清理，注意处理过程中医者和患者防护，及时将患者送至相关的医疗机构。

化学武器致伤特点是毒性强、中毒途径多、持续时间长、范围广。应对化学武器最好的方法是充分利用防护器材进行防护，染毒后尽快做毒剂的清除，并进行针对性的抢救和治疗。

复合伤是多种致伤因素导致的创伤，通常十分严重，休克和死亡发生率高，救治原则是尽早消除致伤因素，迅速撤离污染区，积极抗休克和复苏、防治感染，局部处理和全身支持，同时采取针对性的治疗措施。

（董　健）

本章小结

创伤是导致死亡的重要原因，发病率随着交通和工业化的发展逐步上升。因此，了解创伤基本概念以及处理原则尤为重要。应熟悉创伤的院前急救，包括不同类型创伤基本处理、病情判断及处理、转运等内容。多发伤患者更应综合考虑、避免漏诊，综合治疗，防治并发症。同时对于特殊创伤，如战伤等内容也应有所了解。

思考题

1. 请简述创伤的病理生理过程。
2. 如院内首诊为高坠伤但意识清醒的患者，请简述诊断过程及处理原则。

第十五章
麻醉学基础

第一节 麻 醉 学

一、绪论

麻醉学是临床医学中专门从事研究麻醉理论、技术和麻醉药物等的一门独立学科。麻醉（anesthesia）一词源于希腊文,早期含义指失去知觉或感觉,特别是使患者失去痛觉,以便能更好地进行外科治疗或医疗操作。

古代以鸦片、酒精甚至放血的方法,使患者神志消失从而让手术无痛;也有以压迫神经干或冷冻的方法来达到局部无痛的目的。早在东汉末期,名医华佗即"以酒服麻沸散,既醉无所觉",并应用于手术治疗。然而,西医麻醉学理论的发展起源于19世纪中叶。1846年10月16日,Morton在美国麻省总医院公开演示了乙醚麻醉并获成功,被认为是麻醉学发展的一个里程碑。其意义不仅为临床实践找到了一种安全有效的麻醉药物和方法,而且推动了对麻醉方法、麻醉药理学和麻醉生理学的研究。但手术对机体的影响不仅仅是疼痛,还引起如神经反射、生命器官功能、内分泌和代谢等等变化;麻醉不仅要解决手术无痛的问题,更重要的是在手术麻醉期间如何维持和调控病人的生理功能,而且其难度和所需知识的深度及广度都比单纯消除手术疼痛更为困难和复杂。正确认识和合理应用麻醉药物,完善麻醉技术和麻醉管理水平,是提高麻醉质量和安全性的重要环节。

在现代麻醉工作中,消除手术疼痛已不是麻醉的全部内容,麻醉医师在急救复苏、危重病医学、急性和慢性疼痛诊疗等方面也积累了丰富经验,进行了广泛的科学研究,并逐渐形成了较完整的理论系统。实践和理论的结合构成了麻醉学（anesthesiology）。

麻醉学的理论和技术不仅用于手术治疗,在手术室外的医疗工作中也发挥了积极作用。但临床麻醉仍然是麻醉学的主要内容之一,麻醉的目的是消除手术疼痛,保障患者安全,并为手术创造有利条件。麻醉效果的产生主要是利用麻醉药物或麻醉技术使中枢神经系统或神经系统中某些部位受到暂时的、完全可逆的抑制。

二、麻醉前准备和麻醉前用药

麻醉前准备的目的是为保障患者在麻醉、手术期间的安全,增强患者对麻醉和手术的耐受能力,避免或减少围手术期的并发症。麻醉前准备内容包括:评估病人对麻醉、手术的适应能力及可能发生的生理或病理生理变化;根据拟施手术的需要,选择合适的麻醉方法和术中治疗措施;对合并有内科或其他系统疾病的外科患者,麻醉前准备应使患者的内科或其他疾病经过治疗处于最佳状态,从而更好地适应麻醉和手术。

(一)麻醉前病情评估

麻醉前应仔细阅读病历,详细了解临床诊断、病史记录及与麻醉相关的检查。访视病人时须了解麻醉手术史、吸烟史、药物过敏史及药物治疗情况,日常体力活动及目前的变化。重点检查生命体征,心、肺、脊柱及神经系统,并对合并症的严重程度进行评估。根据访视和检查结果,对病人耐受麻醉及手术的能力作出恰当评估。

临床上参照美国麻醉医师协会(American Society of Anesthesiologists,ASA)将病情进行分级,具体分级方法如下:ASA- Ⅰ 级无器质性疾病,能耐受麻醉和手术;ASA- Ⅱ 级有轻度系统性疾病,但代偿健全,能耐受一般的麻醉和手术;ASA- Ⅲ 级有严重系统性疾病,日常活动受限,尚未丧失工作能力,虽在代偿范围内,但对麻醉和手术的耐受能力减弱,风险性较大,如术前准备充分,尚能耐受麻醉和手术;ASA- Ⅳ 级有严重系统性疾病,已丧失工作能力,且经常面临生命威胁,器官功能代偿不全,麻醉和手术的风险性很大,即使术前准备充分,围手术期的死亡率仍很高。ASA-V 级病情危重,无论手术与否,生命难以维持 24h,麻醉和手术都异常危险。如系急诊手术,则在病情分级后加"E"或"急",表示风险较择期手术增加。围手术期的死亡率与 ASA 分级密切相关。

(二)麻醉前准备事项

1. 精神方面的准备   患者精神方面的准备,着重于消除患者的思想顾虑及焦虑情绪。因为情绪激动、焦虑失眠可导致中枢神经或交感神经过度活跃,减少患者的麻醉、手术的耐受力。因此,在访视患者时,应以关心、鼓励的方法消除其思想顾虑和焦虑心情。耐心听取和解答患者提出的问题,取得患者的理解、信任和合作。对于过度紧张而难以自控者,可药物配合治疗。有心理障碍者,应请心理学专家协助处理。

2. 体格方面的准备   术前尽量改善患者的营养不良,纠正水、电解质紊乱和酸碱平衡失调。手术患者常合并内科疾病,麻醉医师应充分认识其病理生理改变,对其严重程度作出正确评价,必要时请内科专家协助诊治。病情复杂的患者,术前常已接受一些药物治疗,麻醉前要考虑药物间的互相作用,防止麻醉中出现不良反应。合并高血压者,经内科系统治疗控制血压稳定,在选择抗高血压药时,应避免用中枢性降压药,以免麻醉期间发生顽固性低血压和心动过缓。其他降压药可持续使用至手术当天,避免因停药而发生血压剧烈波动。合并呼吸系统疾病者,术前检查肺功能、动脉血气分析;停止吸烟至少 2 周,并进行呼吸功能锻炼;行雾化吸入和胸部物理治疗促进排痰。

3. 胃肠道的准备   择期手术术前应常规禁食,避免围手术期发生胃内容的反流、误吸,及由此导致的窒息和吸入性肺炎。成人择期手术麻醉前应禁食 8~12h,禁饮 4h,以保证胃排空。小儿术前应禁食(奶)4~8h,禁水 2~3h。急症患者也应充分考虑胃排空问题。饱胃又必须全身麻醉者,可考虑行清醒状态下气管插管,减少呕吐和误吸的风险。急诊患者即使行区域阻滞或椎管内麻醉,也有发生呕吐和误吸的危险。

4. 麻醉设备、用具及药品的准备   为了使麻醉、手术安全顺利进行,防止意外事件的发生,麻醉前必须对麻醉和监测设备、麻醉用具及药品进行准备和检查。无论实施何种麻醉,都必须准备麻醉机、急救设备和药品。麻醉期间除监测患者的生命体征,如血压、呼吸、ECG、脉搏和体温外,还应根据病情,选择适当的监测项目,如脉搏氧饱和度(pulse oxygen saturation,SpO_2)、呼气末二氧化碳分压(end-tidal carbon dioxide partial pressure,$ETCO_2$)、有创动脉测压、中心静脉压(central venous pressure,CVP)等。在麻醉实施前对已准备好的设备、用具和药品等,应再次检查和核对。术中所用药品,必须经过核对后方可使用。

5. 知情同意书   在麻醉前,应向患者和 / 或家属说明将采取的麻醉方式、围术期可能发生的意外情况和并发症、围术期注意事项等,并签署麻醉知情同意书。

(三)麻醉前用药

1. 目的   麻醉前用药(premedication)目的在于:①消除患者紧张、焦虑情绪,使患者在麻醉、手术前能够情绪稳定、合作。同时增强全身麻醉药的效果,减少全麻药的用量及副作用。对一些不良刺激可产生遗忘作用。②提高患者的痛阈,缓和或解除原发病或麻醉前有创操作引起的疼痛。③抑制呼吸道腺体的分泌功能,减少唾液分泌,以防发生误吸。④消除因手术或麻醉引起的不良反射,如迷走神经反射;抑制因激动或疼痛引起的交感神经兴奋,以维持血流动力学的稳定。

2. **药物选择**　麻醉前用药应根据麻醉方法和病情来选择合适的药物、用量、给药途径。一般来说,全麻患者以镇静药和抗胆碱药为主,有剧烈疼痛者加用麻醉性镇痛药,可缓解疼痛,还可增强全麻药的作用。行椎管内麻醉的患者,非常紧张或不能合作者,可适当给予镇静药。冠心病及高血压患者的镇静药剂量可适当增加,而心脏瓣膜病、心功能差及病情严重者,镇静及镇痛药的剂量应酌减,抗胆碱药以东莨菪碱为宜。一般状况差、年老体弱者,恶病质及甲状腺功能减退者,对镇静药及镇痛药都非常敏感,用药量应减少;而年轻体壮或甲亢患者,用药量应酌增。麻醉前用药一般在麻醉前 30~60min 肌内注射。精神紧张者,可于手术前晚口服安定镇静药,以消除病人的紧张情绪。

3. **常用药物**

(1)苯二氮䓬类药物:有镇静、催眠、抗焦虑及抗惊厥作用,并能预防局麻药的毒性反应。临床常用药物有地西泮、咪达唑仑等。

(2)巴比妥类药物:主要抑制大脑皮质,有镇静、催眠和抗惊厥作用,对局麻药的毒性反应也有一定的预防作用。临床常用药物有苯巴比妥等。

(3)镇痛药:能解除或减轻疼痛并改变对疼痛的情绪反应。常用的药物有哌替啶、吗啡等。一般于麻醉前半小时肌内注射。

(4)抗胆碱药:能阻断神经节后胆碱能神经支配的效应器上的胆碱受体,抑制腺体分泌,以便于保持呼吸道通畅,松弛胃肠平滑肌。常用药物有阿托品、东莨菪碱。阿托品有抑制迷走神经反射的作用,能增快心率。

(5)H_2受体阻断药:西咪替丁、雷尼替丁抗组胺作用强,可使胃酸 pH 明显提高,同时胃酸容量减少。

三、全身麻醉

麻醉药经呼吸道吸入、静脉或肌内注射,产生中枢神经系统的抑制,临床表现为意识消失、痛觉消失、反射抑制和一定程度的肌肉松弛,这种方法称为全身麻醉。麻醉药对中枢神经系统的抑制程度与血液内的药物浓度有关,并可以调控。这种抑制是完全可逆的,当药物被代谢或从体内排出后,患者的意识和各种反射逐渐恢复。

(一) 全身麻醉药

1. **吸入麻醉药**　吸入麻醉药(inhalation anesthetics)是指经呼吸道吸入而产生全身麻醉作用的药物。一般用于全身麻醉的维持,有时也用于麻醉诱导。

(1)理化性质与药理性能:常用吸入麻醉药多为卤素类,经呼吸道吸入到达肺泡,弥散到血液,最终进入中枢神经系统,产生全身麻醉作用。吸入麻醉药的油 / 气分配系数(即脂溶性)和血 / 气分配系数,对其麻醉性能有明显影响。吸入麻醉药的强度与其油 / 气分配系数有关,临床上以最低肺泡有效浓度(minimum alveolar concentration,MAC)来衡量的。MAC 是指在一个大气压下,吸入麻醉药使 50% 病人对手术切皮无疼痛反应时的最低肺泡浓度。由表 15-1 可见,吸入麻醉药的强度与油 / 气分配系数成正相关,油 / 气分配系数越高,麻醉强度越大,MAC 则越小。吸入麻醉药的可控性与其血 / 气分配系数相关。血 / 气分配系数越低,在肺泡、血液和脑组织中的分压越容易达到平衡状态,因而在中枢神经系统内的浓度越容易控制。由表 15-1 可见,地氟烷和七氟烷的血 / 气分配系数较低,因此其诱导和恢复的速度都较快。

表 15-1　常见吸入麻醉药的油 / 气分配系数、血 / 气分配系数、MAC 和代谢率

药物	油 / 气	血 / 气	MAC	代谢率 /%
氧化亚氮	1.4	0.47	105	0.004
恩氟烷	98	1.9	1.7	2~5
异氟烷	98	1.4	1.15	0.2
七氟烷	53.4	0.65	2.0	2~3
地氟烷	18.7	0.42	6.0	0.02

（2）影响肺泡药物浓度的因素：肺泡浓度（alveolar anesthetic concentrations,FA）是吸入麻醉药在肺泡内的浓度，而吸入药物浓度（inspired concentrations,FI）是指从环路进入呼吸道的药物浓度。临床常以 FA/FI 来比较不同药物肺泡浓度上升的速度。FA 和 FA/FI 的上升速度取决于麻醉药的输送和肺循环摄取的速度。影响因素有：

1）通气效应：肺泡通气量增加，更多的药物输送到肺泡以补偿肺循环对药物的摄取，加速了 FA 和 FA/FI 上升的速度。血 / 气分配系数越大，被血液摄取也越多，通气量增加对 FA/FI 升高的影响也越明显。

2）浓度效应：FI 不仅可影响 FA 的高低，而且影响 FA 上升的速度，即 FI 越高，FA 上升越快，称为"浓度效应"。

3）心排出量（cardiac output,CO）：吸入麻醉药是以扩散方式由肺泡向血液转移的。肺通气量不变时，CO 增加，通过肺循环的血流量增加，被血液摄取的麻醉药也增加，结果 FA 上升减慢。心排出量对肺泡药物浓度的影响，还与药物的血 / 气分配系数有关。药物的血 / 气分配系数越大，CO 增加引起的血液摄取量也越多，肺泡药物浓度降低也越明显。

4）血 / 气分配系数：吸入麻醉药与血液达到平衡状态时，单位容积血液中该药物的溶解量。血 / 气分配系数越高，被血液摄取麻醉药越多，肺泡中麻醉药浓度上升减慢，麻醉诱导时间延长，麻醉恢复也延缓。

5）麻醉药在肺泡和静脉血的浓度差（F_{A-v}）：F_{A-v} 越大，肺循环摄取的药量越多，即从肺泡带走的麻醉药越多。诱导早期，混合静脉血中的麻醉药接近零，F_{A-v} 很大，促进了血液对麻醉药的摄取。随着麻醉加深和时间延长，静脉血中麻醉药浓度增加，F_{A-v} 降低，摄取速度减慢，摄取量亦减少，最终达到相对稳定状态。

（3）代谢和毒性：大部分吸入麻醉药的脂溶性较大，难以原形由肾脏排出，绝大部分由呼吸道排出，仅小部分在体内代谢后随尿排出。主要代谢场所在肝脏，细胞色素 P_{450} 是关键的药物代谢酶，能加速药物的代谢过程。药物的代谢过程及其代谢产物，对肝、肾功能都有不同程度的影响。衡量药物的毒性涉及其代谢率、代谢中间产物及最终产物。一般来说代谢率越低，其毒性也越低。从表 15-1 见，地氟烷和异氟烷的代谢率最低，其毒性也最低，恩氟烷和七氟烷次之，而氟烷最高。氟烷的毒性产物中含有三氟乙酸，易与蛋白、氨基酸结合引起肝毒性。产生肾毒性的原因主要是血中无机氟（F^-）浓度的升高。一般认为，当 F^- 浓度低于 $50\mu mol/L$ 不产生肾毒性；$50~100\mu mol/L$ 有一定的肾毒性；而高于 $100\mu mol/L$ 肯定产生肾毒性。对慢性肾功能不全者，应慎用卤素类吸入麻醉药。

（4）常用吸入麻醉药

1）氧化亚氮（nitrous oxide,N_2O）：也称笑气，无色、无味，麻醉性能较弱，须与其他麻醉药复合使用。复合其他吸入麻醉药时，可增强其他吸入麻醉药的麻醉强度，减少其用量。

氧化亚氮是毒性较小的吸入麻醉药，对循环系统基本无抑制，对心排出量、心率和血压都无明显影响，可能与其可兴奋交感神经系统有关。对肺血管平滑肌有收缩作用，可增加肺血管阻力，但对外

周血管阻力无明显影响。轻度抑制呼吸系统,降低潮气量和加快呼吸频率,但对呼吸道无刺激。其血/气分配系数低,肺泡浓度和吸入浓度的平衡速度快,肺泡通气量或心排出量的改变对肺循环摄取 N_2O 的速度无明显影响。增加脑血流量,轻度升高颅内压。N_2O 几乎全部以原型由呼吸道排出,对肝肾功能无明显影响。

临床应用:常与其他全麻药复合应用于麻醉维持,可用于外科手术、牙科或产科镇痛。麻醉时必须维持吸入氧浓度(fraction of inspiration O_2,FiO_2)高于 30%,以免发生低氧血症。在麻醉恢复期有发生弥散性缺氧的可能,停止吸 N_2O 后应吸纯氧 5~10min。此外,N_2O 可使体内封闭腔内压升高,如中耳、肠腔等。因此,肠梗阻病人不宜应用。

2)恩氟烷(安氟醚,enflurane):无色透明液体,性能稳定,麻醉性能较强。

恩氟烷对循环系统有抑制作用,可引起血压、心排出量和心肌氧耗量降低。对外周血管有轻度舒张作用,导致血压下降和反射性心率增快。恩氟烷可引起心肌对儿茶酚胺的敏感性增加,但不易引起心律失常。对呼吸道无刺激,不引起唾液和气道分泌物的增加。抑制呼吸作用较强,表现为潮气量降低和呼吸增快。可增强非去极化肌松药的作用。对中枢神经系统(central nervous system,CNS)有抑制作用,但可使脑血流量和颅内压增加。恩氟烷深麻醉时,脑电图(electroencephalogram,EEG)可出现癫痫样棘波和爆发性抑制。恩氟烷体内代谢低,不引起明显肝肾功能改变。

临床应用:可用于麻醉诱导和维持。麻醉诱导比较迅速,苏醒较快且平稳。恩氟烷可使眼压降低,对眼内手术有利。因深麻醉时脑电图显示癫痫样改变,临床表现为面部及肌肉抽搐,因此有癫痫病史者应慎用。

3)异氟烷(异氟醚,isoflurane):无色透明液体,性能稳定,麻醉性能强。

对心肌收缩力的抑制作用较轻,但可明显降低外周血管阻力而降低动脉压。对冠脉有扩张作用,并有引起冠脉窃血的可能。不增加心肌对外源性儿茶酚胺的敏感性。轻度抑制呼吸中枢,能扩张支气管平滑肌。可增强非去极化肌松药的作用。低浓度时对脑血流无影响,高浓度时可扩张脑血管、增加脑血流和升高颅内压。其升高颅内压的作用较氟烷或恩氟烷为轻,并能为适当过度通气所对抗。血/气分配系数较低,肺泡浓度很快与吸入浓度发生平衡。代谢率很低,对肝肾功能无明显影响。

临床应用:可用于麻醉诱导和维持。以面罩吸入诱导时,有刺激味,易引起患者呛咳和屏气。因此,常静脉诱导后,以吸入异氟烷维持麻醉。麻醉维持中循环稳定,停药后苏醒较快。因其对心肌力抑制轻微,而对外周血管扩张明显,因而可用于控制性降压。

4)七氟烷(七氟醚,sevoflurane):无色透明,具有特殊芳香气味,无刺激性,麻醉性能较强。麻醉诱导迅速,苏醒快。

对心肌收缩力抑制较轻,但可降低外周血管阻力,引起动脉压和心排出量降低,不增加心肌对外源性儿茶酚胺的敏感性。对呼吸道无刺激性,不增加呼吸道的分泌物。对呼吸的抑制作用较强,能扩张支气管平滑肌。可增强非去极化肌松药的作用,并延长其作用时间。对 CNS 有抑制作用,舒张脑血管,升高颅内压。主要在肝代谢,代谢率低,可与呼吸回路中二氧化碳吸收罐内碱石灰反应,主要生成氟甲基二氟乙烯醚等产物,氟甲基二氟乙烯醚异常增高对肾功能有损害。

临床应用:用于麻醉诱导和维持。用面罩诱导时,呛咳和屏气的发生率低。麻醉维持中循环稳定。麻醉后苏醒迅速、平稳,恶心和呕吐的发生率低。

5)地氟烷(地氟醚,desflurane):无色透明液体,性能稳定,麻醉性能较弱。其血/气分配系数目前最低,诱导和苏醒都非常迅速。

对心肌收缩力抑制较轻,对心率、血压无明显影响,不增加心肌对外源性儿茶酚胺的敏感性。轻度抑制呼吸,可抑制机体对二氧化碳分压($PaCO_2$)升高的反应,对呼吸道有刺激作用。对神经-肌接头有抑制作用,增强非去极化肌松药的效应。抑制大脑皮质的电活动,降低脑氧代谢率;低浓度不抑制中枢对 CO_2 的反应,但过度通气时也不使颅内压降低;高浓度可使脑血管舒张,并降低其自身调节能力。几乎全部由肺排出,其体内代谢率极低,因而其肝、肾毒性低。

临床应用:用于麻醉诱导和维持,可单独以面罩诱导,浓度低于 6% 时呛咳和屏气的发生率低,浓度大于 7% 可引起呛咳、屏气、分泌物增多,甚至发生喉痉挛。因对循环功能的影响较小,对心脏手术或心脏病患者行非心脏手术的麻醉有利。其诱导和苏醒迅速,也适用于门诊手术患者的麻醉,并且恶心和呕吐的发生率明显低于其他吸入麻醉药。但需要特殊的蒸发器,价格也较贵。

2. **静脉麻醉药** 将麻醉药直接注入静脉,通过血液循环作用于中枢神经系统而产生全身麻醉作用的药物,称为静脉麻醉药(intravenous anesthetics)。其优点为诱导快,对呼吸道无刺激,无环境污染。静脉麻醉药是目前临床麻醉中主要的麻醉诱导药,也用于麻醉的维持。但静脉麻醉药作用的终止主要依赖于其药代动力学特性,个体差异大,可控性较吸入麻醉药差,而且单独使用难以完全满足手术需要。临床上往往需要镇静药复合镇痛药以及肌肉松弛药才能提供满意的麻醉。常用静脉麻醉药有:

(1)硫喷妥钠(thiopental sodium):为超短效巴比妥类静脉全麻药。常用浓度为 2.5%,溶液呈强碱性。硫喷妥钠易透过血脑屏障,增强脑内抑制性递质 γ- 氨基丁酸(γ-aminobutyric acid,GABA)的抑制作用,抑制网状结构的上行激活系统。静脉注射后,15~30s 病人神志消失,作用时间约 15~20min。

直接抑制心肌和延髓血管运动中枢,使外周血管扩张,血压下降,血压下降程度与注射剂量及注射速度密切相关。合并低血容量或心功能障碍者,血压降低更为显著。有较强的中枢性呼吸抑制作用,潮气量降低和呼吸频率减慢,呼吸中枢对二氧化碳的敏感性降低,甚至呼吸暂停。硫喷妥钠抑制交感神经而使副交感神经作用相对增强,咽喉及支气管的敏感性增加。局部刺激(口咽通气道、气管导管、分泌物及咽喉部刺激)和手术刺激(肛门、膀胱、腹膜等部位刺激),均易诱发喉痉挛及支气管痉挛。硫喷妥钠静脉注射后增加脑血管阻力,减少脑血流量和脑代谢率,降低脑氧耗量和颅内压。硫喷妥钠还可以对抗局麻药毒性反应。主要在肝代谢降解,肝功能障碍者,麻醉后苏醒时间延长。

临床应用:①全麻诱导:常用剂量为 4~6mg/kg,辅以肌松药可完成气管插管。但不宜单独用于气管插管,易引起严重的喉痉挛。②短小手术的麻醉:脓肿切开引流、血管造影等,2.5% 溶液 3~5mg/kg。③控制惊厥:2.5% 溶液 1~2mg/kg。④小儿基础麻醉:深部肌内注射 1.5%~2% 溶液 15~20mg/kg。皮下注射可引起组织坏死,动脉内注射可引起动脉痉挛、远端肢体坏死。

(2)丙泊酚(异丙酚,propofol):是化学合成的乳白色液体,具有镇静、催眠作用。丙泊酚通过增强 γ- 氨基丁酸(GABA)的抑制作用发挥麻醉作用,起效快,静脉注射 1.5~2mg/kg 后 30~40s 起效,维持时间仅 3~10min,停药后苏醒快而完全。

对心血管系统有明显抑制作用,主要表现为对心肌的直接抑制及血管舒张作用,血压下降、心率减慢、外周阻力和心排出量降低。大剂量、快速注射,或用于低血容量及老年人时,有引起严重低血压的危险。对呼吸有明显抑制,表现为潮气量降低和呼吸频率减慢,甚至呼吸暂停,抑制程度与剂量密切相关。可降低脑血流量、颅内压和脑代谢率。经肝代谢,代谢产物无生物活性。反复注射或静脉持续输注体内有蓄积,但对肝肾功能无明显影响。静脉注射时引起注射部位疼痛,给予小剂量利多卡因可预防。

临床应用:①静脉诱导:剂量为 1.5~2.5mg/kg。②麻醉维持:静脉持续输注与其他全麻药复合应用于麻醉维持,用量为 6~10mg/(kg·h)。③门诊手术的麻醉,具有较大优越性,用量约 2mg/(kg·h),停药后 10min 患者可回答问题。④区域阻滞麻醉时的辅助药,剂量为 1~2mg/(kg·h)。副作用为对静脉有刺激作用;对呼吸抑制作用较强,必要时应行人工辅助呼吸。

(3)氯胺酮(ketamine):是非巴比妥类作用迅速的静脉麻醉药。选择性抑制大脑联络径路和丘脑 - 新皮质系统,但对脑干网状结构影响轻微。有明显镇痛作用。静脉注射后 30~60s 患者意识消失,作用时间约 15~20min。肌内注射后约 5min 起效,15min 作用最强。

氯胺酮可兴奋交感神经,使心率增快、血压及肺动脉压升高。而对低血容量休克及交感神经呈高度兴奋者,氯胺酮表现为心肌抑制,因此不宜用于冠心病、高血压病、肺动脉高压患者,休克患者慎用。对呼吸的影响较轻,但用量过大或注射速度过快,或复合其他麻醉性镇痛药时,可引起显著呼吸抑制,甚至呼吸暂停,应特别警惕。氯胺酮可使唾液和支气管分泌物增加,对支气管平滑肌有松弛作用。可增加脑血流、颅内压及脑代谢率,使眼外肌张力增加,眼压升高。因此颅内压增高和青光眼患者,应慎用。主要在肝内代谢,代谢产物去甲氯胺酮仍有一定生物活性,由肾排出。

临床应用:①全麻诱导,剂量为 1~2mg/kg 静脉注射。②麻醉维持 15~45μg/(kg·min)速度静脉持续输注。③小儿基础麻醉,肌内注射 5~10mg/kg 可维持麻醉 30min 左右。主要副作用有:一过性呼吸暂停,幻觉、噩梦等精神症状。麻醉前应用地西泮或咪达唑仑可以减少或消除这种幻觉或噩梦。

(4)依托咪酯(etomidate):是一种人工合成的非巴比妥类,作用迅速、短效的静脉麻醉药,无镇痛作用。起效快,静脉注射后约 30s 病人意识消失,1min 脑内浓度达峰值。对心率、血压及心排出量的影响小;不增加心肌氧耗量,并轻度扩张冠状动脉。对呼吸的影响小。可降低脑血流量、颅内压及代谢率。主要在肝内水解,代谢产物不具有活性。对肝肾功能无明显影响。

临床应用:主要用于全麻诱导,尤其是年老体弱和危重患者的麻醉,一般剂量为 0.15~0.3mg/kg。主要副作用有:注射后可发生肌阵挛,对静脉有刺激性,术后易发生恶心、呕吐,可抑制肾上腺皮质功能,不宜长时间大剂量应用。

(5)咪达唑仑(midazolam):是苯二氮䓬类药物,通过增强 GABA 与其受体的作用,从而产生镇静、催眠、抗焦虑、抗惊厥、降低肌张力及顺行性遗忘等作用。起效较快,半衰期较短。

小剂量咪达唑仑对血流动力学和呼吸影响小,能降低脑血流和脑氧耗量,剂量较大时引起血压下降、心率减慢和呼吸抑制,特别是复合其他麻醉性镇痛药时。

临床应用:作为麻醉前用药、麻醉辅助用药,也用于全麻诱导。静脉注射 1~2mg 病人即可入睡。静脉全麻诱导的剂量为 0.15~0.2mg/kg。

(6)右美托咪定(dexmedetomidine):是新型高选择性的 α_2-肾上腺素受体激动剂,对心血管系统的抑制作用极为轻微,能更好地发挥镇静、镇痛、抗焦虑及降低交感神经兴奋性的作用。同时右美托咪定在体内分布迅速,清除半衰期较短,对呼吸几乎无干扰作用,并能产生独特的"可唤醒"麻醉。

临床应用:可作为麻醉前用药、麻醉辅助用药以及全麻的诱导。静脉注射:总量为 0.5~1μg/kg,在十分钟内缓慢注射,推注浓度为 4μg/ml。心动过缓的患者慎用。

3. 肌肉松弛药简称肌松药(muscle relaxants) 肌松药作用于运动神经末梢与骨骼肌运动终板,干扰神经肌肉之间正常冲动的传导,使骨骼肌暂时松弛,有利于外科手术顺利完成。自从 1942 年首次使用筒箭毒碱后,肌松药就成为全麻用药的重要组成部分。但肌松药只能使骨骼肌麻痹,本身不产生麻醉作用,不能使患者的意识和感觉消失,也不产生遗忘作用。临床用量范围内,维持正常通气情况下,肌松药对心肌和血管平滑肌无明显影响,也不干扰机体的生理功能。肌松药不仅有利于手术操作,也有助于避免深麻醉带来的危害。

(1)肌松药的作用机制和分类:神经肌肉结合部包括突触前膜,突触后膜和介于前、后膜之间的突触裂隙。在生理状态下,当神经兴奋传到运动神经末梢时,位于突触前膜的囊泡破裂,将递质乙酰胆碱向突触裂隙释放,并与突触后膜的乙酰胆碱受体结合,引起突触后膜去极化而诱发肌纤维的收缩。肌松药主要作用于神经肌肉结合部,干扰了神经冲动的传导。根据干扰方式的不同,肌松药主要分为两类:去极化肌松药(depolarizing muscle relaxants)和非去极化肌松药(nondepolarizing muscle relaxants)。

1)去极化肌松药:以琥珀胆碱为代表。琥珀胆碱的分子结构与乙酰胆碱类似,可与乙酰胆碱受体结合引起运动终板去极化和肌纤维成束收缩。琥珀胆碱与受体的亲和力较强,并且在神经肌肉接头处不易被胆碱酯酶分解,使突触后膜不能复极化而处于持续去极化状态,对乙酰胆碱不再发生反应,从而产生肌肉松弛作用。当琥珀胆碱在结合部位的浓度逐渐降低,突触后膜复极化,神经肌肉传导功能才能恢复正常。其特点为:①突触后膜呈持续去极化状态;②首次注药,在肌松出现前,有肌纤维成串收缩,其原因是肌纤维不协调收缩;③胆碱酯酶抑制剂不仅不能拮抗其肌松作用,反而增强肌松效应。

2)非去极化肌松药:以泮库溴铵、维库溴铵、罗库溴铵、阿曲库铵等为代表,与突触后膜的乙酰胆碱受体相结合,但不引起突触后膜的去极化。当突触后膜 75%~80% 以上的乙酰胆碱受体被非去极化肌松药结合后,神经冲动虽可引起乙酰胆碱的释放,但没有足够受体相结合,肌纤维不能去极化,神经肌肉的传导被阻断。肌松药和乙酰胆碱竞争性结合受体,具有明显剂量依赖性。应用胆碱酯酶抑制剂(如新斯的明)后,可减慢乙酰胆碱的分解,反复与肌松药竞争受体。乙酰胆碱与受体结合的数量达到阈值,即可引起肌肉收缩。因此,非去极化肌松药的作用可被胆碱酯酶抑制剂所拮抗。其特点为:①阻滞部位在神经-肌肉结合部,占取突触后膜的乙酰胆碱受体;②神经兴奋时突触前膜释放乙酰胆碱的数量并未减少,但无效;③肌松前没有肌纤维成束收缩;④可被胆碱酯酶抑制剂所拮抗。

(2)常用肌松药

1)琥珀胆碱(司可林,succinylcholine):是最常见的去极化肌松药,起效快,肌松完全且短暂。静脉注射后15~20s出现肌纤维震颤,在1min内肌松作用达高峰,作用持续8~10min。如给药前静脉注射小剂量非去极化肌松药,可减轻或消除肌颤。琥珀胆碱对血液动力的影响不明显,但可使血清钾一过性升高,严重者可导致心律失常。不引起组胺释放,因而不引起支气管痉挛。可被血浆胆碱酯酶迅速水解,代谢产物随尿排出。

临床主要用于全麻诱导时的气管插管,用量为1~2mg/kg,静脉注入。

副作用:可引起心动过缓及心律失常;广泛骨骼肌去极化过程中,可导致血清钾升高;肌强直收缩时引起眼压、颅内压及胃内压升高;术后肌痛。因此,高血钾患者(严重创伤、烧伤等)、截瘫患者、穿透性眼损伤、青光眼等应禁用。

2)泮库溴铵(pancuronium):为肌松作用强的长效非去极化肌松药,起效时间为3~6min,临床作用时间为100~120min。泮库溴铵能阻断心脏毒蕈碱样受体,引起心律增快,甚至心动过速。抑制去甲肾上腺素的再摄取,引起血压升高。胆碱酯酶抑制剂可拮抗其肌松作用。在肝内代谢,多次用药后应特别注意其术后残余作用。40%以原形经肾排出,其余以原形或代谢产物由胆道排泄。

用于全麻诱导时的气管插管和术中维持。静脉注射首次用量为0.1~0.15mg/kg,术中间断静脉注射2~4mg维持全麻期间的肌肉松弛。手术结束后可用胆碱酯酶抑制剂拮抗其残留肌松作用。

高血压病、心肌缺血、心动过速者及肝肾功能障碍者应慎用,重症肌无力患者禁用。

3)维库溴铵(vecuronium):是肌松作用强的非去极化肌松药,作用时间较泮库溴铵短。起效时间为2~3min,临床作用时间为25~30min。在临床用量范围内,维库溴铵对心血管系统影响小,不引起组胺释放,也无抗迷走神经作用,适用于缺血性心脏病病人。主要在肝内代谢,30%以原形经肾排出,余以代谢产物或原形经胆道排泄。

临床可用于全麻诱导时的气管插管和术中维持。静脉注射0.07~0.15mg/kg,2~3min后可以行气管插管。术中间断给予0.02~0.03mg/kg,或以1~2μg/(kg·min)的速度静脉持续输注,维持全麻期间的肌肉松弛。严重肝肾功能障碍者,作用时效延长,并发生蓄积作用。

4)罗库溴铵(爱可松,rocuronium):非去极化肌松药,肌松作用较弱,作用时间较短,属于中效肌松药。罗库溴铵是目前临床上起效最快的非去极化肌松药,用量为1.2mg/kg时,60s就可气管插管。罗库溴铵有特异性拮抗剂,可拮抗其引起的任何程度的神经肌肉阻滞。对心血管系统影响小,不引起组胺释放。药物经肝代谢,代谢产物主要从胆汁排泄,部分从肾排泄。

临床可用于全麻诱导时的气管插管和术中维持。

5)阿曲库铵(卡肌宁,atracurium):非去极化肌松药,作用时间较短。起效时间为3~5min,临床作用时间为15~35min。阿曲库铵引起组胺释放,释放程度与用量有关,表现为皮疹、心动过速及低血压,严重者可发生支气管痉挛。主要通过霍夫曼(Hofmann)降解和血浆酯酶水解,代谢产物由肾和胆道排泄,无明显蓄积作用。

临床应用于全麻诱导时气管插管和术中维持。静脉注射0.5~0.6mg/kg,2~3min后行气管插管。术中间断给予0.1~0.2mg/kg,或以5~10μg/(kg·min)的速度静脉维持输注,维持全麻期间的肌肉松弛。过敏体质及哮喘患者慎用。

6)顺阿曲库铵(cisatracurium):非去极化肌松药,起效时间为 2~3min,临床作用时间为 50~60min。与阿曲库铵相比,其优点是临床剂量范围内不引起组胺释放,血流动力学稳定。主要通过霍夫曼(Hofmann)降解。

临床应用于全麻诱导时气管插管和术中维持。应用范围广,适用于老年、心脏及肝肾功能异常等特殊患者。静脉注射 0.15~0.2mg/kg,1.5~2min 后可行气管插管。术中可间断给予 0.02mg/kg,或以 1~2μg/(kg·min)的速度静脉维持输注,维持全麻期间的肌肉松弛。

(3)应用肌松药的注意事项:①为保持呼吸道通畅,应行气管插管,辅助或控制呼吸。②肌松药无镇静、镇痛作用,不能单独使用,必须复合全身麻醉药使用。③使用琥珀胆碱后可引起短暂的血清钾升高,眼压和颅内压升高。因此,严重创伤、烧伤、截瘫、青光眼、颅内压升高者等禁用琥珀胆碱。④低体温可延长肌松药的肌松作用;吸入麻醉药、某些抗生素(如链霉素、庆大霉素、多黏菌素)及硫酸镁等,均可增强非去极化肌松药的作用。⑤合并有神经-肌肉接头疾病病人,如重症肌无力,应减量慎用非去极化肌松药。⑥有哮喘史及过敏体质者,慎用有组胺释放的肌松药。

4. 麻醉性镇痛药 麻醉性镇痛药在全身麻醉中起镇痛作用,与静脉全麻药、镇静药、肌松药联合使用,为手术提供完善、舒适的麻醉。但这些药物具有一定的成瘾性,属于麻醉控制性药品。

(1)吗啡(morphine):作用于大脑边缘系统,能消除紧张和焦虑,提高痛阈,解除疼痛,引起欣快感,有成瘾性。对呼吸中枢有明显抑制作用,轻者表现为呼吸减慢,严重者潮气量降低甚至呼吸停止,并有组胺释放作用,从而引起支气管痉挛。吗啡扩张小动脉和静脉,降低外周阻力,减少回心血量,引起低血压,但对心肌无明显抑制作用。其他副作用有恶心呕吐、皮肤瘙痒等。

主要用于镇痛,如创伤、手术引起的剧痛,心绞痛等。因良好镇痛作用,也作为麻醉前用药和麻醉辅助药;与镇静药、肌松药配伍实施全身静脉麻醉。成人用量为 5~10mg 皮下或肌内注射。

(2)哌替啶(度冷丁,pethidine):哌替啶具有镇痛、安眠、解除平滑肌痉挛的作用。对心肌收缩力有抑制作用,引起血压下降和心排出量降低。轻度抑制呼吸,用药后有欣快感,并有成瘾性。常作为麻醉前用药,成人用量为 50mg、小儿为 1mg/kg 肌内注射,2 岁以内小儿不宜使用。与异丙嗪或氟哌利多合用作为麻醉辅助用药。术后镇痛时,成人用量为 50mg 肌内注射,间隔 4~6h 可重复用药。

(3)芬太尼(fentanyl):人工合成的阿片受体激动剂,脂溶性高,镇痛作用强,镇痛作用为吗啡的 75~125 倍,是目前临床麻醉上主要的麻醉性镇痛药。芬太尼不抑制心肌收缩力,对循环功能影响轻微,无组胺释放。对呼吸有抑制,与咪达唑仑合用时呼吸抑制更为明显。其他副作用还包括肌肉僵硬、恶心呕吐、皮肤瘙痒。

临床应用:①麻醉诱导:常用剂量为 0.1~0.2mg。②麻醉维持:一般在手术开始前及手术过程中每 30~60min 追加 0.05~0.1mg。③大剂量芬太尼复合麻醉:常用于心血管大手术的麻醉,芬太尼 20μg/kg 缓慢静脉注射行麻醉诱导,配合肌松剂完成气管插管。术中间断静脉给予芬太尼维持麻醉,芬太尼总量可达 50~100μg/kg。④监测下麻醉管理:用于手术刺激小,维持时间短的门诊手术,如人工流产,脓肿切开引流等,成人芬太尼用量 0.1mg。

(4)舒芬太尼(sufentanil):是镇痛效应最强的阿片类药物,镇痛强度是芬太尼的 5~10 倍,镇痛持续时间是芬太尼的 2 倍,因而常用作术后镇痛。与等效剂量的芬太尼相比,舒芬太尼对循环功能影响更小,因此也更适合于心血管手术和老年患者的麻醉。对呼吸系统的影响呈剂量依赖性,抑制应激反应的作用优于芬太尼,其他副作用肌肉僵硬、恶心呕吐与芬太尼类似。

临床应用:①麻醉诱导或门诊小手术麻醉:采用 0.1~2μg/kg 小剂量。②大剂量复合麻醉:2~50μg/kg 常用于心血管大手术、神经外科的麻醉。③术后镇痛:配置术后镇痛泵。

(5)瑞芬太尼(remifentanil):为超短效阿片类镇痛药,消除半衰期 9min,其消除不依赖于肝肾功能,通过血液和组织中的非特异性脂酶水解为无活性的代谢产物,因而作用时间短、恢复迅速、无蓄积。单独应用时对循环系统主要表现为心率明显减慢;与其他全麻药合用时可引起血压和心率的降低;可产生剂量依赖性呼吸抑制,停药 5~8min 后自主呼吸可恢复;肌强直发生率较高。

用于麻醉诱导和维持,单次静脉注射量为 0.5~1µg/kg,维持麻醉的推荐剂量为 0.025~1.0µg/(kg·min)。如以靶控输注法(TCI)控制瑞芬太尼血浆浓度大于 4ng/ml,能有效抑制气管插管时的应激反应。停止输注瑞芬太尼后,镇痛作用很快消失,须采取适当的镇痛措施,如给予小剂量芬太尼、硬膜外镇痛等。

(二)麻醉机的基本结构和应用

麻醉机(anesthesia machine)供给患者氧气、吸入麻醉药和进行辅助呼吸,是临床麻醉及急救中不可缺少的设备。性能良好的麻醉机以及正确熟练的操作技能,是患者安全的重要保障,其主要结构有:

1. 气源   主要指供给氧气、氧化亚氮(N_2O)、空气的储气设备,有钢瓶装压缩氧气和液态氧化亚氮,或中心供气源等。

2. 蒸发器(vaporizer)   有效地将液态的挥发性麻醉药蒸发为气体,并精确地调节麻醉药输出浓度的装置。蒸发器具有药物专用性,如七氟烷蒸发器、异氟烷蒸发器、地氟烷蒸发器等。

3. 呼吸环路系统(breathing circle system)   通过呼吸环路系统将氧气、空气和吸入麻醉药输送到患者的呼吸道内,同时将呼出的气体排出体外。

4. 麻醉呼吸器(ventilator)   在麻醉期间用呼吸器来控制病人的呼吸。呼吸器可分为定容型和定压型,根据病人体重、氧合需求设置或调节潮气量、分钟通气量、压力、呼吸频率、吸呼时间比(I:E)、呼气末正压(PEEP)等呼吸参数。还可设置吸入氧浓度、分钟通气量及气道压等参数的报警界限,以保证麻醉的安全性。

(三)气管插管术(endotracheal intubation)

为了保证患者呼吸道通畅,有效地管理呼吸,将特制的气管导管,经口腔或鼻腔插入到患者的气管内,即气管插管术。这是麻醉医师必须熟练掌握的基本操作技能,也是临床麻醉的重要组成部分。其优点有:①麻醉期间保持患者的呼吸道通畅,防止异物进入呼吸道,及时吸出气管内分泌物或血液;②实施有效的人工或机械通气,避免病人缺氧和二氧化碳积蓄;③可安全、环保、精确地吸入全身麻醉药。凡全身麻醉时,难以确保病人呼吸道通畅如颅内手术、开胸手术、需俯卧位手术等,呼吸道难以保持通畅的患者如肿瘤压迫气管,全麻药对呼吸有明显抑制或使用肌松药者,都应气管插管。气管插管在危重病人的抢救中也发挥了重要作用。呼吸衰竭需要进行机械通气者,心肺复苏,药物中毒以及新生儿严重窒息等,也必须行气管插管。

常用气管插管方法有经口明视插管术和经鼻插管术。一般首选经口明视插管术,少数病人因行口腔部手术或有下颌关节强直、张口困难的,则采取经鼻插管术。

1. 经口腔明视插管术   借助喉镜在直视下暴露声门,将合适导管经口腔插入气管内(图 15-1)。插管方法:患者头后仰,使口张开。左手持喉镜放入口腔后缓慢推进,先显露悬雍垂,将镜片垂直提起可见会厌,如采用弯镜片插管则将镜片置于会厌与舌根交界处(会厌谷),用力向前上方提起即显露声门。如采用直镜片插管,则直接挑起会厌显露声门。右手执气管导管由右口角插入口腔,同时双目注视导管前进方向,准确轻柔地将导管尖端插入声门,套囊充气,导管插入气管内的深度成人为 4~5cm,导管尖端至中切牙的距离约 18~22cm。插管完成后,要确认导管已进入气管内,然后妥善固定。确认方法有:①压胸部时,导管口有气流。②人工呼吸时,可见双侧胸廓对称起伏,听诊可闻及双肺清晰、对称的呼吸音。③透明导管内吸气时管壁清亮,呼气时可见明显的"白雾"样变化。④病人如有自主呼吸,接麻醉机后可见呼吸囊随呼吸而张缩。⑤监测呼气末二氧化碳($ETCO_2$):正确图形则确认无误。

2. 经鼻插管术   将气管导管经鼻腔插入气管内(图 15-2)。插管方法:先鼻腔黏膜表面麻醉,并滴入 3% 麻黄素使鼻腔黏膜血管收缩以减少出血。选用合适管径的气管导管插入鼻腔。插管可明视下进行,也可在保留患者自主呼吸下盲探插入。

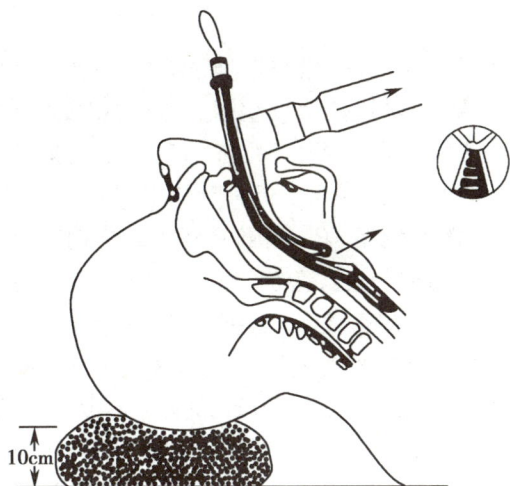

图 15-1　经口腔明视插管

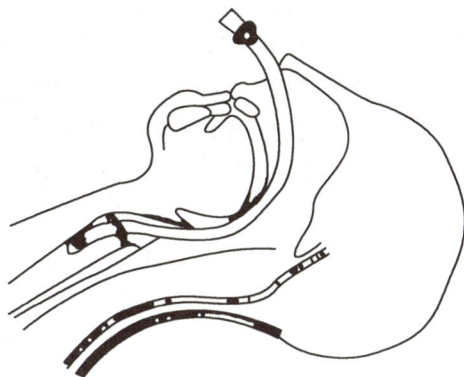

图 15-2　经鼻腔插管

气管插管的并发症包括：

(1)气管插管过程中引起牙齿损伤或脱落,口腔、咽喉部和鼻腔的黏膜损伤出血,甚至颞下颌关节脱位。

(2)气管插管时麻醉偏浅引起剧烈呛咳、憋气、喉头及支气管痉挛,心率过快及血压剧烈波动,从而导致心肌缺血。严重的迷走神经反射导致心律失常、心动过缓、心搏骤停。

(3)气管导管内径过小,增加呼吸阻力;导管内径过大或质地过硬容易损伤呼吸道黏膜,甚至引起急性喉头水肿,或慢性肉芽肿。导管过软容易变形、扭折而引起呼吸道梗阻。

(4)导管插入太深误入一侧支气管,导致通气不足、缺氧或术后肺不张。导管插入太浅时,容易因病人体位变动而脱出,发生严重医疗事件。因此,插管后及改变体位过程中须仔细检查导管位置,并常规听诊双肺呼吸音。

3. **喉罩**(laryngeal mask)　是一种介于面罩和气管插管之间的新型通气工具,具有操作简便、便于掌握、损伤小、患者耐受好等优点,目前在临床麻醉特别是紧急气道的开放中得到了广泛应用。但喉罩不能完全防止误吸,因此不能用于呕吐、反流危险高的患者;声门下气道梗阻者也禁用。

(四) 全身麻醉的实施

1. **全身麻醉的诱导**　全身麻醉的诱导(induction of anesthesia)是指患者由清醒状态到神志消失,并进入全麻状态后进行气管插管,这一阶段称为全麻诱导期。诱导前应准备好麻醉机、气管插管用具、吸引器等,常规监测心电图、心率、血压、血氧饱和度 SpO_2,开放静脉及必要时放置胃肠减压管,全麻诱导方法有:

(1)吸入诱导法

1)开放点滴法:以金属丝网面罩绷以纱布扣于患者的口鼻部,挥发性麻醉药滴于纱布上,呼吸时将麻醉药吸入并逐渐进入麻醉状态。该方法对环境污染大,几乎已淘汰,既往主要用于乙醚麻醉。

2)面罩吸入诱导法:将麻醉面罩扣于患者口鼻部,开启麻醉药蒸发器和氧气,并逐渐增加吸入麻醉药浓度,待患者意识消失并进入麻醉状态时,给予肌松药后行气管插管。

(2)静脉诱导法:与吸入诱导法相比,静脉诱导法迅速,患者更舒适,对环境无污染。但麻醉深度分期不明显,对病人循环干扰大。诱导前,先面罩吸入纯氧 2~3min,增加氧储备,选择合适的静脉麻醉药如丙泊酚、依托咪酯等,从静脉缓慢注入并严密监测患者的意识、循环和呼吸的变化。患者神志消失后再注入肌松药,全身骨骼肌及下颌逐渐松弛,呼吸由浅到完全停止。这时经面罩进行人工呼吸,然后进行气管插管。插管成功后,立即与麻醉机相连接并行人工辅助呼吸或机械通气。

2. 全身麻醉的维持

(1) 吸入麻醉药维持：经呼吸道吸入一定浓度的吸入麻醉药来维持适当的麻醉深度。目前吸入的气体麻醉药为氧化亚氮，挥发性麻醉药为氟化类麻醉药，如七氟烷、异氟烷、地氟烷等。这些常用吸入麻醉药中氧化亚氮的麻醉性能弱，高浓度吸入时有发生缺氧的危险，不能单独用于维持麻醉。挥发性麻醉药的麻醉性能强，吸入一定浓度就可使患者意识、痛觉消失，能单独维持麻醉。但肌松作用不满意，吸入浓度越高，对生理的影响越严重。因此，临床上常将 N_2O-O_2- 挥发性麻醉药合用维持麻醉，必要时复合肌松药。使用氧化亚氮时，应监测吸入氧浓度和脉搏氧饱和度（SpO_2），吸入氧浓度不低于 30%。挥发性麻醉药采用专用蒸发器调节其吸入浓度，同时连续监测吸入麻醉药浓度，使麻醉深度更容易调控。

(2) 静脉麻醉药维持：全麻诱导后经静脉给药维持适当麻醉深度的方法。根据手术需要和不同静脉全麻药的药理特点选择合适静脉给药方法：单次、分次或持续注入。目前所用的静脉麻醉药中，除氯胺酮外，多数都属于催眠药，无明显镇痛作用。有的药物如硫喷妥钠，大剂量使用时虽有一定的镇痛作用，但对生理干扰非常大。因此，短小手术使用单一的静脉全麻药，复杂或时间较长的手术，多选择复合全身麻醉。

(3) 复合全身麻醉（combined anesthesia）：指两种或两种以上的全麻药或 / 和方法复合应用，取长补短，力求达到最佳临床麻醉效果。随着麻醉药品种类日益增多，麻醉技术不断完善，复合麻醉在临床上的应用越来越广泛。根据给药途径的不同，复合麻醉可大致分为全凭静脉麻醉和静脉与吸入麻醉药复合的静吸复合麻醉。

1）全凭静脉麻醉（total intravenous anesthesia，TIVA）：是指静脉麻醉诱导后，采用多种短效静脉麻醉药复合应用，间断或连续静脉注射药物来维持合适麻醉深度。现常用静脉麻醉药缺乏良好的镇痛，因而麻醉过程中需用强效麻醉性镇痛药，以加强麻醉效果，抑制应激反应。为达到良好肌松弛和便于施行机械通气的目的，还需给予肌松药。因此，全凭静脉麻醉要达到稳定的麻醉状态，需要复合应用静脉麻醉药、麻醉性镇痛药和肌松药。这样既充分发挥各药物的优点，又减少其不良作用；具有诱导快、操作简便、可避免吸入麻醉药引起的环境污染；如果用药精准、适量，麻醉过程平稳，恢复也快。但由于是多种药物的复合应用，如何根据各自的药理学特点选择合适给药时机及剂量是十分关键的。麻醉体征与麻醉分期也难以精确区分，麻醉后苏醒延迟及肌松药的残余作用也可带来严重并发症。因此，麻醉医师必须精通各种药物的药理学特点，灵活用药，才能取得良好麻醉效果。在临床上应严密监测患者生命体征的变化，有条件者可根据药代动力学特点靶控给药。全凭静脉麻醉的基本原则无明显争议，具体的复合方法、剂量大小及给药时机则有较大区别。目前常用的静脉麻醉药有丙泊酚、咪达唑仑，麻醉性镇痛药有舒芬太尼、芬太尼，而肌松药则根据手术需要选用长效或短效药物。

2）静吸复合麻醉：全凭静脉麻醉的给药时机较难掌握，有时麻醉可突然减浅，可吸入一定量的挥发性麻醉药以维持麻醉的稳定。一般在静脉麻醉的基础上，复合吸入合适浓度的挥发性麻醉药。这样既可使麻醉维持稳定、简单，又可减少吸入麻醉药的用量，且有利于麻醉后迅速苏醒。静吸复合麻醉适用范围较广，麻醉操作和管理都容易掌握，极少发生麻醉突然减浅的被动局面。但如果掌握不好，也容易发生术后苏醒延迟。

3. 全身麻醉深度的判断

良好的全身麻醉应使患者充分镇静、镇痛、满意的肌松、合理控制的应激，能满足手术需要。施行麻醉过程中如何准确地判断深浅和维持最佳的麻醉深度显得尤其重要，处理不当常引起麻醉过深或过浅，导致术后苏醒延迟或者术中知晓。

20 世纪 30 年代，Guedel 根据乙醚麻醉过程中患者的不同临床表现和体征提出了乙醚麻醉深度分期。多种新麻醉药的出现和复合麻醉技术的应用，乙醚麻醉中评价麻醉深度的标准仍是当今临床麻醉中判断和掌握麻醉深度的参考。乙醚麻醉深度分期标准是以对意识、痛觉、反射活动、肌肉松弛、呼吸及循环抑制的程度为标准，即全麻药对中枢神经系统的抑制过程。

第一期（遗忘期）：从麻醉诱导开始至意识消失，在此期间痛觉仍未消失。

第二期（兴奋期）：患者呈现挣扎、屏气、呕吐、咳嗽、吞咽等兴奋现象，对外界反应增强，不宜进行任何操作,适当的诱导可使此期迅速度过。

第三期(外科麻醉期):此期麻醉达到所需深度,呼吸平稳、循环稳定,疼痛刺激已不能引起躯体反射和有害的自主神经反射(如血压增高、心动过速),进一步加深麻醉则会加重对呼吸、循环的抑制。

第四期(延髓麻痹期):呼吸停止,瞳孔散大,血压剧降至循环衰竭。需要绝对避免,如出现应尽快减浅麻醉,及时处理。

复合麻醉的应用,对判断全身麻醉的深度带来困难。强效镇痛药和肌松药的应用,患者可无疼痛反应,肌肉也完全松弛,但知道术中发生的一切而无法表示,称为"术中知晓",给病人造成了严重精神伤害。为了避免此类不良事件发生,人们进行了大量的探索,但至今没有一种能成为临床常规应用的可靠、方便、有效的方法。近年来发展起来的双频谱指数(bispectral index,BIS)脑电图分析,被认为对判断镇静深度有较大的价值,BIS 的范围为 0~100,数值越小,镇静越深。体感诱发电位、脑干听觉诱发电位、麻醉熵等也是研究的热点,但都不能全面代表麻醉深度的各方面状态。临床中麻醉深度应根据复合应用的药物(包括各种全麻药、镇痛药、肌松药等)对意识、感官、运动、神经反射及内环境稳定性的影响程度来综合判断。有保留自主呼吸者,若手术刺激时呼吸增强,则为浅麻醉的表现。循环的稳定性仍为判断麻醉深浅的重要标志,循环严重抑制要考虑麻醉过深,心率增快、血压升高则考虑麻醉过浅。挥发性麻醉药的麻醉性能强,高浓度吸入虽可使病人意识、痛觉消失,但肌松作用并不能达到手术要求,如盲目追求肌松势必导致深麻醉,故复合麻醉仍在于合理的药物配伍,避免麻醉过浅、过深。维持最佳的麻醉深度是重要而复杂的,应仔细观察病人,综合各项指标作出合理判断,并根据手术刺激的强弱及时调整麻醉深度,以适应手术麻醉的需要。临床上通常将麻醉深度分为浅麻醉期,手术麻醉期和深麻醉期(表 15-2),对于评估麻醉深度有一定的参考意义。

表 15-2 临床麻醉深度判断标准

麻醉分期	呼吸	循环	眼征	其他
浅麻醉期	不规则呼吸、呛咳、喉痉挛	血压增高、心率增快	眼睑反射(+)、眼球运动(+)、流泪	吞咽反射(+)、出汗、分泌物增多、刺激有体动
手术麻醉期	规律、气道阻力下降	血压稍低但稳定、手术刺激无改变	眼睑反射(−)、眼球固定中央	刺激时无体动
深麻醉期	规律、气道阻力下降	血压低	对光反射(−)、瞳孔散大	

(五) 全身麻醉的并发症及其处理

1. 反流与误吸 饱胃、肠梗阻、产科和小儿外科患者,全身麻醉时易发生呕吐、误吸造成窒息或吸入性肺炎。呕吐可以发生在麻醉诱导期、术中和麻醉复苏期。反流或误吸物的性质和量的不同,其后果也不同,如误吸入大量胃内容物死亡率高。无论误吸物为固体食物或胃液,都可引起急性呼吸道梗阻。完全性呼吸道梗阻可立即窒息、缺氧,如不能及时解除梗阻,可立即危及患者的生命。误吸胃液可引起肺损伤、支气管痉挛和毛细血管通透性增加,进一步导致肺水肿和肺不张。肺损伤的程度与胃液量和 pH 相关,吸入量越大,pH 越低,肺损伤程越严重。麻醉期间必须做好预防反流和误吸的各种措施。主要措施包括:减少胃内物,促进胃排空,降低胃液的 pH,降低胃内压,加强对呼吸道的保护。择期手术病人术前严格禁饮、禁食,饱胃患者必须行手术者,尽量选择局部麻醉或椎管内麻醉并保持神志清醒。若必须施行全身麻醉的按饱胃患者的麻醉处理,必要时清醒气管插管。亦有临床研究报道,侧卧位气管插管可以一定程度减小反流和误吸的风险。

2. 呼吸道梗阻(airway obstruction) 以声门为界,呼吸道梗阻可分为上呼吸道梗阻和下呼吸道梗阻或者两者皆有。

(1)上呼吸道梗阻:最常见原因舌后坠(图 15-3)、口腔内分泌物及异物阻塞、喉头水肿、喉痉挛等,主要表现为吸气困难。舌后坠时将头后仰、下颌托起(图 15-4)、置入口咽或鼻咽通气道(图 15-5,图

15-6),及时清除咽喉部的分泌物及异物,即可解除梗阻。喉头水肿多见于婴幼儿及气管插管困难者,也可因手术牵拉或刺激喉头引起。轻者静脉注射皮质激素或雾化吸入肾上腺素即可缓解;严重者需立即紧急气管切开。喉痉挛时,表现为呼吸困难,吸气时有鸡鸣声,可因缺氧而发绀。轻度喉痉挛者,去除诱因,加压给氧即可缓解;严重者需气管插管,或经环甲膜穿刺置管进行急救。为预防喉痉挛的发生,应避免在浅麻醉时刺激喉头。

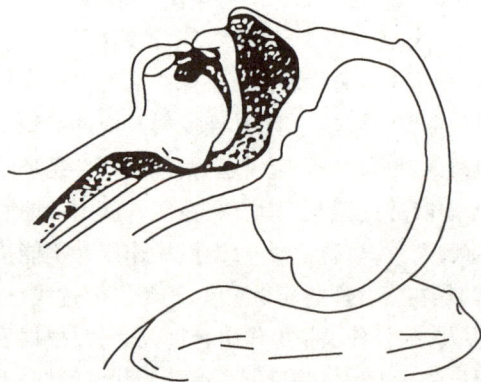

图 15-3   舌后坠引起呼吸道梗阻

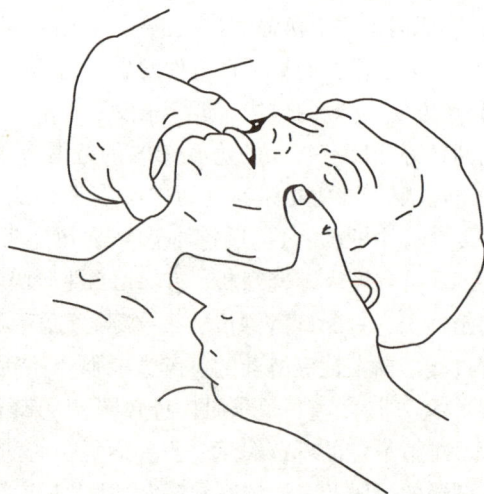

图 15-4   托下颌方法

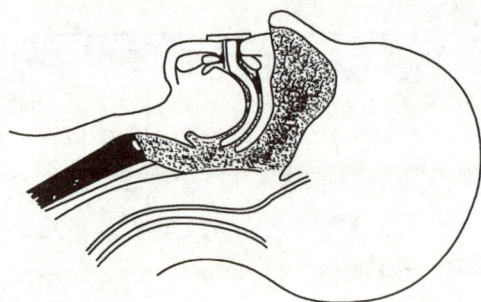

图 15-5   放置口咽通气道

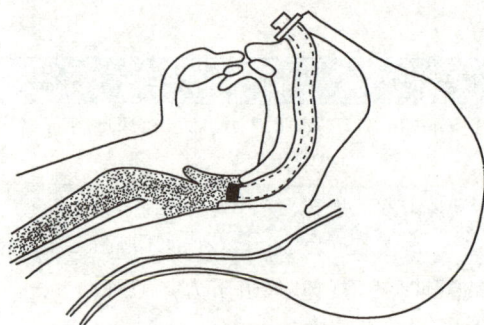

图 15-6   放置鼻咽通气道

(2)下呼吸道梗阻:常见原因为气管、支气管内有分泌物或呕吐物,梗阻不严重者可无明显症状;梗阻严重者表现为呼吸困难、潮气量降低、气道阻力高、缺氧发绀、心率增快和低血压,处理不及时可危及患者生命。下呼吸道梗阻也可因支气管痉挛引起,多发生在有哮喘病史或慢性支气管炎病人。肺部听诊可闻及哮鸣音,严重者呼吸音消失。维持适当的麻醉深度和良好的氧合是缓解支气管痉挛的重要措施,必要时可静脉注射氨茶碱 0.125~0.25g 或氢化可的松 100mg。

3. **通气量不足**   麻醉期间和全麻后都可发生通气不足(hypoventilation),表现为低氧血症和 / 或 CO_2 潴留。颅脑手术的损伤、麻醉药物的残余,是引起呼吸抑制的主要原因,应以机械通气维持呼吸直到呼吸功能的完全恢复,必要时以拮抗药逆转。

4. **低氧血症**(hypoxernia)   吸空气时,$SpO_2 < 90\%$,$PaO_2 < 60mmHg$ 或吸纯氧时 $PaO_2 < 90mmHg$ 即可诊断为低氧血症。临床表现为呼吸急促、发绀、烦躁不安、心动过速、心律失常、血压升高等。常见原因和处理原则为:①麻醉机故障、氧气供应不足、气管导管插入一侧支气管、气管导管脱出及呼吸道梗阻均可引起低氧血症,应检查呼吸管道、气管导管并及时纠正。②弥散性缺氧:可见于 N_2O 吸入麻醉,停止吸入 N_2O,吸入纯氧。③肺不张:分泌物过多或通气不足等因素引起肺容量降低所致,通过吸痰、增加通气量、肺复张等措施可改善。④误吸:严重程度取决于吸入物的量和 pH,轻者对氧治疗有

效,严重者应行机械通气治疗。⑤肺水肿:可发生于急性左心衰或肺毛细血管通透性增加,增加吸入氧浓度的同时积极治疗原发病。

5. **低血压(hypotension)**　麻醉期间收缩压下降超过基础值的30%或绝对值低于80mmHg者,应及时处理。严重者可出现器官灌注不足,表现为心肌缺血、中枢神经功能障碍等。常见原因及治疗:①麻醉过深,若麻醉前已有血容量不足,表现更为明显,应在调节合适麻醉深度的同时补充容量。②术中失血过多引起低血容量性休克,应及时输液输血。③过敏反应、肾上腺皮质功能低下及复温时,均可因血管张力扩张导致低血压。治疗包括病因治疗、补充血容量,适当使用血管收缩药。④术中牵拉内脏时可反射性血压下降,并发生心动过缓。及时解除刺激,必要时给予阿托品对症治疗。

6. **高血压(hypertension)**　麻醉期间舒张压高于100mmHg或收缩压高于基础值的30%,应根据病因处理。常见原因有:①与并存疾病有关,如原发性高血压病、嗜铬细胞瘤、颅内压增高等。②与手术、麻醉操作有关,如手术探查、气管插管等。③通气不足引起CO_2蓄积。④药物所致血压升高,如氯胺酮。处理原则:全麻诱导时静脉注射芬太尼,减轻气管插管时的心血管反应;术中根据手术刺激的程度调节麻醉深度;对于顽固性高血压者可给予降压药控制血压,维持循环稳定。

7. **心律失常**　窦性心动过速与高血压同时出现,常为浅麻醉的表现,适当加深麻醉。低血容量、贫血及缺氧时,也可表现为心率增快,针对病因进行治疗。手术牵拉内脏(如胆囊)或眼心反射时,因刺激迷走神经导致心动过缓,严重者可致心搏骤停,应立即停止操作,必要时静脉注射阿托品。发生期前收缩时,应先明确其性质并观察其对血流动力学的影响。麻醉中偶发的室性期前收缩无须特殊处理。因浅麻醉或CO_2蓄积所致的室性期前收缩,适当加深麻醉或排出CO_2后多可缓解。如室性期前收缩为多源性、频发或伴有 R-on-T 现象,表明有心肌灌注不足,应积极原发病治疗。

8. **高热、抽搐和惊厥**　常见于小儿麻醉。由于婴幼儿的体温调节中枢尚未发育完善,体温易随环境温度而变化。如对高热处理不及时,可引起抽搐甚至惊厥。一旦发现体温升高,应积极进行物理降温。麻醉中体温升高,还要警惕恶性高热的发生,其表现为体温急剧上升,可超过 42℃,持续肌肉收缩,$PaCO_2$迅速升高,死亡率很高。最容易诱发恶性高热的药物是琥珀胆碱和氟烷。欧美国家的发病率稍高,而国人罕见。

四、局部麻醉

用局部麻醉药(简称局麻药)暂时阻断某些周围神经的冲动传导,使这些神经所支配的相应区域产生麻醉作用,称为局部麻醉(local anesthesia),简称局麻。局麻是一种简便易行、安全有效、并发症较少的麻醉方法,术中保持患者意识清醒,适用于较表浅、局限的手术,但也会干扰重要器官的功能。因此,施行局麻时应熟悉局麻药的药理特点和局部解剖,掌握规范的操作技术。

(一) 局麻药的药理

1. **化学结构和分类**　常用局麻药分子的化学结构是由芳香基(亲脂性)、胺基(亲水性)和中间链三部分组成。中间链可为酯链或酰胺链。根据中间链的不同可分为两类:酯类局麻药,如普鲁卡因、丁卡因等;酰胺类局麻药,如利多卡因、布比卡因、左旋布比卡因和罗哌卡因等。根据作用强度和时效可分为:低效能、短时效局麻药如普鲁卡因等;中效能、中时效如利多卡因等;高效能、长时效如丁卡因、布比卡因、左旋布比卡因和罗哌卡因等。

2. **理化性质和麻醉性能**　局麻药的理化性质可影响其麻醉效果,主要有离解常数、脂溶性和血浆蛋白结合率。

(1)离解常数(pKa):局麻药水溶液中含有未离解的碱基(B)和已离解的阳离子(BH^+)两部分。而离解程度取决于溶液的 pH,pH 越大[BH^+]越少,未离解的碱基(B)越多。溶液中[B]和[BH^+]浓度完全相等时的 pH,称为该局麻药的 pKa。局麻药进入组织后,由于组织液的 pH 接近7.4,药物的 pKa 越大,则非离子部分越小,非离子部分具亲脂性,易于透过组织,故局麻药的 pKa 能影响:①起效时间:

pKa越大,离子部分越多,不易透过神经鞘和膜,起效时间延长。②弥散性能:pKa越大,弥散性能越差。利多卡因的pKa接近正常pH,故起效快。

(2)脂溶性:局麻药的脂溶性是决定局麻药强度的主要理化特性。脂溶性高,局麻药的麻醉效能越强。布比卡因和丁卡因脂溶性高,利多卡因中等,普鲁卡因最低。按此规律,布比卡因和丁卡因麻醉效能最强,利多卡因居中,普鲁卡因最弱,罗哌卡因的脂溶性略低于布比卡因。

(3)蛋白结合率:局麻药的蛋白结合率和局麻药的时效呈正相关,结合率高,作用时间越长。局麻药注入体内后,呈游离状态的起麻醉作用,另一部分与局部组织的蛋白结合,结合状态的药物将暂时失去药理活性。布比卡因的蛋白结合率高,时效长。

3. 吸收、分布、生物转化和清除

(1)吸收:局麻药自给药部位吸收后,进入血液循环,其吸收的量和速度决定血药浓度。影响因素:①药物剂量:血药峰值浓度与一次注药的剂量成正比,为了避免浓度过高而引起毒性反应,对每一局麻药都规定了单次用药的限量。②给药部位:与该处血供情况有直接关系,一般作肋间神经阻滞吸收较快,皮下注射则较慢。若直接给药于咽喉、气管黏膜或炎性组织等,吸收速度很快。③局麻药的性能:普鲁卡因、丁卡因使注射区血管明显扩张,能加速药物的吸收。而罗哌卡因和布比卡因易与蛋白结合,故吸收速率减慢。④血管收缩药:如在局麻药液中加入适量肾上腺素,使血管收缩,延缓药液的吸收,作用时间延长,并可减少毒性反应的发生。

(2)分布:局麻药吸收入血液循环后,首先分布到血液灌注好的器官如心、脑和肾。然后以较慢速率再分布到血液灌注较差的肌肉、脂肪和皮肤。

(3)生物转化和清除:局麻药在血中清除转化,其代谢产物的水溶性更高,由肾排出。酰胺类局麻药在肝内由线粒体酶水解,故肝功能不全患者用量应酌减。酯类局麻药主要被血浆假性胆碱酯酶水解。如有先天性假性胆碱酯酶异常,或因肝硬化、严重贫血、恶病质和晚期妊娠等引起该酶量的减少者,酯类局麻药的用量都应减少。

4. 局麻药的不良反应

(1)毒性反应:局麻药吸收入血后,当血药浓度达到一定阈值,就会发生局麻药的全身毒性反应,严重者可致死。其严重程度和血药浓度有直接关系。引起毒性反应的常见原因有:①单次剂量超过患者的耐受量;②意外注入血管内;③注药部位血供丰富,吸收过快;④患者因体弱或其他原因导致局麻药耐量降低。用小量局麻药即出现毒性反应症状者,称为高敏反应(hypersusceptibility)。

毒性反应主要表现在对中枢神经系统和心血管系统的影响。轻度毒性反应时,患者常出现口周发麻、眩晕、复视、寒战、惊恐不安和定向障碍等症状。此时如及时发现,一般在短时间内症状可自行消失。如果继续发展,则可意识丧失,并出现面肌和四肢的震颤。一旦发生抽搐或惊厥,可引起缺氧,进一步可发生呼吸和循环衰竭。因中枢神经系统的下行抑制系统神经元较兴奋系统神经元更容易被抑制,故临床上首先表现为兴奋现象,如血压上升、心率增快等,当血药浓度继续增大时,即出现全面性抑制。局麻药的心血管毒性反应主要是抑制心肌、传导系统和周围血管平滑肌,减弱心肌收缩力,减少心输出量,降低血压。当局麻药血药浓度极高时,周围血管广泛扩张,房室传导阻滞,心动过缓,甚至心搏骤停。

预防局麻药毒性反应的措施包括:单次用量不超过限量,注药前回抽无血液,根据具体情况和用药部位酌减剂量,药液内加入适量肾上腺素,以及给予麻醉前用药如地西泮或巴比妥类药物等。

一旦发生毒性反应,应立即停止用药,面罩吸氧。轻度毒性反应者给予适量咪达唑仑或地西泮,可预防和控制抽搐。如出现抽搐或惊厥,一般主张静脉注射硫喷妥钠1~2mg/kg。对于惊厥反复发作者也可静脉注射琥珀胆碱1mg/kg后,行气管插管。如出现低血压,可用麻黄碱或间羟胺等维持血压,心率缓慢则静脉注射阿托品。一旦呼吸心搏骤停,应立即进行心肺复苏。

(2)过敏反应:即变态反应,临床上酯类局麻药过敏者较多,酰胺类极罕见。有时常易将局麻药毒性反应或添加的肾上腺素的不良反应误认为过敏反应。过敏反应是指使用极少量局麻药后,出现荨

麻疹、咽喉水肿、支气管痉挛、低血压和血管神经性水肿,甚至危及生命。如发现过敏反应,首先停止使用局麻药;保持呼吸道通畅,吸氧;维持循环稳定,适当补充血容量,必要时可适当选用血管加压药,同时应用糖皮质激素和抗组胺药。其预防措施尚难肯定。传统的局麻药皮肤试验预测局麻药变态反应是不可信的,因为假阳性率高达40%。因此没有必要常规局麻药皮试,如果患者有酯类局麻药过敏史,可改选用酰胺类局麻药。

5. 常用局麻药

(1)普鲁卡因(奴佛卡因,procaine):一种弱效、短时效但较安全的常用酯类局麻药。它的麻醉效能较弱,黏膜穿透力差,故不适用于表面麻醉和硬膜外阻滞。因毒性较小,适用于局部浸润麻醉。成人单次限量为1g。

(2)丁卡因(地卡因,tetracaine):一种强效、长时效的酯类局麻药。丁卡因脂溶性高,黏膜穿透力强,适用于表面麻醉、神经阻滞、硬膜外阻滞。成人单次最大剂量不超过100mg。

(3)利多卡因(赛罗卡因,lidocaine,xylocaine):是中等效能和时效的酰胺类局麻药。组织弥散性能和黏膜穿透力好,可用于各种局麻方法,但使用的浓度不同。成人单次最大剂量不超过400mg。

(4)布比卡因(丁哌卡因,bupivacaine):一种强效和长时效酰胺类局麻药。常用于神经阻滞、硬膜外阻滞及腰麻,很少用于局部浸润麻醉。与血浆蛋白结合率高,故透过胎盘的量少,适用于分娩镇痛,常用浓度为0.125%~0.25%。作用时间为4~6h。成人单次最大剂量不超过150mg。使用时应注意其心脏毒性。左旋布比卡因的基本药理性能、临床使用与布比卡因相似,但心脏毒性弱于布比卡因。

(5)罗哌卡因(ropivacaine):是新型的酰胺类局麻药,作用强度和药代动力学与布比卡因类似,但心脏毒性较小。使用低浓度、小剂量时几乎只阻滞感觉神经,具有明显的感觉和运动阻滞分离现象;与血浆蛋白结合率高,故尤其适用于硬膜外镇痛如分娩镇痛。硬膜外阻滞的浓度为0.25%~0.75%,而0.75%~1%浓度可产生较好的运动神经阻滞。成人单次最大剂量不超过200mg。

(二)局部麻醉的分类

根据应用局麻药于不同部位和方法,可分为表面麻醉、局部浸润麻醉、区域阻滞、神经阻滞和椎管内麻醉(参见本小节第五部分)。

1. 表面麻醉 将穿透力强的局麻药涂敷、滴注、喷洒于黏膜表面,透过黏膜阻滞神经末梢,使黏膜产生麻醉现象,称表面麻醉(surface anesthesia)。适用于眼、鼻、咽喉、气管、尿道等处的浅表手术或内镜检查。常用表麻药物为1%~2%丁卡因或2%~4%利多卡因。

2. 局部浸润麻醉 将局麻药注入包括皮内、皮下、肌膜等各层次组织,以达到局部麻醉效果称局部浸润麻醉。基本操作方法:先在手术切口一端进针,针尖斜面向下刺入皮内,注药后形成橘皮样隆起,称皮丘。将针拔出,在第一个皮丘的边缘再进针,同前操作形成第二个皮丘,如此在切口线上形成皮丘带。再经皮丘向皮下组织注射局麻药,即可切开皮肤和皮下组织。如手术操作至深层组织,可在肌膜下和肌膜内注药。分开肌层后如为腹膜,应行腹膜浸润。如此浸润一层切开一层,以期麻醉效果确切,减轻疼痛。常用药物为0.5%普鲁卡因或0.25%~0.5%利多卡因。

局部浸润麻醉时应注意:①注入组织内的药液需有一定容积,使药液与神经末梢广泛接触,增强麻醉效果。②为避免用药量超过单次限量,可稀释后使用以降低药液浓度。③每次注药前都要回抽,以免注入血管内。④实质脏器无痛觉,不用注药。⑤药液中加用肾上腺素浓度1:20万~40万(即2.5~5μg/ml)可延缓局麻药的吸收,延长作用时间。

3. 区域阻滞 在手术区域的四周和底部注射局麻药,阻滞手术区域的神经纤维,称区域阻滞。适用于肿块、囊肿切除术,如乳房良胜肿瘤的切除术、头皮手术等。用药方法和剂量与局部浸润麻醉相同。其优点为:①避免刺入肿瘤组织;②避免因局部浸润药液后,一些微小的肿块不易被触及,从而增加手术难度;③不影响手术区域的局部解剖。

4. 神经阻滞 在神经干、丛、节的周围注射局麻药,阻滞这些神经所支配区域的冲动传导,产生麻醉作用,称神经阻滞(nerve block)。常用神经阻滞有肋间、眶下、坐骨、指(趾)神经干阻滞,颈丛、臂丛神经阻滞,以及诊疗用的星状神经节和腰交感神经节阻滞等。

(1)肋间神经阻滞:$T_{1~12}$脊神经前支绕躯干环行,在肋骨角处于肋骨下缘的肋骨沟内紧贴动脉的下方向前伸进。过腋前线后,神经和血管位于内外肋间肌之间,并在腋前线处分出外侧皮神经。肋间神经支配肋间肌、腹壁肌及相应区域的皮肤。

由于腋前线处已分出外侧皮神经,故阻滞点选取肋骨角或腋后线处进行。患者侧卧或俯卧,上肢外展,前臂上举。肋骨角距脊柱中线 6~8cm;上面的肋骨角距中线较近,下面的离中线较远。摸清要阻滞神经所处的肋骨,持注射器在肋骨接近下缘处垂直刺入至触及肋骨骨质,再将针向下向内刺入,滑过肋骨下缘后再深入 0.2~0.3cm,回抽无血或空气后注入局麻药液 3~5ml。腋后线注射法除穿刺点位置不同外,余与此相同。

并发症:①气胸;②局麻药毒性反应:药液意外注入肋间血管,或阻滞多根肋间神经,用药量过大和吸收过快所致。

(2)指(或趾)神经阻滞:用于手指(或脚趾)手术。支配手指背侧的神经是桡神经和尺神经的分支,手掌和手指掌面的神经是正中神经和尺神经的分支。每指有 4 根指神经支配,即左右两根掌侧指神经和背侧指神经。指神经阻滞在手指根部或掌骨间进行。趾神经阻滞方法也与指神经阻滞类似。手指、脚趾以及阴茎等处使用局麻药时禁止加用肾上腺素,注药量也不能过多,以免血管强烈收缩引起组织缺血坏死。

1)指根部阻滞:在指根背侧部进针,向前滑过指骨至掌侧皮下,注射 1% 利多卡因 1ml。再退针至进针点皮下注药 0.5ml。手指另一侧如法注射。

2)掌骨间阻滞:自手背部进针掌骨间,直达掌面皮下。随着针头推进和拔出时,注射 1% 利多卡因 4~6ml。

(3)臂神经丛阻滞:臂神经丛主要由颈 $C_{5~8}$ 和胸 T_1 脊神经的前支组成,支配上肢的感觉和运动。这些神经自椎间孔发出后,经过前、中斜角肌之间的肌间沟,在肌间沟中相互合并组成臂神经丛。然后横过锁骨上方第一肋骨面进入腋窝,形成主要终末神经,即正中、桡、尺和肌皮神经。在肌间沟,臂神经丛被椎前筋膜和斜角肌筋膜所形成的鞘膜包裹,此鞘膜在锁骨上方延伸为锁骨下动脉鞘膜,在腋窝形成腋鞘。臂神经丛阻滞点可选取肌间沟、锁骨上或腋窝,分别称为肌间沟径路、锁骨上径路和腋径路(图 15-7)。阻滞时必须将局麻药注入鞘膜内才有完善的麻醉效果。

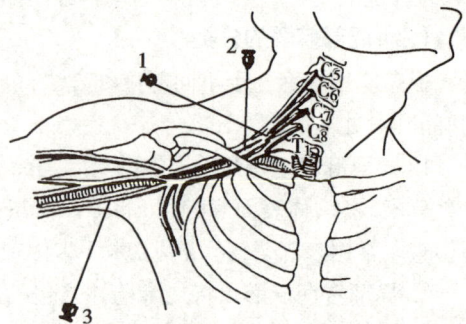

1. 肌间沟径路;2. 锁骨上径路;3. 腋径路。

图 15-7　臂神经丛阻滞

1)肌间沟径路:患者仰卧,头偏向对侧,手臂贴身旁使肩下垂。患者略抬头,显露胸锁乳突肌的锁骨端,用手指在其后缘向外滑动,可摸到一条小肌肉即前斜角肌。前、中斜角肌之间的凹陷即肌间沟,沿肌间沟向下,于锁骨上约 1cm 处,可触及一细条横向肌肉,即肩胛舌骨肌,与前、中斜角肌构成一个上小下大的斜角肌三角。斜角肌三角靠肩胛舌骨肌处为穿刺点,此处相当于第 6 颈椎横突水平。针头与皮肤垂直进针,刺破椎前筋膜时可有突破感,然后向内向脚方向进入少许。针尖抵达臂神经丛时,患者可出现异感或肌肉颤搐,回抽无血或脑脊液,缓慢注入局麻药。一般用 1% 的利多卡因 25ml,也可合用长效局麻药布比卡因或罗哌卡因。

2)锁骨上径路:体位同肌间沟径路,为充分显露颈部,可在患侧肩下垫一小薄枕。锁骨中点上1cm 处进针,向后、内、下方向推进,当患者诉有放射到手指、腕或前臂的异感或出现肌肉颤搐时停止前进,回抽无血或空气,缓慢注入局麻药。如未遇到异感,针尖再进入 1~2cm 时将触及第一肋骨,可沿第一肋骨的纵轴向前后探索,引出异感后注药,或沿肋骨作扇形封闭,也可阻滞臂神经丛,达到麻醉效果。

3）腋径路：患者仰卧，患肢外展 90°，前臂再向上屈曲，呈行军礼姿势。在腋窝顶部摸到腋动脉搏动的最高点。操作时右手持针，左手示指和中指固定皮肤和动脉，在动脉侧缘与皮肤垂直进针。刺破鞘膜时有较明显的突破感，即停止前进。松开手指，针尖随动脉搏动而摆动，表示针尖在腋鞘内。回抽无血后注入配好的局麻药液 25~30ml。肌皮神经在喙突水平处已离开腋鞘进入喙肱肌，故此神经常不易阻滞完善，其支配的前臂外侧和拇指底部往往麻醉效果较差。

适应证：臂神经丛阻滞适用于上肢手术，肌间沟径路可用于锁骨、肩部、肱骨近端部位的手术，腋径路更适用于前臂和手部手术。

并发症：无论哪种径路作臂神经丛阻滞都有局麻药毒性反应的风险。肌间沟径路和锁骨上径路还易发生膈神经麻痹、喉返神经麻痹和霍纳综合征（Horner syndrome）。霍纳综合征是因星状神经节被阻滞，出现同侧瞳孔缩小、眼睑下垂、鼻黏膜充血和面部潮红等症候群。如穿刺不当，锁骨上径路较易发生气胸，肌间沟径路可引起高位硬膜外阻滞，或药液误入蛛网膜下腔而引起全脊椎麻醉。

（4）颈神经丛阻滞：颈神经丛由 C_{1-4} 脊神经前支组成。脊神经出椎间孔后，经过椎动脉后面到达横突尖端，过横突后分支彼此互相吻合，构成颈神经丛。颈神经丛分为深丛和浅丛，支配颈部肌组织和皮肤。深丛在斜角肌间与臂神经丛处于同一水平，并同为椎前筋膜所覆盖，主要支配颈前及颈侧面深层组织。浅丛在胸锁乳突肌中点后缘呈放射状分布，向前即颈前神经，向下为锁骨上神经，向后上为耳大神经，分布于颌下、锁骨、整个颈部及枕部皮肤，呈披肩状支配此区域的感觉。

1）深丛阻滞：常用有两种阻滞方法：①颈前阻滞法：常采用 C_4 横突处阻滞法。患者仰卧，头转向对侧，从乳突尖端至 C_6 横突作一连线，穿刺点在此线上。颈 4 横突位于胸锁乳突肌和颈外静脉交叉点附近，用手指按压常可摸到横突。在此水平刺入 2~3cm 可触及横突骨质，回抽无血液和脑脊液，注入局麻药 10ml。②肌间沟阻滞法：同臂神经丛阻滞的肌间沟径路法，但穿刺点在肌间沟尖端，刺过椎前筋膜后，不需要寻找异感，注入局麻药液 10ml，并压迫肌间沟下方，避免药液下行而阻滞臂神经丛。

2）浅丛阻滞：体位同上。在胸锁乳突肌后缘中点垂直进针，至皮下注射 1% 利多卡因 6~8ml；或在此点注射 3~4ml，再沿胸锁乳突肌后缘向头侧和尾侧各注射 2~3ml。

适应证：适用于颈部手术，如甲状腺手术、气管切开术和颈动脉内膜剥脱术等。

并发症：浅丛阻滞并发症少见。深丛阻滞的并发症有：①局麻药毒性反应：颈部血管丰富，吸收快，如误入椎动脉，小剂量局麻药就可能造成中枢神经系统毒性；②药液误注入蛛网膜下腔或硬膜外腔；③膈神经麻痹；④喉返神经麻痹：病人声音嘶哑，甚至失声。故不能同时作双侧深丛阻滞；⑤霍纳综合征。

近年来，在神经刺激仪和 / 或超声仪引导下行神经阻滞，改变了过去依靠"异感"定位，有助于获得更完善的麻醉效果。

五、椎管内麻醉

椎管内麻醉是蛛网膜下腔阻滞麻醉和硬膜外阻滞麻醉的统称。局麻药注入蛛网膜下腔所引起的阻滞称为蛛网膜下腔阻滞（简称腰麻或脊麻）。局麻药注入硬膜外腔引起相应节段的阻滞称为硬膜外阻滞，包括将局麻药注入骶骨区硬膜外腔引起的骶管麻醉。腰麻 - 硬膜外腔联合阻滞（combined spinal-epidural block，CSE）是蛛网膜下腔阻滞麻醉和硬膜外阻滞的联合应用。

（一）椎管内麻醉的解剖基础

1. **脊柱和椎管**　脊柱由各椎骨（包括骶、尾骨）以及椎间盘、椎间关节、韧带等连接装置所构成。典型椎骨包括椎体及椎弓两个主要部分，椎体与两侧椎弓共同围成椎孔。全部的椎孔加骶管叠连构成椎管。椎管上起枕骨大孔,下止于骶裂孔。管内容纳脊髓及其被膜等结构。成人脊柱呈现四个弯曲,颈曲和腰曲向前,胸曲和骶曲向后(图 15-8)。患者仰卧时,C_3 和 L_3 所处位置最高,T_5 和 S_4 最低,这对腰麻时药液的分布有重要影响。

2. **韧带**　连接相邻椎弓的三条韧带从外至内分别是棘上韧带、棘间韧带和黄韧带(图 15-9)。棘上韧带细长而坚韧,连接脊椎棘突尖端,随着年龄增加,韧带钙化明显,棘上韧带坚硬如骨,则应采取旁正中入路,避开骨化的棘上韧带。棘间韧带比较薄弱,连接上下两棘突,前接黄韧带,后续棘上韧带。黄韧带从上位椎弓板的下缘和内面连至下位椎弓板的上缘和外面,几乎全由弹力纤维构成,组织致密坚韧,针尖穿过时的阻力骤增感和穿过黄韧带后的落空感均较显著。做椎管内麻醉时,穿刺针经过皮肤、皮下组织、棘上韧带、棘间韧带和黄韧带,到达硬膜外腔,继续穿过硬脊膜和蛛网膜即至蛛网膜下腔。

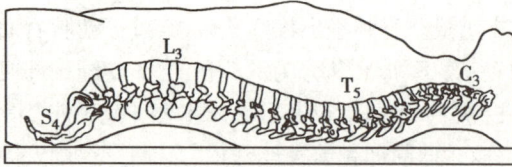

图 15-8　脊柱的生理弯曲

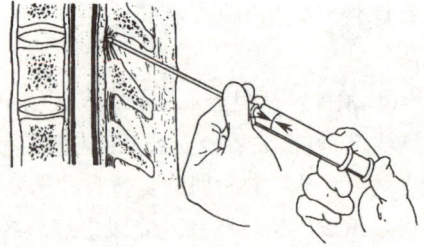

图 15-9　黄韧带的弹性感

3. **脊髓、脊膜与腔隙**　椎管内有脊髓、脊髓被膜及脊神经根等结构。脊髓上端平枕骨大孔处连于脑,下端终于 L_1 椎体下缘或 L_2 上缘,向下以终丝附于尾骨背面。新生儿脊髓下端在 L_3 下缘,并随年龄增长而上移。故成人做腰椎穿刺应选择 L_2 以下的腰椎间隙,而儿童则在 L_3 以下间隙。

脊髓的被膜自内至外为软脊膜、蛛网膜和硬脊膜。软脊膜与脊髓表面紧密相贴,并深入脊髓沟裂中。软脊膜和蛛网膜之间的腔隙称蛛网膜下腔,向上与脑蛛网膜下腔相连,向下在 S_2 水平成一盲端,内有脑脊液。硬脊膜由致密结缔组织构成,血供较少,刺破后不易愈合。硬脊膜与椎管内壁(即黄韧带和骨膜)之间的腔隙为硬膜外腔,内含脂肪、淋巴组织及硬膜外静脉(图 15-10)。硬膜外腔向上在枕骨大孔处闭合,与颅腔不通,向下在 S_2 水平封闭成硬膜囊。硬脊膜与蛛网膜之间有一潜在腔隙,称为硬膜下间隙。

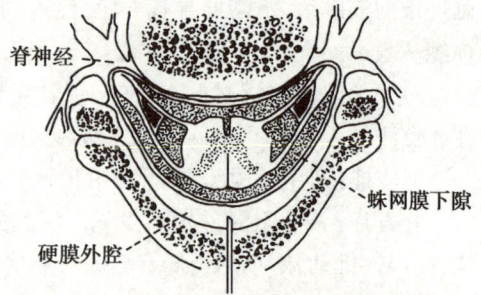

图 15-10　椎管横断面图

4. **骶管**　骶管是骶骨内的椎管腔。经骶裂孔穿刺,注局麻药于骶管腔以阻滞骶脊神经,称为骶管阻滞,是硬膜外阻滞的一种。骶管容积约 25~30ml,内含疏松结缔组织、脂肪和丰富的静脉丛。由于硬脊膜和蛛网膜在 S_2 水平封闭成硬膜囊,因此骶管是硬膜外腔的一部分,并与腰端硬膜外腔相通。骶管下端终止于骶裂孔,骶裂孔呈 V 或 U 形,两旁各有一豆大骨性突起,称为骶角。骶裂孔和骶角是骶管穿刺点的重要解剖标志。自硬膜囊至骶裂孔的平均距离为 47mm,为避免误入蛛网膜下腔,骶管穿刺时进针不能太深。由于骶管解剖变异多,穿刺可能会较困难或失败。

5. **脊神经**　脊神经有 31 对,包括 8 对颈神经(C)、12 对胸神经(T)、5 对腰神经(L)、5 对骶神经(S)和 1 对尾神经(Co)。每条脊神经由司运动的前根和司感觉的后根合并而成。前根从脊髓前角发出,由运动神经纤维和交感神经传出纤维(骶段为副交感神经传出纤维)组成,又名腹根。后根由感觉神经纤维和交感神经传入纤维(骶段为副交感神经传入纤维)组成,进入脊髓后角,又名背根。各种神经纤维按粗细依次为运动纤维、感觉纤维及交感和副交感纤维。后者接触较低浓度的局麻药即被阻滞。

(二)椎管内麻醉的机制及生理

1. **脑脊液** 成人脑脊液量约 120~150ml,脊蛛网膜下腔内仅 25~35ml。脑脊液透明澄清,pH 7.4,比重 1.003~1.009。脑脊液压力,平卧时不超过 100mmH$_2$O,侧卧位时 70~170mmH$_2$O,坐位时 200~300mmH$_2$O。脑脊液在腰麻时起稀释和扩散局麻药的作用。

2. **药物作用部位** 腰麻时,局麻药直接作用于脊神经前根、后根和脊髓。局麻药对脊髓本身的表面阻滞作用不大,主要是通过阻滞脊神经根完成腰麻。而硬膜外阻滞时局麻药作用的途径可能有:①药液渗出椎间孔,产生椎旁神经阻滞,并沿神经束膜及软膜下分布,作用于脊神经根;②通过蛛网膜绒毛进入根部蛛网膜下腔,作用于脊神经根;③直接透过硬脊膜和蛛网膜进入蛛网膜下腔,进入脑脊液中,同腰麻一样作用于脊神经根和脊髓表面。因为离开脊髓的脊神经根未被神经外膜覆盖,易于被局麻药所阻滞,而进入蛛网膜下腔的局麻药又会被脑脊液稀释,因此,腰麻与硬膜外阻滞比较,腰麻用药浓度较高,但容积、剂量较小,而稀释后的浓度远较硬膜外阻滞为低。硬膜外阻滞的局麻药需要在硬膜外腔进行多处扩散分布,需要比腰麻时更多的容量才能达到完善的硬膜外阻滞效果。

3. **麻醉平面与阻滞作用** 麻醉平面是指感觉神经被阻滞后,用针刺法测定皮肤痛觉消失的范围。阻滞交感神经,能减轻内脏牵拉反应;阻滞感觉神经,能阻断皮肤和肌肉的疼痛传导;阻滞运动神经,能产生肌松弛。交感神经与感觉神经均为无髓鞘神经,但粗细不同。交感神经最先被阻滞,且阻滞平面一般要比感觉神经高 2~4 个节段;运动神经为有髓鞘神经,对局麻药敏感性差,故最晚被阻滞,其平面比感觉神经低 1~4 个节段。各脊神经节段在人体体表的分布区见图 15-11。照体表解剖标志,不同部位的脊神经支配分别为:胸骨柄上缘为 T$_2$,两侧乳头连线为 T$_4$,剑突下为 T$_6$,季肋部肋缘为 T$_8$,平脐线为 T$_{10}$,耻骨联合上 2~3cm 为 T$_{12}$,大腿前面为 L$_{1-3}$,小腿前面和足背为 L$_{4-5}$,大腿和小腿后面以及肛门会阴区为 S$_{1-5}$。若痛觉消失范围上界平剑突下,下界平耻骨联合上 2~3cm,则麻醉平面表示为 T$_{6-12}$。

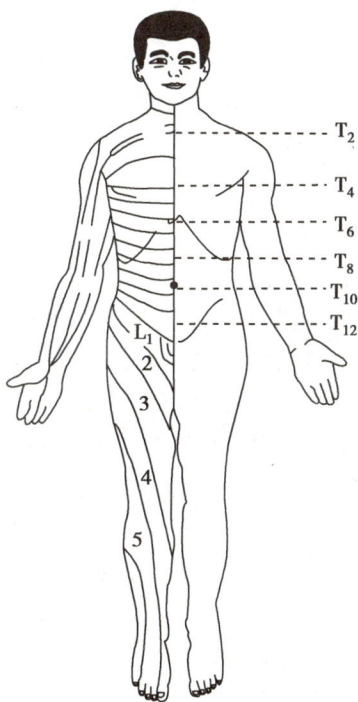

图 15-11 脊神经在体表的节段分布

4. **椎管内麻醉对生理的影响**

(1)对呼吸的影响:影响呼吸功能的关键所在是椎管内麻醉阻滞平面的高度,尤其是运动神经被阻滞的范围。高平面蛛网膜下腔阻滞或上胸段硬膜外阻滞时,运动神经阻滞会导致肋间肌麻痹,影响呼吸肌收缩,胸式呼吸减弱甚至消失,但只要膈神经(C$_{3-5}$)没有受阻滞,就仍能保持基本的肺通气量。但是如膈肌同时麻痹,腹式呼吸则减弱或消失,将导致通气不足甚至呼吸停止。因此采用高位硬膜外阻滞时,应降低局麻药浓度,使运动神经不被阻滞或阻滞轻微,以免对呼吸造成严重影响。

(2)对循环的影响:①低血压:椎管内阻滞时,局麻药阻滞胸腰段(T$_1$~L$_2$)交感神经血管收缩纤维,小动脉舒张而周围阻力降低,静脉扩张使静脉系统内血容量增加,回心血量减少,心输出量下降,从而导致低血压。如果阻滞平面在 T$_5$ 以下,循环功能可借上半身未阻滞区血管收缩来代偿,但仍不足以维持血压于原水平。尤其对术前准备不充分、已有血容量不足、动脉粥样硬化或心功能不全、麻醉平面高、阻滞范围广者血压下降可能会更明显。②心率减慢:椎管内麻醉时交感神经被阻滞后迷走神经兴奋性相对增强,静脉血回流减少,右房压下降,导致静脉心脏反射所致;当出现高平面阻滞时,心脏加速神经纤维(T$_{1-4}$)受抑制,也可引起心动过缓。

(3)对其他系统的影响:椎管内阻滞时,迷走神经兴奋性相对增强,致胃肠蠕动亢进,容易诱发恶心、呕吐。对肝肾功能也有一定影响,还可抑制膀胱排尿功能发生尿潴留。

(三)蛛网膜下腔阻滞

蛛网膜下腔阻滞(spinal block),又称脊椎麻醉或腰麻,是将局麻药注入蛛网膜下腔,阻断部分脊神经的传导功能而引起相应支配区域的麻醉作用。阻滞范围仅局限于肛门和会阴部的蛛网膜下腔阻滞,又称鞍区麻醉。

1. **分类** 可根据给药方式、麻醉平面和局麻药药液的比重可进行分类。

(1)给药方式:根据给药方式可分为单次法和连续法。

(2)麻醉平面:根据麻醉平面分,平面达到 T_{10} 及以下为低平面腰麻,高于 T_{10} 但低于 T_4 为中平面腰麻,达到 T_4 及以上为高平面腰麻。因高平面腰麻对呼吸和循环影响大,现已不用。

(3)局麻药药液的比重:根据所用局麻药药液的比重分,药液的比重高于、等于、低于脑脊液比重时,分别称为重比重、等比重、轻比重腰麻。

2. **蛛网膜下腔阻滞技术** 蛛网膜下腔穿刺时一般取侧卧位,患者背与手术床边缘垂直,双手抱膝,大腿贴近腹壁,头颈向胸部屈曲,使腰背部向后弓成弧形,棘突间隙拉开便于穿刺。鞍区麻醉通常为坐位。穿刺点的选择成人一般在 L_{3-4} 间隙,此处的蛛网膜下腔最宽,脊髓在此处已形成终丝,也可酌情上移或下移一个间隙。在两侧髂棘最高点作一连线,此线与脊椎相交处即为 L_4 棘突或 L_{3-4} 棘突间隙。直入法穿刺时,以 1% 利多卡因在穿刺点作皮丘,并在皮下组织和棘间韧带逐层浸润。穿刺针在腰椎棘突间隙中点进针,进针方向应与患者背部垂直,缓慢进针,仔细体会针尖处的阻力变化。当针穿过黄韧带时,会有明显落空感,再进针刺破硬脊膜和蛛网膜,会出现第二次落空感。拔出针芯见有脑脊液自针内滴出,即表示穿刺成功。有时病人脑脊液压力较低,穿刺后无脑脊液流出或流出不畅,可由助手压迫患者的颈静脉或让患者屏气,以升高脑脊液压力使其流畅。穿刺成功后将预先备有局麻药的注射器与穿刺针衔接,注药后将连同穿刺针和注射器一起拔出。侧入法穿刺时是穿刺针在棘突中线旁开 1~1.5cm 处进针,针干向中线倾斜,约与皮肤呈 75° 角,避开棘上韧带,依次穿过黄韧带、硬脊膜和蛛网膜而达蛛网膜下腔。适用于棘上韧带钙化的老年患者、肥胖或直入法穿刺有困难者。

3. **常用局麻药**

(1)普鲁卡因:普鲁卡因成人一次用量为 100~150mg,最高剂量 200mg,鞍区麻醉时只需用 50~100mg。常用 5% 普鲁卡因重比重液,配制方法为:普鲁卡因 150mg(白色粉剂)溶解于 5% 葡萄糖溶液或脑脊液 2.7ml,再加 0.1% 肾上腺素 0.3ml。麻醉起效时间为 1~5min,故应在 5min 内调节麻醉平面,作用持续时间仅 45~90min,适用于短时间的手术。如果将普鲁卡因 150mg 溶于注射用水 10ml 内,即配成 1.5% 的轻比重溶液。

(2)丁卡因:丁卡因成人一次用量为 10~15mg,最高剂量 20mg。常用 0.33% 丁卡因重比重液,配制方法为:用 1% 丁卡因 1ml,再加 10% 葡萄糖溶液和 3% 麻黄碱溶液各 1ml,即所谓 1:1:1 重比重溶液。丁卡因重比重液麻醉起效缓慢,一般需 5~10min,阻滞平面的固定则需要 20min。麻醉维持时间也较长,作用时间约 2~3h。如将丁卡因 10mg 溶于注射用水 10ml 内,即配成 0.1% 的轻比重溶液。

(3)布比卡因:布比卡因常用剂量为 8~15mg,最大剂量不能超过 20mg。常用浓度为 0.5%~0.75%,可用 10% 葡萄糖溶液配成重比重溶液,起效时间和作用时间都与丁卡因类似。如将布比卡因用注射用水稀释成 0.25% 浓度以下,为轻比重溶液。

4. **麻醉平面的调节** 当局麻药注入蛛网膜下腔以后,在短时间内必须调节和控制麻醉平面达到手术所需的范围,又要避免平面过高。一旦超过药液与神经组织结合所需时间,平面的调节就变得不易。如果麻醉平面过低无法满足手术所需则导致麻醉失败,而麻醉平面过高则对患者生理的影响较大,如呼吸减弱、心动过缓,甚至危及患者的生命安全。许多因素会影响蛛网膜下腔阻滞平面,如局麻药药液的剂量、容积、比重、病人身高、脊柱生理弯曲和腹腔内压力等,影响腰麻平面的最主要因素是药物的剂量及比重,剂量越大,平面越高;重比重液向低处移动,轻比重液向高处移动,等比重液即停留在注药点附近。此外,穿刺间隙的选择、患者体位和注药速度等也是调节平面的重要因素。

(1)穿刺间隙:脊柱的四个生理弯曲在仰卧时,L_3 位置最高,T_5 和 S_4 最低。因此,如在 $L_{2~3}$ 间隙穿刺并注入重比重局麻药液,患者转为仰卧位后,药液在脑脊液里沿着脊柱的曲度向头端流动,麻醉平面容易偏高。如在 $L_{3~4}$ 或 $L_{4~5}$ 间隙穿刺注药,则患者仰卧后大部分药液将向脚端流动,麻醉平面容易偏低。

(2)病人体位:患者体位的改变对麻醉平面的调节非常重要。注药后改仰卧位,根据手术的需要,可改变患者体位对麻醉平面进行调节。当平面过低时,可将手术台调至头低足高位,由于重比重药液在脑脊液中向低处扩散,使平面上升。一旦平面足够,立即将手术台调至水平位,并严密观察患者的呼吸和血压变化。调节平面在注药后 5~10min 内完成。如手术部位在下肢,穿刺时置患肢在下侧卧位,注药后继续保持侧卧位 5~10min,麻醉作用即偏于患侧。如只需阻滞肛门和会阴区,则行鞍区麻醉,可嘱病人坐位,在 $L_{4~5}$ 间隙穿刺,以小剂量药液(约一般量的 1/2)作缓慢注射,则局麻药仅阻滞骶尾神经。

(3)注药速度:一般来说,注药速度愈快,麻醉范围就愈广;速度愈慢,药物愈集中,则麻醉范围愈局限。一般注射速度以每 5s 注射 1ml 药液为适宜。

5. 并发症

(1)术中并发症

1)血压下降、心率减慢:腰麻时血压下降是因脊神经被阻滞后,小动脉舒张而周围血管阻力下降,静脉扩张使静脉系统内血容量增加,而回心血量减少,心输出量下降,从而导致低血压。麻醉平面愈高,阻滞范围愈广,发生血管舒张的范围增加而进行代偿性血管收缩的范围减小,故血压下降愈明显。一般阻滞平面越低,血压下降越不明显,合并有高血压、心脏病或血容量不足者,自身代偿能力低下,更容易发生低血压。麻醉平面一旦超过 T_4,心脏加速神经纤维($T_{1~4}$)被阻滞,迷走神经相对亢进,则易引起心动过缓。血压明显下降者首先处理是扩充血容量,可快速静脉输液 200~300ml,如果无明显效果,可静脉注射麻黄碱等血管活性药物直至血压回升为止。心率过缓者可用阿托品静脉注射以降低迷走神经张力。

2)呼吸抑制:当腰麻平面超过 T_4 时,因胸段脊神经阻滞,肋间肌麻痹,患者自觉胸闷气促,咳嗽无力,不能发声,胸式呼吸减弱,甚至发绀。当全部脊神经被阻滞时,即发生全脊髓麻醉,患者呼吸停止,血压下降甚至心脏停搏,应立即进行气管内插管实施人工呼吸、维持循环等抢救措施。平面过高也可引起呼吸中枢的缺血缺氧,这也是呼吸抑制的原因。呼吸功能不全时要给予吸氧或辅助呼吸。

3)恶心呕吐:常见于:①麻醉平面过高发生低血压和呼吸抑制时,造成脑缺血缺氧而兴奋呕吐中枢;②迷走神经兴奋性增高,胃肠蠕动加强;③手术操作时牵拉腹腔内脏;④患者对术中用药较敏感。处理恶心呕吐应寻找病因对症处理,如提升血压、吸氧、麻醉前用阿托品、暂停手术牵拉等。氟哌利多、昂丹司琼(ondansetron,枢复宁)等药物也有一定的预防和治疗作用。

(2)术后并发症

1)头痛:头痛是腰麻后最常见的并发症之一,发生率在 3%~30%,典型头痛发生于穿刺后 6~12h 内,多数发生在腰麻后 1~3d,妇产科患者较多见。头痛的特点是抬头或坐起时头痛加重,平卧后减轻或消失。约 75% 的患者在 4d 内症状可消失,一般不超过一周,但也有病程较长者。腰麻后头痛主要原因是脑脊液经穿刺孔漏出导致颅内压降低、颅内血管扩张而引起血管性头痛。由于硬脊膜和蛛网膜的血供较差,穿刺孔不易愈合,因而头痛的发生与穿刺针粗细有直接的关系,穿刺针较粗或反复穿刺者的发生率则较高。为预防腰麻后头痛,应尽量采用细穿刺针,避免反复多次穿刺,围术期输入足量液体,防止血容量不足。麻醉前应给患者作必要的解释,消除其顾虑,切忌暗示腰麻后头痛的可能性。发生腰麻后头痛者须平卧休息,可服用镇痛或安定类药,针灸或用腹带捆紧腹部也有一定疗效。头痛严重者可于硬膜外腔内注入生理盐水、5% 葡萄糖液或右旋糖酐 15~30ml,疗效较好,必要时可采用硬膜外自血填充疗法。

2）尿潴留：腰麻后尿潴留较常见。由于S_{2-4}的阻滞,可使膀胱张力丧失,膀胱可发生过度充盈,特别是男性患者。尤其是下腹部或肛门、会阴手术后切口疼痛以及患者不习惯卧床排尿等因素可引起尿潴留。治疗可以采用热敷、针灸或肌内注射副交感神经兴奋药卡巴胆碱(carbachol),必要时可采取导尿。

3）化脓性脑脊膜炎：因直接或间接原因如皮肤感染、脓毒症者等可引起腰麻后化脓性脑脊膜炎,严重者可危及生命,故重在预防。

4）腰麻后神经并发症

腰麻致神经损害原因为：局麻药的组织毒性、意外地带入有害物质及穿刺损伤等。常见神经并发症包括：①脑神经麻痹：腰麻后1周发病,常先有剧烈头痛、眩晕,继而出现斜视、复视。发病机制与腰麻后头痛相似,为脑脊液从脑膜穿刺孔溢出,脑组织失去了脑脊液的衬垫作用,当患者坐起或站立时,脑组织因重力作用向足端下垂而压迫脑神经。展神经较长,更容易受牵拉或受压而发生功能障碍。治疗措施：纠正腰麻后颅内低压,给予维生素B以及对症治疗。大多数患者在6个月内都能自愈。②粘连性蛛网膜炎：此病程发展较慢,常先出现感觉障碍,逐渐加重至感觉丧失和瘫痪。其病理变化是软脊膜和蛛网膜的慢性增生性炎症反应,蛛网膜下腔和硬膜外腔均粘连闭锁,血管亦因炎症机化而闭塞,从而导致脊髓和脊神经根的退行性改变。这类反应可由腰麻过程带入的具有刺激性异物及化学品、高渗葡萄糖、蛛网膜下腔出血等因素引起,而不一定由麻醉药引起的。③马尾神经综合征：发生原因基本与粘连性蛛网膜炎相同。其特点是局限于会阴区和下肢远端的感觉和运动障碍,轻者仅表现为尿潴留,严重者大小便失禁。如为化学性损伤,恢复异常缓慢。如因穿刺时损伤马尾丛神经纤维,一般数周或数月后可能自愈。

6. 腰麻适应证和禁忌证

腰麻适应证：适用于2~3h以内的下腹部、盆腔、肛门、会阴部及下肢手术。如阑尾切除、疝修补、痔切除、肛瘘切除术、下肢骨折复位、截肢术等。

禁忌证：①中枢神经系统疾患,包括脊髓或脊神经根病变、脊髓前角灰白质炎、颅内压增高等；②脓毒症、休克患者；③穿刺部位有皮肤感染；④脊柱外伤或结核；⑤急性心力衰竭或冠心病发作。此外,对高龄患者,既往有高血压心脏病患者应严格控制用药量和麻醉平面。不能合作者,如小儿、严重神经症及精神病患者,一般不用腰麻。

(四) 硬膜外阻滞

硬脊膜外腔阻滞(epidural block)即将局麻药注射到硬脊膜外腔,阻滞部分脊神经的传导功能,使其所支配的区域产生暂时性麻痹的麻醉方法,又称硬膜外阻滞或硬膜外麻醉。有单次法和连续法两种,临床上常用连续法。

1. 硬膜外穿刺术

(1) 体位：硬膜外阻滞穿刺的体位有侧卧位及坐位两种,临床上主要采用侧卧位,具体侧卧方法与腰麻基本相同。

(2) 穿刺点的选择：硬膜外穿刺可在颈、胸、腰、骶各段间隙进行。由于硬膜外腔内无脑脊液,药液注入后主要依赖本身的容积向两端扩散,故一般选择手术区域中央的相应棘突间隙穿刺。各种手术选择的穿刺棘突间隙可参考表15-3。

(3) 穿刺术：硬膜外穿刺分直入法和侧入法两种。硬膜外穿刺时,当针尖穿过黄韧带即达硬膜外腔。硬膜外穿刺成功的关键是不能刺破硬脊膜,故特别强调针尖刺破黄韧带时的感觉。可采用下列方法来判断硬膜外针尖是否到达硬膜外腔：①在针尖抵达黄韧带时,推动注射器芯有回弹阻力感,气泡被压小。继续缓慢进针,一旦刺破黄韧带时有落空感,同时注入液体及小气泡可毫无阻力,回抽无脑脊液流出,表示针尖已经到达硬膜外腔。②毛细管负压法：当感觉穿刺针抵达黄韧带后,与盛有液体的玻璃毛细接管相连接,继续缓慢进针。穿刺针进入硬膜外腔时,突然有落空感,同时管内液体被吸入硬膜外腔,此为硬膜外腔特有的"负压现象"。确定针尖在硬膜外腔以后,可通过穿刺针置入硬膜外导管,为了防止导管在硬膜外腔打结,导管留在硬膜外腔的长度不能太长,一般约 3~4cm。退出穿刺针并固定好导管供连续注药用。

表 15-3　各种手术选择的穿刺棘突间隙参考

手术部位	手术名称	穿刺棘突间隙(置管方向)
颈部	甲状腺、颈淋巴结,腮腺手术	C_{5-6} 或 C_{6-7}(向头)
上肢	双侧手术、断肢再植术	$C_7 \sim T_1$(向头)
胸壁	乳房手术	T_{4-5}(向头)
上腹部	胃、胆囊、脾、肝、胰腺等手术	T_{8-9}(向头)
中腹部	小肠手术	T_{9-10}(向头)
腰部	肾、肾上腺、输尿管上端手术	T_{10-11}(向头)
下腹部	阑尾手术	T_{11-12}(向头)
盆腔	子宫、直肠等手术	$T_{12} \sim L_1$,L_{4-5}(均向头)
腹股沟区	腹股沟疝、髋关节等手术	L_{1-2}(向头)
下肢	大腿手术	L_{2-3}(向头)
	小腿手术	L_{3-4}(向头)
会阴	肛门、会阴部手术	L_{3-4}(向尾)或骶管阻滞

2. **常用局麻药和注药方法**　硬膜外阻滞常用的局麻药有利多卡因、丁卡因、布比卡因和罗哌卡因。利多卡因常用 1.5%~2% 溶液,起效时间 5~8min,作用维持时间约 1h 左右,成人一次最大用量为 400mg。丁卡因常用 0.25%~0.33% 浓度,起效时间 10~20min,维持时间 1.5~2h,一次最大用量为 60mg。布比卡因一般用 0.5%~0.75% 浓度,起效时间 7~10min,维持时间 2~3h。罗哌卡因常用 0.75% 浓度,作用强度较布比卡因稍弱,而心血管毒性较布比卡因小。如患者无高血压,可在药液内加肾上腺素(浓度为 5μg/ml),延缓局麻药吸收速度,延长作用时间,减少局麻药毒性反应。穿刺置管成功后,先注入试验剂量 2% 利多卡因 3~5ml,观察 5~10min。因为硬膜外阻滞用药的容积和剂量都比腰麻约大 3~5 倍,如将全部药液注入蛛网膜下腔,必将产生全脊髓麻醉的严重后果。若注药后 5min 内出现下肢痛觉和运动功能消失,以及血压下降等,提示局麻药已误入蛛网膜下腔,应立即停止给药。如发生血压剧降或呼吸困难,应紧急抢救。确认无腰麻现象后,才能根据试验剂量的效果决定追加剂量。试验剂量和追加剂量之和称初量。在初量作用将消失时,注入第二次量,其剂量约为初量的 1/2~2/3。

3. **麻醉平面的调节**　硬膜外阻滞的麻醉平面是节段性的,这与腰麻不同。影响平面的主要因素有:①局麻药容量和注药速度:容量愈大,注速愈快,阻滞范围愈广,反之则药液较为集中,阻滞范围较窄。②穿刺间隙的选择最为重要。间隙选择不当,可能出现上或下平面不能达到手术要求致麻醉失败,或因平面过高而抑制呼吸循环功能。③导管位置和方向:置管朝向头侧,药液易向胸、颈段扩散;置管朝向尾侧,则药液易向腰、骶段扩散。若导管偏于左右某一侧,可能出现左右某一侧的阻滞。④注药方式:药量相同时,一次集中注入的麻醉范围通常较分次注入要广。而在颈段注药的麻醉范围比胸段广,胸段又比腰段广。⑤患者因素:婴幼儿、老年人,动脉硬化、妊娠、脱水、恶病质等患者,注药后麻醉范围往往比一般人要广,故应分次注入及减少药量。此外,药液浓度也可对麻醉范围产生一定影响。

4. **并发症**

(1)术中并发症

1)全脊髓麻醉(total spinal anesthesia):硬膜外阻滞时,如穿刺针或硬膜外导管误入蛛网膜下腔而未能及时发现,硬膜外麻醉所用局麻药大部分或全部注入蛛网膜下腔,可产生异常广泛的阻滞,称为全脊麻。患者可在注药后几分钟内发生呼吸困难、血压下降、意识模糊或消失,继而呼吸停止。全脊麻的处理原则是维持患者循环及呼吸功能。一旦发生全脊麻,应立即以面罩加压给氧并紧急行气管内插管进行人工呼吸,加速输液,并以血管加压药维持循环稳定。若处理及时和正确,可避免严重后果,否则可导致心搏骤停。预防全脊麻发生的措施有:必须严格遵守操作规程,穿刺时仔细谨慎,谨防穿破硬脊膜;导管置入硬膜外腔后应回吸无脑脊液,用药时必须给试验剂量,观察 5~10min,确定无脊麻表现后方可继续给药。

2)局麻药毒性反应:硬膜外腔内有丰富的静脉丛,对局麻药的吸收很快;甚至导管意外进入血管内,使局麻药直接注入血管内;导管损伤血管后也可加快局麻药的吸收。以上原因都可引起不同程度的毒性反应。此外,一次用药剂量超过最大量,也是发生毒性反应的常见原因。

3)血压下降:主要因交感神经被阻滞而引起小动脉舒张和静脉血管的扩张,导致回心血量减少,血压下降。尤其是上腹部手术时,因胸腰段交感神经阻滞的范围较广,并可阻滞心交感神经引起心动过缓,更易发生低血压。特点:①硬膜外阻滞起效缓慢,因此血压下降出现的也较晚。②有些手术需要硬膜外阻滞有较高的麻醉平面,这时若能控制麻醉上下平面在局限范围内,则血压下降的幅度可较小。③硬膜外阻滞的局麻药用量较大,应注意避免局麻药吸收入血后对心血管的直接抑制而加重血压的下降。

4)呼吸抑制:硬膜外阻滞对静息通气量的影响较小,但可抑制肋间肌及膈肌的运动,导致呼吸储备功能降低。当麻醉平面低于 T_8 时,对呼吸功能影响轻微;如麻醉平面达 T_2 以上,通气储备功能常明显下降。降低用药浓度可以减轻对运动神经的阻滞,从而减轻对呼吸的抑制,如临床上颈段硬膜外阻滞常用低浓度(1%~1.3%)的利多卡因,上胸段常用 1.3%~1.6% 的利多卡因,麻醉平面虽高,但对呼吸功能影响较小。

5)恶心呕吐:硬膜外阻滞出现恶心呕吐的原因及处理方式与腰麻大致相同。

(2)术后并发症:硬膜外阻滞的术后并发症并不多见。少数患者出现腰背痛或暂时性尿潴留,一般能较快恢复。但也因操作损伤、脊髓前动脉栓塞、粘连性蛛网膜炎及椎管内占位性病变等引起的脊髓压迫而发生严重神经并发症,甚至截瘫。严格规范的操作,对预防这些并发症非常重要,操作困难时及时改变麻醉方法,可降低并发症的发生风险。

1)神经损伤:表现与神经分布相关的局部感觉或/和运动功能障碍。通常由穿刺针及硬膜外导管直接损伤脊髓所致,局麻药的神经毒性也应考虑。在穿刺或置管时如病人感觉到疼痛或电击样异感,说明已触及神经。异感持续时间长者,可能导致持久的神经病变,应改变麻醉方式,大多数患者的症状,如截瘫、疼痛、麻木,均可在数周内缓解。

2)硬膜外血肿:硬膜外穿刺出血率约 2%~6%,但血肿形成引起截瘫的发生率仅为 1:20 000。凝血功能障碍或应用抗凝药容易导致出血。预后取决于早期诊断和及时手术,硬膜外阻滞后出现麻醉作用持久不退,或消退后再出现肌无力、截瘫等,都是血肿形成压迫脊髓的征兆。及早作出诊断,在血肿形成后 8h 内进行椎板切开减压术,清除血肿,如超过 24h 则一般很难恢复。硬膜外阻滞禁用于凝血功能障碍及正使用抗凝药物者。

3)脊髓前动脉综合征:脊髓前动脉栓塞,长时间血供不足,可引起脊髓缺血性改变,甚至坏死,表现为以运动功能障碍为主的神经症状,称脊髓前动脉综合征。患者一般无感觉障碍,自诉躯体沉重,翻身困难,部分患者能逐渐恢复,少数患者出现永久性的无痛性截瘫。诱发因素有:①原有动脉硬化,血管腔狭窄,常见于老年人;②局麻药中肾上腺素浓度过高,引起脊髓前动脉持久的痉挛;③麻醉期间严重的低血压。

4)硬膜外脓肿:原因系无菌操作不严格,或穿刺针经过感染组织,引起硬膜外腔感染并逐渐形成脓肿。临床出现放射性疼痛、肌无力及截瘫等脊髓和神经根受刺激和压迫的症状,并伴有感染征兆。治疗应给予大剂量抗生素,并及早进行椎板切开引流。

5)导管拔出困难或折断:因椎板、韧带以及椎旁肌群强直等原因,使导管受卡压拔出困难,如卡压过紧或强行拔出,可致导管折断。处理时可将患者处于原穿刺体位(腰背部向后弓成弧形,棘突间隙拉开),一般可顺利拔出。如仍拔管困难,可热敷或在导管周围注射局麻药,然后均匀地用力缓慢拔出。如导管折断残留体内,无感染或神经刺激症状者,残留的导管断端一般不需要手术取出,但应严密观察。

5. 适应证和禁忌证

适应证:常用于横隔以下的各种腹部、腰部和下肢手术,且不受手术时间的限制;也用于颈部、上肢和胸壁手术,但麻醉操作和管理技术都较复杂,要严密监测血压、心率等生命体征,采用时要慎重。

禁忌证:禁忌证与腰麻基本相同。患者有穿刺点皮肤感染、凝血机制障碍、休克、脊柱结核或严重畸形、中枢神经系统疾患等均应列为禁忌。对老年、妊娠、贫血、高血压、心脏病、低血容量等患者,应非常谨慎,减少用药剂量,加强术中管理。

(五) 骶管阻滞

经骶裂孔将局麻药注入骶管腔内(骶部硬膜外腔),阻滞骶脊神经,称骶管阻滞(caudal block),是硬膜外阻滞的一部分。骶管阻滞适用于直肠、肛门和会阴部手术。

1. 骶管穿刺术　患者取侧卧位或俯卧位。侧卧位时腰背向后弓曲,两膝向腹部靠拢。俯卧位时髋部垫一小枕,两腿略微分开,足尖内倾,足跟外旋,以放松臀部肌肉。穿刺前先触及尾骨尖端,在沿中线向头端约 3~4cm 处可触及一个 V 形或 U 形开口向尾端的凹陷,其两旁各有一骨质隆起的骶角,此凹陷即骶裂孔。1% 利多卡因在骶裂孔中心作皮丘,针垂直刺过皮肤和覆盖骶裂孔的骶尾韧带,当穿透韧带时,有阻力突然消失的落空感,此时将针干与皮肤呈 30° 角方向进针进入骶管腔。如角度太大,针尖容易触及骶管前壁或直接刺入皮下组织;角度太小,针尖可触及骶管后壁而无法进入骶管腔。针插入骶管腔后,推进深度约 2cm 即可。骶管腔上缘的骨质标志是髂后上棘连线,穿刺针不得进入过深而越过此连线,否则有刺入蛛网膜下腔的危险。采用骶管简化垂直进针法时,患者取侧卧位,用 7 号短针经骶裂孔上端垂直刺过骶尾韧带即可,穿刺成功后接上注射器,回抽无血液和脑脊液即可注入局麻药,注药时应无明显阻力,注药后无局部皮下肿胀。此法比较安全。

2. 骶管阻滞常用局麻药　可用 1%~1.5% 利多卡因或 0.25%~0.5% 布比卡因(均加适量肾上腺素),成人一般用药容量为 20ml,其麻醉时间分别为 1.5~2h 和 4~6h。采取分次注药法,穿刺成功后先注入试验剂量 5ml,观察 5min,如无不良反应,再将其余 15ml 注入。

3. 并发症　骶管腔内有丰富的静脉丛,如穿刺时损伤血管,使局麻药吸收加快,可产生局麻药毒性反应。如穿刺针插入过深,穿破硬膜囊和蛛网膜刺入蛛网膜下腔造成广范平面阻滞或全脊髓麻醉。此外,术后尿潴留者也较多见。骶管畸形、穿刺点有感染、穿刺困难或回抽有血液时,可改用鞍区麻醉或硬膜外阻滞。

(六) 蛛网膜下腔与硬膜外隙联合阻滞

蛛网膜下腔与硬膜外腔联合阻滞也称腰麻-硬膜外联合阻滞,近年来较广泛地应用于下腹部及下肢手术。其优势有:①有腰麻起效快、镇痛完善与肌松弛的特点。②有硬膜外阻滞时可调麻醉平面、满足长时间手术的需要等长处。穿刺方法有两点法和一点法两种。两点法:体位与腰麻相同,一般先选 $T_{12}~L_1$ 作硬膜外腔穿刺并置入导管,然后再于 $L_{3~4}$ 或 $L_{4~5}$ 间隙行蛛网膜下腔穿刺。一点法:经 $L_{2~3}$ 棘突间隙用特制的联合穿刺针作硬膜外腔穿刺,穿刺成功后再用配套的腰穿针经硬膜外穿刺针内行蛛网膜下腔穿刺,见脑脊液流出即可注入局麻药(腰麻),退出腰穿针后,再经硬膜外针向头端置入硬膜外导管,并固定导管备用。由于所用腰穿针很细,故对硬脊膜的损伤很小,术后头痛的发生率明显减少,但注药时间需 45~60s。目前临床上一点法多用。

六、麻醉期间和麻醉恢复期的监测和管理

(一) 麻醉期间的监测和管理

患者在麻醉手术期间,由于各种因素的影响,如麻醉方法和药物的影响,手术创伤及失血,以及自

身疾病或并存疾病的影响等,都可能会对生理功能带来不同程度的影响,严重者可造成不可逆性损伤,甚至危及患者的生命。因此,应严密监测患者在麻醉期间的生理功能变化,及早发现和及时纠正对避免可能发生的严重并发症有重要的意义。

1. **呼吸管理**   麻醉期间最易受影响的是呼吸功能,全身麻醉可引起不同程度的呼吸抑制,阻滞麻醉对呼吸肌的影响也可引起严重的呼吸抑制,麻醉辅助用药、手术体位及术前合并的呼吸疾病,都会影响麻醉期间的呼吸功能。因此,麻醉期间一项十分重要的任务是保持呼吸功能正常。呼吸功能正常是指能维持动脉血氧分压(PaO_2)、二氧化碳分压($PaCO_2$)和血液 pH 在正常范围内。以上三项指标也是衡量呼吸管理是否合理的主要参数。保持自主呼吸的患者,应观察其呼吸运动的类型(胸式或腹式呼吸),呼吸的幅度、频率和节律,同时观察口唇黏膜、皮肤的颜色,以判断是否有呼吸道梗阻、缺氧或二氧化碳蓄积。全麻患者还可监测潮气量、分钟通气量和呼末二氧化碳($ETCO_2$),以确保患者的通气功能正常。

2. **循环管理**   麻醉期间循环功能的变化将直接影响患者的安全和术后的恢复。麻醉期间每隔 5~10min 测定和记录一次血压、脉搏、呼吸等参数,并记录手术重要步骤、出血量、输液量和输血量等。麻醉期间引起循环障碍的可能原因包括:患者自身状况(如有心、脑、肺、肝、肾、内分泌等基础疾病)、麻醉药物和麻醉操作对循环功能的影响、手术出血等。良好的围麻醉期循环管理、平稳的血流动力状态、充分的组织灌注是术后患者迅速康复的重要保证。当发生循环功能障碍时,应对血容量、心脏代偿功能和外周血管的舒缩状态作出正确判断,并有针对性的处理。麻醉期间血压降低往往与绝对或相对的血容量不足有关,应根据术前心、肾功能及脱水情况,术中失血及体液丢失量进行补充。建立必要的循环监测手段以便于临床正确评估。麻醉深度也会对循环的产生影响。麻醉过浅可引起机体强烈应激反应,血压升高,心率增快。麻醉过深既抑制心肌收缩功能,又使外周血管扩张,血压下降。因此,根据病情和手术要求及时调节麻醉深度,对于维持循环稳定是非常重要的,必要时可应用血管活性药物来支持循环功能。

3. **其他**   麻醉期间还应密切监测全身情况。非全麻患者应注意神志与表情的变化,严重缺氧和低血压可使患者的表情淡漠和神志突然丧失。局麻药毒性反应时,病人可出现精神兴奋症状,甚至惊厥。另外有必要监测体温,特别是小儿。体温过高可使机体代谢增快,氧耗量增加,严重者甚至会引起代谢性酸中毒和高热惊厥。低体温时,患者对麻醉的耐受力降低,术后苏醒延迟。因此术中应监测中心体温,其中以监测直肠或食管温度最好。

(二) 麻醉恢复期的监测和管理

手术和麻醉虽然结束,但手术及麻醉对患者的影响并未完全消除。在此期间,患者的呼吸、循环功能仍然处于不稳定状态,各种保护性反射仍未完全恢复,其潜在的危险性并不亚于麻醉诱导时。因此,应重视麻醉恢复室(recovery room)的建立和管理。

1. **监测**   在麻醉恢复室应继续监测心电图、血压、呼吸频率和 SpO_2,每 5~15min 记录一次,直至患者完全恢复。至少应测定并记录一次体温,如有异常应继续监测。手术较大者,不管是全麻或阻滞麻醉,术后都常规吸氧。如果患者合并肺部疾病,或行开胸和上腹部手术者,更应重视其呼吸功能的变化。全麻患者要注意其神志恢复的情况,而椎管内麻醉者应密切观察阻滞部位感觉和运动的恢复情况。

2. **保持呼吸道通畅**   全麻或阻滞麻醉应用了辅助药,都可影响患者神志的恢复。在此期间容易发生呼吸道梗阻,应密切观察。呼吸道不全梗阻者表现为呼吸困难,吸气时辅助呼吸肌用力,出现三凹征和鼻翼扇动。呼吸道完全梗阻者,表现为强烈的呼吸动作而无气体交换,呼吸运动反常。如果未能及时发现和处理,可危及病人的生命。

3. **维持循环系统的稳定**   在麻醉恢复期,血压容易波动,发生术后低血压的常见原因有:①低血容量:可发生于存在活动性出血等,表现为黏膜干燥、心率增快、少尿或无尿。应检测血红蛋白含量及血细胞比容以排除是否存在活动性出血。②静脉回流障碍:可发生于机械通气、张力性气胸、心脏压塞等。③血管张力降低:多发生于椎管内麻醉、过敏反应、肾上腺皮质功能低下等,也可见于应用大量抗高血压药、抗心律失常药及复温时。对于顽固性低血压,应监测有创动脉压、中心静脉压(CVP)、尿量等。发生术后高血压的常见原因有：①术后疼痛，膀胱尿潴留，患者躁动不安；②低氧血症和／或高碳酸血症；③颅内压升高；④高血压病患者术前停用抗高血压药。应针对病因治疗。

4. 恶心、呕吐的处理 全麻患者发生率较高，尤其是以吸入麻醉药为主、麻醉时间较长者更易发生。麻醉期间应用麻醉性镇痛药可增加恶心、呕吐的发生率。麻醉恢复期发生恶心、呕吐，不利于保持呼吸道的通畅，如果发生误吸则更加危险。应用氟哌利多或止吐药昂丹司琼（ondansetron，枢复宁）可减少或减轻恶心、呕吐的发生。

5. 全麻后苏醒延迟的处理 常见原因为全麻药的残余，包括吸入全麻药、静脉全麻药、肌松药和麻醉性镇痛药等。可因麻醉过深引起，亦可因患者的病理生理改变而引起药物代谢时间延长所致，如高龄、肝肾功能障碍、低温等。此外麻醉期间发生的并发症，如电解质紊乱、血糖过高或过低等，都可引起患者的意识障碍。即使已无麻醉药残余，患者术后仍可处于不同程度的昏迷状态。如发生以上情况，首先应维持循环稳定，保持通气功能正常和充分供氧。对于术后长时间不醒者，应进一步检查其原因，并针对病因治疗。

七、控制性降压和全身低温

（一）控制性降压

控制性降压（controlled hypotension）是指通过药物或麻醉技术使动脉血压降低并控制在一定水平的方法，其目的是有利于手术操作、改善血流动力学以减少手术出血。但血压降低后，会伴有各个生命器官的血流量降低。由于脑细胞对缺氧的耐受性很低，一般在非麻醉状态下，平均动脉压（mean arterial pressure，MAP）低于 60mmHg 时，就有可能发生脑缺氧、缺血的风险。药物对心肌的抑制以及外周血管阻力（SVR）的降低，可引起心排出量（CO）降低，继而会导致冠脉血流量减少和心肌缺血。一般来说当收缩压低于 80mmHg 时，肾小球滤过率下降，就有发生术后少尿、无尿及肾衰竭的危险。因此施行控制性降压时必须严格掌握适应证，严密监测和维持各生命器官的供血、供氧在正常范围。

1. 施行控制性降压的基本原则

（1）保证组织灌注：为了满足机体基本代谢功能的需要，必须保证组织器官的血液灌注量。降压时主要降低的应当是 SVR，避免或减轻对 CO 的影响。另外降压时组织灌流量可以由血管扩张来代偿，但必须维持正常的血管内容量。

（2）严格掌握血压控制标准：一般认为，术前血压正常者，血压控制标准为收缩压不低于 80mmHg，或 MAP 在 50~65mmHg 之间。还可以以降低基础血压的 30% 为标准，并根据手术野渗血情况进行适当调节。期望手术野渗血明显减少，但仍有微量渗血。如果手术野呈现苍白干燥，则表明血压过低。应在手术渗血最多或手术最主要步骤时施行降压，并且尽量缩短降压时间。MAP 降至 50mmHg 时，控制性降压时间不宜超过 30min。手术时间长者，若以降低基础收缩压的 30% 为标准时，每次降压时间最长不宜超过 1.5h。

（3）重视体位调节：体位对局部血压的影响较大，尽量让手术野位于最高位置，虽然全身血压降低较小，但局部渗血可明显减少。此外下肢降低 15° 可使血压降低 10~20mmHg，有利于血压的控制；而俯卧或侧卧位是控制性降压的风险体位，应尽量避免。

（4）加强监测：降压期间应监测 ECG、SpO_2、尿量；动脉血压，最好是直接有创动脉测压；手术时间长者，应监测 CVP、体温及动脉血气分析等。

2. 控制性降压的方法

（1）吸入麻醉药降压：加深吸入麻醉有一定程度的降压效果。常用异氟烷或恩氟烷作为降压药物。这是由于异氟烷和恩氟烷对血管平滑肌有明显舒张作用，可通过降低外周血管阻力来降低动脉血压。

这种药物降压方法的特点是：①对心肌收缩力和 CO 的影响较小，从而有利于保证组织灌注。②降压起效快，停药后血压恢复迅速，无反跳作用。③适用于短时间的降压。如需长时间降压，通常与其他降压药复合应用。

(2)血管扩张药降压：常用药为：

1)硝普钠(sodium nitroprusside)：起效快,作用时间短,通过微泵输注的方法控制血压至需要水平,并维持稳定的血压。硝普钠作用于小动脉的内皮细胞,使中小动脉血管的平滑肌松弛扩张。静脉常用量为 0.5~5.0μg/(kg·min),用药后 1~2min 起效,4~6min 就可将血压降低到预定值,停药 2~5min 后血压即可恢复。必须注意的是最大用量不宜超过 10μg/(kg·min),以免引起氰化物中毒。

2)硝酸甘油(nitroglycerin)：硝酸甘油直接扩张静脉容量血管,半衰期短,无毒性代谢产物。硝酸甘油使外周阻力下降和容量血管扩张,因为用硝酸甘油后静脉循环的血容量明显增加,如果前负荷下降明显,心输出量也可能下降。不过,前负荷的减少会因交感神经活动增加,血管收缩,心率加快,心肌收缩力增加而得以补偿。一般用量为 1~5μg/(kg·min),或单次静脉注射 50~100μg。起效时间为 2~5min,停药 5~10min 后血压即可恢复。

3)三磷酸腺苷(ATP)：在体内,三磷酸腺苷迅速降解为腺苷和磷酸,腺苷具有扩张血管的作用,起效时间约 5min,单次静脉注射维持约 2~5min。持续滴注停药后数分钟血压即可恢复正常。

3. 适应证、禁忌证和并发症

(1)适应证：①降低血管张力,便于施行手术,如动脉导管未闭、颅内动脉瘤及脑膜血管瘤手术等。②减少手术野的渗血,方便手术操作,同时减少失血量。如血运非常丰富的组织和器官施行手术,包括脊柱手术、后颅窝及显微外科手术等。③麻醉期间控制血压过度升高,防止发生心血管并发症如心肌缺血、急性肺水肿等。④宗教信仰而拒绝输血者。⑤大量输血有困难或有输血禁忌证的病。

(2)禁忌证：①有严重器官疾病者,如心脏病、高血压病、脑供血不足及肝、肾功能障碍等。②酸碱平衡失调、低血容量、休克及严重贫血者。③血管病变者。

(3)并发症：有可能引起患者全麻后的苏醒延迟、术后视觉模糊以及反应性出血。还有表现为少尿或无尿的急性肾衰竭,脑血管、冠状动脉及其他血管的血栓形成。

(二) 全身低温

全身低温(简称低温,hypothermia)也可称为低温麻醉,是指在手术过程中将机体体温降低到一定程度,来达到降低机体的代谢、保持或延缓机体细胞的活动,以适应治疗和手术的需要。按照降温程度的不同可划分为：体温降至 32~35℃称为浅低温,26~31℃称为中低温,25℃以下称为深低温。

1. 对生理的影响

当外界温度开始降低时,机体为了保持自身的温度启动保护机制,主要表现为交感神经兴奋,机体氧耗量剧增。临床表现为心率增快、血压升高、呼吸激动、肤毛竖立、肌肉战栗、毛孔收缩及瞳孔散大等来加速产热。外界温度持续保持在低水平时,机体温度才逐渐降低。低温可使各重要组织器官的代谢降低,氧耗量减少,耐受循环暂停的时间延长(表15-4)。

表 15-4　不同温度下循环中断的安全时间和代谢率

体温 /℃	循环中断安全时间 /min	代谢率 /%
27.9~20	10~	60~25
31.9~28	4~	80~60
32	3~	80
37	<3	100

随着体温下降,脑电图表现为幅度降低、频率减慢直至脑电波消失。体温降低伴随着生理参数的变化如下：

(1)体温每降低 1℃,脑血流量降低 6%~7%,颅内压降低 5%。体温为 25℃时,脑氧耗量仅为正常体温时的 1/3,脑血管阻力为正常的 2~3 倍,脑实质容积缩小约 4%。

(2)心率随体温降低而减慢,体温降至 25℃时,心率可减慢 50%,心排出量和心脏做功也明显降低,并伴有各种心律失常。如果发生房室传导阻滞而难以纠正时,应立即停止降温。体温降至24~26℃时则容易出现室颤,这是低温时最严重的并发症。

(3)全身氧耗量降低,体温在30℃时,氧耗量可降低50%;23℃时的氧耗量仅为正常体温时的16%。

此外体温过低会抑制肝的解毒功能,影响药物代谢速度。低温时,吗啡和巴比妥类药物的作用增强;肌松药的作用时间延长;血管收缩药物的敏感性下降,导致复温后血压急剧升高。低温可使肝血流量减少,抑制胆汁分泌和降低肝糖原含量;肾血流量及肾小球滤过率减少,肾小管的分泌和重吸收功能降低;血液黏稠度增加,血小板减少使凝血时间延长。

2. **适应证**　由于体内各器官在低温时的氧耗量并不相同,所以应根据临床的需要采用不同程度的低温。不同程度的低温用途主要见表 15-5。

表 15-5　各种程度低温的应用

低温程度	应用
深低温	与体外循环配合进行复杂的心内手术
中低温	短小的心内手术或大血管手术
浅低温	脑复苏病人、神经外科手术、其他方法难以控制的高热

3. **常用降温方法**　针对不同程度的降温有不同的降温方法,主要分类见表 15-6。

表 15-6　常用降温方法

降温程度	方法	说明	特点
浅低温和中低温	冰袋降温法	将冰袋置于患者颈部、腋窝、腹股沟等大血管处,使体温逐渐降低	降温较慢
	变温毯降温法	将患者置于特制的变温毯上,使体温逐渐降低	操作简便易行,但降温速度较慢
深低温	体外循环方法	在全身麻醉下,应用体外循环方法将体温降低到预计水平	迅速、安全

在浅低温和中低温降温过程中,为了防止降温时的应激反应,可酌情应用镇静药,如地西泮、咪达唑仑、氯丙嗪等。

在深低温降温过程中,手术关键性操作完成后即可开始复温。降温过程中应监测病人的血压、心电图(心率和心律)、呼吸及 SpO_2,并连续监测食管和直肠内温度。为了预防降温过程中的御寒反应,及时调整麻醉深度和追加肌松药。

第二节　重症监测治疗与复苏

一、重症监测治疗

(一)概述

重症监测治疗室(intensive care unit,ICU)是集中了各个临床专业的知识和技术、配备先进的监测和治疗设备的临床专业基地,对重症患者的脏器功能进行严密监测和及时有效的救治。1863 年护理学先驱南丁格尔首先提出将重症病人集中管理的理念,并逐步得到认同和普及。经过半个多世纪的发展,各个国家对重症医学的理念有了深刻的认识,先后开设了 ICU,我国重症医学发展较晚,2008 年 7 月 4 日中国国家标准委员会正式将重症医学确定为临床二级学科。ICU 的出现及发展使许多过去认为已无法救治的患者得以存活或者延长生存时间,是现代医学发展进步的标志。

ICU 的设立应根据医院的具体情况而定,包括医院的规模、患者来源、病情程度、病种、技术力量和设备条件等。一般来说,规模较小的医院设综合性 ICU,为各专业服务。大医院可设专业 ICU,ICU 的专业化是近年来发展的趋势,如外科重症监测治疗病房(SICU)、冠心病监测治疗病房(CCU)和呼吸监测治疗病房(RICU)等。也可将各专业 ICU 集中在一个区域,建立 ICU 中心或危重病医学科,便于集中使用大型仪器和设备,有利于充分利用人力、物力和财力资源。

ICU 必须配备足够数量、掌握重症医学以及其他学科的基础知识和基本操作技术、受过专业训练以及具有独立工作能力的医护人员。ICU 病房由符合条件的医师与护士等专业人员组成一个诊疗团队,提供 24h 的持续监测和治疗,为重症患者提供最好的诊疗。

(二) ICU 的工作内容

ICU 的主要工作内容是利用精密仪器、设备严密监测重症患者的各器官功能,及时获取医疗信息,同时密切观察患者的临床表现以及收集临床资料;进行综合和科学分析作出正确诊断;及早发现和预测病情变化和发展趋势;针对病情的发展趋势采取积极有效的治疗措施,防止严重并发症的发生,促进器官功能的恢复,或进行生命支持治疗等。

1. 临床监测分级　依据监测指标的临床意义、难易程度及监测频率,将临床监测分为三级:

(1) 一级监测:一般包括:①连续监测 ECG、SpO_2、有创动脉压和肺动脉压(pulmonary arterial pressure,PAP),每 2~4h 测定一次中心静脉压(CVP)和肺动脉楔压(pulmonary artery wedge pressure,PCWP),每 8h 测定一次心排出量。②每 1h 测呼吸频率一次,每 4h 检查动脉血气分析一次,实行机械通气治疗者应根据需要定期测定潮气量、肺活量、最大吸气负压、胸肺顺应性及血气分析。③记录每 1h 的尿量及比重,每 2~4h 总结一次出入量的平衡情况。④每 2~4h 测定并记录一次体温。⑤每 12h 检查一次血浆电解质、血糖和血细胞比容(HCT),每 24h 检查一次血常规、尿常规、肝、肾功能及胸部 X 线片。

(2) 二级监测:一般包括:①连续监测 ECG、SpO_2、有创动脉压,每 2~4h 测定一次 CVP。②每 1h 测呼吸频率一次,每 8h 检查动脉血气分析一次,实行机械通气治疗者应根据需要定期测定潮气量、肺活量、最大吸气负压、胸肺顺应性及血气分析。③记录每 2h 的尿量及比重,每 8h 总结一次出入量的平衡情况。④每 6~8h 测定并记录一次体温。⑤每 24h 检查一次血常规、尿常规、血浆电解质、血糖、HCT、肝、肾功能及胸部 X 线片。

(3) 三级监测:一般包括:①连续监测 ECG、SpO_2,每 1~2h 测量一次血压。②每 1~2h 测呼吸频率一次,每 24h 检查 1 次动脉血气分析。③记录每 4h 的尿量及比重,每 24h 总结一次出入量的平衡情况。④每 8h 测定并记录一次体温。⑤每 24h 检查一次血常规、尿常规、血浆电解质、血糖,必要时检查肝、肾功能及胸部 X 线片。

2. 呼吸系统

(1)呼吸功能监测:肺部并发症是引起患者死亡的主要原因之一。据统计,术后死亡病例中,约有 50% 的病例直接或间接与呼吸衰竭有关。麻醉可能是术后即刻发生呼吸衰竭的主要因素之一,包括麻醉药导致患者苏醒延迟、肌张力降低或声门水肿从而引起上呼吸道梗阻;麻醉性镇痛药对呼吸中枢的抑制;肌松药导致的呼吸肌无力等。早期术后呼吸系统并发症包括低肺容量综合征、肺不张、误吸综合征、肺水肿及支气管痉挛等;后期可能发生肺部感染或肺炎,肺栓塞或急性呼吸窘迫综合征。手术前有肺功能异常者更易发生术后肺部并发症。术前肺活量和呼气速率正常者,术后肺部并发症发生率约 3%;而以上二项异常者术后肺部并发症发生率高达 70%。因此正确认识和监测术后肺功能变化对于预防和治疗术后肺部并发症的发生有着重要意义。围术期间主要监测肺通气功能、氧合功能，以帮助判断肺功能的损害程度、呼吸治疗效果以及组织器官对氧的输送和摄取状况。呼吸功能监测参数有：潮气量（V_T）、呼吸频率（RR）、分通气量（MV）、无效腔量/潮气量（V_D/V_T）、$PaCO_2$、$ETCO_2$、PaO_2、SaO_2、肺泡-动脉氧分压差（A-aDO_2）、肺内分流量（Q_S/Q_T）和氧耗量（VO_2）、肺活量（VC）、最大吸气负压（MIF）、呼吸系统顺应性（Crs）、气道阻力（R）和呼吸做功等。

（2）呼吸治疗

1）氧疗（oxygen therapy）：氧疗是指临床上借助于不同的供氧装置或技术以增加吸入氧浓度，以提高血氧饱和度，是改善或纠正低氧血症迅速而有效的措施。氧疗的目的在于改善低氧血症，凡是属于通气功能不足、灌注不平衡所引起的低氧血症，氧疗都有一定帮助。至于较大的右向左分流、静脉血掺杂所致的动脉血氧分压不足，氧疗效果有限。氧疗只能预防低氧血症所致的并发症，如缺氧的精神症状、肺性脑病、心律失常、乳酸中毒和组织坏死等，故氧疗是防止组织缺氧的一种暂时性措施，不能取代对病因的治疗。氧疗方式包括：①无控制性氧疗：不需要严格控制吸入氧浓度，适用于无通气障碍的患者。据吸入氧浓度可分为三类：低浓度氧疗（吸入氧浓度 24%~35%）、中等浓度氧疗（吸入氧浓度在 35%~50%）、高浓度氧疗（吸入氧浓度在 50% 以上）。②控制性氧疗：指严格控制吸入氧浓度，适用于慢性阻塞性肺疾患通气功能障碍的患者，因其低氧血症伴 CO_2 潴留，其呼吸中枢对 CO_2 已不敏感，呼吸频率主要来自低氧对外周化学感受器的刺激。这类患者吸氧后易加重 CO_2 潴留，故接受氧疗时，必须控制吸入氧浓度，采取持续低浓度吸氧。采用控制性氧疗，开始宜吸 24% 氧，复查 PaO_2 和 $PaCO_2$。若吸氧后，PaO_2 仍处于低氧血症水平，$PaCO_2$ 升高不超过 10mmHg，病人神志未趋向恶化，可适当提高吸氧浓度，如 26%~28%，一般不超过 35%，保持 $PaCO_2$ 上升不超过 20mmHg。若控制性氧疗不能明显改善低氧血症，而提高吸入氧浓度后，反而加重 CO_2 潴留，意识障碍加重，可考虑气管插管或气管切开机械通气治疗。

2）机械通气的应用：当机体出现严重的通气和/或换气功能障碍时，以人工辅助通气装置（呼吸机）来改善通气和/或换气功能，即为机械通气。机械通气是治疗呼吸衰竭的有效方法，也是危重医学中的基本内容之一。肺氧合功能和/或肺通气功能障碍均可引起呼吸衰竭。前者是因肺病理改变引起肺泡气与血液之间的气体交换障碍，临床表现以低氧血症为主。肺通气功能障碍，临床表现以 CO_2 排出障碍为主，常继发低氧血症。呼吸衰竭时应用机械通气能维持必要的肺泡通气量，降低 $PaCO_2$；改善肺的气体交换效能；使呼吸肌得以休息，有利于恢复呼吸肌功能。短期使用机械通气，可选用气管插管，需要长期治疗者可选用气管切开。气管插管方法简便，迅速，解剖无效腔量减少 50%。避免气管切开的并发症，但影响进食、患者极不舒服，需用较多镇静药，长期插管可损伤咽喉部，使气管黏膜糜烂、感染坏死。气管切开的优点在于分泌物容易清除，呼吸道阻力及无效腔明显减少，可以进食，不必多用镇静药，适于长时间机械通气，其缺点是丧失了呼吸道的保温，保湿功能，增加呼吸道感染机会，时久易致气管出血、溃疡和狭窄。为严重缺氧和二氧化碳潴留病人作气管切开，有心搏骤停的可能，可先用面罩加压供氧，先施行气管插管，吸净分泌物，充分供氧，待病情稳定后再根据指征作气管切开。在整个机械通气过程中，均需严密监测患者的生命体征和各主要脏器的功能，尤其是呼吸功能的监测。一般而言，SpO_2 大于 95% 和呼末二氧化碳（$ETCO_2$）在 35~45mmHg 之间，表明通气和氧合良好，在开始用呼吸机通气或改变呼吸参数设置后 30min 左右都应抽取动脉血作血气分析，以后视病情变化按需进行。比较重要的呼吸力学方面的监测指标有：①潮气量（V_T）和分钟通气量（V_E）；②胸肺顺应性；③压力-容量环和流量-容量环形态；④呼吸道阻力；⑤呼吸中枢驱动力；⑥呼吸功（work of breathing，WOB）。

机械通气本身也可引起或加重肺损伤，称为呼吸机相关肺损伤（ventilator-induced lung injury，VILI），肺泡过度扩张或肺内压过高可导致肺组织及间质结构的破坏和肺泡膜损伤，表现为肺水肿、肺顺应性降低和氧合功能障碍，并可引起纵隔气肿、皮下气肿和气胸等。VILI 与肺吸气末容量、气道压及持续时间等因素有关，而肺泡吸气末容量是影响 VILI 的主要因素。VILI 的主要病理改变是肺泡毛细血管膜的通透性增加,可能与肺表面活性物质减少或失活、肺表面张力升高、肺泡内皮通透性增加、炎性细胞和递质释放等因素有关。因此,正确认识机械通气对生理的影响,选择适当的通气模式、呼吸参数及辅助治疗措施,对于提高疗效和减少并发症具有重要意义。

近年来,无创通气(noninvasive ventilation,NIV)已被广泛用于治疗急性呼吸衰竭的患者,是一种可以避免气管插管同时给予通气支持的有效方法。经面罩或鼻罩无创通气,无须建立有创人工气道,可降低因气管插管导致的患者不适、并发症和损伤。同时,NIV可用于呼吸性疾病的早期治疗,患者可讲话、保留吞咽反射,占有心理上的优势,并保护了气道的防御机制。

3)胸部物理治疗(chest physiotherapy,Cpt)、呼吸道加温和湿化治疗:胸部物理治疗是维护呼吸道卫生、辅助呼吸道内分泌物排出、预防或逆转肺萎陷一系列方法的总称,包括体位引流、胸部震颤、拍背、辅助咳嗽和呼吸功能训练等。术后患者常继发肺不张或肺部感染,除了呼吸支持治疗和应用抗生素外,胸部物理治疗也是非常有效的方法。生理情况下,吸入气的含水量约为34mg/L,肺泡内的饱和水蒸气为43.4mg/L。但在病态时,尤其是呼吸窘迫、高流量吸氧、人工气道等情况下,吸入气的温度和湿度都难以达到生理要求。这使得肺表面活性物质减少或活性降低,呼吸道内分泌物黏稠,气管黏膜纤毛运动发生障碍,导致肺不张和肺部感染等并发症。因此,呼吸道加温和湿化对危重患者十分重要。

3. 循环系统

(1)循环监测:血流动力学的监测是临床麻醉和ICU重要的内容之一,是大手术和抢救危重患者不可缺少的手段。可分为无创性和有创性两大类;无创性血流动力学监测(noninvasive hemodynamic monitoring)是应用对机体组织没有机械损伤的方法,经皮肤或黏膜等途径间接取得有关心血管功能的各项参数,其特点是安全、无或很少发生并发症。有创性血流动力学监测(invasive hemodynamic monitoring)通常是指经体表插入各种导管或监测探头到心腔或血管腔内,利用各种监测仪或监测装置直接测定各项生理学参数。在临床实践中尤其是有创性监测方法可以实时、准确地反映患者的循环状态,如CVP的动态改变可反映心功能与右心前负荷的关系,PCWP可用于反映肺静脉、左心房和左心室的功能状态,是衡量左心室前负荷的可靠指标。心电图监测也在ICU中较常用,它不仅能了解心率的快慢,确切诊断心律失常的类型,还能判断是否存在心肌缺血。

(2)循环功能的评价和治疗原则:在ICU中维持危急患者的循环功能稳定非常关键。不仅要正确评价和维持合适心率、血压,更要正确评估和调节心脏前负荷、后负荷和心肌收缩性。

1)根据循环监测的结果决定治疗的基本原则:①当肺毛细血管楔压(pulmonary capillary wedge pressure,PCWP)低于10mmHg,表示有效循环血量不足。应参考血细胞比容(HCT)及血浆胶体渗透压来选择补充液体的类型。当PCWP高于18mmHg时,说明心脏前负荷加重,应用利尿药或血管扩张药降低前负荷,降低PCWP,保护心肌功能。②当周围血管总阻力(TPR)小于1 000(dyn·s)/cm^{5}时,表示心脏后负荷降低,此时首先应补充血容量,同时可应用小剂量血管收缩药。当TPR大于2 000(dyn·s)/cm^{5}时,表示心脏后负荷升高,应用血管扩张药可使心搏出量(stroke volume,SV)、心排出量增加,并降低心肌的氧耗量。③当心肌收缩性降低时,表现为心排血指数(cardiac index,CI)和左心室排血做功指数(left ventricular stroke work index,LVSWI)降低,应用正性心肌力药物治疗,必要时可应用主动脉内球囊反搏治疗。当心肌收缩力增强,心率增快,血压升高,心肌氧耗量增加时,适当应用α-肾上腺能受体阻滞剂及钙离子阻断剂,降低心肌的氧耗量,起到保护心肌作用。

2)根据CVP、BP指导补液治疗:①当CVP低、BP低时,表示血容量严重不足,充分补液以纠正血容量不足。②当CVP低、BP正常时,表示血容量不足,此时可适当补液。③当CVP高、BP低时,提示心功能不全或血容量相对过多,应给予强心药物,纠正酸中毒,舒张血管。④当CVP高、BP正常时,提示容量血管过度收缩,使用舒张血管药物来纠正血管的过度收缩。⑤当CVP正常、BP低时,提示心功能不全或血容量不足。

4. 肾功能的监测 在临床上对肾功能的监测远没有对心肺功能的监测那么重视,但是连续监测肾功能的动态变化不仅能了解肾脏本身的功能状态,而且在评估全身的体液平衡、组织灌注及心血管功能等方面都有重要价值。特别在重危患者中,肾功能的监测更为重要。连续监测肾功能的动态变化可以及时发现肾功能不全的发生发展,以便采取及时有效的治疗和预防措施,以免导致严重的急性肾衰竭。从目前的医疗能力来讲,一过性的急性肾衰是可以逆转的,但发生多器官衰竭时,合并肾衰竭可严重影响对其他器官功能的治疗,死亡率也明显增加。在治疗呼吸衰竭时,体液平衡、循环功能的维持、机械通气治疗及抗生素的应用等治疗措施都是非常重要的,但如果合并肾衰竭,以上治疗措施都受到严重限制。因此,应根据不同病情,选择监测肾功能参数和监测的频率,为临床治疗提供参考。

5. 水、电解质和酸碱平衡的调控　正常体液容量、渗透压及电解质含量是机体正常代谢和各器官功能正常进行的基本保证。健康人本身对体内电解质含量及酸碱度的改变具有较强的自身调节功能,所以一般不易发生失衡。但在危重患者,他们失去了这种自身调节功能,这不仅可使原发病加重,而且可引起相应器官的功能障碍,严重者可危及患者的生命。因此,维持水、电解质和酸碱平衡的主要任务是:根据生理和病态的需要以及临床监测所获得的实际参数来维持体液和电解质出入量的平衡;维持晶体渗透压和胶体渗透压的稳定;维持酸碱平衡稳定,避免发生呼吸性和／或代谢性酸碱失衡。

(三) 病情的评估

疾病危重程度的评估对于医疗过程是非常重要的。在临床工作中,对于病情严重程度的评估及其转归的预测难度还是很大,到目前还没有统一、精确的方法。

疾病评分系统大致可分为疾病特异性和疾病非特异性评分,其目的在于反映疾病的严重程度和患者的预后。前者是针对单一的疾病,各种不同疾病的评分系统之间无法作相互比较,但与非特异评分系统相比,能够更好地反映患者的病情和预后,包括创伤评分、Murray 的肺损伤评分、Ranson 评分等。后者主要用于多种不同疾病的评估,范围较广,如急性生理和慢性健康评分(APACHE)。下面列举几个疾病非特异评分。

治疗干预评分系统(therapeutic intervention scoring system,TISS)可能是第一个用于危重患者的总体评分系统。它适用于所有的住院患者,但需要每日对 76 个项目进行收集,这些项目主要针对患者的干预或治疗措施。TISS 评分越高,病情越严重,患者的住院死亡率越高。TISS 评分对于评价病情严重程度和治疗效果都具有一定价值,但此评分系统也存在局限性,它不能精确地反映病情严重程度,这主要因为临床医师治疗类似病人的积极程度和强度方面存在极大的差异。

急性生理及慢性健康评估系统(acute physiology and chronic health evaluation Ⅱ,APACHE Ⅱ)是目前广泛采用的评估方法之一。APACHE Ⅱ 评分由三个部分组成,包括 12 个参数的急性生理评分,慢性健康评分和患者年龄评分,评分范围为 0~71 分。分值越高病情越重,预后也越差。APACHE Ⅱ 评分系统也存在局限性,最大的局限性在于它并非用于预估个体患者的死亡率,另外还存在患者的选择偏差。

二、心肺脑复苏

(一) 概述

从古至今,人们一直都在跟死亡作斗争,但由于科学发展的局限性,心肺脑复苏并未形成一种行之有效的方法,直至 20 世纪初才广泛应用于临床,并普及到社会。随着医学的不断进步,复苏的内容已发生变化。过去认为心肺复苏(cardiopulmonary resuscitation,CPR)主要是指用人工呼吸替代患者的自主呼吸,用胸外按压暂时形成的人工循环并诱导心脏的自主搏动,使心跳、呼吸恢复的抢救措施。近 30 余年来,人们逐渐认识到,复苏时不仅要考虑到心肺功能的恢复,更要考虑到脑的恢复,因为只有脑功能的最终恢复才能称为完全复苏,故现在把"心肺复苏"扩展为"心肺脑复苏"

（cardiopulmonary cerebral resuscitation, CPCR），并将其分为三个阶段：初期复苏（basic life support, BLS）、后期复苏（advanced life support, ALS）和复苏后治疗（post-resuscitation treatment, PRT）。

心肺脑复苏成功与否的关键是开始 CPR 的时间。2010 年美国心脏学会和国际复苏联盟发布的心肺复苏指南对心肺复苏提出了一些新的观念和复苏措施。对循环骤停者的"生存链"由 2005 年的 4 个链环增加至 5 个链环：①早期识别和激活紧急医疗服务系统（EMS）；②早期进行 CPR：强调胸外心脏按压的重要性，未经训练的普通目击者，鼓励在急救人员电话指导下仅做胸外按压的 CPR；③早期以除颤器进行电除颤；④早期由专业人员进行高级生命支持（ALS）；⑤综合的心搏骤停后处理。2010 年美国心脏学会和国际复苏联盟发布的心肺复苏指南中另一重大改变是基础生命支持顺序的改变，即成人和儿童（包括儿童和婴儿，除外新生儿）患者从"A-B-C"（气道 - 呼吸 - 胸外按压）到"C-A-B"（胸外按压 - 气道 - 呼吸）。因此，不管是基层医务人员、医疗辅助人员，还是消防队员、警察、司机及事故易发单位的工作人员等，都应接受与时俱进的培训。医院内更应建立紧急医疗服务系统（EMS），它由接受过特殊训练的医师、护士及相关人员组成，每个独立单元都应常备复苏设备，并经常检查，以便能高效率、高质量完成复苏急救任务。

（二）初期复苏

初期复苏（basic life support, BLS），一旦确立心搏骤停的诊断，应立即进行。BLS 包括突发的心搏骤停的识别、紧急反应系统的启动、早期心肺复苏（CPR）、迅速使用自动体外除颤仪（AED）除颤。根据 2010 年美国心脏学会和国际复苏联盟发布的心肺复苏指南，初期复苏步骤可归纳为 CAB：C（circulation）指建立有效的人工循环，A（airway）指保持呼吸道顺畅，B（breathing）指进行有效的人工呼吸。

1. 识别心搏骤停和启动紧急反应系统　当患者发生意外出现意识丧失时，施救者在确定周围环境安全后，要立即拍打患者的双肩并呼叫患者，以判断患者的反应。同时还应检查患者的呼吸情况（无呼吸或非正常呼吸），然后检查大动脉搏动，若无搏动，则开始 CPR。2010 年心肺复苏指南中还指出检查脉搏的时间应 <10s。

2. 心脏按压

（1）胸外按压

1）机制：胸外按压时，血流产生的原理比较复杂，现在普遍认同的机制是胸泵机制和心泵机制。通过胸外按压使胸内压力增高和直接按压心脏维持一定的血液流动，同时配合人工呼吸，为心脏和脑等重要脏器提供一定含氧的血流，为进一步复苏创造条件。

2）合适的体位：去枕、平卧，患者背后垫一块硬板或将患者移至地面。

3）正确的按压部位：操作者立在床旁，如病人在地面，可跪在患者胸旁，胸外按压的部位是双乳头连线水平、胸骨中下三分之一处。

4）合适的按压力度和频率：一只手掌根部紧贴按压部位，另一只手重叠其上，指指交叉，两臂伸直，上身前倾，使两臂与前胸壁呈 90° 角，利用上身的重量，通过两臂垂直地有节奏地下压，胸骨下陷的幅度至少 5cm，施救者每一次按压后都要使胸廓完全回弹，以使下一次按压前心脏完全充盈。按压频率，成人至少为 100 次 /min 以上。儿童可用单手按压。婴儿因心脏位置较高，胸廓小，可以双手抱胸，以两拇指尖按压胸骨中部。按压幅度在儿童和婴儿至少为胸部前后径的三分之一（婴儿大约为 4cm，儿童大约为 5cm），频率同样要达到至少 100 次 /min。

在人工呼吸配合下，以触摸到大动脉（颈动脉和股动脉）搏动、肤色由苍白转红润，或瞳孔由散大趋向缩小称为有效，否则宜采取改良措施或改作开胸心脏按压。

5）与人工呼吸的配合：单人操作时成人胸外按压 - 通气比推荐为 30：2，双人操作时成人胸外按压 - 通气比推荐为 15：2。一旦建立了高级气道，按压者就要持续以至少 100 次 /min 的频率给予胸外按压，即使通气时也不必暂停，负责通气者以每 6~8s（即 8~10 次 /min）给予一次呼吸。2010 年的指南中指出为了保证按压的质量，2 名施救者应每 2min（或每 5 个循环）就轮换一次。

6）并发症：肋骨骨折、心包积血或心脏压塞、气胸、血胸、肺挫伤、肝脾撕裂伤和脂肪栓塞。

（2）开胸心脏按压（open chest compression）：虽然胸外心脏按压可使主动脉压升高，但同时右心房压、右心室压及颅内压也升高。因此冠脉的灌注压和血流量并无明显改善，脑灌注压和脑血流量的改善也有限。而开胸直接心脏按压更容易刺激自主心跳的恢复，且对中心静脉压和颅内压的影响较小，更有效地增加心肌和脑组织的灌注压和血流量，有利于自主循环的恢复和脑细胞的保护。但开胸心脏按压要求较高，且难以立即实施，可能会延迟复苏时间。因此，对于某些严重疾病，如胸廓严重畸形、胸外伤引起的张力性气胸、心脏压塞、多发性肋骨骨折、胸主动脉瘤破裂需要立即进行体外循环者，以及心脏停搏发生于已行开胸手术者，应该首选开胸心脏按压。

3. 开通气道　保持呼吸道通畅是复苏成功的重要步骤，可采用仰头抬颏法开放气道。方法是：术者将一只手置于患者前额用力加压，使头后仰，另一只手的示、中两指抬起下颏。使下颌尖、耳垂的连线与地面呈垂直状态，以畅通气道。应清除患者口中的异物和呕吐物。有条件时（后期复苏）可通过放置口咽或鼻咽通气道、食管 - 气管联合导管或气管内插管等方法，以维持呼吸道通畅。

4. 人工呼吸　人工呼吸方法可分为两类：一类是徒手人工呼吸法，其中以口对口（鼻）人工呼吸最适于现场复苏。它是一种最快捷有效的通气方法，用施救者呼出气体中的氧气以满足患者的需要。方法是施救者用置于患者前额的手拇指与示指捏住患者鼻孔，吸一口气，用口唇把患者的口全罩住，然后缓慢吹气。另一类是借助器械或特制的呼吸器进行的人工呼吸。如球囊通气、面罩通气等。开放气道后，即应进行人工呼吸。首先应进行 2 次人工呼吸，每次吹气时间应大于 1s，并可观察到胸廓起伏，成人潮气量约为 500~600ml。气管插管后辅助潮气量应控制在 6~7ml/kg 以避免过度通气而导致心输出量下降。当球囊面罩通气时，潮气量稍偏大，约 600ml。

5. 电除颤　电除颤是利用除颤仪在瞬间释放高压电流冲击心脏从而恢复窦性心律。如果具备 AED 自动电除颤仪，应该联合应用 CPR 和 AED。一旦发现需要救治者，首先启动紧急医疗服务系统（EMS），并立即开始心肺复苏。先施行 5 个循环的 CPR（30 次胸外按压和 2 次人工呼吸为一个循环）后尽早电除颤；一次除颤后应立即恢复新一轮的心肺复苏，再次判断心律，确定是否除颤。一般不建议连续三次电击方案。除颤器有单相和双相波形两种。单相波形除颤器首次电击能量推荐为 360J，重复除颤仍为 360J。双相波电除颤使用 150~200J 即可有效终止院前发生的室颤。小儿胸外电除颤的首次能量一般为 2~4J/kg，对于后续电击，能量级别应至少 4J/kg 并可以考虑使用更高能量级别，但不超过 10J/kg 或成人最大剂量。与单相波除颤器相比较，低能量的双相波电除颤对终止室颤的效果更好。

（三）后期复苏

后期复苏（advanced life support，ALS）是在基础生命支持的基础上，借助于辅助设备、特殊的复苏技术等建立更为有效的通气和血运循环。后期复苏的内容包括：借助专用设备和专门技术（如气管插管等）建立和维持有效的通气和心脏循环功能；除颤转复心律；监测心电图；建立和维持静脉通道；应用药物维持已恢复的循环。因此，承担后期复苏的单位必须具备专用仪器设备和专业人员。在复苏期间严密监测心电图、血压、脉搏、血氧饱和度等，根据监测结果进行更具有针对性的处理，包括药物治疗、输液输血以及其他特殊治疗。

1. 机械通气与氧疗　进行心肺复苏的患者中，约有 90% 有不同程度的呼吸道梗阻。如果患者自主呼吸没有恢复应尽早行气管插管，予吸入氧气浓度 100%。院外患者可用面罩、简易球囊维持通气，医院内可用呼吸机，根据患者血气分析结果调整潮气量；而对于不适宜气管内插管者，可施行气管切开术以保持呼吸道的通畅。

2. 监测　为判断 CPR 是否有效，触摸大动脉、观察肤色、毛细血管充盈时间、瞳孔的大小及对光反射、血压、脉搏及 ECG、听诊心音和呼吸音，至今仍是最基本的监测项目。心电图的监测在后期复苏中是很重要的，因为心脏停搏时的心律可能是心室纤颤，也可能是心跳停搏，虽然临床表现相同，但治疗却不相同。心电图的监测可帮助我们快速识别这两者，从而快速采取相应的治疗措施。在复苏过程中还可能出现其他的心律失常，心电图监测可以明确其性质，为治疗提供极其重要的依据。在后期复苏期间，还应重视呼吸、血流动力学和肾功能的监测。

3. **药物治疗** 由于心内注射引起的并发症较多,如张力性气胸、心脏压塞等,因此心搏骤停患者在进行心肺复苏时应尽早开通静脉通道,选择静脉给药。复苏时用药的目的是提高心脏按压效果,激发心脏复跳,增强心肌收缩力;提高外周血管阻力,增加心肌血流量和脑血流量;降低除颤阈值,利于除颤和防止室颤的复发;纠正酸血症或电解质紊乱。为此,常用药有以下几类:

(1)肾上腺素(epinephrine):是 CPR 中的首选药物,它的效果已久经考验。传统的推荐剂量为静脉推注 0.5~1.0mg/ 次,若无效,每 3~5min 可重复给药。如果有血流动力学监测如动脉血压作指导,也可以考虑更高剂量。肾上腺素还可气管内给药,每次 2~2.5mg。肾上腺素的作用机制是激动 a 受体(即收缩血管),可使外周血管阻力增加,而不增加冠脉和脑血管的阻力,因而可增加心肌和脑的灌注量;能增强心肌收缩力,使心室纤颤由细颤转为粗颤,提高电除颤成功率。在心脏按压的同时用肾上腺素能使冠脉和心内、外膜的血流量明显增加,并增加脑血流量。其 β- 肾上腺素能效应尚存争议,因为它可能增加心肌做功和减少心内膜下心肌的灌注。

(2)血管升压素(vasopressin):为一种外源性抗利尿激素,在超过抗利尿作用所需剂量时可作用于血管平滑肌的 V_1 受体,产生非肾上腺素样外周血管收缩作用。此药可增加外周血管阻力而诱发心绞痛。血管升压素的半衰期为 10~20min,比肾上腺素长。首次静脉注射量为 40U。血管升压素与肾上腺素均作为心搏骤停的一线血管加压药,血管升压素(40U)与肾上腺素(1mg)相比在预后上无明显差异。除此之外,实验研究报道心搏骤停时,联合使用肾上腺素和血管升压素与单独使用肾上腺素相比,在预后也无差异。心搏骤停期间重复使用血管升压素与肾上腺素重复使用相比,没有增加存活率。因此,可用血管升压素 40U 替代肾上腺素 1mg。

(3)钙剂:增强心肌收缩力,延长心脏收缩期,并提高心肌的激惹性。但血浆 Ca^{2+} 浓度过高,形成"石头心"的机会增多,也可能加重脑的再灌注损伤。因此钙剂应慎用。其适应证仅限于高钾血症、低(游离)钙状态(大量应用 ACD 抗凝血后)或钙通道阻滞药中毒等情况所致的心搏无力。需要时可以 10% 氯化钙 2ml 或葡萄糖酸钙 5~8ml 稀释后静脉注射或心内缓慢注射。一旦心搏转呈有力,即停止注射。

(4)胺碘酮:抗心律失常的首选药,它可影响钠、钾、钙通道,并有阻断 α、β 肾上腺素能受体的特性。可以考虑用于对除颤、CPR 和血管加压药无效的 VF 或无脉 VT 病人的治疗。承认首剂为 150~300mg,儿童剂量为 5mg/kg。

(5)利多卡因(lidocaine):是广为熟知的另一种抗心律失常药,与其他的抗心律失常药相比,即时的副作用较少。可用于治疗室性期前收缩或阵发性室性心动过速。初始剂量为 1~1.5mg/kg,缓慢静脉注射。如果室颤 / 无脉室颤持续,每隔 5~10min 后可再静脉注射 0.5~0.75mg/kg,直到最大量 3mg/kg。

(6)阿托品(atropine):可以拮抗迷走神经作用,对于心搏停止患者无已知的不良作用,尤其适用于严重窦性心动过缓合并低血压、低组织灌注或合并频发室性期前收缩者。但无动物和人类的随机研究支持该药可改善预后。阿托品在心脏停搏时,常规用量为 1.0mg 静脉注射,心动过缓时的首次用量为 0.5mg,每隔 5min 可重复注射,直到心率恢复达 60 次 /min 以上。最新指南不再建议在治疗无脉性心电活动 / 心搏停止时常规使用阿托品。

(7)碳酸氢钠(sodium bicarbonate):为复苏时纠正急性代谢性酸中毒的主要药物。心搏骤停后,机体缺血缺氧,造成乳酸和 CO_2 蓄积,pH 明显降低,循环支持开始后,微循环血流将这些酸性代谢产物带至静脉和体循环,形成所谓"洗出性酸中毒(washout acidosis)"。它不仅抑制许多酶的活性,也使儿茶酚胺和拟肾上腺素药的效应降低,给心脏复跳造成了不利的内环境。复苏早期主要依靠过度通气来纠正呼吸性酸中毒。如果心脏停搏时间短暂,如 1~2min,则不需要用碳酸氢钠。如果心脏停搏发生之前已证实存在代谢性酸中毒,以碱性药物纠正之对复苏是有利的,常规起始剂量为 1mEq/kg。只要有可能,应检测碳酸氢根浓度、血气分析或实验室检查提供的碱剩余来指导碳酸氢钠的用量。

4. **电除颤、起搏治疗**

(1)电除颤见前。

(2)起搏治疗:对心搏停止者不推荐使用起搏治疗,而对有症状的心动过缓患者则考虑起搏治疗。如果患者出现严重症状,尤其是当高度房室传导阻滞发生在希氏束以下时,则应该立即施行起搏治疗。

(四) 复苏后处理

心脏停搏后心、脑、肺、肾和肝脏等多器官都会出现缺血缺氧的。因此心肺复苏取得初步成功后,患者必须在严密的监护下,继续接受治疗。复苏后的处理原则包括维持良好的呼吸与循环功能,维持水、电解质以及酸碱平衡,监测肾功能,监测颅内压及胃肠系统的变化,其中最重要的是脑复苏,直接关系到患者的预后。

1. **维持有效循环**　复苏后期必须严密监测循环功能,因为循环功能的稳定是一切复苏措施的基础。继续给予心电监护,及时处理各种突发事件。如果患者血流动力学状态不稳定,则需要评估全身循环血容量和心功能。对于重症患者应监测 ECG、动脉压、CVP 及尿量,必要时放置 Swan-Ganz 漂浮导管监测 PCWP 和心排出量以指导临床治疗。可以根据患者情况,选用强心、抗心律失常及血管活性药物,适当输血补液,对血流动力学不稳定的心动过缓患者,应植入临时心脏起搏器,尽最大努力保证循环功能的相对稳定,以维持重要脏器的血流灌注。

2. **维持呼吸**　自主循环恢复后,患者可有不同程度的呼吸功能障碍,一些患者可能仍然需要机械通气治疗。因此我们要时时监测动脉血气变化情况,根据血气分析结果调节呼吸参数维持合适的 PaO_2、$PaCO_2$ 及 pH。对疑有吸入性肺炎、气胸、肺水肿或 ARDS 的患者应进行胸部 X 线或 CT 检查,并采取相应的治疗措施。

3. **维持水、电解质及酸碱平衡**　心肺复苏成功后仍应继续监测体内水、电解质及酸碱平衡的变化情况,纠正可能出现的水、电解质及酸碱失衡。

4. **防治肾衰竭**　心搏骤停时间较长或复苏后持续低血压,则易发生急性肾衰竭。复苏后若肾衰竭,则一系列的复苏工作均陷于徒劳,因此复苏后监测肾功能十分重要。防治肾衰竭最有效的方法就是维持有效的循环,尽量避免使用对肾脏有损害的药物。复苏后应监测肾功能,包括每小时尿量、血尿素氮、血肌酐及血、尿电解质水平等,以便早期发现肾功能的改变,及时进行治疗。

5. **胃肠系统**　病情允许时应尽早恢复胃肠营养,必要时插胃管予以鼻饲,不能进食时应通过胃肠外营养保证患者的营养。

6. **脑复苏**　在心肺复苏的患者中,约 50% 死于中枢神经系统损伤,20%~50% 生存者有不同程度的脑功能损伤。人脑组织体积小,但血流量大,需氧量大,葡萄糖消耗量也多,可见脑组织的代谢率高,但能量储备差。当血流量小于 15ml/(min·100g) 超过 1~2h,脑电活动消失;血流量小于 10ml/(min·100g) 时,离子泵衰竭,脑细胞死亡。根据脑细胞的缺血时间,脑完全缺血 10~15s,脑的氧储备即完全消耗,患者意识丧失;20s 后自发和诱发脑电活动停止,细胞膜离子泵功能开始衰竭;1min 后脑干的活动消失,呼吸几乎停止,瞳孔散大;4~5min 内脑的葡萄糖及糖原储备和三磷酸腺苷(ATP)即被耗竭。大脑完全缺血 5~7min 以上者,发现有多发性、局灶性脑组织缺血的形态学改变。因此,脑复苏是心肺复苏最后成功的关键。现在脑复苏的主要任务是防治脑水肿和颅内压升高,以减轻或避免脑组织的再灌注损伤,保护脑细胞功能。

主要措施包括:①脱水:应以减少细胞内液和血管外液为主,而血管内液不仅不应减少和浓缩,还应保持正常或高于正常并适当稀释。通常选用 20% 甘露醇(1~2g)、25% 山梨醇(1~2g)或 30% 尿素(0.5~1g)快速静脉滴注,以提高血浆渗量,在低温达预期水平之前先使脑组织脱水和降低颅内压,以期将脑水肿消除在启动阶段,并依赖其渗透性利尿作用,排出 CPR 期间的过量液体,以免造成高渗性肾损害,24h 内限用 2~3 次。为保持脱水效果和尿量充沛,可间断静脉注射袢利尿药呋塞米 20~40mg 或乙酰丙嗪,或辅以静滴低分子右旋糖酐以疏脉解痉。预期的脱水效果是在第一个 24h 内尿量超过同期静脉输液总量 800~1 000ml,在以后 2~3d 内保持出入量平衡。高张葡萄糖也有渗透性利尿作用,但有加重脑水肿的风险,因而不作为脱水治疗的主要用药。一般于两次甘露醇用药之间,静脉注射 50% 葡萄糖溶液 50ml,或可弥补甘露醇药效难以连续的不足。一般在第 3~4d 脑水肿达到高峰,因此脱水治疗应持续 5~7d。在脱水治疗时，应注意防止过度脱水，以免造成血容量不足，难以维持血压的稳定。②低温治疗：复苏后的高代谢状态或其他原因引起的体温增高可导致脑组织氧供需的明显失衡，从而加重脑损伤。因此低温是现今较为有效的防治急性脑水肿的措施之一。心搏骤停复苏后，应密切观察体温变化，积极采取降温退热措施。降温措施包括物理降温和药物降温。脑组织是降温的重点，头部以冰帽降温效果较好。将冰袋置于颈侧、腋窝、腹股沟和腘窝等大血管经过的部位，可达到全身降温的目的。开始降温时可以将体温迅速降到预期水平，一般为 33~36℃。但在降温时易发生寒战，为了防止发生寒战反应，在降温之前即应开始用苯二氮䓬类或巴比妥类药。降温幅度可因病人而异，以降温使肌张力松弛、呼吸、血压平稳为准。降温可持续到患者神志开始恢复或好转为止。复温时只需逐步减少冰袋使体温缓慢回升即可。③激素：激素的应用宜尽早开始，心脏停搏的即时可静滴氢化可的松 100~200mg，以后用地塞米松 20~30mg/24h。一般使用 3~4d 即可全部停药，以免发生并发症。④高压氧治疗：通过增加血氧含量及弥散，提高脑组织的氧分压，改善脑缺氧，降低颅内压。有条件者应早期应用。⑤促进早期脑血流灌注：抗凝以疏通微循环，用钙通道阻滞剂解除脑血管痉挛。

（方向明）

本章小结

一、麻醉学是研究麻醉理论、技术和麻醉药物等的独立学科

麻醉的目的是消除手术疼痛，保障患者安全，并为手术创造有利条件。麻醉的工作领域涵盖了临床麻醉学、急救复苏、危重病医学、急性和慢性疼痛诊疗等。根据麻醉方法分类，可分为全身麻醉、局部麻醉、椎管内麻醉等。临床上常采用复合麻醉或联合麻醉，发挥各自麻醉的优点，取长补短、是麻醉易于控制，效果更完善，副作用更少。麻醉工作中要做好麻醉前患者评估、手术中为患者提供安全舒适麻醉、术后患者无痛，这需要麻醉医生高超的麻醉技术、精细的麻醉监测，还有高度的责任心，任重而道远。

二、重症医学是一个多学科交叉融合、综合性极强的学科

ICU 主要收治可能威胁生命的各种危重急的患者，包括严重感染、严重创伤、大手术后以及心肺脑复苏的患者。主要工作内容是利用精密仪器、设备严密监测重症患者的各器官功能；密切观察患者的临床表现；及早发现和预测病情变化和发展趋势；针对病情的发展趋势采取积极有效的治疗措施，防止严重并发症的发生，促进器官功能的恢复，或进行生命支持治疗等。

思考题

1. 麻醉科的主要工作范畴包括哪几个方面？
2. 麻醉术前访视的目的、内容有哪些？麻醉前用药的种类有哪些？
3. 围术期监测的指标有哪些？
4. 临床麻醉方法有哪些？如何选择合适的麻醉？
5. ICU 常用的监测项目有哪些？各有什么意义？
6. 2010 年心肺复苏指南提出循环骤停者的"生存链"包括哪几个方面？

OSBC

器官-系统
整合教材
O S B C

第四篇
烧伤整形与移植外科技术

第十六章

烧　伤

烧伤(burn)一般是指由热力,包括热液(水、油、汤等)、火焰、高温气体(蒸气)、炽热金属液体或固体等所导致的组织损害,也称为热力损(烧)伤(thermal injury);临床上也有将热液、蒸气所致的烧伤称之为烫伤(scald)。此外,由电、化学物质、放射线等所致的组织损伤其临床过程与热力烧伤相近,也属于烧伤的范畴,但各自致伤特点有所区别,常冠以病因称之,如电烧伤、化学烧伤等。

烧伤主要引起皮肤和/或黏膜损伤,严重者也可伤及皮下和/或黏膜下组织,如肌肉、骨、关节甚至内脏。较大面积的烧伤不仅引起局部组织的损伤,还往往导致机体多个脏器或系统出现不同程度的病理生理学改变,危及病人的生命。深度烧伤或浅度烧伤处置不当,后期亦可造成病人患处的功能障碍和外观损害。在烧伤尤其是大面积深度烧伤的治疗过程中往往要涉及创面处理、水、电解质及酸碱平衡、感染、营养、脏器功能维护、康复、护理等多个方面的临床问题,因此在治疗上更需强调整体治疗的观念,才能取得良好的治疗效果。

第一节　热　力　烧　伤

一、伤情判断

判断烧伤伤情最基本的要素是烧伤面积和深度,同时还应考虑病人的全身情况如休克、合并吸入性损伤或复合伤等。

(一) 烧伤面积的估算

烧伤面积是指皮肤烧伤区域占全身体表面积(total body surface area,TBSA)的百分数。估算烧伤面积的方法国外常用 Wallace 九分法,但与我国人体表面积不完全相符。目前国内常用中国九分法和手掌法。

1. **中国九分法**　是指将成人体表面积划分为若干个 9% 的等分(图 16-1、表 16-1)。体表面积计算方法如下:头面颈部为 9%(1×9%),双上肢为 18%(2×9%),躯干(含会阴)为 27%(3×9%),双下肢(含臀部)为 46%(5×9%+1%);共为 11×9%+1%=100%。

需要注意的是儿童由于头大,下肢小,因此在估算儿童的面积时与成人有所区别。估算方法为:头面颈部面积为 [9+(12-年龄)]%,双下肢面积为 [46-(12-年龄)]%(表 16-1)。

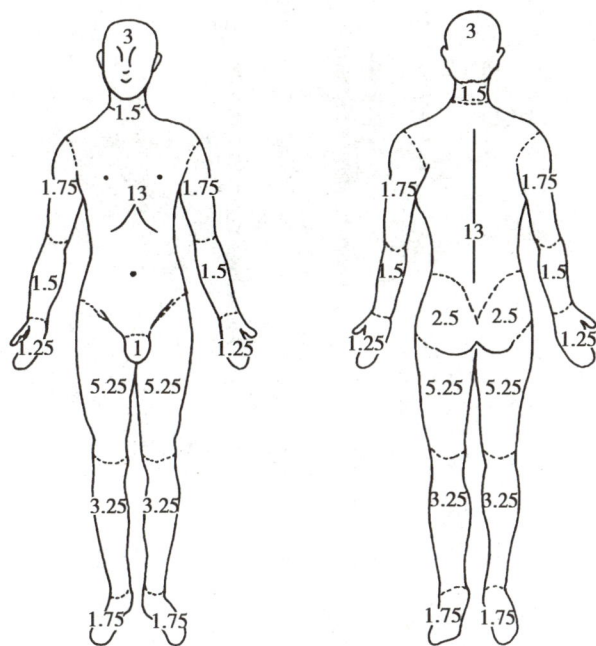

图 16-1　中国九分法示意图

表 16-1　中国九分法

部位		占成人体表面积 /%			占儿童体表面积 /%
头面颈	头部	3	9×1	(9%)	9+(12– 年龄)
	面部	3			
	颈部	3			
双上肢	双上臂	7	9×2	(18%)	9×2
	双前臂	6			
	双手	5			
躯干	前躯干	13	9×3	(27%)	9×3
	后躯干	13			
	会阴	1			
双下肢	双臀	5	9×5+1	(46%)	9×5+1-(12– 年龄)
	双大腿	21			
	双小腿	13			
	双足	7			

2. **手掌法**　无论年龄、性别,病人的手掌五指并拢,单掌面积约为体表面积的 1%(图 16-2)。如医务人员的手与病人的手大小相近,可用医务人员的手掌估算。此法用于估算小面积烧伤快捷实用,并可辅助九分法。

(二)烧伤深度的判断

一般惯用三度四分法,即将烧伤深度分为Ⅰ度、浅Ⅱ度、深Ⅱ度、Ⅲ度。不同深度的烧伤组织损害层次见图 16-3。

1. **Ⅰ度烧伤**(first degree burns)　损伤表皮浅层,生发层健在,故具有很强的再生能力。临床表现为伤处局部红斑样改变,伴有烧灼感和疼痛,皮温稍高,3~5d 后脱屑愈合。愈合后无或有短暂的色素沉着,不留瘢痕。Ⅰ度烧伤的特点是红斑,故又称红斑性烧伤。

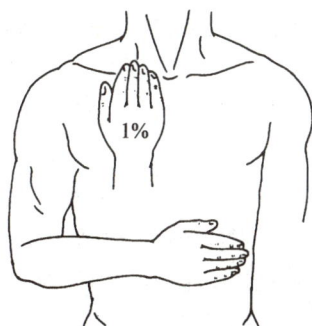

图 16-2　手掌法(病人手指并拢单掌面积为体表面积的 1%)

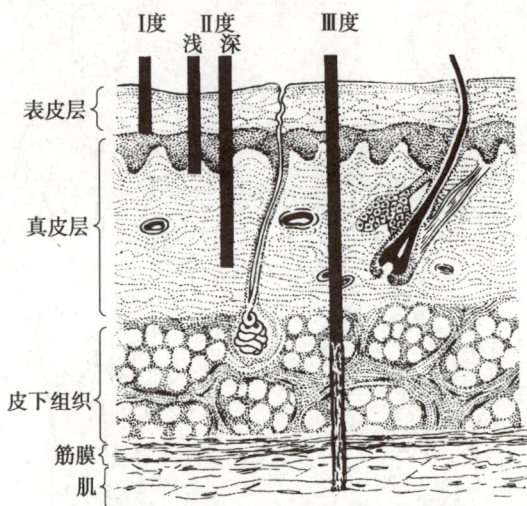

图 16-3　不同深度的烧伤组织损害层次

2. **Ⅱ度烧伤**（second degree burns）　局部通常出现水疱,故又称水疱性烧伤。根据伤及皮肤的深浅分为:

(1)浅Ⅱ度烧伤(superficial second degree burns):损伤表皮层和真皮乳头层,部分生发层健在。临床表现为形成大小不一的水疱,内含有淡黄色清亮的疱液或蛋白凝固的胶冻物。若水疱皮剥脱,可见创面基底红润、潮湿,疼痛明显。若无感染,1~2 周内可自行愈合,愈合后短期内可有色素沉着,不留瘢痕。

(2)深Ⅱ度烧伤(deep second degree burns):损伤表皮层和真皮层大部,但仍残留部分网状层和皮肤附件。临床表现为伤处可有水疱。水疱皮剥脱后可见创面基底微湿,红白相间,触之较韧,痛觉较迟钝。也可见粟粒般大小红色小点或蛛网状细小毛细血管网。因各部位真皮的厚度不一,深Ⅱ度烧伤创面临床变异较多,浅的接近浅Ⅱ度,深的临界Ⅲ度。由于有部分毛囊、汗腺等皮肤附件残留,可增殖形成上皮小岛,如无感染,一般 3~4 周可自行愈合。但愈合后往往遗留有明显瘢痕。偏深的深Ⅱ度创面自愈较困难,为加快愈合和减少愈后的瘢痕,通常需皮肤移植手术封闭创面,如勉强愈合后表皮脆弱,缺乏韧性和弹性,摩擦后易出现水疱而破损,成为残余创面的原因之一。

3. **Ⅲ度烧伤**（third degree burns）　全层皮肤受损,严重者可深达皮下脂肪、肌肉和骨骼。皮肤坏死、脱水后形成焦痂(eschar),故又称为焦痂性烧伤。临床上表现依致伤的原因不同,创面可呈现蜡白或焦黄,甚至黑色碳化。创面干燥,无渗液,发凉,针刺和拔毛无痛觉,局部温度低。皮肤组织的凝固性坏死形成如皮革状的焦痂,痂下可见粗大栓塞的树枝状血管网,但有时需待 1~2d 焦痂干燥后方显示,特别是烫伤导致的。由于皮肤及其附件全部被毁,无上皮再生的来源。如创面很小,靠周围健康皮肤上皮爬行可将其覆盖;创面较大者,多需采用皮肤移植的方法修复创面。愈合后形成瘢痕,使正常皮肤功能丧失,往往造成功能障碍和畸形。

对烧伤深度的判断,也有在三度四分法的基础上将Ⅲ度烧伤中损伤达深筋膜以下的烧伤称为Ⅳ度烧伤的四度五分法。临床上一般将Ⅰ度和浅Ⅱ度烧伤称为浅度烧伤,深Ⅱ度和Ⅲ度烧伤称为深度烧伤。

(三) 烧伤严重程度分类

对烧伤患者进行严重程度分类,可作为设计治疗方案的参考,也有利于在收容成批烧伤病人时有序的组织抢救或后送。我国常用以下分类方法:

轻度烧伤:Ⅱ度烧伤面积 10% 以下。

中度烧伤:Ⅱ度烧伤面积 11%~30%,或有Ⅲ度烧伤但面积不足 10%。

重度烧伤:烧伤总面积 31%~50%;或Ⅲ度烧伤面积 11%~20%;或Ⅱ度、Ⅲ度烧伤总面积不足

31%,但有下列情况之一者:①全身情况严重或已休克;②较重的复合伤;③中、重度吸入性损伤。

特重烧伤:烧伤总面积 50% 以上或Ⅲ度烧伤面积 20% 以上。

烧伤的严重程度主要由烧伤面积与深度决定,但还受病人的年龄、伤前健康状况、烧伤原因及部位、合并伤等因素的影响,所以在估计烧伤严重程度的临床实践时,应全面考虑。

(四) 吸入性损伤(inhalation injury)

又称"呼吸道烧伤",之所以为"吸入性损伤"是因其致伤因素除了热力以外,燃烧时的烟雾含有大量的化学物如一氧化碳、氰化物等,可被吸入至下呼吸道,引起局部腐蚀或全身中毒。合并有吸入性损伤往往加重烧伤的病情。

吸入性损伤的诊断依据:①相对密闭环境发生的烧伤;②呼吸道刺激症状,咳出黑色炭末痰,呼吸困难,肺部可能有哮鸣音;③面、颈、口鼻周常有深度烧伤,鼻毛烧焦,口唇肿胀,口咽部有水疱,声音嘶哑;④纤维支气管镜检查见气道黏膜充血水肿,黏膜苍白、出血、剥脱、溃疡等,是确诊吸入性损伤最直接和准确的方法。

二、烧伤的临床分期

根据烧伤病理生理特点,将烧伤临床发展过程大致分为四期。但这是人为的分期,各期之间往往相互重叠,分期的目的是为突出各临床阶段处理的重点。

(一) 体液渗出期(烧伤休克期)

烧伤后局部毛细血管通透性增加和扩张,严重者非烧伤区也增加。血管内血浆样体液渗入组织间隙或渗出创面,渗出的速度以伤后 6~12h 内最快,一般在伤后 24~36h 渗出逐渐减少而停止,严重烧伤可延至 48h 以上,随后毛细血管张力及通透性逐渐恢复,渗出在组织间的体液开始回吸收,水肿逐渐消退,尿量增加。小面积浅度烧伤,体液渗出可致局部组织水肿和水疱形成,对全身的有效循环血量影响不大。烧伤面积大而深者由于体液大量渗出,超出了机体代偿能力,会引起循环血量明显下降,导致休克。因此,此期又称休克期。在此期治疗的关键是防治休克。

(二) 感染期

继休克期后或休克的同时,感染就成为烧伤病人的另一严重威胁。烧伤感染可来自创面、肠道、呼吸道或医源性管道如静脉导管、尿管等。小面积浅度烧伤,感染可局限于创面局部;大面积深度烧伤病人则易发生全身性感染,主要原因有:①皮肤、黏膜屏障功能受损,为细菌入侵打开了门户;②烧伤后机体免疫功能受抑制;③伤后 3~10d,此期正值水肿回吸收期,患者发生休克后各系统器官功能尚未恢复,局部肉芽屏障尚未形成,伤后渗出使大量营养物质丢失,以及回收过程中带入的"毒素"等,使人体抵抗力处于低潮;④易感性增加,烧伤导致的组织缺血缺氧损害是机体易发生全身性感染的重要因素。全身性感染是目前烧伤患者死亡的一个重要原因,休克期患者如不能平稳度过则全身性感染可能发生得更早、程度更严重,甚至可能在休克期内发生。此期治疗的关键是防治感染。

(三) 创面修复期

烧伤创面修复过程自伤后不久即开始,持续到创面愈合结束。创面修复所需时间与烧伤深度、营养状况、伤前疾病、感染等多种因素有关。通常浅Ⅱ度和较浅的深Ⅱ度烧伤,可自愈。但Ⅲ度和偏深的深Ⅱ度烧伤创面只能依靠创缘的上皮增殖扩展覆盖。如创面较大(一般直径大于 3cm),不经植皮多难自愈或需时较长,且愈合后瘢痕明显,易发生挛缩,影响功能和外观。深度烧伤创面因坏死组织过多,难以痂下愈合,痂皮随后与健康组织分离液化(溶痂),导致细菌易滋生,创面裸露,使得机体感染的机会增加。本期的治疗重点是加强营养,增强机体修复和抗感染能力,积极消灭创面和防治感染。

(四) 康复期

深度烧伤创面愈合后形成瘢痕,常伴瘙痒或疼痛,瘢痕增生挛缩严重者可影响外观和功能,通常需要进行功能锻炼、物理治疗、作业治疗和手术整形等得以改善或恢复;某些器官的功能损害、患者的心理创伤或伤后精神异常也需要一个较长的恢复过程；大面积深度烧伤愈合后，大部分皮肤汗腺被毁，机体散热调节体温能力下降，一般需 2~3 年逐步调整适应。

三、治疗原则

小面积浅度烧伤按外科原则，及时给予清创，保护创面，避免感染，大多可自行愈合。大面积深度烧伤的全身反应重、病程长，并发症多，死亡率和伤残率高，治疗原则可概括为：①早期及时规范的补液复苏，防治休克，维持呼吸道通畅；②尽早清除深度坏死组织，减少感染来源，通过皮肤移植覆盖创面，促进创面愈合，减少愈后瘢痕造成的功能障碍或畸形；③合理应用抗生素，及时有效的防治全身性感染；④加强营养支持，积极防治脏器相关并发症；⑤实施早期救治与功能恢复重建一体化理念，早期重视心理、外观及功能的康复。

四、现场救治与初期处理

烧伤现场急救原则是迅速去除致伤原因，脱离现场，及时给予适当的治疗，并做好转送前的准备。

(一) 脱离致伤源

包括尽快扑灭火焰，迅速脱去燃烧或被热液浸湿的衣物，也可卧倒后就地打滚灭火，就地取材用水浇灭或毯子、棉被等扑盖灭火，隔绝空气；在去除热液浸湿的衣物的时候不要强行剥除黏着伤处的衣物，可用剪刀剪开。要劝止伤员衣物着火时站立呼叫或奔跑，以防止增加头面部烧伤或吸入性损伤。可俯下身体，用湿的衣布遮盖口鼻，快速逃离火灾现场。

(二) 脱离致伤源后的处理

脱离致伤因素后，应立即在现场对伤员实施急救。内容包括：

1. **优先抢救急症** 有心跳、呼吸停止，窒息，大出血，张力性气胸、骨折及严重中毒等危及伤者生命的情况应优先施行相应的急救处置。

2. **保持呼吸道通畅** 密闭环境火焰烧伤或头面颈部烧伤常因热力、烟雾吸入造成吸入性损伤，应注意保持呼吸道通畅；合并 CO 中毒者应移至通风处，有条件者应吸入氧气。

3. **妥善处理创面** 热力烧伤后及时的冷疗可终止热力对组织的继续损伤，避免创面的进一步加深，同时可减轻疼痛，减少渗出和水肿，越早应用效果越好。一般适用于中小面积烧伤。方法是可用流动的自来水冲淋烧伤部位，或将烧伤部位完全浸入冷水（水温一般为 15~20℃）中，或用冷水浸湿的毛巾等冷敷伤处。冷疗时间以冷疗停止后不再有剧痛为止，一般需要 0.5~1h。经冷疗和简单处理的烧伤创面可用清洁的敷料、衣服、被单等覆盖、简单包扎，以防止污染及搬运过程中再损伤。避免应用有色药物涂抹，以免干扰对烧伤深度判定。

4. **其他救治措施** 对大面积烧伤应迅速建立静脉通道输液治疗，如现场不具备输液条件，可嘱其适量饮用含盐饮料，但忌单纯大量饮水，以免发生水中毒。疼痛剧烈者酌情使用镇静止痛药。

5. **转运** 严重大面积烧伤病人早期应避免长途转运，烧伤面积较大者，如不能在伤后 1~2h 内送达目的地，应先在就近医疗机构进行补液复苏治疗，待休克平稳后再转运。必须转运者途中应保持有效的静脉通道输液，保证呼吸道通畅，留置尿管，途中应有医护人员陪同，密切监测病情变化。

五、烧伤休克

(一) 临床表现与诊断

烧伤休克是严重烧伤的常见并发症，可危及生命。烧伤休克主要是因烧伤局部或远隔部位毛细血管通透性增加导致体液大量丢失所致，本质属于低血容量性休克。烧伤休克的发生时间与烧伤的严重程度关系密切,烧伤面积越大,深度越深者,休克发生越早越重。休克期度过不平稳者由于组织长时间的缺血缺氧,既容易引发感染,又易导致脏器功能广泛损害,进而影响全病程的平稳以及能否成功救治。

烧伤休克的临床表现可表现为呼吸浅、快,脉搏细速,心率增快,心音低弱,早期脉压变小,随后血压下降,烦躁不安,口渴难耐,少尿或无尿,皮肤苍白,四肢冰冷。辅助检查常提示血液浓缩(血细胞比容升高)、低钠血症、低白蛋白、酸中毒等。

(二) 烧伤休克的防治

补液治疗　补液治疗也称液体复苏,是防治烧伤休克最重要的措施。大面积烧伤病人需尽快建立静脉通道行补液治疗。

(1)补液方案:根据国内多年临床实践,常根据病人的烧伤面积和体重按下列补液公式计算补液量:伤后第一个24h,成人每1%烧伤面积(Ⅱ、Ⅲ度面积)每千克体重补充电解质液和胶体液共1.5ml(小儿1.75~2ml),电解质液与胶体的比例为1:0.5,广泛深度烧伤者和小儿烧伤其比例可改为1:1,另加基础水分2 000ml(小儿另按年龄、体重计算)。伤后8h内输入总量的一半,后16h均匀输入另一半。伤后第二个24h补液量:电解质及胶体液均为第一个24h补液量的一半,水分补充仍为2 000ml。举例:一烧伤面积(Ⅱ、Ⅲ度)60%,体重50kg病人,伤后第一个24h补液总量为60×50×1.5+2 000=6 500ml,其中电解质液为60×50×1=3 000ml,胶体为60×50×0.5=1 500,水分为2 000ml。伤后前8h内输入总量的一半即3 250ml,后16h输入总量的另一半3 250ml。伤后第二个24h,所需电解质液减半为1 500ml,胶体减半为750ml,水分仍为2 000ml,于24h内均匀输入。补液时电解质、胶体及水分应交替输入。胶体液:包括血浆、全血、人血白蛋白及血浆代用品等。电解质溶液包括平衡盐溶液(常用乳酸钠林格液)、生理盐水、碳酸氢钠溶液和高渗盐水等,首选平衡盐溶液。常用5%~10%葡萄糖溶液作为基础需要水分补充。补液公式是经过多年临床验证形成的,国内外尚有不少类似的方案,对指导烧伤休克补液起了重要作用,需要注意的是,任何补液公式,均只是估计量,受多个因素的影响,个体对补液治疗的反应差异较大,故应根据治疗过程中临床指标的变化,随时调整补液的量、速度及成分。对于烧伤后未予及时补液或补液不足,入院时已有明显休克的延迟复苏病人,尽量在复苏的前2h补足按公式计算应该补充的液体量,尽快恢复病人的有效血容量,但应在严密监护下进行,防止发生补液过快过多导致的并发症。

(2)补液监测:由于烧伤病人的伤情和个体差异,在补液治疗时需密切观察病人的反应和休克评价指标,及时调整输液速度和液体成分,使患者平稳度过休克期。以下的监测指标状态常预示患者的低血容量性休克得到了有效纠正:①血压:收缩压维持在90mmHg、脉压在20mmHg以上;②脉率在120次/min以下,脉搏、心跳有力;③呼吸平稳;④病人安静、无烦躁不安、无明显口渴;⑤尿量维持在0.5~1ml/(kg·h)以上;⑥皮肤、黏膜色泽泛红,肢体转暖;⑦此外还可以结合血液生化指标(如血气分析、血常规等)进行判断,有条件者可监测中心静脉压、心排血量、全心舒张末期容积等血流动力学参数。如病人出现血压低、尿量少、烦躁不安、心率快等血容量不足的表现,应加快输液速度。同时注意保持呼吸道通畅,维持良好的气体交换和供氧。

六、烧伤全身性感染

感染是烧伤救治中突出的问题,是导致严重烧伤病人死亡的主要原因之一。严重烧伤病人由于体表生理防御屏障的破坏,全身免疫功能的下降,广泛坏死组织的存在和外界、自身菌群的侵袭,增加了感染的易感性。烧伤全身性感染的来源以创面为主,此外,呼吸道、肠道、或医源性管道等也是常见的感染来源。烧伤全身性感染的常见病原菌包括革兰氏阴性杆菌(如鲍曼不动杆菌、铜绿假单胞菌及肺炎克雷伯菌等)、革兰氏阳性球菌(金黄色葡萄球菌、肠球菌及表皮葡萄球菌等)及真菌(念珠菌、曲霉菌和毛霉菌等)。其中多重耐药的革兰氏阴性杆菌感染是目前烧伤全身性感染临床救治面临的重要挑战,抗生素的合理应用、重视手卫生、严格的接触隔离、环境消毒等院内感染的防控措施有助于降低院内多重耐药菌感染的暴发。

(一) 临床表现与诊断

烧伤全身性感染发生时,常伴有一些临床症状或体征的骤变,如能及时发现有助于早期诊断并采取相应的干预措施。常见的表现有:①持续高热或体温骤升骤降,可伴有寒战。低体温多见于革兰氏阴性杆菌感染。②呼吸频率加快,不规则,可伴轻度呼吸性碱中毒,严重者出现急性呼吸功能不全。③心率增快,晚期可出现血压下降。④出现精神症状如兴奋、谵语、幻觉或淡漠、定向障碍或精神抑郁等。⑤烧伤创面急剧恶化,表现为潮湿、晦暗、坏死斑、创面加深、上皮生长停滞等。如取创面组织细菌培养,每克组织细菌定量大于 10^5 时,又称烧伤创面脓毒症。⑥腹胀、肠鸣音减弱或消失。⑦实验室检查可见外周血白细胞计数骤升或骤降,中性粒细胞百分比升高。血清降钙素原水平升高。部分患者可出现高血糖、高钠血症、血小板减少等异常。⑧血液微生物培养有助于诊断。检出的病原菌应做药敏试验,供抗生素选用时参考。

(二) 防治原则

1. 积极防治休克　烧伤早期及时有效地补液复苏,减轻组织器官的缺血缺氧性损害,保护肠黏膜屏障,维护机体的防御功能,对防止感染有重要意义。

2. 及时消除感染源　创面是主要感染源,对于深度创面应尽早清除坏死组织,早期切削痂植皮,封闭创面,是防治全身性感染的关键措施;早期肠道喂养,防止肠源性感染;避免静脉导管相关性感染、呼吸道或泌尿道感染等医源性感染。

3. 合理应用抗菌药物　烧伤病人应勤作细菌学监测,掌握创面的菌群动态及药敏情况,有助于早期经验性的选用敏感率高的抗生素,应尽早从经验性用药转为目标性用药。如果出现多重耐药细菌感染,常需两种以上抗菌药物联用,在选用有效抗菌药物的同时,应注意正确的给药时机、剂量和给药途径。此外,在感染症状控制后,应及时停用,不能留待体温完全正常,因烧伤创面未修复前,有一定程度的体温升高是难以避免的,敢于应用抗生素而不敢及时停用抗生素,反而导致体内菌群失调或二重感染(如真菌感染)。

4. 其他综合措施　加强营养支持,维持水、电解质与酸碱平衡,脏器功能的维护等综合措施。营养支持以肠内营养为主,不足者可辅以肠外营养。补充足够热量,纠正贫血和低蛋白血症,增加病人抵抗力。

七、常见并发症的防治

(一) 肺部并发症

肺部并发症居烧伤后脏器并发症的首位,与吸入性损伤、休克、全身性感染、大量输血输液等有关。常见的临床类型包括急性呼吸衰竭、肺部感染、肺水肿等。在烧伤救治的过程中首先应针对主要病因进行预防,其次是早期诊断和治疗。存在致病因素或临床有不明原因的呼吸、心跳增快时,应仔细进行胸部检查,必要时拍 X 线胸片和作血气分析。尤其在出现进行性低氧血症时应及时处理。加强呼吸道管理、呼吸支持及对症处理,选用有效抗生素等。

(二) 心功能不全

烧伤后心功能不全多发生于严重休克或感染时,主要原因是烧伤早期有效血容量降低引发的缺血缺氧以及失控性炎症反应造成心肌损害,而补液不当致使右心负荷增加及伤前的基础疾病则加重了心功能不全的程度。烧伤早期平稳度过休克和后期防治严重感染,是防治心功能不全的关键,对已有心功能减退者,应控制输血、输液的总量及速度,严密监护观察。烧伤后并发心功能不全的治疗措施与非烧伤者并无不同。

(三) 急性肾损伤

烧伤后导致急性肾损伤的病因复杂,烧伤早期出现急性肾损伤主要原因是低血容量,此外还有炎症介质、变性蛋白沉积、心功能不全以及化学烧伤中毒等。而晚期急性肾损伤的常见病因包括感染、肾毒性药物以及液体超负荷等。目前尚无有效的药物可预防急性肾损伤，因此治疗关键在于及时发现并逆转可能的病因，纠正电解质及容量失衡。烧伤早期应迅速液体复苏以补充血容量，保证肾灌注有利于避免或减轻肾损伤。尽可能避免使用有肾毒性的药物。肾脏替代治疗（renal replacement therapy）是目前针对急性肾损伤的主要治疗措施。

（四）烧伤后应激性溃疡

与胃肠道黏膜缺血缺氧损伤、黏膜屏障功能受损和胃液中氢离子返渗等多种因素有关。溃疡可发生在十二指肠、胃、食管、空肠等处，早期除偶有腹部隐痛不适和黑便外，其他症状甚少，多在发生大出血或穿孔后被发现。对严重烧伤，首先需注意防治休克及感染，伤后早期开始应用抑酸药物如 H_2 受体拮抗剂或质子泵抑制剂，有助于预防溃疡的发生。一般出血量不大时，可先采用内科保守治疗。如果出血难以控制或并发穿孔，应采取手术治疗，但有时不易确定出血部位。

（五）脑水肿

烧伤后导致脑水肿的原因较多，除严重烧伤所致的全身广泛组织水肿外，缺氧、酸中毒、补液过多（尤其是水分过多）、中毒（CO、苯、汽油中毒等）、代谢紊乱（尿毒症、低钠血症、血氨增高等）、严重感染、头面颈部深度烧伤、肾功能不全、合并颅脑外伤等也可引起。尤多见于休克期小儿。早期临床表现为恶心、呕吐、嗜睡或反应迟钝，有的表现为兴奋或烦躁不安，甚至出现精神症状。小儿则有高热、肌肉抽动或抽搐，严重者发生心律失常，呼吸不规则或骤停、昏迷，或因脑疝而突然死亡。病因的及时处理是重点，脑水肿多在输液已达一定量或休克渐趋平稳时发生，需注意观察尿量、尿比重、血清钠、血细胞比容等指标，控制输液量，保持呼吸道通畅，必要时及早应用利尿剂及脱水剂。如已发生脑水肿，处理方法同一般非烧伤者。

八、创面处理

创面处理是烧伤治疗中关键性的环节，烧伤后创面治疗结果的好坏直接影响病人的病程及预后。创面处理的目的包括：①保护创面和清洁引流，减轻损伤和疼痛；②防治创面感染；③促进创面愈合；④对于深度烧伤创面，及早清除坏死组织并封闭创面。烧伤创面处理可分为非手术保守治疗与手术治疗两种方式。烧伤创面保守治疗包括包扎疗法、半暴露疗法、暴露疗法、湿敷、浸浴、创面负压治疗技术等。烧伤创面手术治疗包括两个方面，一是通过削痂、切痂、磨痂、剥痂、肉芽清创等去除创面坏死、失活组织，二是根据切削痂清创后创面情况、创面部位等而选择不同的皮肤移植方式覆盖封闭创面。随着科学技术的发展，现代创面新型敷料、干细胞移植、组织工程皮肤等先进技术与产品越来越多地应用于烧伤创面治疗，并取得了显著的效果。

Ⅰ度烧伤无须特殊处理，能自行痊愈。但应注意保护创面，如烧灼感重，可涂薄层油脂。小面积浅Ⅱ度烧伤清创后，如水疱皮完整，应予保存，只需抽出或剪破放出水疱液，消毒后包扎，水疱皮可充当生物敷料，保护创面、减少疼痛，且有利于创面愈合。已撕脱的疱皮或深Ⅱ度创面污染的疱皮应去除，以免导致创面感染。最后视创面部位选用包扎或暴露疗法。如水疱皮已撕脱，内层可用无菌油性敷料或不粘敷料覆盖后包扎。除非敷料浸湿、有异味或有其他感染迹象，不必经常换药，以免损伤新生上皮。如创面已感染，应勤换敷料，清除脓性分泌物，保持创面清洁，多能自行愈合。

深度烧伤由于坏死组织多，组织液化、细菌定植难以避免，正确选择外用抗菌药物可一定程度抑制细菌生长。烧伤组织由开始的凝固性坏死经液化到与健康组织分离，一般需要 2~3 周，在这一过程中，随时都存在侵袭性感染的威胁，因此多主张采用积极的手术治疗，包括早期切痂（切除深度烧伤组织达深筋膜平面）或削痂（削除坏死组织至健康平面），并通过皮肤移植修复封闭创面。对于大面积深度烧伤病人早期外科手术能减少全身性感染发病率，降低脏器并发症，提高大面积烧伤的治愈率，并缩短住院日。关于皮肤移植方式的选择，一般深度烧伤总面积较小时可应用大张皮、网状皮、邮票状皮、点状植皮等方式,关节等功能部位及颜面部尽可能采用大张中厚皮移植。对于大面积深度烧伤病人健康皮肤所剩无几,需要皮肤移植的创面大,手术治疗中最大的难题是自体皮"供"与"求"的矛盾。可通过大张异体(种)皮开洞嵌植小块自体皮;异体(种)皮下移植自体微粒皮以及点状植皮等方式,最大程度的利用有限的自体片源。在供皮区的选择上,充分利用头皮为自体皮来源(头皮厚,血运好,取薄断层皮片 5~7d 可愈合,可反复切取,不形成瘢痕也不影响头发的生长)。如仍遇自体皮供应不足,则大面积Ⅲ度烧伤的创面可分期分批进行手术。

附:植皮术

皮肤移植是临床应用最多的组织移植,主要用于修复皮肤与其下的组织缺损,以及矫正外部畸形等。

自体皮肤移植常用的两类方法:游离皮片移植和皮瓣移植。

(一) 游离皮片移植

根据切取皮片的厚度可区分为:

1. **刃厚皮片**　仅含表皮层及少部分真皮乳突层。成年人的刃厚皮片厚约 0.2~0.25mm。刃厚皮片在新鲜创面或肉芽创面上均易成活。但皮片很薄,真皮层弹力纤维少,皮片成活后表面易皱缩、耐磨性差,一般只适用于非功能部位。但有时为了暂时覆盖创面,亦可用在功能部位。取皮器械可用辊轴刀(图 16-4),也可用电动取皮机。

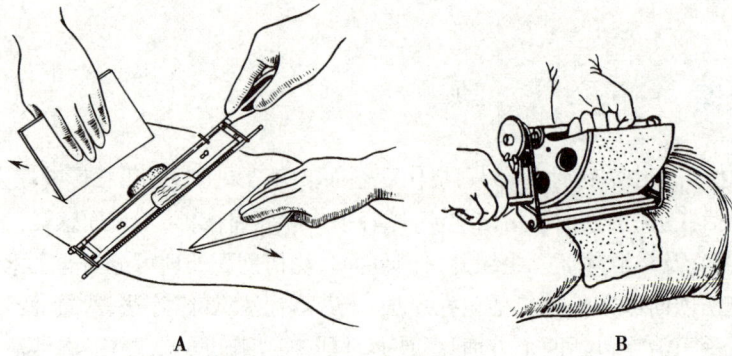

图 16-4　器械取皮
A. 滚轴取皮刀取皮;B. 鼓式取皮机取皮。

2. **中厚皮片**　包括表皮和真皮的 1/3~1/2,在成人厚度为 0.3~0.75mm 不等,弹性与耐磨性均较刃厚皮片为佳,适用于关节、手背等功能部位及晚期瘢痕挛缩的修复。用电动取皮机或鼓式取皮机切取,调节至所需厚度,整张取下(图 16-4)。

3. **全厚皮片**　包括皮肤的全层。因皮片较厚,与前两者相比,较不易存活。但存活后色泽、弹性、功能接近正常皮肤、耐磨性好。适用于手、面部的小面积创面修复或眼睑外翻矫正手术等。

游离皮片的存活有赖于皮片与创面建立血液循环,所以移植的皮片需紧贴创面。皮片先依靠渗出的血浆物质黏附并提供营养,6~12h 后创基的毛细血管芽开始生长,24h 后毛细血管芽可长入皮片,48h 逐步建立血液循环,一周左右建立较好的循环。为此,游离植皮时,应保证创基无坏死组织、止血彻底,并均匀加压包扎,不留无效腔。术后注意局部制动,如果无感染和皮片下积血,启视时间刃厚皮片需 3~5d,中厚与全厚皮片延长至 7~14d。

(二) 皮瓣移植

皮瓣(skin flap)是指由带有血液供应的皮肤及其附着的皮下组织或更深层次组织所组成的复合

组织块。皮瓣移植适用于修复软组织严重缺损,肌腱、血管、神经或骨质裸露,创底血液循环差的深度创面,特别是功能部位。可概括为带蒂皮瓣与游离皮瓣两类:

1. 带蒂皮瓣在移位过程中必须有一部分与供区相连,相连的部分称为蒂部。将带蒂皮瓣转移到受区的过程一般称为"转移"或"移位",而不用"移植"。此皮瓣可用于修复邻近或较远处的组织缺损。皮瓣缝合固定于缺损处后,蒂部仍与供区连接,暂时保证皮瓣的血液供应,待皮瓣与创面建立确实的血液循环后(一般需要3~4周),视情况可再予断蒂修整,才完成皮瓣转移的全过程。带蒂皮瓣需遵循皮瓣的设计原则,除非皮瓣内含有解剖学命名的动脉,皮瓣的长宽比例一般不宜超过1.5∶1,以保证皮瓣有足够的血供。

2. 游离皮瓣移植是将一块完全游离的自体皮瓣,通过显微外科技术,将皮瓣的静脉、动脉与受区的静脉、动脉吻合,以保证该皮瓣的血液供应与静脉回流。常用于严重毁损性烧伤软组织严重缺损的创面,无法采用局部带蒂皮瓣修复者。游离皮瓣移植具有可选择的组织类型丰富,可按缺损部位精确修整,更有效的利用供区组织,一期完成,无须等待断蒂等优点。但需有受过显微外科训练的团队及相关的手术器械才能完成。游离皮瓣的设计与应用近年来有不少新的进展,值得关注。

(三) 大面积Ⅲ度烧伤的植皮术

大面积Ⅲ度创面多存在自体供皮区严重不足,为此,一般采用大张异体(种)皮开洞嵌植小块自体皮;异体(种)皮下移植自体微粒皮移植以及MEEK植皮方法。同种异体皮来自志愿提供皮肤的人体或新鲜的尸体;异种皮多取自小猪皮。异体或异种皮虽最终将被排斥,但可起到过渡临时性覆盖创面的作用。同种异体皮临时覆盖的作用在3周左右,异种皮2周左右,在过渡期,自体皮片可赢得增生、扩散的时间。常用方法有:

1. **自体微粒皮移植**　为一种解决自身皮源不足的方法。将自体皮片用剪刀或碎皮机剪成1mm^{2}以下的微小皮粒,置等渗盐水中做成皮浆悬液,将皮浆均匀涂布转移到异体(种)皮真皮面,再植于切痂创面,自体皮粒即在异体(种)皮保护下生长并扩展融合成片。微粒皮与覆盖创面之比最大可达1∶10以上。这是自体皮奇缺时常采用的皮肤移植方式。

2. **大张异体皮开洞嵌植自体皮**　方法是先将大张开洞(洞的直径0.5cm,间距1cm)的异体(种)皮移植于已切、削痂的创面,缝合包扎。2d后打开观察,若异体(种)皮存活,即于开洞处嵌植点状自体皮(图16-5),待异体(种)皮溶解脱落时,自体皮多已扩展并覆盖创面。也可于移植异体皮的同时嵌植自体皮。用此法植皮一般可扩大自体皮面积约8~10倍。

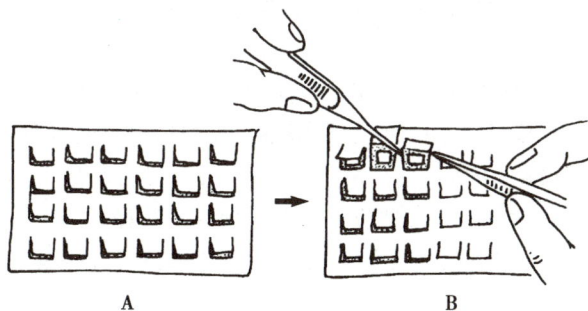

图 16-5　大张异体皮开洞嵌植自体皮
A. 大张异体皮开洞后移植;B. 异体皮初建循环(2d后)嵌植小片自体皮。

3. **点状植皮(小片皮移植)**　将刃厚皮片用压皮机或剪成0.3~0.75cm大小的方形小皮片,移植于创面,间距不超过1.0cm。该法操作简单、易行,节省皮源,利于存活,适用于大面积烧伤或肉芽创面。传统的点状皮移植方法比较耗时费力,近年发展的MEEK植皮术较好的解决这一问题,通过MEEK植皮机可快速制备3mm×3mm大小皮片,将皮片黏附于特制纱布上后可按1∶(3~9)的不同比例展开,并贴于创面,省时省力。

在解决大面积Ⅲ度烧伤自体皮严重不足的方面,研究如何延长异体皮的存活时间,还有体外培养人表皮细胞与含表皮细胞与真皮组织的复合皮,以及组织工程皮肤,均值得关注。

第二节 电烧伤和化学烧伤

一、电烧伤

电烧伤(electrical burn)包括电弧烧伤和电接触烧伤。电弧烧伤是电流通过空气介质或电路短路时产生强大的弧光和火花引发的损伤,其病理生理特点和治疗原则同热力烧伤。电接触烧伤是指电流通过人体,人体组织作为导体将电能转变为热能造成的组织损伤。电接触烧伤的损伤机制、病理生理及临床治疗与热力烧伤有明显不同。狭义的电烧伤即指电接触烧伤,也有称"电击伤"。

(一) 损伤机制

因电流=电压/电阻,电压越高,电流强度越大;电流导入人体后,因不同组织的电阻不同(依大小顺序为骨、脂肪、肌腱、皮肤、肌肉、血管和神经),局部损害程度有所不同。不同部位的皮肤电阻也不相同,这主要取决于角质层的厚度、皮肤的干湿程度等。电接触烧伤严重程度取决于电流强度和性质(交流或直流、频率)、电压、接触部位的电阻、接触时间长短和电流在体内径路等因素。电接触烧伤后在人体体表有电流的出入口,在出入口处形成深度的烧伤创面。"入口"处邻近的血管易受损害,血管进行性栓塞常引起相关组织的进行性坏死和继发性血管破裂出血。电流通过肢体时,可引发强烈挛缩,关节屈面常形成电流短路,所以在肘、腋、膝、股等处可出现"跳跃式"深度烧伤。此外,交流电对心脏损害较大,如果电流通过脑、心等重要器官,后果较重。

(二) 临床表现

1. **全身性损害**　轻者有恶心、心悸、头晕或短暂的意识丧失,恢复后多无后遗症;重者可昏迷、呼吸、心搏骤停,不及时抢救可立即死亡。电休克恢复后,病人在短期内尚可遗留头晕、心悸、耳鸣、眼花、听觉或视力障碍等,但多能自行恢复。少数病人后期可发生白内障,多见于电流通过头部者。

2. **局部损害**　电流通过人体的入口处较出口处损伤重。入口处常炭化,形成裂口或洞穴,烧伤常深达肌肉、肌腱、骨骼,损伤范围常外小内大,早期很难从外表确定损伤范围和严重程度;局部渗出较一般烧伤重,包括筋膜腔内水肿;可致损伤部位附近成群肌肉坏死,表现为"夹心坏死"和继发性坏死的特点,伤后坏死范围可扩大数倍。也可造成胸腹壁及内脏器官损伤、骨关节破坏,以及因血管损伤后破裂而致的继发性大出血。电烧伤尤其是高压电烧伤损伤肢体的致残率高。

(三) 治疗

1. **现场急救**　使病人迅速脱离电源,利用身边可获得的绝缘物将伤者与电源分开,或立即关闭电闸等。如病人呼吸、心跳已停止,即应立即施行心肺复苏。早期复苏后的患者可能反复出现心律失常,应做心电监护。

2. **液体复苏**　电接触烧伤休克期的补液量不能仅根据皮肤的烧伤面积而估算,对深部组织损伤应充分估计,早期补液量应多于一般烧伤。由于肌肉和红细胞的广泛损害,释放大量的血(肌)红蛋白,在酸血症的情况下,很易沉积和堵塞肾小管,导致急性肾功能衰竭。因此在多补充液体的同时,可酌情使用碳酸氢钠碱化尿液;还可用甘露醇利尿,每小时尿量应高于一般烧伤的标准。

3. **创面处理** 清创时应注意切开减张,包括筋膜切开减压。尽管高压电烧伤早期坏死范围不易确定,仍应尽早作较彻底的探查,切除坏死组织,包括可疑的间生态组织(肌肉颜色改变,切割时收缩性减弱),当组织缺损多,肌腱、神经、血管、骨骼已暴露者,在彻底清创后,及时应用皮瓣修复。对坏死范围难以确定,可予异体(种)皮等生物敷料或应用负压封闭引流技术(vacuum sealing drainage,VSD)暂时覆盖,待二期手术处理。在观察过程中,应密切注意继发性出血。床旁常备止血带,因这类病人可在静卧或熟睡时,血管悄然破裂,大量出血而致休克,遇此情况,应找到破裂血管,在其近心端高位健康血管处结扎。

4. **预防感染** 因电烧伤深部组织坏死,发生感染较迅速和严重,易合并厌氧菌感染,应及早应用有效抗生素及注射破伤风抗毒素。早期清创和深度坏死组织的清除是预防感染最有效的措施。

二、化学烧伤

可导致烧伤的化学物质种类繁多。化学烧伤的特点是有些化学物质在接触人体后,除立即损伤外,还可继续侵入或被吸收,导致进行性局部和全身损害。损害程度与化学物质的性质、剂量、浓度、接触时间的长短及接触面积有关。处置时应了解致伤物质的性质,采取相应的措施。以下介绍一般的处理原则与常见的化学物质烧伤。

(一) 一般处理原则

立即解脱被化学物质浸渍的衣物,并清除沾染在皮肤上的化学物质,迅速用大量流动清水冲洗,冲洗时间一般要求在 2h 以上,尤其在碱烧伤时。尤其注意五官的冲洗,以免严重角膜损伤致盲或导致其他后果。如为可引起全身中毒的化学物质烧伤,早期输液量可稍多,加用利尿剂以排出毒性物质,并给予相应的解毒剂或对抗剂,防治脏器功能损害。

(二) 酸烧伤

常见的如硫酸、硝酸和盐酸烧伤,均可使组织脱水,蛋白凝固,故一般无水疱,迅速成痂,从而阻止或减缓向深部组织继续侵蚀。酸烧伤创面多为深棕色、黄褐色。一般烧伤深度越深,痂的颜色越深,质地越硬,痂内陷也越深。早期感染较轻,浅度烧伤多可痂下愈合;深度烧伤脱痂较迟,脱痂后肉芽创面愈合较慢,因而瘢痕增生常较热力烧伤明显。创面处理同热力烧伤。氢氟酸烧伤后可引起组织液化坏死、骨质脱钙,并向周围和深部侵蚀。早期用大量清水冲洗或浸泡后,可外用钙剂凝胶或溶液浸泡,也可局部注射少量 10% 葡萄糖酸钙($0.5ml/cm^2$),以缓解疼痛和减轻进行性损害。疼痛解除是治疗有效的标志,所以注射时禁用局麻药。氢氟酸中毒者需警惕致命的低钙血症。

(三) 碱烧伤

以氢氧化钠、氨、石灰及电石烧伤较常见。强碱可使组织细胞脱水并皂化脂肪,碱离子还可与蛋白结合,形成可溶性蛋白复合物,向深部组织穿透,若早期处理不及时,创面可继续扩大或加深。强碱烧伤后创面呈黏滑或皂状焦痂。强碱烧伤后急救时要尽早冲洗,冲洗时间越长效果越好,一般不主张用中和剂。冲洗后最好采用暴露疗法,以便观察创面变化,深度烧伤应尽早切痂植皮。其余处理同一般烧伤。

(四) 磷烧伤

皮肤上的磷接触空气可自燃引起烧伤,同时磷燃烧氧化后生成五氧化二磷,遇水后形成磷酸,造成磷酸烧伤,使创面继续加深。因此,磷烧伤为热和化学物质的复合烧伤。磷是细胞质毒物,经皮肤、黏膜吸收后能引起肝、肾、心、肺等脏器损害。

磷在创面燃烧可发出烟雾和大蒜样臭味,在黑暗的环境中能见到蓝绿色荧光。急救时伤处冲洗后可用湿布包扎,隔绝磷与空气接触,以免继续燃烧。应在水下移除磷粒,用 1%~2% 硫酸铜涂布,可形成无毒性的磷化铜,便于识别和移除。但必须控制用量及时间,以防铜中毒。忌用油脂类敷料,因磷易溶于油脂,而更易吸收;随后可用 5% 碳酸氢钠湿敷,中和磷酸。对深度磷烧伤,应争取尽早切痂植皮,如肌肉受侵范围较广或侵及骨骼,必要时可考虑截肢,以防严重或致死性磷中毒。全身治疗主要是促进磷的排出和保护各重要脏器的功能。

(袁志强)

本章小结

烧伤是由热力、电流、化学物质等致伤因素导致的组织损害。烧伤分为体液渗出期(休克期)、急性感染期、创面修复期和康复期四个时期,严重烧伤早期毛细血管通透性增加,体液的大量渗出致使有效循环血量锐减可导致休克,并引发全身组织器官的缺血缺氧性损害,易导致脏器功能损害。

烧伤的严重程度主要取决于烧伤面积和深度,手掌法和中国九分法可用于估算烧伤面积,烧伤深度的判断常用三度四分法,各度烧伤的特点可概括为:Ⅰ度红斑、Ⅱ度水疱、Ⅲ度焦痂。现场急救时要使伤员迅速脱离致伤源,优先抢救危及伤者生命的急症,伤后立即行冷疗可避免创面的进一步加深,同时可减轻疼痛。

补液治疗是防治烧伤休克最重要的措施,烧伤休克期补液公式可有效指导烧伤休克的救治,但应根据患者的反应和监测指标随时调整补液的量、速度及成分,使病人平稳度过休克期。感染是导致严重烧伤病人死亡的主要原因之一,创面是烧伤全身性感染最主要的原因。全身性感染的防治原则包括积极防治休克、及时清除感染源、合理应用抗菌药物和营养支持、脏器功能维护等综合措施。烧伤常见并发症有急性肺水肿、心力衰竭、急性肾衰竭、胃肠道损害、脑水肿等,它们既是烧伤引发的全身性损害的表现,也可因加重病情,使治疗更为困难,因此要积极救治。创面处理是烧伤治疗中关键性的环节,烧伤后创面治疗结果的好坏直接影响病人的病程及预后。创面处理的目的是保护创面和清洁引流,防治创面感染,促进创面愈合。对于深度烧伤创面,应及早清除坏死组织并植皮封闭创面。

电接触烧伤时电流通过人体,电能转变为热能造成组织损伤。损伤部位常有"入口"和"出口",深部肌肉组织坏死可表现为"夹心坏死"和继发性坏死的特点,血管损伤后可导致继发性血管破裂出血。损伤肢体的致残率高。补液量估算不能仅根据皮肤的烧伤面积,积极清除坏死组织,用皮片或皮瓣移植修复创面。化学烧伤除造成局部组织损伤外,还可导致机体中毒和全身脏器损害。化学烧伤后要立即脱去被浸渍的衣物,创面用大量清水、长时间冲洗,以清除或稀释残留的化学物质。磷烧伤后应尽早切除受侵犯的组织,防止继续侵入深部组织造成损害和吸收中毒。

思考题

1. 烧伤休克与失血性休克有何异同点?
2. 三度四分法中不同深度烧伤创面的临床特点是什么?
3. 烧伤的中国九分法具体是如何计算的?
4. 简述烧伤休克期补液的方法和原则。
5. 电烧伤致伤机制和临床表现有何特点?

第十七章
整形外科概述

整形外科（plastic surgery）又称整复外科（plastic and reconstructive surgery，PRS），是一门以诊治和研究人体体表及某些体内组织器官畸形、缺损及其修复重建方法的学科。整形外科以活体组织移植或组织代用品植入为主要手段，达到改善或恢复病变部位的生理功能和外部形态为目的，单纯为美化体表正常器官外观形态的美容外科也属于整形外科学的范畴。

第一节　概　　述

一、整形外科的治疗范围

整形外科治疗范围广泛，在各医疗学科的疾病治疗中，需要应用组织移植进行修复或再造的技术，常与整形外科相关。整形外科治疗范畴包括以下几方面。

1. **先天性缺损与畸形**　由于遗传因素、环境因素或相互作用所导致个体出生时组织器官便出现形态或功能缺陷。各种体表畸形如发生在头面部的唇腭裂、颅面畸形、小耳畸形等；发生在四肢的有多指（趾）畸形、并指（趾）畸形、巨指（趾）、肢体环状缩窄等；发生在生殖泌尿系统的有尿道裂、无阴道症，真假两性畸形等。

2. **创伤性缺损与畸形**　指由各种理化因素所造成的体表组织和器官形态和功能损害，包括全身各部位撕脱伤、切割伤、烧伤、火器伤等并导致的继发畸形和功能障碍；对于这类缺损和畸形，可在创面愈合后期采取组织移植的方法整复，也可在创伤早期进行及时修复，促进伤口尽快愈合，预防和减少后期畸形的发生。

3. **感染性缺损与畸形**　细菌、病毒等微生物感染，可造成组织坏死，遗留皮肤及深部组织的畸形和缺损；包括天花、梅毒、感染性瘘管、麻风病等，另外如丝虫病导致的并发症如阴茎、阴囊、下肢象皮肿等也属此类。

4. **体表肿瘤和皮肤斑痣**　皮肤表面常见的各种肿瘤，如黑色素瘤、血管瘤、血管畸形、淋巴管瘤、神经纤维瘤、皮肤癌、色素痣等，亦属整形外科诊治范畴。当这些肿瘤或斑痣切除时应用整形外科的治疗原则和方法对伤口进行功能或外形的整复。

5. **美容外科**　随着社会的发展和人民生活水平提高，人们对自身正常器官美化的重视，对体形雕塑、隆乳、除皱、重睑、隆鼻、毛发移植、注射美容、激光美容等的需求日益增加。作为整形外科分支的美容外科得到了前所未有的发展。特别是新技术、新材料、新设备的研发应用也有力地推动了美容外科的进步。

二、整形外科的特点

1. **功能与形态的统一**　在修复和重建缺损、畸形过程中,病人渴望改善外观形态更加迫切,整形外科医生应尽可能使其功能及外形达到最佳恢复。因此,整形外科医生要具有一定的审美素养,满足病人在形态方面的要求。在进行整形外科手术时,精准、熟练的技术操作也是达到完美形态的重要保障。功能的恢复和形态的重建是统一的。

2. **原则性和创造性的结合**　整形外科在临床实践中要求严格的无菌、无创等手术原则和基本操作技术,这些基本原则需要严格的遵守和执行。但手术方案的设计与适应证的选择常因每个患者的具体情况而有所变化,灵活性很大。比如某一种手术方法可以应用于许多畸形和缺损的修复,某一种畸形或缺损可能要从几种手术方案中选择一种最佳的方案。术者应根据临床经验,通过创意性设计及缜密思维在把握原则的基础上灵活应用,选择一种最适合的治疗方案。

3. **治疗时间与疗效的最佳选择**　整形外科手术时机的把握对于取得良好的治疗效果起着重要的作用。遵循人体不同组织和器官生长发育的规律,适时地进行整形外科保守矫正和手术治疗组织器官的缺损或畸形,不但使病人外观形态和功能得到及时的重建和恢复,而且对病人的心理也具有潜在的治疗作用。一些先天性畸形的患儿,应安排在适当年龄内完成,否则可能影响患儿的身心发育,对其一生产生不利影响。如先天性唇裂小儿一般在6个月内进行修补手术;腭裂修复一般在1岁以后进行修复手术;阴道闭锁则应到成年时进行阴道再造手术。而一些对身体功能、发育暂无明显影响的缺损或畸形,可择期手术治疗。如未对机体功能造成明显影响的瘢痕,可待瘢痕软化后再进行整复治疗。

第二节　整形外科的基本原则和技术

一、基本原则

1. **无菌原则**　由于整形手术对外形的恢复具有很高要求,因此必须强调严格的无菌操作。感染会直接影响术后效果,特别是在进行组织移植时,被移植组织的血液供应会受到暂时的中断或阻滞,使局部组织的抗感染能力降低,加之手术野暴露时间长,有可能涉及口鼻、会阴、瘢痕等易污染的部位,或需要放置各种人工材料等,因此在围术期都应严格遵守无菌观念,减少不必要的感染发生,确保手术达到预期效果。

2. **无创原则**　是指在手术过程中爱护组织,要尽量避免造成不必要的创伤,使手术损伤降低到最低程度。如手术刀片、缝针必须锋利;术中避免对组织进行不必要的钳夹、牵拉、扭转,禁忌粗暴操作,操作要做到迅速、准确和熟练;严密止血,防止血肿形成;术中保护创面,防止其长时间暴露、干燥;尽量选择组织反应轻且较细的缝合线等。

3. **张力适度的缝合**　皮肤切口的缝合技术,是整形外科手术操作的基本功。为减少缝合后的瘢痕增生并达到良好愈合的目的,要求对各层组织分层缝合,对合应确切和严密,缝合后不应存在过大的张力。张力过大易导致组织坏死、切口瘢痕过宽,外观恢复不满意,甚至切口裂开。缝合时如组织张力过大,可通过充分游离两侧创缘、分层缝合等方法降低缝合处张力。

4. **无无效腔、无血肿**　局部组织缺损或创面封闭后在皮下或深层形成的无效腔,易导致血肿和感染。血肿形成可造成移植皮片坏死、皮瓣感染或坏死等。术中可通过充填组织瓣和放置负压引流管消灭无效腔,小的无效腔可借助缝合技术及加压包扎处理。

5. **无创面外露**　为减少愈合后瘢痕的形成,整形外科强调尽早封闭创面。不能直接缝合的创面尽量采用自体皮片游离移植或皮瓣的方式及时封闭。

二、基本技术

1. **切口的选择**　整形外科手术操作中皮肤切口的选择非常重要。人体皮肤真皮层内弹性纤维的方向,在皮肤表面形成皮纹线,又称朗氏线,皮纹方向有一定的规律性。若切口与皮纹的方向平行,可最大限度地减少弹性纤维的切断量,创口愈合后,瘢痕形成少且不明显;若切口与皮纹方向垂直,则被切断的弹力纤维多,创口愈合后易导致明显宽阔的瘢痕(图17-1)。如必须横过皮纹时,应改变方向使成锯齿状切口。在颜面部手术时,除沿皮纹或皱纹做切口外,可选择在较隐蔽的部位如沿发际或沿着皮肤与黏膜交界处切开,或在自然皱褶处切开(如鼻唇沟)。在四肢关节附近的活动部位,避免做与肢体长轴平行的切口,否则愈合后可产生直线状瘢痕挛缩,影响关节活动,可采用与肢体长轴垂直的切口,或采用Z、S等形状的切口。在毛发区做切口,应沿毛发生长方向略微倾斜切入,以减少毛囊损伤。

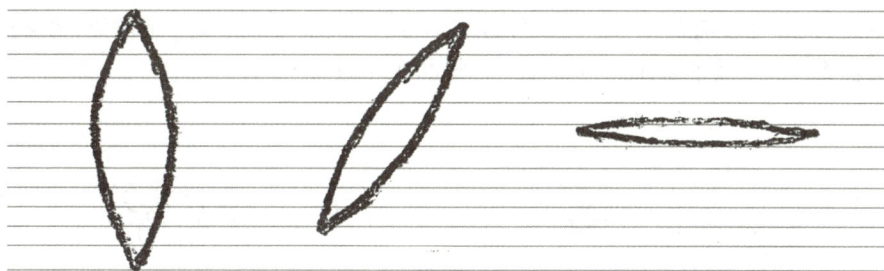

图 17-1　手术切口与皮纹的关系

2. **剥离**　整形手术中精确的组织剥离操作较多,通常采用锐性剥离与钝性剥离相结合的方法,剥离操作中准确把握解剖层次非常重要,剥离平面控制不好,可造成组织层次厚薄不一,出血多,组织损伤大,甚至误伤重要组织等不良后果。

3. **止血**　彻底止血是手术中重要步骤之一。小动静脉出血可结扎、电凝止血。体表创面的渗血可采用温盐水纱布压敷止血,也有用1:2万的肾上腺素纱布,但要注意药效过后反跳性出血形成血肿。局麻药液中加入1:(10万~20万)的肾上腺素,能达到减少创面出血及止血的目的。

4. **缝合**　是整形手术中一项重要且技巧性较强的操作。一般使用细针及细线(3-0~8-0)进行分层缝合。要求各层组织确切和严密地对合,缝合后无过大张力及无效腔存在。常用的缝合方法有间断缝合法、皮内缝合法、褥式缝合法、连续皮内缝合法、三角形皮瓣尖端缝合法等。缝合较长创口时,应先分配定位缝合,再进行小距离缝合;缝合后切口张力过大,可做减张缝合,或另做辅助切口。缝合材料分为可吸收和不可吸收线两类,除常用的丝线,还有高分子材料缝线,如涤纶、聚丙烯、聚酯、尼龙,以及记忆合金线等。在保证能提供足够张力情况下,尽量选择组织反应轻且细的缝合线。

5. **包扎**　整形手术后的包扎、固定起着保护创面、避免污染和辅助固定、消灭无效腔的多重作用,良好的包扎要求做到敷料厚度、弹性适中,用力均匀。如处理不当可直接影响着手术效果甚至手术成败,不可轻视。如游离植皮后,适当的压力有利于皮片的成活;在肢体近端做加压包扎时,远端易发生肿胀。因此,远端亦应包裹于敷料内,并露出指(趾)端,以备检视肢体的循环。皮瓣移植时,适当的压力不但可消灭组织间的无效腔,防止渗液和血肿,同时还能减轻组织水肿,有利于静脉回流;但如果压力过大可能会导致皮瓣血液循环障碍。一些远位带蒂皮瓣术后如果包扎固定不确切,可出现皮瓣撕脱而导致手术失败。

第三节　整形外科常用的修复方法

一、闭合皮肤创面的整形修复方法

存在组织缺损的伤口,如果不能直接拉拢缝合创缘,有时可在伤口附近做附加切口,以减少组织张力,达到闭合缺损创面的目的,常用的方法有:

1. **松弛性切口**　对于张力过大又难于做直接拉拢缝合的切口,可在伤口的一侧或两侧做附加平行切口,并剥离切口与创缘之间的皮下组织,达到松弛皮肤张力的目的,利于伤口的拉拢缝合,促进功能和外貌的恢复。

2. **辅助性切口**　如遇缺损较大,或特殊形状如三角形、矩形、圆形等缺损的创面,可在创面的一侧、两侧或邻近,设计延续辅助性切口,然后充分剥离皮下组织,形成带宽蒂的皮瓣,再运用皮瓣的滑行、推进或旋转等方式覆盖创面,使缝合线呈一定形状的几何图形(图 17-2)。

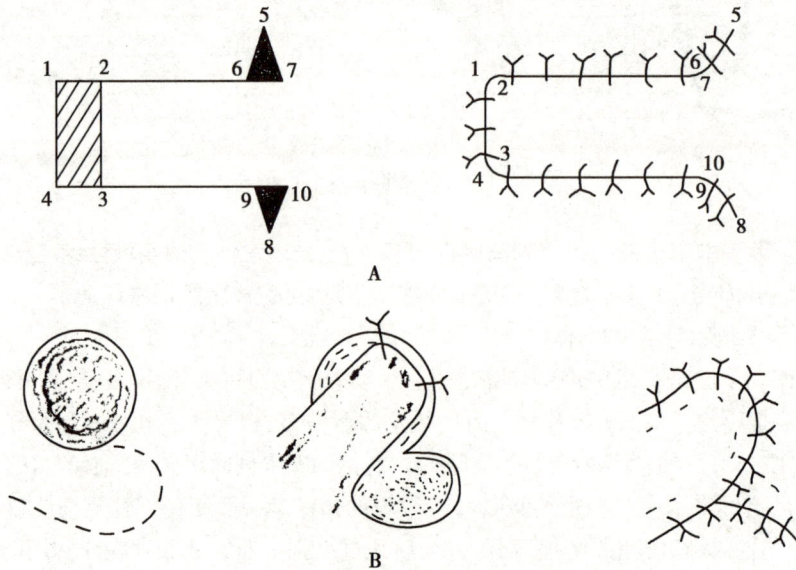

图 17-2　运用辅助切口设计皮瓣修复缺损
A. 应用滑行皮瓣修复缺损;B. 应用旋转皮瓣修复缺损。

3. **纵切口横缝合、横切口纵缝合**　利用皮肤组织的延伸性和弹性,在极松弛的组织上做纵行切开后,切口因周围组织松弛而退缩,成为横行菱形创口,此时,即可按横行切口缝合。反之亦然。

4. **V-Y 成形术**　在错位组织处做 V 形切口,潜行剥离邻近组织皮下,然后将 V 形切口尖端两侧组织拉拢缝合。同时,将 V 形切口内的三角形皮瓣上推(即转移、还原错位组织)。缝合两侧 Y 形切口,将所形成的三角形皮瓣拉向下方至 Y 形切口的底尖部,缝合 V 形,以达到组织转移的目的(图 17-3)。常用于矫正轻度的下睑、下唇外翻等。

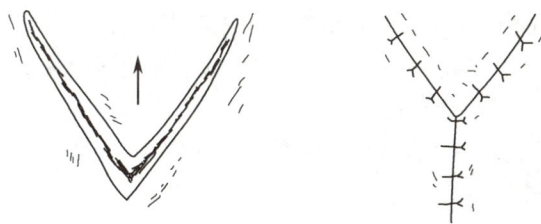

图 17-3 V-Y 成形术

5. Z 成形术 Z 成形术又称对偶三角皮瓣成形术，主要利于中轴线两侧皮肤的弹性和松动性，将其转化为顺中轴线方向增加的长度。是整形外科应用最广泛的皮瓣之一，可用于松解条索状直线瘢痕挛缩、矫正蹼状挛缩、松解环形狭窄、错位组织复位、改变某些部位切口直线缝合、预防直线瘢痕挛缩等。皮瓣设计时以挛缩瘢痕为中轴线，分别在其两端，设计两个方向相反的切口，形成大小、形状完全相同的两个三角形。一般使两端切口与轴之间一般保持 60°，并使两边相互平行。将此两个三角形皮瓣切开剥离后，互换位置后予以缝合，即可使挛缩得到松解（图 17-4）。Z 的两边必须与纵轴等长，而且要求挛缩线两侧有正常皮肤。临床上依据 Z 成形的原理，可进一步演变出多种组织瓣，如连续 Z 瓣成形（图 17-5）、四瓣法、五瓣 W 形手术法等。

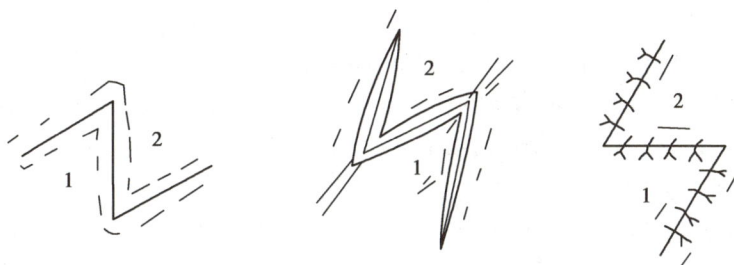

图 17-4 Z 瓣成形术

6. 连续 W 缝合 将一条直线形瘢痕分解切开成多个相互对称的小三角锯齿状皮瓣，相对拉拢，连续缝合成一条连续 W 弯曲状的缝合线，因并未将皮瓣异位转移，故不能延长瘢痕线的长度，但在很大程度上可以改善瘢痕外观，达到美容目的。

二、游离皮片移植

当单纯皮肤缝合无法闭合创面时，可选用皮片移植，覆盖无深部组织结构（如血管、神经、肌腱或骨关节等）裸露的皮肤软组织缺损的创面。

1. 皮片分类 依据皮片的厚度不同，游离皮片一般分为断层皮片（刃厚皮片、中厚皮片）、全厚皮片。刃厚皮片仅含表皮层及少部分真皮乳突层，厚度约为 0.2~0.25mm，是最

图 17-5 连续 Z 瓣成形

薄的皮片，在多种创面上均易成活，由于皮片很薄，真皮层弹力纤维少，故术后易收缩，耐磨性差。这类皮片适用于肉芽创面、血供较差的创面和口腔、鼻腔等内衬的修复。中厚皮片包含表皮全层及部分真皮组织，厚度约为 0.3~0.5mm（薄中厚），0.5~0.75mm（厚中厚）。中厚皮片包含有较厚的真皮纤维组织层，移植成活后质地柔软，能耐受摩擦和负重，收缩较少，在整形外科应用较广。但中厚皮片不易在

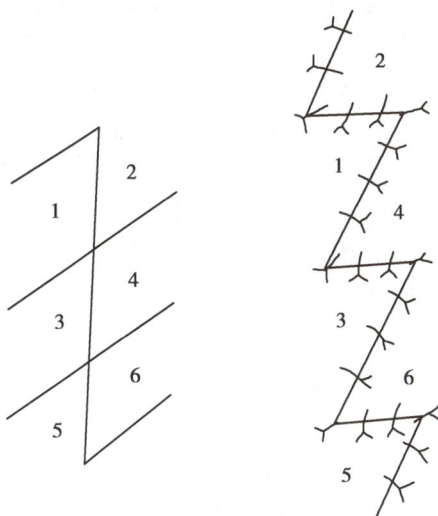

肉芽创面上成活。中厚皮片移植成活后仍可能发生色素沉着和轻度挛缩。全厚皮片是包含全层皮肤组织在内的皮片,其厚度由取皮的部位不同而定。皮片成活后色泽变化少、挛缩程度小,质地柔软,能耐受摩擦和负重,是游离植皮术中效果最佳的一种,全厚植皮对修复的创面血供要求较高。但供皮区面积较大,不能拉拢缝合时,需再取中厚皮片移植覆盖,因此应用受到一定的限制。

2. 供皮区选择 选择供区首先要考虑受区的情况,同时兼顾供区面积、取皮后遗留瘢痕的情况等。皮肤的质地、色泽和毛发分布等随部位而有所差异,供区与受区越接近,皮肤性质越匹配。需分期多次进行皮片移植术治疗时,应对各次手术的供区统筹考虑,周密设计。如受区位于颜面、手部、关节部位,且手术的目的是恢复外观、改善关节功能,则宜选择偏厚的皮片,以中厚皮片或全厚皮片为佳。若受区在较隐蔽部位,且以消灭创面为目的,对功能、外观要求不高,可采用偏薄的皮片,甚至刃厚皮片。耳后乳突区、锁骨上区、腹股沟区等常作为小面积全厚皮的供区。大腿、胸腹部、背部的真皮层较厚,可切取较大的皮片,也是常用的供皮区。头皮组织很厚,血运丰富,采取薄皮片后创面很快愈合,可以多次提供刃厚皮片,是抢救大面积烧伤病人覆盖创面的理想供区。

3. 取皮方式 对手术能否顺利进行及术后效果是否理想起着决定性作用。分为徒手取皮和器械取皮两类方法。

(1)徒手取皮:多用于小面积全厚皮片的切取。操作前依据受区的大小、形状取样,标记在供皮区处。将供皮区的皮肤连带下方的皮下脂肪组织一并切取,剪除脂肪组织,留下全层皮肤。供皮区直接拉拢缝合。

(2)器械取皮:主要用于断层皮片的切取。借助滚轴式取皮刀、鼓式取皮机、电动或气动取皮机可切取所需厚度的断层皮片。面积较大的皮片可通过拼接的方式完成。为减少供皮区出血,可用含1:20万肾上腺素的局麻药溶液或生理盐水做供皮区的皮下注射。取皮后的创面可用凡士林纱布或新型敷料覆盖,外用多层干纱布加压包扎。

4. 皮片移植 游离植皮手术的创面分为新鲜无菌创面和肉芽创面两类。前者,创面经彻底止血后即可行皮片移植;后者则必须进行充分的术前创面准备,甚至全身准备,术中清除不健康的肉芽组织,显露出平坦、血运丰富的受植床,减少创面残留细菌后方能植皮。植皮手术最基本的原则是:①创面止血彻底;②皮片贴合好,周边缝合固定;③适当加压包扎;④植皮区包扎固定到适当时间。创面止血应尽少用结扎法,止血彻底后,将皮片置于创面上,一般采用间断缝合,但在大面积植皮时,也可采用连续缝合,也可采用皮肤缝合器缝合。在保持皮肤的适度张力下与创缘缝合。操作时皮缘间应确切对合,操作轻柔细致,缝合完毕后纱布加压包扎固定。确切的包扎固定防止皮片移动对保证皮片高质量成活很重要。在活动部位,包扎后的植皮区需用石膏托、弹性绷带等作术区固定、制动。皮片移植在创面上存活需要维持固定一定时间后才能建立新的血液供应。皮片愈厚,时间愈长。通常刃厚皮片需要固定4~5d,中厚皮片6~8d,全厚皮片8~10d。打开敷料后,如皮片色泽红润,皮片与创面粘连紧密,表明皮片已经成活。

三、皮瓣移植

皮瓣是指由带有血液供应的皮肤及其附着的皮下组织或更深层次组织所组成的复合组织块。皮瓣移植适用于修复软组织严重缺损,肌腱、血管、神经或骨质裸露,创基血液循环差的深度创面,特别是功能部位;还可用于畸形或缺失器官的修复及再造,如鼻、耳、舌、咽、食管、阴道、阴茎、手指的再造等;还用于矫正外表的畸形,如增加体表的饱满度、减少瘢痕和解除挛缩等。皮瓣按血供形式分为带蒂皮瓣(随意皮瓣和轴型皮瓣)及游离皮瓣两种。按供瓣区及修复区的远近,分为局部皮瓣、邻位皮瓣和远位皮瓣。按其所含的内容及功能不同,又分为皮瓣、筋膜皮瓣,肌皮瓣、骨皮瓣等。

1. 带蒂皮瓣 皮瓣在移植过程中有一部分与本体相连,相连的部分称为蒂部。蒂部是皮瓣转移后的血供来源,移植的组织不完全离体,始终保持不间断的血供,带蒂移植的方法主要用于自体组织移植。

（1）随意皮瓣：随意皮瓣也称任意皮瓣，皮瓣内含有不知名的动、静脉，移植时皮瓣仅能依靠蒂部提供营养。因此，蒂的宽度直接影响到皮瓣的长度和面积，关乎皮瓣转移后的存活。移植皮瓣只有遵循一定的长宽比例，才能保证皮瓣成活，否则皮瓣远端会因血供不足而坏死。

一般而言，躯干、四肢带蒂皮瓣的长宽比例约为(1~1.5):1。如皮瓣长轴与体表血管走行方向一致，长宽比可达(2~3):1；头面部和会阴部血运丰富，比例可达(3~4):1。如皮瓣的长宽比例过大，为保证皮瓣成活可采用皮瓣延迟的方法。剥离皮瓣时皮瓣的厚度应保持一致，或近端稍厚一些。皮瓣宽度，近端不可小于远端。皮瓣转移时蒂部应避免过度扭曲和过大张力。

（2）轴型皮瓣：皮瓣内含有与皮瓣纵轴平行的知名动脉及伴行的静脉系统，具有血液供应丰富、皮瓣长宽比例不受限制、旋转角度大、蒂部无明显猫耳畸形等优势，因此，除适用于随意皮瓣的各种情况外，更适合于修复感染创面和缺损器官的再造。

2. **游离皮瓣** 是切断轴型皮瓣供区的动静脉，在显微外科技术支持下，将其血管断端与受区内的动静脉对应吻合，恢复该皮瓣的血液供应与静脉回流。随着游离皮瓣、肌皮瓣的供区解剖学研究及临床显微外科技术和器械的发展，游离移植的各种皮瓣供区已近百种，几乎从头到脚都可设计游离皮瓣供区。可根据不同受区的部位、面积、修复目的等因素选择不同的皮瓣。在游离皮瓣、肌皮瓣移植中，将两块，甚至三块游离皮瓣一并移植，称为"组合移植""桥接皮瓣"。即使是单一的游离皮瓣或肌皮瓣，由于皮瓣内的血管分支为树状，可以借助于一对动脉、静脉蒂所携带的皮瓣，根据其血管分布的特点，制成一蒂多块独立又互相关联的皮瓣，以修复相邻但分开的软组织缺损，称为"分叶皮瓣"和"串联皮瓣"等。穿支皮瓣（perforator flap）是近些年来发展的新概念，在不牺牲主干血管的情况下利用其皮肤或肌间隔的穿支血管来设计皮瓣，最大限度地减少了供区的创伤。如腹壁下动脉穿支皮瓣（DIEP）已广泛应用于乳房的再造。总之，游离皮瓣移植具有可选择的组织类型丰富，可按缺损部位精确修整，更有效的利用供区组织，一期完成，无须等待断蒂等优点。但需有受过显微外科训练的团队及相关的手术器械才能完成。

四、皮肤软组织扩张

皮肤软组织扩张术（skin soft tissue expansion）是近30年整形外科领域广泛应用的临床技术，其原理是将硅胶制成的扩张囊置入正常皮肤软组织下，通过定期向扩张囊内注入等渗盐水，增加扩张囊的体积进而使其表面皮肤组织膨胀伸展，以获得"额外的"皮肤组织进行组织修复和器官再造。由于扩张后的皮肤颜色、质地、结构等均与相邻组织近似，不产生或较少产生供区缺损和继发畸形，与整形外科传统的组织移植相比，具有无法比拟的优点，是整形外科发展史上里程碑性的技术。

1. **扩张器的结构和类型** 皮肤软组织扩张器由扩张囊、注射壶、连接导管三部分组成。以高纯度医用硅胶制成，具有良好的组织相容性以及较强的弹力伸缩性，可接受一定程度超额定容量的扩张，无致癌、致畸作用。临床常用的类型以扩张囊的形状进行分类，有圆形、长方形、肾形、特殊形等，应用过程中可根据拟修复的组织缺损或再造的体表器官不同选择相应形状和容量的扩张器。

2. **手术方法** 一期手术：埋植扩张器。扩张囊的基底应与缺损的大小近似。皮肤切口位于日后将形成皮瓣的游离缘或原有瘢痕缘。术后定期注入生理盐水。通常每3~5d注水1次，每次注射量以扩张囊对表面皮肤产生一定的压力而又不阻断表面皮肤的血流为度，或扩张器容积的10%~15%。二期手术：当皮肤扩张达到要求时进行第2次手术。经原切口取出扩张器，利用扩张的皮肤设计局部推进或旋转皮瓣，最大限度地利用扩张后皮瓣，根据皮瓣的大小切除瘢痕或病变组织，修复缺损区。

3. **适应证** 皮肤软组织扩张器可应用于临床各类修复手术，如头皮缺损或瘢痕性秃发、各种原因造成皮肤瘢痕、体表良性肿瘤及斑痣切除后缺损、组织供区的预扩张以减少供瓣区的继发畸形、组织缺损的修复或体表器官再造（如耳再造、鼻再造、乳房再造）等。

五、其他组织及生物材料移植

临床上根据患者不同的情况和要求,还可以采用自体的真皮移植、黏膜移植、脂肪移植、筋膜移植、软骨移植、骨移植、神经移植、毛发移植等。比如可用真皮移植、脂肪移植充填体表的凹陷畸形或填塞腔穴,恢复丰满外形或消灭组织空隙,注射法自体脂肪颗粒游离移植已被广泛应用于如颜面部的凹陷充填、隆乳等。取自肋软骨、耳郭和鼻中隔的软骨可用来填充体表缺陷,如颅骨、眶缘、鼻尖等;也可以作为支撑材料,进行全耳再造或阴茎再造等。骨移植可以作为植骨术中重新连接骨不愈合的组织,又可以作为充填支持或塑形性移植材料,如应用于颅骨缺损的修复,以及鼻骨、眶骨、颧骨等畸形的修复。

高分子生物材料、无机生物材料、金属生物材料、骨内种植体等作为体表修复材料和体内植入材料在整形外科领域也获得广泛的应用。其中以体内植入材料临床应用较多。医用高分子聚合材料包括硅橡胶、聚四氟乙烯、高密度聚乙烯、聚乳酸、聚氯乙烯等已广泛应用于临床,医用硅橡胶制品是目前在整形外科应用最多的高分子材料,与组织的相容性好,同时有良好的耐热性,可高压消毒或煮沸消毒,也可在模内热压成型,故可制成隆鼻假体、隆颏假体、乳房假体等硅橡胶作为填充物广泛应用于隆鼻、隆颏、隆胸及修复软、硬组织缺损或凹陷畸形的充填。无机非金属类生物材料包括生物陶瓷类材料和天然的珊瑚等材料。比如羟基磷灰石、磷酸三钙、微晶玻璃陶瓷、氧化铝等。以羟基磷灰石为例,由于羟基磷灰石为钙磷陶瓷,与人体骨成分相似,故具有极好的生物相容性,可与骨组织发生化学性结合,并有一定促骨生成作用,临床上用作骨缺损填充、隆鼻、隆颅或隆颏等。金属类生物材料包括纯钛、钛合金、钴-铬合金、不锈钢、金等。这类材料具有较高的机械强度、耐磨损、生物相容性优良。以纯钛为例,钛比重小、强度大、理化性能优良,生物相容性好,作为骨代用品广泛用于人工骨、人工关节、种植体及骨夹板、螺钉等。

此外,将细胞生物学和材料学相结合,进行体外或体内构建组织或器官的组织工程学(tissue engineering)也是近年来整形外科研究探索的新方向。主要方法和技术是:从机体获得少量的活体组织,将种子细胞从组织中分离出来并在体外进行培养扩增,然后将扩增的细胞种植在生物相容性良好、可降解吸收的生物材料上,形成细胞-材料复合物,经体内或体外培养后,构建组织-材料复合体并植入人体。随着可降解生物材料在体内逐渐被降解和吸收,最终形成新的、自身的、具有功能的活体组织或器官。组织工程学的发展提供了一种组织再生的手段,最新的研究成果表明组织工程技术不仅可再造软骨、骨、肌腱、神经等组织,还预示着耳、鼻等复杂结构的器官再造将很快成为可能,从而达到真正意义上的缺损修复与功能重建。

(袁志强)

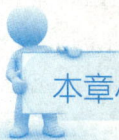

本章小结

整形外科治疗范围广泛,凡涉及组织缺损、畸形的疾患常需整形外科进行治疗。整形外科的特点体现为功能与形态相统一、原则性和创造性的结合。强调无菌、无创、张力适度的缝合、无无效腔血肿以及无创面外露的原则。

存在组织缺损的伤口,如果不能直接拉拢缝合创缘,有时可在伤口附近做附加切口,以减少组织张力,达到闭合缺损创面的目的。当单纯皮肤缝合无法闭合创面时,可选用皮片移植覆盖无深部组织结构裸露的创面。游离皮片分为断层皮片和全厚皮片。不同厚度皮片的适用条件与治疗效果各不相同,要依据创面的部位、性质,供皮区特点等选择应用。皮瓣移植是带有血供的皮肤及其皮下组织的移植,用于修复软组织缺损、矫正畸形、再造组织器官。带蒂皮瓣按血供形式分为随意皮瓣和轴型皮瓣。随意皮瓣设计时要遵循一定的长宽比例。游离皮瓣移植具有可选择的组织类型丰富、可按缺损部位精确修整、更有效地利用供区组织、一期完成、无须等待断蒂等优点。但需有受过显微外科训练的团队及相关的手术器械才能完成。

皮肤软组织扩张术是一种"额外"增加皮肤面积进行组织修复和器官再造的方法。由于扩张后的皮肤颜色、质地、结构等均与相邻组织近似,不产生或较少产生供区缺损和继发畸形,具有较好的治疗效果。已在瘢痕整复、体表良性肿瘤及斑痣切除后组织缺损的修复、耳鼻再造、乳房再造等方面得到很好的应用。

自体其他组织如真皮、脂肪、软骨等以及各种医用生物材料作为体表修复材料和体内植入材料在整形外科领域也获得广泛的应用。此外组织工程学技术提供了一种组织或器官再生的手段,可望达到真正意义上的缺损修复与功能重建。

思考题

1. 整形外科的治疗范畴包括哪些?
2. 简述整形外科的基本原则和基本技术。
3. 闭合皮肤创面有哪些整形修复方法?
4. 不同厚度的皮片移植有何优缺点?
5. 什么是皮瓣?皮瓣移植术适用于哪些情况?

第十八章

移　植　学

第一节　移　植　概　况

一、移植发展史

移植(transplantation)是指将有活力的细胞、组织或器官用手术或其他方法导入到自体或异体的体表或体内某一部位,使之能继续发挥原有功能,以替代原有已丧失功能的细胞、组织或器官的一项技术。移植并不包含能用在体内或者固定在体表而不含有人或动物的组织和细胞的物质,如应用假体、人工合成物质或人造器官。用于移植的细胞、组织或器官称为移植物(graft);提供移植物的个体称为供者(donor),根据移植物供者的来源分为活体供者(living donor)和尸体供者(cadaver donor)两类;接受移植物的个体称为受者(recipient);供者和受者为同一个体的移植,称为自体移植(auto-transplantation);供者和受者非同一个体,但两者遗传基因型完全相同,称为同质移植(syngeneic transplantation);供者和受者属同一种属,但遗传基因不同,称为同种异体移植(allo-transplantation);不同种属之间的移植称为异种移植(xenotransplantation)。

作为21世纪"医学之巅"的器官移植,其观念在很远古的年代就已经萌芽。《列子·汤问》中记载了公元前300年古代名医扁鹊为两人互换心脏的故事,这是人类历史上最早记载与移植有关的文献。印度典籍记载古印度医生苏胥如塔(Sushruta)为遭受割鼻刑罚的患者行自体皮肤的鼻成形手术。古罗马也有关于下肢移植的记载。直至近现代,从1837年首次在羚羊身上成功进行角膜移植,到1905年捷克的爱德华医生完成了首例成功的人体角膜移植,再到著名的科赫医生完成甲状腺移植。1900年前后的一系列尝试,奠定了现代移植的基础。特别是1900年Halsled成功实施甲状旁腺移植之后,切除病变器官、再移植健康器官这一治疗策略得到公认并推广至其他器官。1954年哈佛医学院Murray医生在一对同卵双生的双胞胎之间进行了肾移植,1956年,美国的Thomas完成第一例成功的骨髓移植。Murray和Thomas医生也因在推动器官和组织移植方面的贡献而共同获得1990年诺贝尔生理学或医学奖。1963年,肝移植之父——美国匹兹堡大学的Starzl医生为先天性胆道闭锁的儿童实施了首例人类肝移植。同年,美国密西西比大学的Hardy医生实施了首例肺移植。1966年,美国明尼苏达大学的Lillehei和Kelly医生成功完成了世界上第一例胰腺移植。1967年,南非的Barnard医生完成了首例心脏移植。

近现代移植的发展离不开技术的进步。美籍法国医生卡雷尔(Carrel)提出三点法连续贯穿缝合的现代血管缝合技术解决了器官移植手术中最为重要的难题之一,被迅速在器官移植领域应用和推广,并一直沿用至今。Carrel因此获得1912年的诺贝尔生理学或医学奖。Carrel还是最早认识到排斥反应的医生之一,那时排斥反应像谜一样困扰着早期的移植医生。此后,虽然对移植免疫有了初步的认识,但早期可供选择的抗排斥药物非常有限,且效果欠佳。20世纪40年代晚期,梅达沃(Medawar)致力于揭示移植排斥的原理,倡导开发新型免疫抑制剂,可的松被发现并使用。1959年,免疫抑制作用更强的咪唑嘌呤应用于临床。移植免疫史上最具里程碑的事件则是20世纪70

年代环孢素的发现,这种强有力的免疫抑制剂有效提高了移植患者的生存率,美国食品药品管理局(Food and Drug Administration,FDA)于 1983 年批准环孢素 A 正式上市作为器官移植的免疫抑制剂使用,自此器官移植进入"环孢素时代"。同年,美国国家卫生研究机构正式推荐肝移植作为终末期肝病的标准疗法。器官移植也由实验性的手术探索变为各种终末期疾病的有效治疗方案。

我国的器官移植始于 20 世纪 60 年代,经过 70 年代及 80 年代的发展,到 90 年代已能开展各种不同类型的器官移植。1960 年,吴阶平院士进行了我国首例肾移植,由于术后缺乏有效的免疫抑制措施,患者未能长期存活。1972 年,中山医学院(现中山大学)梅骅教授完成了我国第一例亲体供肾肾移植手术,患者存活超过一年,在我国医学界引起较大反响。至 1984 年,我国肾移植例数已达 1300 余例。20 世纪 80 年代后期,随着手术技术的不断成熟以及环孢素 A 的临床应用,我国肾移植数量逐年增加,1 年存活率已达 80%。肾移植的成功也推动着其他器官移植的开展。1977 年,上海第二医科大学(现上海交通大学医学院)的林言箴教授和武汉同济医科大学(现华中科技大学同济医学院)的夏穗生教授相继开展临床肝移植的研究。但由于当时手术技术不成熟、围术期管理经验不足、有效免疫抑制剂缺乏、受者多为晚期肝癌等多方面原因,肝移植疗效不佳,并未被医学界所认可。1984—1993 年我国肝移植处于停顿状态。直到 1993 年,中山医科大学(现中山大学医学院)和浙江医科大学(现浙江大学医学院)掀起了第二次肝移植浪潮,武汉、天津等也相继开展。至 1997 年,全国有 24 家医院开展肝移植,我国肝移植从技术上逐步走向正轨并在全国推广。1978 年上海瑞金医院张世泽教授开展了临床原位心脏移植,1979 年北京胸部肿瘤研究所辛育龄教授开展了临床首例肺移植,1982 年和 1989 年武汉同济医院陈实教授、夏穗生教授分别开展了首例胰腺移植和胰肾联合移植,1993 年刘晓程教授开展了首例心肺联合移植,1994 年黎介寿院士开展了首例小肠移植,1996 年黄洁夫教授开展了首例肝肾联合移植,1996 年我国香港的范上达院士完成了国际上首例活体右半肝供肝肝移植,2003 年南京军区南京总医院和中山大学附属第一医院合作完成国内首例肝小肠联合移植,各种类型的器官移植在我国全面开展。2018 年我国完成公民逝世后器官捐献 6 302 例,亲属间移植 2 545 例,每百万人口年捐献率达到 6.8%,创历史新高。182 家具备器官移植资质的医院共完成器官移植手术 20 201 例,较 2017 年增加 21%,捐献和移植数量均位居世界第 2 位。部分器官移植中心已经达到国际先进水平。

二、细胞移植的概念、分类、特点及其在现代医学中的地位

细胞移植(cell transplantation)又称为输注移植(infused transplantation),是通过人为改变各种自体、同种异体、或异种的健康活细胞的自然生长进程或导入外源性遗传物质,对这些细胞进行生物学改造,再将其通过穿刺、微创介入或静脉注射等方式导入受者体内从而达到治疗的目的。

细胞移植按移植细胞的生物学性状分为以下几类:

(一) 普通细胞移植

包括肝细胞移植、胰岛细胞移植、甲状旁腺细胞移植等,普通细胞移植的特点是移植物已经分化为终末期细胞,具有特定的性质和功能,如肝细胞移植治疗肝衰竭、胰岛细胞移植治疗糖尿病、甲状旁腺细胞移植治疗甲状旁腺功能减退症等。

(二) 免疫细胞移植

包括淋巴细胞、自然杀伤细胞、单核巨噬细胞、树突状细胞(dentritic cell,DC)等,目前已在临床上应用的包括细胞因子诱导的自然杀伤细胞(cytokine induced killer cells,CIK)、淋巴因子激活的杀伤细胞(lymphokine activated killer cells,LAK)、DC、树突状细胞 - 细胞因子诱导的杀伤细胞(dendritic cell co-cultured with cytokine induced killer cell,DC-CIK)和调节性 T 细胞(regulatory T cell,Treg)等。

（三）干细胞移植

主要包括全能干细胞、多能干细胞和单能干细胞等，其特点是安全、低毒或无毒、无免疫原性。

目前临床上应用细胞移植最常见的治疗手段是输血，2012 年内科学年鉴显示全球一年各种成分血用量达到 8 500 万单位。临床上输血指征有"10/30 原则"，即输血用于维持血红蛋白浓度大于 10g/dL 和血细胞比容大于 30%。另外一个临床应用日益广泛并广受瞩目的治疗手段是骨髓移植。骨髓移植并非指全骨髓细胞移植，而是特指造血干细胞移植，即把自体或异体的造血干细胞植入受者体内以重建其造血功能及免疫功能，达到治疗某些恶性或非恶性疾病的目的。

三、组织移植的概念、分类、特点及其在现代医学中的地位

组织移植（tissue transplantation）是指对先天或后天因素导致的组织畸形、缺损或功能障碍的患者，通过手术切取有活力的组织移植到另一个部位或移植给另一个体，以恢复外形和 / 或功能的移植，提供组织的供者可以是患者本人也可以是其他健康捐献者。组织移植包括皮肤移植、血管移植、黏膜移植、肌肉移植、筋膜移植、神经移植、骨及软骨移植、混合组织移植等。

目前，随着显微外科的快速发展，利用组织移植来修复组织缺损和功能重建已成为现代修复重建外科重要的治疗手段之一。皮肤移植是最常见的组织移植，也是烧创伤修复领域最常见的手术方式，包括游离皮片移植和皮瓣移植。例如，在各种原因导致的皮肤缺损，如创伤、表浅肿瘤、Ⅲ度烧伤的患者，利用薄层皮片移植不仅可使创面早期愈合，也减少感染和瘢痕的发生。近年来开展的 MEEK 微型皮片移植技术在对烧伤患者的治疗中发挥重要的作用。皮瓣移植由于皮瓣自身有血液供应，同时又有皮下脂肪等优点，其临床应用与游离皮片不完全相同。骨缺损和骨不连是骨科治疗学上的一个难题，自体骨移植是治疗骨缺损和骨不连最常用的方法。

四、器官移植的概念、分类、特点及其在现代医学中的地位

器官移植（organ transplantation）是指为了拯救患者已受严重损害或缺失的器官，将健康器官通过手术从供者移植到受者体内的过程，使移植的器官继续发挥生理功能。器官移植通常是各种终末期器官衰竭的唯一治疗方法。

器官移植根据植入部位的不同可分为：①原位移植（orthotopic transplantation）：移植物植入到原来的解剖部位，移植前需将受者原来的器官切除，如原位心脏移植、原位肝移植。②异位移植（heterotopic transplantation）：移植物植入到另一个解剖位置，一般情况下，不必切除受者同名器官，如肾移植、胰腺移植。③旁原位移植（paratopic transplantation）：移植物植入到贴近受者同名器官的位置，同时不切除同名器官，如胰腺移植到紧贴受者胰腺的旁原位胰腺移植。从器官类型的不同可分为肾移植、肝移植、心脏移植、肺脏移植、胰腺移植、小肠移植和胸腺移植等。移植物供者来源包括尸体及活体供者，尸体供者又包括脑死亡供者和心脏死亡供者。

器官移植主要有以下特点：①移植器官需要通过低温保存和器官保存液灌洗及浸泡减轻功能损伤；②通过血管吻合术重建血液循环。某些器官例如肝脏还需重建胆道、肾脏需要重建输尿管等；③同种异体移植术后不可避免会发生排斥反应，因此术前供、受者的选择尤为重要，需遵循不同种类移植物各自的免疫学和非免疫学的配型原则和要求，配型的好坏与术后免疫排斥反应强弱密切相关；④术后须长期使用免疫抑制剂预防和控制排斥反应，克服移植物功能减退的问题，尽可能使移植物在受者体内长期存活。

随着器官移植基础理论研究的深入、移植免疫学的进展、多种免疫耐受动物模型和异种移植模型的建立，器官移植作为一门新兴学科在现代医学中占有重要的地位，被认为是 20 世纪人类医学最伟大的成果，更被誉为 21 世纪医学之巅。目前，器官移植数量不断增加，移植效果也不断提高，移植后

大部分患者恢复健康、提高生活质量的同时,可参加正常工作。据美国器官分享网络数据,从 1988 年 1 月 1 日至 2014 年 2 月 28 日,全美已进行各种移植达 59 万多例,其中肾移植例数将近 60%。中国自 2015 年起已成为全球器官捐献和移植大国之一,据中国人体器官捐献管理中心数据,截至 2020 年 1 月 31 日,中国大陆公民逝世后器官捐献已累计 27 780 例,捐献器官 80 484 个,位居全球第二。肾脏移植术后存活率居国际前列。由于器官移植的技术和疗效的显著提高,器官移植的适应证也在不断扩大,然而器官短缺是目前制约器官移植进一步发展的瓶颈。为扩大供器官来源,需要不断加强器官捐献的宣传和科普教育。目前,我国的器官捐献工作已逐步规范化,开展及完善脑死亡诊断标准,大力推行心脏死亡和脑死亡后的器官捐献是推动我国器官移植事业健康发展的关键举措。另外,还需要加强对以往认为是相对禁忌证的供者器官,即边缘性供者器官的研究,拓宽供器官来源。

在异种移植发展的早期出现过为患者输注羊血、为肾衰竭患者移植兔肾等治疗手段,然而免疫排斥、感染等因素最终导致患者的死亡,随后开展了以灵长类为供者的多种组织器官移植,如将黑猩猩的性腺组织移植到人体内。然而与灵长类动物相比,猪的器官大小更接近人类,基因易于改造,且供应量足,因此成为目前异种移植的首选供者。从 1995 年美国医生将猪神经细胞移植到帕金森患者脑中初见成效,到目前已相继开展猪胰腺、眼角膜等组织的人体异种移植技术。2018 年科学家通过基因改造和移植方案优化,使接受猪心移植的狒狒存活超过六个月,这对于异种移植来说是一个突破性进展。

免疫耐受是指在未使用免疫抑制剂的情况下,机体在抗原刺激下,不产生特异性免疫效应细胞及特异性抗体,从而不会攻击供者器官移植物的状态。免疫耐受分为固有性免疫耐受(天然性免疫耐受)和适应性免疫耐受(获得性免疫耐受)。在移植免疫领域,器官移植术后形成可操作性免疫耐受状态是当前的研究热点,如何诱导免疫耐受,如何确定免疫耐受状态、调整甚至停用免疫抑制剂等均是当前急需解决的问题,目前诱导免疫耐受的方案主要有诱导异基因嵌合体形成、术前 T 淋巴细胞清除、阻断免疫应答信号通路、过继回输免疫调节细胞等。目前研究发现异基因造血干细胞移植后可形成混合嵌合体,稳定嵌合体建立后,可使机体免疫系统对移植物呈低免疫反应甚至无反应,从而形成免疫耐受状态,可大大减少免疫抑制剂的使用甚至停用。

(李 华)

第二节 器官移植的基本步骤

一、供受者的选择、组织配型、器官保存、手术方式

(一) 供受者的选择

成立专门的人类器官移植委员会,评估器官移植的捐献和受者的选择。

1. **非免疫学方面的选择** 随着保存技术和围术期管理水平的提高,目前对供者年龄已没有绝对的限制。器官捐献者需排除血管性疾病、血液病、或恶性肿瘤病史,拟捐献的器官功能良好。有全身感染和局部化脓性疾病者不宜选用。体重应与受者相仿,供器官的体积要和受者的器官相等或略小,不宜过大。器官捐献供者应达到"4 个 100 原则",即收缩压 >100mmHg(10mmHg=1.33kPa),尿量 >100ml/h,动脉血氧分压(arterial partial pressure of oxygen,PaO_2)>100mmHg,血红蛋白 >100g/L,避免出现捐献器官衰竭。尸体供者还应考虑供者死亡的时间,心、脑死亡后有关器官的损害程度,捐献者自身及其家属的意愿,严格执行国家有关器官捐献的规程。活体供者必须完全自愿、知情,应考虑捐

献器官对供者健康及工作的影响。

受者的选择需要按照各种器官移植的适应证和禁忌证综合选择,除需切除的病变器官外,其他重要器官功能应良好,一般情况应能耐受大手术,没有全身未控制的感染等。

2. **免疫学选择**　移植物作为非己成分进入受者体内,将激活免疫细胞,使其活化、增殖、分化成为效应细胞,诱发免疫应答。如果不给予干预治疗,移植物将发生排斥反应,最终导致移植物功能的丧失。为了预防和减少移植后排斥反应的发生,尤其是预防抗体介导的超急性排斥反应和体液性排斥反应的发生,需要在移植前进行相关的免疫学检查,以匹配供受者。

(二) 组织配型

ABO 血型抗原和人类白细胞抗原(human leukocyte antigen,HLA)这两大类抗原系统在器官移植免疫排斥中起主要作用,常用于组织配型。组织配型主要包括 ABO 血型配型、HLA 配型和交叉配型。

1. **血型配型**　在器官移植中一般选择 ABO 血型相同的供者,在无相同血型供者的情况下也可选择血型相合的供者,即符合输血原则,O 型血供者器官可移植给 A 型、B 型和 AB 型受者,A 型或 B 型供者器官可移植给 AB 型受者。

由于供移植器官的严重短缺,在紧急情况下需要急诊器官移植来挽救患者生命时,也可使用 ABO 血型不合供者的器官,但发生免疫排斥反应的风险将大大增加,且可能降低患者的长期生存率。在移植围手术期,还需要经过特殊治疗以减少或减轻免疫排斥反应的程度。这些特殊的治疗包括:移植前采用血浆置换和抗原特异性免疫吸附法联合静脉输注免疫球蛋白降低受者血液中抗 A、抗 B 抗体的滴度;抗 CD20 单克隆抗体(利妥昔单抗)清除淋巴细胞,抑制体液免疫;脾脏切除降低血液中抗 A、抗 B 抗体的滴度;对移植物进行局部放射治疗;抗凝治疗等。

2. **HLA 配型**　即 HLA 的血清学测定。国际标准是直接测定供者与受者 6 个位点。一般来说 HLA-A、HLA-B、HLA-C 抗原和 HLA-DQ、HLA-DR 抗原采用补体依赖的微量细胞毒试验检测,HLA-D、HLA-DP 等抗原采用混合淋巴细胞培养法测定。

供受者 HLA 的差异决定移植术后免疫排斥反应发生的程度,因此,需要尽可能选择与受者 HLA 位点相同或错配少的供器官。在选择供者时,HLA-A、HLA-B、HLA-DR 抗原应尽可能相配,尤其是 HLA-DR 的相配特别重要。

3. **交叉配型**　即交叉配血试验与淋巴细胞毒性试验。交叉配血试验是指受者和供者间的血清和淋巴细胞的相互交叉配合,以检测受者体内是否存在抗供者的特异性抗体。淋巴细胞毒性试验是指受者的血清与供者淋巴细胞之间的配合,是交叉配合的一个组成部分。如果移植受者术前有输血、移植或妊娠史,其血清有可能存在有预先形成的抗体,则淋巴细胞毒性试验可呈阳性反应,移植术后发生超急性排斥反应的风险大大增加。临床上,肾移植术前需要淋巴细胞毒性试验必须 <10% 或阴性,大于 10% 时将可能发生超急性排斥反应,不适合进行肾移植。

混合淋巴细胞培养时将供者和受者的淋巴细胞混合培养,观察其转化率。如果淋巴细胞转化率超过 20%~30%,说明供受者的淋巴细胞抗原不同,配型失败。混合淋巴细胞培养是组织配型中最可靠的一项试验,但其缺点是观察结果所需时间长,要 5~6 天,因此限制了其实际应用价值。尸体器官移植不适用此方法。

(三) 器官保存

1. **保存原则**　移植手术的成功得益于器官保存技术的进步。任何器官一旦失去血液供应,细胞得不到所必需的氧和营养物质,在常温(35~37℃)下短期即会死亡。器官移植要求在从器官切取到移植入受者体内的时间内,必须最大程度保持其活力及结构完整。但是,没有血液供应的器官在常温下短期内即失去功能。器官在常温下的缺血时间称为热缺血时间。因此,为了延长移植器官的存活时间,需要在器官的血液循环停止后迅速降温,尽量缩短热缺血时间,使热缺血转变为冷缺血。各种器官能耐受缺氧的时间很短,如心脏、肝脏仅 10~15min,肾脏约为 45~60min,若超过上述时限,缺血器官会发生不可逆性损伤,移植后易发生原发性移植物功能不良甚至无功能。因此,在器官获取手术过程中,热缺血时间越短越好。

移植器官保存的三个关键因素分别为保存时间、可靠的保存方法和合适的器官保存液。目前,大多数移植器官都采用低温保存方法。器官保存的时间实际上涉及器官运输至移植医院、术前准备和配型的时间。器官的可保存时间应大于这些运输和准备的时间,同时为了确保供移植的器官恢复血供后能恢复正常的生理功能,还需要尽可能缩短保存时间。

2. **保存方法**　离体器官保存方法有两种:单纯低温保存法和连续灌注法。单纯低温保存是目前最常用的保存方法,应用低温和新陈代谢抑制剂,降低新陈代谢,降低细胞对氧的需求量。在0~4℃的低温下,离体器官耐受缺血的时间可较常温时延长10倍。最初的方法是将离体器官放于冷溶液中,即单纯表面冷却法。但这种方法对器官的中心深在部位降温较差,整个器官降温不均匀。后来改用低温(0~4℃)的灌洗液,借助重力作用,从离体器官的血管迅速灌入,做短暂冲洗,这样不仅可洗净血管内残留的血液和有害物质,而且可以将整个器官均匀地降温到10℃以下。然后将其保存于1~4℃的溶液中,直至移植。这种方法为单纯低温灌洗保存法,是目前通用的方法。灌洗液和保存液可以相同,也可以是两种不同的溶液。器官保存液可分为仿细胞内液型保存液、仿细胞外液型保存液和非体液型保存液。目前常用的仿细胞内液型保存液有 Wisconsin 大学保存液(the university of Wisconsin solution,UW 液),仿细胞外液型保存液有乳酸盐林格白蛋白液、Celsior 液,非体液型保存液有 HTK 液(histidine-tryptophan-ketoglutarate solution,HTKS)等,各具特点。在我国,目前以 UW 液、HTK 液和 Celsior 液最为常用。

1988 年,Wisconsin 大学 Belzer 等发明了以其大学命名的 Wisconsin 大学保存液(UW 液)。羟乙基淀粉是 UW 液的重要成分,对早期促进血液的灌注相当有效,而且有助于将保存液成分完全地渗透到毛细血管,从而保证最有效的保存。UW 液可将供肾保存时间增加至 72h,供肝、胰腺延长至 30h 以上,是目前使用最为广泛的保存液。UW 液缺点是其本身高钾带来心脏停搏的风险,黏度高以及不可溶解的颗粒对微循环的影响。

HTK 液是德国 Bretschneider 等研发的一种以低钠离子浓度、稍高钾离子浓度及组氨酸为缓冲剂的等渗性液体,最早是作为心脏停搏液用于心脏移植,可保持心脏 4~8h。因为 HTK 液较 UW 液钾离子浓度低,减少高钾带来心脏停搏的可能性,另外 HTK 液较 UW 液便宜,临床研究发现其对冷缺血时间短的器官保存效果与 UW 液相当,所以使用有增加的趋势,近年来也用于肾脏和肝脏的保存。

Celsior 液是欧洲移植中心首先推出的器官保存液,最初用于心、肺的保存,回顾性研究认为其用于腹部器官的保存效果与 UW 液相当,且价格较便宜。Celsior 液的成分与 HTK 差别不大,Celsior 液是一种仿细胞外液型保存液,高钠低钾,故可反复或持续原位灌注而副作用小。

近年来,新兴的机械灌注(machine perfusion,MP)应用于器官保存与修复,其通过器官固有血管系统予以连续动态灌注,输送养分供给,同步实现器官保存与修复。机械灌注技术根据其保存温度的不同分为低温机械灌注、亚低温机械灌注和常温机械灌注。该项技术对延长器官保存时限,改善器官质量具有重要价值。但 MP 受压力、灌流速度、氧合情况等参数综合影响,其广泛应用于临床还需多中心临床验证。

(四) 手术方式

1. **肾移植**

(1)供肾切取术:可分为尸体供肾切取术和活体供肾术。尸体供肾切取术又分为脑死亡尸体供肾切取和心死亡尸体供肾切取两种。一般先灌注、后切取,目前临床上运用最为广泛的是多器官联合切取。活体供肾切取的手术方式有标准开放手术、小切口开放供肾切取术(mini-open donor nephrectomy,MODN)、腹腔镜下供肾切取以及机器人辅助供肾切取等。

(2)肾移植手术:供肾修整:辨认输尿管、肾门及肾血管,注意保护输尿管、肾门、肾盂和肾下极血供。结扎处理肾门处细小血管分支,左右肾血管保留腔静脉/主动脉袖片以利延长和吻合,还应注意有无血管变异情况。

自 1951 年 Küss 将左肾窝原位移植改为右髂窝移植成功后,该术式得到了各国肾脏移植学者的一致公认,右侧髂窝成为常规首选部位,无论供肾是左侧还是右侧,均可移植于右髂窝,因为右侧髂窝血管较左侧浅,容易显露,便于操作,肾动脉与髂内或髂外动脉吻合,肾静脉与髂外静脉吻合,输尿管经过一段膀胱浆肌层形成的短隧道与膀胱黏膜吻合,以防尿液回流。该术式降低了肾脏移植的手术难度,且髂窝部移植使移植处于浅表部位,便于术后观察,各种影像学检查直接方便,特别是经皮肾穿刺活检更易于进行,也可降低再次手术困难程度。

2. 肝移植

(1)供肝切取术:通常是将肝脏和其他器官联合切取,最多见的是肝肾联合切取。多器官联合切取术中,如需联合切取心脏,则切取的顺序一般是先切取心脏,因其对缺血的耐受时间最短,心脏切取后再切取肝脏。切取肝脏过程中需要注意血管变异的可能,供者的腹主动脉及髂血管一并切取,以备可能行血管搭桥之需。

(2)受者手术:肝移植受者手术由三个步骤组成,即病肝切除、供肝修整和供肝植入。

供肝的修整:供肝置于冰水混合物盆中,经门静脉灌注保存液,辨认各主要血管及胆管,结扎各小血管分支。

肝移植受者往往因肝衰竭,凝血功能极差,病肝切除时出血较多,可尽量缩短无肝期。根据需要,可选择不同手术方式,如:经典原位肝移植、背驮式原位肝移植。鉴于目前供肝来源缺乏,陆续有许多术式创新,多数着眼于充分利用或开拓供肝渠道。例如一开始移植医生发现由于供受者个体差异,需要切除部分肝实质,此为减体积肝移植。该术式是建立于 Couinaud 的肝脏解剖分段基础之上。减体积肝移植在保留所有主要肝门结构及用来吻合的腔静脉的前提下,根据受者的需要切除部分肝实质,减少供肝体积,从而使供肝与受者相匹配。随着肝脏外科技术的提高,在减体积肝移植的基础上发展了一种新的术式,即劈离式肝移植,该术式是将一个完整的供肝分割成两部分,分别移植给两个不同的受者,简称"一肝二受"。另外,减体积肝移植和劈离式肝移植的成功也为从活体供者切取部分肝脏进行肝移植打下基础,活体部分肝移植的供肝来自健康活体捐献的部分肝脏。随着伦理和技术问题的解决,活体肝移植得到长足的发展,特别是在因文化问题,脑死亡观念未能被普遍接受的东亚各国如日本、韩国等发展尤为迅速。活体肝移植最初切取左肝外叶作为儿童肝移植供肝,但左肝外叶对于成人受者则不够大,随着肝脏外科的进步,目前左半肝和右半肝的成人间活体肝移植在技术力量强的医疗中心已经作为常规术式开展。

3. 其他脏器移植 目前胰腺移植多采用的是全胰带十二指肠段膀胱吻合术式。心脏一般采取原位移植的方法,异位心移植常将供心置于右侧胸腔。肺脏移植可分为双肺移植和单肺移植。前者常因肺部的囊性纤维化患者合并感染,若行单肺移植,则可能因对侧肺部感染蔓延至移植肺,故行双肺移植。肺气肿和特发性肺纤维化患者是单肺移植的主要适应证,且对于肺气肿的患者,单肺移植为佳。

二、排斥反应、免疫抑制剂应用、移植病理、感染的防治和术后随访

1. 排斥反应 移植排斥反应(transplant rejection)即机体与外来抗原之间的相互作用所致的抗原抗体免疫反应,移植后排斥反应的强弱取决于抗原的种类及抗原性,还取决于机体免疫功能及移植物的种类和移植部位。排斥反应发生时,受者免疫系统攻击、破坏移植物。移植术后排斥反应分为三类:超急性、急性和慢性排斥反应。

(1)超急性排斥反应(hyperacute rejection):是受者对移植物的一种迅速而剧烈的免疫反应。其特点是发生非常迅速,在移植术后 24h,甚至在数分钟或数小时内发生。超急性排斥反应易发生在供受者 ABO 血型不合、有妊娠或其他器官移植病史的器官移植术后,受者的血清已预先存在抗供者组织抗原的抗体,包括供者 ABO 血型抗原、血小板抗原、HLA 抗原等,这些天然抗原多为 IgM。在血型相

配的情况下,超急性排斥反应多由 IgG 类抗体介导。从免疫学来说,是由于移植器官细胞膜上的抗原和受者的循环抗体相结合并激活补体系统所致。因为这些抗体都是预先存在于受者内,所以,超急性排斥反应在移植术后会迅速发生。

(2)急性排斥反应(acute rejection):可以细胞免疫为主,主要为 T 淋巴细胞介导;也可以体液免疫为主,有时两者同时参与作用。常发生在移植器官功能恢复后,尚未经免疫抑制治疗的受者。首次急性排斥反应最早可在移植术后数日(常在第 5~14d)内发生;而经过免疫抑制治疗者,可在数周、数月或数年后突然发生,有时可多次反复发生。可分为急性血管性排斥反应和急性细胞性排斥反应。在免疫抑制状态下,临床症状常不典型,主要症状表现为发热、因移植物肿胀引起的移植部位胀痛、患者一般情况变差和移植器官功能减退等。如肾移植时出现尿量突然减少,后期在大动脉壁上有急性纤维素样炎症。急性排斥反应出现的早晚和反应的轻重与供受者 HLA 相容程度有直接关系,相容性高则反应发生晚、症状轻,大多数急性排斥反应可通过增加免疫抑制剂的用量而得到缓解。肾移植表现为血尿、血肌酐和尿素氮升高;肝移植则有明显的黄疸加深,血清转氨酶、胆红素迅速上升。

急性排斥反应发生的机制尚未完全清楚。有学者认为是供者移植物细胞的 HLA 抗原和受者的致敏淋巴细胞之间发生对抗所致。这种排斥反应的大致过程是移植物 HLA 抗原被受者 T 淋巴细胞识别,进而激活致敏导致大量淋巴细胞增殖,之后再对移植物进行攻击。

(3)慢性排斥反应(chronic rejection):常发生在移植术后数月至数年,是移植术后 1 年导致移植物功能丧失的最常见原因。慢性排斥反应发生的机制不明。

(4)移植物抗宿主病(graft-versus-host disease,GVHD):移植物的 T 淋巴细胞等识别宿主抗原而被致敏、增殖分化,进而直接或间接攻击受者靶组织或通过募集 NK 细胞和巨噬细胞等杀伤靶细胞。GVHD 主要多见于骨髓移植之后,也偶见于其他种类的移植。

2. **免疫抑制剂应用**　免疫抑制剂根据其性质和作用分为两大类:诱导期免疫抑制剂和维持期治疗药物,前者主要是抗体制剂。按物理化学性质可分为 5 类:①激素类:常见泼尼松龙和氢化可的松;②钙调神经磷酸酶抑制剂类:主要有环孢素和他克莫司;③增殖抑制剂:主要有咪唑硫嘌呤和霉酚酸;④雷帕霉素靶蛋白(mammalian target of rapamycin,mTOR)抑制剂:西罗莫司和依维莫司;⑤抗体制剂:主要有 T 淋巴细胞单克隆抗体(muromonab-CD3 monoclonal antibody,OKT3)、抗白介素 -2 受者(interleukin-2 receptor,IL-2R)单抗及多克隆抗淋巴细胞抗体等。免疫抑制剂的发展,尤其是环孢素的应用,使得移植物排斥反应发生率较前显著减少,但也不可避免地造成受者免疫系统广泛性抑制,在减少移植器官排斥反应的同时,还会诱发感染和肿瘤。同时,免疫抑制剂的不良反应,包括肾功能损伤、糖尿病、心血管疾病、代谢综合征等,也是造成受者生活质量下降乃至死亡的重要原因。与其他实体脏器相比,肝脏不易发生排斥反应,需要的免疫抑制强度亦较低,目前已有相关报道部分肝移植患者可以安全地彻底停用免疫抑制剂。因此,如何定期监测"免疫耐受"状态,在合适的节点选择停药时机,是现阶段急需解决的问题。

免疫抑制剂使用原则:移植术后早期使用足够剂量,随后逐渐减少。采用联合多种不同作用机制的药物小剂量联合使用,减少毒副反应。常采用激素、钙调神经磷酸酶抑制剂及增殖抑制剂三联方案,若不能耐受钙调神经磷酸酶抑制剂和 / 或激素,则可考虑换用 mTOR 抑制剂。

3. **移植病理**　移植病理学是在器官移植不断发展的基础上产生和发展起来的,移植学的进步也对病理学提出更多的研究课题和更高要求,移植病理学在临床的突出地位和作用也逐渐受到重视。不论是在诊断、鉴别诊断,还是在对移植物的预后评估、指导治疗上,都起着举足轻重的作用。移植病理学的发展还加深了我们对缺血再灌注损伤、免疫排斥反应、免疫抑制剂毒副作用等的认识。对移植物的活组织检查(活检)被认为是诊断移植术后排斥反应的最可靠、最直接的方法,并能评估排斥反应的严重程度。

4. **感染的防治**　免疫抑制治疗在防止免疫排斥的同时,也不同程度地削弱了机体抵抗病原体的能力,发生感染的风险增加。感染是移植术后早期最常见的并发症之一,也是主要的致死原因。因此,感染的防治是提高器官移植疗效的重要措施。其中,肺部感染是移植术后感染的最常见部位,也是造成移植术后死亡的危险因素。决定移植患者是否发生感染主要有三个因素:①患者机体的免疫状态;②患者对病原体的暴露程度;③病原体的毒力。不同器官移植术后感染的发生率也不同且各具特点。

一旦发生感染,则需注意两个方面的问题:①潜在感染的致病微生物种类多样,治疗除了常规覆盖社区获得性感染的细菌、病毒谱,还需关注发生于免疫抑制患者之间的机会性感染;②患者处于免疫抑制状态下,感染引发的炎症反应常不明显,感染早期常无阳性的临床表现,甚至影像学也常常为阴性,临床医生应重视潜伏感染的患者,以免耽误治疗时机。

5. **移植术后随访**　应建立专门的随访门诊,规范管理移植术后患者。随访管理包括监测移植术后有无并发症,例如常规监测移植器官功能相关的生化指标,抗排斥药物浓度等;影像学及血清指标监测有无原发疾病的复发。随访门诊应为术后院外患者建立完善的就医档案,监测病情同时恰当予以心理干预,引导患者回归社会。

(李 华)

第三节　器官移植的临床应用

一、细胞移植的临床应用

细胞移植(cell transplantation)又称为输注移植(infused transplantation),是通过人为改变各种自体的、同种异体的、异种的健康活细胞的自然生长进程或导入外源性遗传物质,对这些细胞的生物学性质进行改造,再将其通过穿刺、微创介入或静脉注射等方式导入受者体内从而达到治疗的目的。

细胞移植按照移植细胞的生物学性状分为以下几类:

(一) 普通细胞移植

例如肝细胞移植、胰岛细胞移植、甲状旁腺细胞移植等,这些细胞的特点是已经分化为终末期细胞,具有特定的性质和功能,如肝细胞移植治疗肝衰竭、胰岛细胞移植治疗糖尿病、甲状旁腺细胞移植治疗甲状旁腺功能减退症等。

(二) 免疫细胞移植

包括淋巴细胞、自然杀伤细胞、单核巨噬细胞、树突状细胞等,目前已在临床上应用的有细胞因子诱导的自然杀伤细胞(cytokine induced killer cells,CIK)、淋巴因子激活的杀伤细胞(lymphokine activated killer cells,LAK)、树突状细胞(dentric cell,DC),树突状细胞 - 细胞因子诱导的杀伤细胞(dendritic cell co-cultured with cytokine induced killer cell,DC-CIK)和调节性 T 细胞(regulatory T cell)等。

(三) 干细胞移植

主要有全能干细胞、多能干细胞和单能干细胞等,其特点是安全、低毒或无毒、无免疫原性。

细胞移植具有区别于器官移植的一些特点:首先,细胞移植途径有别于器官移植,无须吻合血管,只需制成细胞悬液并通过各种输注途径来实现;其次,供移植细胞需要非常大的数量级,因其在分离、纯化和输注过程中,多有损伤和活力丧失,故巨大数量的高活力细胞群移植保证了疗效;再次,细胞移植物在受者体内可以移动,移植的细胞不在原来的解剖位置,因此失去原来的生长环境,不仅不能长期存活,还会发生变异,逐渐失去原来的固有功能,移植的细胞有效期多是短暂的。

在细胞移植中要考虑的四个关键点:

来源:供体细胞来源于何处,是否具有一定的数量、质量和功能,可选择的供细胞来源有很多,比如活体供体组织,尸体组织,胚胎干细胞(ES)和诱导性多能干细胞(iPS),对于造血干细胞(HSC)和间充质干细胞(MSC)移植,活体供体可提供充足的细胞供应,但是肝细胞和胰岛细胞移植的供体组织严重短缺。

免疫监视引起的排斥反应:是否受体的免疫系统认为供体细胞是外来的,诱导性多能干细胞可进行自体移植,因此有可能避免排斥反应的发生。

安全性:细胞移植给人类是否安全,目前与胚胎干细胞移植(ES)或诱导性多能干细胞移植相关的风险是其临床应用面临的最大障碍之一,因为其有可能形成多种细胞类型并可能致癌。

部位:移植部位需要相对可及,提供足够的空间,提供脉管系统的通道并支持长期移植。造血干细胞移植在临床中取得了巨大的成功,相比之下,肝细胞、胰岛细胞移植要困难得多。原位细胞移植将为细胞存活和发挥功能提供适宜环境,然而,原有脏器对于供体细胞可能并不是最佳的移植部位。例如,伴有门静脉高压的肝硬化的肝由于瘢痕形成而改变了原有结构,将健康的肝细胞放置在这种患病的环境中可能会影响移植效果;大多数造血干细胞位于骨髓中,但是在骨髓纤维化的情况下,骨髓环境受到损害,以致造血干细胞找到新的家,造血作用发生在异位。异位组织可以在发育过程中或响应损伤而产生,另外异位组织的功能类似于位于天然位点的组织。这些观察结果共同证明,在某些情况下,功能性组织可以在其他位置形成。因此,在细胞疗法的背景下,异位器官发生可能是恢复或替换患病患者正常组织的有效方法。目前常见的异位细胞移植部位为肾囊下、皮下、腹膜内(IP),另外,肝细胞移植最常见的部位之一是脾脏,静脉移植对于 HSC 和胰岛很常见。有研究显示,淋巴结的血管形成良好,有利于供体细胞的生长和功能的发挥,正常的淋巴结功能并未受到损害。但是,淋巴结移植作为移植部位仍有一些限制因素。

目前临床上细胞移植最常见的例子是输血,输血包括自体输血和异体输血,目前异体输血存在的两大问题,一方面血源紧缺,另一方面,可能存在传播疾病以及造成微血栓、凝血、溶血、输血后免疫抑制、非溶血性发热反应、同种异体血液免疫致敏、输血后急性肺损伤、输血后移植物抗宿主病等并发症。另外一个临床应用日益广泛并广受瞩目的细胞移植项目是骨髓移植。骨髓移植并非将全骨髓细胞移植,而是特指造血干细胞移植,即把自体或异体的造血干细胞植入受者体内以使其造血功能及免疫功能重建,达到治疗某些恶性或非恶性疾病的目的。骨髓移植分为三类:自体骨髓移植、同种异体骨髓移植和脐带血移植。其适应证有两大类:肿瘤性和非肿瘤性疾病。肿瘤性疾病包括急性白血病、慢性髓性白血病、慢性淋巴性白血病、恶性淋巴瘤、多发性骨髓瘤、骨髓异常增生综合征;非肿瘤性疾病包括重症再生障碍性贫血、遗传性免疫缺陷病、地中海贫血等。骨髓移植前需要配型,要求人类白细胞抗原(HLA)配型相符,并输入足够的细胞数(一般为 5×10^8/kg)。移植前需要利用大剂量的放疗或化疗破坏患者自身的造血系统,然后通过中心静脉输注造血干细胞,对于老年和合并其他严重疾病的患者可考虑降低放化疗强度。

随着科学技术的进步,目前临床上开展的其他细胞移植种类日益多样,例如脾细胞移植治疗重症血友病、肝细胞移植治疗重症肝炎、脂肪来源干细胞用于细胞辅助脂肪移植术(CAL)、类软骨细胞移植用于治疗椎间盘变性等。

二、组织移植的临床应用

组织移植(tissue transplantation)是指对先天或后天因素导致的畸形、组织缺损或功能障碍的患者,通过手术切取有活力的组织移植到另一个部位或移植给另一个个体,以恢复外形和/或功能的移植,提供组织的供者可以是患者本人也可以是其他健康捐献者。组织移植包括皮肤移植、血管移植、黏膜移植、肌肉移植、肌腱及韧带移植、筋膜移植、神经移植、骨及软骨移植、混合组织移植等。

目前，随着显微外科的快速发展，利用组织移植来修复组织缺损和功能重建已成为现代修复重建外科重要的治疗手段之一。皮肤移植是最常见的组织移植，包括游离皮片移植和皮瓣移植。包含表皮和部分真皮的中厚皮片具有全层皮的特点，供皮区能够自行愈合不留瘢痕，在临床上应用广泛，在修复面部或关节处的皮肤缺损、切除瘢痕或肿瘤后所遗留的创面都可利用中厚皮片移植。皮瓣是一具有血液供应的皮肤及其附着的皮下脂肪组织所形成。由于皮瓣自身有血液供应，同时又有皮下脂肪等优点，其临床应用与游离皮片不完全相同，主要用于：①修复有肌腱、骨、关节、大血管、神经干等组织裸露的新鲜创面或陈旧性创伤；②鼻、耳、手指等的器官再造，以皮瓣为基础，再配合其他支持组织（如软骨、骨、筋膜等）的移植；③洞穿性缺损的修复，如面颊部洞穿性缺损、阴道膀胱瘘、直肠瘘的修复。角膜移植是用健康的供体角膜组织替换病变的角膜组织，使患者复明或控制角膜病变，达到增进视力或治疗某些角膜疾病的治疗方法。

角膜移植作为一种传统的组织移植，近年来取得了巨大的进展，人工角膜移植的发展为不适合传统角膜移植的患者提供了一种新的选择，异种角膜材料和生物工程角膜材料的应用在一定程度上缓解了人类供体角膜的紧张情况。乳房切除术后应用腹壁下动脉穿支游离皮瓣移植已逐渐成为自体组织移植乳房再造的首选方法。另外，尚有自体骨移植治疗骨缺损和骨不连、人工血管移植治疗血管病变及缺损等多种组织移植类型。

三、器官移植的临床应用

器官移植（organ transplantation）是指为了拯救患者已受严重损害或缺失的器官，将健康器官通过手术从供者移植到受者体内的过程，使移植的器官继续发挥生理功能。器官移植通常是各种终末期器官衰竭患者的唯一治疗方法。

器官移植根据器官植入部位的不同可分为：①原位移植（orthotopic transplantation）：器官植入到原来的解剖部位，移植前需将受者原来的器官切除，如原位心脏移植、原位肝移植。②异位移植（heterotopic transplantation）：器官植入到另一个解剖位置，一般情况下，不必切除受者原来器官，如肾移植、胰腺移植。③旁原位移植（paratopic transplantation）：器官植入到贴近受者同名器官的位置，不切除原来器官，如胰腺移植到紧贴受者胰腺的旁原位胰腺移植。从不同的器官类型可分为肾移植、肝移植、心脏移植、肺脏移植、胰腺移植、小肠移植和胸腺移植等。器官供者来源包括尸体及活体供者。尸体供者包括脑死亡供者和心脏死亡供者；活体供者包括活体亲属供者和非亲属供者。

器官移植主要有以下特点：①移植器官在移植手术过程中必须始终保持活力，保持器官活力的措施包括低温保存和器官保存液灌洗及浸泡；②通过血管吻合术，重建了血液循环，除了恢复血液循环，某些器官例如肝脏需要重建胆道、肾脏需要重建输尿管等；③如为同种异体移植，术后不可避免地会有排斥反应，因此术前供、受者的选择尤为重要，需遵循不同种类的移植物各自的免疫学和非免疫学原则和要求选择合适的供受者，配型的好坏与术后发生免疫排斥反应的强弱密切相关；④术后必须长期使用免疫抑制剂，预防和控制排斥反应，克服移植物功能减退的问题，尽可能使移植物在受者体内长期存活。

随着各种脏器移植的基础理论研究的深入、移植免疫学的进展、多种免疫耐受动物模型和异种移植的建立，器官移植被认为是 20 世纪人类医学最伟大的成果，更被誉为 21 世纪医学之巅。目前，各种类型的器官移植已取得巨大的成绩，器官移植数量在不断增加，移植效果也不断提高，移植后患者大部分恢复了健康，提高了生活质量，甚至恢复正常工作。肾移植已成为一种常规性的治疗方法，肝、心等移植也已被公认为是一种有效的治疗手段，应用日益广泛。胰肾联合、胰腺、甲状旁腺、脾移植等已在临床应用获得较好的疗效。另外，多器官联合移植已在临床试用而初获成效，特别是器官簇移植，将多个器官整块切取后移植，保持了原有的解剖关系，这种手术方式仅需吻合血管主干，简化了手术程序。2016 年,全球共完成 34 096 例公民逝世后器官捐献,实施 135 860 例器官移植手术,较 2015 年增长 7.25%,平均每小时开展 15.5 例移植手术。但全球有超过 130 万患者等待器官移植,当前的年手术量仅能满足约 10% 的移植需求,随着器官移植的技术和疗效的显著提高,器官移植的适应证的不断扩大,等待器官移植的患者急剧增加,这加剧了器官短缺的问题,器官短缺也是目前制约器官移植进一步发展的瓶颈。为扩大供移植器官的来源,需要不断加强器官捐献的宣传和科普教育。我国自 2010 年启动公民逝世后器官捐献试点工作以来,器官捐献事业飞速发展。中国人体器官捐献管理中心发布的数据显示,截至 2018 年 10 月 31 日,中国大陆已累计实现公民逝世后器官捐献 20 385 例,捐献大器官 57 905 个;2017 年捐献 5 146 例,较 2016 年增加近 26%,和 2010 年试点初期的 34 例相比增加了 150 倍。目前,我国捐献器官数量居亚洲首位,在世界范围内仅次于美国,位居全球第二位。另外,还需要加强对以往认为是相对禁忌证的供者器官,即边缘性供体器官的研究,提高器官的利用率。

(一)肾脏移植的临床应用

1. **肾脏移植的概念**　肾脏移植是将健康者的肾脏移植到有肾脏病变并丧失肾脏功能的患者体内。1954 年,美国外科医生 Murray 首次在同卵双生兄弟间成功实施肾脏移植手术,1978 年,环孢素 A 问世并成功应用于器官移植术后患者的免疫抑制治疗。60 年来,肾脏移植发展迅速,已成为治疗终末期肾病的最佳疗法,是开展最早和例数最多的器官移植技术。我国肾脏移植始于 1960 年,由吴阶平院士率先开展了 2 例尸体临床肾脏移植手术,目前我国肾脏移植总数约 10 万例次,最长存活期超过 30 年,在先进的移植中心,肾脏移植 1 年存活率已达 95% 以上,5 年存活率超过 80%,年肾脏移植例数在 5 000 例以上,2015 年至 2018 年,中国共实施肾脏移植 39 881 例,每年移植例数增长显著,仅 2018 年已达 13 029 例。肾脏移植分为同种肾脏移植和异种肾脏移植,随着肾脏移植的不断成功,肾源缺乏越来越成为迫切需要解决的问题,异种肾脏移植(xeno-renal transplantation,XRT)成为克服人类肾源不足的途径之一,然而异种移植带来的各种排斥反应及涉及的伦理学问题成为限制其临床应用的主要障碍,随着分子生物学及免疫学的飞速发展,异种肾脏移植所面临的难题正逐步被破解。

2. **肾脏移植的适应证**　随着肾移植技术的进步,肾移植供者及受者年龄得到了很大的拓展,肾脏移植适应证主要为各种原因导致的终末期肾病。主要包括:慢性肾小球肾炎(约占全部受者的 90% 以上,是肾移植最常见的适应证)、慢性肾盂肾炎、遗传性疾病(包括遗传性肾炎、多囊肾及肾髓质囊性变等)、代谢性疾病(如糖尿病性肾病、胱氨酸肾病、Fabry 病、痛风性肾病、肾淀粉样变、原发性高草酸尿症等)、尿路梗阻性疾病、血管性肾病(如高血压肾病、小动脉性肾高血压及肾血管性高血压等)、中毒性肾损害、系统性疾病导致的肾损害、间质性肾炎和自身免疫性肾病等进展到慢性肾衰竭尿毒症期,以及肾脏肿瘤、先天性畸形、肾脏外伤及某些原因导致的急性不可逆性肾衰竭。

3. **肾脏移植的注意事项**　肾移植术后排斥反应时常发生,根据排斥反应发生的病理、发病机制、发生时间及临床进展的不同,将肾脏移植术后排斥反应分为超急性、加速性、急性和慢性排斥反应四种类型。急性排斥反应的逆转成功取决于早期的诊断、早期的冲击治疗;慢性排斥反应目前尚无有效治疗方案,主要采用综合性措施预防其发生,尽可能减少术前 HLA 错配,缩短热、冷缺血时间,有效防止缺血再灌注损伤,术后积极预防和治疗急性排斥反应,全面评价机体免疫状态,制定个体化免疫抑制治疗方案。肾脏移植术后患者需要常规免疫抑制剂治疗,免疫抑制剂使用应遵循个体化用药原则,针对不同个体和时间制定不同方案,既要达到免疫抑制预防排斥,又要尽量减轻药物的毒副反应。

肾脏移植术后患者需要全面监护,除术后常规监护外,尤其应注意血压监测,合理地调整受者的动脉血压是保证移植肾脏血流灌注的关键,当移植后动脉血压 <120mmHg 时,极易引起移植肾脏血流灌注不足,发生急性肾小管坏死;术后维持收缩压 >120mmHg 可保证移植肾脏有良好的灌注,防止发生急性肾小管坏死,但是动脉收缩压 >180mmHg,体循环血压过高可能致血管吻合口出血和脑血管意外,此时需要及时而适度地控制血压。此外,根据术中移植肾脏灌注情况和利尿反应时的血压可以确定对于患者最适宜的具体动脉血压水平。同时,尿量监测也必不可少,尿量监测不但对于调节水平衡十分重要,也是观察移植肾脏功能最直接的指标,多尿、少尿、无尿或尿量正常均有可能发生。移植肾脏动、静脉血栓形成,排斥反应,合并术后尿路感染、尿瘘或输尿管梗阻,免疫抑制剂的肾毒性等多因素都会影响移植肾脏的尿量。

随着免疫学研究进展、新型免疫抑制剂的应用及经验积累、外科技术的进步,使得肾脏移植成功率大大提高和存活期明显延长。然而,其不可避免地存在多种并发症,对于长期存活者并发症更加多样化。肾脏移植术后常见并发症包括出血、尿瘘、尿路梗阻、淋巴囊肿、移植肾脏破裂、肾前性少尿及急性肾衰竭、心血管并发症、感染(细菌、巨细胞病毒、真菌)、急性肺水肿、恶性肿瘤等。

(二) 肝移植的临床应用

1. 肝移植的概念   肝移植是指通过手术植入一个或部分健康的肝脏到受者体内替换病肝,使终末期肝病患者肝功能得到良好恢复的一种外科治疗手段。随着外科技术的发展、新的免疫抑制剂出现、手术条件和监护技术的提高,肝移植取得了巨大进展,手术日益精细、长期存活率明显提高,肝移植技术已成为治疗终末期肝病唯一有效的治疗手段。肝移植术式有经典原位肝移植、背驮式肝移植、减体积肝移植、劈离式肝移植、活体肝移植、多米诺肝移植等。其中原位肝移植是在体外静脉转流或不转流的情况下,切除病肝及肝后下腔静脉,再在原位植入新肝,需要吻合肝上、肝下下腔静脉、门静脉、肝动脉及胆管,是长期以来应用最多的术式之一。我国肝移植注册系统(CLTR)的数据显示,我国 2015 年至 2018 年,全国共实施肝移植手术 17 724 例,2018 年全国肝移植例数突破 6 000 例,相比 2015 年增长了近 140%,肝移植受者术后 1 年、3 年无瘤生存率为 76.7%、59.4%。

2. 肝移植的适应证   肝移植的适应证主要包括:①肝实质性疾病:其中终末期肝硬化是肝移植的主要适应证,包括病毒性肝炎肝硬化(如乙型肝炎后肝硬化、丙型肝炎后肝硬化等)、酒精性肝硬化及自身免疫性肝炎肝硬化;急性肝衰竭,即起病 4 周内发生的肝衰竭,以肝性脑病为重要特征;终末期非酒精性脂肪性肝病(NAFLD);其他肝脏疾病,如先天性肝纤维化、囊性纤维化肝病、多囊肝、新生儿肝炎、肝包虫病、巴德-吉亚利综合征和严重的复杂肝外伤等。②胆汁淤积性肝病:如原发性胆汁性肝硬化、原发性硬化性胆管炎、家族性胆汁淤积病、广泛肝内胆管结石和继发性胆汁性肝硬化等。③先天性代谢性肝病:包括肝豆状核变性、α_1-抗胰蛋白酶缺乏症、酪氨酸血症、血红蛋白沉积症、Ⅰ型和Ⅳ型糖原累积综合征等。④肝脏肿瘤:肝脏良性肿瘤,如肝巨大血管瘤、肝多发性腺瘤病和多囊肝等,切除后无法维持正常肝功能,须行肝移植治疗。肝脏恶性肿瘤,如肝细胞癌、胆管细胞癌、肝血管内皮肉瘤、肝囊腺癌、平滑肌肉瘤和黑色素瘤等,肝外没有转移者可根据情况行肝移植术。肝癌肝移植病例适用标准主要有米兰标准、加州旧金山大学(UCSF)标准、我国上海复旦标准及杭州标准等。

3. 肝移植的注意事项   2019 年中国肝移植医疗质量报告显示,肝移植术后 1 周内死亡率由 2015 年的 3.7% 降至 2018 年的 2.2%,而良性终末期肝病肝移植受者 3 年累积生存率为 78.5%,符合杭州标准的肝癌肝移植受者 3 年累积生存率为 75.8%,我国肝移植术后生存率已达到国际领先水平。但是,肝移植术后仍有一些并发症发生,这些并发症以肝动脉相关并发症和胆道相关并发症为主,其中肝动脉常见并发症为肝动脉血栓形成和肝动脉狭窄,肝动脉狭窄多见于吻合口处的张力过高,血管内膜增厚、血管吻合口处瘢痕挛缩等因素。胆道并发症以胆瘘、胆道狭窄最常见,约占 70%。另外,肝移植术后感染也是比较常见的并发症,肝移植术后患者一般免疫功能较差,主要源于移植前的肝病体质虚弱和术后免疫抑制剂使用,感染可迅速波及多个器官,是肝移植患者死亡的主要原因,因此,积极尽早鉴别致病菌、早期制订相应的治疗措施非常重要。其他少见的并发症包括 Oddi 括约肌功能失调、胆泥或胆结石所致的胆道梗阻、胆囊管黏液样囊肿、胆道扭转、胆管出血、肝脓肿及与支架相关的并发症等。尽管肝移植是一种复杂的大型手术,但手术技术的各个环节已标准化,随着经验的增加、高度专业化的移植医护小组,多数移植中心报告的疗效令人满意,肝移植的适应证不断扩大。供肝不足已成为目前主要问题,每年全球约有 25 000 人在等待肝移植过程中死亡,因此有人提出了边缘供者或扩大标准供者(ECD)的概念,一方面,ECD 供肝使用不当可能增加移植物功能障碍,但另一方面,ECD 扩大了供肝来源且临床效果确切,紧急情况下使用 ECD 供肝,受者存活率在 60%~80%,而等待移植的死亡率大于 50%。因此,合理利用 ECD 供肝有其现实意义。随着新的治疗方法如基因疗法、生物治疗、异种肝移植、人工肝、肝细胞移植、移植免疫新技术的逐渐兴起和发展,肝移植必将进入一个全新的时代。

(三) 心脏移植的临床应用

1. 心脏移植的概念　心脏移植是针对终末期心力衰竭和严重冠状动脉疾病进行的外科移植手术,然而心脏移植并不是心脏病的常规治疗方法,而是作为挽救终末期心脏病患者生命、改善其生活质量的一种治疗手段。终末期心力衰竭患者预后差,5 年存活率只有 20%,心脏移植是延长该类患者生存期最有效的方法。目前在很多国家的大型医疗中心,心脏移植术已成为心力衰竭患者外科治疗的常规手术,截至目前,全球已有 10 万以上的患者接受了这一治疗,手术的成功率达 90% 以上,术后 1 年存活率 85%~89%,3 年存活率 70%,5 年存活率 63%,10 年存活率已达 48%,最长存活者达 30 年,中位生存期为 11 年,移植术后的患者多数能恢复正常生活,50% 的人可恢复工作,个别甚至还能参加马拉松比赛。心脏移植术式分为原位心脏移植术和异位心脏移植术,其中原位心脏移植术最为多见,约占心脏移植的 99%;异位心脏移植又称并列式或背驮式心脏移植,其术式复杂、并发症多、应用较少,其优点是移植后发生严重的排异反应时,受者的心脏仍可维持循环,等待第二次移植手术。

2. 心脏移植的适应证　心脏移植适应证主要包括:年龄 <65 岁、药物治疗不能控制的终末期心力衰竭,并能积极配合移植手术者;肺动脉压 <60mmHg;精神状态稳定;心力衰竭,但其他重要脏器的功能基本正常或能逆转者,预期寿命 <12 个月;心力衰竭合并顽固性、难治性心律失常,内科治疗无效。

3. 心脏移植的注意事项　心脏移植的并发症主要为围手术期并发症和感染,其中围手术期并发症包括术后出血、低心排量综合征、急性右心衰竭、心律失常、急性肾衰竭以及消化系统或中枢神经系统并发症。感染与大量免疫抑制剂的使用有关。另外,排斥反应是患者术后死亡最重要的原因之一。

(四) 肺脏移植的临床应用

1. 肺脏移植的概念　肺脏移植是指切除患者一侧或双侧严重病变肺脏,植入功能正常的肺脏使其恢复呼吸功能的手术治疗。作为治疗晚期肺实质及肺血管疾病的唯一有效方法,近几年的发展异常迅速,无论是单、双肺移植还是心肺联合移植,均已获得临床成功,并且越来越受到人们的关注,然而在人类大器官移植中,肺脏移植成功最晚,仍是移植医学上一个有待攀登的高峰。肺脏移植术分为全肺移植术和肺叶移植术,全肺移植术又可分为单侧肺脏移植术和双侧肺脏移植术。据国际心脏和肺脏移植协会统计,自 1989 年首例肺移植手术实施以来,截至 2016 年 6 月 30 日共计完成 60 107 例成人肺移植手术,近年来,肺移植手术例数及术后生存率明显升高。根据我国肺脏移植注册系统数据,2015—2018 年,除港澳台地区外,我国共有 32 所医疗机构取得肺脏移植资质,2015 年 1 月 1 日至 2018 年 12 月 31 日,共上报肺移植手术 1024 例,呈逐年上升趋势,其中 2018 年共完成 403 例。

2. 肺脏移植的适应证　肺脏移植适应证主要包括:肺间质性疾病、囊性纤维化、慢性阻塞性肺疾病或 α1- 抗胰蛋白酶缺乏引起的肺气肿、原发和继发性的肺动脉高压等疾病。其中,肺气肿患者接受肺脏移植的结果较其他疾病为佳,其 1 年的存活率接近 80%,且肺气肿患者接受单肺移植的效果也较双肺移植及心肺移植为佳。2015 年心肺移植协会肺移植受体选择指南中建议,肺移植受者的考量为:慢性终末期肺病,并符合以下条件:①如果肺移植不做会在 2 年内死于肺疾病的概率很高(>50%);②肺移植术后至少 90 天内仍存活的概率很大(>80%);③移植术后 5 年生存率很高,且移植物有较好的功能(>80%)。

3. 肺脏移植的注意事项　供肺总体利用率低,2013 年美国供肺利用率 20%,而 2015 年我国供肺利用率仅约 5%,这是因为即使在家属签字同意捐献器官后仍存在许多不确定因素,许多初评合格的供肺,由于缺乏有效的维护而无法用于移植。肺脏移植术后早期的并发症主要包括再灌注肺水肿、急性排斥反应、支气管吻合口并发症和感染(主要为细菌性或病毒性);而中长期并发症有闭塞性细支气管炎、感染(主要为细菌性或真菌性)、淋巴组织增生疾病、药物肾损害、神经肌肉并发症、骨质疏松、胃肠道并发症、非淋巴组织增生性恶性肿瘤及其他药物相关的并发症等。

（五）胰腺移植的临床应用

1. **胰腺移植的概念**　不同于作为细胞移植的胰岛移植,胰腺移植是将供者带有血管并有活力的胰腺全部或节段体尾部通过外科手术移植到自身胰腺功能不良或丧失的受者体内,使其获得胰腺的内分泌功能,属于器官移植。胰腺移植包括单纯胰腺移植(pancreas transplantation alone,PTA)、肾移植后胰腺移植(pancreas after kidney transplantation,PAK)和同期胰肾联合移植(simultaneous pancreas and kidney transplantation,SPK)。PAK 指胰腺和肾脏来自不同供者,先植入肾脏,待肾功能恢复后,再择期植入胰腺;SPK 指同期植入的胰腺和肾脏来自同一供者,是最常见的胰腺移植类型,2016 年在美国约占 79%。目前,随着受者和移植胰腺存活率逐步提高,胰腺移植和胰肾联合移植已成为国际公认的治疗 1 型糖尿病以及部分 2 型糖尿病合并尿毒症的最有效的方法。成功的胰腺移植术既可以纠正糖代谢异常,又可以恢复或逆转其并发症,提高患者生活质量,是治疗 1 型糖尿病的有效手段。

2. **胰腺移植的适应证**　胰腺移植不同于心脏、肝脏等器官移植,其并不是为了挽救生命而是为了提高患者生活质量,故其适应证应严格掌握。传统上,认为 2 型糖尿病是胰腺移植的禁忌,因为从其病理生理上看,2 型糖尿病是因为胰岛素抵抗造成的,而不是胰腺本身的原因,但 1 型和 2 型糖尿病之间的区别并不总是很明显,许多患者可能出现重叠的临床症状。目前胰腺移植适应证主要包括:1 型糖尿病(IDDM)并已出现或即将出现严重并发症,且危害可能大于免疫抑制剂毒副作用的患者;1 型糖尿病合并有严重视网膜病变,或激光治疗无效;1 型糖尿病伴有严重神经性疼痛;慢性胰腺炎或胰腺癌行胰腺完全切除导致完全依赖外源性胰岛素的患者;1 型糖尿病合并终末期肾病(ESRD)是胰腺移植的标准适应证,约占移植总数的 94%,目前该手术已被美国糖尿病协会接受为 1 型糖尿病合并终末期肾病(ESRD)的标准治疗方法;2 型糖尿病伴有终末期肾衰竭,须大剂量胰岛素治疗的患者。胰肾联合移植(SPK)的适应证,我国 2016 年胰腺移植诊疗指南推荐为:① 1 型糖尿病:并发终末期肾衰竭(尿毒症期);单纯肾移植后移植肾衰竭;② 2 型糖尿病:并发终末期肾衰竭(尿毒症期),需大剂量胰岛素治疗;③肾移植后糖尿病、移植肾衰竭。对于糖尿病肾病,美国移植中心建议:当肌酐清除率(CCr)<40ml/min 时实施胰肾联合移植(SPK);而在欧洲,基于对器官短缺等因素的考虑,大多数移植中心较严格地将 CCr<20ml/min 的患者列入胰腺移植的等候名单。

3. **胰腺移植的注意事项**　胰腺兼具内外分泌功能,一般来讲,胰腺移植的目的即为恢复其分泌胰岛素的功能,受者的外分泌功能一般是正常的。而在移植术中,外分泌处理不当直接影响移植的成功,从技术上,其成败的关键之一即为如何处理外分泌,目前胰腺的术式尚未统一,对于术式的研究主要围绕对胰腺外分泌处理各种方法的探索,目前使用的术式主要有 2 种,分别是胰液膀胱内引流式(不足 20%)和肠内引流式(80% 以上)。因胰液膀胱内引流术后的并发症较多,如今越来越多的移植中心逐渐采用更符合生理的胰液肠内引流式。胰腺移植目前一般异位移植到右下腹腹膜外或腹腔内,移植胰腺静脉回流有 2 种途径,即移植胰腺动静脉分别与受者髂血管吻合,移植胰腺静脉回流至体循环,但术后易出现高胰岛素血症;另外一种为将移植胰静脉与门静脉系统血管吻合,这使移植胰腺分泌的胰岛素按正常生理途径且高效利用,避免高胰岛素引起的相关并发症的发生,同时肝脏可处理抗原、抗原抗体复合物,可能会减少排斥反应的发生。

胰腺移植术后血栓形成是导致移植物功能丧失的主要原因之一,而且常需行急诊移植胰腺切除,其发生率在 10%~20%,预防方法主要有选择损伤小的灌注液(UW 液)、缩短冷缺血时间、预防性使用抗凝药物(常用为肝素)、术后卧床休息、完善切取及移植技术,其中预防性使用抗凝药物是预防血栓形成的关键。移植后胰腺炎是胰腺移植常见并发症之一,约有 7% 的移植物功能丧失由它所致,发生的原因主要与保存及缺血再灌注损伤有关,其机制与细胞内钙超载、氧自由基产生、内皮素及 NO 分泌不平衡直接导致腺泡损害、胰酶激活、循环障碍等有关。胰周感染也是重要的早期并发症,是由微生物侵入腹腔而引起的,术后 7~14d 患者持续出现肠梗阻表现、发热、腹痛、白细胞升高和肌紧张时,应考虑胰周感染的可能,胰周感染一般很少由十二指肠膀胱吻合口瘘或十二指肠小肠吻合口瘘引起,一旦产生瘘,应尝试行吻合口修补术。

(六) 小肠移植的临床应用

1. 小肠移植的概念 小肠移植是指将一定长度或全部的异体小肠通过血管吻合、肠道重建的方式移植给因解剖和/或功能性原因导致小肠解剖结构缺如和/或消化、吸收功能丧失而需要依靠营养支持维持生命的患者,并通过移植后免疫抑制等一系列治疗措施使移植小肠在患者体内有功能存活,进而依靠移植小肠维持患者生命甚至恢复劳动力的医疗技术,是治疗短肠综合征或肠衰竭的理想方法。小肠移植术式主要有 3 种:①单纯小肠移植;②肝小肠联合移植;③包括小肠在内的腹腔多器官联合移植。1964 年,美国的 Deterling 首次施行人小肠移植 2 例,但 2 例均因排斥反应分别于术后 12h 和 2d 切除了坏死小肠。1987 年美国匹兹堡移植中心成功为 1 例肠衰竭患儿实行了腹部多器官移植,之后随着免疫抑制药物的发展和外科技术的进步,全球小肠移植数量开始逐渐增多。目前小肠移植受者的 1 年、5 年、10 年存活率分别为 76%、56% 和 43%。1994 年 3 月,黎介寿院士团队完成了亚洲首例小肠移植手术,使中国成为亚洲第 1 个,世界第 8 个能够完成小肠移植的国家。第四军医大学 1999 年 5 月完成了我国首例活体小肠移植手术。2003 年,南京军区南京总医院成功实施了亚洲首例肝小肠联合移植。

2. 小肠移植的适应证 小肠是人体吸收营养的重要器官之一,在广泛的小肠切除后不久,剩余小肠通过增加绒毛高度和隐窝深度以及肠扩张等生理适应机制,继续恢复营养吸收功能。通常,在这些适应机制不足的情况下,不可逆和长期的全肠外营养(TPN)是标准的治疗方法,同时应该尝试肠道康复,以安全地减少 TPN 的需要,从而避免与长期 TPN 相关并发症的发生。关于小肠移植的时机问题,由于目前国际上的观点并未达成共识。有的认为在 TPN 还未出现明显肝损害的时候即进行小肠移植,有的认为小肠移植受者的存活率仍偏低,倾向于在肠外营养出现严重并发症时才进行小肠移植,同时,小肠移植的时机与患者的原发疾病、经济状况、医保政策、对社会生活及生活质量的要求有关。推荐对于慢性肠衰竭患者,先进行肠康复治疗,以期最大程度帮助患者摆脱(TPN),预防 TPN 引起的严重并发症,待无法耐受 TPN 时,尽早进行小肠移植。即将发生或已经发生肠衰竭相关肝损害(IFALD)的患者,以及侵袭性腹腔硬纤维瘤的患者,推荐尽早行挽救性小肠移植手术。

近年来,美国医疗服务中心认为与 TPN 相关的并发症中小肠移植的适应证为:与 TPN 相关的潜在的或明显的肝衰竭(胃肠外营养相关的肝病(PNALD));≥2 次/年,需住院治疗的导管相关性脓毒血症;≥1 次的威胁生命的感染性疾病(包括真菌病、感染性休克、ARDS 等);即将出现 TPN 血管通路的丧失(≥2 条中心静脉血栓形成);尽管补充了液体,但仍频繁出现严重脱水的患者。

我国小肠移植临床技术操作规范建议成人小肠移植适应证应综合判断,具体为:

(1) 无法耐受肠外营养:①即将发生的或已经发生的肝损害[总胆红素 >3~6mg/dl(54~108μmol/L),进展性的血小板减少症,进行性脾大],或肝衰竭(门静脉高压、脾功能亢进,肝硬化);②多个部位的中心静脉血栓;③每年 2 次或 2 次以上全身脓毒症需要住院治疗,1 次导管相关的真菌血症,脓毒症休克或出现急性呼吸窘迫综合征(ARDS);④家庭肠外营养(HPN)后仍经常出现脱水。

(2) 由于下述疾病,死亡风险很高:①腹腔内侵袭性硬纤维瘤;②先天性肠黏膜疾病;③超短肠综合征(胃切除术、十二指肠切除术后,成人剩余小肠 <20cm 或婴儿剩余小肠 <10cm)。

(3) 病死率较高的肠衰竭,不能耐受 HPN:①频繁住院,依赖麻醉剂,无法回归社会;②不愿接受长期 HPN。

(4) 其他:①完全的门静脉—肠系膜静脉血栓形成;②冰冻腹腔。根据多个国际小肠移植中心报道,儿童约占小肠移植患者总数的 2/3 以上,其适应证以先天性畸形为主,主要包括:①短肠综合征:病因常为坏死性小肠结肠炎、腹壁裂、肠扭转、小肠闭锁和外伤等;②肠运动功能障碍:病因常为假性肠梗阻和先天性巨结肠等;③肠细胞功能障碍:病因常为家族性微绒毛萎缩、肠上皮发育不良和自身免疫性肠病等;④肠道肿瘤:病因常为家族性息肉病和炎性假瘤等。对于成人,其适应证主要包括:①短肠综合征:肠闭锁、肠扭转、坏死性小肠结肠炎、外伤、血栓症、缺血导致的小肠梗死及 Crohn 病等,小肠大部切除术后所致的短肠综合征;②肠吸收功能不良:微绒毛包涵病、分泌性腹泻、自身免疫性肠炎、放射性肠炎等;③肠运动功能不良:全小肠粘连致长期慢性梗阻、假性肠梗阻、小肠肌细胞及神经细胞病变;④系膜根部肿瘤或癌及家族性息肉病等。

3. 小肠移植的注意事项　小肠移植并发症主要有排斥反应、移植物抗宿主病、移植后淋巴增殖性疾病(PTLD)、腹腔内出血、血管性并发症、消化道吻合口瘘以及感染性并发症等,其中排斥发生率高、感染重、功能恢复缓慢,因其为体内最大的淋巴库且为有菌的空腔脏器,自身含有丰富的淋巴组织,移植免疫反应较其他脏器移植更为强烈和复杂。既有排斥反应,又有可能发生移植物抗宿主病,受者的皮肤、小肠和肝脏是主要的靶器官,与此同时肠源性感染时有发生,目前各种免疫抑制剂对于排斥反应的效果也不尽如人意,排斥反应诊断困难,肠黏膜活检仍是诊断排斥反应的"金标准",严重影响了小肠移植的开展。感染在小肠移植后尤为突出,其与排斥反应密切相关,主要原因为:①免疫抑制剂降低了自身免疫力;②肠黏膜屏障的破坏致肠道细菌异位;③供肠自身即含有大量细菌。为了增加移植成功率,临床上常在肠道功能恢复前使用全肠外营养,一旦肠功能有恢复,及早使用肠内营养,促进肠黏膜的生长与代偿,改善肠黏膜屏障功能,进而防止肠道菌群易位,加快肠功能恢复。来自国际肠移植登记中心(ITR)的数据显示,在2007—2017年10年间,小肠移植的结果明显改善,至2017年肠移植患者术后1年、5年、10年的生存率分别为77%、58%和47%;移植物术后的1年、5年、10年生存率分别为71%、50%和41%。

(七)多器官联合移植的临床应用

1. 胰肾联合移植　对于糖尿病患者来说,糖尿病性肾衰竭为其最严重的并发症,单纯的胰腺移植或肾脏移植已不能控制疾病的发展,胰肾联合移植在此时可发挥重大作用,成功的胰肾联合移植可同时纠正糖尿病和肾脏衰竭。胰肾联合移植的目的是提高终末期糖尿病肾病患者的生活质量及生存期,这是单纯肾脏移植或胰腺移植不能完全实现的。据美国器官移植数据统计,从1996年至今,胰肾联合移植的1年、3年、5年胰腺生存率分别为85%、77%及70%。移植的胰腺对移植肾的存活率无不良影响,1年、3年、5年移植肾的存活率分别为92%、84%和74%。

对于供者的选择及是否同期移植的问题上,目前,更多的移植中心选用同一供者行一期联合移植,因供者的抗原性单一,术后肾脏的排斥反应较胰腺移植更早且更易监测,故而治疗肾脏移植的排异反应时对胰腺的排异反应也会有一定作用,从整体上可提高移植成功率;但如果胰肾来自不同供者,对于肾脏的监测自然也就不能为控制胰腺的排异起到作用;胰肾分期移植若具备条件,最佳方案即为首先接受亲属活体肾脏移植,随后接受同一亲属胰腺阶段移植,其效果可与一期联合移植相仿。

2. 肝肾联合移植　目前肝肾联合移植是临床上手术例数仅次于胰肾联合移植的腹部器官联合移植,世界上首例临床肝肾联合移植是1983年由奥地利Margreiter等成功实施。经过多年的发展,我国的肝脏和肾脏移植均取得了长足的进展,移植数量均居世界第2位。从1996年7月中山大学附属第一医院率先成功开展亚洲首例肝肾联合移植以来,国内肝肾联合移植已报道过千例。根据移植受者科学注册系统(Scientific Registry of Transplant Recipients,SRTR)的记录,美国肝肾联合移植数量从2002年的100余例,逐年稳步增长,2014年达到464例,截至2014年8月,共施行了5 816例。

理论上,任何原因所致的肝、肾两个脏器不可逆的器官功能不全是肝肾联合移植的适应证,主要包括:①先天性或遗传性疾病同时累及肝、肾两个脏器:如先天性多囊肝和先天性多囊肾、原发性高草酸尿症1型、糖原累积症Ⅰ型、α1抗胰蛋白酶缺乏症、家族性溶血尿毒综合征、家族性淀粉样变性等都可行肝肾联合移植。②终末期肝病合并肾脏损害或终末期肾病合并肝损害:占目前肝肾联合移植病例的大多数,最常见的情况是终末期肾病的患者同时合并有慢性活动性肝病。③急性中毒引起的肝肾联合衰竭:重金属铜、铬或某些药物引起的进行性肝肾衰竭。④肝肾综合征(hepatorenal syndrome,HRS)是门静脉高压和肝衰竭所致的一过性肾功能损害。

3. 心肾联合移植　世界首例心肾联合移植由Norman等于1978年报道,尽管当时由于感染的原因导致受者术十几天后因败血症而死亡,但手术后移植的心脏和肾脏功能一直保持良好,这为以后多器官联合移植的开展开辟了一条新的途径,使之成为一种可接受的有效治疗方法,肾脏衰竭也不再是进行心脏移植的绝对禁忌证,这给很多同时患有心脏和肾脏衰竭的患者带来了福音。

在选择心肾联合移植适应证时,应注意区分肾脏衰竭是由于血流动力学紊乱导致,还是由于肾脏本身实质性的不可逆性改变所致;对于前者,在进行单独的心脏移植后,随着血流动力学紊乱的纠正,肾脏的血流灌注恢复,肾脏的功能可能得到迅速恢复。目前在临床上等待心脏移植的患者中,有很多同时合并有糖尿病肾病、肾小球肾炎、肾病综合征、肾小管间质纤维化和肾动脉狭窄等病变,肾脏往往已经有了器质性的改变。术前评估肾脏衰竭并进行心肾联合移植的标准尚未统一,但一般要进行多方面的检查,进行综合性评估,包括内生肌酐清除率,血清尿素氮,尿中的蛋白、管型、细胞,超声检查和肾脏活检等。

心肾联合移植由于操作时间较长、创伤大、术后服用免疫抑制药物以及体内免疫系统的平衡发生紊乱等原因,术后特别应该注意预防感染的发生。UNOS 统计报告中指出,有 62% 的受者因为一次或多次感染而需要抗生素治疗,而心肾移植术后死亡的受者中有 30% 死于感染。除了排斥反应和感染之外,较常见的术后并发症还包括治疗性高血压、慢性肝功能损害、肿瘤、高脂血症和糖尿病。

4. 器官簇移植 器官簇移植(organ cluster transplantation)是指多个器官保持原有的解剖关系的多脏器整块联合移植,整块切取后仍保持原有的解剖关系,所有移植器官仅有一个总的血管蒂,移植时只需吻合血管蒂中的血管主干,所有移植的器官均能恢复血供,此种移植方式简化了手术步骤,虽包含多个器官,但只需吻合腔静脉和主动脉及胃肠道远近端。但是,器官簇移植手术技术要求高、围手术期管理复杂、肠瘘和感染等术后并发症发生率高,因此在具备重要临床意义的同时,也面临巨大挑战。全球首例临床多器官移植手术,移植器官包括胃、肝脏、胰腺、十二指肠、全部小肠、右半结肠和 1 个肾脏,但患者术后 4h 死于大出血。目前,多器官移植的趋势是尽可能减少移植器官的数量,以减少出血、排斥反应和肠瘘的发生。目前最常用的为上腹部多器官移植,即肝胰十二指肠移植。其主要适应证为:良性疾病包括各种小肠疾病导致的多个器官衰竭、不明原因的肠系膜动脉和静脉栓塞、血栓形成、广泛的胃肠道息肉病或腹腔全部空腔脏器疾病或神经系统调节障碍、各种严重腹部外伤以及腹部发育畸形引起的多器官功能损伤以及终末期肝病合并胰岛素依赖的 1 型或 2 型糖尿病等;恶性疾病包括胰腺、十二指肠肿瘤伴有肝转移、胆管癌或胃癌肝转移、肝癌侵及十二指肠或结肠等。

器官簇移植因涉及器官多,创伤大,术后主要应防止多器官衰竭,移植肝功能的恢复对其他器官功能的恢复起着关键作用。此外,大多数受者是因恶性肿瘤接受移植,故而肿瘤的复发对患者的预后有着极大的影响。

(李 汛)

本章小结

移植发展历史悠久,移植技术是在其他多个学科发展的基础上逐渐发展起来的,包括细胞移植、组织移植和器官移植。其中,器官移植的成功是现代医学发展的伟大成果,被誉为 21 世纪"医学之巅",在现代医学中占有重要地位。

器官移植是各种终末期器官衰竭的有效手段。器官移植的基本步骤包括:供受者的选择、组织配型、器官保存、手术方式的选择、排斥反应的预防、免疫抑制剂应用及感染的防治等。目前的临床器官移植术后都需要免疫抑制治疗。

应建立完善的移植术后随访,规范管理移植术后患者。

思考题

1. 器官移植的概念是什么？
2. 器官移植的供受者选择原则是什么？
3. 排斥反应分哪几类？各自的特点是什么？
4. 肝移植的适应证有哪些？

OSBC

器官-系统
整合教材
OSBC

第五篇
介入治疗学

第十九章

介入治疗学基础

第一节　介入治疗学概述

一、介入治疗学概念

介入治疗学(interventional therapy)也被称为介入放射学(interventional radiology),是在多种医学影像诊断设备(DSA、US、CT、MRI 等)引导下,集影像诊断与微创性治疗于一体,利用一些特殊的穿刺针、导管、导丝、支架等微创介入器材,对一系列病变如肿瘤、血管狭窄等进行血管造影,采集病理学、生理学、细胞学、生化学检查资料,进行药物灌注、血管栓塞、扩张成形及体腔引流等"非外科手术"方法诊断和治疗多种疾病。涉及人体消化、呼吸、心血管、神经、泌尿、骨骼等几乎所有系统疾病的诊断和治疗。简便、安全、有效、微创和并发症少是其鲜明的特点,是近 30 多年来迅速发展起来的融医学影像学和临床治疗学于一体的新兴学科,是临床医学和医学影像紧密结合的产物。

按照介入治疗途径,介入治疗学分为经血管和非血管介入治疗技术。前者是指在血管内进行诊断和治疗的操作,后者是指在血管以外进行诊断和治疗的操作。本章及下一章节(第二十章)重点介绍血管介入治疗技术。

血管介入治疗技术主要包括三大支柱技术:①血管灌注治疗技术:由动脉内药物灌注止血术扩展至肿瘤化疗药物灌注术、血管内接触性溶栓术;②血管栓塞技术:从动脉栓塞止血术发展至肿瘤化疗栓塞术、血管性疾病的栓塞术以及内脏器官消融术等;③经皮血管腔内成形术(percutaneous intraluminal angioplasty,PTA)和支架植入术(stent placement):PTA 技术源于 20 世纪 70 年代,现已成为治疗血管狭窄或闭塞性疾病的首选方法,支架植入术是 PTA 技术的延伸。这些技术的发展奠定了介入放射学在临床各学科中的地位,一些内外科难治或不能治疗的疾病经过介入治疗可轻易地解决,介入治疗学已成为临床不可缺少的重要组成部分。PTA 和支架植入术的临床应用极大地扩展了介入治疗的应用范畴,已成为冠心病、血管病的主要治疗方法。

随着介入材料、工艺及生物技术的发展,介入治疗技术更趋于微创、快速、安全和有效,尤其在心、脑血管、外周血管、肿瘤等领域取得了飞速的发展。在过去 20~30 年来,约 30% 需外科手术治疗的病变或疾病,现为微创或少创的介入治疗所取代。当前,颈动脉内支架置放术已逐步取代内膜剥脱术,经皮腔内带膜支架植入术已成为主动脉瘤或夹层治疗的首选技术。近 10 年来经心尖或经皮穿刺开放周围血管进行主动脉瓣置换,以解除主动脉瓣狭窄及关闭不全,逐步成为外科不能换瓣或手术风险极高的严重主动脉瓣狭窄或关闭不全患者的首选治疗方法。

二、介入治疗学发展简史

介入治疗学源于血管造影与医学家的创新性思维和实践。同时,影像设备和介入器材的发展对它的形成和发展亦起着重要作用。

1929年,葡萄牙人Dos Santos首次报道了腹主动脉造影术,开创了血管造影的先河。同年,25岁的德国外科医生Werner Forssmann通过外周静脉将导管送入右心房,并提出可通过这根导管可以向心脏注入药物或测量血压。但Werner Forssmann的发现没有得到应有的重视,直到1941年,两位美国的心脏科医生Dickinson W.Richards和Andre F.Cournand注意到了他的开创性工作,首次用心导管检查测定右心及肺动脉压和心输出量,并用于诊断先天性心脏病和风湿性心脏病。1956年,由于Werner Forssmann前期的创新式研究对心脏介入诊断和治疗的贡献,他被授予诺贝尔生理学或医学奖。20世纪50年代后,由于医学影像的进步,血管造影技术得到了蓬勃发展。1953年,Seldinger创立了经皮股动脉穿刺插管术,它的出现结束了血管造影需要血管外科医师协助的历史,成为介入医师可独立完成的一种简便、安全的血管插管技术,仍沿用至今(图19-1)。1958年10月30日,美国克利夫兰医学中心的Mason Sones在给一名瓣膜病患者进行主动脉造影时,无意中将30ml的造影剂注射入右冠状动脉,虽然出现了心搏骤停,但患者咳嗽几声使造影剂加速排出后很快恢复正常,后来的大量基础及临床研究均证实了冠状动脉能够耐受少量的造影剂直接注射。紧接着,选择性冠状动脉造影逐渐开展,成为冠心病诊治历史上的里程碑。20世纪60年代中期,电视监视器的出现,使血管造影学家摆脱了黑暗的工作环境,大大提高了工作效率。加上当时缺少直观地显示内脏器官的其他医学影像设备,血管造影诊断从此进入一个快速的发展时期。1966年Amplatz及1967年Melvin P.Judkins进一步改进了导管顶端形状、弧度和导管插入技术,使选择性冠状动脉造影术得到广泛应用(图19-2)。此后,血管造影的适应证不断扩大,由心血管疾病扩展至腹部内脏器官和颅脑疾病。

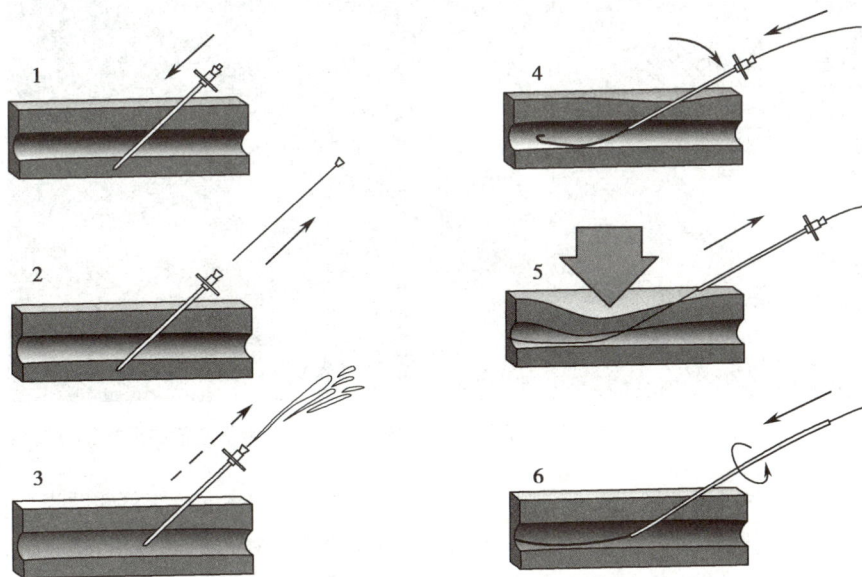

图19-1　Seldinger创立了经皮股动脉穿刺插管术
1.穿刺皮肤;2.撤出针芯;3.回撤穿刺针进入血管腔;4.进入导丝;5.撤出穿刺针;6.沿导丝进入血管鞘管。

在血管造影的发展过程中,一些血管造影专家已不满足于仅仅完成血管造影的精确诊断,他们认为造影导管可以成为一种重要的治疗工具。1963年6月,Charles Dotter在前捷克斯洛伐克共和国全国放射学会议上首次提出了介入放射学的设想,他在《心导管与血管造影的未来》的演讲中,讨论了导管活检术、控制性释放插管术、经导管动脉内膜切除术等。1964年11月,他成功进行了世界上首例外周动脉成形术,采用同轴导管法治疗1例股动脉局限性狭窄的患者,标志着介入放射学的形成,并在1969年进行了外周血管植入支架的实验研究。改变了血管造影诊断医师仅作诊断不作治疗的传统模式,使其转变为集影像诊断与治疗于一体的临床医师。在Charles Dotter的启发下,德国的Andreas Gruentzig于1972至1973年发明并改进用于血管成形术的球囊导管(图19-3),并于1975年开始将球囊技术应用于冠状动脉成形(见文末彩图19-4),成为开创这一领域的先驱者。之后40多

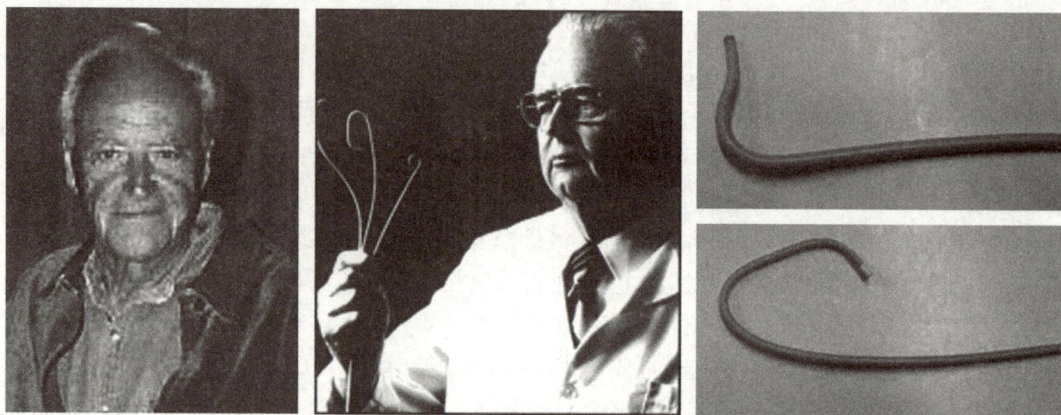

图 19-2 1966 年 Amplatz 及 1967 年 Melvin P.Judkins 进一步改进了导管顶端形状、弧度和导管插入技术,使选择性冠状动脉造影术得到广泛应用

年,冠脉介入诊疗技术得到迅速的发展和普及,Andreas Gruentzig 也被人们称为介入心脏病学之父。近年来,随着医疗仪器设备和临床技术的不断发展进步,介入治疗以其微创性、定位准确、可重复性强、并发症发生率低和疗效高的鲜明特点,得到医疗学术界和广大患者的认同。

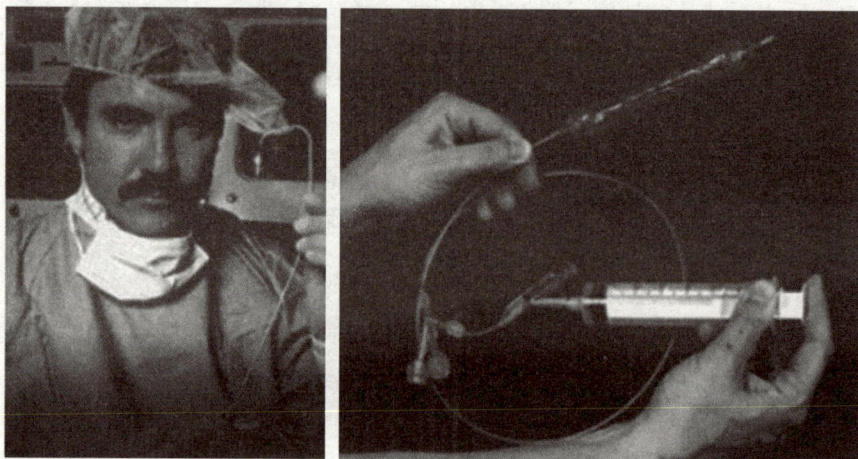

图 19-3 Andreas Gruentzig 于 1972—1973 年发明并改进用于血管成形术的球囊导管

介入放射学一词由美国胃肠道放射学家 Margulis 首次提出。Margulis 撰写的题为《介入放射学:一个新的专业》的述评在 1967 年 3 月 Am J Roentgenol 上发表。在这篇述评中,他把介入放射学定义为在透视引导下进行诊断和治疗的操作技术。特别强调从事介入的医师,需要经过介入操作技术、临床技能的培训,并且与内外科医师密切合作。1976 年,Wallace 在 Cancer 杂志上以 "Interventional Radiology" 为题系统地阐述了介入放射学的概念,并于 1979 年在葡萄牙召开的欧洲放射学会第一次介入放射学学术会议上做了专题介绍,以后此命名被国际学术界认可。

我国介入治疗起步于 20 世纪 70 年代,虽起步较晚,但发展迅速。1984 年,郑笑莲教授在西安成功开展了我国第一例经皮腔内冠状动脉成形术(percutaneous transluminal coronary angioplasty,PTCA),随后冠脉介入治疗相继在全国各地陆续开展,在其后发展过程中,北京阜外心血管病医院高润霖院士起到了巨大的推动作用。目前,我国介入治疗工作从治疗的病种和从事介入治疗的医师队伍人数均已达到世界前列,据初步统计,我国介入治疗学从业人员已达 20,000 余人,深入到临床各个学科。我国卫生部于 1990 年 4 月 25 日正式颁发 1990 年 27 号文件《关于把一部分有条件开展介入放射学的放射科改为临床科室的通知》,把介入放射学(介入治疗学)称为与内、外科并列的三大医学临床学科之一。

第二节　介入治疗学所需影像设备分类及意义

一、介入治疗所需影像设备

介入治疗是通过影像设备的监视,利用导管、导丝、球囊、支架等操作达到局部治疗的目的,所以监视手段至关重要。每一种监视手段都有其各自的特点,取其长避其短才能保证介入放射学操作的顺利进行。

1. **直接 X 线透视**　是指 X 线穿透人体后在荧光屏上成像的方法,是介入放射学传统的、基本的监视手段。作为一种实时显像的监测手段,X 线透视下进行介入放射学操作被更广泛的应用。现在应用的各种导管、导丝等介入器械几乎都被设计成 X 线下可视或标记可视。但其成像层次重叠,密度差异小,尤其在实质脏器,且大部分监视尚需要依赖对比剂的使用。此外,X 射线对患者及术者的放射损伤也是其不可忽视的缺点。

2. **数字减影血管造影**　数字减影血管造影(digital subtraction angiography,DSA)是数字 X 线成像(digital radiography,DR)的一个组成部分,是利用计算机处理数字化的影像信息,以消除骨骼和软组织影的减影技术,是新一代血管造影的成像技术。原理是利用时间减影法(temporal subtraction method),经导管内快速注入有机碘造影剂,在造影剂到达欲查血管之前,血管内造影剂浓度处于高峰和造影剂被廓清这段时间内,使检查部位连续成像,比如每秒成像一帧,共得图像 10 帧。在这系列图像中,取一帧血管内不含造影剂的图像和含造影剂最多的图像,用这同一部位的两帧图像的数字矩阵,经计算机行数字减影处理,使两个数字矩阵中代表骨骼及软组织的数字被抵消,而代表血管的数字不被抵消。这样,这个经计算机减影处理的数字矩阵经数字 / 模拟转换器转换为图像,则没有骨骼和软组织影像,只有血管影像,达到减影目的。这两帧图像称为减影对,因系在不同时间所得,故称为时间减影法。时间减影法的各帧图像是在造影过程中所得,因此,DSA 是将通过人体的 X 射线通过光电转换器并经摄像系统传递到显示器上成像的方法。由于使用了影像增强器,图像清晰明亮,便于观察,所以作为介入放射学的监视方法,间接 X 线透视已基本取代直接 X 线透视,并且 X 线暴线量明显减少,对患者和操作者都带来很大的益处。DSA 是在间接 X 线透视基础上发展起来的,由于其计算机技术消除了骨骼、软组织对于注入血管系统对比剂影像的影响,提高了血管显示的清晰度,并减少了对比剂的用量,使器官、组织及病变的血流动力学显示得更加清楚,目前是血管系统介入放射学首选的监视手段。

3. **超声**　超声也是介入放射学的影像监视设备,使用方便和实时显像是其最大的特点,而且超声波目前还未发现对人体有明显的伤害作用。作为穿刺的定位手段,有其独特的优越性。特别是对胸、腹腔积液或脓肿,腹部实质性脏器以及胸膜病变,乳腺或其他体表病变的穿刺定位,超声具备良好的监视能力。超声探头可随时变换角度扫查,对于操作者来说立体感更强,准确性明显提高。但是由于受声学成像的特点所制约,超声检查易受骨质、气体等因素影响,要求操作者具有一定的技巧,并且部分脏器,如肺组织、头颅等都无法使用超声检查,另外,即使适用超声扫查的某些脏器也会出现相对的盲区(如肝脏紧邻膈下的部位等)。由于探头对于靶器官的位置千变万化,对于操作者的经验和技术提出了更高的要求。另外,因其断层成像的特点,造成对脏器整体观较差。

4. **CT(computed tomography)**　电子计算机断层扫描除具有 X 线影像的特点外,断层影像能够使病灶显示更加清楚,尤其是近年来出现的 CT 透视更为介入放射学的开展提供了便利条件,在非超声监视适应证的穿刺技术中得到广泛应用。如颅内出血穿刺抽吸减压治疗、肺部病变的活检等。但是由于 CT 机价格远远超过超声,所以在治疗费用上较高,且具有放射损伤,不宜作为首选的监视方法。

5. MRI(magnetic resonance imaging)　磁共振成像是断层成像的一种,它利用磁共振现象从人体中获得电磁信号,并重建出人体信息。与其他断层成像技术(如 CT)有一些共同点,都可以显示某种物理量(如密度)在空间中的分布,但是,磁共振成像可以得到任何方向的断层图像,三维立体图像,甚至可以得到空间—波谱分布的四维图像。并且没有放射线损伤,观察范围大,近年来出现的开放型 MRI 和透视技术方便了介入放射学的操作,并且可以达到实时监视的程度,从而越来越被临床所认识,应用范围也越来越广。虽然现在由于设备的普及程度、性能和专用无磁性介入放射学器材开发程度所限,尚未在临床得到广泛使用,但是仍具有广阔的应用前景。

二、介入治疗学所需器材

1. **穿刺针**　穿刺针的主要功能是将导丝及导管引入血管或人体其他腔道,如胆管、输尿管等。不同部位和介入治疗的方式不同,所用的穿刺针在结构和用法上有所不同。目前常用的穿刺针包括血管穿刺针、经皮经肝胆道穿刺套装、经颈静脉肝内门体静脉分流术穿刺针和骨穿刺针等。

2. **导丝**　亦称导引导丝(guide wire)。其主要作用是引导导管进入血管或非血管的管道,作选择性或超选择性插管。

3. **导管**　导管(catheter)是介入放射学关键器械之一。导管的质量和形状选择是否合适,往往是决定手术成败的最重要因素。普通导管也就是我们平常所说的造影导管,除了具备血管造影的作用以外,还兼有其他介入治疗的功能,如经导管灌注化疗药和注射栓塞剂等。微导管的作用在于它能到达血管的微小分支,对血管做精细的造影与治疗。一般导管直径用 F(Franch,1 Franch=0.335mm)来表示,而导管内径用英寸表示。导丝在导管内通过,因此需要注意导管和导丝的匹配,导丝的直径用英寸(inch)表示。同时,设计不同形状的导管适合超选择性应用于不同的血管(图 19-5)。

4. **导管鞘**　用于引导诊断性导管、球囊导管或其他血管内器械进入血管,使之更方便、顺利。通过导管鞘交换导管可以减少对血管和组织的刺激与损伤,减轻患者的痛苦。

5. **球囊导管**　用于血管成形术,一般分为五类:

(1)标准球囊导管:标准球囊导管一般为 5~7F 的推送管和配套使用 0.035 英寸(1 英寸 =2.54cm)导丝。最常用于周围血管狭窄性疾病球囊扩张的球囊的直径一般在 6~12mm,用于冠状动脉血管狭窄性疾病球囊扩张的球囊的直径一般在 1.5~4.0mm。

(2)小直径血管球囊导管:小直径球囊导管通常是指球囊扩张直径 <6mm 的用于儿科或小血管介入球囊导管。导管内径需要 0.014~0.018 英寸导丝配合。

(3)高压球囊导管:有些类型的狭窄病变需要增加球囊径向扩张力的压力来解决,如钙化斑块,纤维瘢痕或普通球囊不能扩开的病变。

(4)大血管球囊导管:大球囊导管的推送杆一般在 7F 以上,与 0.035 英寸导丝配套使用。大球囊的直径一般 >12mm,最大有 25mm。用于大血管的血管扩张如主动脉和腔静脉,甚至主动脉瓣、二尖瓣狭窄扩张治疗,也有用于保护性阻塞,特别是在处理血栓的时候。

(5)特殊球囊导管:①切割球囊:是外表面轴向装有小型刀片的球囊。主要用于常规球囊不能扩张开的狭窄性病变,最常见于高密度纤维狭窄病变,如顽固性透析通道的狭窄、支撑架内狭窄和某些周围血管狭窄。②棘突球囊:在设计上,通过在球囊的近端至远端的表面搭载了 3 条尼龙棘突,通过棘突来消除球囊扩张过程中可能发生的球囊滑脱。在 PTCA 手术中,球囊滑脱现象是阻碍手术成功率、增加手术风险的主要原因。钙化病变、缩窄病变、扭曲病变以及开口部位的冠脉病变相对来说比较容易发生球囊滑脱。棘突球囊的应用,消除了滑脱,从而获得了更加优异的扩张效果。③药物球囊:指在球囊外涂抹了相应的抑制内皮生长的药物。当血管有病变或支架存在再狭窄时,用药物球囊

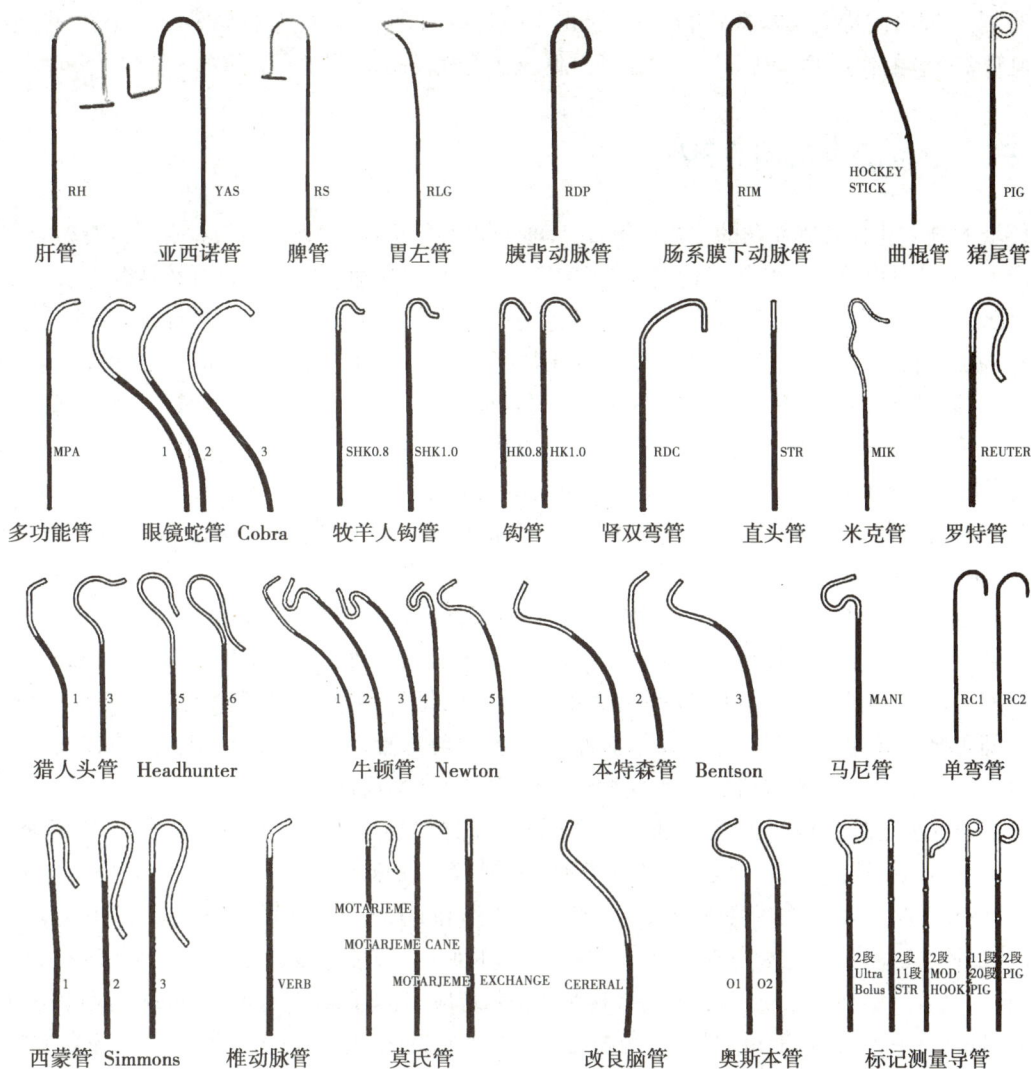

图 19-5　设计不同形状的导管适合超选择性应用于不同的血管

进行适当的扩张,使药物和血管内壁充分接触,球囊扩张一定时间,一般是 1min 以内,随即药物球囊撤出,使药物粘在血管壁上,继续发挥它的作用。它的优点是没有植入物,不会引起支架再狭窄这类的问题,部分患者效果比较好。它的缺点是因为没有这种支架的骨架支撑,部分患者也可能很快血管再次发生狭窄。

6. **支架**　金属支架种类较多,按其膨胀的方式可分为自膨式(self-expandable)及球囊膨胀式(balloon-expandable,也称为球扩式)。自膨式金属支架一旦释放后便能靠不锈钢丝的弹性膨胀或靠镍钛合金的形状记忆功能在设定的温度膨胀,如 "Z"-stent、Wallstent、Smart、Memotherm stent 等。而球囊膨胀式金属支架释放后自身不能膨胀,需要靠球囊导管将其扩张后才能支撑管道,常用的是 Palmaz、Strecker、Bridge 等支架。

按支架结构可分为编织焊接(绝大部分的国产支架、Wallstent、Symphony 等)、激光切割(如 Smart、Menotherm-stent、Palmaz、Saxx-stent、Corinthian-stent 等)、螺旋状(IntraCoil、EndoCoil)等。

而按支架表面情况可分为裸支架(bare metal stent,BMS)、带膜支架(covered stent-graft)及药物洗脱支架(drug-eluting stent,DES)。BMS 即为普通支架,广泛用来支撑各类管道,尤其是血管、胆管及气管等。带膜支架是指用涂膜或聚乙烯膜覆盖的支架,它克服了裸支架肿瘤能经支架网眼长入支架内的缺点,更能封闭非血管性瘘口,故常用于食管气管瘘、食管纵隔瘘及恶性肿瘤所致的食管狭窄等。而 DES 则是将抗血管重塑和抗增殖药物集中于支架,通过局部释放的方法防止再狭窄发生的一种特殊支架,支架表面的特定载体控制释放某些抗增生的药物(如西罗莫司、紫杉醇等)或基因,细胞等,通过与血管壁持续的作用而抑制支架术后血管内膜的过度增殖,从而降低再狭窄的发生。

三、介入治疗学应用的药物

1. **止血药**　止血及凝血药的主要作用有:①促进血小板生成、增强血小板黏附和聚集功能、增加凝血活力;②抑制纤维蛋白溶解;③直接作用于纤维蛋白促进凝血。常用的止血及凝血药包括:维生素 K、硫酸鱼精蛋白、氨基己酸、氨甲苯酸(止血芳酸)、酚磺乙胺(止血敏)、立止血、凝血酶原复合物等。

2. **抗凝及抗血栓药**　本类药物分三大类:①抗凝血药:包括肝素、低分子量肝素、比伐芦丁、华法林、达比加群、利伐沙班片等;②抗血小板药:阿司匹林、双嘧达莫(潘生丁)、氯吡格雷、替格瑞洛以及静脉用药替罗非班等;③溶栓药:包括尿激酶、链激酶、阿替普酶(rt-PA)、瑞替普酶等。在应用抗凝药和溶栓药时应监测凝血功能,以达到最好的疗效又避免出血。

3. **抗肿瘤药物**　目前用于恶性肿瘤动脉内灌注治疗的药物主要有化疗药物、生物制剂和辅助药物等,化疗药物为基本药物,下面着重介绍。

(1)细胞周期非特异性药物:对癌细胞的杀伤作用较强烈。其剂量效应曲线接近直线,即杀伤能力随剂量的增加而升高,剂量增加一倍则杀伤作用可增加数倍至数十倍。在药物浓度(C)和药物与肿瘤接触时限(T)的关系中,C 是决定杀伤能力的主要因素,即提高肿瘤区的药物浓度比药物与肿瘤接触的时间重要。所以,此类药物较适于一次冲击治疗,可经导管动脉内灌注给药,短时间大剂量药物局部灌注能提高疗效,主要包括烷化剂、抗肿瘤抗生素和金属类药物等。

1)烷化剂:氮芥是最早的烷化剂产物,其他一些类似物如美法仑(melphalan)和苯丁酸氮芥(chlorambucil),特别是环磷酰胺被用于治疗各种恶性肿瘤。临床上用于乳癌、支气管肺癌、卵巢癌、宫颈癌、急性和慢性白血病、多发性骨髓瘤、Hodgkin 淋巴瘤和 non-Hodgkin 淋巴瘤等疾病的治疗。

2)抗肿瘤抗生素:①丝裂霉素 C(mitomycin C,MMC),对各种实体瘤有效,对消化道癌有较好的疗效,特别是对胃癌和胰腺癌疗效佳,常与其他药物联合应用;②阿霉素(doxorubicin),属蒽环类抗生素,是目前恶性肿瘤介入治疗的最常用药物之一。主要治疗白血病、乳癌、肺癌、肝癌、甲状腺癌、膀胱癌、女性盆腔肿瘤和软组织肉瘤等。蒽环类药物的唯一毒性反应是易造成心肌损害,应予以重视,轻者表现为心律失常和 ST 段及 T 波改变,重者可发生药物性心肌炎,甚至为洋地黄治疗无效的心力衰竭。

3)金属类药物:①顺铂(cisplatin,DDP 或 CDDP),主要用于非小细胞癌、小细胞癌、膀胱癌、乳腺癌、阴茎癌、头颈部肿瘤、胃癌、小儿脑瘤、宫颈癌、卵巢癌、精原细胞肿瘤及骨肉瘤等;②卡铂(carboplatine,CBP),为第二代铂类抗肿瘤药,不良反应均较顺铂轻;③洛铂、奥沙利铂,为第三代铂类抗肿瘤药,易溶于水,产生交叉耐药少。

(2)细胞周期特异性药物:对癌细胞的杀伤作用相对较弱且缓慢。其剂量效应曲线是一条渐近线,即在达到有效剂量之前类似直线,达到有效剂量后并不能因剂量的增加而提高杀伤能力。在影响疗效的 C 和 T 的关系中,T 是重要因素,即延长药物与肿瘤的接触时间能相应提高杀伤能力。所以,此类药物适于持续性经导管动脉内灌注给药。主要有氟尿嘧啶、甲氨蝶呤、博来霉素、长春新碱等。

1)氟尿嘧啶(fluorouracil,5-FU):常用于消化道、头颈部和盆腔恶性肿瘤的化疗性 TAI,为联合用药的重要药物之一,以持续性灌注为宜。

2)甲氨蝶呤(methotrexate,MTX):甲氨蝶呤亦称氨甲蝶呤,是抗叶酸制剂。主要用于骨肉瘤和脑肿瘤,也与其他药物联合应用治疗肝癌和肝转移瘤。

4. **栓塞物质**　经导管血管栓塞术(transcatheter arterial embolization,TAE)是介入治疗的重要技术,它是将一些人工栓塞材料有控制地注入病变组织或器官的靶血管内,使之发生闭塞,阻断血供,以达到控制出血,闭塞血管性病变,治疗血管性病变、肿瘤以及消除病变器官功能的目的。栓塞物质按性状分为固态栓塞剂和液态栓塞剂。

（1）固态栓塞剂：颗粒性固态栓塞剂是最早用于血管内栓塞的材料。它们主要是靠血流的冲击作用将栓塞微粒送入供血丰富的病变区，将动静脉畸形或富血管肿瘤的供血动脉分支堵塞。

1）明胶海绵（gelatin sponge，Gelfoam）：明胶海绵不仅取材方便而且根据病变的供血情况，可在使用时临时制成粉末状或长条颗粒状经导管注入，粉末状可栓塞小动脉甚至微动脉，而长条颗粒多用于血管主干。明胶海绵在血管内可诱导血凝块产生，但栓塞后 7d 开始被吸收，因此明胶海绵为暂时性栓塞剂。

2）聚乙烯醇（polyvinyl alcohol，PVA）：PVA 是目前最常使用的一种不被吸收的永久性栓塞剂，其颗粒直径为 150~1 000μm 不同规格。PVA 具有可膨胀性、可压缩性，在体内不易被降解吸收，可作为永久性栓塞物。PVA 颗粒混入造影剂中，以悬浮液的形式经导管注入病变部位，继发形成血栓或纤维蛋白向血管内生长，从而达到血管机械阻塞目的，主要用于肿瘤、动静脉畸形等术前的栓塞治疗。

3）弹簧钢圈（steel coil）：由不锈钢丝成弹簧状盘曲并附带致血栓的毛状织物而成，是永久性栓塞剂。有 2~20mm 直径的多种规格，相同直径的钢圈其长度也可有差异。弹簧圈的不足在于一旦送出导管，其位置如不合适，则既不能调整也不能取出，因此，使用钢圈栓塞时，一定要根据所栓塞的血管直径大小选择合适的直径、长度和形状。

4）电解可脱性微弹簧圈（gugliulmi detachable coils，GDC）：GDC 是在游离型弹簧圈的铂弹簧圈的尾端，用纤细裸露的不锈钢丝与导线相连，导线再同电源盘正极相连，电源盘负极同穿刺点附近刺于皮下的不锈钢针连接而构成。GDC 的作用机制：当栓塞治疗时，微弹簧圈送至合适部位，开通电源器，电源盘显示电流强度、电压及通电时间，连接铂弹簧圈的溶解点产生溶解和断裂，弹簧圈周围产生电子性血栓。当弹簧圈解脱后，透视下缓慢撤出输送导丝。该弹簧圈较其他可脱性微弹簧圈的优点是在未电解之前可随意进出微导管，克服了普通弹簧圈的不足，送出导管后如发现位置不合适，可再进行调整释放，最后通电溶解、断裂和释放。

5）带药微球：用特定的材料制成的与药物混合的微球或包裹药物的微囊，直径为 50~150μm。微球作为新型血管栓塞剂，已用于咯血、肿瘤动脉栓塞的临床治疗，而带药微球栓塞剂以其局部缓释药物的优势，能使药物缓慢释放，具局部化学治疗，即化学性栓塞和物理栓塞治疗双重作用。带药微球栓塞剂按照其基质材料在体内是否可降解被分为两种，生物降解类微球和非降解类微球，前者如甲氨蝶呤 - 明胶微球，后者如顺铂 - 乙基纤维素微球、阿霉素洗脱微球。最近还有研究较热的磁性微球和同位素微球等。按微球载药的种类可分为化疗药物微球、抗生素微球等，还有国内研究较热的中药微球等。随着微球制剂的研究发展，将抗肿瘤药物与微球相结合，应用于肿瘤介入疗法中，已成为研究的热点。抗肿瘤药物包裹于微球中，通过选择性动脉插管，将药物微球输送至靶器官，栓塞肿瘤供血动脉，使肿瘤组织缺血、缺氧坏死，同时，微球中的药物又可缓慢释放，起到抗肿瘤作用。

（2）液态栓塞剂

1）碘化油（iodinated oil）：1979 年，Nakakuma 向肝动脉注入碘油，发现其可选择性沉积于肝癌组织内，从而开创了介入治疗恶性肿瘤的新纪元。碘化油具亲肿瘤性，属末梢性栓塞，为肝癌最常用的栓塞剂。常与化学治疗药如丝裂霉素、阿霉素、表柔比星等混合成乳剂使用，这样可增加栓塞部位的药物浓度并延迟药物释放，形成化学性栓塞。如标记放射性核素，则可形成放射性栓塞。

2）氰基丙烯酸异丁酯（isobutyl-2-cyanoacrylate，IBCA）：是一种快速硬化的塑料黏合剂，与离子性液体（如血液）接触即凝固，故需要用非离子性液体（如葡萄糖液）经导管投放。若该物质被注射到血管内，即可迅速固化引起永久性血管闭塞。由于可迅速硬化，这是目前最常使用的一种较为理想的永久性栓塞剂。如加入碘苯酯、超液化碘油可延长聚合时间，固化后形成的栓塞较持久。氰基丙烯酸正丁酯（N-butyl-cyanoacrylate，NBCA）是氰基丙烯酸烃基的乙烯基单体，其基本性能与 IBCA 相同，无诱发癌变的作用。其聚合时间长，有利于技术操作。此外临床应用表明，IBCA 在畸形血管中聚集时有明显结块现象，手术时常因局部坚硬，使分离困难，不易被显微剪刀切掉，同时双极电凝难使其凝固。而 NBCA 在血管内聚合呈现海绵状,柔韧性好,便于手术剥离和切除。近年来已替代 IBCA 用于临床。

3)无水乙醇(ethanol,absolute alcohol):无水乙醇是一种有效的液体栓塞剂。当经动脉内注入无水乙醇时将产生细胞毒性损害和缺血性改变,血管栓塞后侧支循环不易建立,多用于破坏血管内膜、栓塞血管,如肾动静脉畸形经肾动脉栓塞治疗、经皮穿肝胃食管曲张静脉栓塞治疗,也可用于面部静脉畸形病变的直接注射栓塞。使用这一技术时,必须小心保证不让无水乙醇反流出靶血管造成异位栓塞。

4)鱼肝油酸钠(sodium morrhuate):是一种无色或淡黄色澄明液体。研究表明,鱼肝油酸钠直接损伤血管内膜,致血管壁粗糙不平,血小板易于聚集,已凝集的血小板和损伤的内皮细胞均可释放 ADP,又进一步促进血小板黏集;同时,内膜损伤使内膜下的胶原纤维暴露,后者也可以激活凝血系统而引起凝血和促进血栓形成。注射时可引起瞬间疼痛,但较无水乙醇轻。在临床上主要用于静脉曲张、血管瘤的治疗。

(薛亚军)

本章小结

介入治疗学是在多种医学影像诊断设备(DSA、US、CT、MRI 等)引导下,集影像诊断与微创性治疗于一体,利用一些特殊的穿刺针、导管、导丝、支架等微创介入器材,对一系列病变如肿瘤、血管狭窄等进行血管造影、采集病理学、生理学、细胞学、生化学检查资料,进行药物灌注、血管栓塞或扩张成形等“非外科手术”方法诊断和治疗多种疾病。涉及人体消化、呼吸、心血管、神经、泌尿、骨骼等几乎所有系统疾病的诊断和治疗。简便、安全、有效、微创和并发症少是其鲜明的特点,是近 30 多年来迅速发展起来的融医学影像学和临床治疗学于一体的新兴学科,是临床医学和医学影像紧密结合的产物。

思考题

1. 介入治疗学的基本概念及特点是什么?
2. 血管介入治疗主要包括哪三大支柱技术?
3. 介入治疗所需的主要影像设备及器材有哪些?
4. 经导管血管栓塞术应用的栓塞物质分类和种类是什么?

第二十章
介入治疗的临床应用

第一节　经导管血管栓塞术

经导管血管栓塞术（transcatheter arterial embolization，TAE）简称栓塞术，是介入治疗的重要技术，它是将一些人工栓塞材料有控制地注入病变组织或器官的靶血管内，使之发生闭塞，阻断血供，以达到控制出血，闭塞血管性病变，治疗血管性病变、肿瘤以及消除病变器官功能的目的。栓塞时，注入栓塞物质要求全程影像监控，并且是在选择性或超选择性插管的基础上完成，因此具有较高的准确性和可控性。

TAE 的技术要点为超选择性将导管送至靶病变血管，并以适当的速度注入适量栓塞剂使靶动脉达到不同程度的闭塞。栓塞物质可使毛细血管床、小动脉和动脉主干，或三者同时被栓塞，分别称为末梢性栓塞、小动脉栓塞、主干栓塞和广泛性栓塞。TAE 过程中释放栓塞剂的方法，主要包括低压流控法、阻控法和定位法。低压流控法，即将导管插入靶血管内但不阻断血流，以低压注入栓塞物质，由血流将栓塞剂带到血管远端而进行栓塞；阻控法，即将导管嵌入靶血管或以球囊导管阻断血流，然后注入栓塞物质的方法；定位法，即是将导管准确插入靶血管欲阻塞的部位，释放大型的栓塞材料或医用胶阻塞局部动脉干。

一、临床应用

1. **止血**　用于治疗各种病因引起的血管出血，尤其是外伤、手术并发症等引起的小动脉损伤。栓塞术止血迅速有效，复发率低。目前已可作为许多疾病急症止血的首选方法，如支气管扩张大咯血（图 20-1）、外伤性出血等，尤其是患者状况较差，不能耐受手术治疗时。门静脉高压引起的食管冠状静脉曲张出血，采用介入栓塞的方法亦能取得良好的近期止血效果。栓塞剂可直接阻塞出血的小动脉，阻塞远端压力下降并常伴有血管收缩痉挛，血栓形成，达到止血目的。一般不宜采用动脉主干栓塞止血，因主干阻塞后其远端压力骤降，侧支血供较易快速建立，出血复发率高。出血动脉直径超过 2mm 时，明胶海绵颗粒难以栓塞，应采用弹簧圈栓塞，弹簧圈应置于接近出血部位的血管腔内为宜。技术成功的关键是显示出血的靶血管、超选择插管和适当栓塞。

2. **治疗血管病**　包括动静脉畸形、动静脉瘘、动脉瘤（图 20-2）。对于可行栓塞术治疗的动静脉畸形绝大多数亦遵从不完全栓塞特性，原因是动静脉畸形多有复杂的血供，并有大量的潜在侧支。多次栓塞、配合手术、立体定向放疗可提高治愈率。动静脉瘘的栓塞治疗十分有效，关键是选择大小适当的难吸收的栓塞物，将瘘口闭塞。电解可脱性弹簧圈的出现对动脉瘤特别是脑动脉瘤的治愈率明显提高。假性动脉瘤（外伤或手术误伤）也可通过栓塞瘤体来治疗。

3. **治疗各种血供丰富的良恶性实体瘤**　这是介入治疗的重要日常工作，约占综合医院介入工作量的 50% 以上，栓塞术在其中扮演最主要的角色，可起相对根治性、姑息性和辅助性治疗作用。

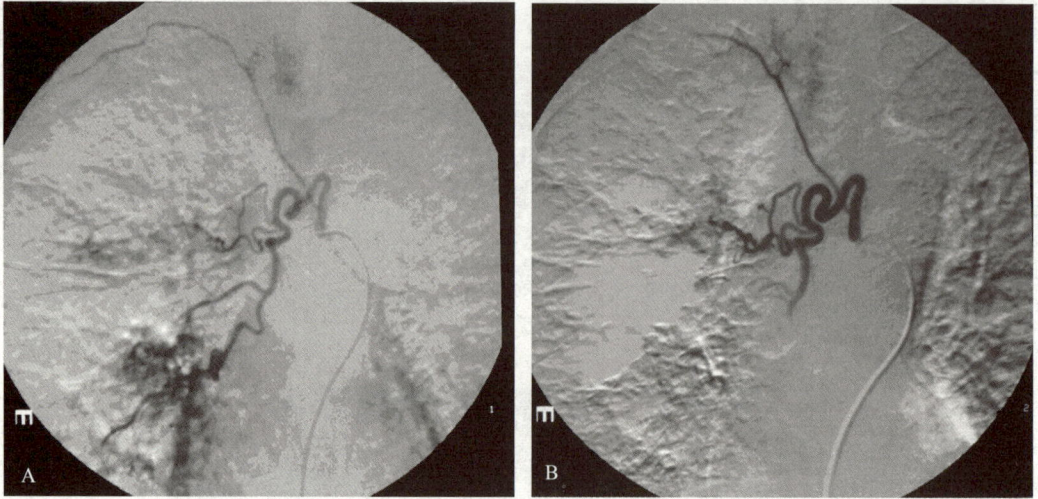

图 20-1 支气管动脉造影及支气管动脉栓塞术
A. 支气管扩张导致大咯血,行支气管动脉造影提示远端血管破裂出血;
B. 行支气管动脉栓塞术,使远端压力下降血栓形成,达到止血目的。

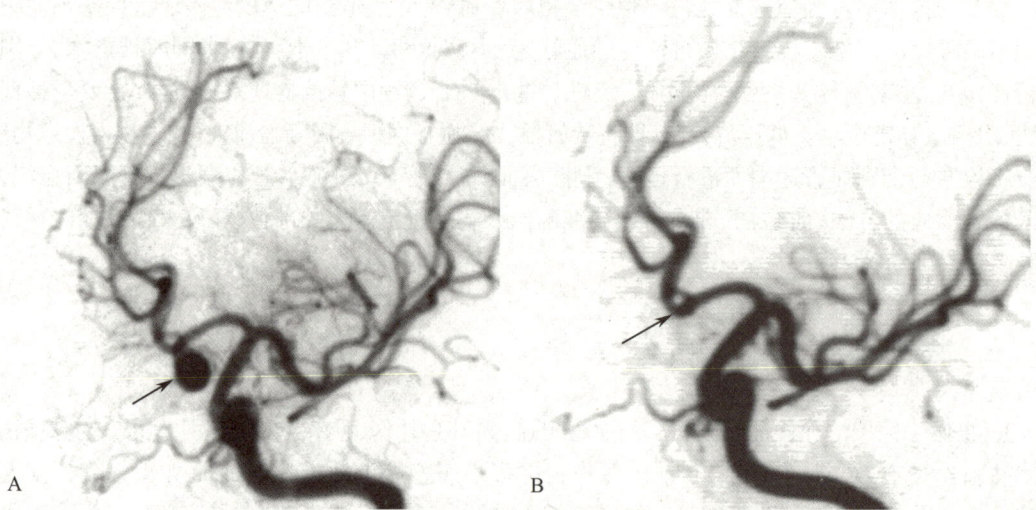

图 20-2 全脑血管造影提示动脉瘤及弹簧圈封堵术
A. 全脑血管造影提示大脑前动脉动脉瘤形成;B. 全脑血管造影提示
大脑前动脉动脉瘤行弹簧圈封堵后治愈。

(1)相对根治性栓塞治疗:是指通过栓塞术,达到肿瘤完全消失或明显缩小并且在相当长的时期稳定,如少数良性富血性肿瘤(肝海绵状血管瘤、子宫肌瘤、动脉瘤样骨囊肿、肾错构瘤等)。极少数分化较好和较小的恶性肿瘤,如小肝癌和纤维板层型肝癌等,亦可达到相对根治性治疗。

(2)姑息性治疗:多是针对恶性富血性肿瘤而行,多合并化疗进行(图 20-3)。绝大多数恶性肿瘤的化疗性栓塞治疗过程均符合栓塞术的不完全坏死特性,所以局部复发、转移难以避免。以较小的代价最大限度地缩小肿瘤体积,控制其生长速度是此类治疗要点。最后仍应落实到提高患者生存质量与延长生存期并重的治疗原则。有时仅靠栓塞术难以达到此目的,配合其他疗法(如物理消融、免疫治疗)的综合治疗是非常必要的。

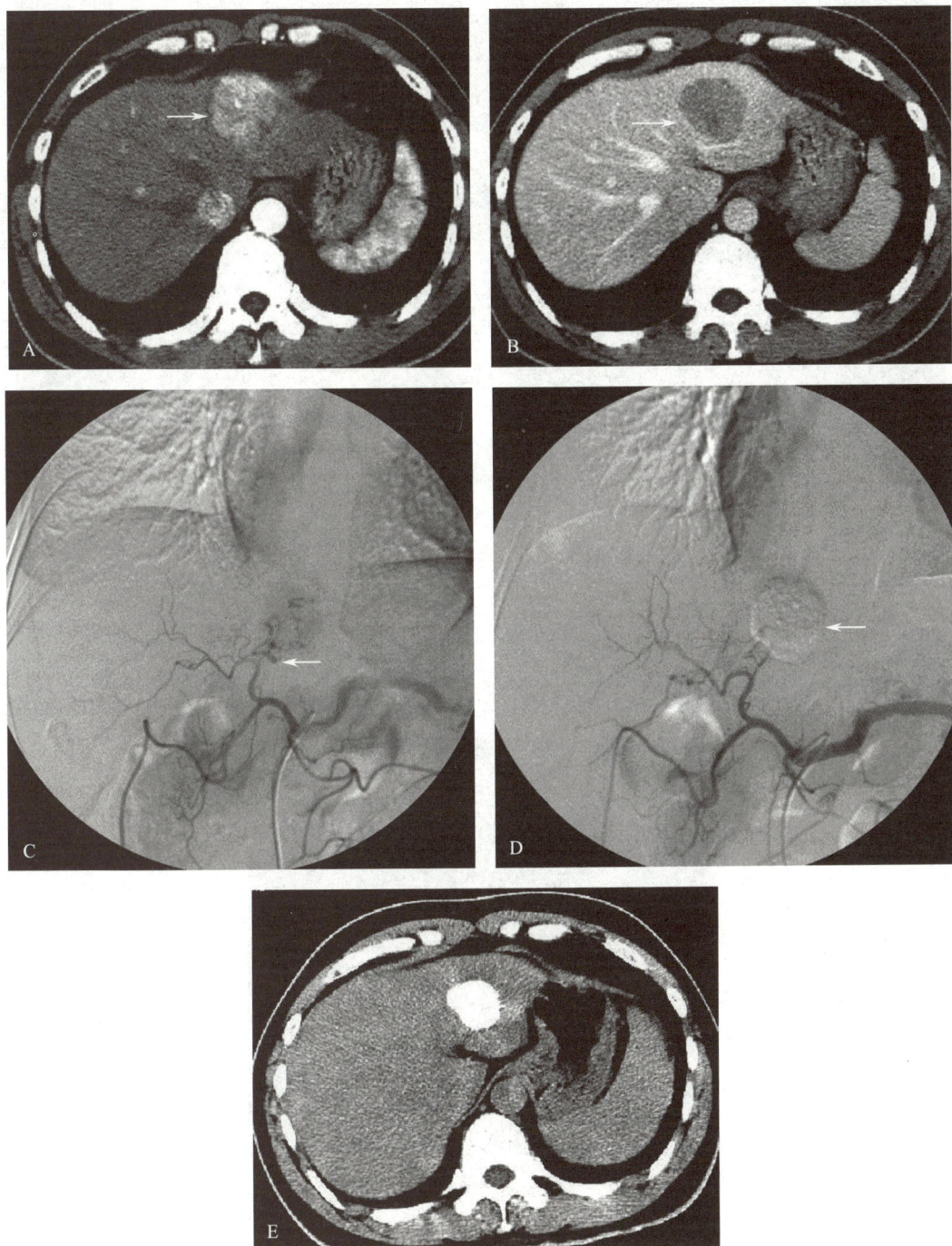

图 20-3 肝肿瘤动脉栓塞术

A. 增强 CT 动脉期显示肝肿瘤位于肝脏左叶;B. 增强 CT 门脉期显示肝肿瘤位于肝脏左叶;C. DSA 下肝动脉造影显示肿瘤供血血管;D. DSA 下进行肿瘤供血血管碘油栓塞并灌注化疗药物(TACE);E. 腹部 CT 平扫显示肿瘤碘油栓塞后的效果。

(3)术前辅助性栓塞治疗:适于体积较大、血供丰富较复杂、预计术中出血多、手术难度大的良、恶性肿瘤,如肾癌、肝癌、盆腔肿瘤、脑膜瘤、鼻咽血管纤维瘤等。这种情况下栓塞术虽为辅助性治疗,但仍是治疗过程的重要环节。要求尽可能地将供血动脉完全栓塞,尽量减少对周围组织的损伤,为手术后的康复打下基础。对巨大肿瘤,栓塞术可使其缩小,为二期手术切除做准备。目前提倡的新辅助治疗即术前的辅助治疗(包括动脉灌注和动脉栓塞),在胃癌、结肠癌及骨肉瘤都具有明显疗效,其临床价值不容低估。

4. 器官灭活　主要用于脾大、脾功能亢进等脾脏病变（图 20-4）和相关的血液病，严重肾萎缩并肾性高血压，大量蛋白尿等，也可用于宫外孕终止妊娠、甲状腺功能亢进等特殊疾病治疗。部分性脾栓塞术及部分性甲状腺栓塞术的关键是掌握栓塞程度。后两者要求将靶器官全部或部分灭活。

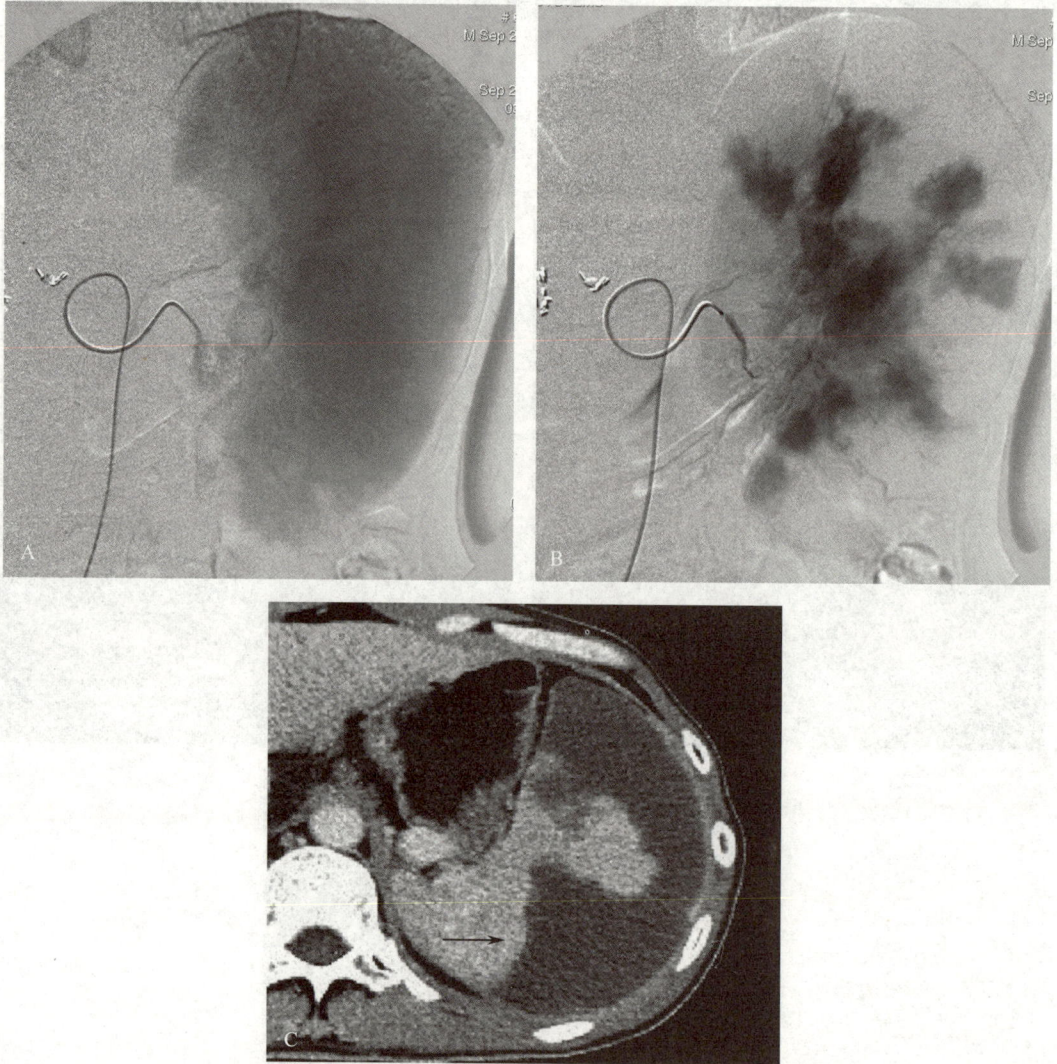

图 20-4　脾动脉造影及脾动脉栓塞术
A. 脾动脉造影提示脾大，脾功能亢进；B. 行脾动脉栓塞术治疗脾功能亢进；
C. 腹部 CT 显示脾动脉栓塞后效果，坏死区域呈扇形分布。

二、栓塞术后反应及并发症

1. 栓塞后综合征　栓塞后综合征为其主要反应，表现为疼痛、发热、消化道反应、肝肾功能损害等，多为一过性反应。主要处理方法是对症治疗。

2. 误栓　是指非靶血管或器官的意外栓塞。其后果与被误栓器官的重要性和误栓程度有关。通常有以下两种误栓：

（1）反流性误栓：是指栓塞剂由靶血管反流入非靶血管造成的非靶器官的栓塞。发生的原因主要为栓塞剂注入压力大、速度快和在前方已有阻塞的情况下仍追加注入栓塞剂，常发生在经验欠缺的术者。尽量慢速、低压、反复核实等,是预防反流性误栓的重要方法。

(2)顺流性误栓:是指栓塞剂通过靶血管而至肺或其远端器官栓塞。发生的原因为选择栓塞剂的直径小于靶血管直径,或在采用阻控法释放栓塞剂时,注入压力过高,迫使栓塞剂跨越靶血管。此类情况易出现在有高流量的动静脉瘘。

3. **过度栓塞**　指因栓塞明显超过允许范围造成严重的术后反应或并发症。应少量分次注入栓塞剂,其间应不断造影复查,以了解栓塞程度,适可而止。如把握不大时,宁可少栓也不要过度,尤其是治疗良性疾病如甲亢时。同时必须选择适当的栓塞剂,对液态栓塞剂,因其可达到毛细血管水平栓塞,可造成靶器官严重坏死,应小心使用。超选择性插管时,栓塞剂用量过大和注速过快仍可造成并发症,值得注意。

4. **误栓引起的其他器官损伤**　如颅内动脉瘤栓塞术中,导管进入动脉瘤腔内触碰到腔内血栓致其脱落造成的异位栓塞,如果栓子停留于脑功能区供血动脉,会引起严重的临床症状,所以术中操作必须耐心细致,并且随时注意观察患者的情况,及时处理意外。

5. **感染**　如胆肠吻合术后或胆道内支架植入术后再行肝动脉碘油化疗栓塞术,容易引起肝脓肿,所以对此类患者术后一定要给予抗生素预防感染。

6. **其他**　如肾上腺动脉栓塞引起的高血压危象等,术中必须监测患者的血压,并及时处理出现的各种症状。误栓引起其他器官的损伤所造成的后果取决于误栓的器官,如颈外动脉误栓至颈内动脉可导致偏瘫、失语等功能丧失,甚至死亡。子宫动脉误栓可引起闭经、输尿管缺血坏死而尿瘘等。

第二节　经皮血管腔内成形术

经皮血管腔内成形术(percutaneous transluminal angioplasty,PTA)是指经皮穿刺后经血管植入球囊导管等器械,对狭窄段血管进行扩张成形的一系列技术(见文末彩图20-5)。其基本原理为通过球囊扩张引起病变血管内膜斑块破裂,使其管腔扩张后狭窄解除,血流恢复正常。目前,PTA技术是多种血管狭窄性病变的首选治疗方法,常与血管内支架植入术配合使用。

一、PTA 的适应证和禁忌证

1. **适应证**　存在血管管腔狭窄或阻塞,引起血流动力学改变并造成临床症状的病变才被视为血运重建的适应证。不提倡扩张临床上无症状的病变来预防狭窄或阻塞,否则将会给病变的后续处理带来困难。①适用于存在单一病变、节段性狭窄的血管病变,特别是不能耐受外科手术者;②在动脉狭窄病变的应用上,主要用于四肢动脉、肾动脉、肠系膜动脉、冠状动脉、颈动脉和脑动脉狭窄的扩张;③在静脉病变的应用上,主要用于股静脉、髂静脉、上腔静脉、下腔静脉、锁骨下静脉、颈内静脉、移植静脉等,以及透析通道狭窄的扩张。

2. **禁忌证**　病变血管存在活动的炎症;感染急性期,菌血症、败血症;不能纠正的凝血功能障碍;近期的外科吻合口狭窄等。

二、PTA 的基本技术

PTA 可用于股 - 腘动脉、头臂动脉、髂动脉、肾动脉、内脏动脉、主动脉、移植血管以及透析通道的狭窄或阻塞性病变等周围血管病变,基本技术细节各不相同。本节主要以最常应用的下肢动脉介入治疗为例,讲解 PTA 的基本技术。

1. **术前评估** 下肢动脉 PTA 介入治疗前的诊断应包括一次完整的血管解剖评估,包括主动脉下端、髂动脉、股动脉、腘动脉和小腿动脉支,一直达到足背动脉和脚掌弓,以分析病变及其流入道、流出道。术前可以通过 CT 血管造影(CTA)完成整个下肢动脉的评估。

同时应检测的实验室指标包括:凝血参数、血小板计数、凝血酶原时间、部分凝血酶原时间和血清肌酐水平。凝血功能障碍和凝血酶原活动度小于 40% 被认为是施行 PTA 的禁忌证。另外,患者对介入治疗不合作、精神障碍或术后无法规律用药等也被认为是施行血管操作的相对禁忌证。

2. **PTA 基本技术**

(1)入路选择:穿刺病变同侧的股动脉,常被用来作为动脉的入路选择,用于治疗股动脉狭窄或阻塞性病变。在很少的情况下,如果未能从近端穿过股动脉的病变,可以在透视引导下进行腘动脉穿刺,或腓总动脉或胫前动脉穿刺。但应该应用彩色多普勒超声引导下穿刺,以防止意外地穿刺腘静脉而造成动静脉瘘。并且,胫神经有可能被直接损伤或由于穿刺后血肿继发的肌间综合征而被损伤。

对于不能使用病变同侧作为动脉入路的患者,如狭窄病变靠近穿刺点或穿刺点部位本身或穿刺点以上病变,可以使用对侧入路,结合跨越技术(cross over)将引导导管或长鞘越过髂动脉分叉进入对侧的动脉,并通过指引导管或长鞘实施对侧髂或股动脉病变的治疗。

(2)穿刺和放置导管鞘:穿刺成功后,在扩张球囊被引入动脉之前,应事先经皮放置动脉鞘或引导导管。

(3)PTA 前动脉造影:在成功地建立入路通道后,需要对靶血管病变进行评价。主要判断狭窄或阻塞病变的位置、长短、单发或多发病变、病变钙化程度、偏心或同心圆狭窄病变以及病变远端流出道的情况。

(4)导丝通过技术(以股动脉病变为例):导丝通过狭窄或阻塞病变是实施进一步球囊扩张成形术的前提。在导丝的引导下将指引导管抵近病变,通过导管注射造影剂可以获得病变的狭窄或阻塞的血管图像。在 DSA 的"路图技术"引导下,较短的狭窄或阻塞病变,导丝可以很容易通过。但存在较长的阻塞病变时,导丝往往不能正确进入远端血管腔内,而在内膜下层的夹层中前行,这一技术被称为"内膜下穿刺技术"。导丝从动脉近端进入一长段阻塞病变,有意通过动脉的内膜下层,从动脉的内膜下层穿过动脉的阻塞段,重新回到远端动脉真腔。这种较长的阻塞病变,特别是内膜下通过技术开通者,往往需要支撑架植入以维持球囊扩张后的血管腔。

(5)球囊扩张技术:导丝通过病变后,球囊导管顺导丝在透视引导下送入到靶病变血管位置。球囊精确的定位是通过球囊上的标志实现的。现代球囊扩张导管能承受高压,剖面小,扩张后的直径大,5~7F 球囊导管膨胀后球囊直径 3~12mm,甚至更大,球囊长度 2~8cm。被选择的球囊的直径应与被治疗血管的直径相适应。直径的测量位置应选择在病变的末端或以对侧血管为参考。动脉的直径测量可在数字减影设备上应用特殊设计的 DSA 软件进行。考虑到扩张后动脉壁会发生弹性回缩,球囊扩张直径应超出血管直径的 10%~20%。球囊的长度应该和病变的长度相适应。特别长的病变可以用 10cm 长的球囊扩张,也可以分段扩张整个病变。

(6)术中疗效判定:PTA 术后可通过再次造影和监测血管内压力来评估扩张的效果。一般成功的标志是:再次造影显示狭窄段血管扩张,血流通畅,局部侧支循环消失;或监测血管内压力显示狭窄段两端压力差下降或消失。

3. 并发症及处理原则

(1)普通插管并发症参见选择性和超选择性插管技术。

(2)穿刺部位血肿:与术中大量使用肝素有关。预防措施可采用24h后拔除导管鞘及局部有效加压包扎。对于巨大血肿者,可采用局部穿刺抽吸和物理治疗促进血肿吸收;如出现局部严重压迫症状,可考虑手术清除血肿。

(3)扩张后血管急性闭塞:多为血栓形成所致,应立即给予插管溶栓治疗。

(4)血管损伤:如动脉内膜切割、血管穿孔破裂、假性动脉瘤、动-静脉分流等。注意避免硬性操作,并选择合适的器材。一旦发生严重的血管损伤,需立即采取介入或外科手术进行处理。

三、血管支架植入术

1. 适应证与禁忌证

(1)适应证:① PTA 术后并发症或不成功者,如 PTA 术后内膜撕裂,可能血管闭塞者;PTA 术后血管内膜夹层形成;PTA 术后遗留 ≥ 30% 狭窄;PTA 术后狭窄两端压力差 >10mmHg;PTA 术后再狭窄等。可应用于腹主动脉-髂动脉-股动脉、肾动脉、锁骨下动脉、肠系膜动脉及腹腔动脉等。②狭窄病变动脉累及主动脉壁或粥样硬化明显者,如冠状动脉狭窄、肾动脉开口处狭窄等,这时单纯 PTA 效果差。③颈部及颅内动脉具有血流动力学意义的狭窄,在滤器保护下,可植入血管支架。④腔静脉或较大静脉分支的狭窄或闭塞如 Budd-Chiari 综合征、上腔静脉压迫综合征、髂静脉狭窄闭塞等。⑤重建血管通道并纠正血流动力学的异常,如门静脉高压患者在肝内肝静脉和门静脉间建立通道,起到肝内门体分流的作用。⑥支架移植物可用于动脉瘤的治疗,消除动脉瘤破裂的危险。也可用于动脉夹层的治疗,起到封闭瘘口、闭合假腔的作用。⑦金属支架能封闭粥样斑块溃疡,对预防再狭窄有一定的价值。⑧其他:颅内宽颈动脉瘤弹簧圈栓塞之前预先植入血管支架,以防止栓塞弹簧圈移位;搭桥血管的再狭窄;血液透析患者动静脉内瘘的狭窄、闭塞等。

(2)禁忌证:严重心力衰竭、大动脉炎活动期、严重末梢血流障碍、生长发育未成熟者禁用。病变血管流出道不通畅者应慎重,如腘动脉分支完全闭塞,这时股动脉、腘动脉支架就要非常慎重。同样如门脉血流缓慢时,放置门脉支架也要小心。病变位于关节处,以往通常不用支架只行 PTA。病变部位动脉壁钙化严重时,放置支架要慎重,以防动脉损伤。

2. 术前准备

(1)常规准备:①常规肝、肾功能、出凝血时间、凝血酶原时间检查,检查血沉和血液各项免疫指标,明确大动脉炎是否活动期。②穿刺部位备皮,术前签署手术知情同意书。③对下肢动脉成形术患者,术前应作非创伤性检查,如踝/臂指数(ABI)、超声多普勒、MRI 及多排螺旋 CT 的血管重建术等。这些检查也是术后血管是否通畅的随访检查方法。④术中用药:造影剂(宜用非离子型低渗或等渗造影剂),局麻药如利多卡因,血管扩张药如硝酸甘油、硝普钠,肝素、低分子量肝素,尿激酶,止痛剂及镇静药物等。

(2)器材准备:①常规血管介入器材:穿刺针、导管鞘(包括长导管鞘)、多种形态导管及导丝(包括长硬交换导丝)。②球囊导管及压力泵:根据病变段血管的直径和长度选择不同大小及长短的球囊导管。③指引导管系统:常用于冠状动脉、肾动脉 PTA 及支架置放术,具有定位准确的优点。④金属支架:金属支架种类很多,选择支架应根据患者的病灶情况、经济情况及操作者经验而定。支架口径应略大于病变血管正常段口径,支架的长度应能覆盖整个病变段。对病灶较硬或由钙化斑块所致的狭窄,宜选用球囊扩张型支架如 Palmaz 支架。Z 型支架较适合腔静脉病变。⑤其他器材:为到达病变部位所需的器材,如微创穿刺系统、定向穿刺针(如 Rups-100)等;有创测压器等血管压力测量仪。

3. 操作步骤

(1)常规操作:同 PTA 技术。

（2）放置支架：在完成插管、造影甚至 PTA 后，如决定放置支架，则经导管送入交换导丝并应置在病变血管内。退出导管，沿导丝送入血管支架释放系统，抵达病变部位后释放支架（图 20-6）。支架的直径通常应大于病变部位正常动脉的 15% 左右。整个操作过程必须全肝素化。如释放后支架仍有狭窄，可用球囊导管再扩张。

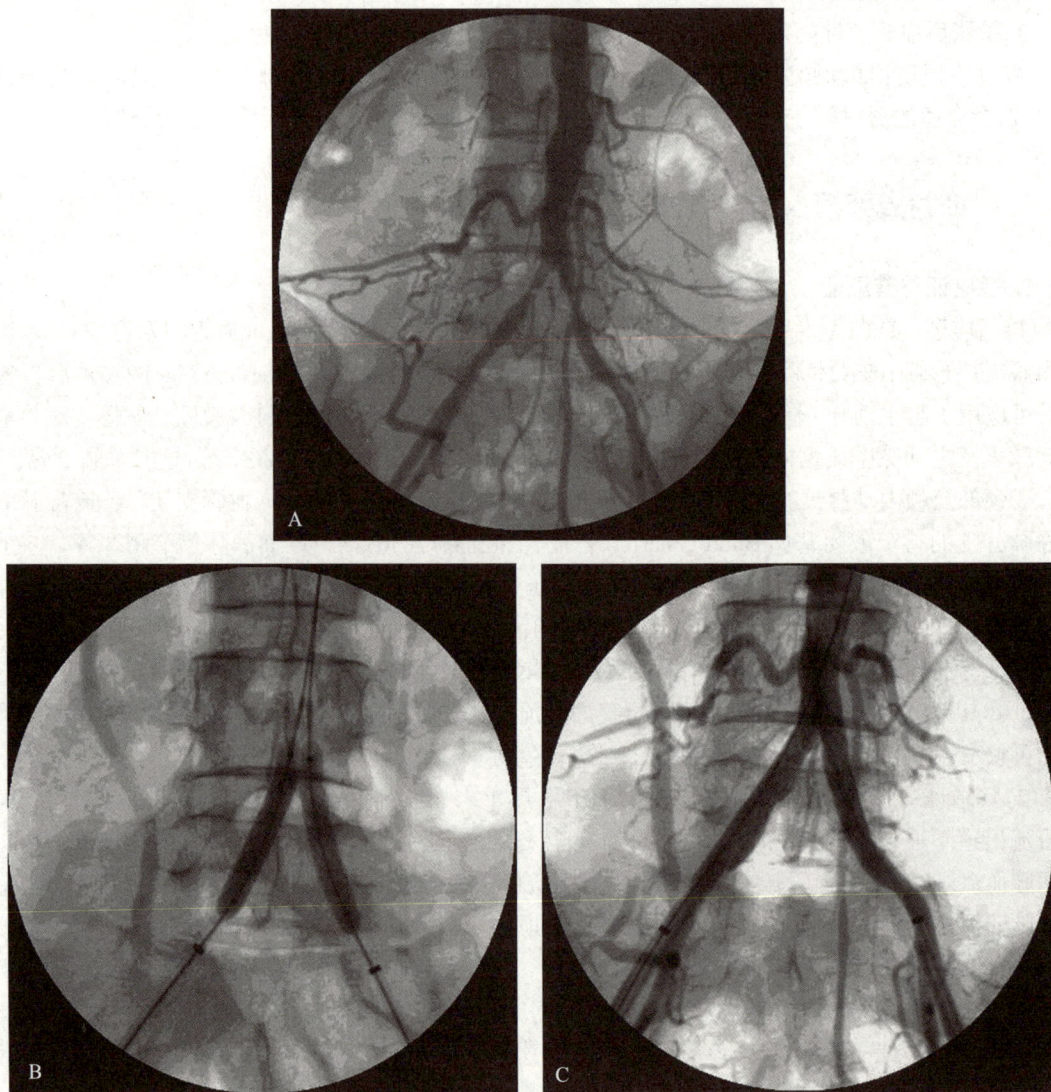

图 20-6   双侧髂动脉支架植入术
A. 腹主动脉及髂动脉造影提示双侧髂动脉严重狭窄；B. 经双侧股动脉沿导丝送入血管支架释放
系统，抵达病变部位后释放支架；C. 支架植入后复查造影提示双侧髂动脉狭窄改善。

4. **并发症与处理**   除了有与 PTA 类同的并发症之外，还有以下并发症：

（1）支架移位或血管壁破裂：原因多为支架直径选择不合适所致。前者系支架直径小于正常段血管直径，后者系支架直径过大。预防方法是选用支架直径应是正常段血管直径的 110%~120%。

（2）血管损伤：血管壁穿通，系在扭曲的血管中选用了柔曲顺应性差的支架。预防方法为选用顺应性好的支架，如 Wallstent 等支架。动脉破裂，少于 1% 的髂动脉支架患者可能出现病变处的动脉破裂，主要是因病变过于严重。球囊导管及闭塞球囊扩张止血是第一应急手段，外科手术或支架移植物均是可考虑的。

（3）支架内急性血栓形成或远端血管血栓栓塞：系植入术中操作时间过长，抗凝药剂量不够所致。在血管支架植入术前，应经导管向病变血管内注入肝素 2 000~5 000U，以防止血栓栓塞。

5. 疗效评价　血管支架植入术后的长期通畅率与原有血管口径大小、支架的种类、植入支架的数目及植入术后抗凝药物的应用等因素有关。目前研究报道股 - 腘动脉狭窄支架治疗术后 1 年、2 年、3 年的通畅率为 80%、51%、48%。髂总动脉及髂外动脉狭窄支架治疗术后 1 年、2 年、3 年的通畅率分别为 93%、91%、90%。肾动脉支架患者 1 个月、3 个月、6 个月、12 个月高血压控制率分别为 91%、84%、70%、61%，原有肾衰竭者 73% 得到了改善。

第三节　经导管药物灌注术

经导管药物灌注术（transarterial infusion，TAI）是指通过介入放射学方法，建立由体表到达靶动脉的通道（导管），经该通道注入药物达到局部治疗的一种方法。经导管在病灶供养血管内注入药物，使之达到与静脉给药相比局部药物浓度增高，而外周血药物浓度低，可提高疗效，减低药物副反应。

目前，动脉内化疗术已成为介入诊疗的一个重要范畴，用于多种恶性肿瘤的治疗。而经导管于血管内灌注溶栓药物、血管扩张剂或收缩剂等也广泛应用于动、静脉血栓形成、闭塞，以及痉挛性或出血性疾病的治疗。同时，各种 TAI 器材和方法，如球囊阻塞灌注导管、同轴导管系统、专用灌注导管及导丝、导管药盒系统和药物灌注泵等亦相继问世，极大地丰富了药物灌注术的给药手段及方式。

一、基本原理

药物的疗效除主要与其自身的药理作用和病变对其的敏感性有关外，病变区的药物浓度（相对于外周血浆药物浓度而言）和药物在一定的浓度下与病变的接触时间等因素也产生重要影响。而不同的给药方式将对上述因素产生作用。以往注射给药的方式主要为皮下、肌内和静脉注射。药物均经静脉回流至右心、肺静脉，再经左心室泵出分散至全身。此过程中药物已被血液充分稀释混合。给药早期药物在各器官的分布量主要取决于其血流量，而后再根据药物自身的代谢和分布特点，主要分布于肝、肾、肺、皮肤等脏器，靶器官的药物浓度主要与外周血浆药物浓度平行，欲提高靶器官的药物浓度，只有增加药物注射量及注射速率（静脉注射时）。而通常药物副作用与其用量的外周血浆浓度成正比，所以提高药物疗效和避免或减少其副作用的矛盾几乎无法通过常规途径解决。

TAI 的基本方法是经皮穿刺，动脉内插管至靶动脉，再以等量于静脉给药的药物剂量甚或较小的剂量动脉内灌注，就能使靶器官药物浓度提高和延长药物与病变接触时间，而外周血药浓度并不增加，从而达到提高疗效和减少副作用的目的。

二、灌注方法

常规采用 Seldinger 技术插管，导管选择性插入靶动脉后应先行动脉造影，以了解病变的性质、大小、血供、侧支循环等。然后进行必要的超选择性插管，即可开始 TAI 治疗。TAI 的主要方式有：①一次冲击性 TAI（one shot）：是指在较短时间内，通常为 30min 至数小时将药物注入靶动脉，然后拔管结束治疗的方法。适用于恶性肿瘤化疗、溶栓治疗等。其特点为操作迅速、并发症少、护理简单。但因药物与病变接触时间较短及不能多次重复给药，疗效可受一定影响。为提高疗效，在药物配制和灌注方法上有不少改进。②长期药物灌注（long term arterial infusion）：是相对于一次冲击性灌注而言，导管留置时间较长，灌注可为持续性或间断性，适于肿瘤的姑息性治疗、胃肠道出血和溶栓治疗等。可采用普通导管留置法和全植入式导管药盒系统。

三、临床应用

1. **肿瘤**　肿瘤化疗性 TAI 在临床上越来越受重视，它可作为肿瘤术前的一期治疗，待肿瘤缩小后行二期手术切除，可提高手术根治的成功率。也可作为术后预防局部复发和转移的治疗和不能手术的单纯姑息性治疗。目前已经在临床中应用于全身各种组织来源的恶性肿瘤的灌注化疗术，包括头颈部恶性肿瘤、胸腹部恶性肿瘤、骨科及软组织恶性肿瘤，以及全身各种转移性肿瘤。作为姑息性化疗术 TAI 比全身性化疗的生存期明显延长，患者的生存质量得到显著提高，因而也就得到临床的广泛开展。

在施行 TAI 术时，必须坚持联合化疗，因为联合化疗有以下优点：①在每种药物的可承受的药物毒性范围内联合化疗能最大限度地杀伤肿瘤细胞；②由于肿瘤细胞的异源性，联合化疗能起到扩大化疗药物与肿瘤细胞间的作用范围，大规模杀伤肿瘤细胞的作用；③联合化疗也能减慢肿瘤细胞耐药性的产生。因而在各个部位和不同组织起源的恶性肿瘤应该有不同的化疗方案。

2. **溶栓**　溶栓疗法是指某些药物使血管内已形成的血栓溶解，恢复血管的通畅性，达到治疗血栓栓塞性疾病的目的。过去常用静脉滴注链激酶或尿激酶的方法，小剂量效果不明显，加大剂量又易发生出血并发症。近年来采用经导管插管到局部血栓部位灌注溶栓药物，对于急性血栓形成、亚急性血栓栓塞，甚至慢性血栓，都显示了较好的疗效，尤以对急性血栓形成的溶栓效果最好。目前，选择性插管至局部血栓形成的血管内，持续灌注溶栓药物，已成为治疗血栓栓塞性疾病的常用方法。

3. **止血**　药物灌注止血主要应用于消化道出血的治疗。理论上认为出血速度大于 0.5ml/min 时即可为造影发现，但实际造影显示造影剂血管外渗（出血）的机会并不多，占 20% 左右。所以，针对消化道出血的检查，还应结合核素扫描、内镜、钡餐等多种方法。一旦出血部位明确或发现有活动性出血，即可采用血管收缩药控制出血。血管收缩药能使胃肠道小动脉收缩，平滑肌轻度痉挛，胃肠血流量明显减少而起到止血作用。灌注药物以血管升压素多见，加压素应配制成 0.2U/ml 或 0.4U/ml 的溶液，以每分钟 30~60ml 的速度灌注。

四、并发症及处理原则

并发症主要与导管或药物对血管及其灌注区域组织刺激有关。

1. **血管损伤、狭窄及闭塞**　常见于插管时血管损伤，而血管狭窄、闭塞多发生于长期化疗灌注的靶血管。留置的导管长期刺激和化疗药物的损害使动脉内膜增生。预防措施是留置导管尽量不置入管腔较细的动脉内；尽量少用对血管内膜刺激性大的药物，或减少相应药物用量或稀释至较低浓度再行灌注。

2. **神经损伤**　可发生在脊髓动脉、支气管动脉和脑动脉化疗灌注时。可能与药物和造影剂直接损伤神经组织或刺激血管造成痉挛有关。此类并发症的预防措施包括：尽量行超选择性插管，避开无关的供应重要器官的动脉分支；注意插管动作轻柔，避免刺激血管导致痉挛；使用毒性小或低（等）渗透压的非离子型造影剂；化疗药物应稀释充分并缓慢注入。并发症发生后的处理措施有：给予地塞米松 30mg 静脉滴注；予低分子右旋糖酐 500ml 快速静脉滴注并配合使用血管扩张剂和神经营养药物；予对症、支持等治疗，如脱水、吸氧、高压氧等治疗。一般神经损伤并发症经上述治疗后多可在 1 周内痊愈，不可逆的神经损伤少见。

3. **化疗毒副反应**　如胃肠道反应、骨髓抑制等。化疗药物灌注前需注意给予相应的胃肠道黏膜保护药物，予适当护肝治疗。化疗药物灌注后需复查血常规变化，出现骨髓抑制时可给予适当的集落刺激因子治疗，同时注意避免感染、出血等并发症。

第四节　心脏疾病介入治疗

介入诊疗技术应用于心血管疾病已有 40 余年的历史。近年来,随着基础医学、循证医学和高新技术、器械的广泛开展和应用,心血管疾病的介入治疗取得了快速发展。目前,心脏介入治疗技术已成为冠心病、心律失常、先天性心脏病、瓣膜性心脏病和某些心肌病的常用治疗方法。此处主要阐述心脏介入治疗的基本原理与临床应用。

一、冠心病的介入治疗

经皮冠状动脉介入治疗(percutaneous coronary intervention,PCI)是采用心导管技术疏通狭窄甚至闭塞的冠状动脉管腔,从而改善心肌血流灌注的方法,是心肌血流重建术中创伤最小的一种。PCI 主要包括经皮冠状动脉腔内成形术(percutaneous transluminal coronary angioplasty,PTCA)、冠状动脉内旋切术、旋磨术和激光成形术以及支架植入术等。目前,PTCA 加上支架植入术已成为治疗冠心病的重要手段。

1. PTCA　经皮穿刺周围动脉将球囊导管送入冠状动脉达到狭窄节段,扩张球囊使狭窄管腔扩大。其主要作用机制为球囊扩张时斑块被压回管壁;斑块局部表面破裂;偏心性斑块处的无病变血管壁伸展。在此过程中内皮细胞剥脱,它的再生需要 1 周左右时间,此时中膜平滑肌细胞增生并向内膜游移,使撕裂的斑块表面内膜得到修复。

2. **冠状动脉内支架植入术**　将金属材料雕刻或编织成管状而其管壁呈网状带间隙的裸支架(bare metal stent,BMS),植入冠状动脉内已经 PTCA 扩张的狭窄节段,支撑血管壁,维持血流通畅。其作用机制为支架植入后网状管壁可紧贴血管壁,支架管腔扩张,支撑狭窄血管,血流通畅,可减少PTCA 后的血管壁弹性回缩,并封闭 PTCA 时可能产生的动脉夹层,可使术后残余狭窄降低至 20% 以下。术后支架逐渐被包埋在增厚的动脉内膜内,内膜在 1~8 周内被新生的内皮细胞覆盖,而支架管壁下的中膜变薄和纤维化。药物洗脱支架(drug-eluting stent,DES)是在金属支架表面涂上了不同的药膜,能使血管内皮化过程延迟,降低支架内在狭窄的发生率,但植入早期容易形成支架内血栓的发生,常常需要口服双联抗血小板药物治疗至少 12 个月(见文末彩图 20-7)。

冠状动脉内支架植入术,是将金属材料雕刻或编织成管状而其管壁呈网状带间隙的支架,植入冠状动脉内狭窄病变处,利用球囊扩张释放支架,支撑血管壁,维持血流通畅,支架植入后网状管壁可紧贴血管壁,减少了球囊扩张后的血管壁弹性回缩,并封闭球囊扩张时可能产生的动脉夹层,使术后残余狭窄降低至 20% 以下,药物洗脱支架(DES)是在金属支架表面涂上了抑制血管内皮细胞增殖的药物,能使血管内皮化过程延迟,降低支架内再狭窄的发生率。

3. **PCI 术前、术后处理**　PCI 术前做碘过敏试验(现多使用非离子低渗或等渗造影剂,并非必须进行碘过敏试验),查血小板计数、凝血功能、肝肾功能、电解质等。择期手术者,术前禁食 4~6h,术前 3~5d 开始服用氯吡格雷 75mg/d 或替格瑞洛 180mg/d、阿司匹林 75~150mg/d;急诊手术者,术前未用抗血小板药者应于术前嚼服阿司匹林 300mg,口服氯吡格雷 300mg 或替格瑞洛 180mg/d。术中常规使用肝素抗凝,急诊 PCI 时有时需加用血小板糖蛋白 Ⅱb/ Ⅲa 受体拮抗剂,国内主要是替罗非班,以抑制血小板聚集。术中及术后鞘管拔除前应检测活化凝血时间(ACT)。鞘管拔出后局部压迫止血 15~20min,如无出血则局部加压包扎,包扎后应密切观察,防止出血。PCI 术后终身服用阿司匹林

75~150mg/d；口服氯吡格雷 75mg/d 或替格瑞洛 180mg/d，植入 BMS 服用 1 个月，植入 DES 应坚持服用 9~12 个月或更长时间。

4. 冠心病介入治疗适应证 根据《中国经皮冠状动脉介入治疗指南(2016)》，冠心病介入治疗的适应证有：

(1) 稳定性冠心病的血运重建治疗：单支或双支合并非前降支近端病变可推荐应用 PCI。以下情况应用 PCI 是合理的：①单支或双支合并前降支近端病变；②3 支简单病变且 PCI 可实现功能性完全血运重建，SYNTAX 积分 ≤ 22 分；③左主干病变(孤立或单支，口部或体部)；④左主干病变(孤立或单支，远端分叉)；⑤左主干 +2 支或 3 支病变，SYNTAX 积分 ≤ 32 分。

(2) 非 ST 段抬高型急性冠脉综合征的血运重建治疗：①建议在以下患者应用有创治疗策略：GRACE 评分 >140 或至少 1 项高危因素；症状反复发作；可诱发的缺血。②建议接受早期有创治疗策略(<24h)：GRACE 评分 >140 或存在多项其他高危因素的患者。③建议接受延迟有创治疗策略(72h 内)：GRACE 评分 <140 或不存在多项其他高危因素，但症状反复发作或负荷试验阳性的患者。④存在高危缺血风险的患者(顽固性心绞痛、合并慢性心力衰竭、心律失常或血流动力学不稳定)应行紧急冠状动脉造影(2h)。⑤不推荐应用有创治疗策略的患者：整体风险低；对于有创诊断或介入干预存在高风险。

(3) 急性 ST 段抬高型心肌梗死(STEMI)的血运重建治疗

1) 直接 PCI：①胸痛发病 12h 内伴持续 ST 段抬高或新发生的左束支完全阻滞患者(从首次医疗接触到 PCI<90min)；②发病 >12h 仍有胸痛或不适和持续 ST 段抬高或新发生的左束支完全阻滞，或合并心力衰竭、血流动力学不稳定者，直接 PCI 是合理的(尽快)；③发病 12~24h 已无明显症状但有持续 ST 段抬高或新发的左束支完全阻滞或高危患者可考虑行直接 PCI(尽快)。

2) 栓后 PCI：①成功溶栓(胸痛 / 不适得到缓解及 ST 段回落)后行常规 PCI(3~24h)；②溶栓失败应考虑行挽救性 PCI(尽快)。

3) 择期 PCI：①建议对心绞痛 / 缺血激发试验阳性的患者行择期 PCI；②对 Q 波心肌梗死、无后续缺血症状 / 可诱发心肌缺血或梗死相关区域无存活心肌证据的患者不建议行择期 PCI。

二、心律失常的介入治疗

1. 植入心脏起搏器 心脏起搏器通过发放一定形式的电脉冲，刺激心脏，使之激动和收缩，即模拟正常心脏的冲动形成和传导，以治疗由于某种心律失常所致的心脏功能障碍。心脏起搏技术是心律失常介入治疗的重要方法之一，并可用于临床心脏电生理研究及射频消融治疗。起搏器功能的不断完善，新型起搏器的不断问世，使临床缓慢性心律失常达近治愈目标。心脏起搏已从单纯治疗缓慢性心律失常扩展到治疗快速性心律失常、心力衰竭等领域，对减少病死率、改善患者的生存质量起到了积极的作用。

心脏起搏治疗的主要目的是通过不同的起搏方式纠正心率和心律的异常，以及左右心室的协调收缩，提高患者的生存质量，减少病死率。

植入体内的起搏器，可于体外使用程序控制器改变其工作方式及参数，可以根据机体的具体情况，制订一套最适合的工作方式和工作参数，使起搏器发挥最好的效能，节省资金且能保持最长的使用寿命。程控功能的扩展，使起搏器具有储存资料、监测心律、施行电生理检查的功能。

起搏治疗的适应证：植入永久性心脏起搏器的适应证为：①伴有临床症状的任何水平的完全或高度房室传导阻滞。②束支 - 分支水平阻滞，间歇发生二度 Ⅱ 型房室阻滞，有症状者；在观察过程中阻滞程度进展、H-V 间期 >100ms 者，虽无症状，也是植入起搏器的适应证。③病态窦房结综合征或房室传导阻滞，心室率经常 <50 次 /min，有明确的临床症状，或间歇发生心室率 <40 次 /min；或有长达 3s 的 R-R 间隔，虽无症状，也应考虑植入起搏器。④由于颈动脉窦过敏引起的心率减慢，心率或 RR 间

隔达到上述标准,伴有明确症状者,起搏器治疗有效;但血管反应所致的血压降低,起搏器不能防治。⑤有窦房结功能障碍和/或房室传导阻滞的患者,因其他情况必须采用具有减慢心率的药物治疗时,为了保证适当的心室率,应植入起搏器。

2. 埋藏式心脏复律除颤器　大量的临床试验证明,埋藏心脏复律除颤器可有效降低猝死高危患者的病死率,与常用的抗心律失常药物比较能明显降低总病死率。如今,埋藏式心脏复律除颤器已具备除颤、复律、抗心动过速起搏及抗心动过缓起搏等功能。

埋藏心脏复律除颤器适应证:①非一过性或可逆性原因引起的室性心动过速(以下简称室速)或心室颤动(以下简称室颤)所致的心搏骤停,自发的持续性室速;②原因不明的晕厥,在电生理检查时能诱发有血流动力学显著临床表现的持续性室速或室颤,药物治疗无效、不能耐受或不可取;③伴发于冠心病、陈旧性心肌梗死和左心室功能不良的非持续性室速,在电生理检查时可诱发持续性室速或室颤,不能被 I 类抗心律失常药物所抑制。近年来,随着起搏新技术的不断研究和开发,起搏器治疗的应用探索从单纯治疗缓慢性心律失常扩展到多种疾病的治疗,如预防心房颤动,预防和治疗长 Q-T 间期综合征的恶性室性心律失常。此外,起搏器还用于辅助治疗肥厚梗阻型心肌病、扩张型心肌病、顽固性心力衰竭和神经介导性晕厥。有些患者如急性心肌梗死合并房室传导阻滞、某些室速的转复、心肺复苏的抢救可能需要临时心脏起搏。

3. 导管射频消融治疗快速性心律失常　射频电能是一种低电压高频(30kHz~1.5MHz)电能。射频消融仪通过导管头端的电极释放射频能量,在导管头端与局部心肌内膜之间电能转化为热能,达到一定温度(46~90℃)后,使局部心肌细胞脱水、变形、坏死(损伤直径 7~8mm,深度 3~5mm),自律性和传导性能均发生改变,从而使心律失常得以根治。

(1)射频消融的适应证:根据我国《射频导管消融治疗快速心律失常指南(修订版)》,射频消融的明确适应证有:①预激综合征合并阵发性心房颤动和快速心室率、房室折返性心动过速、房室结折返性心动过速、房性心动过速(房速)和无器质性心脏病证据的室性心动过速(特发性室速)呈反复发作性,或合并心动过速心肌病,或者血流动力学不稳定者;②发作频繁、心室率不易控制的典型心房扑动;③发作频繁、心室率不易控制的非典型心房扑动;④发作频繁,症状明显的心房颤动;⑤不适当窦性心动过速(窦速)合并心动过速心肌病;⑥发作频繁和/或症状重、药物预防发作效果差的心肌梗死后室速。

(2)射频消融方法:首选,必须明确心律失常的诊断。经心内电生理检查在进一步明确心律失常的基础上确定准确的消融靶点。根据不同的靶点位置,经股静脉或股动脉置入消融导管,并使之达到靶点。依消融部位及心律失常类型不同放电消融,能量 5~30W,时间持续或间断 10~60s。检测是否已达到消融成功标准,如旁路逆传是否已不存在,原心律失常用各种方法不再诱发等。

(3)射频消融的并发症:可能出现的并发症为误伤希氏束造成二度或三度房室传导阻滞、心脏穿孔至心脏压塞等,发生率均极低。

三、先天性心脏病的介入治疗

先天性心脏病属于先天性发育畸形,心脏或大血管存在解剖学的缺损或狭窄。为此,手术纠治为其主要的治疗手段。近年来由于影像学、各种导管技术以及使用的介入器材的不断改进与发展,先天性心血管病介入治疗在一定范围内已经取代了外科手术治疗。先天性心血管病的介入治疗大致分为两大类:一类是用球囊扩张或支架的方法解除瓣膜或血管的狭窄;另一类是利用各种封堵装置堵闭缺损或异常通道。

1. 经皮球囊肺动脉瓣成形术　经皮球囊肺动脉瓣成形术(percutaneous balloon pulmonary valvuloplasty,PBPV)是较早应用的非手术介入性先天性心脏病的治疗措施,首例成功报告为 1982 年。国内也于 20 世纪 80 年代后期起步,目前已积累了较为成熟的经验,成为单纯肺动脉瓣狭窄的首选治疗方法。

适应证：①单纯肺动脉瓣狭窄，跨肺动脉压 ≥ 40mmHg；②青少年及成人患者，跨肺动脉压 ≥ 30mmHg，同时合并劳力性呼吸困难、心绞痛、晕厥或先兆晕厥等症状。

禁忌证：①肺动脉瓣下漏斗部狭窄、肺动脉瓣狭窄伴先天性瓣下狭窄、肺动脉瓣狭窄伴瓣上狭窄；②重度发育不良型肺动脉瓣狭窄；③肺动脉瓣狭窄伴需外科处理的三尖瓣重度反流。

并发症：主要并发症为穿刺部位血管并发症、术中心律失常、三尖瓣受损及继发性肺动脉瓣关闭不全。此类并发症多与术者的经验、操作技术水平有关。

疗效及预后：PBPV 治疗如适应证选择适当，近期及远期疗效与手术治疗相同，术后压力阶差明显下降者达 75%，但并发症及死亡率明显低于手术治疗，并发症 <6%，总死亡率 <0.5%。

2. **经皮球囊主动脉瓣成形术**　经皮球囊主动脉瓣成形术（percutaneous balloon aortic valvuloplasty，PBAV）用于治疗儿童与青少年主动脉瓣狭窄始于 1983 年。目前虽已成功应用于初生婴儿的主动脉瓣狭窄，但总的来说，由于球囊导管须由股动脉逆行通过狭窄的主动脉瓣口，操作上难度较大，且术中并发症较多，远期疗效也不十分理想，总的推广应用和疗效评价低于 PBPV。

适应证（主要指先天性者）：①先天性主动脉瓣膜型狭窄有症状者；②狭窄程度，跨主动脉瓣压力阶差 ≥ 50mmHg 为介入指标；③新生儿或婴幼儿严重瓣膜型狭窄，伴充血性心力衰竭者，可作为缓症治疗手段，推迟外科手术时间；④外科瓣膜切开术后再狭窄。

禁忌证：①先天性主动脉瓣狭窄伴有主动脉及瓣膜发育不良者；②合并中度或重度主动脉瓣反流者。

并发症：①术中球囊扩张阻断主动脉引起血流动力学障碍和 / 或心律失常，特别在婴幼儿死亡率较高；②股动脉损伤；③主动脉瓣关闭不全或残余狭窄。

疗效及预后：球囊扩张术后，即刻压力阶差可明显下降。但术后发生关闭不全者比例较高，约为 45%，有 14% 的患者在两年内需行瓣膜置换术。

3. **经皮主动脉瓣植入术**　经皮主动脉瓣植入术（transcatheter aortic valve implantation，TAVI）是指经皮穿刺或开放周围血管将导管推送至主动脉瓣处，进行主动脉瓣置换，以解除主动脉瓣狭窄的治疗方法。该手术是外科不能换瓣或手术风险极高的严重主动脉瓣狭窄患者的首选治疗方法（见文末彩图 20-8）。

适应证：有严重症状的主动脉瓣狭窄并伴有以下一项或多项的情况。①高龄；②全身症状较重，不耐受传统体外循环手术的严重主动脉瓣狭窄患者；③严重主动脉瓣狭窄被定义为瓣膜面积小于 $0.8cm^2$，跨瓣压差大于 40mmHg（1mmHg=0.133kPa），喷射速度峰值达到 4.0m/s；④既往开胸手术或放射治疗合并不适合再次开胸手术者；⑤ NYHA 心功能分级大于 Ⅱ 级；⑥严重肺部疾病。手术适应证还需要注意个体化问题，需要心内科与心外科医师共同评估。

禁忌证：①可接受外科主动脉瓣植入的患者；②主动脉环过小或过大不适于人工瓣膜者；③血流动力学不稳定；④心功能严重低下；⑤严重的髂动脉疾病；⑥减轻主动脉瓣狭窄后不能改善患者生活质量或延长生命者；⑦单纯主动脉瓣反流、升主动脉夹层或左心室血栓等。

操作方法：①全身麻醉或局部麻醉，经皮穿刺或开放股动脉，在造影导管的引导下，将直头钢丝逆向穿过严重狭窄的主动脉瓣进入左心室，经猪尾导管将直头钢丝换成强支撑硬钢丝；②将瓣膜扩张球囊沿钢丝推送至主动脉瓣狭窄处，快速起搏，手动加压扩张主动脉瓣狭窄；③行升主动脉造影，以球囊直径为参考选择瓣膜大小，并撤出扩张球囊；④将人工瓣膜推送通过主动脉瓣后，依据升主动脉造影下右冠状动脉窦最低水平来定位瓣膜的准确位置并释放人工瓣膜。释放瓣膜时，应在右心室快速起搏，使左心室压力下降到 60mmHg 以下，扩张球囊植入人工瓣膜，球囊排气、停止起搏并撤出球囊。

并发症：①房室传导阻滞；②主动脉瓣反流；③冠状动脉开口闭塞；④心包积液和心包填塞；⑤支架脱落；⑥卒中；⑦血管损伤。

疗效及预后：主动脉瓣植入术后，即刻压力阶差可明显下降。对于 TAVI 的疗效评价主要通过与其他治疗方式，包括传统手术（surgical aortic valve replacement，SAVR）、保守治疗、球囊成形术等进行比较。同时，不同入路的手术方式以及不同器材的 TAVI 手术之间也需要相互比较来评价手术策略。过去，心源性休克曾被认为是 TAVI 手术的禁忌证，但是近年来有报道在心源性休克后施行 TAVI 术作为最后的挽救措施，并且取得了较好的效果。随着手术经验的丰富和器械的改善以及更多新开展 TAVI 的中心里医师学习曲线的完成，TAVI 的成功率与术后生存率逐步提升。而各项研究也证明面对高危人群时，与保守治疗相比，TAVI 术在术后生存率和生活质量的改善上均有显著提高。

4. 动脉导管未闭封堵术　先天性动脉导管未闭由于开胸手术结扎死亡率低，疗效确切，自 1938 年以后成为本病的标准治疗方法。尽管如此，开胸手术本身创伤大，并发症在所难免。1969 年首次报告经股动脉置入泡沫海绵塞封堵未闭动脉导管成功，开创了非手术介入治疗的先河，此后经封堵器械等不断改进，目前非开胸手术介入治疗已成为 PDA 的常规治疗。

适应证：绝大多数的 PDA 均可经介入封堵，可根据不同年龄、不同未闭导管的类型选择不同的封堵器械。

禁忌证：极少数晚期已形成右向左分流者不宜行此治疗。

并发症：并发症发生率约为 3%~5%，主要并发症为：①封堵装置的脱落及异位栓塞；②机械性溶血，为封堵后残留细小通道致血流高速通过，大量红细胞被破坏所致；③血管并发症；④心律失常。

疗效及预后：总体来说疗效确切，并发症的发生与所用封堵器械不同有关，如用海绵塞法无溶血并发症，但有海绵栓易脱落的并发症；双伞面封堵系统操作简便不易脱落，但可有溶血并发症，少数严重者需手术取出封堵伞并结扎处理。弹簧圈封堵法简便易行，并发症少，最具有应用前景。

5. 房间隔缺损封闭术　1976 年有学者报道应用双伞状堵塞器封闭 ASD 成功。此后，几经改进至 20 世纪 90 年代以后，Amplatzer 研制开发了镍钛合金编织的新一代双盘型封堵器并用于临床，简化了操作，手术更为安全有效，尤其是在二维及三维经食管超声心动图技术的引导下，此技术已日臻成熟。

适应证：①继发孔型 ASD 直径 ≥ 5mm 伴右心容量负荷增加，≤ 36mm 的左向右分流 ASD；②缺损边缘至冠状静脉窦，上下腔静脉及肺静脉的距离 ≥ 5mm，至房室瓣 ≥ 7mm；③房间隔的直径大于所选封堵器左房侧的直径；④不合并必须外科手术的其他心脏畸形。

禁忌证：①已有右向左分流者；②合并有其他复杂的先天性心血管畸形。

并发症：①残余分流，即补片未能完全覆盖缺损口；②异位栓塞，为补片部分或全部脱落进入肺循环或体循环为严重并发症；③血管并发症及感染；④机械性溶血少见。

疗效及预后：经导管介入 ASD 封闭术，目前属于较成熟的技术，但其适应证仍有限。术后残余分流等问题尚有待进一步研究，但总的发展前景是乐观的。

6. 室间隔缺损封闭术　室间隔缺损（VSD）非手术封闭治疗，其封闭处理原则虽与 ASD 相似，但因在心室水平操作难度更大，手术也易引起严重并发症。为此，在较长一段时间内临床开展较少。2000 年以后，由于封堵器的改进，简化了操作，提高了疗效，已在国内外迅速推广应用。

适应证：①有手术指征的 VSD 符合以下条件：(1) 对血流动力学异常的单纯性 VSD，3mm< 直径 <14mm；(2) VSD 上缘距主动脉右冠瓣 ≥ 2mm，无主动脉右冠瓣脱入 VSD 及主动脉瓣反流；(3) 在超声心动图大血管短轴五腔心切面 9~12 点位置；②肌部 VSD>3mm；③外科手术后残余分流。

禁忌证：①巨大 VSD，缺损解剖位置不良，封堵器放置后可能影响主动脉瓣或房室瓣功能；②重度肺动脉高压伴双向分流；③合并出血性疾病、感染性疾病或存在心、肝、肾功能异常以及栓塞风险等。

并发症：与 ASD 介入封堵术相同。

　　疗效及预后:封闭成功病例即刻效果与手术修补相同,但远期疗效及与外科手术对比的评价,尚有待继续累积观察时间和病例数。

(薛亚军)

本章小结

　　介入治疗学的临床应用,按照介入治疗的途径,分为血管和非血管介入治疗技术。本章重点介绍血管内进行诊断和治疗的操作技术。

　　血管介入治疗技术主要包括以下三大主体技术:①经导管血管栓塞术(TAE):可用于临床中大出血的止血、治疗血管病(血管畸形、动脉瘤等)、各种富含血供的良恶性实体瘤的栓塞(如肝癌、肝血管瘤等)及器官的灭活(如脾功能亢进等),由动脉内药物灌注止血术扩展至肿瘤化疗药物灌注术、血管内接触性溶栓术;②经导管血管灌注治疗技术(TAI):如肿瘤供血动脉化疗药物灌注术和血管内接触性溶栓术等;③经皮血管腔内成形术(PTA)和支架植入术:主要应用于血管狭窄的治疗。在上述三大主体技术的基础上,心血管疾病的介入治疗取得了快速发展,已成为冠心病、心律失常、瓣膜性心脏病和先天性心脏病的常用治疗方法。

思考题

1. 经导管血管栓塞术(TAE)的临床应用及并发症是什么?
2. 经皮经腔血管成形术(PTA)的作用机制是什么?
3. 心血管介入治疗目前重点在哪几个类型的疾病上可以实施?

第六篇
康复医学

第二十一章
康复医学概论

第一节 康复概论

一、康复定义

康复（rehabilitation）一词的原义是复原的意思，随着康复事业的发展，康复的概念也在不断地发生变化。现在共识的康复概念：采用各种措施（包括医疗、工程、教育、社会和职业等一切手段）消除或减轻康复对象（病、伤、残者等）身心及社会功能障碍，使其功能达到或保持最佳水平，增强其生活自理能力，重返社会，提高其生存质量。尽管有的病理变化无法消除，但经过康复，仍然可以使个体达到其最佳的生存状态。

从这个概念可以看出，康复的对象是功能障碍，采取的治疗措施是"各种"措施，例如脑血管意外所致的偏瘫患者，急性期为了挽救生命，必须采取医疗措施，但医疗过程结束后，患者仍因偏瘫导致不能步行，此时我们要对其进行功能训练，必要时采用康复工程措施，如用轮椅、拐杖帮助患者行走。同时，要对患者和家属进行健康教育，保持良好的生活行为习惯，防止疾病的再发。患者如想回归社会和从事原来的职业，必须进行职业康复。同时，社会的各个部门要为残疾人回归社会提供应有的支持和帮助，这又称为社会康复。康复的最终目标是应用"各种措施"提高患者的生活自理能力，提高生活质量，重返社会。康复是一种新的理念和指导思想，必须将其贯穿到整个医疗服务系统和患者的医疗计划当中。对这一观点还必须加强宣传贯彻，从而使其能深入所有医学生、医务人员、残疾、残障者本人以及其家庭和所在社区当中，使他们均能切实参与到康复服务计划的制定和实施中，使患者最终受益。

二、康复措施

经典的康复即所谓的全面康复（comprehensive rehabilitation），包括医学的、工程的、教育的、社会的、职业的一切手段，分别称为医疗康复（medical rehabilitation）、康复工程（rehabilitation engineering）、教育康复（educational rehabilitation）、社会康复（social rehabilitation）和职业康复（vocational rehabilitation）。随着康复的发展，其内涵不断扩展。目前认为康复项目应包括：残损、残疾和残障的预防；残疾的早期识别和早期干预；在各个水平上提供服务，包括从社区到专门的康复机构；一个大的纵横交错的残疾人的转诊系统；向残疾人和他们的家庭传播有关残疾、服务和资源的信息；促进公众对残疾的认识和促使社会形成关心残疾人的氛围等，实际上已经形成了一个涉及各个方面的康复网络。康复就是试图发现人们所存在的困难，然后提供解决这些困难的方法。临床各科的患者都会存在这样或那样的本学科无法解决的问题和困难，这时就需要临床医生拓宽视野，从康复医学的角度寻求解决方法。具体方法分类如下：

（一）被动治疗

被动治疗完全由医务人员操作，用以缓解疼痛，放松肌肉，改善运动以及血液循环等。常用的治疗方法有针灸、推拿、各种手法治疗技术、康复治疗设备等。临床工作中，主被动治疗相结合的方法往往较单纯的被动治疗效果要好。

(二) 运动训练

运动训练可改善关节活动,增强肌力,改善肌张力,牵伸软组织、增强心肺功能,提高运动耐力,促进神经功能恢复的作用。如翻身、起坐、站立、蹲、行走等训练。也有助于人们增强战胜疾病的信心,防治心理压抑。

(三) 日常生活活动能力训练

日常生活活动(activity of daily living,ADL)能力是人生存最基本的能力,如吃饭、穿衣、洗漱、如厕、做家务、使用公共交通工具、书写等。ADL 训练有助于患者重返社会,如学龄前儿童需要学会所有的学前活动,包括穿脱衣、鞋、袜,使用铅笔和纸,玩玩具,独立使用厕所等;成年人则需要训练重返工作岗位的各种职业能力;60 岁以上老年人训练重点为自理能力,日间家人外出时照顾自己,同时能购置生活用品、清洁卫生或看管小孩。

(四) 设备代偿

设备代偿指用人工制造的部件或辅助设备来代偿患者的某些躯体功能,属于康复工程内容。如为截肢患者安装假肢,为视力障碍的人提供眼镜,为听力障碍的人提供助听器,用拐杖帮助肢体残疾人行走,用轮椅帮助不能行走的人转移,用绳梯帮助瘫痪患者在床上起坐,用鞋垫矫正双下肢不等长等。

(五) 代偿训练

代偿训练是帮助残疾人独立的另一种方法,医务人员可以训练偏瘫患者用健侧手代替瘫痪手去操作;训练截瘫患者增强上肢肌力代偿下肢完成 ADL;教会神经损伤的患者用感觉正常的皮肤去体察水温,避免洗澡时被热水烫伤。

(六) 环境改造

环境改造既可以在家里进行,也可在公共场所,如公园、电影院、公交车、商场、学校、和会议厅等场所进行。这项工作不仅对残障人士有益,对老年人、孕婴等也是有帮助的。

(七) 社会技能训练

若使功能障碍者真正回归社会,就必须对其进行交友、旅游、参加社会活动、购物、尊敬理解他人和能与他人合作等社会技能的训练。同时要组织残疾人与亲友交谈,定期与家人在一起生活,调整他们的身心状态,恢复其均衡的生活方式,促使其重返社会。

(八) 心理支持

心理支持对残疾人和他们的家庭来说是必要的,这需要心理医师的干预。临床康复工作者可提供简单的心理支持,如倾听、理解、同情等,并且公平地讨论他们存在的问题,提供建议,以备残疾人或家庭成员作出决定。

(九) 教育和宣传

对残疾人及其家属进行有关残疾知识的教育和宣传是非常重要的。这将为残疾人家属对回归家庭及社会后的生活计划提供帮助。例如,一个残疾儿童需要上学和将来参加工作,那么他的能力和体力必须很早就开始训练。年轻的残疾人则必须考虑如何为家庭带来收入而不是成为家庭的负担。特殊教育可以帮助这些残疾人学习、掌握科学文化知识以及就业前所必需的技能,为他们争取经济上的独立创造必要的条件。

(十) 转诊及互联网 + 康复医疗

因为各地的医疗水平和医疗资源不同,因此国家必须建立一个庞大的康复医疗转诊网络,以满足残疾人的全面康复需求。随着现代网络的不断发展,医患之间可以通过互联网进行资源的共享以及居家康复。

(十一) 职业康复

通过对残疾人职业能力的全面评估,包括残疾人兴趣、个性、价值观、身体能力、耐力、学习及工作的适应性等,找出阻碍残疾人职业康复的因素,预测残疾人将来的职业,通过实施切实可行的职业康复计划,找到最合理、最适应残疾人的职业出路。

三、康复服务的方式

世界卫生组织(WHO)提出的康复服务方式有三种。

(一)康复机构的康复(institution based-rehabilitation,IBR)

康复机构包括综合医院中的康复医学科,康复门诊,专科康复门诊,康复医院或中心,专科康复医院或中心等。康复机构有较完善的康复设备,有经过正规培训的各类专业人员,有较高专业技术水平,能解决病、伤、残各种康复问题。康复机构的康复服务水平高,但病、伤、残者必须前往康复机构方能接受康复服务。

(二)上门康复服务(out-reaching rehabilitation service,ORS)

上门康复服务是指有一定专业技术水平的康复人员,走出康复机构到病、伤、残者家庭或社区进行康复服务,但因设备、环境等因素,服务项目有一定限制。

(三)社区康复

社区康复(community based-rehabilitation,CBR)又称社基康复或基层康复,依靠社区资源(人力、财力、物力、技术、信息)为本社区病、伤、残者就地服务。强调发动社区、家庭和残疾者、残障者参与,以医疗、教育、社会、职业全面康复为目标,通过康复训练和给予辅助用具,使残疾人生活能够自理,能够在周围活动(包括步行或用轮椅代步),能够与人互相沟通和交流;使残疾人能享受均等的机会,主要是指平等地享受入学和就业的机会。学龄残疾儿童能够上学,青壮年残疾人在力所能及范围内能够就业;使残疾人能成为社会平等的一员,融入社会,不受歧视,不受孤立和隔离,不与社会分开,残疾人能得到必要的方便条件和支持以参加社会生活。为解决社区无法解决的各种康复问题,应建有固定的转诊系统。目前我国正大力提倡社区卫生服务,其中社区康复是其中重要的一环。

以上三种服务相辅相成,相互补充。在我国目前的医疗体制下,突出康复机构的主导作用,以上门康复服务为辅,同时大力发展社区康复,才能真正实现"人人享有康复"的目标。

四、康复程序

临床医师诊疗一般患者时,首先要听取主诉,进行问诊,体格检查,做相应的检查、检验,综合以上结果作出诊断,预测患者预后,最终制定治疗方案,然后按此方案实施治疗。临床康复也要按一定程序进行,简称 EGPIRD 康复程序,具体如表 21-1 所示,该程序是进行有效康复的标准方法。

表 21-1　康复程序

序号	康复程序	内容
1	评定 (evaluation)	首先要掌握患者的全身状态及心理状态,其次要以各种方法判明患者残疾的程度,即残存的恢复能力,并判明妨碍恢复的因素,计算两者之差即可正确判明其恢复的潜力
2	设定预期目标 (goal setting)	在上述评定的基础上,根据医务人员的经验,对此种程度的残疾能恢复到何种程度来推定具体患者治愈限度
3	制定治疗程序表 (programing)	根据患者身体及心理现状,制定可达到预期目标的治疗程序表。例如先以某种器械增加其关节的活动度,继之以某种方法增强其肌力,最后以某种作业治疗锻炼其 ADL 能力等
4	治疗的实施 (implement)	按上述治疗程序表,由各专业治疗师进行特殊治疗

续表

序号	康复程序	内容
5	再评定 （reevaluation）	为确认是否有预期的疗效，要定期反复进行评定，这就是再评定。实际上按程序表进行各种治疗不一定都能取得预期的疗效。其原因可能是最初评定或预期目标的设定有误，或患者存在并发症等
6	决定康复后去向 （disposition setting）	通过反复的再评定及修正程序表来进行治疗，患者可逐渐好转而达到症状稳定、不再改善的状态（plateau，不变状态）。此时应决定患者回归家庭或进行职业康复或转入需要护理的养老机构而出院

第二节　康复医学概论

一、康复医学定义

康复医学（rehabilitation medicine）是医学的一个重要分支，是促进病、伤、残者康复的医学，研究有关功能障碍的预防、评定和治疗等问题，是医学的第四方面，与临床、预防、保健共同组成全面医学（comprehensive medicine）。康复医学是卫生保健不可缺少的部分，缺少康复医学意味着卫生保健模式的缺陷，必须加以补充。

美国是现代康复医学的发源地，无论本专科的医师培训机构、考试机构、科室、主要医学学会、杂志、书籍，多使用"物理医学与康复（physical medicine & rehabilitation）"作为本学科名称。由于我国各地的康复医学发展极其不均衡，本学科的名称曾经也极不规范：如康复科、康复理疗科、康复疼痛科、中医康复科等。随着我国康复医学的快速发展，最终的学科名称在卫生部 1996 年 4 月 3 日下发的文件《综合医院康复医学科管理规范》中，统一为"康复医学科"，这有利于该学科的发展和与国际康复医学界的接轨。

二、康复医学的对象

过去人类疾病的结构为急性传染病、寄生虫病占优势，因此以临床医学治疗为主，如今人类疾病以肿瘤、慢性病、老年病居多，由于这些疾病大多伴有不同程度的功能障碍，康复医学的重要作用逐渐凸显出来，各种患者都可以说是康复医学治疗的对象，只不过依赖程度不同而已。

（一）残疾人

据 2011 年 6 月 WHO 发布的《世界残疾报告》显示，超过 10 亿多人患有某种形式的残疾，约占世界人口的 15%。除其他原因外，由于人口老龄化和慢性疾病的增多，残疾人比例正在不断上升。2006 年 4 月 1 日零时，我国进行了第二次全国残疾人抽样调查，本次调查采取分层、多阶段、整群概率比例抽样方法。根据调查数据推算，全国各类残疾人的总数为 8 296 万人。占全国总人口的比例为 6.34%。其中视力残疾 1 233 万人，占 14.86%；听力残疾 2 004 万人，占 24.16%；言语残疾 127 万人，占 1.53%；肢体残疾 2 412 万人，占 29.07%；智力残疾 554 万人，占 6.68%；精神残疾 614 万人，占 7.40%；多重残疾 1 352 万人，占 16.30%。我们有这么大的服务群体，这也从侧面说明了康复医学任重道远，使命光荣，学科的发展将方兴未艾。

(二) 老年人

当一个国家或地区 60 岁以上老年人口占人口总数的 10% 或 65 岁以上老年人口占人口总数的 7%,即意味着这个国家或地区的人口处于老龄化社会。根据统计局公布的第七次人口普查数据,截至 2020 年 11 月 1 日,我国 60 岁及以上老年人口达到 2.64 亿人,老年人口占比达到 18.7%;65 岁及以上老年人口 1.9 亿人,占比 13.5%。中国正以史上最快的速度步入老龄化社会,预计到 2025 年 60 岁以上人口将达到 3 亿,成为超老年型国家。据统计 60% 的老年人患有多种老年病或慢性病,由此导致的功能障碍患者越来越多,因此我国的养老和医疗压力越来越大,是一个“未富先老”的国家,在此形势下,康复医学将发挥重要的作用,可使老年人“人老体不衰”,从而能参加各种力所能及的活动,提高生活质量。因此老年人群将成为康复医学的一个主要对象。

(三) 各种慢性病患者、亚健康人群

全国现有慢性病患者近 3 亿,由于他们长期处于“患病状态”,不仅身体活动能力上有不同程度的受限,心理也会受病理过程的影响,加之社会、环境和家庭的因素,进一步加重了功能障碍的程度。因此,他们已成为康复医学治疗的重要对象之一。在这类患者中,以关节、神经、肌肉疾病占首位,心脑血管疾病次之,剩下的为呼吸系统和其他系统疾病。同时,随着高科技不断走近人们的日常生活,体力活动明显减少,生活节奏加快,压力增加,导致亚健康群体也在逐渐增加,这个群体将是康复急需关注的对象,因此说康复医学将大有可为。

(四) 急性期及恢复早期的患者

这是康复医学又一主要治疗人群。随着脑卒中所致的偏瘫、意外伤害所致的截瘫等功能障碍的患者逐年增加,这些患者虽然保住了生命,但大多数留有严重的功能障碍,影响了患者的生活质量,给患者、家庭、社会造成了沉重的精神和经济负担。而这些后遗症如果得到早期而及时的康复治疗是有可能避免的,早期的康复介入能预防不必要的残疾发生,对已发生的残疾可使其降至最低程度。如重症监护病房(intensive care unit,ICU)患者的早期康复可以帮助患者解决尽早脱离呼吸机,避免出现心肺功能障碍和 ICU 获得性无力等相关问题;腹部外科术后的患者早期下床活动可促进肠蠕动,常规进行调制中频的物理治疗可避免日后的粘连性肠梗阻;对单纯性急性心肌梗死患者的早期康复治疗可缩短住院时间,使患者尽早重返工作岗位。所有这些康复措施都应成为术后的医疗常规。

三、康复医学的地位和作用

随着我国生活水平的提高,人们已经不再满足于治病救命,而在于病后如何高质量的生活,而康复医学最终目的就是提高患者的生活质量,康复医学正在实际生活中发挥着重要作用,因此说康复医学在整个医疗体系中占有十分重要的位置。

(一) 康复医学发展的社会基础

随着传统的生物医学模式向生物 - 心理 - 社会医学模式转变,人的整体性得到重视,我们每个人不是孤立生活在社会当中,而是一个兼有生理、情绪、职业、社会活动的人,一个人的生活质量,常常受到生物、心理、社会因素的影响,因此说康复医学是新的生物医学模式最好的诠释。康复医学之所以得到迅速的发展其原因如下:

1. **人口老龄化所带来的新课题**　随着人均寿命普遍延长,老年人口比重明显提高。据统计 60% 的老年人患有多种老年病或慢性病,如心脑血管、呼吸系统、骨关节、肌肉运动系统疾病、糖尿病、肿瘤等,这些疾病均可导致老年人自理能力和生活质量下降,因此迫切需要进行康复治疗。要恢复老年患者的健康,单靠临床医学是不够的,尤其在巩固临床治疗效果方面,康复医学可以发挥其独特的功能。

2. **交通、工伤事故造成的功能障碍者剧增**　现代社会的高速发展,生活节奏加快,促进了工业与交通日益发达,工伤、车祸等意外事故所致的伤残者数量剧增。这些患者的功能恢复对医学提出了新的要求,然而临床医学对此效果甚微,此时康复医学发挥了其独特的治疗作用,使他们残而不废。例如:对

于截肢的患者,康复治疗可以为患者安装假肢,使其能像正常人一样生活,达到回归社会的目的。

3. 文体活动日益发达 杂技、体操、跳水、赛车、摔跤、攀岩等危险性大的文体活动,在训练和竞赛过程中,每时每刻都有受伤致残的危险,这些伤残尤其以脊髓损伤为常见。由于上述原因造成功能障碍,在急性期处理以后,他们的后续治疗则主要依靠康复治疗,最终达到重返工作岗位,重返社会的目标。

4. 社会和患者的迫切需要 在社会进步和人们生活水平普遍提高的前提下,人们对疾病治疗的认识水平也逐渐提高,从过去单纯的治病保命,到现在的提高生活质量,重返社会,以过一个有意义、有成效的生活为目标。目前人类的死因主要是心肌梗死、脑血管意外、肿瘤和创伤,这些疾病的存活患者当中,大部分遗留有不同程度的功能障碍。这些患者或有沉重的思想负担,或因进行手术而不能重新恢复原来的工作而需另选职业,或因遗留的慢性疼痛或身体衰竭而受折磨,所有这些都需要给予积极的康复措施来解决。在创伤引起的截瘫、肢体伤残等方面,由于智能支具和假肢的应用,绝大多数患者能生活自理和重新选择合适的职业。慢性病患者的功能障碍,一般药物和手术治疗不能奏效,而康复医学所采用的综合性治疗措施则常常取得奇效。可以说医学越进步,对康复的需求就越大。

5. 应付巨大自然灾害和战争 目前人类还不能完全控制自然灾害和避免战争的发生,地震、水火灾害、海啸、泥石流和战争都是难以避免的。上述原因所造成的大量功能障碍者,积极进行康复治疗和不进行康复治疗,结局大不一样,这也是必须重视发展康复医学的主要原因之一。

6. 社会和谐发展的需要 习近平主席说过"没有全民的健康,就没有全民的小康",《健康中国2030规划纲要》指出要把健康融入所有政策,全方位、全周期保障人民健康,社会要和谐发展,就必须紧紧围绕把以治病为中心转变为以人民健康为中心,要坚持预防为主,推行健康文明的生活方式,营造绿色安全的健康环境,减少疾病发生。要调整优化健康服务体系,强化早诊断、早治疗、早康复,坚持保基本、强基层、建机制,更好地满足人民群众健康需求。目前康复医学工程技术发展较快,已能够为严重伤、残、障者提供许多自动化辅助用具,用以补偿或代替身体已丧失的功能。如环境控制系统,可让四肢瘫痪者在轮椅上或床上远距离借助遥感系统,开关电视机、电灯和打电话及日常生活活动等。解除了家庭的后顾之忧,从而使家庭更加和睦,社会更加安定团结。因此说康复事业是社会和谐发展的一支不可或缺的力量。尤其是随着社会老龄化的到来,康复医学将在医养结合、康养结合、康体结合以及慢性病的防治方面起到重要作用。

(二)康复医学的作用

健康的劳动力是社会生产正常进行的前提。医学各个学科都从不同的侧面为保护劳动力健康服务。但很多疾病(如偏瘫、截瘫、截肢、肿瘤、骨关节疾患等)都遗留有各种功能障碍,而早期的康复介入完全可以解决这些问题。康复医学在整个现代医学中的这一独特地位,是其他学科不能取代的。康复医学诞生的土壤就是临床医学的局限性。康复医学针对的是功能障碍,而功能的恢复是医学永恒的目标。康复医学通过功能训练,采用代偿或替代的途径增强患者的实际运动能力和生活质量,是临床医疗十分重要的扩充和延续,其作用主要体现在以下几个方面:

1. 康复医学解决了临床医疗难以解决的问题 对于长期的功能障碍或功能丧失的患者,临床医学只能等待机体的自然恢复,康复医学则可大显身手。例如对于截瘫不能步行的患者,康复医疗可采用支具,拐杖或外骨骼机器人帮助患者改善或恢复步行能力,采用作业治疗使患者恢复日常生活自理能力,采用心理治疗恢复患者的自信心和自立能力。截肢的患者可以适配假肢,让患者回归社会和家庭,提高生活质量。

2. 康复医学减少了临床治疗的负荷和提高了疗效 急性心肌梗死患者早期进行康复活动,是帮助患者7~10d出院的基本措施之一;高血压病和糖尿病患者的运动锻炼可以减少药物使用量;髋关节置换术后的康复训练是减少合并症、延长假体寿命和提高患者活动能力的必要手段;腹部手术术后患者早期离床活动,同时配合调制中频和胃肠促进的康复治疗手法可防止粘连性肠梗阻的发生。

3. 康复医学维护了残疾人的权益 许多残疾人由于身体、心理和社会功能障碍,并不能像正常人一样参与社会活动,享受社会生活的各种权利。通过康复服务可使许多残疾人的生活能力和心理状态显著改善,参与社会活动的主动性提高,残疾者的权益得到保障。

4.**康复医疗在社区卫生服务中的作用**   主要体现在以下方面:

(1)方便经济:康复医疗强调非药物治疗,强调患者的自我主动锻炼,因此占用的医药支出明显少于临床治疗。患者或其家属在掌握了锻炼方法后,可以在家进行自我治疗。这样,不仅提高治疗效果,而且也减少了患者对医疗机构的依赖,从而降低医疗资源的消耗。

(2)疗效显著:康复医疗强调增加患者的生活独立性,尽可能恢复患者的自理能力。多数就业年龄的患者可以通过康复医疗,减少社会的负担,恢复一定的工作能力,重新成为社会财富的创造者。

(3)相互补充:康复医疗对于预防、医疗、保健、健康教育、计划生育等均有积极的辅助作用。例如康复锻炼对于冠心病、高血压的发作有积极的预防作用;通过康复的基本思想和方法来指导健康锻炼、产后康复等健康教育的基本内容,因此康复是社区卫生服务必不可少的重要组成部分。

5.**保护劳动力资源**   全球残疾人口占总人口的15%,是社会人力资源的一部分。康复医学可以使他们中大多数人不同程度地恢复工作能力,成为自食其力的人,从而为社会作出贡献,而不是成为社会的负担,为开发和保护潜在的社会劳动力资源开辟了新途径。

四、康复医学的组成和工作方式

(一)康复医学的组成和工作内容

康复医学是一门跨学科的应用学科,涉及医学、心理、教育、工程和社会等学科,主要由康复医学基础学、康复评定学、康复治疗学和康复临床学四个部分组成。康复医学的工作内容包括康复预防、康复评定和康复治疗。

(二)康复医学的工作方式

康复医学常采用多专业联合作战的方式,共同组成康复治疗组(team work),治疗组的领导为康复医师(physiatrist),成员包括物理治疗师(physiotherapist,PT)、作业治疗师(occupational therapist,OT)、言语治疗师(speech therapist,ST)、心理治疗师(psychotherapist)、假肢与矫形器师(prosthetist and orthotist,P & O)、文体治疗师(recreation therapist,RT)、社会工作者(social worker,SW)、护士(nurse,N)、中医师(doctor of traditional Chinese medicine)等。在组长领导下,各种专业人员对患者进行检查评定,在治疗中各抒己见,讨论患者的功能障碍的性质、部位、严重程度、发展趋势、预后、转归,提出各自对策(包括初期、中期、末期),然后由康复医师归纳总结为一个完整的、分阶段性的治疗计划,由各专业分头付诸实施。治疗中期,再召开治疗组会,对计划的执行结果进行评定、修改、补充。治疗结束时,再召开治疗组会议对康复效果进行总结,并为下阶段治疗或出院后的康复提出意见。

五、康复医学的理论基础

康复医学的核心是功能障碍和功能恢复,因此,康复医学的理论也是由围绕这两方面的研究组成的。我们研究功能障碍的最终目的是找出恢复功能的方法。功能恢复是指机体因先天畸形、后天疾病或外伤导致功能障碍后,功能的缺陷随着时间的推移而自发地或在外界因素影响下减轻的现象。这个定义比较客观地说明了功能恢复既不能保证100%的恢复,也不排除自发恢复的可能。任何系统的功能恢复都有其相应的康复理论基础。

(一)神经、肌肉骨骼解剖和生物力学基础

康复医师需首先根据神经肌肉系统损害的临床症状和体征推断神经病变位于何处(定位诊断);在此基础上进一步根据病史,结合各项辅助检查结果确定病变的性质和原因(定性诊断),便于制定康复计划,明确预后。因此熟练掌握神经系统不同部位的神经支配和传导功能,以及损害后的症状和体

征,是实现精准康复治疗的基础。对肌肉的神经支配及起止点的了解,直接影响医生及治疗师对病情评定及预后的估计。

运动系统的主要功能是维持姿势和产生各种运动。人体的运动遵循杠杆原理,运动是以骨为杠杆,关节为枢纽,肌肉为动力来实现的。康复训练的方式、方法必须符合功能解剖和生物力学原则,才能合理运用人体内力与外力,最终达到功能恢复的治疗效果。运用杠杆原理对运动进行分析,是运动力学研究的重要途径之一。人体的力学杠杆分成平衡、省力、速度三类杠杆,利用杠杆的原理可以指导在日常生活中如何做到省力、获得速度和防止损伤。尤其是随着生活节奏的加快以及手机电脑等高科技产品走进人们的生活,颈、肩、腰、腿疼患者越来越多,而这些患者,通过力学的疗法都可以得到圆满的解决,人体是由神经、肌肉和骨骼组成的,如果关节不稳定,就会造成很多疾病,要想关节稳定,就要训练关节周围的肌肉,让他们强壮起来,保持关节的稳定性,这样可以很大程度减少临床的一些症状和问题。这就好比是一捆柴火,柴火棍相当于骨骼,捆柴火的绳子相当于肌肉,而在柴火中间有血管和神经,绳子松了柴火就要散,如果让柴火不散,就一定要把绳子系紧,这样就不容易出现问题。

(二)生理学基础

人体由神经系统、循环系统、呼吸系统和运动系统等多个系统组成。英国哲学家培根说过"生命在于运动",我们要肯定体育锻炼对人体器官系统能产生良好影响。但是,如果体育锻炼违背了客观规律,也会有害健康,因此说生命在于科学的运动,可以使原来失调的功能状态重新获得平衡。对于严重疾病和损伤患者,卧床是保证度过伤病危重期的必要措施,但是长期卧床或制动却会增加新的功能障碍,产生很多不良反应,甚至加重病情,所以应该让卧床的患者尽早动起来。

(三)中枢神经系统的可塑性

机体组织损伤后,如果一部分细胞死亡,残存的细胞会分裂产生新的细胞而恢复组织的功能,此过程称为再生。机体大多数细胞具有再生的功能,但绝大部分构成神经组织的神经元却不能再生。在胚胎发育过程中,神经管可以分裂产生大量的神经元,人出生后,神经元即不再分裂繁殖。进入老年期,脑细胞又会不断地凋亡,所以人体的神经细胞是在不断减少的。可塑性是指生命机体适应发生变化和应付生活中危险的能力,是生命机体共同具备的现象,也是中枢神经系统在受到打击后重新组织以保持适当功能的基础。中枢神经系统是机体的重要调控体系,其自身的结构和功能具有随着内外环境变化而不断地修饰和重组的能力,称为中枢神经系统的可塑性(plasticity),它包括神经元之间变化的潜在性和重组自我修复性的所有机制,可塑现象可用来解释学习过程和损伤修补过程。如反复的技巧训练可使大脑皮质产生短暂或永久记忆、掌握动作,康复训练可使脑血管病后的偏瘫症状得到改善以至消失,可被视为脑可塑性的典型表现。

六、康复医疗经济效益分析

在我国医疗界,长期以来形成了只有临床的内、外、妇、儿、神等学科才能治病的理念,认为康复医疗属于辅助治疗,医疗价值较低,无经济效益而言。而实际上医疗价值最重要的衡量尺度是患者的功能改善程度与医疗服务投入的比值,即医疗投入产出比。我国医疗体制改革的目的是尽可能提高医疗的投入产出比,康复医疗具有投入少产出多的特点,是性价比很高的学科,真正体现了医疗体制改革的理念。

欧美医疗保险的给付方式多以功能相关分级(functional related grading,FRG)作为给付依据。其方式是采用功能独立性评测(functional independence measure,FIM)对患者进行功能分级,以功能改善的程度作为保险公司给付的依据。这样,治疗费用较低而功能改善显著的措施将是价值最高的医疗方式。医疗措施价值不仅要考虑该医疗所产生的直接价值,还要附加由于该治疗所得到的间接价值,康复医疗在这方面无疑有十分突出的优势。目前国内很多医院对康复医学科的建设还不够重视,这严重阻碍了康复医学的发展。为了解决百姓的看病难、看病贵的现状,我国的医院管理体制和医疗保险体制的深度改革正在进行,对于医疗服务价值的评估将越来越侧重于功能改善、恢复的程度和投入产出比的大小。康复医学因其在功能恢复上的重要作用、能降低不必要的医疗开支,必将得到应有的重视和发展。

第三节　康复医学发展简史

康复医学是相对年轻的学科,但其形成与发展可谓风雨兼程。20 世纪 20 年代以前为初创期,20~40 年代末是建立期,50~80 年代是成熟期,80 年代以后是发展壮大时期。

一、古代康复医学

(一) 中国古代康复医学

春秋战国时期的《黄帝内经·素问》已有针灸、按摩、烫法治疗瘫痪和肌肉萎缩的记载,齐相管仲在首都造屋,以收容聋、哑、破、癫、畸形等患者。汉代《医经方》对髋关节运动障碍和膝关节强直采用针灸治疗。《导引图》绘有多种医疗体操,并注明了各自主治的疾病。梁代陶弘景《养性延命录》从气功、按摩、饮食、精神等方面论述了疾病的康复治疗。隋代巢元方的《诸病源候论》记述了 80 多种导引法治疗偏枯(偏瘫)、麻木、风湿痹痛、眩晕、消渴(糖尿病)等疾病。唐代孙思邈的《备急千金方》和王焘的《外台秘要》强调了饮食治疗在疾病康复中的作用。我国古代的康复医学直到现在对世界医学的发展都有一定影响。

(二) 西方古代康复医学

西方古代康复医学源于古罗马和希腊,古希腊的神庙有用运动疗法治病的壁画;公元前 5 世纪希波克拉底(Hippocrates)等人曾使用过简单的康复治疗,如用体操、按摩、散步、旅行、沐浴疗法、工作疗法、阅读疗法、文娱疗法等手段治疗疾病。1569 年 Hieronymus Mercurialis 提出了一系列运动的观点,对运动的作用、不良反应及注意事项都有较为详细的论述。16 世纪法国学者 Ambroise Pare 提倡用动静结合的方法治疗骨折,并强调在恢复期用运动疗法来帮助恢复。18 世纪 Tissot 敦促骨科医生用运动疗法促进伤后关节肌肉功能恢复。19 世纪瑞典学者 Ling 使运动疗法系统化,他的瑞典体操传播到欧美,产生了很大的影响。

二、现代康复医学

20 世纪是现代康复医学形成和快速发展的时期。1917 年,纽约成立了世界上最早的残疾者康复中心。第二次世界大战(1939—1945 年)大大推进了创伤康复的发展,在英国,骨科专家 Robert Jones 开设了康复车间,帮助伤兵进行职业训练,使他们能够回归工厂工作。第二次世界大战结束后,来自美国的 Howard.A.Rusk 博士在纽约大学医学院创建了康复医学研究所,将现代康复医学发扬光大,因此被称为"现代康复医学之父"。20 世纪中叶,英、美把战时取得的康复经验运用到和平时期中,建立了许多康复中心,并把言语治疗、心理治疗、康复工程都加入康复医学的行列当中,使得康复医学体系逐渐形成。1969 年 Sydney Licht 发起成立了"国际康复医学学会"(International Rehabilitation Medicine Association, IRMA),并于 1970 年在意大利召开了第一次大会,国际康复医学学会的成立,标志着康复医学学科的成熟。

三、我国康复医学的现状及前景

我国现代康复医学起步较晚,始于 20 世纪 80 年代初期,国内的康复医学科大部分是从理疗科、疼痛科、体疗科、中医科、针灸按摩科等专业发展起来的,但发展较快;由于政府的重视,中国传统的康复疗法吸收了国外先进的康复技术,经过不断更新,现在已经形成了具有中国特色的康复医学。近 40 年来,我国在宣传康复医学知识,培养康复医学人才,创办康复医学学术团体,建立康复医疗机构,开展康复医学科学研究和进行学术交流等方面都取得了长足的进步,为康复医学的确立和发展奠定了坚实的基础。近年来,全国多地开展了社区康复的试点工作,使我国康复医学的发展出现了前所未有的好形势。

(一) 我国康复医学的现状

1984 年卫生部要求在全国高等医学院校中开设康复医学课程,迄今为止,全国所有高等医学院校都开设了这一课程。1996 年卫生部发布了《综合医院康复医学科管理规范》,要求三甲医院必须建立康复医学科,从而促进了康复医学科的发展,2011 年卫生部又重新发布了《综合医院康复医学科建设与管理指南》和《综合医院康复医学科基本标准(试行)》的通知,要求应根据需求和当地康复医疗服务网络设定床位,应为医院总床位数的 2%~5%,人员配备方面每张床至少配备 0.25 名医师,0.5 名治疗师以及 0.3 名护士,并要求二甲以上医院必须成立康复医学科,可见国家对康复医学的重视程度。2001 年,教育部批准在医学院校建立康复治疗本科学历教育,在南京医科大学和首都医科大学建立了康复治疗专业,使我国康复医学的发展进入了一个新的历史时期。迄今为止,我国已有 1/3 的医学院校开设了康复医学治疗专业,招收康复治疗本科生、硕士生和博士生,此举有力地推动了康复医学的发展。2009 年中共中央国务院《关于深化医药卫生体制改革的意见》中首次指出要注重“预防、治疗、康复三者的结合”和社区卫生服务中“慢性病管理和康复服务”,可见国家对康复在整个医疗体制改革中的作用的重视。2009 年国家将相关的康复治疗项目纳入了基本医疗保险。2013 年国家卫生健康委员会下发了《四肢骨折等 9 个常见病种(手术)早期康复诊疗原则》和《脑卒中等 8 个常见病种(手术)康复医疗双向转诊标准(试行)》的通知,所有这些制度都有利推进了康复医学科的发展。

(二) 我国康复医学未来的发展趋势

随着我国全面建成小康社会,康复医学将在提高人的素质,促进人民全面健康,促进残疾者的全面康复,并在中老年人延年益寿,全民保健,预防残疾和改善生活质量方面发挥其积极作用,因此具有广阔的发展前景。当前发展康复医学必须从我国国情出发,积极培养康复医学各专业人才,组成一支经过较为系统训练的、多学科相协作的康复医学队伍,充分发挥城乡医疗卫生网的作用,逐步推进社区康复,把康复医疗落实到基层。相信通过努力学习国外先进的理论和经验,结合我国经验丰富而独特的传统医学,在不久的将来,建设具有中国特色的康复医学体系是完全可以实现的。

(刘忠良)

本章小结

随着医学科学的不断发展,社会的进步,人们不再满足治病救命,而在于病后如何高质量的生活,高质量的生活就需要康复的协助。康复就是综合协调地应用医学、工程、教育和社会职业的一切手段,减轻病、伤、残者的身、心、社会功能障碍,使其提高生活自理能力,提高生活质量,重返社会。随着生物 - 心理 - 社会医学模式的转变,临床、预防、保健、康复构成完整的医学体系,没有康复的医学不能算是完整的医疗卫生保健模式。随着康复医学学科的不断发展,康复医学的对象,也从过去的单纯残疾人的康复,拓展到失能老人,慢性病患者以及急性期和恢复早期的患者。随着广大患者和医务工作者对康复认识的加深,康复医学正在实际生活中发挥着重要的作用。任何疾病的治疗,除了内科治疗、外科治疗以外还有一种治疗方法,那就是康复治疗。康复医学诞生的土壤就是临床医学的局限性,临床医学关注的是疾病,而我们康复医学考虑的是功能,而功能不能很好地发挥就意味着临床工作没有结束。因此说,功能才是医学永恒的主题。康复医学应该作为一种新的理念,印刻在我们每一位医学生心目当中,应该把康复治疗的理念带入到临床工作当中,使其成为治疗计划的一个重要组成部分,让患者全面康复回归社会,提高生活质量。康复医学是一个团队作战的模式。他需要我们团队的康复医师、物理治疗师、作业治疗师、言语治疗师、康复护士等人员通力合作才能完成对患者功能障碍的康复。康复治疗的程序是始于评价终于评价。随着我国全面建成小康社会,康复医学将在提高人的素质,促进人民全面健康,促进功能障碍者的全面康复,并在中老年人延年益寿,全民保健,预防残疾和改善生活质量方面发挥其积极作用,因此具有广阔的发展前景。

思考题

1. 康复的定义是什么?
2. 康复医学的对象包括哪些?
3. 康复医学工作团队的成员组成及工作方式包括哪些内容?
4. 康复的治疗措施都包括哪些内容?

第二十二章

康复医学的临床应用

第一节　康复医学与临床医学的关系

一、康复医学与临床医学的联系

首先应明确康复医学不是临床医疗的延续和重复,而是临床医学的重要补充,康复医学的诞生源于临床医学的局限性。国际康复医学发展初期以骨科和神经系统伤病的康复治疗为主,20世纪后期,对心肺疾患、器官移植、肿瘤患者的康复治疗也逐渐展开。随着康复概念的更新和全面康复思想的传播,康复医学范围逐渐扩大,与临床学科的关系也日益密切,可以说康复医学的触角已经延伸到了临床医学的每一个角落,如急危重症的早期康复治疗、手术患者术前的训练等。进入21世纪,康复医学逐渐与临床其他学科无缝对接和相互融合,一起完成整体治疗方案的制定。例如,脑卒中后偏瘫患者在积极抢救的同时,及早地介入物理治疗、作业治疗、言语治疗等康复治疗技术,可减少日后的各种功能障碍。因为各种疾病经临床治疗后都有一个康复过程,特别是一些破坏性较大的疾病,如截肢、烧伤、关节置换以及各种慢性病都会不同程度地导致各种精神和功能上的障碍。临床医学越进步对康复需求就越多,如冠脉支架以及冠脉搭桥术后的患者,经过系统的康复治疗与不经过康复治疗的患者相比,患者的死亡率、复发率、合并症等相关指标明显下降,所以康复医学与临床各学科是相辅相成、相互补充、不可分割的关系。

二、康复医学与临床医学的区别

两者最大区别是核心理念和工作方式的不同,康复医学是以功能障碍为主导,而临床医学是以疾病为主导,但随着人们对生活质量要求的提高,功能恢复将成为医学永恒的主题。同时两者的工作方式也不同,临床医学一般都是医生,护士两个团队进行合作,而康复医学是医生、护士、治疗师三个团体联合作战的工作方式。两者的区别具体见表22-1。

表 22-1　康复医学与临床医学的区别

项目	临床医学	康复医学
核心理念	以疾病为中心	以功能为中心
医学模式	生物学模式	生物 - 心理 - 社会模式
治疗对象	各类患者	各种功能障碍者
评估方法	用疾病诊断流程评估系统功能	用各种量表和设备评估躯体、心理、社会功能
治疗目的	强调去除病因,挽救生命,逆转病理生理过程	强调通过改善、代偿、替代的途径,提高功能,提高生活质量,回归社会
治疗手段	药物、手术等被动治疗	非药物治疗,强调患者主动参与
工作模式	专业化分工模式	团队合作模式
家属介入	医生主导,不需要家属介入	需要家属直接介入

三、综合医院必须加强康复

卫生部 1996 年 4 月 3 日下发《综合医院康复医学科管理规范》文件要求：可按院里病床总数的 2%~5% 的额度为康复医学科设置病床，2011 年 4 月 14 日卫生部又下发了《综合医院康复医学科管理规范》要求二级以上综合医院应当按照《综合医院康复医学科基本标准》独立设置科室开展康复医疗服务，科室名称统一为康复医学科。鼓励有条件的综合医院开展心理康复咨询工作，由此可知康复医学科在综合医院中再也不是可有可无的边缘科室了。临床科室经过实际工作的启迪，经过观念的更新，康复的理念必将愈来愈广泛地为临床医学工作者所接受，并将有机地结合到日常医疗工作之中。康复必须从早期介入，开始越早，患者功能恢复的效果越好，且省时、省力、省钱。因此说，综合医院是早期实施康复计划的最佳场所，是决定患者康复成功与否的关键所在。

四、临床医师与康复

在患者的全面康复中，临床医师起着非常重要的作用，因为工作在临床第一线，他们最了解疾病的病理、临床特征、转归及预后，更清楚患者的功能障碍所在和恢复的潜力，临床医师既是临床专科医师，也应是该专科的康复医师，因为康复治疗是所有医师的责任。许多临床医师在经过康复培训后也可以成为该专科的康复医师，这样的专科康复医师对该专科患者的康复，会比康复医学科的专科医师做得更好，因为临床阶段是康复的最佳时期。两种康复医师理应密切合作，互相补充，从而构成康复医疗工作的中流砥柱。

在临床工作中要有完整医学体系的概念，临床医师的工作处在一个最有利且有效的康复阶段，康复工作进行得愈早，效果愈好，愈可以节省后续许多精力、财力。如果患者的功能不能很好地发挥，不能正常地生活和工作，就意味着医疗工作并没有结束。康复的观点和技术应成为医疗计划的一个组成部分，也应当是所有临床医师的医疗手段的一个组成部分，因此，临床医师是二级预防的组织者和执行者；合格的临床医师不仅应对住院、门诊患者负责，还应为出院后的患者负责。另外，康复医学科是多学科会诊的重要成员，在疾病的整体诊疗过程中发挥不可替代的作用。

五、医学生与康复

作为 21 世纪的医学生，在校学习期间就应该掌握现代康复医学的基本理论，评定方法和康复治疗技术。随着医学科技的进步，人们伤病后的存活率明显提高，这些患者虽然保住了性命，但大多数留有严重的功能障碍，严重地影响了生活质量，这些患者不仅要生存，而且需要高质量地生活下去，这样需要康复的人数越来越多，广大医学生将面临社会与患者全面的康复需求。随着医学科学的进步，康复医学必将成为医学的前沿学科，因此，又有人称之为 21 世纪的"朝阳学科"。尤其是在医疗市场激烈竞争的今天，对于毕业后面临着巨大就业压力的学生们，康复医疗也是一个较好的选择。医学生通过康复医学的学习和实践，要形成全面康复的理念，要把人视为一个整体来考虑，要在身体上、心理上、社会上、职业上提高患者的功能，使其恢复到尽可能高的水平。医学生通过康复医学的学习和实践应该做到：能选择适当的疾病、恰当的时机进行或送诊康复；能采用恰当的方法开展早期床旁康复；能选用适当的矫形器，早期作二级预防。所有的毕业生都应该成为患者康复过程中的积极而有成效的康复专家。

第二节　康复医学评定

康复功能评定学是研究患者有关身体、心理、社会及其所处环境功能状态的一门医学学科,是康复医学的基石。没有评定就无法制定康复治疗计划、评定康复治疗的效果。康复评定分为临床评定和功能评定两个部分,临床评定多集中于评定患者的整体健康状况,疾病的转归,临床的综合处理等,主要由康复医师完成。功能评定则主要评定患者的生理和心理功能,尤其是现实生活所需要的能力,主要由不同专业的治疗师完成。临床评定是康复治疗的基础,也为康复治疗提供安全保障,功能评定是临床评定的延续和深入,也是取得良好康复效果的前提,因此,康复评定比临床诊断更加细致和全面。

一、定义

康复评定(rehabilitation evaluation)是对病、伤、残者功能状况及其水平进行定性和/或定量描述,并对其结果作出合理解释的过程。它是通过收集患者的病史和相关信息,使用客观的方法,有效和准确地评定功能障碍的种类、性质、部位、范围、严重程度、预后,以及制订康复治疗计划和评定康复治疗效果的过程,在康复领域中康复评定是一项基本的专业技能,只有通过全面系统和记录详细的康复评定,才能够明确患者的具体问题,从而进一步制订相应的康复治疗计划。

二、康复评定与临床检查的区别

临床检查是临床诊断的基础,更是康复评定的基础,没有详细准确的临床检查,就不可能有正确的康复评定。临床检查多偏重于疾病本身,对疾病所导致的功能障碍并不是其关注的主要内容。两者的区别具体见表22-2。

表 22-2　康复评定与临床检查的区别

内容	临床检查	康复评定
对象	广泛,一切急慢性、急危重症患者	局限,有功能障碍者的病、伤、残者
病情	复杂、多变	生命体征平稳,病情稳定,波动小
目的	找出病因(定位定性),了解病理过程(性质、部位、范围、程度),治疗疾病本身	找出有无功能障碍及其程度,残存的功能状况,挖掘潜力,改善功能,提高日常生活活动能力,最终提高生存质量
范围	局限在个体内,按器官-组织-细胞-分子的顺序	由个体外延,按个人-家庭-社会顺序
检查手段	以实验室或仪器为主,花费多	以测量、询问和实地测试为主,花费比较少
处理原则	药物,手术	功能训练、代偿、替代、改善、适应以及环境改造

三、康复评定的意义

(一) 从患者的角度看

通过评定可以加深患者对自身疾病和功能的了解,帮助患者制定合适的治疗目标,通过精准的评估,可以让患者和家属看到患者微小的进步,从而增强患者战胜疾病的信心,使患者积极主动地参与康复治疗。

(二) 从康复医生和治疗师的角度看

全面、系统、准确的评定,可弥补病史和一般临床检查的不足,容易早期发现问题,尤其是一些急危重症的患者,可以发现一些危及生命的潜在疾病(如深静脉血栓 deep vein thrombosis,DVT)和导致患者严重功能障碍从而影响患者预后、生活质量的疾病[如 ICU 获得性肌无力(intensive care unit acquired weakness,ICU-AW],对患者预后的判断具有重要的作用。另外,可以具体了解患者在哪个方面需要帮助,随时掌握患者的病情和功能变化,指导康复治疗团队(team work)的工作,最终通过康复评定的结果,制定精准的治疗计划和评估治疗效果,从而控制康复治疗的质量。

(三) 从社会的角度看

通过评定发现患者社会康复方面存在的问题,如社会在提供资助、改进服务质量、环境状况以及政策法规方面存在缺陷,为社会对残疾人提供帮助和政府制定康复相关政策提供依据,对残疾人回归家庭和社会具有重要的意义。

四、康复评定的方法及内容

康复评定方法包括定性和定量评定,常用评定方法包括访谈法、问卷调查法、观察法、量表评定法以及设备检测法(神经电生理评估、步态分析、平衡功能等)。康复评定的内容包括主观资料(subjective information,S)、客观资料(objective information,O)、功能评定(assessment,A)和制订康复治疗计划(plan,P)四个部分,即 SOAP 原则。主观资料(S)主要指患者详细的主诉、现病史、ADL 的功能史等临床资料,客观资料(O)是体格检查发现的各种客观体征和功能表现,功能评定(A)针对上述客观材料中发现的问题,采用功能量表等工具进行功能评定,并对所取得的评定结果进行整理分析,发现患者存在的功能问题。治疗计划(P)是通过对损伤、活动受限与参与受限三个层次的全面评定结果,制定个性化,整体性的康复治疗计划,同时也包括进一步的检查、会诊等。

(一) 临床上常用的功能评定

包括人体形态评定;肌力及肌张力评定;关节活动范围评定;步态分析评定;平衡与协调功能评定;循环与呼吸功能评定;神经系统反射评定;感觉、知觉与认知功能评定;言语与吞咽功能评定;日常生活活动能力评定;心理功能评定;功能独立性评定;生活质量和社会功能评定;环境评定等。

(二) 神经电生理检查

肌电图与诱发电位是利用神经肌肉的神经电生理变化来诊断神经、肌肉疾病的一种电生理诊断技术。临床上主要用它来进行神经肌肉疾病的定性、定位诊断,病情轻重及预后辨别。

1. **肌电图与神经传导速度检查**   主要用于脊髓前角细胞及以下的神经肌肉疾病诊断。临床常见的疾病有:前角性病损(如脊髓灰质炎、运动神经元病、脊髓空洞症、脊髓损伤、脊髓肿瘤、脊柱骨折导致的脊髓压迫);根性病损(颈椎病、颈腰椎间盘脱出、椎体所致的神经根压迫、多发性神经根炎);周围性病损(各种周围神经损伤、周围神经病;末梢神经炎);各种肌肉病(如多发性肌炎、肌营养不良症、皮肌炎、各种药源性肌炎);各种原因引起的肌无力,肌萎缩及感觉障碍。

2. **反射电图**   反射分为单突触反射和多突触反射。如肌固有反射为单突触反射,眼轮匝肌眨眼反射为多突触反射。临床常用的反射电图包括 H 反射、F 波、瞬目反射等。瞬目反射主要用来评估面神经、三叉神经及延髓和脑桥功能。

3. **诱发电位**　临床上主要用于中枢神经系统疾病的定性、定位诊断、病情轻重及预后辨别，包括运动诱发电位（MEP）、体感诱发电位（SEP）、脑干听觉诱发电位（BAEP）和视觉诱发电位（VEP），事件相关诱发电位（event-related potential，ERP）。适用于各种中枢神经系统疾病如脑血管病、脑肿瘤、脑外伤、脊髓炎症等所致的锥体束损害，脊髓后索的深感觉通路损害及听、视觉通路的损害、测谎等。

4. **重复电刺激**　重复电刺激（repetitive nerve stimulation，RNS）是了解神经 - 肌肉接头功能的基本检查方法。常用的重复刺激的运动神经是比较浅在的神经，如尺神经、正中神经、胫神经、腓总神经，脑神经中常用的是面神经。给予神经的电刺激，脉冲持续时间为 0.2ms，强度为超强刺激。低频选择 3Hz、5Hz，若波幅下降 15% 以上称为低频递减，低频重复电刺激主要用于可疑突触后膜病变，如重症肌无力。高频重复电刺激主要用于可疑突触前膜病变，刺激频率一般为 20~50Hz，若波幅下降 30%以上称为高频递减，波幅升高 100% 以上则称为高频递增；刺激 10 次后动作电位波幅明显增高，可达基线的 200%，呈递增趋势，这种情况常见于肌无力综合征，在恶性肿瘤、自身免疫疾病、内分泌性疾病等许多疾病可出现这一临床特征，但恶性肿瘤特别是伴随肺癌时所表现的肌无力症状，称为 Eaton-Lambert 症。

5. **表面肌电**　表面肌电（surface electromyography，sEMG）又称为动态肌电图（dynamic electromyography）。它的出现为临床肌肉功能状况的检查提供了一种安全、简单、无创的手段。它可以量化所查肌肉的收缩情况和工作效率，指导患者进行神经、肌肉功能训练。常用于运动医学、康复医学、神经科、骨科以及心理学等方面的研究。临床上常用表面肌电图对肌肉的疲劳状态、步态分析和腰痛等进行分析诊断，还可以对单纯性的姿势错误、肌紧张、偏身功能障碍、急性或反射性的肌痉挛进行评定和生物反馈治疗。

五、康复评定对临床科研的作用

临床科学研究更注重用病理生理、分子生物学等检查结果作为评定的指标，实际上临床治疗疾病归根结底就是要根治疾病，逆转病理过程，改善患者的功能，最后让患者回归家庭和社会。不管是临床医学还是康复医学，患者的功能恢复才是我们最终的目的。因此功能恢复应该是医学永恒的课题，而我国目前临床科研对患者的功能考虑的很少，因此不能与国际接轨。而康复医学拥有大量的国际公认的，具有很好效度、信度以及敏感性的量表，包括认知功能、言语功能、躯体功能（肌力、肌张力、心肺功能、步态分析、神经电生理等）、社会功能评定等各种量表，可以弥补临床医学评定的不足，能够提高临床工作者的科研工作效率，增加临床科研的含金量，使科研成果被同行所接受，提高临床科研的影响力，从而更好地将科研转化为治疗疾病的生产力。

第三节　康复治疗技术

康复治疗（rehabilitation therapy）是康复医学的主要组成部分，以团队方式进行工作，涵盖的康复治疗技术包括物理治疗，作业治疗，言语吞咽治疗，心理与认知治疗，康复辅助器具（支具与矫形器），注射治疗技术等。康复治疗贯彻早期介入、综合实施、循序渐进和主动参与的原则。面对病患，医务工作者可以通过药物治疗、手术治疗来治疗疾病，当在临床工作中手足无措的时候，也应该拓宽思路，还有第三种比较好的办法，那就是康复治疗。康复治疗没有任何的毒副作用，被称为"绿色疗法"，它可以有效缓解患者的症状,改善患者的功能。

一、物理治疗

物理治疗是康复治疗技术的基本构成,是康复医学的重要内容,主要分为功能训练(运动疗法)、物理因子治疗(声、光、电、磁、冷、热、水等又称为理疗)和手法治疗(推拿、按摩、关节松动、肌筋膜放松等西方治疗技术)三大类。实施者是物理治疗师(physiotherapist,PT),PT 既不属于医师,也不属于护士范畴,他是医疗相关的专业治疗技术人员。

(一)功能训练(运动疗法)

1. 改善关节活动的技术　对于神经肌肉骨骼系统造成的关节活动功能障碍具有很好的预防和治疗作用。

2. 增强肌肉力量的技术　根据超量恢复的原理,通过肌肉的主动收缩来改善或增强肌肉的力量。另外,肌肉力量训练中的核心肌力训练和悬吊运动训练(sling exercise therapy,SET)技术,主要是通过创造一个不稳定的平面,增加深部稳定性肌群的力量训练。

3. 牵伸软组织的技术　主要是改善和重新获得关节周围软组织的伸展性,降低肌张力,增加和恢复关节活动范围,防止发生不可逆的软组织挛缩,预防和降低人体运动时的损伤风险。

上述三种技术主要遵循被动训练 - 主动助力训练 - 主动训练原则,另外,根据是否利用器械分为徒手运动和器械运动。

4. 基于神经生理法则的治疗技术　又称为神经发育疗法(neurodevelopment treatment NDT),包括 Bobath 技术、Brunnstrom 技术、Rood 技术、PNF 技术,这些技术主要针对的是神经系统损害所造成的功能障碍,如偏瘫、截瘫、脑瘫、周围瘫、孤独症和发育障碍等。

5. 基于运动控制理论的治疗技术

(1)运动再学习疗法:将中枢神经系统损伤后运动功能的恢复训练视为是一种再学习和再训练的过程,它以脑损伤后可塑性的功能重组为理论依据,充分利用反馈(视、听、皮肤、体位、手的引导)在运动控制中的作用,并认为实现功能重组的主要条件是进行针对性的练习活动,练习的越多功能重组就越有效。

(2)强制性使用运动疗法:该技术是利用"习得性废用"的原理,主要用于中枢神经系统损伤后的运动功能障碍。患者在生活环境中有目的强制性的使用患侧肢体,限制使用健侧肢体,经过至少 2~4 周后,患肢功能可以得到明显改善,该技术包括塑形技术、行为技术和限制技术三大技术。

6. 基于镜像神经系统理论的治疗技术　镜像神经元是大脑皮质中的一种特殊运动神经元,这种神经元在个体操作一个指向特定目标的动作时,在观察其他个体操作同样或类似的动作时皆可被激活。镜像神经元在人脑中尚没有确切的定位,因此,可以将有镜像功能的脑区称为镜像神经系统,镜像神经系统都具有一种把动作知觉和动作执行进行匹配的功能,就是所谓的"镜像机制"。目前镜像疗法、动作观察、运动想象和分级运动想象疗法的应用,为中枢、周围神经系统疾病及截肢等患者功能障碍的康复带来新的理论和方法。

(二)物理因子治疗

1. 电疗法　根据所采用电流的频率不同,电疗法通分为直流电疗法,低频电疗法(0~1kHz)、中频电疗法(1~100kHz)和高频电疗法(100kHz~300GHz)四大类。

(1)直流电疗法:包括单纯直流电疗法和直流电药物离子导入疗法,直流电具有镇静与兴奋、促进血液循环、消除炎症、肿胀、松解粘连、软化瘢痕,治疗骨折的延期愈合,促进损伤的周围神经修复,治疗静脉血栓等作用。经颅直流电刺激(tDCs)是使用一对电极将恒定的、低强度的直流电(1~2mA)作用于特定脑区,达到调节大脑皮质神经活动的技术,是一种非侵入性神经刺激调控技术,用于脑卒中所致的各种功能障碍。

(2)低频电疗法：包括感应电疗法、经皮神经电刺激疗法(TENS)和功能性电刺激疗法(FES)等。TENS具有兴奋神经肌肉组织、镇痛、改善局部血液循环的作用。FES是用电流刺激丧失功能的器官或肢体，以产生的即时效应来代替或纠正器官或肢体功能的康复治疗方法，如人工心脏起搏器治疗心动过缓、膈肌起搏器纠正呼吸频率过低、脊髓神经电刺激治疗神经源性膀胱等。

(3)中频电疗法：常用的有等幅正弦中频电疗法、调制中频电疗法、干扰电疗法和音乐电疗法等。中频电疗法对机体具有低阻抗、无电解效应，能促进神经和肌肉的功能恢复，改善局部血液循环，增强营养和代谢，以及镇痛消炎的作用。

(4)高频电疗法：包括长波的达松伐(共鸣火花)、中波、短波、超短波、微波疗法等。由于其频率较高，电阻抗较小，作用较深，是内生热的作用，而无电解作用。无热量具有：①改善局部血液循环、消炎；②镇痛；③提高免疫力；④促进组织生长和修复；⑤降低肌肉张力的作用。临床适用于各种疖肿等化脓性炎症、创伤、神经痛、神经炎、各类关节炎、肺炎、支气管炎、乳腺炎、盆腔炎、附件炎等。禁用于恶性肿瘤、出血倾向、妊娠、活动性肺结核、体内有金属异物、已安装心脏起搏器者。

(5)静电疗法：主要适用于无力型神经官能症、自主神经功能紊乱、高血压病、溃疡病、支气管哮喘、失眠、体脑力劳动过度、偏头痛等。

2. **光疗法** 分为红外线、可见光、紫外线、激光疗法以及光动力疗法。

(1)红外线疗法(infrared therapy)：其波长为0.76~1 000μm，位于红光之外，故称为红外线，具有热射线之称。具有镇痛，改善血液循环，消炎，缓解痉挛，促进组织修复的作用。急性期的扭挫伤、炎症性疾病禁用红外线疗法。

(2)可见光疗法：其波长为0.4~0.76μm，临床上主要包括红光和蓝紫光治疗，红光的波长在0.6~0.76μm，穿透组织部位比较深，因此对深部组织具有很好的消炎止痛、促进血液循环的作用。蓝紫光照射于皮肤黏膜后，血液中的胆红素对波长0.42~0.46μm的蓝紫光吸收最强，经过一系列的光化反应，使血液中过高的胆红素浓度下降，皮肤退黄，主要治疗新生儿高胆红素血症。

(3)紫外线疗法(ultraviolet therapy)：紫外线在光谱中位于紫光之外，波长在0.18~0.40μm，是光波中波长最短的部分。可分为三段：波长0.4~0.32μm为长波紫外线(UVC)，其生物学作用弱；0.32~0.28μm为中波紫外线(UVB)；0.28~0.18μm为短波紫外线(UVA)。紫外线具有杀菌、消炎、镇痛、脱敏、促进细胞生长，促进维生素D_3的形成，调节机体免疫功能的作用。由于具有光致敏作用，紫外线又有光化学线之称。临床适用于各种开放和闭合的皮肤创伤、局部化脓性感染、静脉炎、急性神经痛、急性关节炎、伤口愈合不良、佝偻病、软骨病、银屑病、白癜风、免疫功能障碍性疾病、变态反应性疾病、带状疱疹等。红斑量紫外线照射治疗肋软骨炎有效率在95%以上。值得注意的是，口服喹诺酮、磺胺类和光敏剂类药物的患者禁忌用紫外线疗法，这会容易诱发光敏性皮炎或水疱。

(4)激光疗法(laser therapy)：前医用激光常见的有氦-氖激光、Nd-YAG激光、氩离子激光、二氧化碳激光、半导体激光、红宝石激光等，低强度激光如氦-氖激光治疗局部炎症、伤口不愈合、慢性溃疡、神经炎、神经痛、胃肠功能紊乱等；高能量激光如二氧化碳激光具有切割、气化、治疗肿瘤的作用。

(5)光动力疗法(photodynamic therapy，PDT)：又称光敏疗法、光化学疗法，其原理是利用光敏剂选择性聚积在靶组织中，然后用特定波长的光线激发光敏剂，使其发生光化学反应来治疗疾病的方法。光敏疗法必须具备三个条件：光源、光敏剂和靶组织。光源常用的有可见光、紫外线和激光。光敏剂是可吸收一定波长的光并能被其激活的物质，常用的有煤焦油、呋喃香豆精、8-甲氧基补骨脂素等。靶组织有皮肤、血液、骨髓、肿瘤和其他组织。可治疗银屑病或白癜风、白血病、食管癌和支气管肺癌等肿瘤。

3. **超声波疗法** 常用的超声波频率多在800~1 000kHz。超声波具有良好的机械、热、理化和空化效应，小剂量超声具有镇痛、调节自主神经的功能、促进组织再生、骨痂形成、改善血液循环等作用。中剂量超声具有软化瘢痕、松解粘连、解除肌肉痉挛等作用。临床适用于软组织扭挫伤，神经、肌肉、骨关节损伤，瘢痕组织，注射后硬结等。

4. 磁场疗法　磁疗具有镇痛、镇静、消炎散肿、解痉、调节自主神经、降压、降脂等作用。目前经颅磁刺激技术(TMS)得到了广泛的应用,该技术是一种无痛、无创伤的绿色治疗方法,磁场无创伤地透过皮肤、颅骨,是一种利用脉冲磁场作用于中枢神经系统,使之产生感应电流,改变皮质神经细胞的动作电位,引起一系列生化反应,从而影响脑内代谢和神经电活动的技术。主要用于脑卒中所致的肢体运动、言语吞咽、认知等功能障碍,脊髓损伤,神经病理性疼痛,抑郁症,失眠,多动症,戒毒,戒酒等。另外,外周磁刺激(PMS)技术在产后、尿便障碍等盆底康复方面具有很好的治疗作用。

5. 传导热疗法　传导热疗法是以各种热源为介质,将热直接传至机体以达到治疗疾病的方法,包括石蜡疗法、泥疗、湿热敷疗法、熏蒸疗法等。主要为温热效应,有改善局部血液循环、消炎散肿、镇痛、解痉、促进组织修复与再生、软化瘢痕、松解粘连等作用。石蜡疗法在肌肉骨骼疾病中应用较广且效果良好。

6. 低温疗法　利用低于体温与周围空气温度,但在0℃以上的低温治疗疾病的方法称为冷疗法(cold therapy),利用低于0℃以下低温治疗疾病的方法称为冷冻疗法。冷疗使局部温度降低,血管收缩,减少渗出,达到止血和防止水肿的目的;冷疗对运动神经和感觉神经均有阻滞传导的作用,因此可以镇痛、解痉及麻醉。冷冻疗法临床适用于软组织扭挫伤的早期、肌肉痉挛、上消化道出血、鼻出血、热烧伤、中暑等,冷冻疗法可使局部组织坏死可用于疣、赘生物、肿瘤的治疗。

7. 水疗法　水疗法的生物学效应包括温度效应、机械作用和化学作用。适用于风湿或类风湿性关节炎、痛风、强直性脊柱炎、关节功能障碍、周围神经损伤、劳损、脑卒中、脊髓损伤、肩手综合征、自主神经功能紊乱、胃肠功能紊乱等。

8. 生物反馈疗法　生物反馈疗法(biofeedback therapy,BFT)是指将人们正常意识不到的肌电、皮温、心率、血压等体内功能变化,借助电子仪器,把它转变为可以意识到的视听信号,并通过指导和自我训练让患者根据这些信号学会有意识地控制自身不随意的功能。适用于中枢、周围神经损伤及肌源性疾病等所致的肌力和肌张力异常;紧张性头痛、痉挛性斜颈、癫痫、原发性高血压、偏头痛、雷诺氏病、心律失常等疾病。

9. 压力疗法　压力疗法是在身体患病部位或者身体外部施加压力以治疗疾病的方法,主要包括:①正压顺序循环疗法,适用于肢体创伤后、淋巴回流障碍性水肿、静脉瘀滞性溃疡、对长期卧床或手术后被动体位者预防DVT的形成;②体外反搏疗法,主要用于冠心病、脑血管病以及视网膜中央动脉栓塞、突发性耳聋等;③负压疗法,主要治疗雷诺氏综合征、血栓闭塞性脉管炎、糖尿病足及下肢坏疽等;④正负压疗法,主要用于人体的四肢,通过改变肢体外部的压力,达到增加血管跨壁压来促进肢体血液循环的作用,不仅可用于肢体血管疾病,还可用于血液循环障碍引起的各种疾病的治疗。

10. 体外冲击波疗法　体外冲击波疗法(extracorporeal shock wave therapy,ESWT)是一种机械性脉冲波,利用压缩气体产生能量,以脉冲方式冲击治疗部位,具有声学、光学和力学的某些性质,治疗原理包括空化效应,成骨效应,镇痛效应以及代谢激活效应,适用于骨折延迟愈合或不愈合、末端病(肌肉与骨相连接的部位)等,如各种肌腱炎,滑膜炎,筋膜炎等。

(三) 手法治疗

美国物理治疗协会(APTA)对手法的定义是:以提高软组织延展性、增加活动范围、松动或推拿软组织和关节、改善疼痛和减轻软组织肿胀、炎症或活动受限为目的的手法活动。西方手法治疗中应用最多的是关节松动术,主要作用是缓解疼痛,增加关节活动范围,增加本体反馈,在神经肌肉骨骼系统所致的功能障碍中是主要的治疗技术。中医的推拿又称按摩疗法,是以中医理论为指导、以辨证施治为原则,在患者体表的特定部位或穴位上进行操作,通过手法本身的作用和经络系统对人体生理功能和病理变化的调节作用,达到康复治疗目的的一种手法技术。此外,推拿疗法还能调补气血、固本培元,有增强体质、消除疲劳、恢复元气的作用。主要包括:揉动类手法(揉法、㨰法、搓法等);摩擦类手法(摩法、擦法、推法等);振动类手法(振法和抖法);挤压类手法(按法、拿法、掐法等);摇法(颈椎摇法、腰椎摇法、髋关节摇法等),针对不同的患者,要因病施治。

二、作业治疗

作业治疗（occupational therapy，OT）是协助残疾者和患者选择、参与、应用有目的和意义的活动，以达到最大限度的恢复躯体、心理和社会方面的功能，增进健康，预防能力的丧失及残疾的发生，以发展为目的，鼓励他们参与及贡献社会。其目的是帮助患者最大限度地恢复或取得独立的、正常的、有意义的生活方式和生活能力，提高生活质量。从事作业疗法的专业的技术人员简称为作业治疗师（occupational therapist，OT）。OT 关注如何帮助患者获得或重新获得功能活动（有意义、有目的）的独立性，这些有目的和意义的活动被称为作业，分类如下：

（一）功能性作业治疗

1. **基础性日常生活活动（BADL）** 个人卫生、洗澡；大便、小便、上厕所；吃饭、穿衣、上楼梯；床-椅转移、步行等生活自理活动。

2. **工具性日常生活活动（IADL）** 在家里或社区进行的，比 BADL 更复杂的活动（家务劳动，社区活动），如切菜、做饭、拖地、购物等。

（二）职业作业治疗

职业前评定及职业训练。

（三）娱乐活动

娱乐及游戏活动。

（四）作业宣教和咨询

对患者及家庭的宣教咨询，改变不良的健康生活行为。

（五）环境干预

环境影响人的行为，同时人的行为也改变着环境。

（六）辅助技术

矫形器、辅助器具配置和使用训练。

作业治疗的本质就是重建生活，就是让患者回归家庭、社会和工作岗位，在社会上承担他们应该承担的角色，让他们和正常人一样享受生活。进行作业治疗时，要遵守作业活动的 PEO 模式，即人（person，P）、环境（environment，E）和作业活动（occupation，O）模式，该模式的核心为"三元合一"：即重建生活意志、重建生活能力和重建生活方式。作业治疗师要全面考虑到功能障碍者个人自身（身体结构、认知能力、情感等）因素与作业活动（自我照顾、休闲活动、教育、工作、闲暇等）种类和所处环境因素（文化、社会、物理、机构环境）是否相适应，只有这样才能帮助功能障碍者真正达到回归家庭和社会的目的。

三、言语吞咽训练

（一）言语训练

临床的很多疾病（神经系统，咽喉系统，食管病变，甲状腺疾病等）均可引起如失语症（运动性、感觉性、传导性、命名性、丘脑性和完全性失语等）、构音障碍等。这些问题通过系统的言语训练可以得到康复。言语训练又称言语治疗（speech therapy，ST），是在正确评定言语功能障碍的基础上，通过训练指导、手法介入、使用辅助具和 / 或替代方式等手段改善患者的交流能力，其目的是最大限度地恢复患者重新获得最大沟通与交流的能力，提高生活质量。所采用的手段是言语训练和借助交流替代设备，如交流板、交流手册、肢体语言、电脑交流装置等。言语障碍无非是表达、复述、命名、听理解、阅读和书写功能的障碍，训练时会针对上述的听、说、读、写能力进行有效的训练，常用的方法有 Schuell 刺激疗法、松弛训练、呼吸训练、发音训练以及发音器官训练等。

(二) 吞咽训练

临床很多疾病都会造成吞咽功能障碍,如口咽部疾病、食管炎、脑卒中后、喉癌术后等。吞咽训练主要是恢复或提高患者的吞咽功能,改善身体的营养状况,改善因不能经口进食所产生的恐惧心理与抑郁,增加进食的安全感,减少由于食物的误吸而造成的吸入性肺炎。吞咽障碍的治疗首先从评估开始,判断吞咽障碍发生在认知期、口腔前期、口腔期、咽期、食管期中的哪一期,然后针对吞咽功能障碍的类型采取如下的治疗方式:①营养的管理:包括营养评估,营养方式(如间歇性经口胃管喂食)和营养物质的提供量(也就是碳水化合物,蛋白质,脂肪等食物能量的管理);②促进吞咽功能的恢复:包括口腔感觉,运动训练,功能性电刺激,表面肌电生物反馈,球囊扩张,针刺治疗,通气吞咽说话瓣膜,口内辅助器具(下颚托);③摄食训练:包括食物性状、姿势,一口量的调整以及对进食环境的改造;④康复护理:包括口腔卫生,进食管理,体位管理,分泌物处理和健康指导;⑤手术和注射治疗:保守治疗无效者,可考虑环咽肌切断术及肉毒素注射治疗。

四、心理治疗

患者在突发性重大疾病后都要经历震惊、否定、抑郁或焦虑反应、对抗独立、适应这几个时期,慢性病患者则通常有焦虑和抑郁的问题,因此都涉及心理康复治疗。心理康复的过程是让残疾者建立个体心理调节机制的过程,让患者通过接受系统的心理干预,逐渐适应生活、学习、家庭或者工作等方面的变化,正确面对事实,并在此基础上,形成一种积极的心理调节机制,以应付今后可能出现的各种心理问题,保持心理健康。心理康复治疗对象不仅是患者,也包括家属和照料者。患者的家属中,尤其是患者配偶和父母也处于心理应激状态,必须及时有效地给予心理干预,否则家属的不良心理将对患者产生不良的互动影响,是发生医疗纠纷的隐患。一般性心理治疗又称为支持性心理治疗,在与患者谈话过程中,通过倾听、解释、同情、支持、指导、鼓励,使患者获得情感疏泄,以摆脱心理困境,重新适应环境的过程。特殊心理治疗是指依据一定的心理学理论,采用相应的特定的操作技术来解释和处理心理行为,一般用于难以承受残酷现实而引起强烈的身心症状或神经症状的患者。常用的方法有认知疗法,行为疗法等。其他常见治疗方法还有精神分析治疗、个体中心疗法、生物反馈治疗、家庭治疗、集体心理治疗。但应注意,康复心理治疗不能替代精神药物的治疗。

五、康复辅具

临床很多疾病会导致功能障碍,使患者不能独立完成日常生活活动、学习和工作,因此需要一些专门的器具来增强他们减弱或丧失的功能,这些器械统称为功能性辅助器具或者康复辅具。康复辅具通过代偿、补偿和替代的方法来矫正畸形,弥补功能缺陷和预防功能进一步退化,使患者能最大限度地实现生活自理、回归社会。康复辅具是重要的康复手段,是工程学在康复医学领域中的应用,是现代生物医学工程的一个重要分支。康复辅具包括需能源驱动,自动化程度高的技术性辅助装置,如康复机器人,智能假肢、轮椅等,以及无须能源驱动,由人工操作的自助器具,如假肢、矫形器、生活自理(进食辅助具,万能筷子、长把加粗的勺子、系扣器等)和防护器具(免负荷支架、外展支架)以及个人移动辅助器具(拐杖、轮椅、助行车)等。

六、高压氧疗法

高压氧疗法(hyperbaric pressure)是通过向舱内输入高压空气或高压氧,使舱内形成一个高压环境,患者在舱内通过吸氧来达到治疗疾病的目的。各类疾病的急性期和康复期都可应用。在高压环境下,呼吸气体中氧的分压超过 1ATA 称为高压氧(hyperbaric oxygen 或 high pressure oxygen)。高压氧的主要治疗机制包括：压力作用，调节血管舒缩功能的作用，抗菌作用，清除有毒物质作用和增加机体的氧含量的作用。因此高压氧舱的适应证非常广泛，疗效好的疾病有：①各种中毒，如一氧化碳中毒、氰化物中毒、农药中毒等；②空气栓塞症、减压病；③气性坏疽、破伤风及其他厌氧菌感染；④溺水、窒息、电击伤、麻醉意外以及其他原因引起的缺氧性脑功能障碍等；⑤脑血栓形成、脑外伤后综合征、脊髓损伤、周围神经病等；⑥皮瓣移植、断肢(指)再植术、植皮、脉管炎、动脉栓塞、顽固性溃疡、术后伤口不愈、骨愈合不良、放射性损伤相关疾病等；⑦五官科疾病，如中心性视网膜脉络膜炎、视网膜动脉栓塞、突发性耳聋等；⑧其他，缺血性心脏病、胃及十二指肠溃疡、术后溃疡、供血障碍性溃疡、妊娠高血压综合征、胎儿宫内生长迟缓、烧伤、冻伤、缺血性休克等。

七、超声引导下的注射治疗技术

临床有很多常见的问题，如急慢性疼痛、面肌痉挛、肌张力增高造成肢体的挛缩、痉挛性斜颈、神经性膀胱等各种病症，严重影响了患者的生活质量。在应用各种康复治疗和药物治疗后仍不见好转，为了达到精准康复治疗的目的，常常采用局部注射治疗技术。以前主要根据患者的症状和体征，在医生触诊、影像学或电生理等辅助手段下进行注射治疗，虽然取得了一定的效果，但是患者创伤较大，费时、费力、费钱。近年来，超声作为一种无创的诊疗技术，在康复医学领域得到了广泛的应用，目前超声引导下的药物(糖皮质激素、麻醉药、止痛药、肉毒素等)注射实现了精准的注射，该技术也作为康复医学科的核心治疗技术，得到广泛的推广和应用。

第四节　临床常见病的康复

一、神经系统疾病的康复

脑血管意外、颅脑损伤、脊髓损伤、周围神经病变、帕金森病以及阿尔茨海默病等神经系统疾病，均可引起肢体运动障碍，感觉障碍，言语、吞咽功能障碍，认知障碍以及并发症(废用综合征、误用综合征、偏瘫肩痛等)。这些功能障碍经过早期综合的康复治疗，仍然可以达到最佳的功能状态，达到回归社会、家庭，提高生活质量的目的。作为21世纪的临床医学生，必须有早期康复的意识，康复介入的越早，患者的功能恢复的就越好，一般情况下在生命体征平稳、病情不再进展48h后即可以进行康复治疗。康复治疗团队经过系统的评估，确定功能障碍的类型，团队的各个成员分工行动，为患者实施不同的针对性康复治疗。以脑卒中为例，如早期的床头康复治疗，可以进行良肢位的摆放，床上的体位转移、步行准备以及步行训练等被动、主动助力、主动的康复训练。脑卒中的康复分为急性期和恢复期的康复，在大脑可塑性和功能重组理论的指导下，有很多新的、安全有效的康复方法不断出现，比如说虚拟仿真训练、强制性使用、镜像治疗、运动想象、运动观察、经颅磁刺激(transcranial magnetic stimulation, TMS)，经颅直流电刺激、康复机器人和脑机接口等治疗技术，疗效肯定，尤其是 TMS 可以实现精准治疗。此外，脑卒中患者的功能恢复是终生康复，最终使患者达到回归家庭和社会的目的。

二、骨骼关节肌肉疾病的康复

骨骼关节肌肉疾病的康复包括骨折后的康复、关节炎的康复、颈椎病的康复、腰痛的康复、肩关周围炎的康复、手外伤的康复、软组织损伤的康复、截肢后的康复、人工关节置换术后的康复以及骨质疏松等疾病的康复。骨骼肌肉疾病常导致运动功能障碍，关节和软组织的挛缩，肌肉的萎缩以及疼痛等临床症状，最终导致患者日常生活能力受限，难以回归家庭和社会。如截肢患者在临床医学治疗结束后仍无法行走，日常生活活动能力严重受限，此时康复医学可以帮助患者适配假肢，经过康复训练，患者就可以回归家庭和社会，承担他应承担的角色，因此说临床的手术只是完成了一半的工程，患者要想真正的回归社会，还必须进行康复治疗。骨骼肌肉疾病的康复常用到的治疗技术包括物理因子治疗、针灸推拿、关节活动度训练、肌力训练、关节松动训练、运动耐力训练，以及本体感觉训练、核心肌力训练、平衡协调训练以及康复辅具等等。近年从国外引进的选择性运动功能评定、肌筋膜技术、功能性贴扎技术等也用于骨骼关节肌肉疾病的康复，收到很好的效果。作为临床医学生，必须拓宽自己的视野，要了解除临床医学的治疗手段外，还有康复医学能够解决骨骼肌肉系统疾病所致的功能障碍。

三、内脏疾病的康复

临床上很多内科慢性病常导致各种功能障碍，造成患者生活质量下降。内科治疗常用的是药物治疗，只能解决患者的病理生理状态，不能从根本上解决患者的功能障碍，只有药物治疗配合康复治疗，才能解决患者的功能障碍。临床常见病的康复包括冠心病的康复、高血压病的康复、糖尿病的康复、慢性阻塞性肺疾病的康复、恶性肿瘤的康复、肥胖症的康复等，这里只介绍心肺康复。

(一) 心脏康复

心脏病康复是指综合采用积极主动的身体、心理、行为和社会活动的训练与再训练，帮助患者缓解症状，改善心血管功能，在生理、心理、社会、职业和娱乐等方面达到理想状态，提高生活质量。同时强调积极干预冠心病危险因素，阻止或延缓疾病的发展过程，减轻残疾和减少再次发作的危险。中国康复医学会心脏康复委员会根据心脏康复的内涵，提炼出5大康复处方概念，包括运动处方、营养处方、心理处方、戒烟处方和药物处方。

运动康复是心脏康复的重要组成部分，我国心脏病患者的运动常处于两极分化状态，大部分患者不敢运动，少部分患者则是过量运动。如何为患者开具运动处方，值得临床医生学习。根据患者的评估及危险分层，给予有指导的、安全有效运动，运动处方制定是关键。每位冠心病患者的运动康复方案必须根据患者的实际情况量身定制，即个体化原则，不存在对所有人都适用的运动方案，但应遵循普遍性的指导原则。运动处方要根据患者的健康、体力和心血管功能状态，结合学习、工作、生活环境和运动喜好等个体化特点来制定，每一运动处方包括运动形式、运动时间、运动强度、运动频率及运动过程中的注意事项。

1. **运动形式**　主要包括有氧运动和无氧运动。有氧运动包括：行走、慢跑、游泳、骑自行车等，无氧运动包括：静力训练、负重等运动。心脏康复中的运动形式以有氧运动为主，同时要进行抗阻运动，柔韧性运动以及平衡训练。

2. **运动时间**　心脏病患者的运动时间通常为10~60min，最佳运动时间为30~60min。对于近期发生心血管事件的患者，从10min/d开始，逐渐增加运动时间，最终达到30~60min/d的运动时间。

3. **运动强度**　运动强度的评估有两种方法：最大氧耗量和最大心率法，以及症状分级法。最大氧耗量和最大心率法建议患者从60%的最大氧耗量或最大心率运动强度开始运动，运动强度逐渐达到80%的最大摄氧量或最大心率。症状分级法以Borg劳累程度分级法最为常见，达到Borg劳累程度分级法的10~14级较为合适。最大氧耗量通过心肺运动试验测得，最大心率的计算方法是220-年龄（次/min）。患者病情完全稳定后，每3~6个月仍要评定一次患者的运动强度是否需调整。

4. **运动频率**　每周至少3d，最好每周7d。

5. **运动过程中的注意事项**　运动过程中，要对患者进行监测，并给予必要的指导。运动时或运动后出现以下情况,暂时停止运动:①运动时感觉胸痛、呼吸困难、头晕;②运动时心率波动范围超过 30 次 /min;③运动时血压升高 >200mmHg/100mmHg,收缩压升高 >30mmHg 或下降 10mmHg 以上;④运动时心电图监测 ST 段下移 ≥ 0.1mV 或上升 ≥ 0.2mV;⑤运动时或运动后出现严重心律失常。

(二)肺康复

很多呼吸系统疾病,如限制性和阻塞性肺疾病,最终导致的是呼吸功能障碍,患者的痰液潴留,肺容量降低,呼吸相关肌肉做功增加,呼吸衰竭以及由呼吸困难引起的焦虑和抑郁症状。简单地说,肺康复就是如何帮助患者把痰液排出来,让喘气顺起来,让身体动起来,让心情好起来。美国胸科学会和欧洲呼吸学会呼吸康复的定义是"一个建立在患者全面评估的基础上的综合治疗方案,为患者量身打造的治疗,其中包括不限于运动训练,教育和行为改变,旨在改善慢性呼吸疾病患者生理和心理状态,提高长期健康行为的依从性"。尽管慢性肺疾病的病理变化无法消除,但经过多学科协作(MDT)的综合康复,仍然可以达到其最佳功能状态,重返社会,提高生存质量。

呼吸康复的首要原则是尽量减轻患者的症状,提高其运动能力,从而最大限度地提高患者的独立性和社交功能。呼吸康复有多个组成部分(运动训练、自我管理、教育、营养和社会心理支持),因此需要一个专门的跨学科团队,其中包括医生、护师、物理治疗师、运动生理学家、呼吸治疗师、作业治疗师、心理学家、社会工作者和营养师。这种多学科合作的综合性治疗效果优于各单独治疗效果的总和。在肺康复的过程中,运动疗法是重中之重。慢阻肺的肺功能是无法逆转的,因此很多人会对于肺康复的效果持怀疑态度,运动治疗主要通过改善肺功能来起作用(A 级推荐),主要是提高骨骼肌对氧气的摄取能力,提高整体的氧利用率从而改善患者的症状。如一例重度慢阻肺患者,肺活量不到 1L,如果不进行运动治疗,只有 0.5L 被利用,经过运动治疗利用度提高到 0.8L。可以说运动疗法对于慢性肺疾病来说是"曲线救国"。

由于新型冠状病毒肺炎(coronavirus disease 2019,COVID-19)席卷全球,中华医学会物理学与康复学分会组织专家编写了《新型冠状病毒肺炎康复治疗专家共识》,该共识基于新型冠状病毒肺炎的相关文献与前期实践,就轻型、普通型、重型和危重型新型冠状病毒肺炎患者的康复评定、自我防护、康复目标、康复方案、终止治疗指征、营养支持及心理康复,在专家共识的基础上进行了归纳总结,以期为新型冠状病毒肺炎患者的康复治疗提供参考。

四、加速康复外科

康复医学的一些理念和治疗技术,已经逐渐融入临床医学的各个学科,康复医学诞生的土壤就是临床医学的局限性。传统的外科手术存在着很多弊端,随着人们对康复医学的逐渐认识,很多外科领域都增加了康复的元素。为推进加速康复外科(enhanced recovery after surgery,ERAS)发展,进一步提高外科诊疗规范化水平和诊疗效率,保障患者医疗安全,国家卫生健康委办公厅下发了《加速康复外科试点工作方案(2019—2020 年)》,要求各地卫生健康行政部门要加强组织领导,结合实际认真组织实施,通过开展试点工作,发挥试点医院的带动示范作用,以点带面,逐步在全国推广 ERAS 诊疗模式,提高诊疗效果和医疗服务效率,提升医疗资源利用率,改善患者就医体验,进一步增强人民群众获得感。ERAS 以循证医学证据为基础,以减少手术患者的生理及心理的创伤应激反应为目的,通过外科、麻醉、护理、营养和康复等多学科协作,对围手术期患者的临床路径予以优化,从而减少围手术期应激反应及术后并发症,缩短住院时间,促进患者康复。这一优化的临床路径贯穿于住院前、手术前、手术中、手术后、出院后的完整治疗过程,其核心是强调以服务患者为中心的诊疗理念。有研究显示,ERAS 相关路径的实施,明显提高了手术患者治愈率,降低了围手术期患者的死亡率、非计划二次手术发生率、手术输血率及输血量、医院感染发生率、手术切口感染率,缩短了患者住院日,减少了治疗的费用,促进了患者功能的尽快恢复,康复治疗在其中起到了非常重要的作用。ERAS 的核心项目及措施术前部分包括：①术前的宣教，术前戒烟戒酒，术前访视与评估，术前营养支持治疗，术前肠道准备术，术前禁食禁饮和术前麻醉用药等内容。传统观点认为术前10~12h应开始禁食，但有研究表明缩短术前禁食时间有利于减少手术前患者的饥饿、口渴、烦躁和紧张等不良反应，有助于减少术后胰岛素抵抗，缓解分解代谢，甚至可以缩短术后住院时间。目前提倡禁饮时间延后至术前2h，术前2h饮用碳水化合物饮品≤400ml，之前可口服清饮料，禁食时间延后至术前6h；②手术中部分，包括预防性抗生素的应用，全身麻醉方法的选择，气道管理及肺保护性通气的策略，术中输液及循环系统的管理，术中体温的管理（以前不太关注），手术方式与手术质量，鼻胃管的留置，腹腔引流，导尿管的留置，围手术期液体的治疗；③术后部分包括术后疼痛的管理，术后恶心呕吐的预防与治疗，术后饮食，术后早期下床活动，出院的基本标准，随访及结果的评估等。

五、重症康复

重症患者往往存在多器官功能障碍，需要抢救及各种生命支持，生命体征需要密切监护，常带有各种置管、线路，包括呼吸机辅助通气、气管插管或切开、鼻饲、尿管、各种引流管以及静脉置管等，活动明显受限，大部分重症患者经过抢救后可保住生命，但存活的患者往往遗留严重的后遗症，常常伴随着代谢紊乱、肌无力、机械通气延长、呼吸困难、焦虑和抑郁，从重症监护室转出后的生活质量下降等功能障碍。人体的最佳生理功能依赖于直立的体位，而病重时卧床和限制活动，导致了严重的身体功能失调以及呼吸、循环、骨骼肌肉、肾脏和内分泌系统的异常。监护室内的骨骼肌无力（ICU获得性肌无力，ICU-AW）发病率达50%，这些神经肌肉病的出现同时也会导致撤离呼吸机失败，因此提示临床医生要早期对入住ICU的患者介入康复治疗。重症康复的原则是先确保患者安全和自身安全，改善患者的功能障碍要分主次先后，意识清醒者以脱离呼吸机、坐、站、行走和提高日常生活活动能力为目标，意识不清者，以促醒、预防压疮、水肿、深静脉血栓、关节挛缩和肌肉萎缩等并发症为目标。

重症患者的康复主张早期进行，只要不加重病情，不影响抢救即可进行。重症患者的康复与患者的意识状态无关，只要病情允许即可进行早期康复。为确保患者的安全，每次康复治疗前都要进行详细的评估，需要与重症病房的医护人员协同进行，明确康复训练开始的指征，明确康复训练的禁忌证。目前重症早期康复，主要采取被动-主动助力-主动运动的渐进式康复训练方法。被动运动可采取踏车及持续被动机械运动，主要适用于无法配合指令的患者，非疲劳性被动运动可以提高患者功能状态，改善认知功能，增强肌力，降低疼痛。对重症患者而言，主动运动是国际指南推荐且有效的一项康复治疗，包括主动或抗阻运动、床上和床边运动、体位转移、行走等。重症康复的治疗关键是安全性问题，在康复治疗过程中，如果出现：①收缩压<90mmHg或>200mmHg，平均动脉压<65mmHg，不稳定的心率或需要用抗心律失常药物，需要使用血管活性药物，有活动性出血，使用主动脉球囊反搏，出现急性心肌梗死；②急性脑出血、颅脑损伤、缺血性卒中，不稳定的脊柱骨折和脊髓损伤等；③吸入氧浓度>60%，PEEP>10cmH$_2$O，呼吸>35次/min，需压力控制通气或使用神经肌肉阻滞剂；④患者感到费力，出现胸痛、眩晕、出汗、疲乏之以及严重呼吸困难，血氧饱和度<90%等都要停止治疗。

六、产后康复

产后康复是利用现代科学技术手段，针对妇女产后身体主要器官变化而进行的恢复，从而尽可能使身体恢复到产前状况，包括对盆底、腰腹、形体等方面的恢复。从怀孕到生产，随着体重和激素水平的变化，会产生孕期及产时损伤，导致腰腿部、耻骨联合、骶髂关节和尾骨的疼痛、盆底肌肉的松弛。剖宫产还存在切口疼痛、瘢痕增生问题；顺产时胎儿经过产道会造成盆底肌损伤甚至撕裂。这一系列的改变和损伤是导致盆底疾病发生的主要原因。目前，国内产妇普遍对产后康复认知不够，只有出现腰痛、尿失禁等症状时才就医；由于专业的产后康复机构很少，只能选择一些非专业的月子中心和健身房做治疗,效果不佳。另外,因哺乳和带孩子等原因,产妇没有足够的时间接受治疗等问题,造成产后的生活质量下降。产妇在产后42d即可接受产后康复治疗,产后常见的问题及解决策略如下:

1. **腹直肌、耻骨分离** 可以通过增强腹部肌肉力量(如卷腹训练),核心肌力训练,物理因子治疗、生物力学调整等方法治疗。

2. **产后疼痛** ①腰痛:可采用腹部承托带、孕期及产后营养控制、运动方式的健康宣教、产后瑜伽、日常的腰腹肌训练等,大部分的疼痛随着运动会逐渐消失,但仍有疼痛困扰时,可寻求专业人员的帮助;②耻骨联合部位疼痛:可采用骨盆固定带、手法复位、肌力训练等;③髋关节周围疼痛、骶髂关节疼痛、尾骨疼痛:可进行产后瑜伽、自我牵伸、自我训练、关节松动、关节稳定性训练等。

3. **盆底功能障碍** ①盆底肌松弛:可采用Kegel运动、盆底肌训练、盆底肌肉电刺激、生物反馈、阴道哑铃等;②产后尿潴留治疗策略:尿管的管理、膀胱功能调整、物理因子治疗、引导式训练(找到盆底收缩放松的感觉、找尿意、腹压增加练习、用力排尿练习、腰腹肌训练、行为疗法等);③压力性尿失禁治疗策略(使盆底肌重新收紧):Kegel运动、引导式训练(Ⅰ型、Ⅱ型肌纤维收缩)、盆底肌肉电刺激、生物反馈、阴道哑铃等。

4. **性生活不和谐** 常见问题如阴道干涩、性交痛,阴道松弛,治疗策略同压力性尿失禁治疗策略。

七、康复护理

随着医学的进步,一般护理技术已远远满足不了患者的需要,于是形成了与康复治疗相适应的康复护理技术,如体位转移技术、放松训练技术、呼吸训练技术、体位引流排痰训练技术、被动运动训练技术、吞咽训练技术、等长与等张训练、膀胱功能训练技术等。此外,康复护士还应教会患者生活自理的方法,如进食、个人卫生、入浴、穿脱衣裤、床椅转移、如厕、步行、上下楼梯等,使患者最大限度地恢复功能,争取早日重返社会。康复护士除掌握常规康复护理知识外,还必须掌握与常用的康复治疗技术相配合的护理技术,只有这样才能更好地观察康复效果,更好地与康复医师、治疗师配合,协调康复治疗计划的安排,使病房的康复护理工作成为康复治疗的继续和延伸。目前康复医学科在临床上常用的专科护理技术有针对吞咽功能障碍患者的球囊扩张技术,经口鼻间歇胃管饲技术,神经源性膀胱患者的间歇清洁导尿加饮水计划技术,老年患者的防跌倒技术和心理护理技术,这些内容在患者的康复过程中发挥了重要的作用。

(刘忠良)

本章小结

康复医学与临床各学科是相辅相成、相互补充、不可分割的关系。康复医学不是临床医疗的延续和重复,而是临床医学的重要补充,随着康复概念的更新和全面康复思想的传播,康复医学范围逐渐扩大,与临床学科的关系也日益密切,可以说康复医学的触角已经延伸到了临床医学的每一个角落,进入21世纪,康复医学逐渐与临床其他学科无缝对接和相互融合,一起完成整体治疗方案的制定。临床医学越进步对康复需求就越多。所以作为21世纪的医学生,在校学习期间就应该掌握现代康复医学的基本理论,评定方法和康复治疗技术。要把人视为一个整体来考虑,要在身体上、心理上、社会上、职业上提高患者的功能,使其恢复到尽可能高的水平。

康复评定可以弥补临床医学评定的不足,能够提高临床工作者的科研工作效率,增加临床科研的含金量,使科研成果被同行所接受,提高临床科研的影响力,从而更好地将科研转化为治疗疾病的生产力。

　　康复治疗是康复医学的主要组成部分,以团队合作的方式进行,涵盖的康复治疗技术包括物理治疗、作业治疗、言语吞咽治疗、心理与认知治疗、康复辅助器具(支具与矫形器)、高压氧疗法、注射治疗技术、康复护理等技术。应用上述技术可以对临床常见病进行康复,包括神经系统疾病的康复、骨骼关节肌肉疾病的康复、心肺等内科疾病的康复、重症康复、产后康复、外科加速康复等。

思考题

1. 康复医学与临床医学的关系是什么?
2. 康复评定与临床检查的区别与联系是什么?
3. 康复治疗技术都包括哪些内容?
4. 加速康复外科的核心内容及措施包括哪些?

OSBC

器官-系统
整合教材
OSBC

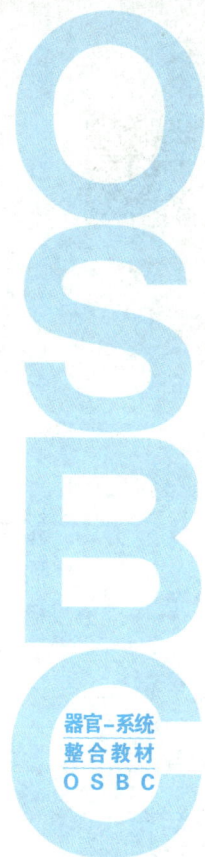

第七篇
临床护理学

第二十三章
护理学概述

　　护理学是一门古老的艺术、年轻的学科,是从医学科学中分出来的一门独立学科。它不仅有自己完整和独立的理论体系,学科的内涵和领域在不断丰富和拓展,而且在应用新技术方面有许多新的发展。护士作为健康服务系统中的重要成员,是医生的重要合作伙伴。本章介绍护理学的发展史、基本概念、内涵,护理工作范围和方法,以及护理专业角色,以便医学生对护理学、护理专业及护士的工作有初步了解。

第一节　护理学的形成与发展

　　现代护理的发展经历了 100 多年的历程,在服务人类健康的事业中发挥着重要的作用。随着时代的变迁,人类健康需求的不断变化,以及科学技术的发展,对护理学科产生深远的影响。对护理学发展史的学习,能让我们更好地了解护理学的发展规律,预测其发展趋势,更好地为护理实践服务,促进护理学科的发展。

一、护理学的形成

　　地球上自从有了人类,就有生、老、病、死的问题,人类为了解除或者减轻疾病及痛苦而产生了自发的护理活动。在古代中国、埃及、希腊、印度等文明古国,出现了泥敷、包扎、固定骨位、口腔护理、催眠术等技术,并有了疾病预防、疾病治疗、公共卫生等医护活动的记载。早期医护活动没有分开,护理没有成为一门专业。统一印度的国王阿索卡(Asoka)在印度北部建立多所医院兼设医学院,培养医护人员,重视疾病的预防,成立了类似现在的健康治疗小组(成员包括医生、护士、药剂师等)。由于当时妇女不能外出工作,有男性承担护士工作,可以看成是最早的"护士"。

　　公元初期及中世纪的护理发展主要是受宗教活动和战争的影响。从事护理工作的主要是宗教人员,他们出于宗教的博爱、济世的宗旨,认真地为护理对象服务。但由于缺乏专门的训练,也没有足够的设备,其工作也只能限于简单的生活照料。

　　在文艺复兴时期,文学、艺术、科学各个领域出现复兴和发展,医学的发展逐渐走上了科学的轨道。但护理的发展仍旧停留在中世纪阶段,受当时重男轻女、宗教改革和工业革命的影响,护理工作不再由具有博爱、仁慈精神的神职人员担任,而是由一些贫困人家的妇女担任,她们大多数是为了生计,缺乏文化教养和专门的培训,缺乏服务的热情及奉献精神,服务态度差,护理质量大大降低,因而使护理进入了长达 200 年的黑暗时代。

　　直到 1576 年,法国的天主教神父圣·文森保罗(St.Vincent De Paul)在巴黎成立慈善姊妹会,成员不一定是教会的神职人员,她们经过一定的培训后,深入群众,为病弱者服务,深受人们欢迎,也使护理逐渐摆脱教会的束缚,成为一种独立的职业。照护患病或残疾者、幼童和老人这一工作类别正式形成,且这一工作的性质与关爱(care)密切关联。

二、现代护理学的发展

19 世纪中叶,随着社会、科学的发展和医学的进步,护理工作的地位及质量有所提高。德国牧师弗里德尔(Flidner)在凯撒斯威斯城建立了最早的具有系统化组织的护士培训学校,弗洛伦斯·南丁格尔(Florence Nightingale)曾在此接受训练。现代护理学的发展主要是从南丁格尔时代开始的。

(一)南丁格尔时期

南丁格尔(1820—1910)首创了科学的护理专业,是科学护理学和护理教育的奠基人,被称为现代护理学的创始人,国际上称这个时期为"南丁格尔时期"。这是护理工作的转折点,也是现代护理学专业化的开始。

南丁格尔出生英国名门,从小受到良好教育,精通多国语言。年轻时的南丁格尔对护理就充满兴趣,她不顾世俗的偏见,说服父母,参加护理培训。1854 年克里米亚战争爆发,英国前线战地医院救护条件和管理非常差,受伤士兵死亡率高达 54%。她主动请缨,率领 38 名护士奔赴前线救护伤病员。她致力改善战地医院条件和环境,重视伤病员的伤口护理、营养、清洁照护,同时关心士兵的心理需求,鼓励伤病员与家人通信。她的奉献和服务精神受到士兵们的尊敬,士兵们称她为"提灯女郎"。在她和其他护士的努力下,战地医院的条件得到了极大改善,伤病员的死亡率下降到 2.2%。其工作效果和成绩不仅震撼了英国各阶级,也改变了人们对护理的看法。

南丁格尔把她的实践经验用于医院的管理及护士培训。她著书立说,撰写《护理札记》和《医院札记》,成为各国护士必读的经典之作。她用渊博的学识、远大的目光、高尚的情操投身护理事业,开创了科学护理事业,提高了护理专业和护理人员的地位,对医院管理、家庭访视、环境卫生、生命统计及红十字会等都作出了较大的贡献。为了纪念她,1912 年国际护士会命名她的生日 5 月 12 日为国际护士节。国际红十字学会设立"南丁格尔奖章",作为各国优秀护士最高荣誉奖。1983—2021 年,我国共有 83 名优秀护理工作者获此殊荣。

(二)现代护理

现代护理学的历史发展进程也就是护理学科的建立和护理逐渐成为一种专业的进程。从 19 世纪开始,现代护理学的发展历程与各国的经济、文化、宗教、教育、妇女地位及人民生活水平的发展有很大的关系,现代护理学从职业到专业的发展主要表现在以下几个方面:

1. **建立完善的护理教育体制** 自 1860 年后,欧美许多国家的南丁格尔式的护士学校如雨后春笋般地出现。如在美国,1901 年,约翰霍普金斯大学开设了专门的护理课程。1924 年,耶鲁大学首先成立护理学院,学生毕业后取得护理学士学位,并于 1929 年开设硕士学位。1964 年,加州大学旧金山分校开设了第一个护理博士学位课程。1965 年,美国护士协会提出凡是专业护士都应该有学士学位,使护理教育形成了多层次、多渠道的护理教育体系。

2. **护理向专业化方向发展** 第二次世界大战结束后,科学技术迅猛发展,新的医疗技术不断涌现,使医学分科越来越细。护理人员也开展了不同的专科护理技术,如肿瘤、烧伤、器官移植、重症监护等的护理,此外,对一些特殊人群,如妇女、儿童、老人提供专项护理及预防保健服务。一些具有硕士及以上学位的护理人员能独立解决护理工作中的难题,并对护理理论进行研究和探讨,对护理科研的重视及投入的不断增加促使各种护理专业团体的形成。1960 年以后,一些护理专家在护理概念方面提出了自己的见解,对护理专业的实质进行了探讨,形成了相应的护理理论模式,如奥瑞姆的自护模式、罗伊的适应模式、约翰逊的行为系统模式等。

3. **护理管理体制的建立** 从南丁格尔以后,世界各地都相继应用南丁格尔的护理管理模式,并将管理学的原理与技巧应用到护理管理中,强调了护理管理中的人性化管理,并指出了护理管理的核心是质量管理。常用的护理管理方法有目标管理、风险管理、绩效管理、护士分层管理等。

4. 临床护理分科 护理专科化的趋势越来越明显,要求也越来越高,除传统的内、外、妇、儿、急症等分科外,还有重症监护、职业病、社区及家庭等不同分科的护理。

5. 一些重要的国际性及国家性的护理专业组织及刊物

(1)国际护士会:国际护士会(International Council of Nurses,ICN)是世界各国自治的护士协会代表组织的国际护士群众团体,1899年于英国伦敦成立。组织的目的是促进各国护理人员的交流,现总部设在日内瓦。2013年中华护理学会正式加入ICN,成为会员单位。

(2)主要的护理刊物:1900年《美国护理杂志》创刊,1952年《护理研究杂志》创刊。国际护士会的正式刊物为1926年出版发行的《国际护士报》。现在主要的护理刊物包括《国际护理研究杂志》《高级护理杂志》《护理新进展》以及各专科护理杂志。

三、我国护理学的发展

(一) 我国近代护理的发展

中国近代护理学的发展是在鸦片战争前后,随西方列强的侵略和基督教的传入,西方医学和护理进入中国而逐渐发展起来的。1888年,美国人约翰逊(E.Johnson)在福州一所医院里开办了我国第一所护士学校。1900年,随八国联军的入侵,各国派来的传教士、医生和护士的人数越来越多,他们以教会的名义开办医院等慈善机构,就地办学校或以培训班培养男女护士。北京、天津、苏州、福州、南京、广州、保定等城市均设有护校,形成了欧美式的中国护理,当时的医院护理部主任、护士学校的校长、教师多由外国人担任,医院环境、护士服装、护理操作规程、护理教材亦多承袭西方的观点和习惯。就这样,逐步地形成了我国的护理队伍。

1909年,中国护理学术团体"中华护士会"在江西牯岭成立(1964年改称为中华护理学会),1920年,护士会创刊了《护士季报》,1922年参加了国际护士会。1921年,北京协和医学院与五所大学合办了高级护士专科学校,学制五年,毕业后授予学士学位,为国家培养了一批高水平的护理师资和护理管理人才。1932年,中央护校在南京成立,学制3~4年,招收高中毕业生,是我国第一所公立的护校。毛泽东同志在1941年和1942年为护士题词:"护理工作有很大的政治重要性""尊重护士,爱护护士",鼓励广大护士为护理发展史谱写了新的篇章。

(二) 中国现代护理的发展

新中国成立后,护理事业得到了党和国家的重视,特别是在党的十一届三中全会以后,改革开放政策推动了护理事业的进一步发展。2011年护理学从临床医学下的二级学科改为一级学科,中国的护理事业翻开了崭新的篇章。

1. 多层次护理教育格局的形成 1950年在北京召开了第一届全国卫生工作会议,对护理教育进行了统一规划,将护理教育列为中等专业教育,培养了大批的中等专业护士。1966—1976年这十年期间,护理教育断层,几乎所有的护士学校停止招生,护理教育基本停滞。1979年,卫生部下达了《关于加强护理工作的意见》和《关于加强护理教育工作的意见》两个文件,中断的护校陆续恢复招生。1983年,教育部与原卫生部联合召开会议,决定在全国高等医学院校中增设护理专业,恢复高等护理教育。1983年,天津医学院率先在国内开设5年制本科护理专业,学生毕业后获得学士学位。此后其他院校也纷纷开设本科护理专业。1992年,北京医科大学开始招收护理学硕士研究生,2004年,第二军医大学和中南大学获得护理学专业博士授予点,开始招收博士研究生。2012年第一批护理博士后流动站获得批准。护理学教育形成了中专、大专、本科、研究生多层次、多渠道的教育体制。另外,岗位教育及继续教育也广泛开展。

2. 护理管理制度逐步健全 我国应用了南丁格尔的护理管理模式,强调以人为本,以质量管理为核心,明确管理的要求及细则。为加强对护理工作的领导、完善护理体制,原卫生部医政司设立了护理处,负责全国的护士管理,制定有关的政策法规。各省、市、自治区卫生部门在医政处设专职护理干部,负责管辖范围内的护理管理。1950年,医院取消护理部,逐渐实施科主任负责制,1960年又得以恢复,但是在1966—1976年又再次取消了护理部,取消了医护分工,采取医-护一条龙做法,严重影响了护理质量。

改革开放以来,原卫生部加强了对护理工作的管理,各级医院建立并完善了护理管理体制,护士的调动、任免、考核、培训、奖励、晋升等由护理部负责,实施三级管理制度。在护士晋升考核方面,1979年,原卫生部颁发了《卫生技术人员职称及晋升条例(试行)》,明确规定了护士的主要技术职称从高到低依次为:高级职称(包括主任护师、副主任护师)、中级职称(主管护师)、初级职称(护师)及护士。这一条例使护理人员具有了完善的护士晋升考试制度,护士的社会地位和待遇得以不断提高。在护士执业考试及注册方面,1993年,原卫生部颁发的《中华人民共和国护士管理办法》,使中国有了完善的护士注册及考试制度,我国的护士执业管理逐步走上了规范化、标准化、法制化的正规轨道。2008年国务院颁布《中华人民共和国护士管理条例》,使护理工作进一步走向法制化、专业化管理。

3. **护理研究及学术交流日益活跃**　1977年以来,中华护理学会及各地分会先后恢复,各级学会的学术活动日益丰富多彩。随着改革开放的深入,国际间的学术交流日益增多,出国交流、考察、进修不断增加。很多医院和学校还设立专门的研究机构,为科研提供了场所和条件,科研成果为临床护理提供指导作用。自1954年《中华护理杂志》创刊至今,已有《护理学杂志》《护士进修杂志》《中国实用护理杂志》等30多种护理学术刊物成为学术交流的园地,护理科研学术氛围日益活跃。

4. **临床护理工作方法的转变**　随着社会的发展和进步,我国临床护理实践的工作方法和模式也在不断变革,由传统的以疾病为中心的功能制护理逐渐过渡到责任制整体护理模式。同时优质护理服务示范工程、循证护理、临床护理路径等模式的探索,大大促进了护理质量的提高。

5. **护理实践专业化的发展**　随着专科医学不断分化与深入,临床护理工作也逐渐向精尖细方向发展,护理实践专业化的重要性在我国得到了重视。中国香港和台湾地区在20世纪90年代初已经逐渐形成门类较多、分类较细的护理专科。邵逸夫医院自2000年率先设立了颇具专业化特色的糖尿病护士、静脉管理护士,提升了护理专业水平。随后大陆多家医院派出专科护士培训学习,取得国际或者国内造口治疗师、伤口专科护士、PICC护士、糖尿病专科护士资格等,她们不仅在病房护理中发挥护理专家的作用,还开设护理门诊,为门诊患者提供服务。这是护理实践专业化发展的良好开端。《全国护理事业发展规划(2016—2020年)》提出发展专科护士队伍,提高专科护理水平。2019年国家卫生健康委颁布互联网+护理服务试点工作方案,为慢病管理、康复护理、专项护理、健康教育、安宁疗护等方面的专科护理发展提供新的机遇。

6. **中国护理学术组织及刊物**

(1)中华护理学会中华护理学会(Chinese Nursing Association,CNA)是中国护士的群众性学术团体,全国31个省、自治区、直辖市(除台湾外)均设有分会,成立于1909年,原名中国护士会,1964年更名为中华护理学会,倡议人为美籍护士信宝珠(Cora E.Simpson)。第一届会长(即理事长)是盖仪贞(Nina Diadamia Gage),此后8届会长亦均为外籍护士,直到1928年第9届理事会才由中国护士伍哲英任会长,施锡恩任总干事(秘书长)。中华护理学会为促进国内外的护理学术交流、提高护理人员的素质、争取护士的合法权益、完善及健全护理教育体制、推动护理事业的发展作出了巨大的贡献。2013年中华护理学会加入国际护士会(International Council of Nurses,ICN)。

(2)主要刊物1954年中华护理学会创办《护理杂志》,并在全国发行,1981年改为《中华护理杂志》至今。我国现有的主要护理学刊物包括《中华护理管理杂志》《中华护理教育杂志》《中国护理管理》《中国实用护理杂志》《护士进修杂志》《中华现代护理杂志》《护理研究》《中国医学文摘护理学分册》等 20 余种。

四、护理学的概念

(一) 护理学核心概念

护理学界较为公认的四个核心概念为人、环境、健康、护理。这四个核心概念的学科定义及概念体系的建立,标志着护理学的学科和专业的独立性,体现了护理学关注的现象以及与其他学科不同的视角。

1. **人 (person)**　是护理服务对象,可以是健康的人,可以是患病的人或者处于濒死状态的人。服务对象包括个体、家庭、社区。人是护理学最关心的主体,对人的认识直接影响着护理学研究领域、工作内容和范畴。目前对人的概念的认识包括:①人是一个整体:人具有生物和社会双重属性,是一个包含了生理、心理、社会、精神等方面的有机统一体。②人是一个开放系统:人作为一个生物有机体,无时无刻不与其周围环境相互影响。人必须不断地调节自身内环境以适应外界环境的变化,其内部各个器官、系统之间互相联系,不停地进行着各种物质和能量的交换。同时,人作为一个整体,不断地与周围环境(自然和社会环境)进行着能量、物质和信息的交换。③人有其基本的需要:生长发育作为生物机体的必然过程,从出生到衰老以至死亡的不同的生长发育阶段都有不同的需求。著名心理学家马斯洛(Maslow AH)将人类的基本需要归纳为五个层次,即生理需要、安全需要、爱与归属的需要、尊重需要、自我实现的需要。护理的功能是帮助护理对象满足其基本需要。

2. **健康 (health)**　世界卫生组织(World Health Organization,WHO)1948 年制定宪章并提出“健康不但是没有疾病和身体缺陷,还要有完整的生理、心理状态和良好的社会适应能力。”此定义将健康的领域拓展到生理、心理及社会三个层面,标志着理想的健康状况不仅仅是免于疾病的困扰,而且要充沛的精神活力、良好的人际关系和心理状态。1989 年,WHO 又提出了有关健康的新概念,即“健康不仅是没有疾病,而且包括躯体健康、心理健康、社会适应良好和道德健康。”WHO 的健康概念已由单纯生理概念转变到包括生理、心理、社会和道德四个方面内容的四维健康观。这个定义从现代医学模式出发,包含了微观及宏观的健康观,既考虑了人的自然属性,又兼顾了人的社会属性,认为人既是生物的人,又是心理、社会的人。

对于个体健康,从微观的角度出发,躯体健康是生理基础,心理健康是促进维持躯体健康的必要条件,而良好的社会适应性则可以有效地调整和平衡人与自然、社会环境之间复杂多变的关系,使人处于最理想的健康状态;从宏观角度出发,WHO 提出“道德健康”的概念,强调从社会公共道德出发,维护人类的健康,要求每个社会成员不仅要为自己的健康承担责任,而且也要对社会群体的健康承担责任。WHO 的健康定义把健康的内涵扩展到了一个新认识境界,对健康认识的深化起到了积极的指导作用。

3. **环境 (environment)**　泛指影响机体生命与发展的所有内外因素的总和,包括内环境与外环境。内环境是指人体内的生物、化学、物理环境和心理变化,如肠道菌群、体液的酸碱度、血压等。外环境主要包括自然环境和社会环境。自然环境又分为生物环境和物理环境,如空气、阳光、水被人们称为生物生存的三大要素等。社会环境指社会经济、文化、道德、风俗习惯、政治制度、法律等。另外,与医疗护理专业有关的环境,即治疗性环境,指健康保健人员在以治疗为目标的前提下,创造出一个适合于病人恢复身心健康的环境。

人的内外环境变化影响着人的健康。人必须不断调整机体内环境,以适应外环境的变化;同时人又可以通过自身力量来改造环境,以利于生存。随着社会的发展、人的平均寿命的延长和疾病谱的改变,环境对人的健康影响日益受到人们的广泛关注。如保护自然资源和生态平衡,控制环境污染、整顿社会治安、减少社会暴力、改善生活和工作条件、降低工作压力、开展全民健身运动等,都是为了改善环境,提高人的健康水平。

4. 护理（nursing）　护理一词源自拉丁文"nutricius"，原为抚育、扶助、保护、照顾残疾、照顾幼小等含义。对护理的定义，由于历史背景、社会发展、环境和文化以及教育等因素的不同，人们有不同的解释和说明。纵观护理发展历史，其概念和内涵随着其理论研究和临床实践的发展，逐步从简单的"照料、照顾"向纵深方向拓展和延伸。1869年，护理学的创始人南丁格尔提出：护理是使患者能接受自然影响的最佳环境。护理的独特功能在于协助患者置身于自然而良好的环境下，促进身心健康的恢复。1961年美国的护理学家艾达·奥兰多（Ida Orlando）提出了"护理程序"一词，指出"护理的目的是为患者提供帮助，以满足其需求。护士通过一定的工作程序实现护理目的。"1964年美国护理理论家弗吉尼亚·韩德森（Virginia Henderson）认为，护理是协助患病或者健康的个人实行有利于健康或健康恢复的活动（或帮助濒死者平静地死亡）。

1973年国际护士会认为护理是帮助健康的人或患病的人保持或恢复健康，预防疾病或者平静地死亡。1980年美国护士会（American Nurse Association，ANA）将护理学定义为"护理学是诊断和处理人类对现存的或潜在的健康问题的反应的学科，并以为个人、家庭、社区或人群代言的方式，达到保护、促进及最大程度提高人的健康及能力，预防疾病及损伤，减轻痛苦的目的"。1981年我国护理学者周培源对护理学的定义为"护理学是一门独立的学科，与医疗有密切的关系，相辅相成，相得益彰"。我国著名的护理专家林菊英认为"护理学是一门新兴的独立学科，护理理论逐渐形成体系，有其独立的学说及理论，有明确的为人们健康服务的思想"。

综上所述，护理概念有着共同的内涵，主要包括以下几个方面：

（1）护理是为人类健康服务的专业，护理的对象不再限于患者，而是扩展到处于疾病边缘的人以及健康的人。

（2）护理能满足人们的各项需求，增强人的应对能力，护理工作的重点是减轻痛苦、恢复健康、促进健康和预防疾病。

（3）护理必须应用科学的工作方法，不断变革与发展，以适应人类健康和社会发展变化的需求。

（4）护理是一门独立的专业。随着护理学的发展，护理学已成为一门独立的学科，护理亦由一门职业单纯的操作技术逐渐发展成为一个独立的专业。它已充分地具备了作为一个专业的特点。

（二）护理学的概念以及演变

护理学（nursing science）是一门以自然科学和社会科学为理论基础，研究有关预防保健、疾病治疗以及康复过程中护理理论、知识、技术及其发展规律的综合性应用科学。随着经济、医学科学的迅猛发展以及人民生活水平的提高和医疗需求的增加，护理学已经由简单的医学辅助学科逐渐发展成为健康科学中的一门独立学科，护理服务范围也由临床护理不断扩大至社区护理、家庭护理、临终关怀、老年护理、日间病房护理等。从护理学的实践和理论研究来看，护理学的发展可以概括为三个阶段：以疾病为中心的护理阶段、以病人为中心的护理阶段、以人的健康为中心的护理阶段。

（三）护理学的知识体系

随着现代科学技术的迅速发展，自然科学与社会科学的相互交叉、相互渗透，护理学的内容也日益充实、扩展和更新，其知识体系主要包括：

1. 基础知识　包括：①自然科学知识，如化学、生物学、物理学等；②医学基础知识，如解剖学、生理学、病理生理学、微生物学、药理学等；③人文及社会科学知识，如心理学、伦理学、美学、社会学、教育学等；④其他，如计算机、统计学等。

2. 护理专业知识　包括：①护理学的基础知识，如基础护理学、护理导论、护理理论；②专科护理知识，包括各专科护理的理论与技术，如内科护理学、外科护理学、妇产科护理学、儿科护理学、老年护理学、社区护理学、中医护理学等；③预防保健和公共卫生知识，如社区护理、流行病学、营养学等；④护理管理、教育及科研方面的知识。

（王红红）

第二节　护理学任务、范畴与工作方法

一、护理学任务

1978 年 WHO 提出护士的基本任务就是帮助病人恢复健康,并帮助健康的人提高健康水平。国际护士会规定护士的权利与义务为:"保持生命,减轻痛苦,促进健康。"这些规定把护士的工作对象经病人扩大到健康人,明确帮助健康人提高健康水平也是护士的任务。护理学的目标是在尊重人的需要和权利的基础上,提高人的生命质量。在 1973 年《国际护士伦理守则》中首先规定了护士的主要任务是"促进健康,预防疾病,恢复健康,减轻痛苦"。

具体来说,临床护理工作除配合医疗执行医嘱外,更主要的是对病人的全面照顾,促进身心健康。随着科学技术的进步,社会的发展,人民生活水平的提高,护士将逐步由医院走向社会,更多地参与防病保健。因此护理学有其明确的研究目标和领域,在卫生保健事业中与医疗有着同等重要的地位。

二、护理学范畴

现代科学发展的一个重要特征是自然科学和社会科学相互交叉、相互渗透。这种发展趋势使护理学日益充实、扩展和更新。

(一)临床护理实践

护理人员在医院或者其他类型医疗机构从事的专业实践,包含基础护理和专科护理,内容详见本章第四节。

(二)其他护理实践范畴

1. **社区护理**　社区护理是借助有组织的社会力量,将公共卫生学和护理学的知识与技能相结合,以社区人群为服务对象,结合社区的特点,通过健康教育、健康促进、管理协调和持续性家庭护理、健康咨询等方式,提高社区人群的健康水平。工作场所主要是在社区医院、卫生所、健康中心、工厂、学校等,实践的领域包括提供公共卫生服务、家庭访视、预防及抑制传染病的发生及传播、疾病监测、健康教育等。

2. **护理管理**　运用管理学的理论和方法,对护理工作的诸多要素,如人、物、财、时间、信息进行科学地计划、组织、指挥、协调和控制,为患者创造优美的休养环境,建立良好的护患关系,有效地提高护理工作效率和护理质量。我国护理管理的科学化程度越来越高,相关法律及法规也不断健全完善,护理的标准化管理将会逐渐取代经验管理,而在管理中对护士的激励、尊重及促进护士自我实现将成为护理管理的重要组成部分。

3. **护理教育**　近年来,随着人口老龄化、疾病形态及疾病谱的改变、人民对医疗卫生需求的增加,迫切需要大量的、高学历层次的、能独立在各种机构中工作的护士,因此,护理教育逐渐向高层次、多方位的方向发展,形成了高等护理教育的核心,大专、本科、硕士、博士及博士后的护理教育不断地发展和完善。继续护理教育是以为从事护理工作的在职人员提供学习新理论、新知识、新技术和新方法为目的的一种教育,包括在职教育、进修培训、参加学术交流等。

4. **护理研究**　护理研究多以人为研究对象,采用科学的方法探索未知,回答和解决护理领域内的

问题,直接或者间接地指导护理实践。护理学的发展需要护理科研的支持和推动。护理学理论的构建,护理理论与护理实践的结合,护理技术、方法的改进,护理设备、护理工具的改革,护理管理模式的建立等都有赖于护理科学研究去探索规律、总结经验,以推进护理学的不断发展。

三、护理工作方法

(一) 护理程序

护理程序(nursing process)是一种系统地、科学地安排护理活动的工作方法,是一个持续的、循环的、动态的过程。护士通过全面评估和分析不同服务对象的生理、心理、社会、精神、文化等方面的需要,确认服务对象现存或潜在的健康问题,制定适合服务对象的护理计划,并采取适当的护理措施以解决确认的问题,适时地通过其健康状况的改变确定护理措施是否有效。护理程序是护理专业独立性和科学性的体现,为护士的临床护理工作提供了科学的程序与方法。护理程序包含 5 个步骤,即护理评估、护理诊断、护理计划、实施、评价。

(二) 护理模式

护理模式是一种为了满足患者对护理的需求,提高护理工作质量和效率,根据护理人员的工作能力和数量,设计出各种结构的工作方法。随着时代的变迁,医学模式的改变,护理模式也发生了相应的改变,先后形成了个案护理、功能制护理、小组护理、责任制护理、整体护理等模式。这些模式的特点突破了护理工作以任务为中心、以疾病为中心,变革到以病人为中心,转向到以人的健康为中心的护理服务模式。

1. **个案护理**(case management nursing)　是指一个患者所需的全部护理工作由一名护士来完成。早在 20 世纪 20 年代,在泰勒开创的科学管理思想指导下,最早实行的这种有明确分工的护理工作模式。服务的场所可以是在病人家中或者医院。后来由于受到经济萧条的影响,私人护理需求锐减,护士又回到医院提供护理服务。目前,个案护理在疑难危重病例中使用,用以护理病情危重、护理需求高的病人。

2. **功能制护理**(functional nursing)　就是将护理人员按照不同的工作任务分组,例如治疗护士、办公室护士、巡回护士等,是一种以任务为中心的、分段式的流水作业方法。这种护理方式比较简单,便于管理,节省人力,而且护理人员的工作很明确,就是执行医嘱和护理常规工作。但在这种模式下,护士对病人的病情、疗效、心理社会问题缺乏了解,病人只能接受不同护理人员的片段护理,缺乏整体性。功能制护理由于能节省人力,且能保障护理措施的实施而被普遍采用。

3. **责任制护理**(primary nursing)　将几个患者从住院到出院的护理工作都归一个护理人员负责,护理人员要做到 8h 在班,24h 负责。护士应用护理程序的五个步骤对病人进行评估、计划、诊断、实施与评价,使护理工作符合每个不同病人身心健康的需要。它改变了过去护士工作处于被动,只能机械地执行医嘱与规定的护理常规的状态,而是变为发挥护士的主观能动性,根据每个病人不同的身心情况与社会文化背景,设计并实施因人而异的整体护理,最后还有科学的评价,以保证护理质量。护理责任制强调以病人为中心,要求护理人员对病人提供连续、全面、协调、个体化的照顾。此护理模式在 20 世纪 80 年代从美国引入我国,在各级医院推广。在实施初期,护士的书写任务非常繁重,每个病人要写护理计划,推行受到阻力。现阶段在我国医院实施的责任制护理有一些改良,简化护理程序的步骤,将标准化护理和个性护理方法相结合。在分工方面,有的医院以责任制小组的形式来安排护士工作。

4. **整体护理**　系统化整体护理(holistic nursing)的概念是 20 世纪 90 年代由美国引入我国,它是以病人为中心,以现代护理观为指导,以护理程序为基础框架,并且把护理系统化运用于临床护理和护理管理的工作模式。全国各大医院"整体护理模式病房"的建立,为系统化整体护理的顺利开展起重要作用。模式病房有自己的护理哲理,建立标准的护理计划和标准教育计划,制定了以护理程序为框架的各种护理表格。此种工作模式简化了护士书写的内容,更好地体现了整体护理的思想。在1996年"全国整体护理研讨会"上,原卫生部副部长王陇德指示各级卫生行政部门、医院领导重视护理工作问题,积极稳妥推行整体护理模式,全面提高护理工作质量。

责任制整体护理是将责任制护理与整体护理进行整合,是一种以病人为中心的工作模式,责任护士为病人提供整体、连续、协调、个性的护理,以全面满足病人的健康需求。责任制整体护理通过不断优化护理工作流程和护理技术服务能力,提高护理质量,提高工作效率,同时注重病人就医体验,致力提高病人满意度。此工作模式强调开展规范化的病人教育,制定规范化健康教育程序、手册、图谱、视频、科普等,并建立相应的质量控制标准及实施评价标准。2010年卫生部开展"优质护理服务示范工程"活动,国内大型综合医院开始进一步探索和实践以改革护理服务模式、落实责任制整体护理为核心的优质护理服务,各级医院逐渐推荐责任制整体护理模式,提升护理质量,获得了较好的社会效益,也促进了护士的专业认同。

(三) 优质护理服务

随着医疗技术的发展,护理工作治疗任务繁重,病人的基础生活护理在一定程度上受到了忽视,在护士的观念里也逐渐淡化了基础护理的重要性。患者的生活护理由家属或者聘请的护工承担的现象非常普遍。针对此问题,2010年卫生部在全国开展"优质护理服务示范工程"活动,主题为"夯实基础护理,提供满意服务",要根据《综合医院分级护理指导原则》和《住院病人基础护理服务项目》的要求,扎实做好对病人的基础护理,改善服务,努力提高基础护理质量,逐步解决依赖病人家属或者家属自聘护工承担病人生活护理的问题。此工作模式考虑了护士的科学人力配备的问题,对护士的合理排班提出更高要求,保障了实施基础护理的时间和人力。开展"优质护理服务示范工程"的病房在护理质量和病人满意度方面都有很大的提升。截至2015年年底,全国所有三级医院均开展了优质护理服务,有1 022所三级甲等医院实现全院覆盖,占全国三级甲等医院总数的87.0%;有4 858所二级医院开展了优质护理服务,占全国二级医院总数的82.6%。护士积极性得到有效调动,患者对护理的满意度不断提高。

(王红红)

第三节　护理人员的专业角色与职责

一、护理人员的专业角色

近年来,临床分科的进一步细化以及高新技术的广泛应用,使人们对护理学专业的要求不断提高,临床护理工作范围逐步扩大,专业性越来越强;同时,护士资格认定、职称评定和分层级管理的逐步完善,都使得临床护士的专业角色越来越多,护理人员的专业角色范围在不断地扩展。

1. **护理者**　护理人员应用护理学专业的理论、知识及技能,满足服务对象在患病过程中的生理、心理、社会文化、感情精神等方面的需求,帮助服务对象最大限度地保持及恢复健康、预防疾病、减轻病痛、控制感染、减少疾病给服务对象造成的各种压力反应等,包括保持服务对象正常的呼吸、饮食、排泄、活动、休息、个人卫生、安全、娱乐等,直至其恢复自理能力及健康。这是护理人员最主要的角色。

2. **计划者及决策者**　护理人员运用护理学专业的理论、知识和技能,全面收集服务对象的生理、心理、环境、社会状况的资料,评估服务对象的健康状况,判断其健康问题及原因或诱因,提出护理问题或护理诊断,并根据服务对象的具体情况与服务对象及其家属共同制订切实可行的护理计划。在这一过程中,护理人员必须应用自己扎实的专业知识和敏锐的观察力和判断力,为服务对象作出符合需求及特征的整体性护理计划。在整个护理活动中,护理人员是服务对象护理计划的制订者及决策者。

3. **管理者及协调者** 在为服务对象提供护理服务的过程中,护理人员承担着与其他医务人员及相关机构之间协调的责任,使服务对象得到优质服务,促进服务对象早日康复。作为护理领导者,需要管理人力资源、计划资金、物质和信息资源,合理调控时间,把握本单位、本科室的护理发展方向。

4. **教育者** 护理人员应依据服务对象的不同特点进行健康教育,向服务对象宣传日常生活的保健知识、疾病的预防和康复知识,促使服务对象改善其健康态度和健康行为,从而提高健康水平。同时,护理人员之间还应互相学习,并参与临床带教,指导新护士发展。

5. **咨询者** 护理人员应运用治疗性的沟通技巧来解答服务对象的问题,提供有关信息,给予情感支持和健康指导等,解除服务对象在疾病和与健康有关问题方面的疑惑,使护理对象了解自身健康状况,积极配合治疗护理,并采取有益健康的行为。

6. **维护者** 服务对象在住院前、住院中和出院后会接触许多健康服务者,护理人员有责任帮助患者理解从其他健康服务者那里获得的信息,并维护服务对象的利益不受侵犯或损害。

7. **研究者和改革者** 护士通过科学研究来验证、扩展护理理论和护理实践,改革护理服务方式,发展护理新技术,提高护理质量,推动护理事业的不断发展。

8. **权威者** 在护理领域中,护理人员有丰富的专业知识及技能,能自主地实现各种护理功能,在护理领域最具权威性。护理人员知道何时、何地、如何应用其专业知识及能力满足服务对象的需求。

为适应社会对护理学专业的需求,美国于1965年率先开展了独立开业护士(nurse practitioner)教育项目。开业护士的职责是帮助社区各年龄组的个人及其家庭,提供医疗护理信息,指导选择正确的生活方式。开业护士能够独立诊断和治疗常见病,在一定范围内具有处方权。目前,国外护理人员除了承担原有的角色,还根据各医疗机构的需要设立临床护理专家、高级护理咨询者、护理治疗专家、护理顾问、个案护理者等角色。

近年来,我国专科护理不断发展,正在逐步尝试探讨开业护理人员及其他高级护理角色的培养与使用。

二、护理人员的职责

1. 执行基础护理、专科护理常规、护理技术操作规程及相关规章制度。
2. 协助医生做好对服务对象及其家属的咨询、辅导、接诊和治疗工作。
3. 遵医嘱执行口服、注射、其他途径给药治疗及采集检验标本;注意巡视、观察病情及输液情况,发现异常及时处理并报告医生;协助新入院、手术、急、危重患者的护理;负责备血、取血,护送危重患者外出检查。
4. 熟悉科室内入住患者的治疗护理经过、效果及各项化验指标;掌握科室内入住患者的病情、用药治疗情况,严格执行治疗护理查对制度;对于可能出现的差错,能早期发现,准确判断。
5. 经常性地深入病房与患者交流,以获得有关患者病情的信息,了解患者的疑虑,及时解决患者存在的问题,向患者及其家属解释疾病发生和症状出现的原因(诱因)、治疗原则、注意事项并进行饮食生活指导、健康教育、出院指导等。必要时,协助医生进行随访或提供家庭护理等。
6. 负责医疗文件和物品管理,做好物品清点交接工作等。

(王春梅)

第四节　临床护理工作范畴

临床护理工作的对象是患者,其内容包括基础护理和专科护理。基础护理是各专科护理的基础,护理人员应用护理的基本理论、知识和技能,满足患者对健康的基本要求。专科护理是以护理学和各医学专科理论、知识和技能为基础,护理人员结合各专科患者的特点及诊疗要求,对患者进行身心整体护理。

一、基础护理

基础护理应保证患者的基本生活需要、心理需要和治疗需要,包括患者的生活护理、满足治疗需要的护理、病情变化的观察和健康教育等。

(一) 生活护理

1. **环境与安全**　清洁、整齐、舒适、安静的病区/病室环境有助于患者保持稳定的心理状态,促进患者的身心健康,提高医疗护理质量。护理人员应从医疗护理行为以及医院环境、设施、医疗仪器设备等方面考虑是否存在安全隐患,并采取必要的措施,防范患者在医疗护理过程中发生意外伤害。

2. **清洁卫生**　良好的清洁卫生是人类基本的生理需要之一,维持患者清洁卫生是确保个体舒适、安全及健康的重要保证。护理人员在为患者提供卫生护理时,通过与患者密切接触,有助于建立治疗性的护患关系;同时,护理时应尽可能确保患者的独立性,保护患者隐私,尊重患者并促进患者身心舒适。

3. **休息、睡眠与活动**　休息包括身体和心理两方面的放松,护理人员应协助患者调整姿势和体位,协助患者达到有效的休息;促进患者心情愉快、精神放松,保证休息质量。睡眠是休息的一种重要形式,护理人员应为患者提供舒适的病床、合理的空间、适宜的光线、必要的遮挡、适当的温湿度及清新流动的空气,医疗和护理活动相对集中,保证患者足够的睡眠和睡眠质量,以达到患者有效的休息。活动受限与活动能力受限不同,但都可以直接影响机体各系统的生理功能,甚至会影响患者的心理状态。活动量减少对疾病的恢复有一定的益处,但同时也会给机体带来不利的影响,例如,长期卧床患者受压处易发生压疮。

(二) 治疗需要的护理

1. **预防与控制医院感染**　医院感染的发生不仅影响患者的安全,也威胁着医务人员的健康,同时还给个人、家庭和社会带来严重的负担。手卫生、无菌技术、隔离技术是临床医疗护理工作中最为基本而重要的技术项目,每一名医务人员都必须熟练掌握并严格遵守,任何一个环节都不能违反,以保证患者安全。

2. **患者入院和出院的护理**　患者入院护理是指患者经门诊或急诊医生诊查后,因病情需要住院作进一步的观察、检查、治疗及护理,医生建议并签发住院证后,护理人员为患者提供的一系列护理工作,如准备床单位,为危重症患者同时准备急救药物或急救设备等。必要时,协助医生为患者进行体检、治疗,执行入院医嘱或配合抢救。患者经过住院期间的治疗和护理,病情好转、稳定、痊愈需出院,或不愿接受医生的建议而自动离院时,护理人员应遵照医生开具的出院医嘱对其做好通知、健康教育和征求意见等工作;患者出院当日,护理人员应进行医疗护理文件的处理,协助患者及其家属办理出院手续,并进行病室及床单位的处理。

3. 生命体征的评估与护理　生命体征是体温、脉搏、呼吸及血压的总称。护理人员通过认真仔细地观察生命体征,可以获得患者生理状态的基本资料,了解机体重要脏器的功能活动情况,疾病的发生、发展及转归情况,为预防、诊断、治疗及护理提供依据。以住院患者体温过高为例,护理人员通过对住院患者每日进行常规体温测量、记录以及体温单的绘制,使医务人员通过体温单可清晰直观的判定患者的发热程度和热型。在此基础上,医生开具用冷敷和/或用药医嘱,护理人员遵医嘱采取为高热患者降低体温、病情观察、补充营养和水分、促进患者舒适和心理护理等一系列护理措施,使患者体温维持在正常水平。

4. 疼痛的护理　疼痛是一种复杂的主观感受,其发生提示个体的健康受到威胁。疼痛评估是进行有效控制疼痛的前提,护理人员应在遵循常规、量化、全面和动态的疼痛评估原则的基础上,掌握疼痛评估的内容、评估的方法及评估的记录。疼痛的护理措施包括:减少或消除引起疼痛的原因;合理运用缓解或解除疼痛的方法,如药物止痛、物理止痛等;提供社会心理支持;恰当地运用心理护理方法及疼痛心理疗法;积极采取促进患者舒适的措施;开展健康教育与随访,如指导患者准确描述和客观叙述疼痛、指导患者正确用药、指导患者正确评价治疗效果、指导患者出院后注意事项和随访等。

5. 饮食营养与排泄　水和食物是人类赖以生存的物质基础,合理的饮食及平衡的营养是维持健康的基本条件之一。为适应不同患者不同病情的需要,护理人员应根据医生开具的饮食医嘱为患者按时提供包括基本饮食、治疗饮食和/或试验饮食的三类医院饮食,并为患者做好一般饮食护理和特殊饮食护理。人体排泄的途径有皮肤、呼吸道、消化道及泌尿道,其中消化道和泌尿道是主要的排泄途径。护理人员在工作中要密切观察患者的排泄情况,在对患者进行排尿、排便评估及影响因素评估的基础上,对异常排尿和排便的患者遵医嘱治疗并选择适宜的护理措施,如导尿、灌肠等,解除患者的身心问题。

6. 药物治疗、静脉输液与输血　药物在预防、诊断和治疗疾病过程中起着重要的作用。药物治疗是临床最常用的一种治疗方法,护理人员应掌握给药原则。护理人员必须了解相关的药理学知识和药物的领取保管方法;熟练掌握正确的给药方法和技术,如口服给药、注射给药、雾化吸入法给药和局部给药等;正确评估患者用药后的疗效和反应;指导患者合理用药,使药物治疗达到最佳效果。静脉输液与输血是临床上用于纠正人体水、电解质及酸碱平衡失调,恢复内环境稳定并维持机体正常生理功能的重要治疗措施。护理人员熟练掌握有关输液和输血的理论和操作技能,在治疗疾病、保证患者安全和挽救患者生命过程中发挥积极、有效的作用。

7. 标本采集　临床护理工作中,由护理人员采集的标本主要是患者的血液、体液、排泄物及组织细胞等。护理人员必须掌握尿液、粪便、痰液、咽拭子培养和呕吐物标本等的正确采集方法,以保证获得高质量的检验标本,使检验结果真正成为指导临床治疗和护理的重要依据。

(三) 病情变化的观察与护理

1. 病情观察　护理人员对患者的观察包括:一般情况的观察,如发育与体型,饮食与营养,面容与表情,体位,姿势与步态,皮肤与黏膜;生命体征、意识状态、瞳孔、心理状态、特殊检查或药物治疗的观察;患者的睡眠、自理能力的观察等。对于危重症患者,护理人员应全面、仔细、缜密地观察病情,判断疾病转归。

2. 危重症患者的护理　护理人员应在满足危重症患者基本生理功能的基础上,注重病情监测,如中枢神经系统、循环系统、呼吸系统、肾功能和体温监测;保持患者呼吸道通畅;同时注意满足患者的基本生活和舒适安全的需要,加强基础护理;特别注意预防压疮、坠积性肺炎等并发症的发生。由于危重症患者随时可能发生生命危险,护理人员必须掌握必要的急救知识与技能,如心肺复苏术、洗胃法、吸痰术等。遇有危重症患者时,全力以赴,及时地进行抢救,以挽救患者生命。

3. **临终护理** 临终是人生必然的发展阶段,在人生的最后旅途中最需要的是关爱和帮助。对于临终患者,护理人员应及时进行生理评估和心理评估,以了解临终患者身心两方面的反应,一方面帮助临终患者减轻痛苦,以提高其生存质量;另一方面了解临终患者心理反应分期,引导其树立正确的死亡观,使其正确面对死亡,并能安详、无痛苦、有尊严、平静地接受死亡。同时,护理人员应对临终患者家属给予疏导和安慰,使其保持身心健康。

(四)健康教育

1. **为患者提供有关的健康信息** 护理人员根据患者的不同特点和需要,为患者提供有关的预防疾病、促进健康的信息,唤起患者对自身及社会的健康责任感,使患者投入到健康教育和健康促进活动中,提高患者的健康水平。

2. **帮助患者认识影响健康的因素** 护理人员帮助患者认识危害个体健康的环境因素及不良行为和生活方式,根据患者及其家庭、患者群体的具体情况,有针对性地教育患者保护环境,鼓励患者保持健康的生活方式和行为,提高患者的健康素养。

3. **帮助患者确定存在的健康问题** 护理人员通过对患者个人、家庭及其社区的全面评估,帮助患者识别其现存的和潜在的健康问题。通过健康教育,帮助患者解决健康问题,使其恢复和保持健康。

4. **指导患者采纳健康的行为** 护理人员在为患者提供有关卫生知识和技能,帮助患者解决健康问题的基础上,指导患者消除不良嗜好,选取健康饮食,采取适当运动等,以提高不同人群的自我保健能力。

二、专科护理

专科护理是指临床各专科特有的护理知识和技术,包括内科护理、外科护理、妇产科护理、儿科护理等各科特有的护理知识和技术。随着医学科学的进步、新技术的开发与临床应用,以及多学科交叉等,临床分科越来越细。如内科护理被划分为呼吸内科、心血管内科、消化内科、肾内科、血液科、内分泌与代谢性疾病科、感染免疫与风湿病科等各科患者的护理,以及传染病患者的护理等。随着肿瘤科、康复科的建立,肿瘤患者的护理、康复科患者的护理也应运而生。

(一)专科护理的特点

1. **专业性强** 专科护理技术使用范围窄,专业性强,往往仅限于本专科,有的甚至只限于某一种疾病。

2. **操作复杂** 专科护理多配有仪器设备,技术复杂,操作难度大,要求高,护理人员除掌握专科知识和技术外,还要懂得仪器的基本原理和操作程序。

3. **高新技术多** 随着科学技术的发展,大量高新技术被用于临床诊断、治疗和护理,要求护理人员不断学习和掌握新的专科知识和技术。

(二)专科护理工作内容

1. **疾病护理** 包括各种专科疾病护理,如心肌梗死、脑血管疾病、糖尿病等,以及各种手术患者的护理常规与技术。

2. **专科一般诊疗技术** 包括各种功能试验、专项治疗护理技术,如机械通气气道护理技术、泪道冲洗技术等。

(三)专科护理工作方法

1. **医嘱与分级护理** 患者住院后,医生会根据患者的病情进行处置。按照规范,医生下达的长期医嘱必须包含护理级别的内容。医生根据分级护理制度要求,结合患者病情,以医嘱的形式下达,护理人员根据医嘱为患者提供相应的护理服务,便于护理人员为患者提供更为个体化和人性化的护理,提高护理质量和效率。

分级护理是指根据患者病情的轻、重、缓、急以及自理能力的评估结果,给予不同级别的护理。通常将护理级别分为四个等级,即特级护理、一级护理、二级护理及三级护理。临床工作中,为了更加直观地了解患者的护理级别,通常在护士站的患者一览表中的诊断卡和患者床头(尾)卡上采用不同颜色的标志来表示患者的护理级别。特级护理和一级护理采用红色标志,二级护理采用黄色标志,三级护理采用绿色标志。各级护理都有其相应的适用对象和护理内容。

2. **护理诊断与医疗诊断**　护理诊断(nursing diagnosis)是护理人员根据医师诊断以及系统而有计划地收集患者生理、心理、社会、精神和文化等方面的资料,加以整理与分析,进而判断患者现存或潜在的健康问题,如"营养失调、肥胖,与进食过多有关""皮肤完整性受损与长期卧床导致局部组织受压有关"。医疗诊断是指经主治医师根据患者入院时情况综合分析或随着诊疗活动的进展,医师将之前的诊断进行修正或补充,如"高血压""发热待查"。

护理诊断和医疗诊断虽同为诊断,但功能大不相同。护理诊断描述的是患者现存或潜在健康问题的反应,护理人员根据护理诊断制订出符合患者需求的计划,帮助患者适应和改善所面临的健康问题;而医疗诊断代表医生基于患者病史、症状、体征、实验室检查以及病程所确立的疾病名称,用于医疗团队治疗疾病的依据。

在临床实践中,护理人员常遇到无法独立解决的护理问题,不能作出合理的护理诊断,需要护理人员与其他健康保健人员,尤其是医生共同合作解决,属于合作性问题,如"潜在并发症:心律失常""潜在并发症:低氧血症""潜在并发症:急性尿潴留"。

并非所有并发症都是合作性问题。若并发症可通过护理措施预防和处理,属于潜在的护理诊断。例如,"小儿腹泻存在有皮肤完整性受损的危险:与排泄次数增多及排泄物刺激有关",护理人员可通过做好臀部皮肤护理,避免红臀及局部皮肤破损。若并发症不能由护理人员预防和独立处理,处理决定来自医护双方,护理措施的重点是监测,则属于合作性问题。例如:妊娠高血压妇女可能发生"潜在并发症:胎盘早剥",护理人员无法预防,必须严密观察病情,积极配合治疗,做好终止妊娠的准备与护理。

(王春梅)

本章小结

护理学经过一个多世纪的发展,从以疾病为中心的护理发展到以健康为中心的护理,逐渐成为卫生保健领域中重要的独立学科。护士作为医生的重要工作伙伴,在卫生健康服务中发挥重要的作用。随着现代护理学的发展,护理教育体系日趋完善,护理工作的内涵和范畴不断地拓宽,专科护理领域向专、精、细方向发展,护理研究及学术交流日益活跃。

对人、环境、健康、护理这四个核心概念的学科定义及概念体系的建立,标志着护理学的学科和专业的理论独立性,体现了护理学关注的现象以及与其他学科不同的视角。

护理工作模式随着时代的变迁,先后形成了个案护理、功能制护理、小组护理、责任制护理、整体护理等模式。这些模式的特点突破了护理工作以任务为中心、以疾病为中心,变革到以人的健康为中心的护理服务模式。护理模式和护理工作方法的革新,不断提高护理效率和质量,助力医疗品质提升,保障患者安全。

临床分科的进一步细化以及高新技术的广泛应用,对临床护士的要求也不断提高,护理工作范围逐步扩大,专业性越来越强。护理人员的专业角色范围在不断地扩展,是直接的照顾者,也是管理者、教育者、协调者、研究者和改革者。

思考题

1. 南丁格尔对护理发展的贡献主要表现在哪些方面?
2. 护理概念的历史演进经历了哪几个过程?
3. 护理专业的特征有哪些?
4. 护理程序包含哪些步骤?
5. 责任制整体护理的含义是什么? 有什么优点?
6. 给予病人不同级别的护理依据是什么? 在住院一览表上如何表示?
7. 护士有哪些专业角色?
8. 护理诊断与医疗诊断有什么区别?

第二十四章
医护关系学

医护人际关系是医生与护士之间在医疗护理实践中因分工合作而形成的一种具有工作性质的社会关系,简称为医护关系。医生和护士是医疗卫生保健队伍的两支主要力量,在临床实践中,医生与护士接触时间最长,工作关联性最密切。本章通过阐述医护关系的概念、特点、模式及其临床意义,探索新型医学模式及医改形势下医护关系的适应性变化,分析临床医护关系实践中可能存在的问题及原因,提出促进医护关系和谐发展的方法及策略。

第一节　医护关系的意义

一、医护关系的概念

传统医学史上,护理工作被视为医疗工作的附属,护士只是机械地执行医嘱,医护关系是从属关系。这是一种典型的,以疾病为中心的“医为主、护为辅”的医护模式。这一观念现已不能适应当前医疗保健工作需求。随着医学模式的转变、医疗体制的改革和护理教育体系的健全,医护关系有了全新的概念。

医护关系(doctor-nurse relationship)是指医生与护士在医疗活动过程中建立的一种工作性人际关系,是一种平等合作、互相监督的行业内专业分工关系。良好的医护关系适应于医疗工作具体化和灵活性的需要,得以保证医疗过程的顺利和完整。

1. **医护关系是协作关系**　俗话说:“三分治疗,七分护理”,一位患者同时需要医生的治疗和护士的护理。医生诊治过程中的每个环节需要护士的协作,每项医嘱需要护士去执行,护士向医生反映患者的最新信息,两者是密不可分、平等协作的关系。

2. **医护关系是监督督促关系**　医生督促护士及时对患者执行处置措施,并可指导护士对特殊患者的处理。护士与患者接触多,第一时间把患者的病情、心理状态反映给医生,为医生及时调整诊疗方案提供依据,有效促进患者康复。医生为患者开具诊疗医嘱,护士在执行医嘱前需仔细核对,并在规定时间内准确无误地执行,同时护士有监督医嘱准确性、规范性的责任,以协助纠正医疗偏差。

3. **医护关系是制约约束关系**　患者的诊疗不是单一的医生或护士能独立完成的工作,没有医生的医嘱,护士不能给患者用药;而没有护士的具体执行,医生开具的医嘱也不能真正实施。因此,医生与护士之间存在制约约束的关系。

二、医护关系的特点

在医疗活动中,医生与护士需要共同协作,完成患者的诊疗护理任务。与医院其他工作人员不同,医生与护士接触密切。由于职能分工的不同,医护关系具有自己的特点。

1. 专业性   这是由医护之间的专业职能所决定的。医护关系与一般的社交性人际关系不同,它具有明确的专业目的性。建立医护关系的目的是解决特定的专业问题,完成特定的专业任务,更好地为患者提供医疗服务,解除病痛,促进康复。

2. 时限性   这是由医疗与护理的专业任务在特定时间跨度性质决定的。专业任务存在,关系保持;专业任务完成,关系结束。由于其专业任务持续不断,医生与护士的专业关系一般持续时间较长。但就某一专业任务而言,医护关系仍具有时效性。

3. 协作性   这是由医疗服务工作的整体性及系统性决定的。医生与护士在处理人际关系时必须遵守所在组织规定的原则和纪律,相互协作共同努力完成工作任务,以得到患者及家属的配合与支持。

三、医护关系的模式

因医疗机构及临床科室的不同、患者病情的差异,以及医护人员构成的差异,医护关系的类型、内容和合作方式也有较大的差异。随着医学模式的转变与发展,医护关系的模式由传统的主导 - 从属模式向现代的并列 - 互补型模式转变。

1. 主导 - 从属型   这种模式强调医护之间类似于上下级之间的命令与执行关系。医生的诊疗是主导的,而护理是从属辅助性的,护理的根本任务是执行医嘱,护士只是医生的助手,一切治疗、护理均需严格按照医嘱来施行。受传统医学模式的影响,这种医护关系模式一直处于主导地位。

2. 并列 - 互补型   随着医学模式的转变和护理教育体系的健全,临床医学与护理学均在不断发展,逐渐形成了各自独立的专业体系。伴随着护士专业知识技能的增强,专业自主意识的提升,尤其是专科护士的出现,护士群体更趋向于与医生之间建立一种并列 - 互补型的关系模式。在医疗活动中,医疗护理是两个并列的要素,各有主次,各有侧重,医生在疾病的诊断与治疗方面起主导作用,护士在对患者实施整体护理中发挥主导作用,护士的角色也从单一的照顾者向多功能的角色转变。医生护士在人格上和专业上是独立平等的,又是紧密相连、互补的。患者从门诊就诊、住院治疗到康复出院,每项工作都需要护士和医生密切配合,平等协作。

四、医护关系的临床意义

医生和护士是医疗卫生保健工作中的两支主要力量,在患者的诊疗过程中,两者有着共同的目标,但工作侧重点各不相同,建立互相信任、和谐协作的医护关系,增进医护之间的有效沟通,才能发挥现代医院的整体效应,提高医疗质量和服务质量,对于恢复、维护、促进患者的健康,促进医疗护理队伍的可持续发展均具有重要的意义。

1. 保证医疗过程中的完整性   医疗过程是医、护间不断交流信息的过程,是治疗信息的传递和反馈不断循环的过程。在信息交流中任何一个环节的信息阻滞,都会影响整个医疗过程的顺利进行。良好的医、护关系是保证医疗过程完整性的基本条件。

2. 适应医疗过程中的多样性   由于疾病的不同,治疗的手段和救治的缓、急程度也有所不同。这要求医生和护士在医疗过程中不断地调整关系,以适应治疗过程中的多样性,如在抢救病人时必须主动配合、行动迅速、操作准确无误。对有思想顾虑的病人在进行解释、安慰和心理治疗时,必须言谈一致,配合默契。医、护关系是动态的,只有在信息交流中才能有效协作,只有在协作中才能发现"互补点",并各以其特定的专业知识和技能"互补"共同完成统一的医疗任务。

3. 防止医疗过程中的角色偏差   由于医、护各自业务水平和医德修养水平的差异,在工作中都可能出现"角色偏差",并列平等的医、护之间互相监督,互相制约,使医生和护士不出现或少出现角色偏差,即使出现也能及时纠正。

五、医护关系的影响因素

1. **医疗观念**　传统观念认为医生是医疗的主体,而护士只是医生工作的辅助,一切医疗措施服从医生的指示。这种观念易导致患者出现"重医轻护"现象,进而影响医护关系的和谐。随着医学模式转变和人们健康意识的增强,社会对护士工作的认可度越来越高,护士在医疗保健团队中发挥的作用越来越重要。

2. **心理因素**　在医疗活动中,医护双方均处于应激状态。若双方情绪稳定,有一定抗压能力,则医护之间能建立较融洽的关系;若双方心理应激过于激烈,超过其心理承受能力,可能产生愤怒、焦虑、恐惧等不良情绪,对医护关系造成不良影响。

3. **年龄与经验因素**　刚参加工作的医生护士一般由于经验不足比较谦虚,医护关系多为师生指导性关系。随着工作深入,由于业务能力的不对等,或者护士对医护合作的积极态度长期得不到医生的重视,护士可能会变得消极,容易出现医护信息沟通不畅的现象。随着职业年龄的增长,临床经验不断提升,医生对护士的角色和地位越来越理解和认同,医护关系越来越融洽。

4. **专业化程度**　由于护理专业起步较晚、发展相对缓慢,护士的学历水平相对较低,医生与护士的专业化程度存在一定差距,对医护关系造成一定影响。而今,随着护理学科的发展和护士专业能力的提升,护士在患者康复过程中的作用越来越重要,医护协作关系越来越强。

5. **医护沟通**　医护沟通指的是医护之间围绕诊疗护理工作进行的信息交流,是患者诊疗信息的传递过程。有效的沟通是医护充分掌握患者信息、创造有利治疗条件的基础。而临床由于工作繁忙、信息掌握不全面或沟通方式及时机不当,导致医护沟通不通畅,进而影响医护关系的现象时有发生。

第二节　临床医护关系理论与实践

一、新型医学模式及医改形势下医护关系的适应性变化

随着我国经济社会发展进入新常态,人口老龄化及新型城镇化进程加速,供给侧结构性改革进一步释放了群众多层次、多样化的健康需求,生物 - 心理 - 社会医学模式的转变已经势不可挡。党的十八届五中全会以及全国卫生与健康大会明确提出要推进"健康中国"建设,树立大卫生、大健康的观念,把以治病为中心转变为以人民健康为中心,关注生命全周期、健康全过程。2019 年 6 月,国务院办公厅印发《深化医药卫生体制改革 2019 年重点工作任务》,坚持以人民健康为中心,坚持保基本、强基层、建机制,落实预防为主,加强疾病预防和健康促进,加强医联体建设与管理,促进"互联网 + 医疗健康"发展,推进国家医学中心和区域医疗中心建设。

推进健康中国建设和持续深化医药卫生体制改革对护理事业发展带来了新的机遇。云计算、大数据、移动互联网等信息化技术的快速发展,推动护理服务模式和管理模式发生了深刻转变,为优化护理服务流程、提高护理服务效率、改善护理服务体验、实现科学护理管理创造了有利条件。医药卫生体制的不断深化,为调动广大护士积极性,解决长期以来影响护理事业健康发展的体制和机制性问题提供了新机遇。护理服务于人的生命全过程,服务内涵与群众健康需求紧密相连,致力于提高群众健康水平和生活质量。在新医改体制下多层次、多样化的医疗卫生服务中,医护有效分工,护士执业

范围不断扩大,护理工作的独立性和专业性不断增强,对于有效缓解医疗资源不足、加快发展分级诊疗、积极推进医养结合、建设完善疾病预防体系等方面发挥着重要作用,新型医护关系进一步向和谐健康方向发展。

二、护理学科发展促进医护关系提升

随着社会的发展及生物医学模式的转变,护理教育体系日益健全,护理学科内涵不断扩展,护理实践内容不断扩大。2011 年 3 月 8 日,国务院学位办颁布了新的学科目录设置,护理学从临床医学二级学科中分化出来,成为一级学科,这既是对护理人员辛勤付出的肯定,也是对全国护理人员的极大鼓舞和支持,为护理学科的发展提供了更大的发展空间。在全面贯彻落实《中国护理事业发展规划纲要》进程中,护士队伍建设不断增强,建立完善了以岗位需求为引导的护理人才培养模式,各省(区、市)及各级各类医疗机构开展了不同程度护士岗位培训和专科护士培养,护理学科进一步向专业化发展,专科护理、心理护理、社区护理、康复护理等护理亚专科正在逐步发展成熟,护士的专业素质和服务能力进一步提升,护理服务领域逐步从医疗机构向社区和家庭拓展,服务内容从疾病临床治疗向慢病管理、老年护理、长期照护、康复促进、安宁疗护等方面延伸,护士的角色向多功能方向发展转变,护士在患者疾病诊治和人类健康促进中发挥着越来越重要的作用。医生和护士在专业地位、人格平等方面也发生着悄然的变化。在医疗活动中,医疗和护理各有主次,协作互补,逐渐建立了一种并列 - 互补型的医护关系模式,医护一体化工作模式得到了广泛的应用且收效良好,甚至在某种程度上,医生对护士的依赖性逐渐增强。

三、临床医护关系实践中常见的问题及原因分析

(一)常见问题

1. **医护地位不平等** 受传统"医主护辅"观念的影响,人们对护士的认可度低,临床上会出现有些患者/家属对医生护士态度不一致现象,对护士的工作或建议的重视度和接纳度均不及医生,长此以往,容易出现医护人员职业定位的偏差。有的医院对于护士在医疗活动中的作用重视度不够,医护地位不平等,护士发声机会少,影响护士的工作热情。

2. **医护合作不良** 医护双方关注的重点不同,缺乏恰当的沟通,双方合作陷入僵局。例如,护士不能及时执行医嘱或不能及时报告患者病情;医生医嘱书写不规范甚至下达医嘱错误,护士执行医嘱困难等。由于医护双方均不能达到对方的期望,医生和护士均各自按照自己的时间表去安排工作,难免给另一方工作带来不便,如双方互不理解便会发生冲突。

3. **医护沟通不良** 医生和护士具备各自独立的专业分工及角色功能,高效的医疗过程需要医护充分互动,及时传递和反馈患者信息。但临床实践中,由于医护均忙于大量的诊疗护理和科研教学工作,时间精力有限,疏于交流互动,使医护协调程度不够,甚至直接导致医疗纠纷发生。

(二)原因分析

1. **"重医轻护"观念陈旧** "重医轻护"的思想观念由来已久,它是以疾病为中心的传统生物医学模式下主导 - 从属型医护关系的产物。在现代生物 - 心理 - 社会医学模式下,尽管护理在患者康复中的作用日益凸显,但护理学科在理论和技术方面与医学技术相比仍显滞后,人们心中的医生主导地位并未改变,没有完全认识到护士同样是未来整体医学发展过程中不可或缺的力量。并且护士群体学历、职称普遍低于医生群体,以及护理工作的服务性特点,使护士的弱势地位没有明显改变。有的医院比较注重医生的产出,对护理工作的贡献作用重视度不够,对医生和护士的管理考评方案、福利激励机制及培训发展机遇等方面实行双线管理,医护相处过程中可能出现一些消极心理而影响平等协作关系。

2. 角色压力过重　医生与护士在医疗活动中有各自的角色功能。医护双方在工作中始终处于紧张状态,承受着极大的压力,花费大量的时间处理与患者的关系,这使他(她)们身心疲惫,缺乏充足的时间与精力进行有效沟通。在巨大的压力下,工作中的小事也较容易产生过度的情绪反应,从而对医护关系产生不良影响。

3. 角色理解欠缺　临床医学和护理学是两个不同的专业,拥有各自独立的学科体系,特别是在专业发展与变革迅速的情况下,医护双方更容易出现专业理解问题。医护双方专业背景不同、知识结构不同,导致对彼此行为不认同、专业术语理解不同,容易在交流沟通中产生误解和障碍。如护理病历与医疗病历记录的不同、医嘱书写和对医嘱理解的偏差、护理级别界定上的分歧等。

4. 角色心理矛盾　由于医生常被认为是疾病诊疗过程中的指挥者与主导者,因而常表现出骄傲与独尊心理,比如有的年轻医生临床经验不足,出现医嘱书写错误或病人处置不当时,对于护士的提醒,往往碍于面子却不乐意承认,严重影响医护和医患关系。而护士受传统观念、学历等影响,在交往中因缺乏信心而容易产生自卑心理。医护关系的长期不协调导致相互之间缺乏支持与尊重,易产生不信任感。

四、医护关系中的潜在法律问题

1. 医嘱执行中的法律问题　执行医嘱时,护士应熟知各项医疗护理常规,各种药物的作用、副作用及使用方法。医生下达医嘱后,护士经认真核对无误后应及时准确地执行医嘱,对医嘱有疑问,应立即向医生询问证实其准确性,随意篡改医嘱或无故不执行医嘱均应被视为违法行为。护士发现医嘱有明显错误时,有权拒绝执行,并向医生指出。护士向医生指出医嘱错误后,医生仍执意强制要求执行时,护士应报告上级主管部门。如果明知医嘱错误却不提出质疑,或由于疏忽大意而忽略医嘱中的错误,造成严重后果的,护士与医生共同承担相应的法律责任。护士一般不执行医生的口头医嘱;在抢救等紧急情况下,必须执行口头医嘱时,护士应向医生重复一遍医嘱,确认无误后方可执行,并保留执行记录,抢救结束立即督促医生补充医嘱。当患者对医嘱提出疑问时,护士应核实医嘱的准确性。如果患者病情发生变化,应及时通知医生,并根据自己的专业知识及临床经验判断是否应暂停医嘱。

2. 病历记录中的法律问题　病历是医务人员医疗护理活动的行为记录,是一份具有重要法律效力的医疗文书。应当规范、工整、清晰、及时、客观地书写,并且妥善保管。有重大事故和急危重症抢救时,未能及时书写病历的,在抢救 6h 内应及时补记。

3. 手术室中的法律问题　手术物品的清点要由器械护士、巡回护士、手术医生共同参与,医生、护士的责任缺一不可。在关闭体腔或切口前,手术医生要认真探查体腔或切口,确保体内无异物存留;器械护士要认真清点,确保物品数目准确。一旦物品数目与术前不符,则"在体内找到定医生",在"体外找到定护士"。手术中的病理标本应由器械护士妥善保管,手术完毕交予手术医生,做好交接,避免丢失或错误。手术医生将标本放入盛有固定液的容器内,贴上标签,填好病理标本检验通知单,及时送检。

五、促进和谐医护关系的方法及策略

"一切为了患者的健康利益"是处理医护关系的原则,和谐的医护关系是提高医疗护理服务质量和维护医疗护理队伍可持续发展的重要保证。医生和护士职业内容不同是社会分工以及医疗系统内部分工的结果,也是医疗活动和医学发展的需要,然而两者在人格上是完全平等的,医护协同发展是必然趋势,这点我们首先要在思想上形成共识,把医护间的交流、沟通、配合变成一种自觉行为。在医疗活动中要做到:

1. **明确责权,互相监督**   医生和护士是医疗活动过程中两个主要的行为主体,工作的侧重面和技术手段不尽相同,医生的职责是作出正确的诊断和采取恰当的治疗手段,护士的责任是能动地执行医嘱。但两者的工作对象是相同的,工作目标都是为了保证患者的健康和安全,任何一种医疗差错都会给病人带来身心健康损害,所以需要双方互相监督,协调配合。护士发现医嘱有错误,有责任主动向医生提出,协助医生修改调整;同理,医生要重视护士提供的病人动态情况,及时修正诊疗方案,共同携手为患者解除痛苦,保证医疗安全,持续提升患者的就医体验。

2. **互相尊重,互相支持**   在各种医疗关系中,医护之间的工作关系最为密切,在患者诊疗全过程中,医护发挥着同等重要的作用,两者互为主次,缺一不可。临床工作中,护士接触患者的次数和时间较多,对患者的观察比较细致、全面,常能发现一些有价值的线索信息,为医生正确判断病情提供帮助;同时,护士还是医疗计划的具体执行者,也是医疗计划的查漏补缺者。医生要尊重护士,多给护士以支持,在患者面前树立护士的威信;管理者也要认可重视护士的劳动,在绩效管理、学习培训和职业发展方面给医护提供平等机遇。换言之,护士也要加强专业修养,主动积极配合协助医生,对医疗工作提出合理化的建议。医护双方互相尊重,互相支持,共同创造健康和谐的工作环境。

3. **互相学习,取长补短**   基于医学水平的快速发展和人民健康需求的动态提升,医护人员必须不断学习充电,熟练掌握新理念、新技术。医护专业既有区别,又密不可分,双方可相互学习,互帮互助。年轻医生应向有经验的护士虚心请教,护士也可向医生询问护理的注意事项。同时,科室应定期组织医护人员集体业务学习和病例讨论,互相学习疾病的诊断治疗、护理原则、文件书写规范和科室日常管理等。医护双方取长补短,增加默契度,创建互帮互助学习型团队。

4. **团结协作,加强沟通**   良好的沟通是和谐医护关系的保证,畅通的沟通渠道则是医护之间进行良好沟通的保障。医护交流的机会很多,可以是交接班和例行查房,也可以随时直接交谈或者集中问题约谈。医生要及时向护士通告治疗计划、检查安排等信息,在相互沟通中提高分析和判断问题的能力。护士要有扎实的专业知识技能,有慎独意识,坚持专业自主性,用实际行动取得医生和患者的业务认可。在患者的诊疗全程中充分发挥医护团队协同作用,促进学科可持续发展。

随着医药卫生体制改革的逐步推进,提升公立医院的管理水平成为关键的突破口。新型医护关系的构建是现代医疗行业必须面对的迫切问题,面对医疗事业的快速发展,医护人员要高度协调配合、高度理解和尊重,做好各自的角色定位,遵守医护规章制度,管理部门要重视医护协同发展,消除阻碍医护关系良性发展的专业因素和管理因素,促进临床工作高效开展和医院管理全面提升,发挥现代医院的整体效应。

(张标新)

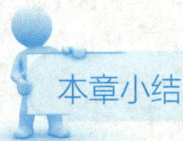

本章小结

医护关系是医疗活动过程中最重要的社会关系,是一种平等协作、相互制约的行业内专业分工关系,具有专业性、时限性、协作性的特点。伴随新型医学模式的转变,现代医护关系已由过去的主导 - 从属关系转变为并列 - 互补关系。健康中国建设战略的推进以及医药卫生体制改革的持续深化给护理事业发展带来了新的机遇,护理教育体系日益健全,学科内涵不断扩展,护理学已经发展为一级学科,医护一体化工作模式得到了广泛的应用,医生和护士作为一个整体为患者服务,互相尊重、团结协作、相互合作又相互独立。临床医护关系实践中常见的沟通合作不良等问题逐渐改善,医护之间责权明确、互相监督、互相支持、团结协作,新型医护关系进一步向和谐健康方向发展,有利于发挥现代医院的整体效应,保证医疗过程中的完整性和适应医疗过程中的多样性,提高医疗护理服务质量,对于维护患者健康及促进医护队伍可持续发展均具有重要意义。

思考题

案例:凌晨 1:00,一位肺炎患者,畏寒发热,体温 40.2℃,护士小丽汇报正在休息的值班医生,值班医生躺在床上说了一句:"一支氨基比林肌内注射。"护士小丽说:"那麻烦你起来开下医嘱。"值班医生说:"你先注射,我早上起来再补医嘱。"

问题:

1. 遇到这种情况,护士小丽应该怎么做? 如何处理与值班医生的关系?

2. 请分析医护关系问题产生的原因有哪些? 您有什么改良建议?

OSBC

器官-系统
整合教材
OSBC

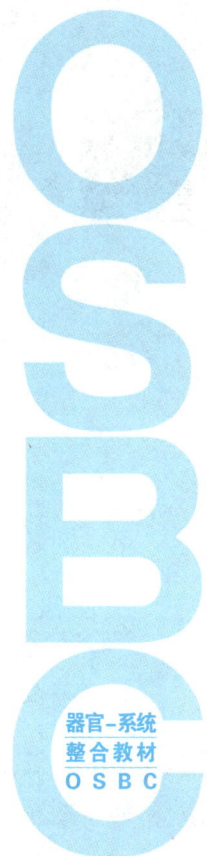

第八篇
医学信息学概述

第二十五章　医学信息学

第二十五章

医学信息学

医学信息学(medicine information,MI)是医学和计算机科学相结合的科学,是医学发展的必经阶段,也是支撑未来医学发展的重要手段和主要途径之一。

医学信息学的目标是:为卫生系统中的各类人员提供方便、快捷、准确的信息服务。

医学信息学的实现方法是:以业务流程优化重组为基础,在一定的深度和广度上利用计算机技术、网络和通信技术及数据库技术,控制和集成化地管理医疗、护理、财务、药品、物资、研究、教学等活动中的所有信息,实现医院内、外部的信息共享和有效利用,提高医院的管理水平与综合发展实力的过程。

医院信息系统(Hospital Information System,HIS)是指利用计算机软硬件技术、网络通讯技术等现代化手段,对医院及其所属各部门的人流、物流、财流进行综合管理,对在医疗活动各阶段中产生的数据进行采集、存贮、处理、提取、传输、汇总、加工生成各种信息,从而为医院的整体运行提供全面的、自动化的管理及各种服务的信息系统。医院信息系统是现代化医院建设中不可缺少的基础设施与支撑环境。

2016年10月25日,中共中央、国务院发布的《"健康中国2030"规划纲要》中明确指出:在改革创新方面,要发挥科技创新和信息化的引领支撑作用,形成具有中国特色、促进全民健康的制度体系。2017年,原国家卫生计生委印发的《"十三五"全国人口健康信息化发展规划的通知》中明确指出:人口健康信息化和健康医疗大数据是国家信息化建设及战略资源的重要内容,是深化医药卫生体制改革、建设健康中国的重要支撑。这一切也充分说明在国家层面对于医学信息化大力发展的支持与重视,甚至可以预见在不远的未来,医疗卫生领域对信息技术的依赖程度将远远超过目前电信、银行、航空等行业。

第一节　医学信息学的发展

国外电子计算机技术在医院中的应用已有40~50年的历史。医疗信息化从20世纪60年代末70年代初开始,到目前主要经历以下4个阶段。

第一阶段:20世纪70年代至80年代末期,医院信息系统建设以收费系统为主,主要实现医院财务的记账与医院营收管理;80年代,医学信息学逐渐进入诊疗业务中,医院开始发展一些功能有限的临床信息系统,基于WORD的电子病历等。

第二阶段:20世纪90年代,高级的临床信息系统开始出现,包括检验信息系统(Laboratory Information System,LIS)、影像归档和通信系统(Picture Archiving and Communication,PACS)、放射信息管理系统(Radioiogy Information System,RIS)、重症监护系统、手术麻醉系统等大量信息系统进入医院,对医院各业务系统终端进行信息化建设和业务转型。

第三阶段:2005年以后,为了解决医疗数据互通和共享问题,医疗信息化的重心逐步转移到全院级系统整合的电子病历(electronic medical record,EMR)或电子健康档案(electronic health record,

EHR),目标是通过电子病历实现院内医疗数据汇聚与整合,从而实现区域或全国的医疗数据共享。

第四阶段:2014 年至今,全球各国均利用"云大物智"等新兴技术,使各类健康型应用贴近人们的日常生活,这一举动拓展了医疗数据的生成边界(不再简单依靠医院产生健康数据),并帮助医疗及数据分析机构实现医疗数据的实时采集和医疗大数据分析。

一、国外的发展情况

美国:作为医疗信息化在世界范围的先行者,美国医疗信息化建设起步于 20 世纪 60 年代,经历了四个发展阶段。

自由发展阶段(1996 年前):20 世纪 60 年代初,美国便开始建立医院信息系统(HIS,Hospital Information System)。到 20 世纪 70 年代,随着计算机技术的迅速发展,HIS 也进入大发展时期。20 世纪 70~80 年代,美国的医院信息系统产业就已经形成了相当的规模,但仍大多用于财务系统。90 年代开始,医疗信息化逐渐深入诊疗业务,开始推进临床信息化建设,信息化建设大量铺开。

政策起步阶段(1996—2009 年):这一阶段的主要目标:一是建立医疗信息化改革顶层设计和标准;二是推进医疗信息系统改革,在保障个人隐私与信息安全的前提下建立医疗数据共享新模式。

20 多年前,美国的医疗机构由于患者的信息泄露,长年付出着惨痛的代价。

在此背景下,1996 年,美国前总统克林顿签署健康保险的携带和责任、医疗电子交换法案或义务型可携带式健康保险法案,予美国国家生命与健康委员会医疗标准信息标准化建设的使命,标志着医疗信息化政策全面推动的开端。

2004 年,美国布什总统发布第 13335 号总统令,要求在 10 年内普及电子健康档案。2005 年,美国卫生信息协会成立,负责对医疗信息化提供建议。

加速落地阶段(2010—2016 年):2009 年,美国奥巴马总统发布 13507 号总统令,发布卫生信息技术促进经济和临床健康法案(Health Information Technology for Economic and Clinical Health Act,HITECH),该法案旨在拓展对电子健康档案的使用,并开始对电子信息形式下的健康信息保护(Electronic Protected Health Information,ePHI)进行了大量升级。该法案通过"胡萝卜"+"大棒"的方式确立了美国电子病历系统的建设和评价标准,推动了美国医保支付制度改革,成为美国医疗信息化发展的重要里程碑。该法案于 2010 年 2 月强制生效,至此,美国 EHR 建设路径逐步清晰,医疗信息化政策进入加速落地阶段。

继 HITECH 法案之后,美国在 2010 年、2015 年和 2016 年分别通过了平价医疗法案(Affordable CareAc,ACA)、医疗服务可及性与儿童健康保险项目再授权法案(Medicare Access and CHIP Reauthorization Act,MACRA 法案)和 21 世纪医疗法案(21st Cures Act),它们对电子病历有效使用、支付和价值挂钩、更大范围互联互通提出明确要求。通过以上一系列法案的实施,美国医疗信息系统建设走上了规范化的高速建设之路,并于 2015 年开始在全国开展医疗服务信息化建设,在 2016 年完成了美国医疗信息化本土标准制定。

重新规划与拓展阶段(2015—2020 年):2011 年发布第一个五年战略规划的时候,电子病历在医疗机构中的使用方兴未艾,患者保护与平价医疗法案的实施也刚刚起步,移动健康设备的应用,尤其是在消费者中的应用,也远不是目前百花争荣的局面。但是,也正是第一个五年战略规划的发布和实施为本规划中所提及的"收集、共享、使用"的战略目标奠定了良好的基础。而本次规划的目标是通过各类信息技术改进医疗水平,提高健康信息的安全性和使用率,让公众在医疗服务提供者的帮助下有能力进行健康管理,加强前期管控,提高预防控制能力,提高生命和健康质量,从而实现减少医疗成本的目标。在信息系统建设上,对比 2011—2015 战略规划的愿景目标(建设一个用信息武装的、提供更好服务的健康信息系统),本规划往前迈进了一步,将重心从强调系统建设转移到重视建设后的互操作性和数据共享。

美国医疗信息化分级标准:医疗卫生信息和管理系统协会(Healthcare Information and Management

Systems Society，HIMSS）是一家致力于通过对信息技术和管理系统改革提高医疗质量、安全、成本效益和访问的非营利性组织。

HIMSS 是一个标准化的评价模型，评级分为 8 个等级（0~7 级），目前全球范围内超过 8 000 家医院接受了 HIMSS 评级。评级要点包括无纸化、全覆盖、对临床质量有提升价值、闭环管理、集成平台和临床数据中心应用、标准化等要素。HIMSS 6 级要求医院具备建设完善的医学术语体系，实现完全结构化的医疗文档管理系统，实现全院医学影像存储与传输系统。简单来说，就是不仅对医院信息化系统进行全面测评，更看重医疗行为中信息系统的实际运用情况。

达到 HIMSS EMRAM 6 级，代表医院在医疗信息化方面达到了一定的先进度，截至 2015 年 12 月 01 日全球仅有不到 12% 的医院通过了 HIMSS EMRAM 6 级认证，中国大陆有 7 家医院达到了 HIMSS EMRAM 6 级标准（图 25-1，图 25-2）。

HIMSS Analytics EMRAM

HIMSS Analytics EMRAM （住院急诊）电子病历应用模型	
级别	电子病历应用模型累积能力要求
7	全面的电子病历；外部健康信息交换；数据分析能力，治理，灾备，隐私与安全
6	基于技术手段的用药、输血和母乳闭环；风险评估与报告
5	医生文书，含结构化模板；入侵监测、设备保护
4	电子医嘱，含临床决策支持（CDS）功能；护理和辅助科室文书；基本业务连续性
3	护理和辅助科室文书；电子用药记录（eMAR）；基于角色的信息安全
2	临床数据中心（CDR）；内部互操作性；基本信息安全
1	3个主要医技科室系统全部上线，包括检验科、药房和放射科系统；放射和心脏放射PACS；非DICOM格式影像存储
0	3个主要医技科室系统部分或全部未上线

图 25-1 住院急诊电子病历应用模型

HIMSS Analytics O-EMRAM

HIMSS Analytics O-EMRAM （门诊）电子病历应用模型	
级别	电子病历应用模型累积能力要求
7	完整的EMR；对外HIE，数据分析能力，治理，灾备
6	高级临床决策支持；主动式诊疗管理，结构化消息
5	个人健康档案，在线患者门户
4	CPOE，利用结构化数据实现EMR可及性以及内外数据共享
3	电子消息，电子病历完全取代纸质病历，护理和辅助科室文书和临床决策支持
2	初步建立CDR，包含医嘱和结果数据，诊间使用计算机，院外可调阅结果
1	台式电脑调阅临床信息，非结构化数据，多个数据源，部门间/非正式的消息
0	纸质病历

图 25-2 门诊电子病历应用模型

美国医疗信息化的启示:一是国家层面的顶层设计与实际推动;二是执行公共数据标准,提前做好互联互通准备;三是明确信息所有者是患者,确保数据安全。

其他国家的发展情况:

日本的 HIS 开发和应用也是从 20 世纪 70 年代初开始的。虽然大多数日本医院是 20 世纪 80 年代以后才开始应用医院信息系统,但近年来发展十分迅猛。2003 年,日本政府投入 250 亿日元用于建立区域电子病历;2005 年,日本成立标准化电子病历促进委员会,推进互操作性和信息标准化;2006 年,日本后生劳动省在全国免费推广电子病历。

日本把电子病历的研究、推广和应用作为一项国策,组织强大的管理团队,经费上重点保证,在标准化、安全机制、保密制度、法律等方面做了大量工作,并获得广泛应用。2013 年日本医院用电子病历的普及率约为 31.0%。电子病历在大型医院(超过 400 个床位的医院,共 821 家)中普及率较高,为 69.9%。截至 2017 年,日本大型医院的电子病历普及率已经达到了 80%,不过其缺点是不同医疗机构与组织的数据格式与相关医学标准没有统一,无法对各个领域的医疗数据进行联合分析。

2007 年,英国投资 64 亿英镑,计划用 10 年时间,建立全科医生数据系统、医生网络软件系统、欧洲健康档案项目等。目前已有超过 90% 的医生都使用计算机,而被医生应用的软件中,有 98% 主要用来对患者进行登记,94% 用来重复开处方,有 29% 用于保存全部的临床记录,14% 在办公室实现了无纸办公。这为远程医疗的实现奠定了良好的 IT 基础。截至 2017 年,英国医疗体系已经完成信息化建设,国民健康数据全部联网,并由国家进行管理,数据安全性高。

二、国内医学信息技术的发展

萌芽阶段:20 世纪 80~90 年代初,南方经济发达城市和国内一级城市大型医院开始尝试医院信息化建设,该阶段主要以卫生部下属信息化研究所和军队总后勤部牵头树立样本,以沿海开放城市大医院、国内外留学生作为医院信息化人员业务主体,进行医院信息化试点。

1984 年卫生部下达《计算机在我国医院管理中应用的预测研究》课题,成立了由上海肿瘤医院、黑龙江省医院、北京积水潭医院和南京军区总医院组成的课题协作组;同时在北京医科大学和湖北中医学院分别举办综合医院、中医医院的计算机技术研修班(一年半制),培养高层次医学计算机两用人才。

1986 年 7 月卫生部向 10 个单位下达研制病案、统计、人事、器械、药品、财务 6 个医院管理软件任务书。10 月成立卫生部计算机应用领导小组,指导和协调计算机应用工作。

1988 年 11 月召开首届全国医院管理计算机应用学术会议。医院信息系统开发计划列入"八五"攻关课题。各子系统开发应用蓬勃兴起。

单机版《医院医疗信息管理系统》在全军医院推广应用。统一医疗指标体系、统计登记报表、信息分类编码、数据交换接口、医疗名词术语开始提出。

主要问题:应用软件低水平重复开发多、医疗信息不够标准规范、不通用、单机运行。

主要成绩:为整体开发积累经验、用户提高了认识,为集中开发一体化做好了技术、人员和思想准备。

起步阶段:大约在 1990—1995 年,国企改制前的医疗情况为,大国企有自己的内部医院,社会上的公共医院接收的病人也大多是公费医疗。之后国家要求企业改制适应市场经济,卫生局不再下拨 100% 医院申请的计划管理和资金财政预算,医院制度搞活,公费医疗费用份额下降,医院可自行留存大部分利润用于医院改造,这是中国医疗行业出现的第一波信息化热潮。当时的信息化软件主要依赖医院自行开发,软件功能较弱,也不正规,操作系统大多为 DOS,存储数据库也大多为单机数据库,操作复杂,系统性能和稳定性均较差。

1993 年国家有关部门投资 100 万元,下达国家重点攻关课题"医院综合信息系统研究"。

1995 年众邦公司推出基于 DOS 平台的 HIS。卫生部制定《卫生系统计算机发展纲要》。

专业化阶段：在 1995—2000 年，随着改革开放的深入，医院业务的不断拓展，原有简单的医院自编系统无法满足医院快速增长的现实需求，医院纷纷采用技术架构更好的，业务分析设计更合理的商业化专业医疗信息化软件，于是这也将医院 IT 部门从原有的低级编程工作中解放出来，用心做好业务部门衔接、项目组织协调、配合实施培训及专职运营维护工作。该阶段信息化主要用于医院费用统计，运行基础以 WINDOWS 为主，数据库如 SQL Server 和 Oracle 已经广泛运用，C/S 结构流行，部分先进 IT 厂商已经发展到中间件三层结构。

1996 年 5 月卫生部启动"金卫工程"，总后卫生部启动"金卫工程军字一号工程"，即 HIS 开发和应用推广。

1997 年在全军 20 多所医院运行，到 2001 年全军几百所医院全部使用，同时推向地方医院。

众多医院、研究机构、公司也参与 HIS 研制开发，大约二百多家公司在市场竞争。

主要成绩：发展的大环境已经形成，大型医院投巨资开发，医院信息化人才队伍逐步形成，医院信息系统的应用基本取得成功，标准化工作得到重视。

主要问题：标准不统一、发展不平衡、法律不完善、医院内部因素制约等。

信息化普及阶段：在 2000—2010 年，临床信息化系统建设进入了前所未有的加速阶段。原有以财务结算收费、药品耗材进销存等以财务计费为核心的系统建设，转变为各类专业检验信息系统、影像信息系统等，其目标是将临床医学产生的医疗数据进行数字化和集中化。但随之而来的问题是各业务系统部署盲目，缺乏统一规划，使得医院数据分散，沦为一个个数据孤岛，缺乏有效整合和利用。

2009 年 1 月 23 日，国务院总理温家宝主持召开国务院常务会议，审议并原则通过《关于深化医药卫生体制改革的意见》（以下简称"意见"）和《2009—2011 年深化医药卫生体制改革实施方案》。4 月 6 日，国务院正式公布新医改方案，提出 3 年内各级政府预计投入 8 500 亿元用于医疗改革。7 月 22 日，国务院发出"医药卫生体制五项重点改革 2009 年工作安排"的通知，新医改正式启动。

数据整合阶段：2010—2016 年，国务院卫生部办公厅 2010 年启动了以电子病历为核心医院信息化建设试点工作。2011 年为保障试点工作顺利开展，客观、科学评价各医疗机构以电子病历为核心的医院信息系统功能状态及应用水平，有效引导医疗机构合理发展医院信息系统，又起草了《电子病历系统功能应用水平分级评价方法及标准（试行）》，这一系列试点和标准的发布都标志着医院的医疗系统建设在逐步丰富临床应用的同时，快速向院级数据整合做相应转型。

2011 年国家卫生信息化"十二五"规划"35212 工程"指出："十二五"期间，我国将重点建设国家级、省级和地市级三级卫生信息平台；加强信息化在公共卫生、医疗服务、新农合、基本药物制度、综合管理五项业务中的深入应用；建设电子健康档案和电子病历两个基础数据库；建设一个医疗版卫生信息专用网络；逐步建设信息安全体系和信息标准体系。

2013 年"35212 工程"升级为"36312"，重点建设国家级、省级和地市级三级卫生信息平台；加强信息化在公共卫生、医疗服务、计划生育、新农合、基本药物制度、综合管理六项业务中的深入应用；建设电子健康档案、电子病历和全国人口数据资源库三个基础数据库；建设一个医疗卫生信息专用网络；逐步建设信息安全体系和信息标准体系。

数据共享和移动服务阶段：2016 年，中共中央国务院下发的《"健康中国 2030"规划纲要》中提出：要建立人口健康信息化标准体系和安全保护机制，要推进健康医疗大数据应用。在 2017 年国家卫生和计划生育委员会下发的《"十三五"全国人口健康信息化发展规划的通知》中提出，一要夯实人口健康信息化和健康医疗大数据基础；二要深化人口健康信息化和健康医疗大数据应用；三要创新人口健康信息化和健康医疗大数据发展。目前上海、浙江等发达省份已经开始建立市级或省级的数据交互中心，保障患者在不同医院就诊均可调取其他医院的就诊记录，减少重复检查；同时国家近年来也加强对医疗大数据的创新投入，国家和多个地区均建立了医疗大数据中心，为医学和科研的发展打下坚实基础。在另一方面随着无线互联网和 APP 应用的大力发展，医院无线业务也开始大步进入无线网络时代,移动就医、移动护理、无线查房、床旁智能终端等一系列患者和医生应用在提高医护质量并大幅提升了患者就医体验的同时,为科研分析和患者病后随访提供了良好的数据通道。

第二节　医学信息系统

现在,医学信息系统已日益蓬勃发展,各类软件已日益成熟、渐成体系。目前,各医院已建立的医院信息系统主要分为以下几类:一是医院管理软件,包含最基础的人、财、物管理,如 HIS、药品管理、物资管理、HRP、消毒供应管理等;二是临床信息系统,如门诊系统、住院系统,住院系统细分 EMR、LIS、PACS、RIS、心电系统、手术麻醉系统、重症监护系统、移动护理系统等;三是服务类系统,如依托微信支付宝的公众号系统、移动 APP、医院官网等;四是统计分析软件,如运行决策分析系统、数据分析系统 BI、临床数据中心 CDR 等。

一、医院管理系统

医院管理软件,主要用于对医院的人、财、物进行管控。

(一) 人力管理方面

一般由专业的人力资源软件负责,用于人员招聘和管理,在此不再展开。

(二) 财务方面

分收入和支出两部分。

1. 收入对医院来说主要由医院信息系统和社保软件两部分组成。HIS 用于记录患者就医实际支出费用,包含药品、器材、检查、检验等等一切医疗行为的费用,其记录的是医院应收账款。另一方面,因为省市医保的存在,虽然在患者出院时所有费用已经结算清楚,但不是所有患者的费用都是立即支付的,这就需要另一个系统——社保服务平台。目前各大医院均已与社保服务平台直连,患者在住院时确定医疗结算方式为社保支付,出院时就直接可以通过社保平台进行社保结算,当然对于医院来说一般是以年度为单位向社保平台进行统一结算。

2. 支出上根据医院的实际情况会选择不同的经费支出软件,主要用于医院的预算管理、资产管理和实际经费支出管理,这一部分与各企业基本相同。

(三) 物资管理方面

医疗物品主要包含药品、耗材和设备三部分,一般情况下由于这部分与收入密切相关,HIS 是包含药品和耗材两部分内容的,但是随着医院对药品、器材库存和设备管理要求的日益提升,并要求对高值耗材、毒精麻类药物和高价设备的精细化管控,很多医院会把这些单独形成系统。

1. **药品管理软件**　目前优秀的药品管理软件一般来说有以下几部分功能:药品分级管理、药品出入库管理、药品有效期管理、依据实际消耗的药品采购管理、药品盘库管理、合理用药管理、抗菌药物管理、临床用药分析、前置处方审核、处方追溯管理和处方点评等功能。

2. **耗材管理软件**　耗材管理分为普通耗材管理和高值耗材管理,高值耗材管理除了普通耗材所有的进销存管理、智能采购计划生成等功能外,通过物联网技术,实现高值耗材全程质量追溯和使用后结算的零库存管理。

3. **设备管理软件**　主要用于医院贵重设备的全生命周期管理,先进的设备管理软件会采用 RFID 技术,在医院网络内动态实现医院医疗设备配置、使用和维护状况。

(四) HRP 系统

医院资源规划（hospital resource planning，HRP）是一种先进的人财物管理模式，是医院引入企业资源计划（enterprise resource planning，ERP）技术并融合现代化管理理念和流程，围绕医院日常人财物的管理，为医院构建起的一套以会计为核心、预算为主线、物流和成本为基础、人力资源及绩效薪酬为杠杆的医院运营管理目标决策体系。它通过重建人、财、物管理系统，实现了医院运营管理中"物流、资金流、业务流"的统一，帮助医院建立综合运营管理平台，增强管理者对人、财、物各项综合资源的计划、使用、协调、控制、评价和激励等方面的管理。系统以财务管理闭环与物流、固定资产、HIS 建立数据集成，建立多维度、多层次的医院经济安全、卫材安全、设备安全的事前预警、事中控制、事后监督与分析的全过程内控与管理机制。

二、临床信息系统

一般来说医院都有急诊部、门诊部和住院部三大部，急诊部负责 24h 运行收治危重急患者，门诊部负责普通患者来院的筛查和确诊，住院部针对患者进行收容、治疗和手术，他们所面对的业务有所区分，系统特性也有所不同。

(一) 通用信息系统

如 LIS、PACS、RIS、超声、病理、心电等系统，以上这些系统主要为检查检验业务系统，并不区分门诊和住院。

1. 实验室（检验科）信息系统（Laboratory Information System，LIS） 主要用于统一管理检验科、实验室中的检验设备管理、检验需求管理、检验结果查询及结果统计分析。

主要有以下功能：

(1)设备匹配：用于系统与检验设备匹配。

(2)标本采集：用于试管和检查内容匹配，并打印条码标签。

(3)标本接受：用于检验机构确认标本已经送到，并按次序上机检验。

(4)结果查询：用于医生结果查看，一般来说该程序还集成至急诊工作站、门诊医生工作站和住院医生工作站中方便医生进行结果查看。该模块还应有自助服务程序，用于门急诊患者自行打印结果报告。

(5)数据接口：主要用于调取患者基本信息，为标本采集时生成检验条目提供患者基础数据。

(6)统计分析：对检查结果进行数据统计分析，如怀疑有流行病学特征时及时报警。

2. 影像归档和通信系统（Picture Archiving and Communication Systems，PACS） 主要负责医院所有影像按照医院实际业务流转的存储于交互，作为医院所有影像业务的底层应用，为放射信息管理系统（Radiology Information System，RIS）、超声信息管理系统和病理信息系统提供医学图像的获取、显示、存贮、传送和管理的综合系统。

放射信息系统（Radioiogy Information System，RIS）主要分为影像处理和报告管理两部分。

影像处理方面包括数据接收、图像处理、图像测量、三维重建等功能；

报告管理方面包括预约登记、患者分诊、诊断报告、模板管理、查询统计等功能。

但 PACS 本身并不产生图像，图像都从影像设备中来，80 年代中期，美国首先制定了通用医疗影像文件标准，简称 DICOM 标准，2016 年推出了 DICOM3.0 标准。

医学数字成像和通信标准（Digital Imaging and Communications in Medicine，DICOM），它是医学图像和相关信息的国际标准，DICOM 格式的图片被广泛应用于放射、超声、病理成像以及放射诊疗诊断设备（X 射线、CT、核磁共振、超声等），并且在眼科和牙科等其他医学领域得到越来越深入广泛的应用。

DICOM 格式的图像不仅仅包含图像资料，它将所有与图片相关的咨询整合在了同一个资料包内，也就是说，如果有一张胸腔 DICOM 格式的 X 线影像，这个数据文件不仅能存储 X 线影像资料［包含一张影像或多个套图，该影像资料可以经压缩用在其他的格式上，包括了 JPEG、JPEG Lossless、

JPEG 2000、LZW 和 Run-length encoding（RLE）等]，还包含个人资料，如姓名、性别、年龄、住院号、检查号、检查时间等等，单独的影像无法简单地从病人资料中进行分离，从而最大限度保证患者的影像数据不会张冠李戴。

使用 PACS、RIS 和 DICOM 的原因是：一是打通所有的医疗影像设备；二是实现无胶片化，使得医生可以随处调阅患者影像和诊断结果；三是使计算机辅助诊断和三维重建成为可能；四是为医疗影像无纸化打下基础。

其他超声信息管理系统、病理信息系统、心电信息系统等系统功能类似 RIS，都是在 PACS 的基础上搭建的图像处理和报告管理程序，就不在此另行展开。

(二) 门诊信息系统

为了保证门诊业务的顺利开展而建立的信息系统，目前主流的门诊信息系统相对成熟，主要包含以下几部分：门诊管理、自助挂号、导诊分诊、医生工作站、缴费工作站、检查预约工作站、药品工作站、住院登记和患者随访等。（急诊业务虽然有其特殊性：既有门诊业务也有住院业务，但复杂性往往不如正规的门诊和住院业务，故在此不做单独说明）

1. **门诊管理** 负责患者建档发卡、充值、医生排班等功能。
2. **自助挂号管理** 用于自助机，方便患者进行自助挂号、就诊签到、缴费和余额查询等功能。
3. **导诊分诊** 用于导诊护士对预约患者进行确认、对现场患者分诊和患者进行叫号。
4. **医生工作站** 帮助医生叫号、查看历史就诊信息（包括用药、检查检验结果）、记录患者病历、开具检查检验单、开具处方，部分医院会在医生工作站上添加处方检查等管理措施，保证医生开具处方的合理性和合规性。
5. **缴费工作站** 由收费人员使用，主要用于患者缴费，目前大型医院现金缴费已可通过手机和自助机完成，而医保收费和退费工作仍有收费人员进行。
6. **检查预约工作站** 用于对已缴费的检查任务进行预约，另外由于医生开具检查时并不会将检查所需的材料费一并记录，因此该工作站还有费用补录功能。
7. **药品工作站** 用于药房人员摆药，目前先进的药品工作站已经可以结合药房自动摆药机，只要患者付款并在药房签到，即可自动进行摆药，药师无须奔走取药，只需核对药品种类和数量即可完成药品发放。
8. **住院登记站** 对于医生开具住院证的患者进行床位和医保情况登记，有床后会及时通知患者前来住院。
9. **患者随访** 对患者就诊情况进行回访，确保治疗情况和就诊情况，为提升门诊服务质量提供依据。

(三) 住院信息系统

由于住院业务的复杂性远超门诊，专业性也非常强，因此很少有医院通过一套软件实现住院医疗业务管理。一般来说三甲医院常见的住院信息系统由：电子病历（Electronic Medical Record，EMR）、护士工作站（移动）、检查检验工作站（PACS、RIS、LIS）、药局工作站、手术麻醉系统、重症监护系统、收费工作站、医保管理和病案管理等系统组成。

1. **EMR** 它是通过电子设备（计算机、健康卡等）保存、管理、传输和重现的数字化的医疗记录，用以取代手写纸张病历。它的内容包括纸张病历的所有信息，医生可以在电子病历上撰写首页、病程记录、医嘱、手术记录，开具检查检验并查看结果，并由医院管理人员对医生书写情况进行管控。
2. **护士工作站（移动）** 由护理人员操作的系统，它协助病房护士完成日常的护理工作，同时可方便地核对并处理医生下达的长期和临时医嘱，并对医嘱的执行情况进行管理。目前很多医院都部署了移动护士工作站，通过 PDA 等智能设备，在患者床旁实时记录医嘱处理情况，提升医嘱处理准确度，减轻护士工作压力。
3. **检查检验工作站（PACS、RIS、LIS 等）** 略。
4. **药局工作站** 按照 EMR 中医生下达的医嘱，计费并发放药品，同时包含出入库管理和盘库管理。

5. **手术麻醉系统**　为使麻醉医生从烦琐的记录工作中解放出来,对手术室及手术人员进行管理,与手术各类设备进行数据通信,自动采集并记录手术期间监护仪、麻醉机、呼吸机、血气分析仪等设备数据,并与医院 HIS、LIS、PACS 和 EMR 系统进行集成,方便手术医生及时了解患者情况。

6. **重症监护系统**　在一般护士工作站的基础上,提升对重症患者的信息记录,帮助护士提升 ICU 中的工作效率,包含监护设备数据采集接口、HIS 数据接口、患者体征管理、出入量信息管理、护理文书管理(护理记录单、体温单等)、护理措施记录、报警设置等功能。

7. **收费工作站**　用于患者费用结算。

8. **医保管理系统**　与医保网络互连,对入院患者进行医保登记,对出院患者进行医保结算。

9. **病案管理系统**　由于纸质病案保存困难且存放危险系数较高,一般三甲医院都会使用病案微缩方式,对患者出院后的病案进行拍照保存,方便患者出院后复印病案。目前,部分医院已经尝试借助 CA 认证技术(电子签名服务),实现病案无纸化归档,这也是全国下一阶段病案管理信息化的主要方向。

三、医疗服务系统

随着网络、手机、微信应用逐渐深入人们的日常生活,医院通过网络和移动端为人们提供服务也越来越普遍。一般来说大型三甲医院一般都会有相应的官网、微信支付宝公众号以及移动 APP,医院通常会提供的网上服务主要有:

1. **电子就诊卡**　将实体就诊卡在手机上绑定后,通过手机即可就诊。或者直接通过身份证进行建卡。

2. **智能分诊**　利用人工智能机器人完成就诊推荐服务。

3. **预约挂号**　提供未来一周的预约就诊服务。

4. **排队候诊**　显示候诊进度,让患者合理规划就诊时间,减轻诊区压力。

5. **在线缴费**　医生下达检查检验或处方后,可以在手机端自助缴费。

6. **报告 / 病历查看**　自动推送检查检验结果,随时查看个人就诊病历。

7. **就医反馈**　患者反馈就医体验,加强医院管理水平。

四、运营和统计分析系统

统计工作在医院的日常运营和发展中发挥着重要的作用,一般来说医院需要统计以下数据:医疗质量、医疗效率、经济效益以及社会效益。但是以上业务的相关数据都是分布在各个业务系统中,一般来说,医院都会建立相应的系统去从业务系统中抽取相应的数据进行独立的分析和统计。

(一) 运行决策分析系统,商业智能系统(Business Intelligence, BI)

对医院业务数据信息进行搜集、管理和分析的过程,目的是帮助医院各级决策者对医院整体或部分运行情况形成直观认识,协助其作出对医院更有利的决策。系统一般抽取医院的医疗情况数据,主要统计医院管理性指标、门急诊量、住院收容情况、出院人数、床位使用率、入出院诊断一致率等指标,并与医院去年同期和上一个月的数据进行同比和环比。

(二) 成本核算系统

为院领导、财务部门、业务科室提供全面、准确的各类成本核算数据,辅助院领导、科室负责人进行科室运营决策。自动采集业务收入数据和消耗数据,并按各业务单元进行归类核算,并最终形成分析和明细表,供各级管理人员进行查看和分析。

(三) 临床数据中心(Clinical Data Repository, CDR)

由于医院信息系统的数量多、数据分散等问题,为了更好地利用医疗数据,为临床决策或科研决策提供数据支撑,就需要一个以患者为中心的集成医院各类临床系统数据的数据中心。

在数据整合上,如何解决基于多系统的多样性数据交互问题? 利用数据总线和主数据管理,对多样性、非结构化和不规范的数据进行清洗、整理和合并,从而提高数据质量。

在数据汇聚上,从局部抽取数据并进行汇集,最终实现以患者为中心的数据汇集。

在数据时效性上,从定期加载到实时更新,最大限度满足管理和临床上的实时监测要求,提高医疗质量。

在数据展示上,形成患者全生命周期就医数据的整合,同时可以根据需要对各类字段进行搜索和分组,为下一步临床大数据分析打下坚实基础。

第三节　未来的发展趋势

云大物智。什么是云大物智? 云计算、大数据、物联网、人工智能。它又能如何和医学结合,衍生出怎样的世界,下面就是我们要介绍的。

一、云计算

云计算(cloud computing)是分布式计算的一种,指的是通过网络"云"将巨大的数据计算处理程序分解成无数个小程序,然后,通过多部服务器组成的系统进行处理和分析这些小程序得到结果并返回给用户。一般情况下云分为公有云和私有云两种。

公有云第三方提供商为用户提供的能够使用的云,公有云一般可通过 Internet 使用,可能是免费或成本低廉的,公有云的核心属性是共享资源服务。

私有云为一个用户单独使用而构建的,因而提供对数据、安全性和服务质量的最有效控制。该企业拥有基础设施,并可以控制在此基础设施上部署应用程序的方式。

云计算和医院的联系:

在公有云方面,医院最占资源的就是各类影像和手术视频的存储,同时这些影像需要长期保存,不能删除。如果医院自身购买存储保障数据存放,虽然的确很稳妥,但是这些数据利用率非常低,也需要投入大量人力维护设备,因此利用公有云存储就能很好地解决以上问题,把专业的事交给更专业的人。

在私有云方面,前面我们提到了很多的医疗信息系统,但一个大型三甲医院的信息系统至少是上面的 3~5 倍,如此多的系统需要多少硬件资源去保障,又有多少资源会被浪费? 这就需要私有云来解决,建立一套私有云架构的环境,各业务系统可以按需分配资源并灵活调度,即使云服务器中有其中一台服务器宕机,只要有空余资源,也能保证业务顺利运转,不受影响。因此私有云在最大限度利用服务器性能的同时,原有的空余资源也不再浪费,一是能根据需要随时添加计算和存储资源,二是能保护系统不受宕机影响,最大限度维护医院业务正常运行。

二、大数据

大数据是指无法在一定时间范围内用常规软件工具进行捕捉、管理和处理的数据集合,是需要全新处理模式才能发现其潜在规则的信息资产。具体应用方面有:Google 流感趋势(Google Flu Trends)

利用搜索关键词预测禽流感的散布;统计学家内特·西尔弗(Nate Silver)利用大数据预测 2012 美国选举结果;梅西百货的实时定价机制,根据需求和库存的情况,该公司基于 SAS 系统对多达 7 300 万种货品进行实时调价等。其实医疗行业早就遇到了海量数据和非结构化数据的挑战。

应用一:医学影像

医学影像被业内人士认为最有可能率先实现商业化的 AI 医疗领域。得益于医疗影像数据库快速积累,智能图像诊断算法趋于成熟。我国医学影像行业发展飞速,前瞻产业研究院数据显示,2018年我国医学影像市场规模近 200 亿元。

应用二:辅助诊断

辅助诊断主要分为两部分,一方面是为患者提供智能导诊,可以看作是百度问诊的智能升级版,其主要依靠后端的诊断学知识库,对患者提供的症状进行匹配,一定程度上能给出比较稳妥的回复。另一方面就是为医疗人员提供诊断支持,如 IBM 的沃森医生,目前可以支持包括肺癌、乳腺癌、结肠癌、直肠癌、胃癌、宫颈癌、卵巢癌、前列腺癌在内的 8 类癌种的治疗。当然遇到疑难问题也可以搜索历史病案寻找答案,这也属于辅助诊断的一部分。

应用三:健康管理

通过智能终端、数据管理系统、移动医疗设备和医疗健康应用软件,实现多项检测数据的网络接入,同时对患者的行为习惯、用药记录进行智能的监护和跟踪。通过数据监控,可以了解患者当前的体征状况,是否遵医嘱按时吃药。慢病管理类型的医疗大数据企业,其数据可能来自临床医疗机构,也可能来自患者所使用的智能设备积累而来。根据患者的当前体征数据、行为数据,结合慢病大数据,为患者提供定制化用药及治疗方案。通过对慢病患者的院外管理,可以延长他们的生命,减少并发症。

应用四:基因测序

基因测序能够提前预知疾病的发生概率,是 AI 疾病预测重要的应用场景。根据 2019 年上海交通大学人工智能研究院联合上海市卫生和健康发展研究中心、上海交通大学医学院发布的《中国人工智能医疗白皮书》显示,近十年间我国基因测序市场以每年 62.2% 的速度增长。另一方面,基因测序技术的发展让基因测序成本迅速降低,数据也得到大量积累。海量的基因数据让医学界了解了相当多人类的祖源、个体特征、罹患疾病的可能性、基因缺陷、病变基因等知识。人类对基因数据的研究虽然还只是沧海一粟,但是也已经在疾病筛查、疾病诊断、精准治疗等方面开始展现出实力。

应用五:医药研发

通过药物大数据,利用人工智能深度学习能力的算法系统,对研发药物中各种不同的化合物以及化学物质进行分析,预测药品研发过程中的安全性、有效性、副作用等,可以有效地降低药品研发成本,缩短研发周期,降低药品价格。

三、物联网

物联网,就是人与物能发生数字交互,而医疗物联网就是医务人员、患者与物联网设备发生数据交互的过程。

其主要特征是利用 RFID、传感器、二维码等实现物体动态信息采集,通过网络将感知数据进行实时传输,最终利用计算机技术,对联网物体进行控制,实现人与物、物与物的沟通。

目前医疗上的主要应用有:手卫生管理、远程体征监测、婴儿防盗、设备定位、血液管理、医疗废物管理等等,基本上都是利用物联网的特性,通过 RFID 标签,定位人或物的位置,从而保证其安全性。

四、人工智能

人工智能(artificial intelligence,AI)是计算机科学的一个分支,它企图了解智能的实质,并生产出一种新的能以人类智能相似的方式作出反应的智能机器。该领域的研究包括机器人、语言识别、图像识别、自然语言处理和专家系统等。我们熟知的 2016 年 AlphaGo 以总比分 4∶1 轻松战胜围棋世界冠军李世石,这是 AI 第一次震惊世界,次年 AlphaGo 又以 3∶0 的比分完败柯洁,这就是一个专家系统的典型案例。另外,2019 年 1 月 25 日,DeepMind 与暴雪在网上直播,公布了在《星际争霸 2》游戏中取得的进展,名为 "AlphaStar"(阿尔法星际)的人工智能在与两位人类职业选手 "TLO" 和 "MANA" 的比赛中,均以 5 比 0 取胜。

虽然目前看来还没有真正基于医学方面的人工智能出现,现有应用主要是依靠对海量的数据进行分析和整理后得出一定规律的大数据应用,真正符合人工智能要素:认知、学习、推理的人工智能系统在医学领域还未开展实际应用。但就像本节题目所述的,人工智能必将在人类社会掀起一场新的革命,就如同第一次、第二次和第三次工业革命一样,使人类的科学技术水平再次大幅跃进。

(蒋 昆)

本章小结

医学信息学为卫生系统中的各类组织机构提供信息化服务,是各个部门利用现代网络和计算机技术对医学卫生信息数据进行搜集、整理、存储、使用,并对医学卫生领域的信息活动和各种要素(包括信息、人、技术与设备等)进行合理记录、组织与控制,以实现信息及相关资源的合理配置,从而满足卫生行业信息服务与管理需求过程的统一。

医学信息学无论在过去和未来,都将受到临床医学、信息技术的驱动和影响,由临床医学提供需求引导,依靠信息技术进行支撑,从而提供相应的服务,从而使得医学信息学这门新生的学科逐渐成长。

医学信息学是一门新兴的交叉型学科,是未来卫生保健的重要支撑学科。目前,医学信息学虽然重点还在于信息录入、交互和统计,但未来随着云大物移智等新兴技术的发展,医学信息学将会成为未来人们进行医疗事务不可缺少的组成部分。

思考题

1. 医学信息学能为你的医学生涯带来哪些便捷和帮助?
2. 结合云计算、大数据、物联网和人工智能技术,思考未来医学信息化发展可能的过程。

推 荐 阅 读

［1］ 孙宝志.临床医学导论.4版.北京：高等教育出版社，2013.

［2］ 文历阳.医学导论.4版.北京：人民卫生出版社，2013.

［3］ 郭莉萍.叙事医学.北京：人民卫生出版社，2020.

［4］ 孙宝志，刘吉成.医学生成长导论.北京：人民卫生出版社，2016.

［5］ 万学红，卢雪峰.诊断学.9版.北京：人民卫生出版社，2018.

［6］ 黄宛.临床心电图学.5版.北京：人民卫生出版社，1998.

［7］ 郭万学.超声医学.6版.北京：人民军医出版社，2014.

［8］ 姜玉新，王志刚.医学超声影像学.北京：人民卫生出版社，2010.

［9］ 张永学，黄钢.核医学.2版.北京：人民卫生出版社，2014.

［10］ 黄钢.核医学与分子影像临床操作规范.北京：人民卫生出版社，2014.

［11］ 任卫东，常才.超声诊断学.3版.北京：人民卫生出版社，2013.

［12］ 李亚明.核医学教程.3版.北京：科学出版社，2014.

［13］ 欧阳钦，吕卓人.临床诊断学.北京：人民卫生出版社，2006.

［14］ 唐承薇，程南生.消化系统疾病.北京：人民卫生出版社，2011.

［15］ 孙振球.医学统计学.3版.北京：人民卫生出版社，2010.

［16］ 陈孝平，汪建平，赵继宗.外科学.9版.北京：人民卫生出版社，2018.

［17］ 王建枝，钱睿哲.病理生理学.9版.北京：人民卫生出版社，2018.

［18］ 赵玉沛，陈孝平.外科学.3版.北京：人民卫生出版社，2015.

［19］ SHERIDAN R L.麻省总医院创伤手册.刘中民，主译.北京：人民卫生出版社，2008.

［20］ 邓小明，姚尚龙，于布为，等.现代麻醉学.4版.北京：人民卫生出版社，2014.

［21］ 邓小明，李文志.危重病医学.3版.北京：人民出版社，2000.

［22］ 杨宗城.烧伤治疗学.3版.北京：人民卫生出版社，2006.

［23］ 王炜.整形外科学.杭州：浙江科学技术出版社，1999.

［24］ 黄晓琳，燕铁斌.康复医学.6版.北京：人民卫生出版社，2018.

［25］ 励建安.康复医学.北京：人民卫生出版社，2014.

［26］ 李小寒，尚少梅.基础护理学.北京：人民卫生出版社，2017.

［27］ 李小妹.护理学导论.4版.北京：人民卫生出版社，2017.

［28］ SCHOBER O, RIEMANN B. Molecular imaging in oncology. Heidelberg：Springer, 2013.

［29］ HIROSHI T, YAMING L, JUNE H, et al. PET/CT inflammatory diseases. Singapore: Springer, 2020.

［30］ TOWNSEND C, BEAUCHAMP R D, EVERS B M, et al. Sabiston textbook of surgery. 20th ed. Philadelphia: Elsevier, 2017.

［31］ MILLER R D. Miller's anesthesia. 7th ed. Philadelphia: Churchill Livingstone, 2009.

［32］ LONGNECKER D E, TINKER J H, MORGAN G E, JR. Principles and Practice of anesthesiology. 2nd ed. London:

Mosby, 1998.

［33］ HERNDON D N. Total burn care. 5th ed. London: Elsevier, 2018.

［34］ THORNE C H, CHUNG K C, GOSAIN A K, et al. Grabb and Smith's plastic surgery. 7th ed. Philadelphia: Lippincott Williams & Wilkins, 2013.

中英文名词对照索引

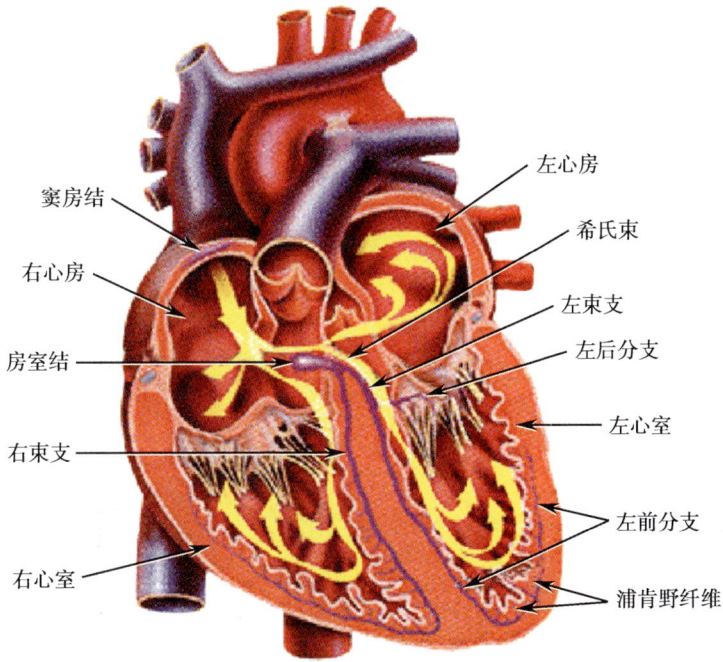

图 6-11　心脏的特殊传导系统

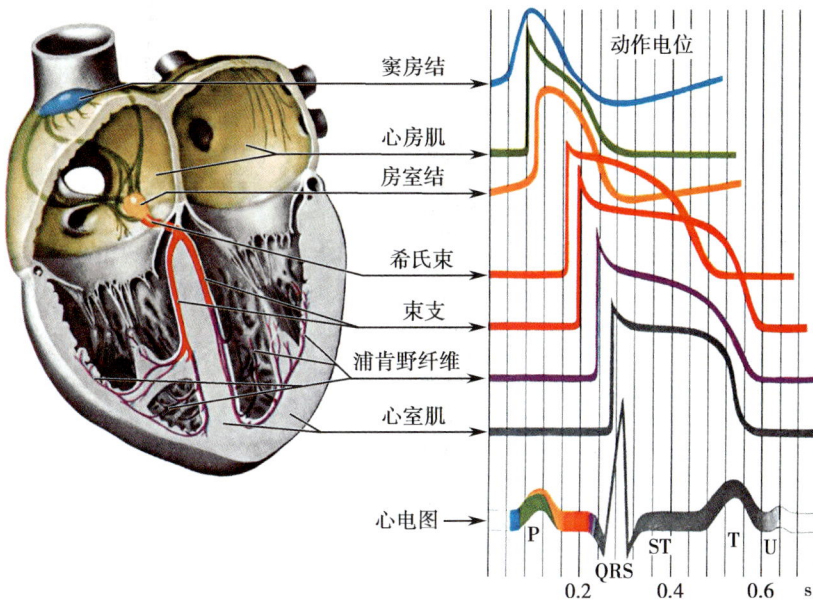

图 6-12　心脏的激动传导方式对应的心电图改变

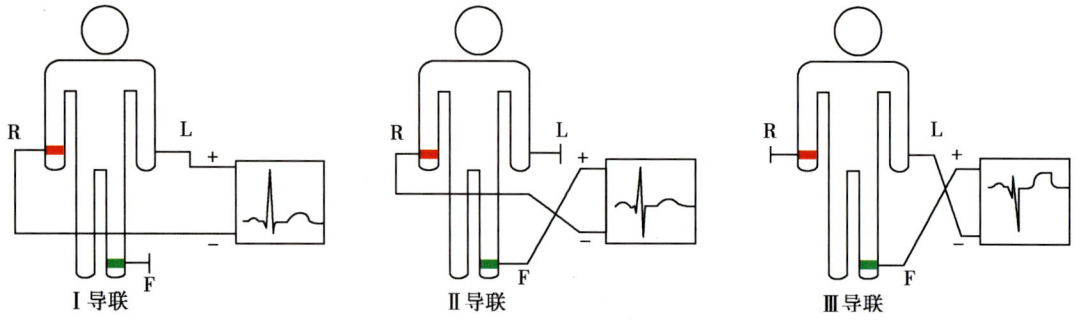

图 6-15   标准肢体导联

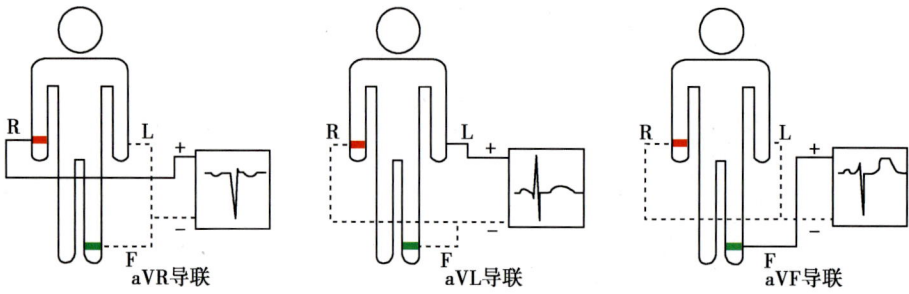

图 6-16   标准加压肢体导联

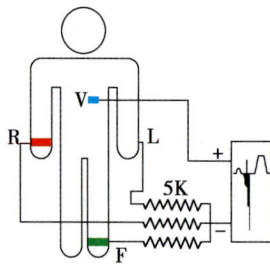

图 6-17   胸导联电极

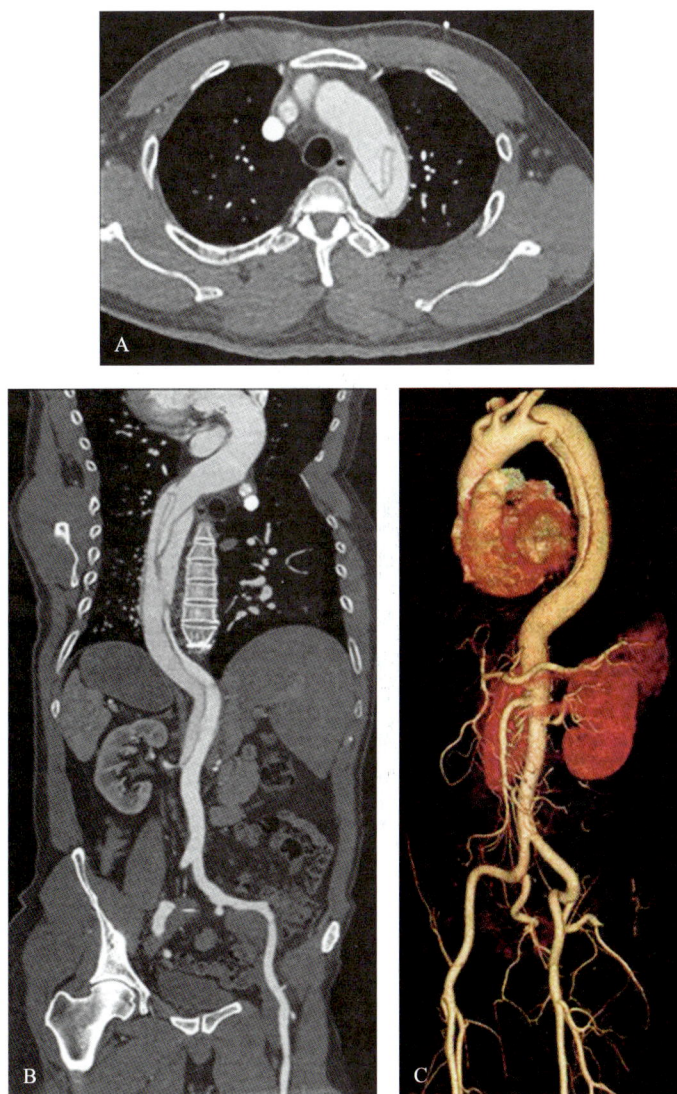

图 7-21　主动脉夹层 Standford 型

A. 降主动脉夹层撕裂口的位置;B. 曲面重组(CPR)显示主动脉夹层的真腔和
假腔;C. 容积再现(VR)显示主动脉夹层的真腔和假腔。

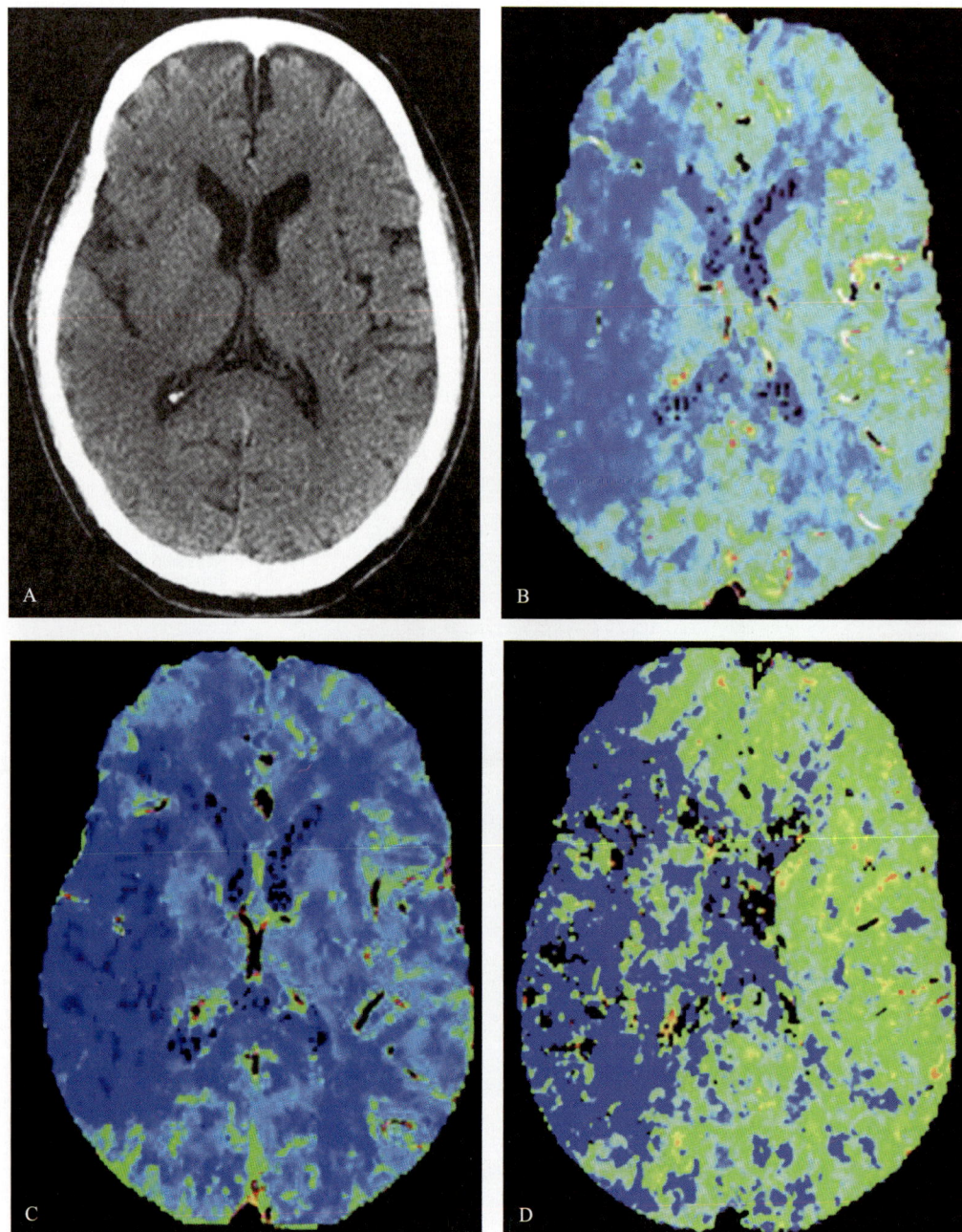

图 7-22　右侧大脑中动脉供应区超急性期脑梗死灌注图

A. 超急性期 CT 平扫右侧大脑半球密度未见明显异常；B. 脑血流量图；C. 脑血容量图；D. 平均通过时间，分别显示右侧额颞顶叶、岛叶以及外囊区脑血流量、脑血容量减低、平均通过时间延长。

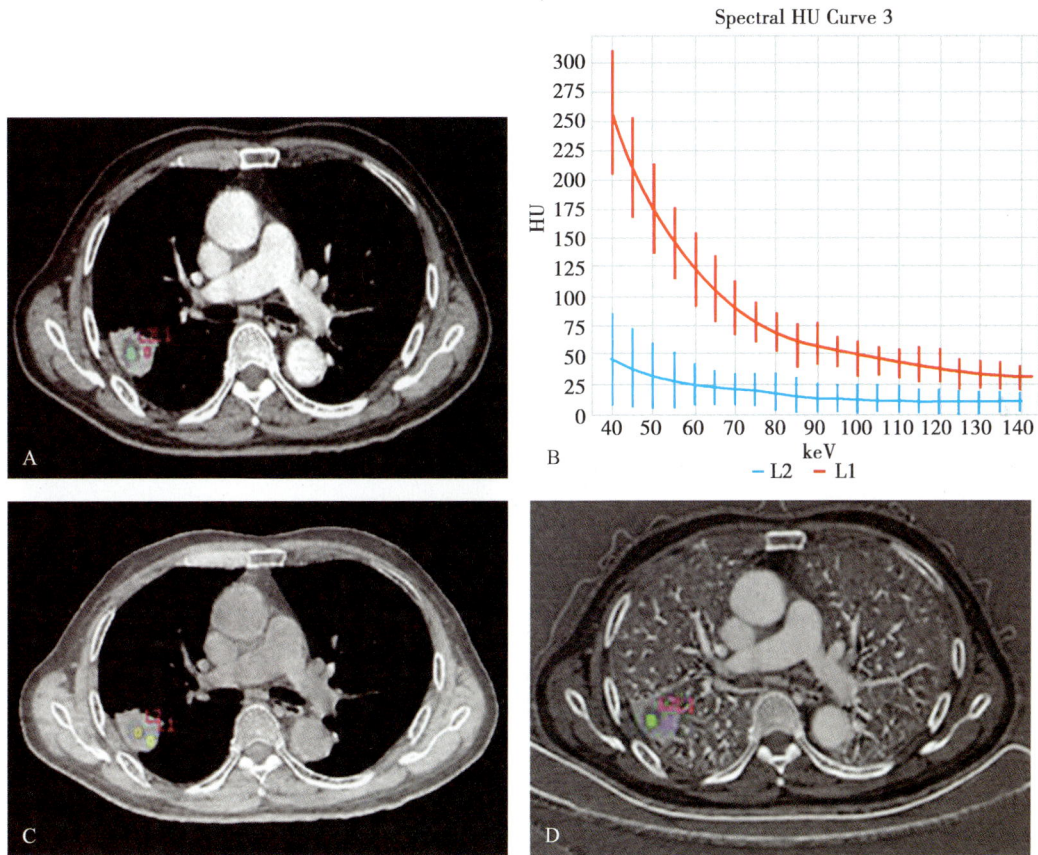

图 7-23　右肺上叶后段炎性假瘤能谱扫描

A. 能谱曲线定位图;B. 单能量 65keV 的能谱曲线,显示炎性假瘤的中心和边缘部分的能谱曲线明显不同;C. 平扫的碘(水)密度图;D. 增强后的碘(水)密度图,显示病灶边缘清晰,炎性假瘤的中心和边缘部分的密度不同。

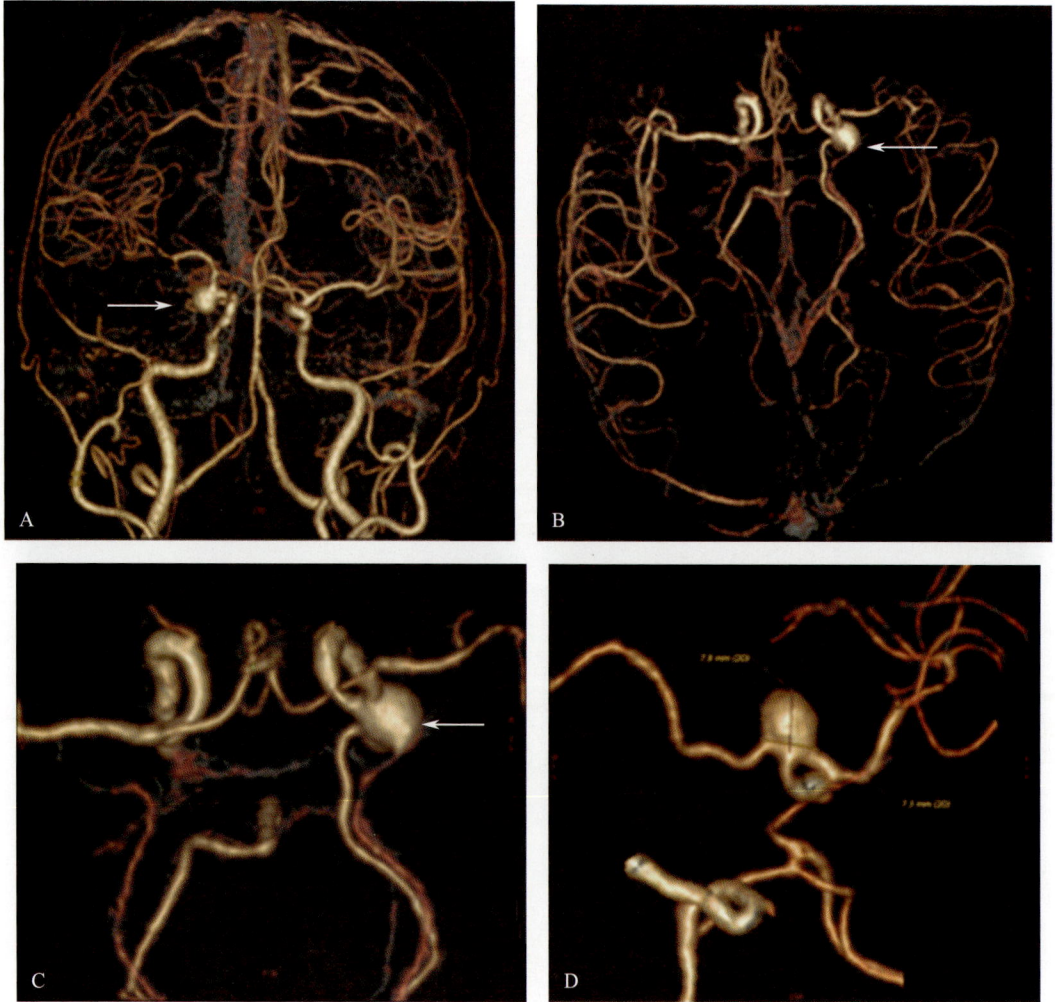

图 7-26　CTA 显示右侧后交通动脉起始部动脉瘤

A. VR 显示颈内动脉及椎动脉分支全景图,右侧后交通动脉起始部动脉瘤(↑);B. VR 上视图显示右侧后交通动脉起始部动脉瘤(↑);C. Wills 环局部放大显示动脉瘤(↑);D. 右侧后交通动脉瘤的测量,7.3mm × 7.9mm。

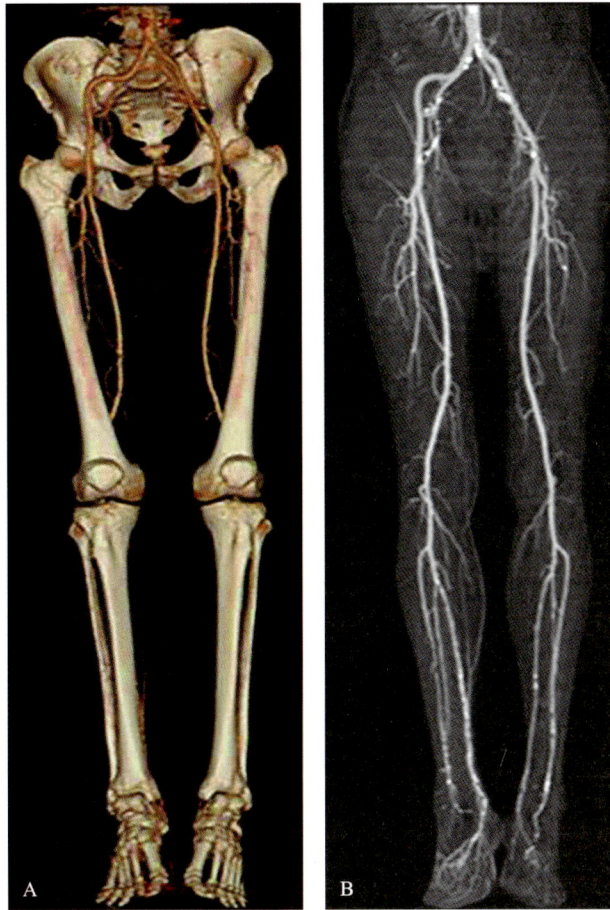

图 7-27　MIP 显示下肢动脉粥样硬化

A. 容积再现（VR）;B. 最大密度投影（MIP）分别显示下肢动脉粥样硬化伴管壁钙化和管腔不规则狭窄。

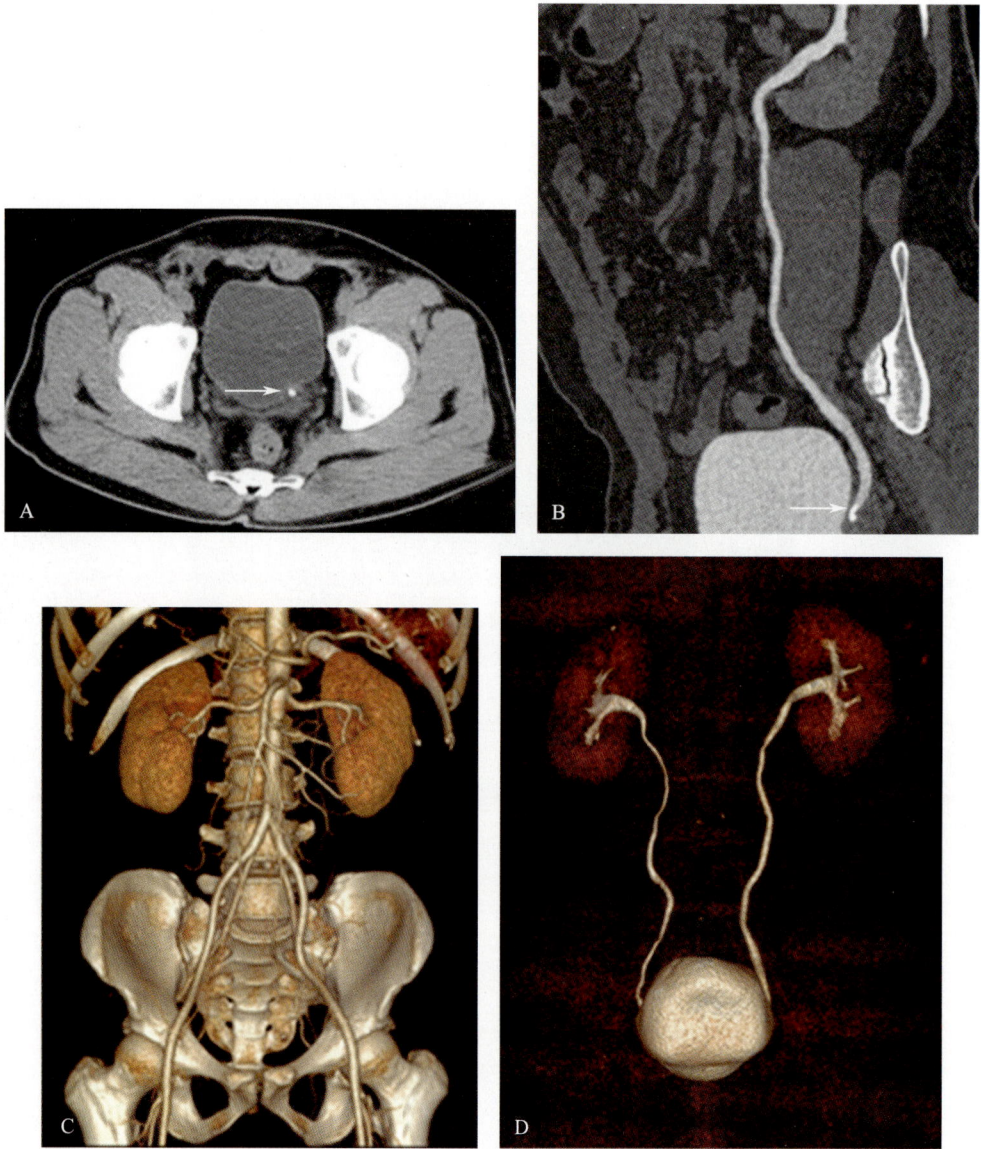

图 7-30　CT 尿路成像（CTU）

A. 轴位显示左侧输尿管入膀胱处高密度小结石影；B. 曲面重组（CPR）显示，膀胱处小结石伴输尿管轻度扩张；C. 动脉期容积再现（VR）带骨显示双肾及肾动脉；D. 排泄期 VR 显示双肾盂、输尿管及膀胱，左侧输尿管较右侧扩张。

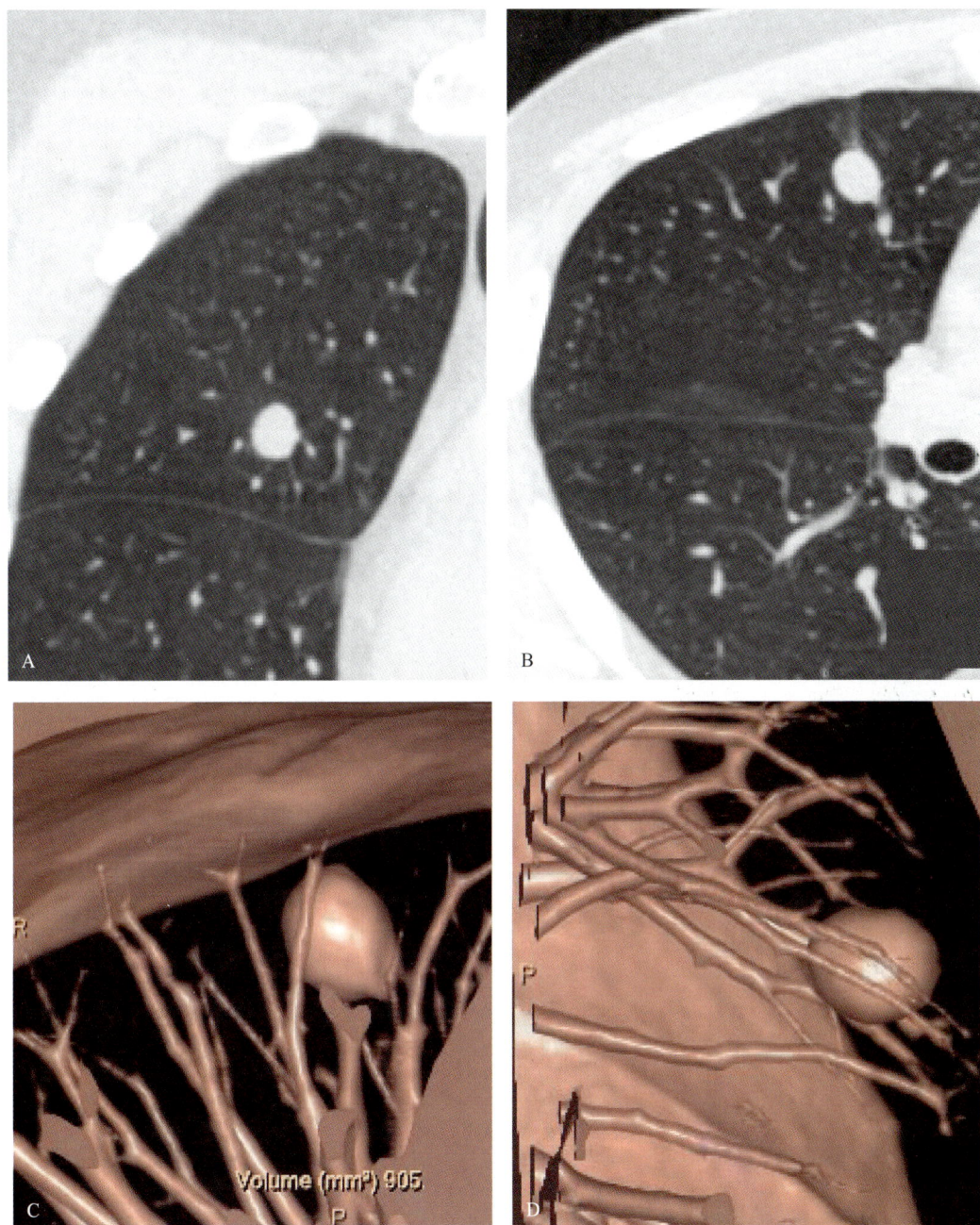

图 7-34　孤立性肺结节 CT 检查

A. MPR 后处理技术冠状位显示肺结节;B. MPR 后处理技术轴位显示肺结节;C~D. VR 后处理技术,可计算肺结节容积,进一步计算肿瘤倍增时间。

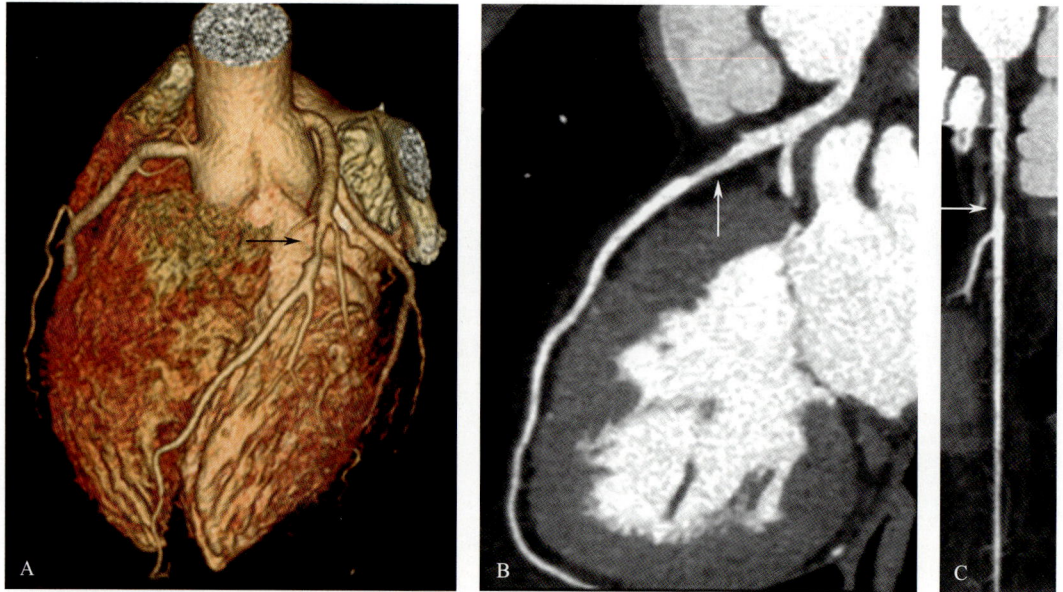

图 7-35　冠状动脉 CT 图像

A. 容积再现（VR）箭头示前降支近中段局限性中度狭窄；B. 曲面重组（CPR）显示前降支全程管壁及狭窄处；C. CPR 拉直显示前降支全程管壁及狭窄处。

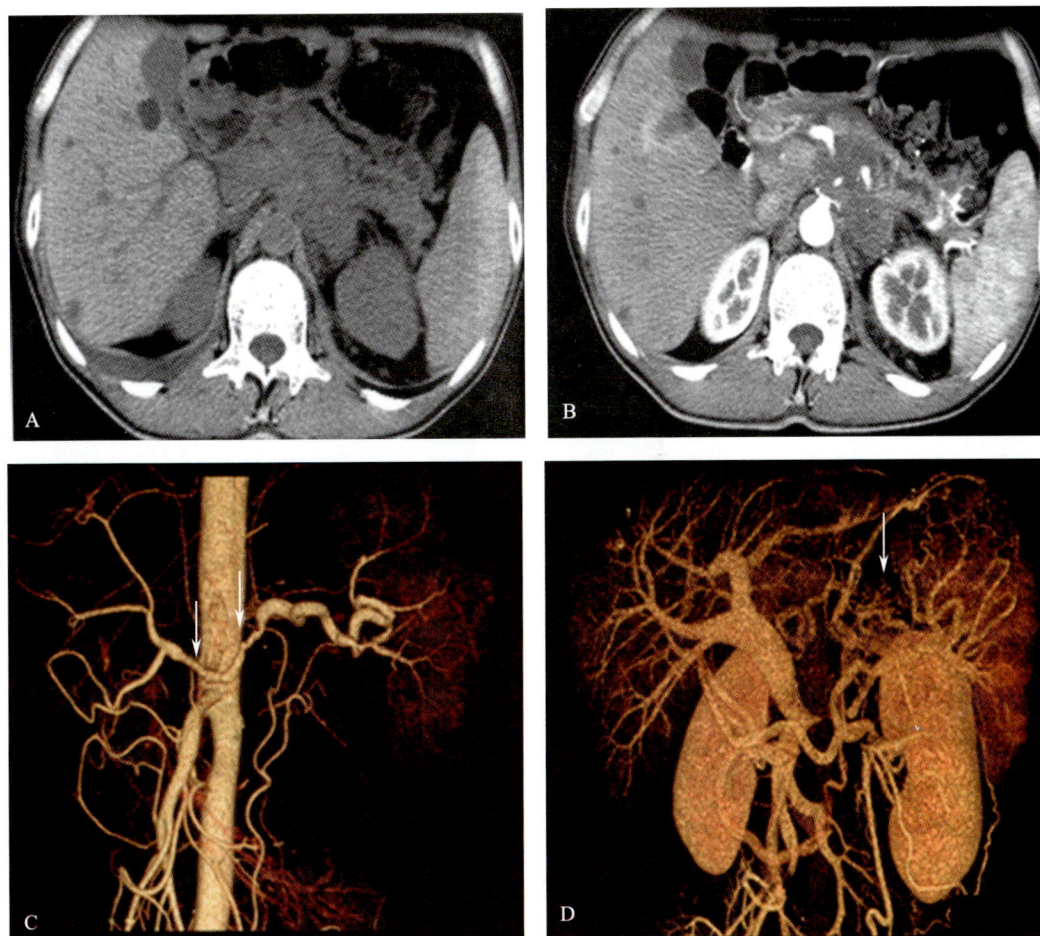

图 7-36　胰腺肿瘤 CT 图像

A. 平扫显示胰腺颈体部增大,体尾部萎缩,胰管扩张,腹膜后软组织影增多;B. 增强显示胰腺颈体部强化呈低密度影,体尾部萎缩,胰管扩张更清楚,腹膜后转移,肝脏转移;C. 容积再现(VR)显示胰腺肿瘤致脾动脉、肝总动脉起始部变细及形态不规则;D. 容积再现(VR)显示胰腺肿瘤致脾静脉阻塞呈笔尖样改变,胃底静脉曲张。

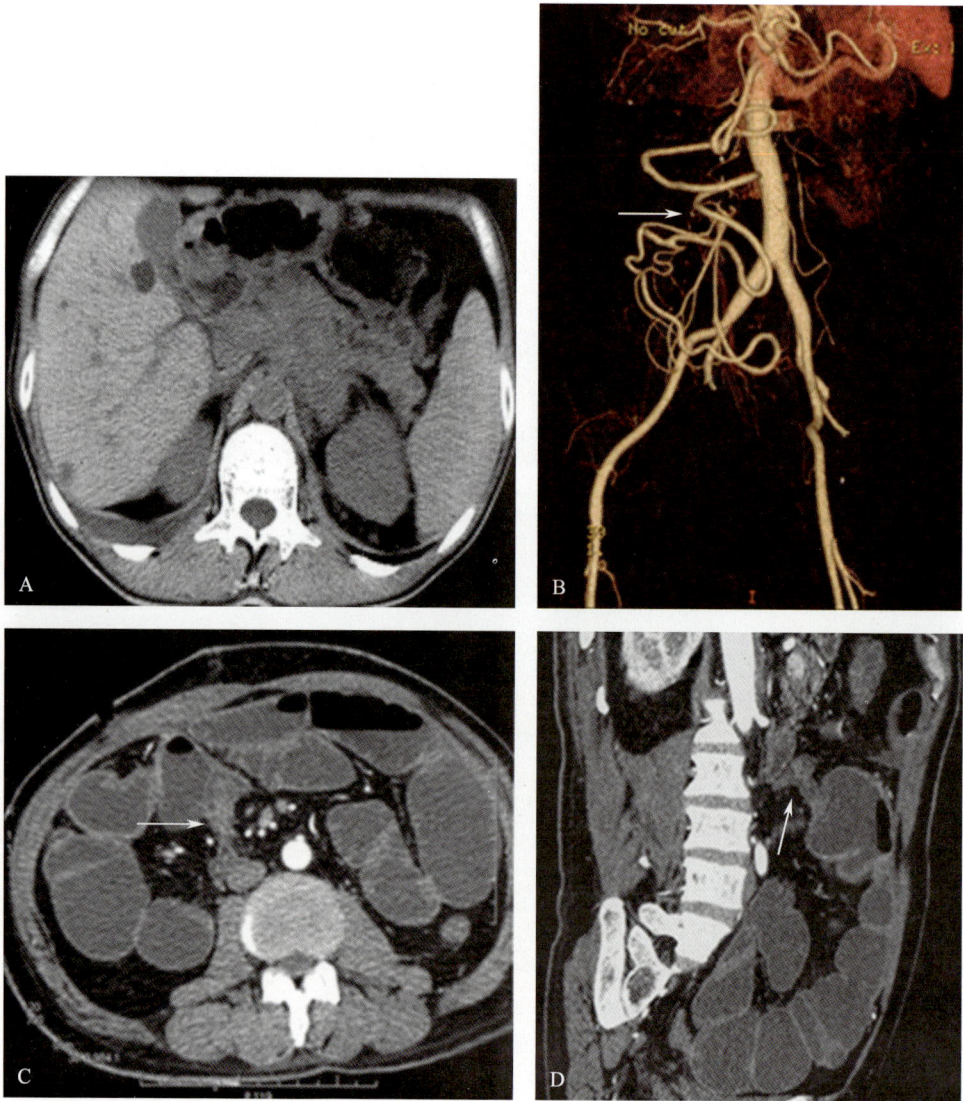

图 7-37　急腹症 CT 图像

A 和 B 为同一例,A 为增强轴位显示肠系膜及动脉呈漩涡征,B 为容积再现(VR)显示肠系膜上动脉扭曲呈漩涡状改变;C 和 D 为同一例,C 为小肠粘连性肠梗阻显示粘连带呈条索状,D 为多平面重组(MPR)显示粘连带更清楚。

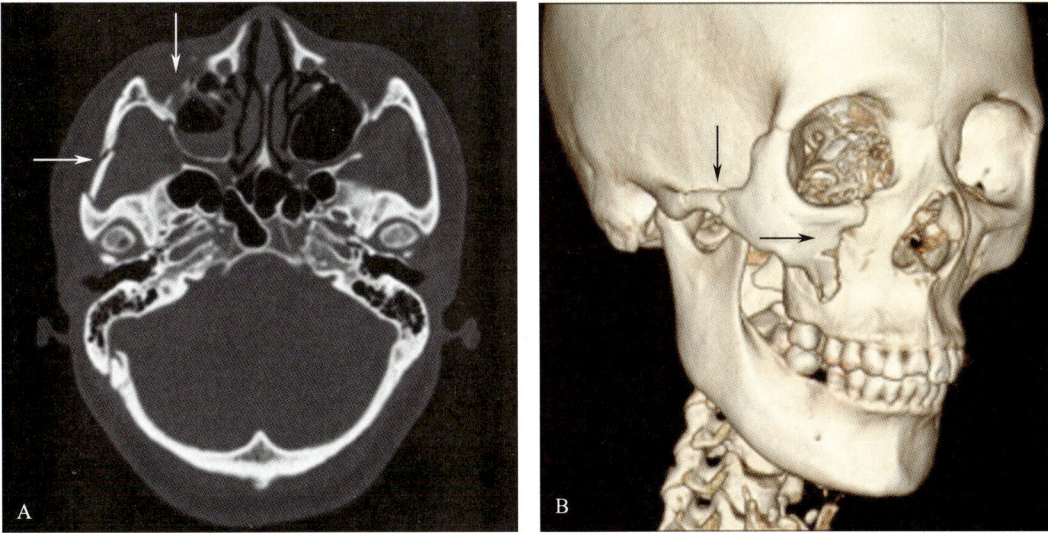

图 7-38　右侧颌面部及颧弓粉碎性骨折
A. 轴位;B. 容积再现(VR)分别显示右侧颌面部及颧弓粉碎性骨折,VR 显示更逼真。

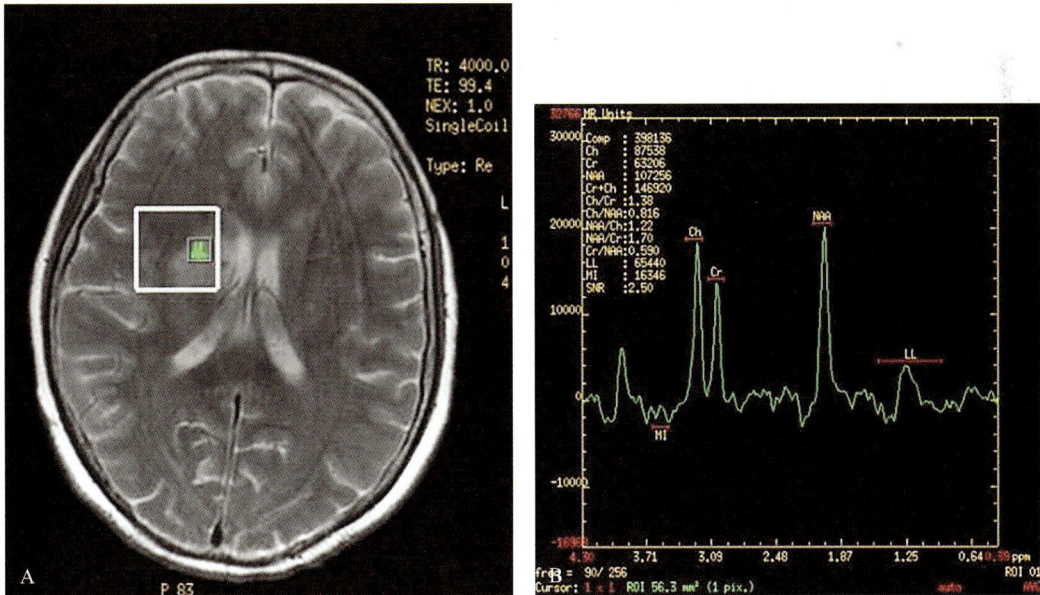

图 7-67　头颅单体素 MRS 图片
A. 头颅 T_2WI,显示采集定位像;B. ^1H-MRS 谱线。

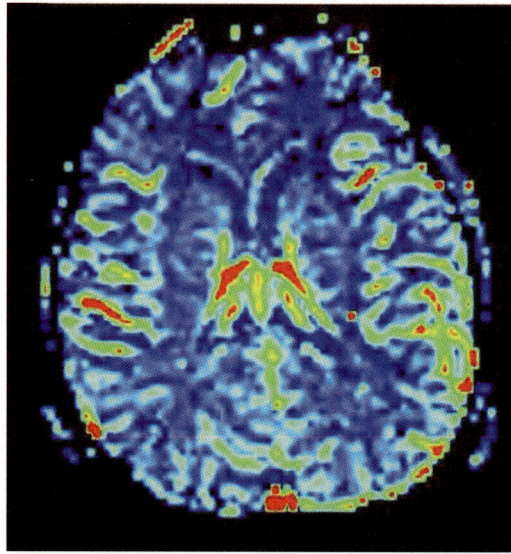

图 7-71 PWI 后处理得到的相对脑血流图

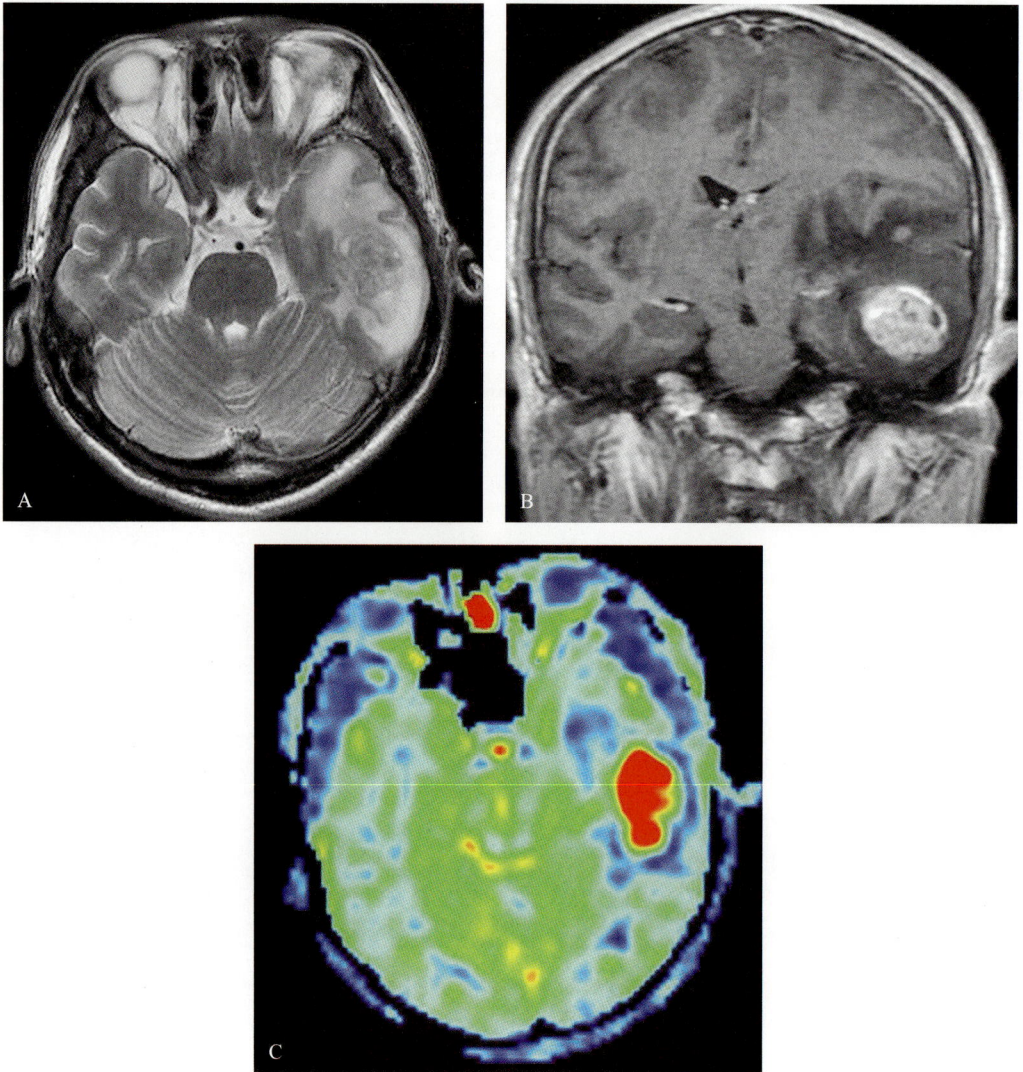

图 7-72 ASL 后处理所得脑血流图

A. 头颅 T_2WI 轴位显示左侧颞叶混杂信号病灶伴周围大片水肿;B. 头颅 T_1WI 增强冠状位显示左侧颞

叶病灶呈不均质明显强化;C. ASL 后处理重建脑血流伪彩图显示左侧颞叶病灶呈高灌注。

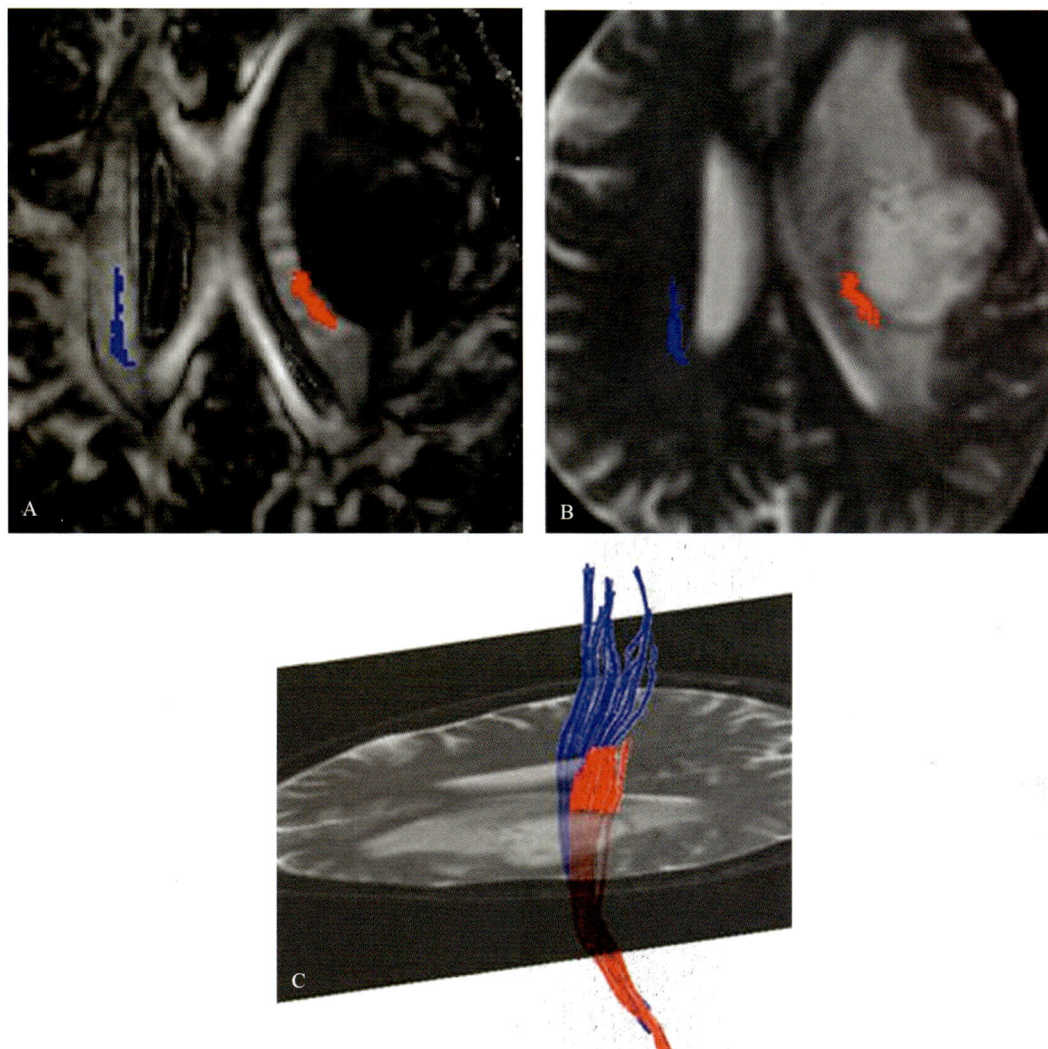

图 7-73　渐变性星形细胞瘤患者的 DTI

红色和蓝色分别为患侧及对侧的皮质脊髓束。纤维束示踪显示左侧皮质脊髓束轻度受压内移。

A. FA 图；B. 常规 T_2 加权图；C. 纤维束示踪图，叠加在 b=0 的图像上。

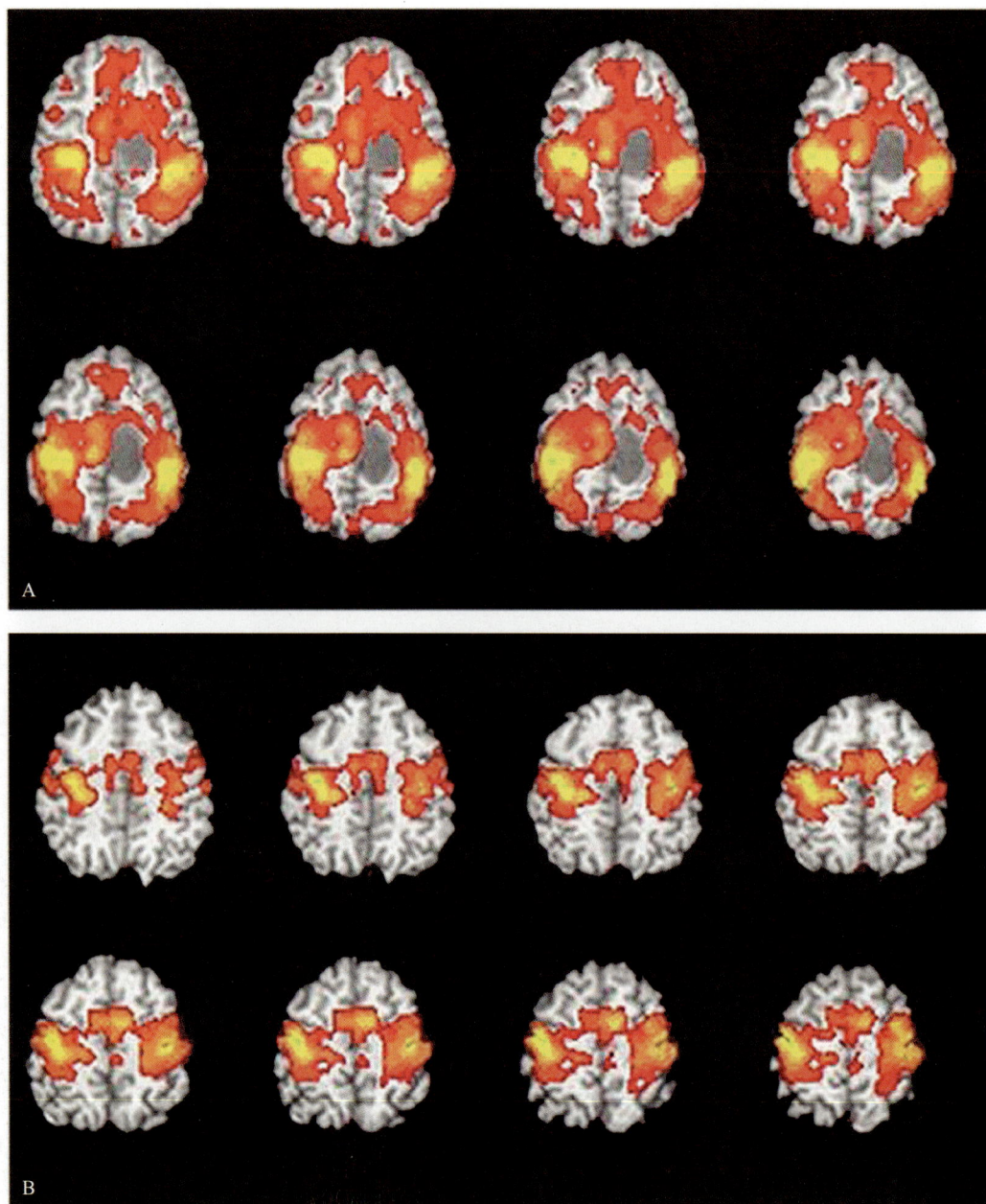

图 7-74　胶质瘤患者组（A）及健康被试组（B）执行运动任务时的脑区激活图

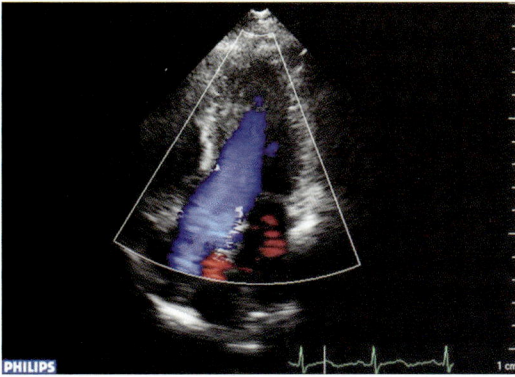

图 8-20　彩色多普勒血流成像（CDFI）

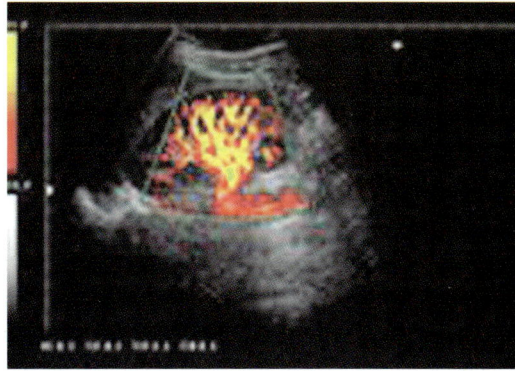

图 8-21　彩色多普勒能量成像（CDE）

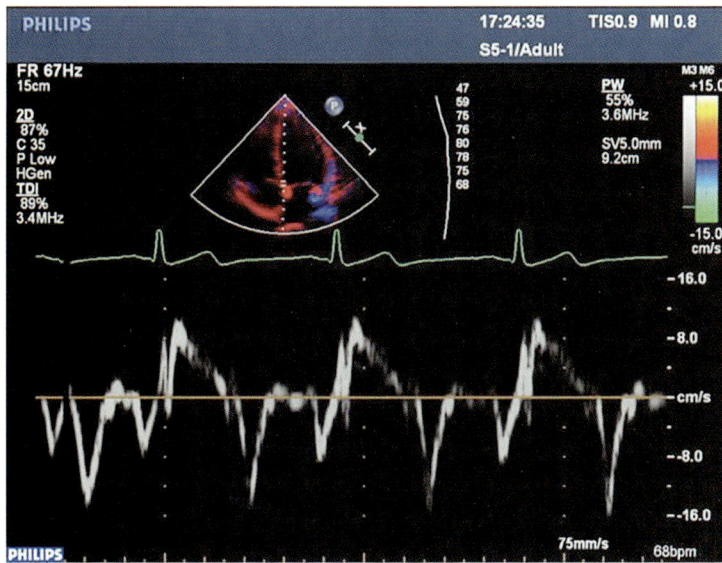

图 8-22　组织多普勒成像（TDI）

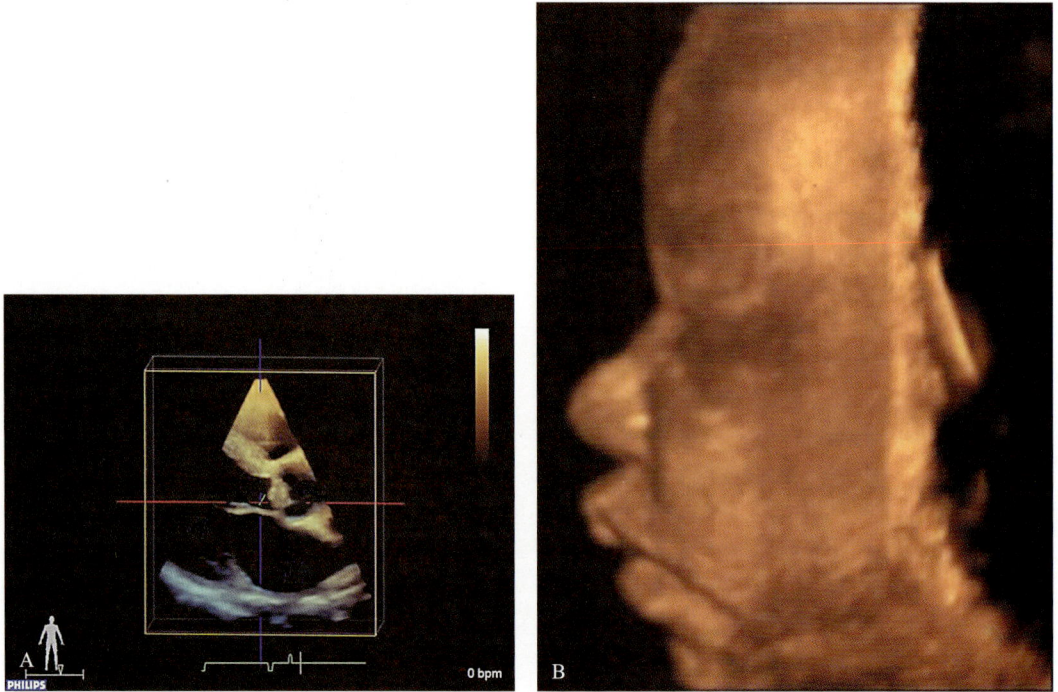

图 8-23   三维超声成像

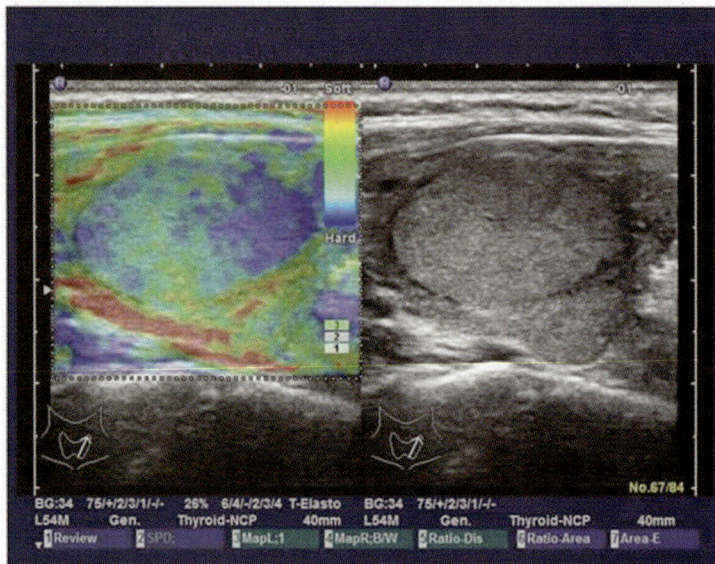

图 8-24   超声弹性成像

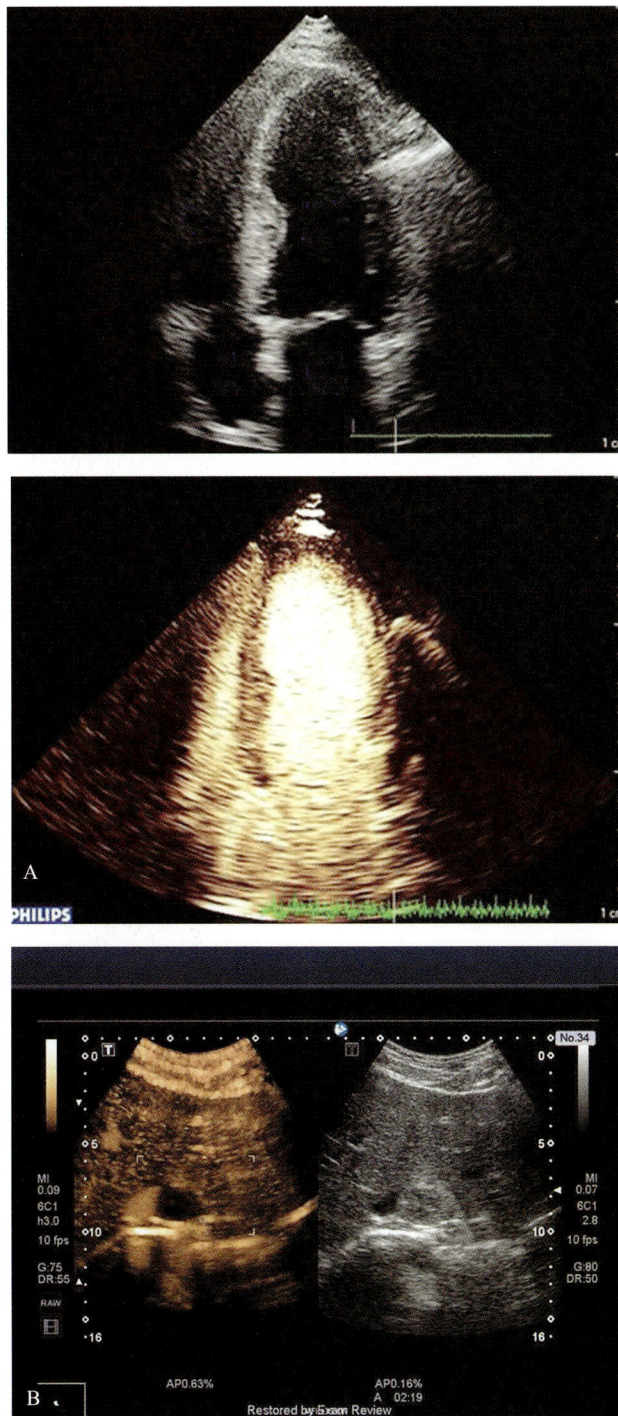

图 8-25　超声造影(声学造影)

A.心脏超声造影,能够清晰显示各心腔心内膜的轮廓,便于准确评价心功能,也可以用于心肌灌注的评估;
B.肝脏超声造影,能够清晰显示肝内血管和组织灌注。

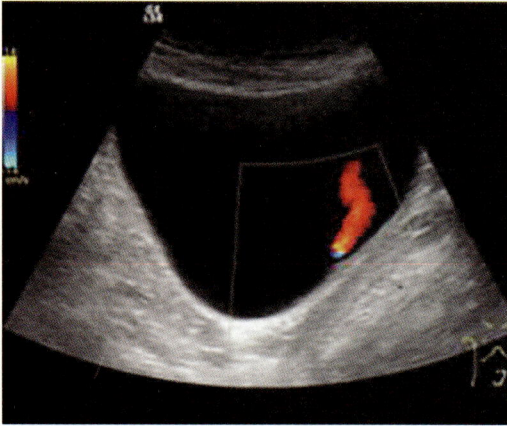

图 8-35　组织器官回声类型：无反射型

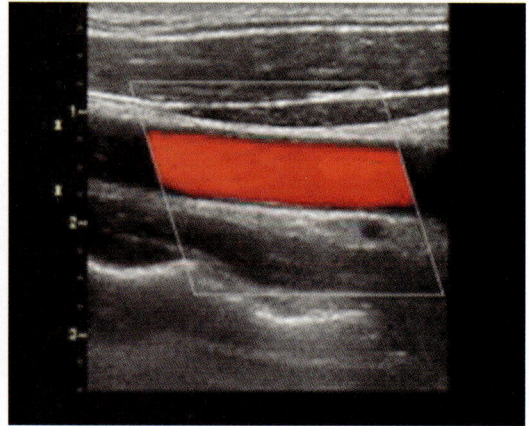

图 8-38　组织器官回声类型：多反射型

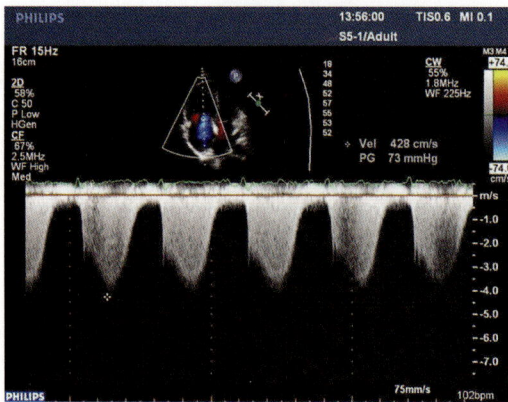

图 8-40　连续波多普勒频谱

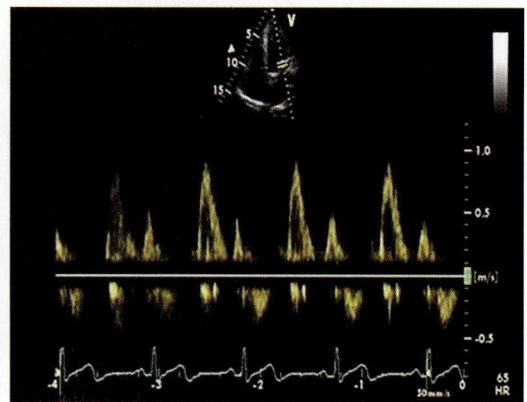

图 8-41　脉冲波多普勒频谱

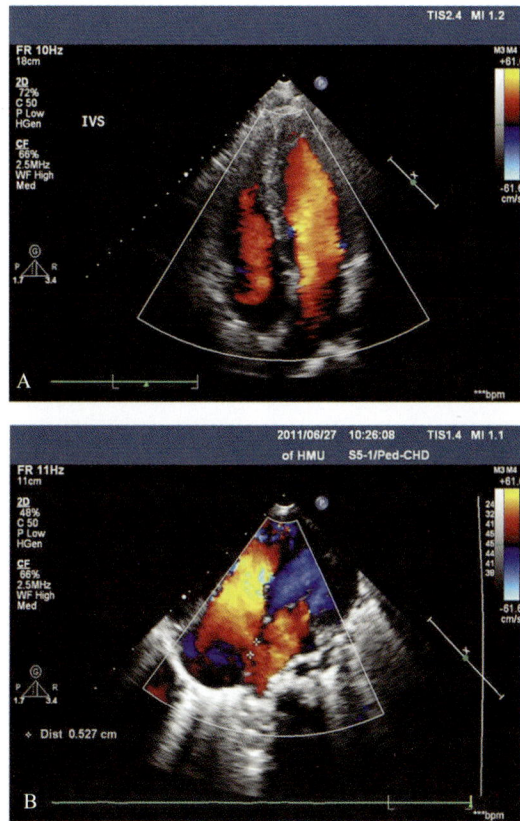

图 8-42　心脏彩色多普勒血流成像
A. 心尖四腔切面显示舒张期左、右心房血流分别经由二、三尖瓣口进入左、右心室；
B. 胸骨旁四腔心切面显示左心房部分血流经由房间隔缺损分流至右心房。

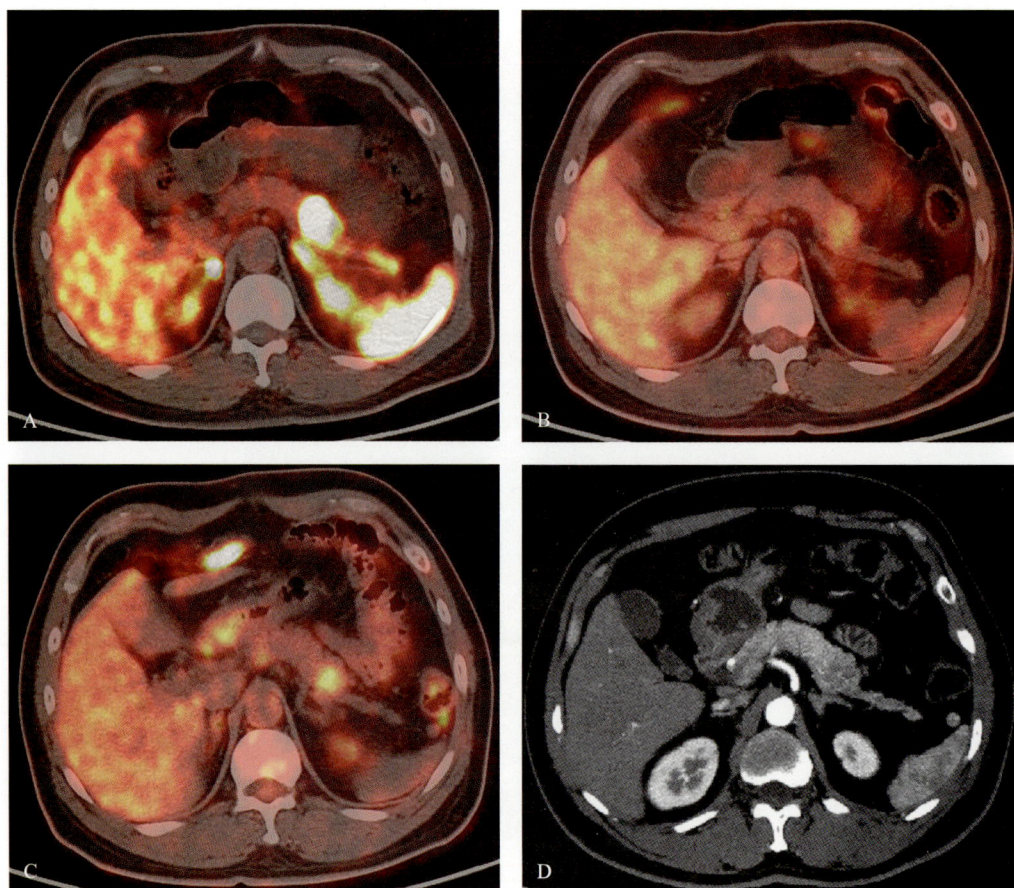

图 9-1   胰腺神经内分泌肿瘤 ^{68}Ga-SSA 与 ^{18}F-FDG 双探针扫描

A. 增强 CT 发现胰腺体尾交界处异常强化结节，上游胰管扩张及胰腺萎缩；B. ^{18}F-FDG PET-CT 示胰腺体尾部结节轻度代谢增高；C. ^{68}Ga-DOTATOC PET-CT 全示胰腺体尾部结节高摄取；D. 手术病理为神经内分泌肿瘤。

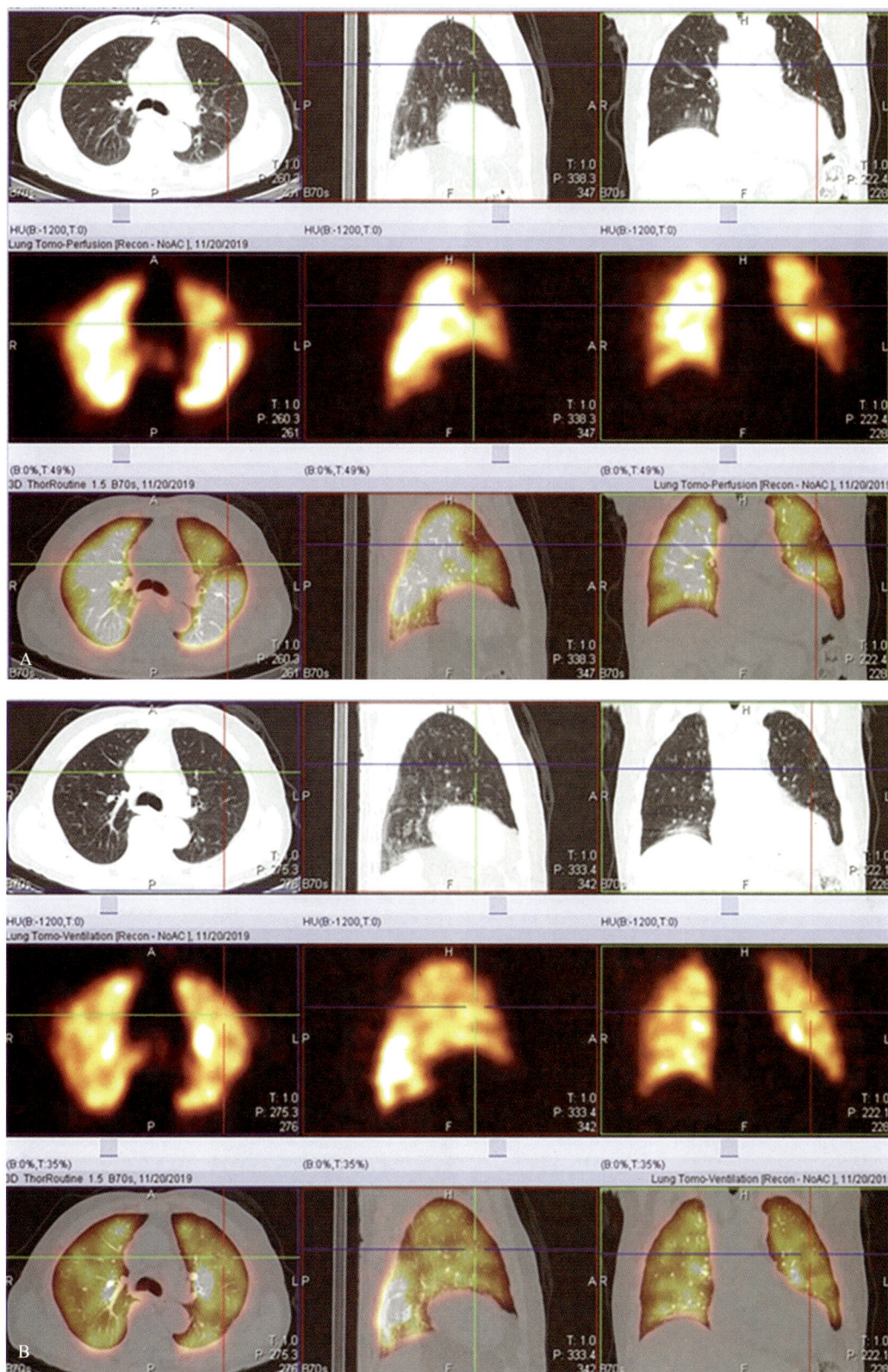

图 9-2　肺通气灌注显像

A. 肺通气显像未见明确缺损区；B. 静脉注射 ^{99m}Tc-MAA 灌注扫描并断层融合，
提示左上肺舌段灌注 - 通气不匹配。

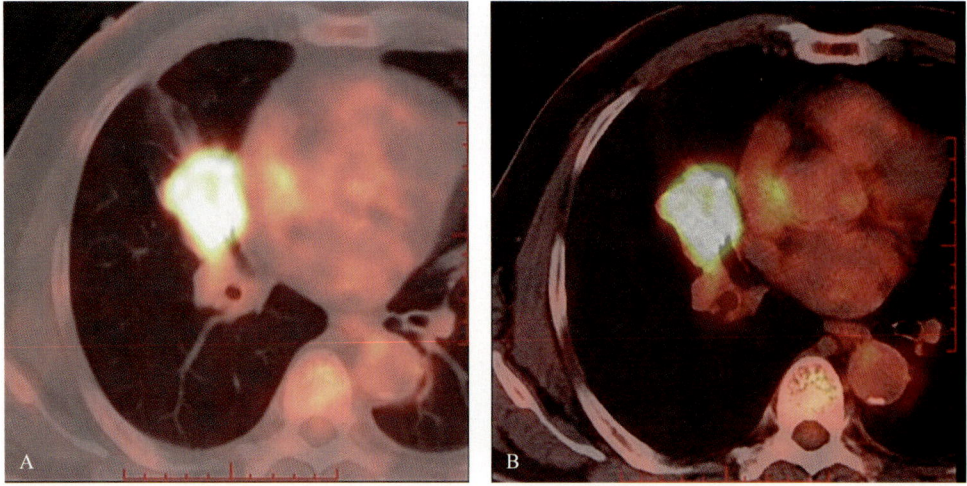

图 9-4   肺癌 FDG PET-CT 显像

患者男性,73 岁,咳嗽咳痰加重 1 周。

A. PET-CT 示右中肺肺门旁软组织肿块 FDG 摄取增高,累及支气管;B. 支气管镜穿刺活检病理: 鳞癌。

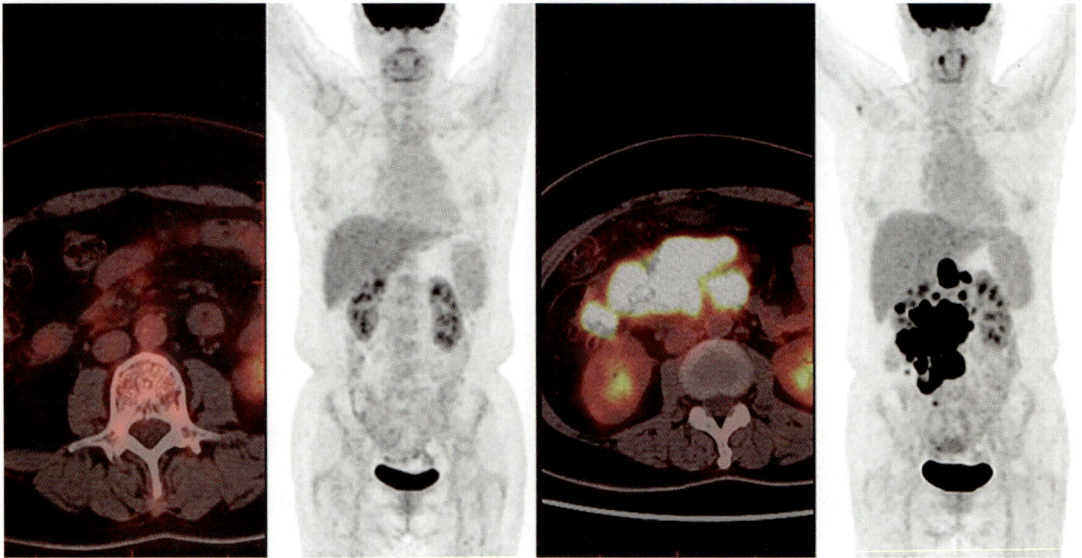

图 9-5   淋巴瘤治疗前后 PET-CT 随访

患者女性,55 岁,弥漫性大 B 细胞淋巴瘤化疗 4 次后评估。

^{18}F-FDG PET-CT 显像示肠系膜区多枚小淋巴结,FDG 摄取不高,对比 4 个月化疗前 PET-CT 代谢明显减低,淋巴结明显缩小。

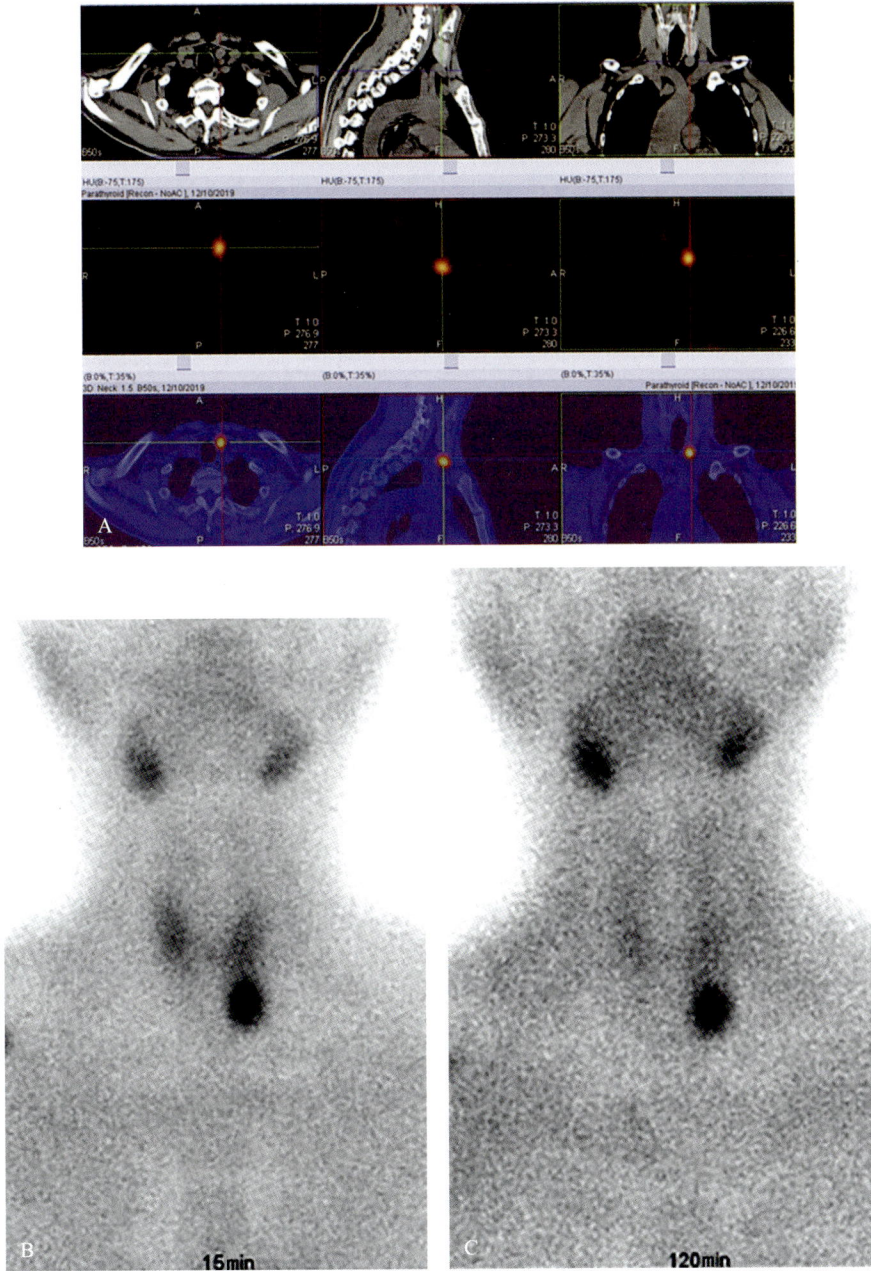

图 9-7　甲状旁腺腺瘤

患者男性,46岁,体检发现钙、磷异常。

静脉注射 99mTc-MIBI 进行 15min 及 120min 双时相显像,并行断层融合。平面显像 15min 见左侧甲状旁腺区类圆形放射性浓聚,120min 时相呈持续浓聚;断层融合图像见甲状旁腺区长径约 14.8mm 结节。手术病理为甲状旁腺腺瘤。

A. SPECT/CT 断层融合图像;B. SPECT 平面显像 15min 时相;C. SPECT 平面显像 120min 时相。

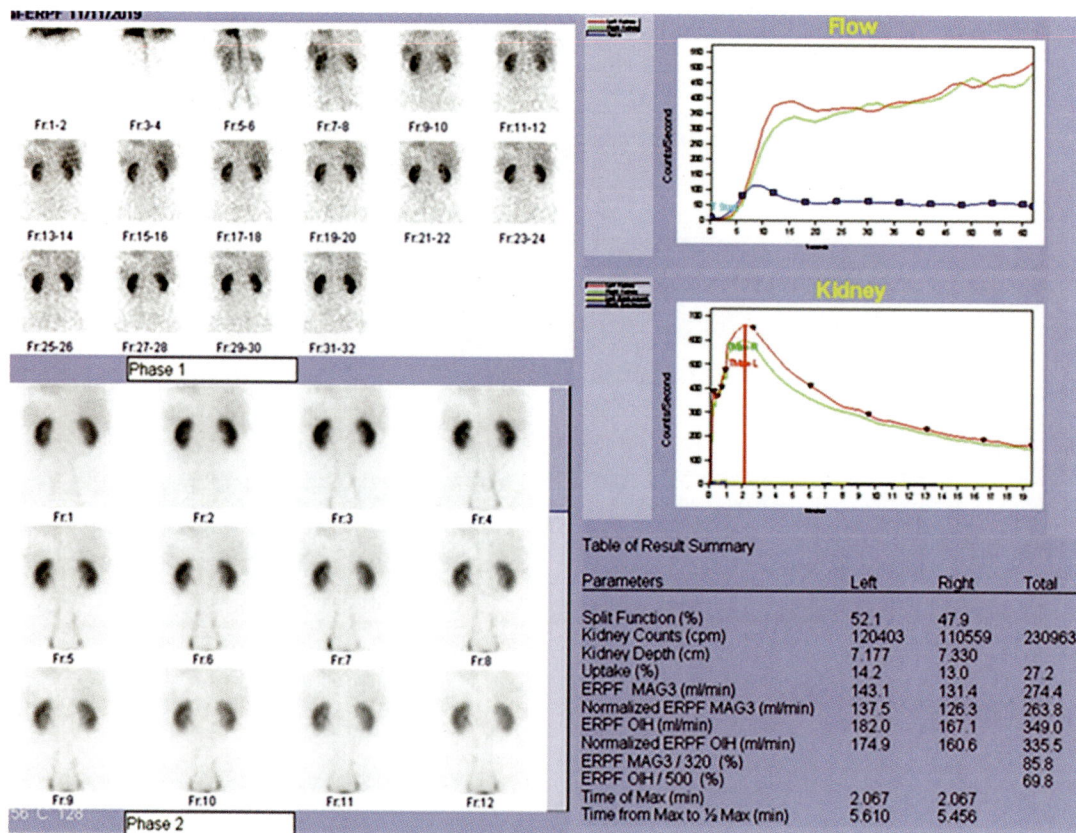

图 9-8　肾脏 ERPF 检测

患者男性,45 岁,乏力腰酸近 1 年。

^{99m}Tc-EC SPECT 显像示双肾灌注良好,肾图达峰时间及半排时间在正常范围内,肾有效血浆流量(ERPF)轻度减低。

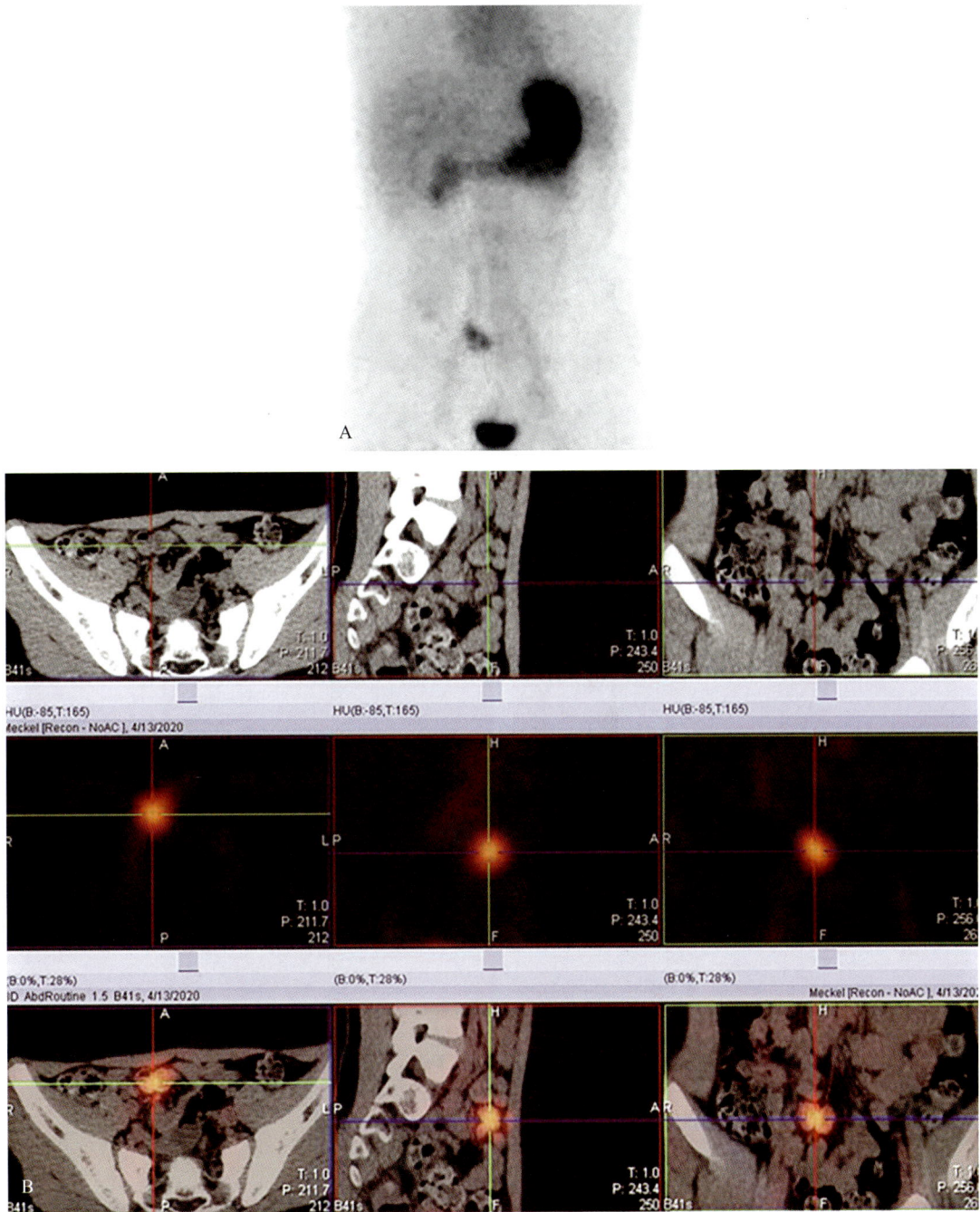

图 9-9　Meckle 憩室显像

患者男,11 岁,反复大便带血半年。

检查前禁食,静脉注射 $^{99m}TcO_4^-$ 后动态显像。示右下腹局部异常放射性浓聚,随时间延长进行性浓聚,断层融合图像示局部管壁不均匀增厚伴放射性浓聚。

A. SPECT 平面显像;B. SPECT/CT 断层融合图像。

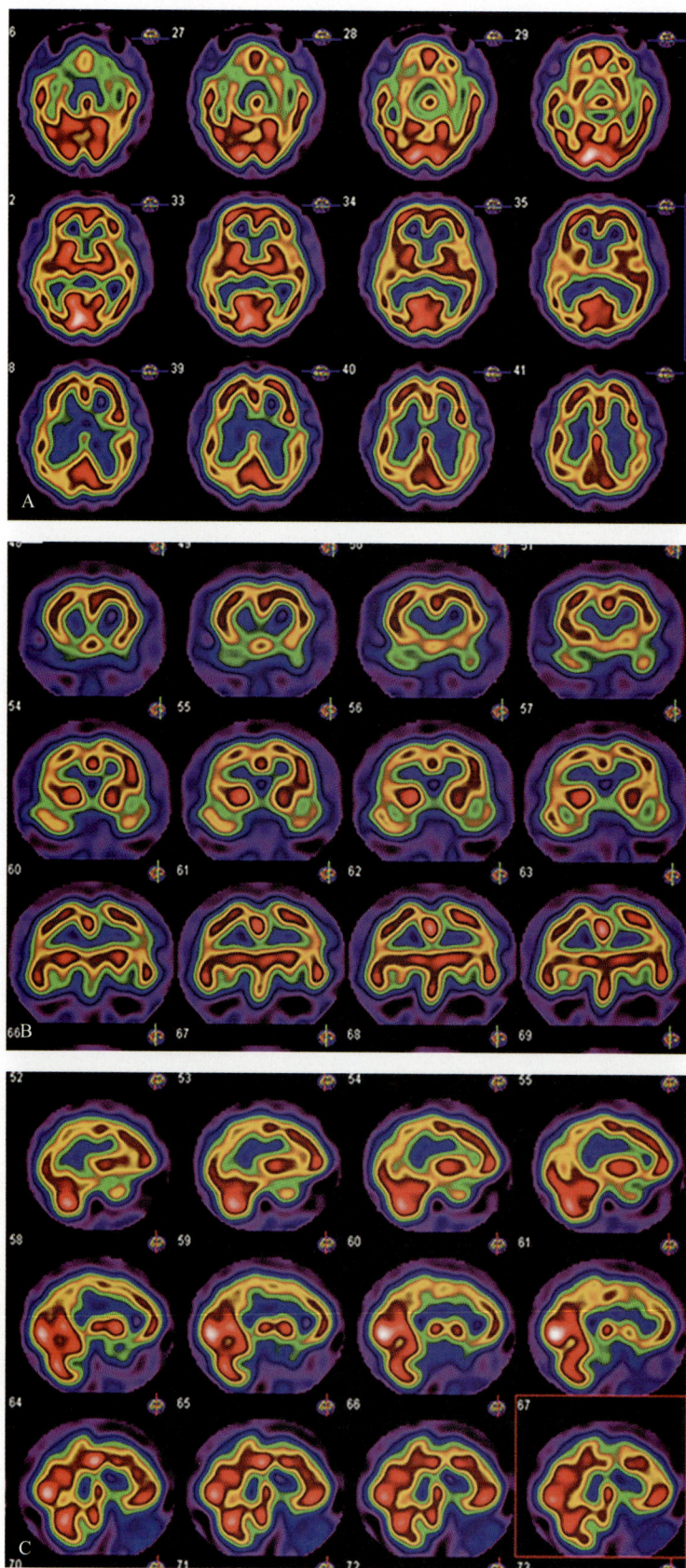

图 10-3　脑血流灌注显像

SPECT 检查提供脑血流灌注情况。

A. 横断层脑血流灌注显像；B. 冠状断层脑血流灌注显像；C. 矢状断层脑血流灌注显像。

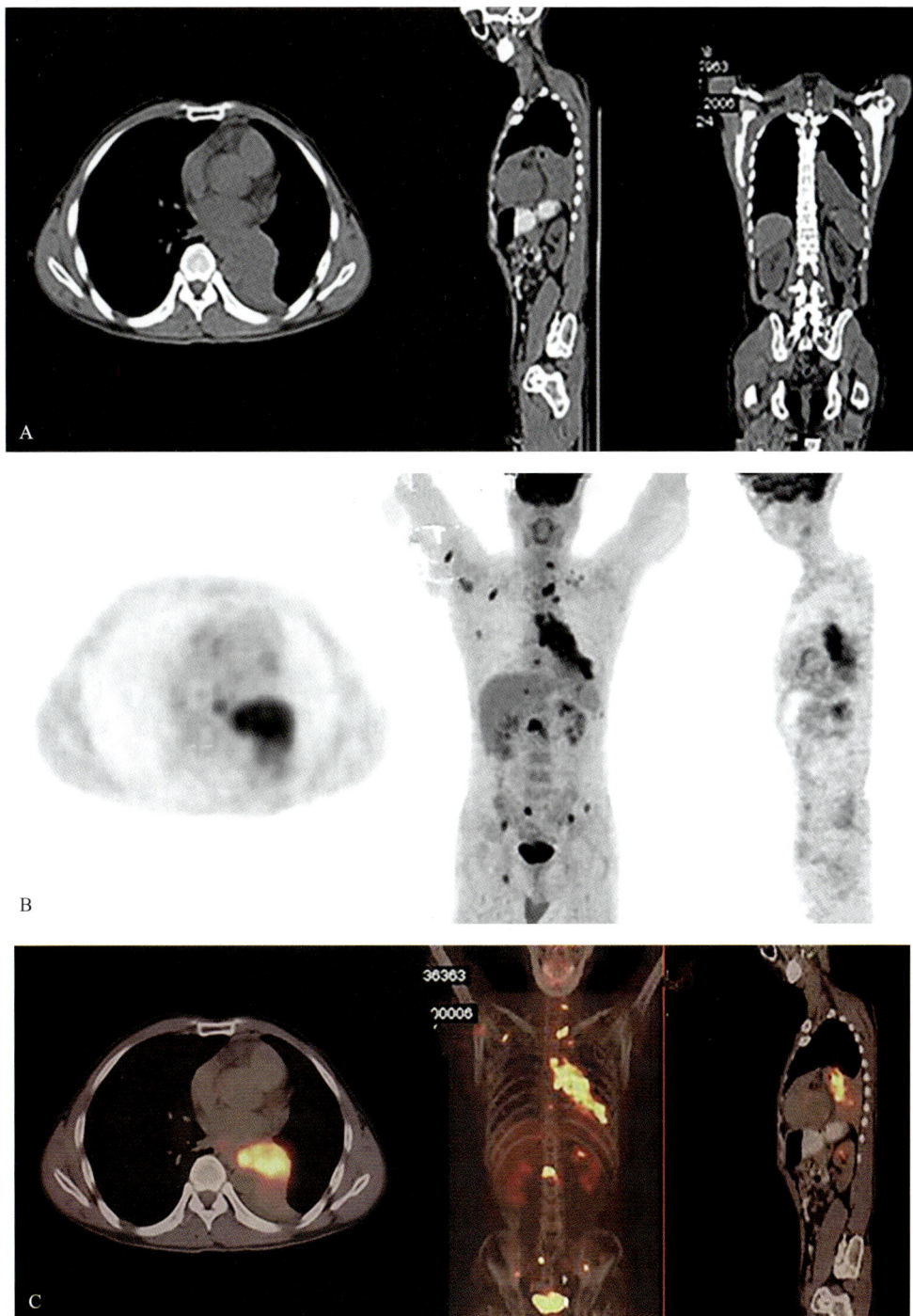

图 10-5　PET-CT
PET-CT 技术能够从代谢角度对病灶的代谢情况及淋巴结性质进行评价,从而确定肿瘤及分期情况。
A. PET-CT 的 CT 图像;B. PET-CT 的 PET 图像;C. PET-CT 的融合图像。

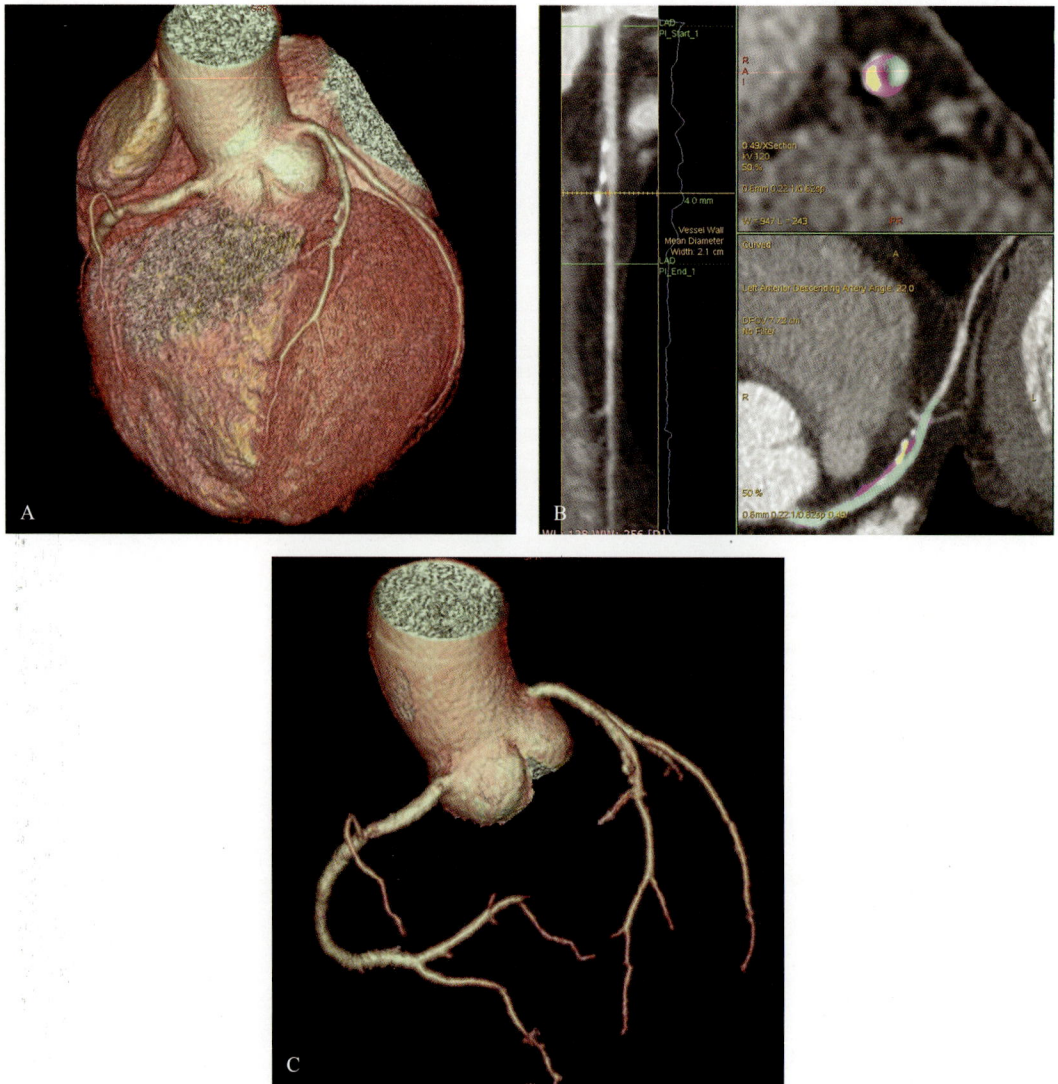

图 10-8   CTA 检查冠状动脉病变

CTA 技术不仅可以显示血管腔情况,还可以显示管壁病变并对斑块成分进行分析。

A. 冠状动脉 CTA VR 图像;B. 冠状动脉 CTA CPR 图像;C. 冠状动脉 CTA VR 图像。

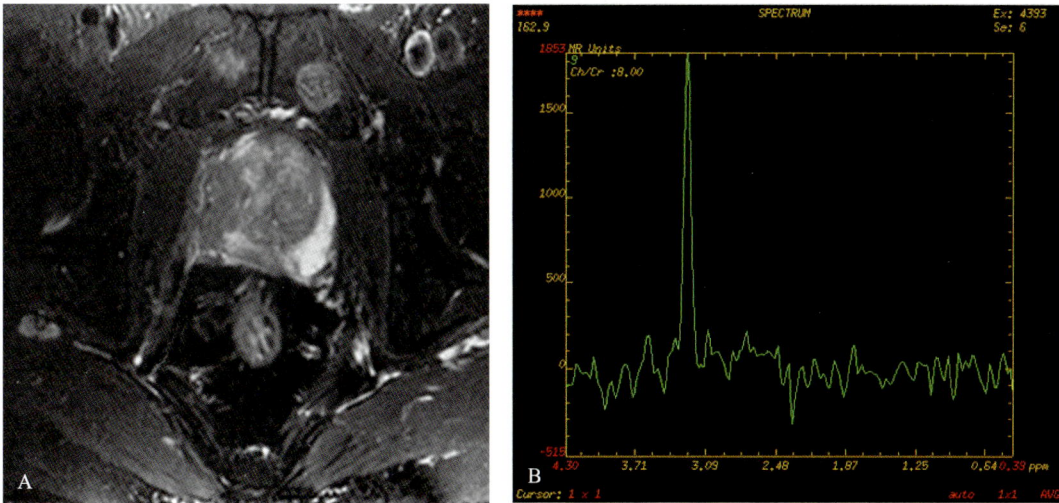

图 10-13　MRI 及 MRS 检查前列腺占位

对于前列腺及睾丸内实性占位性病变的良恶性鉴别需结合 MRI 检查,特别是对于前列腺癌,磁共振波谱(MRS)更有价值。

A. MRI;B. MRS。

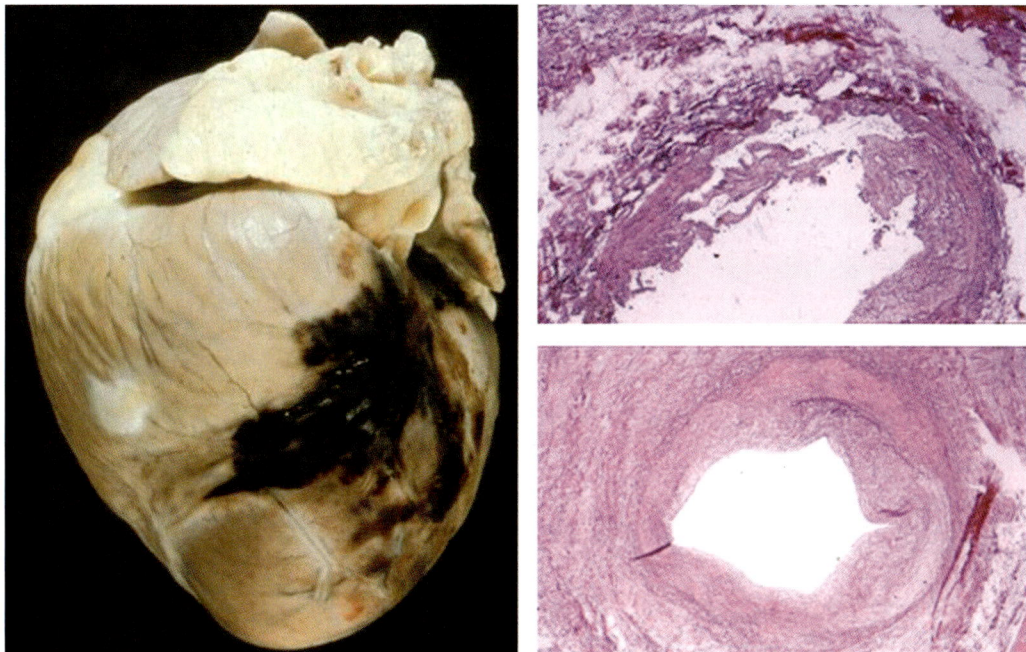

图 19-4　1975 年第一例冠状动脉成形术的解剖(左)和冠脉显微镜下改变(右上),以及一个月后,内膜增生愈合后显微镜下改变(右下)

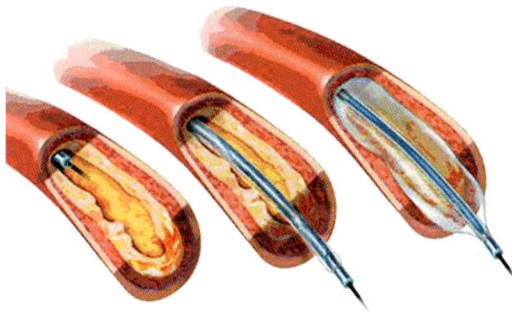

图 20-5　经皮血管腔内成形术(PTA)

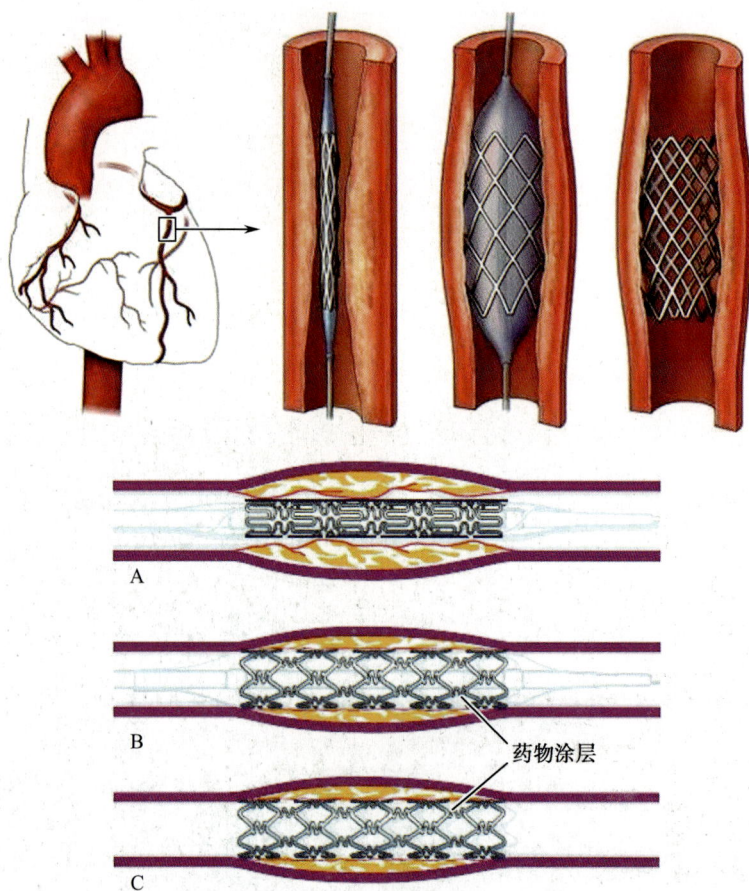

图 20-7   冠状动脉内支架植入术

A. 支架到位冠状动脉狭窄病变处;B. 球囊扩张释放支架;C. 撤出球囊后完成支架植入。

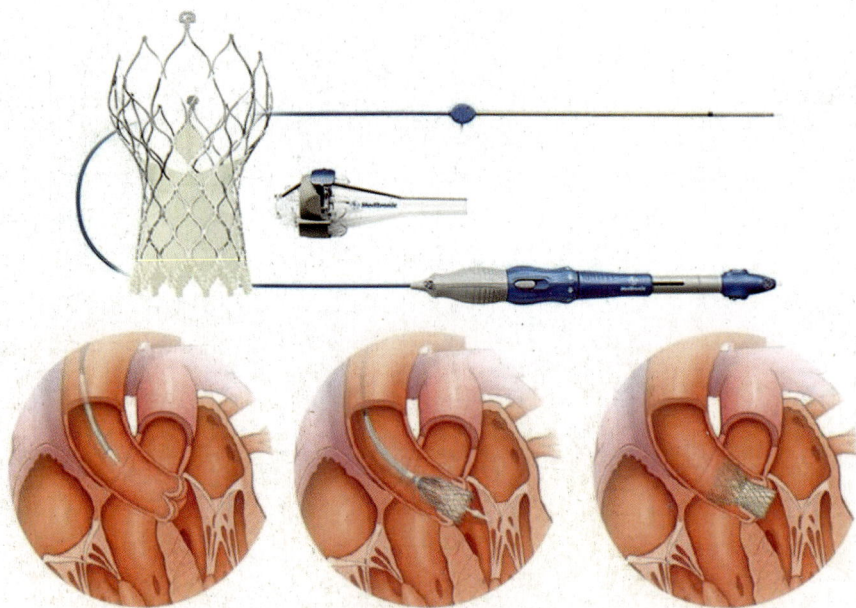

图 20-8   经皮主动脉瓣植入术(TAVI)